医师资格考试习题集

中西医结合执业医师

医学综合笔试部分（上册）

《医师资格考试习题集》编委会 编写

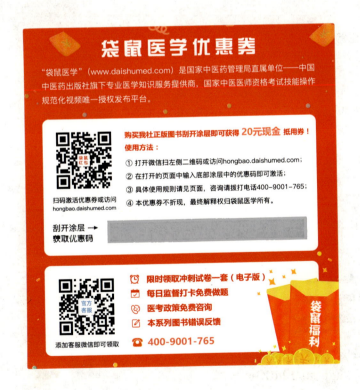

中国中医药出版社

·北京·

图书在版编目（CIP）数据

医师资格考试习题集. 中西医结合执业医师. 医学综合笔试部分/《医师资格考试习题集》编委会编写. —北京：中国中医药出版社，2018.12

ISBN 978-7-5132-5372-7

Ⅰ.①医… Ⅱ.①医… Ⅲ.①中西医结合-资格考试-习题集 Ⅳ.①R-44

中国版本图书馆 CIP 数据核字（2018）第 264051 号

中国中医药出版社出版

北京市朝阳区北三环东路 28 号易亨大厦 16 层
邮政编码　100013
传真　010-64405750
三河市同力彩印有限公司印刷
各地新华书店经销

开本 889×1194　1/16　印张 65.5　字数 1761 千字
2018 年 12 月第 1 版　2018 年 12 月第 1 次印刷
书号　ISBN 978-7-5132-5372-7

定价　298.00 元（上中下册）
网址　www.cptcm.com

社 长 热 线　010-64405720
购 书 热 线　010-89535836
维 权 打 假　010-64405753

微信服务号 zgzyycbs
微商城网址 https://kdt.im/LIdUGr
官方微博 http://e.weibo.com/cptcm
天猫旗舰店网址 https://zgzyycbs.tmall.com

如有印装质量问题请与本社出版部联系（010-64405510）
版权专有　侵权必究

编 写 说 明

医师资格考试是行业准入考试，是评价申请医师资格者是否具备从事医师工作所必需的专业知识与技能的考试。2011年在国家中医药管理局医政司的直接指导下，国家中医药管理局中医师资格认证中心组织专家对中医（具有规定学历）执业医师、中医（具有规定学历）执业助理医师、中西医结合执业医师、中西医结合执业助理医师资格医学综合笔试大纲进行了修订，2014年又对大纲细则进行了修订。为配合大纲及大纲细则的实施，更好地帮助考生复习应考，我社组织专家编写了医师资格考试习题集。本习题集具有以下特点：

1. 编写专家皆为资深考试命题专家，他们不仅具有较高的理论及临床水平，而且长期研究考试及命题规律，是"学术"与"考试"双重专家，避免了只钻研学术不会命题的现象。这可使本书更好地符合考试规律，更适用和实用。

2. 医师资格考试习题集完全按照最新考试大纲编写，考试大纲要求的知识点能较好地通过习题表现出来。

3. 参考答案附于习题之后，以备自查自纠。

4. 医师资格考试习题集全部采用国家中医药管理局中医师资格认证中心规定的题型，即A1型题、A2型题、B1型题。A1型题是单句型最佳选择题，A2型题是病例摘要型最佳选择题，B1型题是标准配伍题。

我们希望习题集能助考生复习考试一臂之力，但是由于习题是以点的形式表达大纲，因此覆盖面有一定局限。考生在使用时一定要以大纲细则为主，习题集与大纲细则配合使用，将如虎添翼。

中国中医药出版社
2018年10月

总目录

上 册

中医基础理论 / 1
中医诊断学 / 77

中药学 / 211
方剂学 / 369

中 册

中西医结合内科学 / 425
中西医结合外科学 / 545

中西医结合妇产科学 / 599

下 册

中西医结合儿科学 / 667
针灸学 / 719
诊断学基础 / 787
药理学 / 851

传染病学 / 911
医学伦理学 / 961
卫生法规 / 981

目 录

（上册）

中医基础理论

第一单元　中医学理论体系的主要特点　/ 3
第二单元　精气学说　/ 6
第三单元　阴阳学说　/ 7
第四单元　五行学说　/ 14
第五单元　五脏　/ 19
第六单元　六腑　/ 34
第七单元　奇恒之腑　/ 37
第八单元　精、气、血、津液、神　/ 38

第九单元　经络　/ 45
第十单元　体质　/ 52
第十一单元　病因　/ 54
第十二单元　发病　/ 62
第十三单元　病机　/ 64
第十四单元　防治原则　/ 71
第十五单元　养生和寿夭　/ 75

中医诊断学

第一单元　绪论　/ 79
第二单元　望诊　/ 80
第三单元　望舌　/ 97
第四单元　闻诊　/ 103
第五单元　问诊　/ 109
第六单元　脉诊　/ 131
第七单元　按诊　/ 142

第八单元　八纲辨证　/ 146
第九单元　病因辨证　/ 159
第十单元　气血津液辨证　/ 162
第十一单元　脏腑辨证　/ 173
第十二单元　六经辨证　/ 197
第十三单元　卫气营血辨证　/ 204
第十四单元　三焦辨证　/ 208

中药学

第一单元　中药的性能　/ 213
第二单元　中药的作用　/ 219
第三单元　中药的配伍　/ 220
第四单元　中药的用药禁忌　/ 223
第五单元　中药的剂量与用法　/ 226

第六单元　解表药　/ 228
第七单元　清热药　/ 244
第八单元　泻下药　/ 262
第九单元　祛风湿药　/ 269
第十单元　化湿药　/ 276

第十一单元　利水渗湿药 / 281
第十二单元　温里药 / 288
第十三单元　理气药 / 293
第十四单元　消食药 / 299
第十五单元　驱虫药 / 302
第十六单元　止血药 / 305
第十七单元　活血祛瘀药 / 311
第十八单元　化痰止咳平喘药 / 319

第十九单元　安神药 / 328
第二十单元　平肝息风药 / 332
第二十一单元　开窍药 / 338
第二十二单元　补虚药 / 341
第二十三单元　收涩药 / 358
第二十四单元　攻毒杀虫止痒药 / 363
第二十五单元　拔毒化腐生肌药 / 366

方剂学

第一单元　总　论 / 371
第二单元　解表剂 / 373
第三单元　泻下剂 / 378
第四单元　和解剂 / 380
第五单元　清热剂 / 383
第六单元　祛暑剂 / 386
第七单元　温里剂 / 387
第八单元　表里双解剂 / 390
第九单元　补益剂 / 391
第十单元　固涩剂 / 395
第十一单元　安神剂 / 397

第十二单元　开窍剂 / 400
第十三单元　理气剂 / 401
第十四单元　理血剂 / 404
第十五单元　治风剂 / 407
第十六单元　治燥剂 / 410
第十七单元　祛湿剂 / 412
第十八单元　祛痰剂 / 415
第十九单元　消食剂 / 417
第二十单元　驱虫剂 / 419
综合练习题 / 420

中医基础理论

第一单元 中医学理论体系的主要特点

A1 型题

1. 中医学的基本特点是（　　）
   A. 整体观念和阴阳五行
   B. 四诊八纲和辨证论治
   C. 同病异治和异病同治
   D. 整体观念和辨证论治
   E. 阴阳五行和五运六气

2. 中医学整体观念的内涵是（　　）
   A. 人体是一个有机整体
   B. 人和自然界是一个整体
   C. 人和社会是一个整体
   D. 五脏与六腑是一个整体
   E. 人体是一个有机整体，人和环境相互统一

3. 人体自身的整体性主要体现在（　　）
   A. 脏腑一体和形神一体
   B. 心脑一体和五脏一体
   C. 五脏一体和形神一体
   D. 脏腑一体和心脑一体
   E. 五脏一体和经络一体

4. 人体是一个有机整体，其"中心"是（　　）
   A. 脑
   B. 六腑
   C. 五脏
   D. 经络
   E. 奇恒之腑

5. 人体是有机整体的，其"五脏六腑之大主"是（　　）
   A. 脑
   B. 心
   C. 五脏
   D. 经络
   E. 肾

6. 《素问·脉要精微论》："四变之动，脉与之上下"，所体现的是（　　）
   A. 恒动观念
   B. 辨证论治
   C. 形神一体观
   D. 整体观念
   E. 辨证观念

7. 《素问·金匮真言论》说所"善病洞泄寒中"的季节是（　　）
   A. 春季
   B. 仲夏
   C. 长夏
   D. 秋季
   E. 冬季

8. 《素问·金匮真言论》所说"善病风疟"的季节是（　　）
   A. 春季
   B. 仲夏
   C. 长夏
   D. 秋季
   E. 冬季

9. 《素问·脉要精微论》所说"泛泛乎万物有余"的脉象，其相应的时间是（　　）
   A. 春日
   B. 夏日
   C. 长夏
   D. 秋日
   E. 冬日

10. 《素问·脉要精微论》所说"蛰虫周密"的脉象出现的时间是（　　）
    A. 春日
    B. 夏日
    C. 长夏
    D. 秋日

E. 冬日

11. 《灵枢·顺气一日分为四时》"夫百病者……多以旦慧"，其原因是( )
   A. 人气始生，病气衰
   B. 人气长，长则胜邪
   C. 人气始衰，邪气始生
   D. 人气入脏，邪气独居于身
   E. 人气抗邪，卫外为固

12. 《灵枢·顺气一日分为四时》所说疾病随昼夜时间节律而变化，其病"安"的时间是( )
   A. 旦
   B. 昼
   C. 夕
   D. 夜
   E. 晨

13. 中医学"证"的概念是( )
   A. 疾病症状与体征的概括
   B. 对疾病症状与体征的调查认识
   C. 对疾病症状与体征的分析了解
   D. 疾病过程中某一阶段的病理概括
   E. 疾病全过程的总体属性、特征和规律

14. 下列表述中属于证的是( )
   A. 水痘
   B. 麻疹
   C. 血虚
   D. 头痛
   E. 恶寒

15. 下列表述中属于症的是( )
   A. 肺痈
   B. 消渴
   C. 肝阳上亢
   D. 心血亏虚
   E. 恶寒

16. 下列表述中属于证的是( )
   A. 气滞
   B. 疟疾
   C. 感冒
   D. 头痛
   E. 发热

17. 采取同病异治方法的原因是( )
   A. 疾病相同
   B. 症状不同
   C. 阶段相同
   D. 证候不同
   E. 体征不同

18. 采取异病同治方法的原因是( )
   A. 疾病不同
   B. 症状相同
   C. 证候相同
   D. 阶段不同
   E. 体征不同

B1 型 题

A. 脑
B. 肝
C. 心
D. 五脏
E. 经络

1. 有机整体的"中心"是( )
2. 有机整体的"五脏六腑之大主"是( )

A. 善病鼽衄
B. 善病胸胁
C. 善病洞泄寒中
D. 善病风疟
E. 善病痿厥

3. 《素问·金匮真言论》说不同季节多发病不同，多发于长夏的是( )
4. 《素问·金匮真言论》说不同季节多发病不同，多发于秋季的是( )

A. 人气始生，病气衰
B. 人气长，长则胜邪
C. 人气始衰，邪气始生
D. 人气入脏，邪气独居于身
E. 人气抗邪，卫外为固

5. 《灵枢·顺气一日分为四时》说"夫百病

者,……多以夕加",是因为( )

6.《灵枢·顺气一日分为四时》说"夫百病者,……多以夜甚",是因为( )

A. 相同的疾病用相同的方法治疗
B. 不同的疾病用不同的方法治疗
C. 相同的疾病,不同的证就用不同的方法治疗
D. 不同的疾病,相同的证就用相同的方法治疗
E. 相同的疾病,不同的症状用不同的方法治疗

7. 同病异治是( )
8. 异病同治是( )

参 考 答 案

A1 型题

1. D	2. E	3. C	4. C	5. B
6. D	7. C	8. D	9. B	10. E
11. A	12. B	13. D	14. C	15. E
16. A	17. D	18. C		

B1 型题

| 1. D | 2. C | 3. D | 4. D | 5. C |
| 6. D | 7. C | 8. D | | |

第二单元 精气学说

A1 型 题

1. 构成宇宙本源的是（　　）
   A. 天气
   B. 精气
   C. 阳气
   D. 阴气
   E. 地气
2. 构成人体的本原物质是（　　）
   A. 天气
   B. 清气
   C. 阳气
   D. 阴气
   E. 精气
3. 天地万物相互联系的中介是（　　）
   A. 天气
   B. 地气
   C. 精气
   D. 阴阳
   E. 阳气
4. 精气概念的产生，源于（　　）
   A. 阴阳说
   B. 水地说
   C. 五行说
   D. 元气说
   E. 云气说
5. 气的概念源于（　　）
   A. 阴阳说
   B. 水地说
   C. 五行说
   D. 云气说
   E. 元气说

B1 型 题

A. 阴阳说
B. 水地说
C. 五行说
D. 元气说
E. 云气说

1. 气的概念源自于（　　）
2. 精气概念源自于（　　）

参 考 答 案

A1 型题

1. B　　2. E　　3. C　　4. B　　5. D

B1 型题

1. E　　2. B

第三单元　阴阳学说

A1 型题

1. 下列阴和阳的概念中，最确切的是（　　）
    A. 阴和阳是中国古代的两点论
    B. 阴和阳是矛盾的事物和现象
    C. 阴和阳代表相互对立的事物和现象
    D. 阴和阳代表相互关联的事物和现象对立双方的属性
    E. 阴和阳代表相互关联的事物和现象

2. 《黄帝内经》所说阴阳属性的征兆是（　　）
    A. 寒与热
    B. 水与火
    C. 上与下
    D. 内与外
    E. 动与静

3. 下列选项属于阳的事物或现象是（　　）
    A. 下降
    B. 静止
    C. 涩脉
    D. 洪脉
    E. 面色晦暗

4. 昼夜分阴阳，属于"阳中之阴"的时间是（　　）
    A. 前半夜
    B. 下午
    C. 上午
    D. 中午
    E. 后半夜

5. 阴阳双方在一个统一体中，协调共济称为（　　）
    A. 阴阳平衡
    B. 阴阳互藏
    C. 阴阳一体
    D. 阴阳自和
    E. 阴阳协调

6. 昼夜分阴阳，属于"阴中之阴"的时间是（　　）
    A. 上午
    B. 中午
    C. 下午
    D. 前半夜
    E. 后半夜

7. 下列选项，能够体现事物阴阳属性相对性的是（　　）
    A. 对立制约
    B. 互根互用
    C. 互为消长
    D. 平衡协调
    E. 互相转化

8. "阴在内，阳之守也；阳在外，阴之使也"，主要说明阴阳之间的关系是（　　）
    A. 对立制约
    B. 互根互用
    C. 互为消长
    D. 平衡协调
    E. 互相转化

9. "动极者镇之以静，阴亢者胜之以阳"，说明阴阳之间的关系是（　　）
    A. 阴阳互藏
    B. 阴阳互根
    C. 阴阳平衡
    D. 阴阳转化
    E. 阴阳制约

10. "阴平阳秘，精气乃治"，所体现的阴阳关系是（　　）
    A. 阴阳的对立制约
    B. 阴阳的对立消长

C. 阴阳的互根互用
D. 阴阳的消长平衡
E. 阴阳的相互转化

11. "阴中求阳"的理论依据是（ ）
    A. 阴阳相互转化
    B. 阴阳互根互用
    C. 阴阳相互消长
    D. 阴阳对立制约
    E. 阴阳动态平衡

12. "热者寒之"治则，所体现的阴阳关系是（ ）
    A. 阴阳交感
    B. 阴阳互根
    C. 阴阳对立
    D. 阴阳消长
    E. 阴阳转化

13. 四季的交替所体现的阴阳关系是（ ）
    A. 阴阳交感
    B. 阴阳互根
    C. 阴阳消长
    D. 阴阳对立
    E. 阴阳转化

14. "寒极生热"所体现的阴阳关系是（ ）
    A. 阴阳交感
    B. 阴阳互根
    C. 阴阳对立
    D. 阴阳消长
    E. 阴阳转化

15. "重阴必阳"所体现的阴阳关系是（ ）
    A. 阴阳交感
    B. 阴阳互根
    C. 阴阳对立
    D. 阴阳消长
    E. 阴阳转化

16. "无阳则阴无以生"所说明的阴阳关系是（ ）
    A. 阴阳交感
    B. 阴阳互根

C. 阴阳对立
D. 阴阳消长
E. 阴阳转化

17. "阴损及阳"所说明的阴阳关系是（ ）
    A. 阴阳交感
    B. 阴阳互根
    C. 阴阳对立
    D. 阴阳消长
    E. 阴阳转化

18. "无阴则阳无以化"所说明的阴阳关系是（ ）
    A. 阴阳交感
    B. 阴阳互根
    C. 阴阳对立
    D. 阴阳消长
    E. 阴阳转化

19. "阴阳离决，精气乃绝"是指（ ）
    A. 阴阳平衡关系的破坏
    B. 阴阳对立关系的破坏
    C. 阴阳互根关系的破坏
    D. 阴阳消长关系的破坏
    E. 阴阳转化关系的破坏

20. "阳生阴长，阳杀阴藏"所体现的阴阳关系是（ ）
    A. 阴阳交感
    B. 阴阳互根
    C. 阴阳对立
    D. 阴阳消长
    E. 阴阳转化

21. 人体某些疾病的自愈体现的阴阳关系是（ ）
    A. 阴阳自和
    B. 阴阳协调
    C. 阴阳平衡
    D. 阴平阳秘
    E. 阴阳互藏

22. 下列选项可用阴阳对立制约解释的是（ ）
    A. 寒极生热

B. 阴损及阳
C. 寒者热之
D. 重阴必阳
E. 阴中求阳

23. 下列选项可用阴阳相互转化解释的是( )
   A. 寒极生热
   B. 阴损及阳
   C. 寒者热之
   D. 阴病治阳
   E. 阴中求阳

24. 下列选项可用阴阳互根互用解释的是( )
   A. 寒极生热
   B. 阴病治阳
   C. 寒者热之
   D. 重阴必阳
   E. 阴中求阳

25. 下列选项可用阴阳对立制约解释的是( )
   A. 寒极生热
   B. 阴损及阳
   C. 阳胜伤阴
   D. 重阴必阳
   E. 阴中求阳

26. 五脏分阴阳，则肺的阴阳属性是( )
   A. 阳中之阳
   B. 阳中之阴
   C. 阴中之阳
   D. 阴中之阴
   E. 阴中之至阴

27. 五脏分阴阳，心的阴阳属性是( )
   A. 阴中之阴
   B. 阴中之阳
   C. 阳中之阴
   D. 阳中之阳
   E. 阴中之至阴

28. 五脏分阴阳，肝的阴阳属性是( )
   A. 阳中之阳
   B. 阳中之阴

C. 阴中之阳
D. 阴中之阴
E. 阴中之至阴

29. 五脏分阴阳，肾的阴阳属性是( )
   A. 阳中之阳
   B. 阳中之阴
   C. 阴中之阳
   D. 阴中之阴
   E. 阴中之至阴

30. 下列选项中，不属于阴阳互根关系的是( )
   A. 阴在内，阳之守也
   B. 孤阴不生，独阳不长
   C. 阳在外，阴之使也
   D. 重阴必阳，重阳必阴
   E. 阴损及阳，阳损及阴

31. 导致实热证的阴阳失调是( )
   A. 阳偏胜
   B. 阳偏衰
   C. 阴偏胜
   D. 阴偏衰
   E. 阴胜则阳病

32. 《素问·调经论》的病因分类法是( )
   A. 阴阳
   B. 内外
   C. 寒热
   D. 表里
   E. 脏腑

33. 引起虚热证的阴阳失调是( )
   A. 阳偏胜
   B. 阳偏衰
   C. 阴偏胜
   D. 阴偏衰
   E. 阴胜则阳病

34. 引起虚寒证的阴阳失调是( )
   A. 阳偏胜
   B. 阳偏衰
   C. 阴偏胜
   D. 阴偏衰

E. 阴胜则阳病

35. 引起实寒证的阴阳失调是(　　)
   A. 阳偏胜
   B. 阳偏衰
   C. 阴偏胜
   D. 阴偏衰
   E. 阴阳两虚

36. 阴液不足，日久不愈，影响阳气化生，引起阳也不足的病理变化是(　　)
   A. 阴偏衰
   B. 阳偏衰
   C. 阳损及阴
   D. 阴损及阳
   E. 阴阳互损

37. 脉象分阴阳，属于阳的脉象是(　　)
   A. 浮
   B. 沉
   C. 小
   D. 涩
   E. 细

38. 脉象分阴阳，属于阴的脉象是(　　)
   A. 浮
   B. 大
   C. 迟
   D. 滑
   E. 洪

39. 下列症状选项中，属于阴的是(　　)
   A. 面色鲜明
   B. 咳声有力
   C. 脉象滑数
   D. 声低气微
   E. 脉象洪大

40. 下列选项属于阳证的是(　　)
   A. 里证
   B. 表证
   C. 寒证
   D. 虚证
   E. 虚寒证

41. 下列选项属于阴证的是(　　)
   A. 虚证
   B. 表证
   C. 热证
   D. 实证
   E. 表热证

42. 下列选项中，属于阴的是(　　)
   A. 浮脉
   B. 面色鲜明
   C. 迟脉
   D. 气粗
   E. 声高

43. 下列选项中，属于阳的是(　　)
   A. 面色晦暗
   B. 声低无力
   C. 脉象沉细
   D. 心烦不宁
   E. 精神萎靡

44. "热者寒之"适用于下述的病证是(　　)
   A. 阳偏胜
   B. 阳偏衰
   C. 阴偏胜
   D. 阴偏衰
   E. 阴阳两虚

45. "寒者热之"适用于下述的病证是(　　)
   A. 阳偏胜
   B. 阳偏衰
   C. 阴偏胜
   D. 阴偏衰
   E. 阴阳两虚

46. 适用于阴偏衰的治疗方法是(　　)
   A. 阳病治阴
   B. 阴病治阳
   C. 阴中求阳
   D. 阳病治阳
   E. 阴病治阴

47. "阳病治阴"的病理基础是(　　)
   A. 阴虚
   B. 阳虚
   C. 阴胜

D. 阳胜
E. 阴阳两虚

48. "阴病治阳"的病理基础是（   ）
   A. 阴虚
   B. 阳虚
   C. 阴胜
   D. 阳胜
   E. 阴阳两虚

49. "阴中求阳"适用的下述病证是（   ）
   A. 阴虚
   B. 阳虚
   C. 阴胜
   D. 阳胜
   E. 阴阳两虚

50. "阳中求阴"适用的下述病证是（   ）
   A. 阴虚
   B. 阳虚
   C. 阴胜
   D. 阳胜
   E. 阴阳两虚

51. 补阴时适当配伍补阳药的方法是（   ）
   A. 阴中求阳
   B. 阳中求阴
   C. 阴病治阳
   D. 阳病治阴
   E. 阴阳双补

52. 补阳时适当配伍补阴药的方法是（   ）
   A. 阴中求阳
   B. 阳中求阴
   C. 阴病治阳
   D. 阳病治阴
   E. 阴阳双补

53. 对阴阳偏衰采用的治疗原则是（   ）
   A. 损其有余
   B. 补其不足
   C. 寒者热之
   D. 热者寒之
   E. 实则泻之

54. 对阴阳偏胜采用的治疗原则是（   ）
   A. 损其有余
   B. 补其不足
   C. 阳病治阴
   D. 阴病治阳
   E. 虚则补之

55. 下列哪项是防治疾病的基本原则（   ）
   A. 损其有余
   B. 补其不足
   C. 寒者热之
   D. 热者寒之
   E. 调整阴阳

56. "益火之源，以消阴翳"体现的治则是（   ）
   A. 阴病治阳
   B. 阳病治阴
   C. 热者寒之
   D. 寒者热之
   E. 阳中求阴

57. "壮水之主，以制阳光"体现的治则是（   ）
   A. 阴病治阳
   B. 阳病治阴
   C. 热者寒之
   D. 寒者热之
   E. 阳中求阴

58. 属于阳的五味是（   ）
   A. 酸、苦、咸
   B. 辛、苦、咸
   C. 辛、甘、淡
   D. 甘、淡、涩
   E. 甘、苦、淡

59. 属于阴的五味是（   ）
   A. 酸、苦、咸
   B. 辛、苦、咸
   C. 辛、甘、淡
   D. 甘、淡、涩
   E. 甘、苦、淡

60. 属于阳的药物性能是（   ）
   A. 升，降
   B. 辛、苦
   C. 寒、温

D. 浮、沉

E. 温、热

B1 型题

A. 上午
B. 下午
C. 中午
D. 前半夜
E. 后半夜

1. 属于阳中之阳的时间是( )
2. 属于阴中之阴的时间是( )

A. 阳中之阴
B. 阳中之阳
C. 阴中之阴
D. 阴中之阳
E. 阴中之至阴

3. 下午被称为( )
4. 后半夜被称为( )

A. 阴阳相错，而变由生也
B. 动极者镇之以静
C. 阴在内，阳之守也
D. 寒极生热，热极生寒
E. 重阴必阳，重阳必阴

5. 上述选项可用阴阳互根说明的是( )
6. 上述选项可用对立制约说明的是( )

A. 热者寒之
B. 阴中求阳
C. 寒者热之
D. 阳病治阳
E. 阴病治阳

7. 上述选项可用阴阳互根说明的是( )
8. 上述选项适用于阴盛的治法是( )

A. 心
B. 肺
C. 脾
D. 肝
E. 肾

9. 属"阳中之阳"的脏是( )
10. 属"阴中之阳"的脏是( )

A. 实热证
B. 虚热证
C. 实寒证
D. 虚寒证
E. 寒热错杂证

11. 阴偏胜所致的证候是( )
12. 阴偏衰所致的证候是( )

A. 实热证
B. 虚热证
C. 实寒证
D. 虚寒证
E. 寒热错杂

13. 阳偏胜所致的证候是( )
14. 阳偏衰所致的证候是( )

A. 天地
B. 男女
C. 左右
D. 水火
E. 上下

15. 《内经》所谓"阴阳之征兆"是( )
16. 《内经》所谓"阴阳之道路"是( )

A. 阳中之阳
B. 阴中之阴
C. 阳中之阴
D. 阴中之阳
E. 阴中之至阴

17. 以脏腑部位及功能划分阴阳，则肺属( )
18. 以脏腑部位及功能划分阴阳，则肾属( )

A. 阳中求阴

B. 阳病治阴

C. 阴阳双补

D. 阴病治阳

E. 阴病治阴

19. 根据阴阳互根确定的治法是( )
20. 适用于阳偏衰的治法是( )

A. 阳中求阴

B. 阳病治阴

C. 阴中求阳

D. 阴病治阳

E. 热者寒之

21. 根据阴阳对立制约确定的治法是( )
22. 适用于阴偏衰的治法是( )

A. 阴虚

B. 阳虚

C. 阴胜

D. 阳胜

E. 阴阳两虚

23. "阳中求阴"治疗方法适用的病证是( )
24. "阴中求阳"治疗方法适用的病证是( )

A. 阴虚

B. 阳虚

C. 阴胜

D. 阳胜

E. 阴阳两虚

25. "阴病治阳"的病理基础是( )
26. "阳病治阴"的病理基础是( )

A. 阳偏胜

B. 阳偏衰

C. 阴偏胜

D. 阴偏衰

E. 阴阳两虚

27. 寒者热之适用的病证是( )
28. 热者寒之适用的病证是( )

A. 阳偏胜

B. 阳偏衰

C. 阴偏胜

D. 阴偏衰

E. 阴阳两虚

29. "壮水之主，以制阳光"适用的病证是( )
30. "益火之源，以消阴翳"适用的病证是( )

参 考 答 案

A1 型题

1. D 2. B 3. D 4. B 5. C
6. D 7. E 8. B 9. E 10. A
11. B 12. C 13. C 14. E 15. E
16. B 17. B 18. B 19. C 20. B
21. A 22. C 23. A 24. E 25. C
26. B 27. D 28. C 29. D 30. D
31. A 32. A 33. D 34. B 35. C
36. D 37. A 38. C 39. D 40. B
41. A 42. C 43. D 44. A 45. C
46. A 47. E 48. B 49. B 50. A
51. B 52. E 53. C 54. E 55. E
56. A 57. B 58. C 59. A 60. E

B1 型题

1. A 2. D 3. A 4. D 5. C
6. B 7. B 8. C 9. A 10. D
11. C 12. B 13. A 14. D 15. D
16. C 17. C 18. B 19. A 20. D
21. E 22. B 23. A 24. B 25. E
26. A 27. C 28. A 29. D 30. B

第四单元　五行学说

A1 型题

1. 五行中具有"曲直"特性的是（　　）
   A. 木
   B. 火
   C. 土
   D. 金
   E. 水

2. 五行中具有"润下"特性的是（　　）
   A. 木
   B. 火
   C. 土
   D. 金
   E. 水

3. 五行中具有"稼穑"特性的是（　　）
   A. 木
   B. 火
   C. 土
   D. 金
   E. 水

4. 五行中"木"的特性是（　　）
   A. 炎上
   B. 润下
   C. 稼穑
   D. 曲直
   E. 从革

5. 五行中"金"的特性是（　　）
   A. 炎上
   B. 润下
   C. 稼穑
   D. 曲直
   E. 从革

6. 属于五行之"火"的五音是（　　）
   A. 宫音
   B. 角音
   C. 商音
   D. 徵音
   E. 羽音

7. 四时季节属于五行之"土"的是（　　）
   A. 春
   B. 夏
   C. 长夏
   D. 秋
   E. 冬

8. 五行中，"木"的"母"是（　　）
   A. 水
   B. 火
   C. 土
   D. 金
   E. 木

9. 五行中，"水"的"子"行是（　　）
   A. 金
   B. 木
   C. 土
   D. 火
   E. 水

10. 五行中，"金"的"所不胜"之行是（　　）
    A. 火
    B. 水
    C. 土
    D. 木
    E. 金

11. 五行中，"金"的"所胜"之行是（　　）
    A. 火
    B. 水
    C. 土
    D. 木

E. 金
12. 五行中，"水"是"金"的（　　）
    A. 母
    B. 子
    C. 所胜
    D. 所不胜
    E. 所乘
13. 五行中，"水"是"火"的（　　）
    A. 母
    B. 子
    C. 所胜
    D. 所不胜
    E. 所生
14. 五行中，"水"是"木"的（　　）
    A. 母
    B. 子
    C. 所胜
    D. 所不胜
    E. 所乘
15. 五行中，"水"是"土"的（　　）
    A. 母
    B. 子
    C. 所胜
    D. 所不胜
    E. 所生
16. 肺病及肝的五行传变是（　　）
    A. 母病及子
    B. 相乘
    C. 子病犯母
    D. 相侮
    E. 相生
17. 肺病及肾的五行传变是（　　）
    A. 母病及子
    B. 相乘
    C. 子病犯母
    D. 相侮
    E. 相克
18. 肺病及脾的五行传变是（　　）
    A. 母病及子
    B. 相乘
    C. 子病犯母
    D. 相侮
    E. 相克
19. 肺病及心的五行传变是（　　）
    A. 母病及子
    B. 相乘
    C. 子病犯母
    D. 相侮
    E. 相生
20. 属于"五行相乘"的脏病传变是（　　）
    A. 心病及脾
    B. 心病及肾
    C. 心病及肺
    D. 心病及肝
    E. 肝病及心
21. 属于"五行相侮"的脏病传变是（　　）
    A. 心病及脾
    B. 心病及肾
    C. 心病及肺
    D. 心病及肝
    E. 脾病及心
22. 属于"母病及子"的脏病传变是（　　）
    A. 心病及脾
    B. 心病及肾
    C. 心病及肺
    D. 心病及肝
    E. 肾病及心
23. 属于"子病犯母"的脏病传变是（　　）
    A. 心病及脾
    B. 心病及肾
    C. 心病及肺
    D. 心病及肝
    E. 肝病及肺
24. "亢则害，承乃制"说明了五行之间的什么关系（　　）
    A. 相生关系
    B. 相克关系
    C. 制化关系
    D. 相乘关系
    E. 相侮关系

25. "见肝之病，知肝传脾"是指（　　）
    A. 木克土
    B. 木疏土
    C. 木乘土
    D. 木侮土
    E. 木生土
26. "木火刑金"属于（　　）
    A. 母病及子
    B. 相乘传变
    C. 子病犯母
    D. 相侮传变
    E. 制化传变
27. 五脏变动，下列选项中错误的是（　　）
    A. 肝之变动为握
    B. 心之变动为笑
    C. 脾之变动为哕
    D. 肺之变动为咳
    E. 肾之变动为栗
28. 下列不按五行相生顺序排列的是（　　）
    A. 呼、笑、歌、哭、呻
    B. 筋、脉、肉、皮、骨
    C. 青、赤、黄、白、黑
    D. 角、徵、商、宫、羽
    E. 酸、苦、甘、辛、咸
29. 临床常见的心火引动肝火病证的是（　　）
    A. 相乘传变
    B. 母病及子
    C. 子病犯母
    D. 相侮传变
    E. 反克传变
30. 五行学说认为病情较重的色脉关系是（　　）
    A. 色与脉的五行属性相同
    B. 色与脉的五行属性相生
    C. 客色胜主色
    D. 见其色反得其相胜之脉
    E. 主色胜客色
31. 五行学说认为病情较轻的色脉关系是（　　）
    A. 色与脉的五行属性相同
    B. 见其色而得其相生之脉
    C. 客色胜主色
    D. 色与脉的五行属性相克
    E. 主色胜客色
32. 五行学说指导诊断，面见青色，脉见弦象，则病位在（　　）
    A. 肝
    B. 心
    C. 脾
    D. 肺
    E. 肾
33. 五行学说指导诊断，面见赤色，脉见洪象，则病位在（　　）
    A. 肝
    B. 心
    C. 脾
    D. 肺
    E. 肾
34. 培土生金法的理论基础是（　　）
    A. 五行相生
    B. 五行相克
    C. 五行制化
    D. 五行相乘
    E. 五行相侮
35. 泻南补北法的理论基础是（　　）
    A. 五行相生
    B. 五行相克
    C. 五行制化
    D. 五行相乘
    E. 五行相侮
36. 根据五行相生规律确立的治法是（　　）
    A. 泻南补北
    B. 益火补土
    C. 抑木扶土
    D. 培土制水
    E. 佐金平木
37. 根据五行相克规律确立的治法是（　　）
    A. 金水相生
    B. 益火补土
    C. 抑木扶土

D. 滋水涵木
E. 培土生金

38. 五志相胜，怒所胜的是( )
   A. 喜
   B. 思
   C. 悲
   D. 恐
   E. 惊

39. 五志相胜，思所胜的是( )
   A. 喜
   B. 怒
   C. 悲
   D. 恐
   E. 忧

40. 下列情志相胜关系中，错误的是( )
   A. 惊胜怒
   B. 恐胜喜
   C. 怒胜思
   D. 喜胜忧
   E. 思胜恐

B1 型 题

A. 曲直
B. 炎上
C. 稼穑
D. 从革
E. 润下

1. "土"的特性是( )
2. "水"的特性是( )

A. 角音
B. 羽音
C. 徵音
D. 宫音
E. 商音

3. 属于"金"的五音是( )
4. 属于"水"的五音是( )

A. 酸
B. 苦
C. 甘
D. 辛
E. 咸

5. 属于"水"的五味是( )
6. 属于"木"的五味是( )

A. 青
B. 赤
C. 黄
D. 白
E. 黑

7. 属于"水"的五色是( )
8. 属于"金"的五色是( )

A. 春
B. 夏
C. 长夏
D. 秋
E. 冬

9. 属于"水"的季节是( )
10. 属于"金"的季节是( )

A. 风
B. 暑
C. 湿
D. 燥
E. 寒

11. 属于"水"的五气是( )
12. 属于"火"的五气是( )

A. 怒
B. 喜
C. 思
D. 悲
E. 恐

13. 属于"火"的五志是( )
14. 属于"金"的五志是( )

A. 目
B. 舌
C. 口
D. 鼻
E. 耳

15. 属于"水"的五官是( )
16. 属于"土"的五官是( )

  A. 筋
  B. 脉
  C. 肉
  D. 皮
  E. 骨

17. 属于"木"的五体是( )
18. 属于"金"的五体是( )

  A. 哕
  B. 忧
  C. 握
  D. 咳
  E. 栗

19. 属于"火"的变动是( )
20. 属于"金"的变动是( )

  A. 哭
  B. 笑
  C. 歌
  D. 呼
  E. 呻

21. 属于"土"的五声是( )
22. 属于"水"的五声是( )

  A. 母病及子
  B. 相乘传变
  C. 子病犯母
  D. 相侮传变
  E. 制化传变

23. 肝病传脾属于( )
24. 肝病传肺属于( )

  A. 母病及子
  B. 相乘传变
  C. 子病犯母
  D. 相侮传变
  E. 制化传变

25. 水气凌心属于( )

26. 木火刑金属于( )

  A. 母病及子
  B. 相乘传变
  C. 子病犯母
  D. 相侮传变
  E. 制化传变

27. "见肝之病，知肝传脾"属于( )
28. "水寒射肺"属于( )

  A. 益火补土法
  B. 金水相生法
  C. 抑木扶土法
  D. 培土制水法
  E. 泻南补北法

29. 肾阳虚不能温脾，以致脾阳不振，其治疗宜用( )
30. 肾阴不足，心火偏亢，以致心肾不交，其治疗宜用( )

参考答案

A1 型题

1. A	2. E	3. C	4. D	5. E
6. D	7. C	8. A	9. B	10. A
11. D	12. B	13. D	14. A	15. C
16. B	17. A	18. C	19. D	20. C
21. B	22. A	23. C	24. C	25. C
26. D	27. B	28. D	29. C	30. D
31. B	32. A	33. B	34. A	35. B
36. B	37. C	38. B	39. D	40. A

B1 型题

1. C	2. E	3. E	4. B	5. E
6. A	7. E	8. D	9. E	10. D
11. E	12. B	13. B	14. B	15. E
16. C	17. A	18. D	19. B	20. D
21. C	22. E	23. B	24. D	25. B
26. D	27. B	28. C	29. A	30. E

第五单元 五 脏

A1 型 题

1. 五脏共同的生理特点是（　　）
   A. 传化物
   B. 实而不能满
   C. 藏精气
   D. 泻而不藏
   E. 受盛传化水谷

2. 区分五脏、六腑和奇恒之府的最主要依据是（　　）
   A. 分布部位的不同
   B. 解剖形态的不同
   C. 功能特点的不同
   D. 阴阳属性的不同
   E. 五行属性的不同

3. 与精神意识思维活动关系最密切的脏是（　　）
   A. 心
   B. 肝
   C. 脾
   D. 肺
   E. 肾

4. 心为"君主之官"的理论基础是（　　）
   A. 心主血脉
   B. 心主神明
   C. 心在五行属火
   D. 心开窍于舌
   E. 心其华在面

5. "五脏六腑之大主"是（　　）
   A. 心
   B. 肺
   C. 肝
   D. 脾
   E. 肾

6. 心为"五脏六腑之大主"的理论基础是（　　）
   A. 心主血脉
   B. 心主神明
   C. 心开窍于舌
   D. 心其华在面
   E. 心在五行属火

7. "生之本"是（　　）
   A. 肝
   B. 肺
   C. 心
   D. 脾
   E. 肾

8. 具有主脉生理功能的脏是（　　）
   A. 肝
   B. 心
   C. 脾
   D. 肺
   E. 肾

9. 具有"壅遏营气，令无所避"作用的是（　　）
   A. 肝
   B. 脉
   C. 脾
   D. 髓
   E. 三焦

10. 具有主通明生理特性的脏是（　　）
    A. 肝
    B. 心
    C. 脾
    D. 肺
    E. 肾

11. 在五行属火的脏是（　　）
    A. 肝
    B. 心

C. 脾
D. 肺
E. 肾

12. 古代医家将其喻为人身之"日"的脏是( )
    A. 肝
    B. 心
    C. 脾
    D. 肺
    E. 肾

13. 肺主一身之气体现在( )
    A. 吸入清气，呼出浊气
    B. 宣发卫气，生成宗气
    C. 生成宗气，调节气机
    D. 助心行血，帮助呼吸
    E. 宣发与肃降

14. "气之本"指的是( )
    A. 肝
    B. 心
    C. 脾
    D. 肺
    E. 肾

15. 肺主司一身之气的生成体现于( )
    A. 吸入清气
    B. 呼出浊气
    C. 生成宗气
    D. 调节气机
    E. 辅心行血

16. 肺主一身之气的运行体现于( )
    A. 吸入清气
    B. 呼出浊气
    C. 生成宗气
    D. 调节气机
    E. 辅心行血

17. 主行水的脏是( )
    A. 肝
    B. 心
    C. 脾
    D. 肺
    E. 肾

18. 称为"水之上源"的脏是( )
    A. 肝
    B. 心
    C. 脾
    D. 肺
    E. 肾

19. 称为"华盖"的脏是( )
    A. 肝
    B. 心
    C. 脾
    D. 肺
    E. 肾

20. 称为"娇脏"的是( )
    A. 肝
    B. 心
    C. 脾
    D. 肺
    E. 肾

21. "通调水道"依赖于( )
    A. 肺主司一身之气
    B. 肺司呼吸之气
    C. 肺朝百脉
    D. 肺主治节
    E. 肺气宣发肃降

22. 具有"朝百脉"生理功能的脏是( )
    A. 肝
    B. 心
    C. 脾
    D. 肺
    E. 肾

23. 具有"主治节"功能的脏是( )
    A. 肝
    B. 心
    C. 脾
    D. 肺
    E. 肾

24. 称为"相傅之官"的脏是( )
    A. 肝
    B. 心
    C. 脾

D. 肺
E. 肾

25. 称为"清虚之脏"的是(　　)
   A. 肝
   B. 心
   C. 脾
   D. 肺
   E. 肾

26. 具有"宣发"生理特性的脏是(　　)
   A. 肝
   B. 心
   C. 脾
   D. 肺
   E. 肾

27. 具有"肃降"生理特性的脏是(　　)
   A. 肝
   B. 心
   C. 脾
   D. 肺
   E. 肾

28. 《素问》称其"为孤脏,中央土以灌四傍"的脏是(　　)
   A. 肝
   B. 心
   C. 脾
   D. 肺
   E. 肾

29. 被称为"后天之本"的脏是(　　)
   A. 肝
   B. 心
   C. 脾
   D. 肺
   E. 肾

30. 具有"主运化"功能的脏是(　　)
   A. 肝
   B. 心
   C. 脾
   D. 肺
   E. 肾

31. 《素问》所谓"为胃行其津液"的脏是(　　)
   A. 肝
   B. 心
   C. 脾
   D. 肺
   E. 肾

32. 在水液代谢过程中起枢转作用的脏是(　　)
   A. 肝
   B. 心
   C. 脾
   D. 肺
   E. 肾

33. 称脾为"气血生化之源"的理论基础是(　　)
   A. 脾主运化水液
   B. 脾主运化水谷
   C. 脾气主升
   D. 脾主统摄血液
   E. 脾喜燥恶湿

34. 具有"主统血"功能的脏是(　　)
   A. 肝
   B. 心
   C. 脾
   D. 肺
   E. 肾

35. 脾统血的主要作用机制是(　　)
   A. 脉管的约束
   B. 心气旺盛
   C. 肾气封藏
   D. 肝主藏血
   E. 气的固摄

36. 具有"主升清"生理特性的脏是(　　)
   A. 肝
   B. 心
   C. 脾
   D. 肺
   E. 肾

37. 《临证指南医案》所说"宜升则健"的脏是(　　)

A. 肝
B. 心
C. 脾
D. 肺
E. 肾

38. 具有"升举内脏"功能，维持内脏位置相对稳定的脏是（　　）
A. 肝
B. 心
C. 脾
D. 肺
E. 肾

39. 具有"喜燥恶湿"生理特性的脏是（　　）
A. 肝
B. 心
C. 脾
D. 肺
E. 肾

40. 具有"主疏泄"功能的脏是（　　）
A. 肝
B. 心
C. 脾
D. 肺
E. 肾

41. 具有疏通全身气机，促使气机畅达作用的脏是（　　）
A. 肝
B. 心
C. 脾
D. 肺
E. 肾

42. 具有促进血液运行和津液输布作用的脏是（　　）
A. 肝
B. 心
C. 脾
D. 肺
E. 肾

43. 与情志调畅有关的脏是（　　）

A. 肝
B. 心
C. 脾
D. 肺
E. 肾

44. 具有促进脾胃运化作用的脏是（　　）
A. 肝
B. 心
C. 脾
D. 肺
E. 肾

45. 具有促进男子排精和女子排卵作用的脏是（　　）
A. 肝
B. 心
C. 脾
D. 肺
E. 肾

46. 具有"主藏血"功能的脏是（　　）
A. 肝
B. 心
C. 脾
D. 肺
E. 肾

47. 具有贮藏血液、调节血量和防止出血作用的脏是（　　）
A. 肝
B. 心
C. 脾
D. 肺
E. 肾

48. 据《素问》"人卧血归于"的脏是（　　）
A. 肝
B. 心
C. 脾
D. 肺
E. 肾

49. 《临证指南医案》所说具有"体阴而用阳"特点的脏是（　　）

A. 肝
B. 心
C. 脾
D. 肺
E. 肾

50. 《素问》称为"将军之官，谋虑出焉"的脏是（　　）
A. 肝
B. 心
C. 脾
D. 肺
E. 肾

51. 具有刚强躁急、主升主动生理特性的脏是（　　）
A. 肝
B. 心
C. 脾
D. 肺
E. 肾

52. 具有"喜条达而恶抑郁"特点的脏是（　　）
A. 肝
B. 心
C. 脾
D. 肺
E. 肾

53. 具有向上升动和向外发散生理特性的脏是（　　）
A. 肝
B. 心
C. 脾
D. 肺
E. 肾

54. 被称为"刚脏"的是（　　）
A. 肝
B. 心
C. 脾
D. 肺
E. 肾

55. 被称为"封藏之本"的是（　　）
A. 肝
B. 心
C. 脾
D. 肺
E. 肾

56. 主管人体生长发育的脏是（　　）
A. 肝
B. 心
C. 脾
D. 肺
E. 肾

57. 主管人体生殖机能的脏是（　　）
A. 肝
B. 心
C. 脾
D. 肺
E. 肾

58. 具有藏精功能的脏是（　　）
A. 肝
B. 心
C. 脾
D. 肺
E. 肾

59. 被称为"先天之本"的脏是（　　）
A. 肝
B. 心
C. 脾
D. 肺
E. 肾

60. 化生"天癸"的物质基础是（　　）
A. 肝血
B. 肾精
C. 脾气
D. 肺阴
E. 心血

61. 《素问》关于"丈夫六八"在生理上的表现是（　　）
A. 阳气衰竭于上，面焦，发鬓颁白
B. 肾气衰，发堕齿槁
C. 肝气衰，筋不能动，天癸竭，精少

D. 肾脏衰，形体皆极

E. 三阳脉衰于上，面皆焦，发始白

62. 《素问·上古天真论》"筋骨坚，发长极，身体盛壮"所指女子的年龄段是( )

A. "二七"

B. "三七"

C. "四七"

D. "五七"

E. "六七"

63. 能够推动和调节脏腑气化的脏是( )

A. 肝

B. 心

C. 脾

D. 肺

E. 肾

64. 五脏阳气的根本是( )

A. 肝阳

B. 心阳

C. 脾阳

D. 肺阳

E. 肾阳

65. 五脏阴液的根本是( )

A. 肝阴

B. 心阴

C. 脾阴

D. 肺阴

E. 肾阴

66. 对机体具有凉润、宁静、抑制和凝聚等作用的是( )

A. 肾精

B. 肾气

C. 肾阴

D. 肾阳

E. 肾血

67. 对机体具有温煦、推动、兴奋等作用的是( )

A. 肾精

B. 肾气

C. 肾阴

D. 肾阳

E. 肾血

68. 具有主水功能的脏是( )

A. 肝

B. 心

C. 脾

D. 肺

E. 肾

69. 具有主纳气功能的脏是( )

A. 肝

B. 心

C. 脾

D. 肺

E. 肾

70. 下列哪项不属于肾主闭藏的功能活动( )

A. 纳气归肾，促进元气之生成

B. 固摄二便，防止二便之失禁

C. 固摄血液，防止血液溢出脉外

D. 固摄精气，防止精气无故散失

E. 摄纳清气，保持呼吸深度

71. 肾主纳气的主要生理作用是( )

A. 有助于元气的生成

B. 有助于肺气的宣发

C. 有助于气道的清洁通畅

D. 有助于精气的固摄

E. 有助于吸气保持一定深度

72. "肾为气之根"主要指( )

A. 肾为五脏阳气之根本

B. 肾主纳气，保持呼吸深度

C. 肾主膀胱的气化开合

D. 肾主水液的蒸腾气化

E. 指元气由肾精化生

73. 与肾主水有关的是( )

A. 肾精的濡养作用

B. 肾气的固摄作用

C. 肾阴的凉润作用

D. 肾阳的蒸化作用

E. 肾血的营养作用

74. 水脏指的是( )

A. 肝

B. 心
C. 脾
D. 肺
E. 肾

75. "胃之关"指的是（   ）
    A. 贲门
    B. 幽门
    C. 阑门
    D. 大肠
    E. 肾

76. 《素问》所谓"肾者，胃之关也"，主要是指（   ）
    A. 肾阳的蒸化作用
    B. 肾主纳气作用
    C. 肾气的固摄作用
    D. 肾主藏精作用
    E. 肾为脏腑阴阳之本

77. "肾为气之根"与肾的下述功能相关的是（   ）
    A. 藏精
    B. 主水
    C. 主纳气
    D. 化生元气
    E. 温煦全身

78. 具有潜藏、封藏和闭藏生理特性的是（   ）
    A. 肝
    B. 心
    C. 脾
    D. 肺
    E. 肾

79. 五脏关系中主要体现在气血方面的两脏是（   ）
    A. 心与肺
    B. 心与肾
    C. 肺与脾
    D. 脾与肾
    E. 肺与肾

80. 与血液生成及运行关系密切的是（   ）
    A. 心与肺

B. 心与肾
C. 心与脾
D. 脾与肝
E. 肺与肝

81. 气血两虚病变多见的脏腑是（   ）
    A. 心与肺
    B. 心与肾
    C. 心与脾
    D. 脾与胃
    E. 肺与肝

82. 表现于行血与藏血以及精神调节等方面关系密切的两脏是（   ）
    A. 心与肺
    B. 心与肾
    C. 心与脾
    D. 心与肝
    E. 肺与脾

83. "水火既济"指的是（   ）
    A. 心肺关系
    B. 肺肝关系
    C. 肝脾关系
    D. 脾肾关系
    E. 心肾关系

84. 具有精神互用关系的两脏是（   ）
    A. 心与肺
    B. 心与肾
    C. 肺与脾
    D. 脾与肝
    E. 肺与肝

85. 具有君相安位关系的两脏是（   ）
    A. 心与肺
    B. 心与肾
    C. 肺与脾
    D. 脾与肝
    E. 肺与肝

86. 主要表现为血液运行与呼吸吐纳协同调节的两脏是（   ）
    A. 心与肺
    B. 心与肾
    C. 肺与脾

D. 脾与肝

E. 肺与肝

87. 在气的生成和水液代谢方面关系密切的是（　　）

A. 心与肺

B. 心与肾

C. 肺与脾

D. 脾与肝

E. 肺与肝

88. "生气之源"指的是（　　）

A. 肝

B. 心

C. 脾胃

D. 肺

E. 肾

89. "生气之主"指的是（　　）

A. 肝

B. 心

C. 脾

D. 肺

E. 肾

90. "生痰之源"指的是（　　）

A. 肝

B. 心

C. 脾

D. 肺

E. 肾

91. "贮痰之器"指的是（　　）

A. 肝

B. 心

C. 脾

D. 肺

E. 肾

92. 与气机升降调节关系密切的两脏是（　　）

A. 心与肺

B. 心与肾

C. 肺与脾

D. 脾与肝

E. 肺与肝

93. "气之主"指的是（　　）

A. 肝

B. 心

C. 脾

D. 肺

E. 肾

94. "气之根"指的是（　　）

A. 肝

B. 心

C. 脾

D. 肺

E. 肾

95. "精血同源"指的是（　　）

A. 心肺关系

B. 肺肝关系

C. 肝脾关系

D. 肝肾关系

E. 心肾关系

96. "乙癸同源"指的是（　　）

A. 心肺关系

B. 肺肝关系

C. 肝脾关系

D. 肝肾关系

E. 心肾关系

97. 在水液代谢、呼吸运动及阴阳互资等方面密切相关的两脏是（　　）

A. 心与脾

B. 脾与肾

C. 肾与肝

D. 肝与肺

E. 肺与肾

98. 具有藏泄互用关系的两脏是（　　）

A. 心与肺

B. 肺与肾

C. 肾与肝

D. 肝与脾

E. 脾与心

99. 具有先后天互促互助关系的两脏是（　　）

A. 心与肺

B. 肺与肾
C. 肾与肝
D. 肝与脾
E. 脾与肾

100. 心在体相合的是(   )
   A. 脉
   B. 筋
   C. 骨
   D. 皮
   E. 肉

101. 肺在体相合的是(   )
   A. 脉
   B. 筋
   C. 骨
   D. 皮
   E. 肉

102. 肝在体相合的是(   )
   A. 脉
   B. 筋
   C. 骨
   D. 皮
   E. 肉

103. 称为"罢极之本"的是(   )
   A. 肝
   B. 心
   C. 脾
   D. 肺
   E. 肾

104. 具有"主四肢"作用的脏是(   )
   A. 肝
   B. 心
   C. 脾
   D. 肺
   E. 肾

105. 生养肌肉，与四肢强健关系最密切的脏是(   )
   A. 肝
   B. 心
   C. 脾
   D. 肺
   E. 肾

106. 《素问》所说"主身之骨髓"的脏是(   )
   A. 肝
   B. 心
   C. 脾
   D. 肺
   E. 肾

107. "在窍为目"的脏是(   )
   A. 肝
   B. 心
   C. 脾
   D. 肺
   E. 肾

108. "在窍为二阴"的脏是(   )
   A. 肝
   B. 心
   C. 脾
   D. 肺
   E. 肾

109. 脾开窍于(   )
   A. 目
   B. 舌
   C. 口
   D. 鼻
   E. 耳

110. 心开窍于(   )
   A. 目
   B. 舌
   C. 口
   D. 鼻
   E. 耳

111. 肺之"门户"是(   )
   A. 鼻
   B. 口
   C. 喉
   D. 皮毛
   E. 玄府

112. 肾的"外华"是(   )
   A. 发

B. 爪
C. 毛
D. 面
E. 唇

113. "其华在爪"的脏是(　　)
   A. 肝
   B. 心
   C. 脾
   D. 肺
   E. 肾

114. 心的"外华"是(　　)
   A. 发
   B. 爪
   C. 毛
   D. 唇
   E. 面

115. 其华在唇的脏是(　　)
   A. 肝
   B. 心
   C. 脾
   D. 肺
   E. 肾

116. "血之余"是指(　　)
   A. 发
   B. 爪
   C. 毛
   D. 唇
   E. 面

117. "筋之余"是指(　　)
   A. 发
   B. 爪
   C. 毛
   D. 唇
   E. 面

118. 心在志为(　　)
   A. 怒
   B. 喜
   C. 思
   D. 悲
   E. 恐

119. 肾在志为(　　)
   A. 怒
   B. 喜
   C. 思
   D. 悲
   E. 恐

120. 与脾关系最密切的情志是(　　)
   A. 怒
   B. 喜
   C. 思
   D. 悲
   E. 恐

121. 肾精所化生的液是(　　)
   A. 泪
   B. 汗
   C. 涎
   D. 涕
   E. 唾

122. "在液为汗"的脏是(　　)
   A. 肝
   B. 心
   C. 脾
   D. 肺
   E. 肾

123. "在液为涎"的脏是(　　)
   A. 肝
   B. 心
   C. 脾
   D. 肺
   E. 肾

124. 同气相求而通应于长夏的脏是(　　)
   A. 肝
   B. 心
   C. 脾
   D. 肺
   E. 肾

125. 与冬气相通应的脏是(　　)
   A. 肝
   B. 心
   C. 脾

D. 肺
E. 肾

126. 与春气相通应的脏是(　　)

A. 肝
B. 心
C. 脾
D. 肺
E. 肾

B1 型题

A. 肝
B. 心
C. 脾
D. 肺
E. 肾

1. "君主之官"指的脏是(　　)
2. "相傅之官"指的脏是(　　)

A. 肝
B. 心
C. 脾
D. 肺
E. 肾

3. "生之本"指的脏是(　　)
4. "气之本"指的脏是(　　)

A. 肝
B. 心
C. 脾
D. 肺
E. 肾

5. "先天之本"指的脏是(　　)
6. "后天之本"指的脏是(　　)

A. 肝
B. 心
C. 脾
D. 肺
E. 肾

7. "娇脏"指的是(　　)
8. "刚脏"指的是(　　)

A. 肝
B. 心
C. 脾
D. 肺
E. 肾

9. 具有升发生理特性的脏是(　　)
10. 具有肃降生理特性的脏是(　　)

A. 肝
B. 心
C. 脾
D. 肺
E. 肾

11. "气血生化之源"是(　　)
12. "五脏六腑之大主"是(　　)

A. 肝
B. 心
C. 脾
D. 肺
E. 肾

13. "气之根"指的脏是(　　)
14. "气之主"指的脏是(　　)

A. 肝
B. 心
C. 脾
D. 肺
E. 肾

15. 称为"生气之源"的脏是(　　)
16. 主一身之气的脏是(　　)

A. 肝
B. 心
C. 脾
D. 肺
E. 肾

17. "生痰之源"指的脏是（　　）
18. "贮痰之器"指的脏是（　　）

　　A. 肝
　　B. 心
　　C. 脾
　　D. 肺
　　E. 肾

19. 具有主行血功能的脏是（　　）
20. 具有主统血功能的脏是（　　）

　　A. 肝
　　B. 心
　　C. 脾
　　D. 肺
　　E. 肾

21. 具有朝百脉功能的脏是（　　）
22. 具有化生气血功能的脏是（　　）

　　A. 肝
　　B. 心
　　C. 脾
　　D. 肺
　　E. 肾

23. 具有通调水道功能的脏是（　　）
24. 具有运化水液功能的脏是（　　）

　　A. 肝
　　B. 心
　　C. 脾
　　D. 肺
　　E. 肾

25. 主身之血脉的脏是（　　）
26. 具有藏血功能的脏是（　　）

　　A. 肝
　　B. 心
　　C. 脾
　　D. 肺
　　E. 肾

27. 具有司呼吸功能的脏是（　　）
28. 具有主纳气功能的脏是（　　）

　　A. 肝
　　B. 心
　　C. 脾
　　D. 肺
　　E. 肾

29. 具有主疏泄功能的脏是（　　）
30. 具有闭藏特性的脏是（　　）

　　A. 肝
　　B. 心
　　C. 脾
　　D. 肺
　　E. 肾

31. 具有主血功能的脏是（　　）
32. 具有主气功能的脏是（　　）

　　A. 肝
　　B. 心
　　C. 脾
　　D. 肺
　　E. 肾

33. 具有藏神功能的脏是（　　）
34. 具有调畅情志功能的脏是（　　）

　　A. 肝
　　B. 心
　　C. 脾
　　D. 肺
　　E. 肾

35. 具有主治节功能的脏是（　　）
36. 具有主升清功能的脏是（　　）

　　A. 肝
　　B. 心
　　C. 脾
　　D. 肺
　　E. 肾

37. 与水液代谢关系最密切的脏是（　　）
38. 与血液运行关系最密切的脏是（　　）

  A. 行血
  B. 统血
  C. 藏血
  D. 纳气
  E. 主气

39. 心的功能是（　　）
40. 肝的功能是（　　）

  A. 行血
  B. 统血
  C. 藏血
  D. 纳气
  E. 主气

41. 肾的功能是（　　）
42. 肺的功能是（　　）

  A. 脾胃
  B. 肝胆
  C. 心肾
  D. 肝肾
  E. 肝肺

43. 具有"精血同源"关系的是（　　）
44. 具有"水火既济"关系的是（　　）

  A. 脾胃
  B. 肝胆
  C. 心肾
  D. 肝肾
  E. 肝肺

45. 气机升降之枢是（　　）
46. 与气机调节关系密切的是（　　）

  A. 脑
  B. 髓
  C. 骨
  D. 脉
  E. 女子胞

47. "髓海"指的是（　　）
48. "血府"指的是（　　）

  A. 筋
  B. 脉
  C. 肉
  D. 皮
  E. 骨

49. 肺在体为（　　）
50. 肝在体为（　　）

  A. 筋
  B. 脉
  C. 肉
  D. 皮
  E. 骨

51. 肾在体为（　　）
52. 心在体为（　　）

  A. 目
  B. 舌
  C. 口
  D. 鼻
  E. 耳

53. 肝在窍为（　　）
54. 肾在窍为（　　）

  A. 目
  B. 舌
  C. 口
  D. 鼻
  E. 耳

55. 脾在窍为（　　）
56. 肺在窍为（　　）

  A. 爪
  B. 面
  C. 唇
  D. 毛
  E. 发

57. 脾其华在( )
58. 肾其华在( )

  A. 爪
  B. 面
  C. 唇
  D. 毛
  E. 发

59. 心其华在( )
60. 肝其华在( )

  A. 怒
  B. 喜
  C. 思
  D. 忧
  E. 恐

61. 心在志为( )
62. 肾在志为( )

  A. 怒
  B. 喜
  C. 思
  D. 忧
  E. 恐

63. 肝在志为( )
64. 脾在志为( )

  A. 泪
  B. 汗
  C. 涎
  D. 涕
  E. 唾

65. 心在液为( )
66. 肾在液为( )

67. "在液为涎"的脏是( )
68. "在液为泪"的脏是( )

  A. 肝
  B. 心
  C. 脾
  D. 肺
  E. 肾

69. 与长夏之气相通应的脏是( )
70. 与冬气相通应的脏是( )

参 考 答 案

A1 型题

1. C	2. C	3. A	4. B	5. A
6. B	7. C	8. B	9. B	10. B
11. B	12. B	13. C	14. D	15. C
16. D	17. D	18. D	19. D	20. D
21. E	22. D	23. D	24. D	25. D
26. D	27. D	28. C	29. C	30. C
31. C	32. C	33. B	34. C	35. E
36. C	37. C	38. C	39. C	40. A
41. A	42. A	43. A	44. A	45. A
46. A	47. A	48. A	49. A	50. A
51. A	52. A	53. A	54. A	55. E
56. E	57. E	58. E	59. E	60. B
61. A	62. C	63. E	64. E	65. E
66. C	67. D	68. E	69. E	70. C
71. E	72. B	73. D	74. C	75. E
76. A	77. C	78. E	79. A	80. C
81. C	82. D	83. E	84. B	85. B
86. A	87. C	88. C	89. D	90. C
91. D	92. D	93. D	94. D	95. D
96. D	97. E	98. C	99. E	100. A
101. D	102. B	103. A	104. C	105. C
106. E	107. A	108. E	109. C	110. B
111. C	112. A	113. A	114. E	115. C
116. A	117. B	118. B	119. E	120. C
121. E	122. B	123. C	124. C	125. E

126. A.

B1 型题

1. B	2. D	3. B	4. D	5. E
6. C	7. D	8. A	9. A	10. D
11. C	12. B	13. E	14. D	15. C
16. D	17. C	18. D	19. B	20. C
21. D	22. C	23. D	24. C	25. B
26. A	27. D	28. E	29. A	30. E
31. B	32. D	33. B	34. A	35. D
36. C	37. E	38. B	39. A	40. C
41. D	42. E	43. D	44. C	45. A
46. E	47. A	48. D	49. D	50. A
51. E	52. B	53. A	54. E	55. C
56. D	57. C	58. E	59. B	60. A
61. B	62. E	63. A	64. C	65. B
66. E	67. C	68. A	69. C	70. E

第六单元 六 腑

A1 型题

1. 六腑共同的生理特点是( )
   A. 化生精气
   B. 贮藏精气
   C. 满而不能实
   D. 藏而不泻
   E. 受盛传化水谷

2. 具有"以通为用,以降为顺"特点的是( )
   A. 五脏
   B. 六腑
   C. 奇恒之腑
   D. 经络
   E. 血脉

3. "吸门"指的是( )
   A. 唇
   B. 齿
   C. 会厌
   D. 太仓下口
   E. 大小肠会处

4. "阑门"指的是( )
   A. 唇
   B. 齿
   C. 会厌
   D. 太仓下口
   E. 大小肠会处

5. "下极"又称为( )
   A. 扉门
   B. 吸门
   C. 贲门
   D. 幽门
   E. 魄门

6. "中精之府"指的是( )
   A. 胆
   B. 胃
   C. 小肠
   D. 大肠
   E. 膀胱

7. "中正之官"指的是( )
   A. 胆
   B. 胃
   C. 小肠
   D. 大肠
   E. 膀胱

8. 胆的生理功能是( )
   A. 受盛化物
   B. 传化糟粕
   C. 主持诸气
   D. 受纳腐熟
   E. 主决断

9. 胃的生理功能是( )
   A. 受盛化物
   B. 传化糟粕
   C. 主持诸气
   D. 受纳腐熟
   E. 通调水道

10. 有"太仓"之称的是( )
    A. 胆
    B. 胃
    C. 小肠
    D. 大肠
    E. 膀胱

11. "水谷之海"指的是( )
    A. 胆
    B. 胃
    C. 小肠
    D. 大肠
    E. 膀胱

12. 具有"通降"生理特性的是( )
    A. 胆

B. 胃
C. 小肠
D. 大肠
E. 膀胱

13. 具有"喜润恶燥"生理特性是的(　　)
    A. 胆
    B. 胃
    C. 小肠
    D. 三焦
    E. 膀胱

14. 泌别清浊是(　　)
    A. 胆的生理功能
    B. 胃的生理功能
    C. 小肠的生理功能
    D. 大肠的生理功能
    E. 膀胱的生理功能

15. 具有"受盛化物"功能的腑是(　　)
    A. 胆
    B. 胃
    C. 小肠
    D. 大肠
    E. 膀胱

16. "主液"的腑是(　　)
    A. 胆
    B. 胃
    C. 小肠
    D. 大肠
    E. 膀胱

17. 大肠的功能是(　　)
    A. 排泄胆汁
    B. 受纳通降
    C. 受盛化物
    D. 传化糟粕
    E. 运行水液

18. "主津"的腑是(　　)
    A. 胆
    B. 胃
    C. 小肠
    D. 大肠
    E. 膀胱

19. "受盛之官"指的是(　　)

    A. 胆
    B. 胃
    C. 小肠
    D. 大肠
    E. 膀胱

20. "州都之官"指的是(　　)
    A. 胆
    B. 胃
    C. 小肠
    D. 大肠
    E. 膀胱

21. 三焦的生理功能是(　　)
    A. 通行元气
    B. 传化水谷
    C. 化生精气
    D. 调畅气机
    E. 宣发肃降

22. "决渎之官"指的是(　　)
    A. 胆
    B. 胃
    C. 小肠
    D. 三焦
    E. 膀胱

23. "中焦如沤"比喻的是(　　)
    A. 胃主受纳的功能状态
    B. 脾气散精的功能状态
    C. 小肠泌别清浊的功能状态
    D. 水谷精微的弥漫布散状态
    E. 胃腐熟水谷的状态

24. "利小便即所以实大便"的理论依据是(　　)
    A. 肾司二便
    B. 二便相关
    C. 健脾利水
    D. 小肠泌别清浊
    E. 利小便的药物本身具有止泻作用

25. 上焦生理功能的特点是(　　)
    A. 若雾露之溉
    B. 主气之生成
    C. 通行宗、营、卫三气
    D. 为原气之别使

E. 主气的宣发与肃降
26. "孤府"指的是( )
   A. 胆
   B. 胃
   C. 小肠
   D. 三焦
   E. 膀胱
27. 与肺相表里的是( )
   A. 胆
   B. 胃
   C. 大肠
   D. 三焦
   E. 膀胱
28. 气机升降之枢指的是( )
   A. 肺主呼气，肾主纳气
   B. 肝气主升，肺气主降
   C. 脾主升清，胃主降浊
   D. 心火下降，肾水上升
   E. 肺气宣发，又主肃降
29. 与胆相表里的脏是( )
   A. 肝
   B. 心
   C. 脾
   D. 肺
   E. 肾
30. 下列哪一项不是脾胃的关系( )
   A. 燥湿相济
   B. 纳运相得
   C. 升降相因
   D. 升清降浊
   E. 水火既济

B1 型题

A. 胆
B. 胃
C. 小肠
D. 三焦
E. 膀胱

1. "中正之官"指的是( )
2. "受盛之官"指的是( )

A. 胆
B. 胃
C. 小肠
D. 大肠
E. 膀胱

3. 具有"主津"功能的脏是( )
4. 具有"主液"功能的脏是( )

A. 胆
B. 胃
C. 小肠
D. 三焦
E. 膀胱

5. 具有受纳水谷功能的脏是( )
6. 具有受盛化物功能的脏是( )

A. 胆
B. 胃
C. 小肠
D. 三焦
E. 膀胱

7. "水谷之海"指的是( )
8. "州都之官"指的是( )

参 考 答 案

A1 型题

1. E	2. B	3. C	4. E	5. E
6. A	7. A	8. E	9. D	10. B
11. B	12. B	13. B	14. C	15. C
16. C	17. D	18. D	19. C	20. E
21. A	22. D	23. E	24. D	25. A
26. D	27. C	28. C	29. A	30. E

B1 型题

| 1. A | 2. C | 3. D | 4. C | 5. B |
| 6. C | 7. B | 8. E | | |

第七单元 奇恒之腑

A1 型题

1. 既属六腑又属奇恒之府的是（ ）
   A. 肝
   B. 胆
   C. 脑
   D. 髓
   E. 女子胞
2. "髓海"指的是（ ）
   A. 骨
   B. 胆
   C. 髓
   D. 脑
   E. 女子胞
3. "元神之府"指的是（ ）
   A. 脑
   B. 胆
   C. 骨
   D. 髓
   E. 女子胞
4. 与脑关系最密切的脏腑是（ ）
   A. 心
   B. 肺
   C. 脾
   D. 肝
   E. 肾
5. 与女子胞的功能活动关系密切的是（ ）
   A. 心、肝、脾、肺、冲脉、督脉
   B. 心、肺、肝、肾、冲脉、带脉
   C. 心、肝、肺、肾、冲脉、督脉
   D. 心、肺、脾、冲脉、带脉、任脉
   E. 心、肝、脾、肾、冲脉、任脉、督脉、带脉

参考答案

A1 型题

1. B　2. D　3. A　4. E　5. E

第八单元 精、气、血、津液、神

A1型题

1. 精的本始含义是指（　　）
   A. 脏腑之精
   B. 基本物质
   C. 生殖之精
   D. 水谷之精
   E. 血液津液
2. 与气的生成密切相关的脏腑是（　　）
   A. 心、肝、脾胃
   B. 肺胃、肝、肾
   C. 肺、脾胃、肾
   D. 肝、脾胃、肾
   E. 心、肺胃、肾
3. "生气之根"指的是（　　）
   A. 肝
   B. 心
   C. 脾胃
   D. 肺
   E. 肾
4. "生气之源"指的是（　　）
   A. 肝
   B. 心
   C. 脾胃
   D. 肺
   E. 肾
5. "生气之主"指的是（　　）
   A. 肝
   B. 心
   C. 脾胃
   D. 肺
   E. 肾
6. 维持血液不逸出于脉外是气的（　　）
   A. 推动作用
   B. 温煦作用
   C. 防御作用
   D. 固摄作用
   E. 中介作用
7. 临床出现自汗、多尿，说明气之功能减退的是（　　）
   A. 推动与调控作用
   B. 温煦与凉润作用
   C. 防御作用
   D. 固摄作用
   E. 中介作用
8. 易于感冒表明气功能减退的是（　　）
   A. 推动作用
   B. 温煦作用
   C. 防御作用
   D. 固摄作用
   E. 中介作用
9. 主管人体生长发育是气的（　　）
   A. 推动作用
   B. 温煦作用
   C. 防御作用
   D. 固摄作用
   E. 中介作用
10. 激发和促进脏腑经络生理机能的是（　　）
    A. 气的推动与调控作用
    B. 气的温煦与凉润作用
    C. 气的防御作用
    D. 气的固摄作用
    E. 气的中介作用
11. 精气血津液之间相互转化依靠气的（　　）
    A. 推动作用
    B. 温煦作用
    C. 防御作用

D. 固摄作用

E. 气化过程

12. 推动人体生长发育，激发各脏腑经络等组织生理功能是气的( )

　　A. 推动与调控作用

　　B. 温煦与凉润作用

　　C. 防御作用

　　D. 固摄作用

　　E. 中介作用

13. 化生元气的主要是( )

　　A. 肾中精气

　　B. 水谷精气

　　C. 气血

　　D. 脏腑精气

　　E. 经气

14. 人体最根本、最重要的气是( )

　　A. 元气

　　B. 宗气

　　C. 营气

　　D. 卫气

　　E. 中气

15. 元气运行的道路是( )

　　A. 心脉

　　B. 胸腔

　　C. 全身

　　D. 脉外

　　E. 三焦

16. 与人体生长发育关系最密切的气是( )

　　A. 元气

　　B. 宗气

　　C. 营气

　　D. 卫气

　　E. 脏腑之气

17. 具有推动和调控各脏腑、经络、形体和官窍生理活动的气是( )

　　A. 元气

　　B. 宗气

　　C. 营气

　　D. 卫气

　　E. 脏腑之气

18. 胸中之气指的是( )

　　A. 元气

　　B. 宗气

　　C. 营气

　　D. 卫气

　　E. 脏腑之气

19. 清气与水谷之气结合关系到( )

　　A. 元气的生成

　　B. 宗气的生成

　　C. 营气的生成

　　D. 卫气的生成

　　E. 中气的生成

20. 影响宗气盛衰的脏腑是( )

　　A. 心与肺

　　B. 肝与肾

　　C. 肺与肾

　　D. 肺与脾

　　E. 肝与脾

21. 贯注于心肺之脉的气是( )

　　A. 元气

　　B. 宗气

　　C. 营气

　　D. 卫气

　　E. 脏腑精气

22. 上出息道的气是( )

　　A. 元气

　　B. 宗气

　　C. 营气

　　D. 卫气

　　E. 脏腑之气

23. 下注于气街，并下行于足的气是( )

　　A. 元气

　　B. 宗气

　　C. 营气

　　D. 卫气

　　E. 脏腑之气

24. 宗气的分布是( )

　　A. 上出息道，下走气街

　　B. 熏于肓膜，散于胸腹

C. 通过三焦，流行全身
D. 上荣头目，达于周身
E. 与血同行，环周不休

25. 连接"肺主呼吸"和"心主血脉"的中心环节是( )
    A. 经脉的相互连接
    B. 气血的相互关系
    C. 心主营，肺主卫的相互作用
    D. 宗气的贯通和运行
    E. 津液的环流通畅

26. 具有行气血作用的气是( )
    A. 元气
    B. 宗气
    C. 营气
    D. 卫气
    E. 脏腑之气

27. 具有司呼吸作用的气是( )
    A. 元气
    B. 宗气
    C. 营气
    D. 卫气
    E. 脏腑之气

28. 与语言、声音、呼吸强弱有关的气是( )
    A. 元气
    B. 宗气
    C. 营气
    D. 卫气
    E. 脏腑之气

29. 膻中又称作( )
    A. 气海
    B. 血海
    C. 髓海
    D. 水谷之海
    E. 经脉之海

30. 观察"虚里"变化，以了解其盛衰的是( )
    A. 元气
    B. 宗气
    C. 营气
    D. 卫气
    E. 脏腑之气

31. 行于脉内的气是( )
    A. 元气
    B. 宗气
    C. 营气
    D. 卫气
    E. 脏腑之气

32. 由水谷精微中的精华部分所化生的气是( )
    A. 元气
    B. 宗气
    C. 营气
    D. 卫气
    E. 脏腑之气

33. 营气的分布特点是( )
    A. 上出息道，下走气街
    B. 熏于肓膜，散于胸腹
    C. 通过三焦，流行全身
    D. 上荣头目，达于周身
    E. 与血同行，环周不休

34. 具有营养全身和化生血液作用的气是( )
    A. 元气
    B. 宗气
    C. 营气
    D. 卫气
    E. 脏腑之气

35. 行于脉外的气是( )
    A. 元气
    B. 宗气
    C. 营气
    D. 卫气
    E. 脏腑之气

36. 由水谷精微之气中的慓悍滑利部分所化生的气是( )
    A. 元气
    B. 宗气
    C. 营气
    D. 卫气

E. 脏腑之气

37. 卫气的分布特点是（　　）
    A. 上出息道，下走气街
    B. 熏于肓膜，散于胸腹
    C. 通过三焦，流行全身
    D. 上荣头目，达于周身
    E. 与血同行，环周不休

38. 具有调节汗孔开合作用的气是（　　）
    A. 元气
    B. 宗气
    C. 营气
    D. 卫气
    E. 脏腑之气

39. 具有温养全身作用的气是（　　）
    A. 元气
    B. 宗气
    C. 营气
    D. 卫气
    E. 脏腑之气

40. 有"悍气"之称的气是（　　）
    A. 元气
    B. 宗气
    C. 营气
    D. 卫气
    E. 脏腑之气

41. 《灵枢·本脏》所说"分肉解利，皮肤调柔，腠理致密"，主要取决于（　　）
    A. 营卫和调
    B. 卫气和利
    C. 营气和利
    D. 宗气充盛
    E. 元气充盛

42. 与血液生成关系密切的脏腑是（　　）
    A. 心脾肝
    B. 心脾肺
    C. 脾肝肾
    D. 脾肺肝
    E. 心脾肾

43. 下列哪项不属于神的物质基础是（　　）
    A. 精
    B. 气
    C. 肉
    D. 血
    E. 津液

44. 与血液化生关系最密切的脏是（　　）
    A. 肝
    B. 心
    C. 脾
    D. 肺
    E. 肾

45. 与血液运行关系密切的是（　　）
    A. 心肝肾的功能
    B. 心肝肺的功能
    C. 心脾肾的功能
    D. 脾肺肾的功能
    E. 肺心肾的功能

46. 推动血液运行的基本动力是（　　）
    A. 心的功能
    B. 脾的功能
    C. 肝的功能
    D. 肺的功能
    E. 肾的功能

47. 灌注于骨节、脏腑、脑髓，具有濡养作用的是（　　）
    A. 精
    B. 气
    C. 血
    D. 津
    E. 液

48. 布散于皮肤、肌肉和孔窍中，具有滋润作用的是（　　）
    A. 精
    B. 气
    C. 血
    D. 津
    E. 液

49. 与津液代谢关系最密切的是（　　）
    A. 肝脾肾的功能
    B. 脾肺肾的功能
    C. 心肝脾的功能

D. 脾肺心的功能
E. 肝肺肾的功能

50. 生命活动的主宰及其总体的外在表现是( )
    A. 精
    B. 气
    C. 血
    D. 津液
    E. 神

51. 神分属于五脏，肝藏( )
    A. 魂
    B. 神
    C. 意
    D. 魄
    E. 志

52. 神分属于五脏，则肾藏( )
    A. 魂
    B. 神
    C. 意
    D. 魄
    E. 志

53. 气随血脱的生理基础是( )
    A. 气能生血
    B. 气能行血
    C. 气能摄血
    D. 血能载气
    E. 血能养气

54. 治疗血虚配伍补气药的理论基础是( )
    A. 气能生血
    B. 气能行血
    C. 气能摄血
    D. 血能载气
    E. 血能养气

55. 气虚引起血虚的理论基础是( )
    A. 气能生血
    B. 气能行血
    C. 气能摄血
    D. 血能载气
    E. 血能养气

56. 治疗大出血时用益气固脱法的理论基础是( )
    A. 气能生血
    B. 气能行血
    C. 气能摄血
    D. 血能载气
    E. 血能养气

57. "吐下之余，定无完气"的生理基础是( )
    A. 气能生津
    B. 气能化津
    C. 气能摄津
    D. 津能载气
    E. 气能行津

58. 气随汗脱的理论依据是( )
    A. 气能生津
    B. 气能化津
    C. 气能摄津
    D. 津能载气
    E. 气能行津

59. "夺血者无汗，夺汗者无血"的理论依据是( )
    A. 气能生血
    B. 气能化津
    C. 气能摄血
    D. 津能载气
    E. 津血同源

60. "亡血家不可发汗"的理论依据是( )
    A. 气能生血
    B. 气能化津
    C. 气能摄血
    D. 津能载气
    E. 津血同源

B1 型 题

A. 推动与调控作用
B. 温煦与凉润作用
C. 防御作用

D. 固摄作用
E. 中介作用

1. 人体生长发育与气的哪项作用有关（　）
2. 感应传导信息与气的哪项作用有关（　）

A. 推动作用
B. 温煦作用
C. 防御作用
D. 中介作用
E. 固摄作用

3. 血行脉中，不逸出脉外依靠气的（　）
4. 津液运行依靠气的（　）

A. 宗气
B. 清气
C. 营气
D. 精气
E. 元气

5. 肾所摄纳之气是（　）
6. 肺主一身之气体现于（　）

A. 元气
B. 宗气
C. 营气
D. 卫气
E. 中气

7. 行于脉内的气是指（　）
8. 行于脉外之气是指（　）

A. 藏于肾中之气
B. 积聚于胸中之气
C. 吸入于肺中之气
D. 行于脉外之气
E. 行于脉中之气

9. 宗气是（　）
10. 卫气是（　）

A. 宗气
B. 元气
C. 卫气
D. 精气
E. 营气

11. 脾肺共同化生的气是（　）
12. 肺所宣发的气是（　）

A. 上出息道，下走气街
B. 熏于肓膜，散于胸腹
C. 通过三焦，流行全身
D. 上荣头目，达于周身
E. 与血同行，环周不休

13. 宗气的分布是（　）
14. 卫气的分布是（　）

A. 元气
B. 宗气
C. 营气
D. 卫气
E. 中气

15. 具有化生血液功能的气是（　）
16. 具有推动心脏搏动的气是（　）

A. 元气
B. 宗气
C. 营气
D. 卫气
E. 中气

17. 贯心脉而行气血的气是（　）
18. 推动人体生长发育的气是（　）

A. 气能生血
B. 气能行血
C. 气能摄血
D. 血能载气
E. 血能养气

19. 大出血病证，常用大剂补气药的理论基础是（　）
20. "气随血脱"的理论基础是（　）

A. 气能生津

B. 气能行津
C. 气能摄津
D. 津能载气
E. 津血同源

21. "夺血者无汗"的理论基础是( )
22. "吐下之余，定无完气"的理论基础是( )

参考答案

A1 型题

1. C 2. C 3. E 4. C 5. D
6. D 7. D 8. C 9. A 10. A
11. E 12. A 13. A 14. A 15. E
16. A 17. A 18. B 19. B 20. D
21. B 22. B 23. B 24. A 25. D
26. B 27. B 28. B 29. A 30. B
31. C 32. C 33. E 34. C 35. D
36. D 37. D 38. D 39. D 40. D
41. B 42. E 43. C 44. C 45. B
46. A 47. E 48. D 49. B 50. E
51. A 52. E 53. D 54. A 55. A
56. C 57. D 58. D 59. E 60. E

B1 型题

1. A 2. E 3. E 4. A 5. B
6. A 7. C 8. D 9. B 10. D
11. A 12. C 13. A 14. B 15. C
16. B 17. B 18. A 19. C 20. D
21. E 22. D

第九单元 经 络

A1 型 题

1. 《灵枢·经脉》说"经脉十二者,伏行于( )"
   A. 全身
   B. 分肉之间
   C. 四肢
   D. 躯干
   E. 头面

2. 足三阴经的走向规律是( )
   A. 从足走头
   B. 从头走足
   C. 从胸走手
   D. 从手走头
   E. 从足走腹

3. 手三阴经的走向规律是( )
   A. 从足走头
   B. 从头走足
   C. 从胸走手
   D. 从手走头
   E. 从足走腹

4. 足三阳经的走向规律是( )
   A. 从足走头
   B. 从头走足
   C. 从胸走手
   D. 从手走头
   E. 从足走腹

5. 手足三阳经交接于( )
   A. 手
   B. 足
   C. 头
   D. 腹
   E. 胸

6. 手足三阴经交接于( )
   A. 手部
   B. 足部
   C. 头部
   D. 腹部内脏
   E. 胸部内脏

7. 手太阳经分布在( )
   A. 上肢内侧前缘
   B. 上肢外侧前缘
   C. 上肢内侧后缘
   D. 上肢外侧中线
   E. 上肢外侧后缘

8. 手厥阴经分布在( )
   A. 上肢内侧前缘
   B. 上肢外侧前缘
   C. 上肢内侧后缘
   D. 上肢内侧中线
   E. 上肢外侧后缘

9. 手太阴经分布在( )
   A. 上肢内侧前缘
   B. 上肢外侧前缘
   C. 上肢内侧后缘
   D. 上肢外侧中线
   E. 上肢外侧后缘

10. 足少阳胆经分布在( )
    A. 下肢内侧前缘
    B. 下肢外侧前缘
    C. 下肢内侧后缘
    D. 下肢外侧中线
    E. 下肢外侧后缘

11. 足阳明胃经分布在( )
    A. 下肢内侧前缘
    B. 下肢外侧前缘
    C. 下肢内侧后缘
    D. 下肢外侧中线
    E. 下肢外侧后缘

12. 足厥阴肝经分布于内踝尖八寸以上的（　）
    A. 下肢内侧前缘
    B. 下肢外侧前缘
    C. 下肢内侧后缘
    D. 下肢外侧中线
    E. 下肢内侧中线
13. 循行于上肢内侧中线的经脉是（　）
    A. 手少阴心经
    B. 手厥阴心包经
    C. 手太阳小肠经
    D. 手少阳三焦经
    E. 手太阴肺经
14. 循行于上肢外侧中线的经脉是（　）
    A. 手少阴心经
    B. 手厥阴心包经
    C. 手太阳小肠经
    D. 手少阳三焦经
    E. 手太阴肺经
15. 循行于上肢内侧后缘的经脉是（　）
    A. 手少阴心经
    B. 手厥阴心包经
    C. 手太阳小肠经
    D. 手少阳三焦经
    E. 手太阴肺经
16. 循行于下肢内侧后缘的经脉是（　）
    A. 足少阳胆经
    B. 足少阴肾经
    C. 足厥阴肝经
    D. 足太阴脾经
    E. 足阳明胃经
17. 循行于内踝尖八寸以上下肢内侧前缘的经脉是（　）
    A. 足少阳胆经
    B. 足少阴肾经
    C. 足厥阴肝经
    D. 足太阴脾经
    E. 足阳明胃经
18. 循行于下肢外侧中线的经脉是（　）
    A. 足少阳胆经
    B. 足少阴肾经
    C. 足厥阴肝经
    D. 足太阳膀胱经
    E. 足阳明胃经
19. 循行于内踝尖上八寸以下胫骨内侧前缘的经脉是（　）
    A. 足少阳胆经
    B. 足少阴肾经
    C. 足厥阴肝经
    D. 足太阴脾经
    E. 足阳明胃经
20. 分布于头侧的经脉是（　）
    A. 太阳经
    B. 阳明经
    C. 少阳经
    D. 厥阴经
    E. 太阴经
21. 分布于面额部的经脉是（　）
    A. 太阳经
    B. 阳明经
    C. 少阳经
    D. 厥阴经
    E. 太阴经
22. 分布于头后部的经脉是（　）
    A. 太阳经
    B. 阳明经
    C. 少阳经
    D. 厥阴经
    E. 太阴经
23. 手三阳经在躯干部的分布是（　）
    A. 胸部
    B. 腹部
    C. 背部
    D. 肩胛部
    E. 体侧
24. 分布在胸腹面的经脉是（　）
    A. 足少阳胆经
    B. 手少阴心经
    C. 足太阳膀胱经
    D. 手太阴肺经

E. 足阳明胃经

25. 十二经脉中循行于腹部的经脉，自内向外的顺序是（　　）
   A. 足少阴、足阳明、足太阴、足厥阴
   B. 足少阴、足阳明、足厥阴、足太阴
   C. 足太阴、足阳明、足少阴、足厥阴
   D. 足阳明、足少阴、足太阴、足厥阴
   E. 足阳明、足太阴、足厥阴、足少阴

26. 与手厥阴经相表里的经脉是（　　）
   A. 足厥阴
   B. 足少阳
   C. 足阳明
   D. 手太阳
   E. 手少阳

27. 与足太阴相表里的经脉是（　　）
   A. 足厥阴
   B. 足少阳
   C. 足阳明
   D. 手太阳
   E. 手少阳

28. 足阳明经属于（　　）
   A. 胆
   B. 胃
   C. 小肠
   D. 大肠
   E. 三焦

29. 手阳明经，络于（　　）
   A. 肝
   B. 心
   C. 脾
   D. 肺
   E. 肾

30. 手太阴肺经与他经交接的部位是（　　）
   A. 在足大趾交于足厥阴肝经
   B. 在足大趾端交于足太阴脾经
   C. 在食指端交于手阳明大肠经
   D. 在无名指端交于手少阳三焦经
   E. 在小指端交于手太阳小肠经

31. 手太阳小肠经与足太阳膀胱经的交接部位是（　　）
   A. 目外眦
   B. 鼻根部
   C. 小指端
   D. 目内眦
   E. 胸中

32. 根据十二经脉流注次序，心包经下交的经脉是（　　）
   A. 手少阳三焦经
   B. 手少阴心经
   C. 足厥阴肝经
   D. 足少阳胆经
   E. 足少阴肾经

33. 根据十二经脉流注次序，肾经上交的经脉是（　　）
   A. 足厥阴肝经
   B. 足少阳胆经
   C. 足阳明胃经
   D. 手太阳小肠经
   E. 足太阳膀胱经

34. 根据十二经脉流注次序，大肠经下交的经脉是（　　）
   A. 足厥阴肝经
   B. 足少阳胆经
   C. 足阳明胃经
   D. 手太阳小肠经
   E. 足太阳膀胱经

35. 既至目外眦，又至目内眦的经脉是（　　）
   A. 手少阳三焦经
   B. 足少阳胆经
   C. 手太阳小肠经
   D. 手阳明大肠经
   E. 足太阳膀胱经

36. 下述经脉在其循行过程中，经过气街的是（　　）
   A. 足少阴与足太阳
   B. 手少阳与足少阳
   C. 手阳明与足阳明
   D. 足厥阴与足太阳
   E. 足阳明与足少阳

37. 下列经脉，其循行环绕口唇的是（　　）
    A. 胆经、胃经、肝经、任脉
    B. 肾经、任脉、胆经、冲脉
    C. 脾经、肝经、任脉、冲脉
    D. 心经、脾经、肝经、胃经
    E. 胃经、肝经、冲脉、任脉

38. "一源而三歧"的奇经是指（　　）
    A. 冲、任、带脉
    B. 任、督、带脉
    C. 冲、任、督脉
    D. 督、冲、带脉
    E. 冲、任、跷脉

39. 其循行均起于胞中的经脉是（　　）
    A. 任脉、督脉、带脉
    B. 阴维脉、阳跷脉
    C. 阳维脉、阳跷脉
    D. 冲脉、任脉、督脉
    E. 任脉、冲脉、带脉

40. 十二经脉气血充盛有余时，则渗注于（　　）
    A. 经别
    B. 别络
    C. 浮络
    D. 孙络
    E. 奇经

41. 督脉的主要生理功能是（　　）
    A. 总督一身之阴经
    B. 总督一身之阳经
    C. 分主一身左右之阴阳
    D. 约束诸经
    E. 调节十二经气血

42. 督脉又称（　　）
    A. 阳脉之海
    B. 阴脉之海
    C. 气海
    D. 血海
    E. 髓海

43. 任脉又称（　　）
    A. 阳脉之海
    B. 阴脉之海
    C. 气海
    D. 血海
    E. 髓海

44. 主胞胎的是（　　）
    A. 冲脉
    B. 带脉
    C. 督脉
    D. 阴维脉
    E. 任脉

45. 环行于腰腹部的经脉是（　　）
    A. 冲脉
    B. 带脉
    C. 督脉
    D. 阴维脉
    E. 任脉

46. 称为"血海"的经脉是（　　）
    A. 冲脉
    B. 带脉
    C. 督脉
    D. 阴维脉
    E. 任脉

47. 约束纵行诸经的经脉是（　　）
    A. 冲脉
    B. 任脉
    C. 督脉
    D. 阴维脉
    E. 带脉

48. 主司眼睑开合的经脉是（　　）
    A. 冲脉
    B. 任脉
    C. 督脉
    D. 阴维脉和阳维脉
    E. 阴跷脉和阳跷脉

49. 主司下肢运动的经脉是（　　）
    A. 冲脉
    B. 任脉
    C. 督脉
    D. 阴维脉和阳维脉
    E. 阴跷脉和阳跷脉

50. 奇经八脉中，与脑、髓、肾关系密切的

是( )

A. 带脉
B. 任脉
C. 冲脉
D. 督脉
E. 维脉

51. 加强十二经脉与头面联系的是( )

A. 正经
B. 经筋
C. 经别
D. 皮部
E. 奇经

52. 可用"离、合、出、入"概括其循行分布特点的是( )

A. 十五别络
B. 十二经别
C. 十二经筋
D. 十二经脉
E. 奇经八脉

53. 十二经脉的别络都是从( )

A. 胸背部分出
B. 头面部分出
C. 肘膝关节以下分出
D. 肘膝关节以上分出
E. 四肢末端分出

54. 任脉循行的终点是( )

A. 目内侧
B. 目眶下
C. 口唇
D. 上唇系带
E. 下唇

55. 具有加强十二经脉相为表里两经在体表联系的是( )

A. 经别
B. 经筋
C. 别络
D. 皮部
E. 奇经

56. 具有加强十二经脉相为表里的两经在体内联系的是( )

A. 经别
B. 经筋
C. 别络
D. 皮部
E. 奇经

57. 具有加强足三阴、足三阳经脉与心脏联系的是( )

A. 奇经
B. 经别
C. 经筋
D. 别络
E. 皮部

58. 十二经筋的分布,多结聚于( )

A. 胸腹部位
B. 肌肤体表
C. 关节和骨骼附近
D. 四肢末端
E. 头面及项部

59. 经筋的生理功能是( )

A. 主蓄积渗灌气血
B. 主联络机体内外
C. 主运行气血津液
D. 主束骨而利机关
E. 主经气感应传导

60. 《素问·气穴论》称其具有"溢奇邪""通营卫"作用的是( )

A. 皮部
B. 孙络
C. 浮络
D. 别络
E. 大络

B1 型 题

A. 从脏走手
B. 从手走头
C. 从头走足
D. 从头走手
E. 从足走腹

1. 足三阳经的走向是( )

2. 手三阳经的走向是（　　）

   A. 手指端
   B. 足趾端
   C. 头面部
   D. 胸部内脏
   E. 腹部内脏

3. 手三阴经与足三阴经交接的部位是（　　）

4. 足三阳经与足三阴经交接的部位是（　　）

   A. 手少阴心经
   B. 手太阴肺经
   C. 手少阳三焦经
   D. 足厥阴肝经
   E. 足少阴肾经

5. 循行于上肢内侧后缘的经脉是（　　）

6. 循行于上肢内侧前缘的经脉是（　　）

   A. 上肢内侧前缘
   B. 上肢外侧前缘
   C. 上肢内侧后缘
   D. 上肢外侧中线
   E. 上肢外侧后缘

7. 手阳明大肠经分布在（　　）

8. 手少阳三焦经分布在（　　）

   A. 足少阴肾经
   B. 足厥阴肝经
   C. 足阳明胃经
   D. 足太阳膀胱经
   E. 足太阴脾经

9. 分布于下肢内侧后缘的是（　　）

10. 分布于下肢外侧后缘的是（　　）

    A. 下肢外侧前缘
    B. 下肢内侧前缘
    C. 下肢内侧后缘
    D. 下肢外侧中线
    E. 下肢外侧后缘

11. 足阳明胃经分布在（　　）

12. 足少阴肾经分布在（　　）

    A. 足厥阴肝经
    B. 足阳明胃经
    C. 足太阳膀胱经
    D. 手太阴肺经
    E. 足少阳胆经

13. 起于中焦的经脉是（　　）

14. 起于目内眦的经脉是（　　）

    A. 约束纵行诸经
    B. 加强十二经脉相为表里两经在体表的联系
    C. 加强十二经脉相为表里的两经在体内联系
    D. 调节十二经脉的气血
    E. 分主一身左右之阴阳

15. 别络的生理功能为（　　）

16. 经别的生理功能为（　　）

    A. 加强足三阴、足三阳经脉与心脏的联系
    B. 加强体表与体内、四肢与躯干的向心性联系
    C. 加强十二经脉中相为表里的两经在体内的联系
    D. 调节十二经脉的气血
    E. 分主一身左右之阴阳

17. 冲脉的功能是（　　）

18. 跷脉的功能是（　　）

    A. 全头痛
    B. 巅顶痛
    C. 面额痛
    D. 头项痛
    E. 偏头痛

19. 太阳经病证可见（　　）

20. 厥阴经病证可见（　　）

A. 冲脉
B. 任脉
C. 督脉
D. 带脉
E. 阴阳维脉

21. 称为"十二经脉之海"的是(   )
22. 具有约束纵行诸经功能的是(   )

A. 冲脉
B. 任脉
C. 督脉
D. 带脉
E. 阴阳维脉

23. "阳脉之海"指的是(   )
24. "阴脉之海"指的是(   )

参考答案

A1 型题

1. B   2. E   3. C   4. B   5. C
6. E   7. E   8. D   9. A   10. D
11. B 12. E 13. B 14. D 15. A
16. B 17. D 18. A 19. C 20. C
21. B 22. A 23. D 24. E 25. A
26. E 27. C 28. B 29. D 30. C
31. D 32. A 33. E 34. C 35. C
36. E 37. E 38. C 39. D 40. E
41. B 42. A 43. B 44. D 45. B
46. A 47. E 48. E 49. E 50. D
51. C 52. B 53. C 54. B 55. C
56. A 57. B 58. C 59. D 60. B

B1 型题

1. C   2. B   3. D   4. B   5. A
6. B   7. B   8. D   9. A   10. D
11. A 12. C 13. D 14. C 15. B
16. C 17. D 18. E 19. D 20. B
21. A 22. D 23. C 24. B

第十单元 体 质

A1 型 题

1. 体质是指人体的（　　）
    A. 形态结构
    B. 心理素质
    C. 身心特性
    D. 遗传特质
    E. 身体素质
2. 决定体质的主要因素是（　　）
    A. 脏腑经络
    B. 精神状态
    C. 精气血津液
    D. 奇恒之腑
    E. 神明之府
3. 下列哪一项不是体质的特点（　　）
    A. 先天遗传性
    B. 形神一体性
    C. 相对稳定性
    D. 连续可测性
    E. 后天持续性
4. 决定体质的主要物质基础是（　　）
    A. 脏腑经络
    B. 精神状态
    C. 精气血津液
    D. 奇恒之腑
    E. 神明之府
5. 先天禀赋决定体质的相对（　　）
    A. 可变性
    B. 连续性
    C. 复杂性
    D. 普遍性
    E. 稳定性
6. 后天各种因素使体质具有（　　）
    A. 可变性
    B. 稳定性
    C. 全面性
    D. 普遍性
    E. 复杂性
7. 健康之人的体质应为（　　）
    A. 偏阳质
    B. 偏阴质
    C. 阴阳平和质
    D. 肥胖质
    E. 瘦小质
8. 具有亢奋、偏热、多动等特征的体质为（　　）
    A. 阳虚质
    B. 偏阴质
    C. 偏阳质
    D. 肝郁质
    E. 阴阳平和质
9. 具有抑制、偏寒、多静等特征的体质为（　　）
    A. 气虚质
    B. 偏阴质
    C. 偏阳质
    D. 阴虚质
    E. 阴阳平和质
10. 气虚湿盛体质，受邪后多从（　　）
    A. 寒化
    B. 热化
    C. 燥化
    D. 湿化
    E. 火化
11. 素体津亏血耗者，易致邪从（　　）
    A. 寒化
    B. 实化
    C. 虚化
    D. 湿化

E. 燥化

B1 型题

A. 甘寒凉润
B. 健脾益气
C. 清热利湿
D. 补气培元
E. 温补益火

1. 体质偏阴者治宜（　）
2. 体质偏阳者治宜（　）

A. 质势
B. 病势
C. 从化
D. 易感性
E. 传变

3. 病情随体质而发生的转化称为（　）
4. 不同体质类型所具有的潜在的、相对稳定的倾向性称为（　）

A. 寒化
B. 热化
C. 燥化
D. 湿化
E. 传化

5. 素体阴虚阳亢者，受邪后多从（　）
6. 素体阳虚阴盛者，受邪后多从（　）

A. 食宜凉
B. 食宜温
C. 食宜清淡
D. 食宜酸
E. 食宜甘

7. 养生中，体质偏阳者（　）
8. 养生中，体质偏阴者（　）

参 考 答 案

A1 型题

1. C　2. A　3. E　4. C　5. E
6. A　7. C　8. C　9. B　10. D
11. E

B1 型题

1. E　2. A　3. C　4. A　5. B
6. A　7. A　8. B

第十一单元 病 因

A1 型题

1. 其性开泄,易袭阳位的邪气是( )
   A. 风邪
   B. 寒邪
   C. 湿邪
   D. 燥邪
   E. 火邪

2. 具有轻扬、向上向外特性的邪气是( )
   A. 风邪
   B. 寒邪
   C. 火邪
   D. 湿邪
   E. 燥邪

3. 下列病邪致病最易出现发热恶风、汗出等症状的是( )
   A. 风邪
   B. 寒邪
   C. 火邪
   D. 湿邪
   E. 燥邪

4. 六淫致病,具有发病急、传变快特点的邪气是( )
   A. 风邪
   B. 寒邪
   C. 湿邪
   D. 燥邪
   E. 火邪

5. 风邪伤人,病位游移、行无定处,是由于( )
   A. 风性善行
   B. 风性数变
   C. 风为阳邪
   D. 风性开泄
   E. 风性轻扬

6. 风邪的致病特点是( )
   A. 易伤气血
   B. 易伤津液
   C. 易伤阳气
   D. 易袭阳位
   E. 易致肿疡

7. 风邪致病具有发病急、传变较快的特点,是由于( )
   A. 风为阳邪
   B. 风性轻扬
   C. 风性善行
   D. 风性数变
   E. 风性主动

8. 下列属于风邪性质和致病特征的是( )
   A. 为阳邪,其性炎热
   B. 为阳邪,其性开泄
   C. 为阳邪,伤津耗气
   D. 为阳邪,易生风动血
   E. 为阳邪,其性炎上

9. 寒邪的性质和致病特征是( )
   A. 为阴邪,易阻气机
   B. 其性重浊,可致周身酸痛
   C. 易伤肺,出现咳嗽痰少症状
   D. 其性黏滞,病难速愈
   E. 其性凝滞,易发疼痛

10. 感受寒邪症见恶寒或畏寒,是由于( )
    A. 寒为阴邪,伤人阳气
    B. 寒性凝滞,气血阻滞不通
    C. 寒伤肌表,卫阳被遏
    D. 寒性收引,经脉拘急
    E. 寒性黏滞,气机不畅

11. 寒邪的性质和致病特征是(　　)
    A. 凝滞而主痛
    B. 黏滞而病程缠绵
    C. 病证善行而数变
    D. 病状沉重而疫困
    E. 升散而袭阳位

12. 寒邪致病，多发作疼痛的主要原因是(　　)
    A. 寒为阴邪，易伤阳气
    B. 寒性收引，气机收敛
    C. 寒主收引，经脉拘急
    D. 寒客肌表，卫阳被郁
    E. 寒性凝滞，气血阻滞不通

13. 寒邪伤人，出现脘腹冷痛、呕吐等症的主要原因是(　　)
    A. 寒性凝滞，气血运行不畅
    B. 寒邪伤阳，直中脾胃
    C. 寒性收引，气血凝滞不通
    D. 寒性收引，经脉拘急
    E. 寒性黏滞，气机不畅

14. 六淫致病，最容易引起疼痛的邪气是(　　)
    A. 风邪
    B. 寒邪
    C. 湿邪
    D. 燥邪
    E. 火邪

15. 寒邪的性质是(　　)
    A. 其性重浊
    B. 其性黏滞
    C. 其性干涩
    D. 其性趋下
    E. 其性凝滞

16. 寒邪致病，症见肢体屈伸不利，是由于(　　)
    A. 寒为阴邪，易伤阳气
    B. 寒客肌表，卫阳被遏
    C. 寒性凝滞，痹阻经脉
    D. 寒性收引，筋脉挛急
    E. 寒邪入里，直中三阴

17. 具有收引特性的邪气是(　　)
    A. 风邪
    B. 寒邪
    C. 火邪
    D. 湿邪
    E. 燥邪

18. 暑邪为病而见汗多，气短，乏力，是由于(　　)
    A. 暑为阳邪，其性炎热
    B. 暑应于心，易扰心神
    C. 暑多夹湿，易困脾土
    D. 暑性升散，耗气伤津
    E. 暑为阳邪，化火伤阴

19. 暑邪伤人，常见胸闷，四肢困倦等症的主要原因是(　　)
    A. 暑多夹湿，气滞湿阻
    B. 暑性升散，汗多伤津，肢体失养
    C. 暑性升散，伤津耗气
    D. 暑性炎热，阳热内盛
    E. 暑性升散，易扰心神

20. 具有升散耗气特性的邪气是(　　)
    A. 风邪
    B. 寒邪
    C. 暑邪
    D. 湿邪
    E. 燥邪

21. 湿邪致病缠绵难愈的主要原因是(　　)
    A. 湿为阴邪，易阻遏气机
    B. 湿邪伤阳困脾
    C. 湿性黏滞，胶着难解
    D. 湿性重浊，留滞体内
    E. 湿性趋下，易袭阴位

22. 易阻滞气机，损伤阳气的邪气是(　　)
    A. 风邪
    B. 寒邪
    C. 暑邪
    D. 湿邪
    E. 燥邪

23. 侵犯人体可引起关节疼痛重着症状的邪气是(　　)

A. 风邪
B. 寒邪
C. 暑邪
D. 湿邪
E. 燥邪

24. 湿邪致病最易困阻的是( )
  A. 心阳
  B. 肺气
  C. 脾阳
  D. 肝阳
  E. 肾气

25. 湿邪致病可见水肿、湿疹等，症多见于下肢的主要原因是( )
  A. 湿性趋下
  B. 湿性重浊
  C. 湿为阴邪
  D. 湿性黏滞
  E. 湿性疾病缠绵难愈

26. 最易伤肺的邪气是( )
  A. 风邪
  B. 寒邪
  C. 暑邪
  D. 湿邪
  E. 燥邪

27. 易于导致干咳少痰，或痰黏难咯等症的邪气是( )
  A. 风邪
  B. 寒邪
  C. 暑邪
  D. 湿邪
  E. 燥邪

28. 具有其性干涩，易伤津液性质和特征的邪气是( )
  A. 风邪
  B. 寒邪
  C. 暑邪
  D. 湿邪
  E. 燥邪

29. 火邪的性质和致病特点是( )
  A. 为阳邪，其性升发

B. 为阳邪，其性轻扬
C. 为阳邪，其性燔灼趋上
D. 为阳邪，多夹湿邪
E. 为阳邪，其性开泄

30. 常引起心烦失眠、狂躁妄动等症状的邪气是( )
  A. 风邪
  B. 寒邪
  C. 暑邪
  D. 湿邪
  E. 火邪

31. 最易生风动血的邪气是( )
  A. 风邪
  B. 寒邪
  C. 暑邪
  D. 湿邪
  E. 火邪

32. 侵犯人体，易发肿疡的邪气是( )
  A. 风邪
  B. 寒邪
  C. 暑邪
  D. 湿邪
  E. 火邪

33. 其性燔灼趋上的邪气是( )
  A. 风邪
  B. 寒邪
  C. 暑邪
  D. 湿邪
  E. 火邪

34. 暑、火、燥三邪的共同致病特点是( )
  A. 扰神
  B. 炎热
  C. 伤津
  D. 动血
  E. 生风

35. 引发"行痹"的病邪是( )
  A. 风邪
  B. 寒邪
  C. 暑邪

D. 湿邪
E. 火邪

36. 引发"痛痹"的病邪是（　　）
    A. 风邪
    B. 寒邪
    C. 暑邪
    D. 湿邪
    E. 火邪

37. 引发"着痹"的病邪是（　　）
    A. 风邪
    B. 寒邪
    C. 暑邪
    D. 湿邪
    E. 火邪

38. 疠气的致病特点是（　　）
    A. 病情重
    B. 发热
    C. 易伤津耗气
    D. 扰动心神
    E. 传染性强

39. 下述选项与疠气流行较不密切的是（　　）
    A. 气候反常
    B. 环境因素
    C. 预防措施不当
    D. 社会因素
    E. 精神因素

40. 七情内伤致病多损伤的脏是（　　）
    A. 心、肝、脾
    B. 心、肺、脾
    C. 心、肝、肾
    D. 心、肺、肝
    E. 肺、脾、肾

41. 七情内伤致病，首先损伤的脏是（　　）
    A. 肝
    B. 心
    C. 脾
    D. 肺
    E. 肾

42. 使肝的疏泄功能失调的是（　　）
    A. 过喜
    B. 过思
    C. 过怒
    D. 过恐
    E. 过悲

43. 导致心无所倚，神无所归，虑无所定的是（　　）
    A. 过度愤怒
    B. 过度喜乐
    C. 过度悲忧
    D. 突然受惊
    E. 思虑过度

44. 过怒影响的功能是（　　）
    A. 呼吸功能
    B. 藏血功能
    C. 疏泄功能
    D. 纳气功能
    E. 运化功能

45. 过度恐惧对气机的影响是（　　）
    A. 气消
    B. 气结
    C. 气上
    D. 气下
    E. 气乱

46. 过度悲伤对气机的影响是（　　）
    A. 气消
    B. 气结
    C. 气上
    D. 气下
    E. 气乱

47. 过度愤怒对气机的影响是（　　）
    A. 气消
    B. 气结
    C. 气上
    D. 气下
    E. 气乱

48. 暴喜过度，常见的症状是（　　）
    A. 神无所归，虑无所定
    B. 不思饮食，腹胀纳呆
    C. 面红目赤，头胀痛

D. 精神不能集中，甚则失神狂乱

E. 意志消沉，面色惨淡

49. 情志异常，可引起二便失禁的是（　　）

A. 过度悲忧

B. 恐惧过度

C. 思虑不解

D. 过度愤怒

E. 突然受惊

50. 思虑过度对气机的影响是（　　）

A. 气乱

B. 气陷

C. 气上

D. 气结

E. 气收

51. 最易导致脘腹胀满，嗳腐吞酸，厌食等症的是（　　）

A. 摄食不足

B. 饮食不洁

C. 暴饮暴食

D. 饮食偏寒

E. 饮食五味偏嗜

52. 《素问·五脏生成篇》说"多食酸"则（　　）

A. 脉凝泣而变色

B. 皮槁而毛拔

C. 筋急而爪枯

D. 肉胝皱而唇揭

E. 骨痛而发落

53. 《素问·五脏生成篇》说"多食辛"则（　　）

A. 脉凝泣而变色

B. 皮槁而毛拔

C. 筋急而爪枯

D. 肉胝皱而唇揭

E. 骨痛而发落

54. 《素问·五脏生成篇》说"多食咸"可致（　　）

A. 脉凝泣而变色

B. 皮槁而毛拔

C. 筋急而爪枯

D. 肉胝皱而唇揭

E. 骨痛而发落

55. 《素问·五脏生成篇》说"多食甘"则（　　）

A. 脉凝泣而变色

B. 皮槁而毛拔

C. 伤多而爪枯

D. 肉胝皱而唇揭

E. 骨痛而发落

56. 《素问·五脏生成篇》说"多食苦"则（　　）

A. 脉凝泣而变色

B. 皮槁而毛拔

C. 筋急而爪枯

D. 肉胝皱而唇揭

E. 骨痛而发落

57. 偏食生冷寒凉之品，最易耗伤（　　）

A. 心肾阳气

B. 脾胃阳气

C. 肺胃阳气

D. 脾肾阳气

E. 肺肾阳气

58. 偏食辛温燥热饮食，则可致（　　）

A. 心肝火旺

B. 肺胃热盛

C. 肺胃津伤

D. 肝经湿热

E. 肠胃积热

59. 劳神过度，临床多见的症状是（　　）

A. 腰酸腿软，精神萎靡

B. 气少力衰，神疲体倦

C. 心悸、失眠、纳呆、腹胀、便溏

D. 动则心悸，气喘汗出

E. 眩晕耳鸣，性机能减退

60. 《素问·宣明五气论》提出久卧则（　　）

A. 伤气

B. 伤血

C. 伤肉

D. 伤筋

E. 伤骨

61. 与痰饮形成关系密切的是（ ）
    A. 心肺脾功能障碍
    B. 肺脾肝功能障碍
    C. 脾肝肾功能障碍
    D. 肝肾心功能障碍
    E. 肺脾肾功能障碍

62. 痰饮流注于经络，则可见（ ）
    A. 肢体麻木
    B. 恶心呕吐
    C. 胸闷心痛
    D. 胸闷气喘
    E. 胸胁胀满

63. 痰饮停胃，则可见（ ）
    A. 肢体麻木
    B. 恶心呕吐
    C. 胸闷心痛
    D. 胸闷气喘
    E. 胸胁胀满

64. 痰浊为病，随气上逆尤易（ ）
    A. 阻滞肺气，失于宣降
    B. 留滞脏腑，升降失常
    C. 蒙蔽清窍，扰乱心神
    D. 流注经络，气机阻滞
    E. 停滞胃腑，失于和降

65. 瘀血所致出血的特点是（ ）
    A. 出血量多
    B. 血色鲜红
    C. 夹有血块
    D. 伴有疼痛
    E. 伴有肿胀

66. 瘀血所致疼痛的特点是（ ）
    A. 胀痛
    B. 窜痛
    C. 灼痛
    D. 刺痛
    E. 重痛

67. 下列哪一项不是痰饮的致病特点（ ）
    A. 致病广泛，变幻多端
    B. 阻滞气血运行
    C. 影响水液代谢
    D. 病位固定
    E. 易于蒙蔽心神

68. 下列哪一项不是瘀血的致病特点（ ）
    A. 易于阻滞气机
    B. 影响血脉运行
    C. 影响水液代谢
    D. 病位固定
    E. 影响新血生成

B1 型题

A. 风邪
B. 寒邪
C. 湿邪
D. 燥邪
E. 火邪

1. 具有善行数变致病特点的邪气是（ ）
2. 具有重浊黏滞致病特点的邪气是（ ）

A. 风邪
B. 寒邪
C. 湿邪
D. 燥邪
E. 火邪

3. 具有干涩伤津致病特点的邪气是（ ）
4. 具有生风动血致病特点的邪气是（ ）

A. 风邪
B. 寒邪
C. 湿邪
D. 燥邪
E. 火邪

5. 具有凝滞收引致病特点的邪气是（ ）
6. 具有耗气伤津致病特点的邪气是（ ）

A. 风邪
B. 寒邪
C. 湿邪
D. 燥邪

E. 火邪

7. 具有易袭阳位致病特点的邪气是（ ）
8. 具有易袭阴位致病特点的邪气是（ ）

  A. 汗出恶风

  B. 四肢困倦，胸闷呕恶

  C. 皮肤干涩

  D. 狂躁妄动

  E. 头身疼痛，肢体活动不利

9. 火热之邪致病可见（ ）
10. 湿邪致病可见（ ）

  A. 风邪

  B. 寒邪

  C. 湿邪

  D. 燥邪

  E. 火邪

11. 致病后常易困脾的邪气是（ ）
12. 最易伤肺的邪气是（ ）

  A. 易于动血

  B. 易伤阳气

  C. 易耗气伤津

  D. 易于伤肺

  E. 易袭阳位

13. 寒邪的致病特点是（ ）
14. 燥邪的致病特点是（ ）

  A. 凝滞收引

  B. 轻扬开泄

  C. 耗气伤津

  D. 重浊黏滞

  E. 干涩伤津

15. 风邪的性质与致病特点是（ ）
16. 寒邪的性质与致病特点是（ ）

  A. 风邪

  B. 寒邪

  C. 湿邪

  D. 燥邪

E. 暑邪

17. 其性收引的邪气是（ ）
18. 其性升散的邪气是（ ）

  A. 气上

  B. 气下

  C. 气缓

  D. 气结

  E. 气消

19. 情志为病，喜则（ ）
20. 情志为病，悲则（ ）

  A. 精神不能集中，甚则失神狂乱

  B. 精神萎靡不振，气短乏力

  C. 二便失禁，昏厥，遗精

  D. 纳呆，腹胀

  E. 心悸，惊恐不安

21. 过度悲伤可引起（ ）
22. 过喜可引起（ ）

  A. 脉凝泣而变色

  B. 皮槁而毛拔

  C. 筋急而爪枯

  D. 肉胝䐜而唇揭

  E. 骨痛而发落

23. 根据《素问·五脏生成篇》所说，多食咸可致（ ）
24. 根据《素问·五脏生成篇》所说，多食辛可致（ ）

  A. 劳力过度

  B. 劳神过度

  C. 房劳过度

  D. 过度饥饿

  E. 饮食超量

25. 可损伤心脾的因素是（ ）
26. 可损伤肾精的因素是（ ）

参考答案

A1 型题

1. A	2. A	3. A	4. A	5. A
6. D	7. D	8. B	9. E	10. A
11. A	12. E	13. B	14. B	15. E
16. D	17. B	18. D	19. A	20. C
21. C	22. D	23. D	24. C	25. A
26. E	27. E	28. E	29. C	30. E
31. E	32. E	33. E	34. C	35. A
36. B	37. D	38. E	39. E	40. A
41. B	42. C	43. D	44. C	45. D
46. A	47. C	48. D	49. B	50. D
51. C	52. D	53. C	54. A	55. E
56. B	57. B	58. E	59. C	60. A
61. E	62. A	63. B	64. C	65. C
66. D	67. D	68. C		

B1 型题

1. A	2. C	3. D	4. E	5. B
6. E	7. A	8. C	9. D	10. B
11. C	12. B	13. B	14. D	15. B
16. A	17. B	18. E	19. C	20. E
21. B	22. A	23. A	24. C	25. B
26. C				

第十二单元 发 病

A1 型 题

1. 疾病发生的内在根据是（　）
   A. 正气被伤
   B. 正气不足
   C. 邪气内生
   D. 邪气亢盛
   E. 邪气损正

2. 疾病发生的重要条件是（　）
   A. 正气被伤
   B. 正气不足
   C. 邪气虚弱
   D. 邪气侵袭
   E. 邪盛正伤

3. 易发生寒病的季节是（　）
   A. 春
   B. 夏
   C. 长夏
   D. 秋
   E. 冬

4. 易发生风温的季节是（　）
   A. 春
   B. 夏
   C. 长夏
   D. 秋
   E. 冬

5. 肝胆疾病日久不愈，引发癥积或结石，其发病类型是（　）
   A. 感邪即发
   B. 徐发
   C. 继发
   D. 合病
   E. 伏而后发

6. "冬伤于寒，春必病温"，其发病类型是（　）
   A. 感邪即发
   B. 徐发
   C. 继发
   D. 合病
   E. 伏而后发

7. 感邪后某一部位病证未了，又出现另一部位病证的发病类型是（　）
   A. 感邪即发
   B. 徐发
   C. 继发
   D. 合病
   E. 并病

8. 两经和两经以上病证同时出现的发病类型是（　）
   A. 感邪即发
   B. 徐发
   C. 继发
   D. 合病
   E. 并病

9. 下列哪一项不是影响发病的主要因素（　）
   A. 体质
   B. 精神状态
   C. 气候变化
   D. 地域因素
   E. 饮食劳逸

B1 型 题

A. 环境因素
B. 气候因素
C. 正气不足
D. 地域因素
E. 邪气侵害

1. 疾病发生的重要条件是（　　）
2. 疾病发生的内在根据是（　　）

参考答案

A1 型题

1. B　　2. D　　3. E　　4. A　　5. C
6. E　　7. E　　8. D　　9. E

B1 型题

1. E　　2. C

第十三单元 病 机

A1 型题

1. 决定病证虚实变化的主要病机是（　　）
   A. 脏腑功能的盛衰
   B. 阴精阳气的盛衰
   C. 气血的盛衰
   D. 正邪的盛衰
   E. 邪气的有无

2. 邪正盛衰决定着（　　）
   A. 病证的寒热
   B. 病位的表里
   C. 气血的盛衰
   D. 病证的虚实
   E. 疾病的类型

3. 实证常见于外感病的阶段是（　　）
   A. 末期
   B. 康复阶段
   C. 各个阶段
   D. 初期和中期
   E. 中期和后期

4. "实"的病机最根本的是（　　）
   A. 邪气亢盛
   B. 正气旺盛
   C. 气血瘀滞
   D. 水液蓄积
   E. 痰浊壅滞

5. 下列选项属实证临床表现的是（　　）
   A. 二便不通
   B. 神疲体倦
   C. 五心烦热
   D. 面容憔悴
   E. 自汗盗汗

6. 虚证的概念是（　　）
   A. 以正气虚损为矛盾主要方面的病理状态
   B. 正气不足，邪气亢盛的病理变化
   C. 邪气亢盛，正气日衰的病理变化
   D. 正虚邪恋的病理状态
   E. 邪正相持的病理状态

7. 下列选项属虚证临床表现的是（　　）
   A. 二便不通
   B. 精神亢奋
   C. 烦躁不宁
   D. 二便失禁
   E. 疼痛剧烈

8. 有关病证的虚实变化，下列表述正确的是（　　）
   A. 主要取决于邪气亢盛与否
   B. 主要取决于正气旺盛与否
   C. 主要取决于脏腑功能盛衰
   D. 主要取决于邪正的消长盛衰
   E. 主要取决于气血是否旺盛

9. "大实有羸状"的病机是（　　）
   A. 由实转虚
   B. 实中夹虚
   C. 真实假虚
   D. 真虚假实
   E. 虚实错杂

10. "至虚有盛候"的病机是（　　）
    A. 由实转虚
    B. 实中夹虚
    C. 真实假虚
    D. 真虚假实
    E. 虚实错杂

11. 邪气亢盛，结聚于内，阻滞经络，气血不能外达所形成的病机是（　　）
    A. 真实假虚
    B. 由实转虚
    C. 实中夹虚

D. 真虚假实

E. 因虚致实

12. 正气虚弱，脏腑经络之气不足，推动、激发功能减退所形成的病机是(　　)

   A. 真实假虚

   B. 由虚转实

   C. 虚中夹实

   D. 真虚假实

   E. 因实致虚

13. 导致病势处于迁延状态的病机变化是(　　)

   A. 邪正相持

   B. 正虚邪恋

   C. 邪盛正衰

   D. 邪去正虚

   E. 正盛邪退

14. 疾病后期，或遗留某些后遗症的病机是(　　)

   A. 正盛邪退

   B. 邪去正虚

   C. 邪盛正虚

   D. 邪正交争

   E. 正虚邪恋

15. 阳偏胜的病理状态是(　　)

   A. 脏腑机能障碍

   B. 病理性代谢产物积聚

   C. 机能亢奋，热量过剩

   D. 阴不制阳，阳相对偏亢

   E. 阴液不足，火热内生

16. 阴偏胜的病理状态是(　　)

   A. 阴液不足，阳气失制而偏盛

   B. 机能抑制，热量耗伤过多

   C. 阳气亢盛，耗伤机体的阴液

   D. 阴寒邪盛，逼迫阳气浮越于外

   E. 阳气虚损，产热不足

17. "阳胜则热"的证候性质是(　　)

   A. 虚热证

   B. 假热证

   C. 实热证

   D. 寒热错杂证

   E. 阳亢耗阴证

18. "阴胜则寒"的证候性质是(　　)

   A. 假热证

   B. 假寒证

   C. 虚寒证

   D. 实寒证

   E. 阴盛伤阳证

19. 阳气不足，可发于五脏六腑，其最重要的是(　　)

   A. 肾阳虚

   B. 心阳虚

   C. 肺阳虚

   D. 肝阳虚

   E. 脾阳虚

20. 阴偏衰的主要病机是(　　)

   A. 阳气亢盛，阴气相对不足

   B. 阳热盛极，格阴于外

   C. 阳气亢盛，耗伤精血津液

   D. 人体阴气不足，机能虚性亢奋

   E. 阴液亏损，阳气化生亦不足

21. 阴气不足，可见于五脏六腑，其最主要的是(　　)

   A. 心阴虚

   B. 脾阴虚

   C. 肾阴虚

   D. 胃阴虚

   E. 肝阴虚

22. 阴损及阳是指(　　)

   A. 阴虚不能制约阳气

   B. 阴盛于内，格阳于外

   C. 阴气亏虚，阳无以化生，阳亦亏虚

   D. 阴盛伤阳，阳气受损

   E. 阴气盛极，阳气浮越于外

23. 容易发生阴阳互损的脏是(　　)

   A. 心

   B. 肝

   C. 肾

   D. 脾

   E. 肺

24. 阴阳不相维系，可出现(　　)

A. 阳胜则热，阴胜则寒
B. 阳虚则寒，阴虚则热
C. 阴盛格阳，阳盛格阴
D. 阴损及阳，阳损及阴
E. 阴虚阳亢，阳虚阴盛

25. 邪热内伏，反见四肢厥冷的病机是(　　)
A. 阳盛则阴病
B. 阴盛则寒
C. 阳虚则寒
D. 阴损及阳
E. 阳盛格阴

26. 真热假寒的病机是(　　)
A. 阴盛格阳
B. 阳盛格阴
C. 阳虚阴盛
D. 阴虚阳盛
E. 阴损及阳

27. 阴寒之邪壅盛于内，逼迫阳气浮越于外的病机变化是(　　)
A. 阴盛格阳
B. 阴损及阳
C. 阳盛格阴
D. 阳损及阴
E. 阴盛耗阴

28. 阳盛格阴的证候是(　　)
A. 假寒证
B. 虚热证
C. 假热证
D. 虚寒证
E. 寒热错杂证

29. 阴盛格阳的证候是(　　)
A. 假寒证
B. 假热证
C. 实寒证
D. 实热证
E. 寒热错杂证

30. 持续高热，突然体温下降，面色苍白，四肢厥冷，其病理变化为(　　)
A. 寒极生热
B. 重阴必阳

C. 阳盛格阴
D. 阳胜则热
E. 热极生寒

31. 不属于气机失调的病理变化是(　　)
A. 气虚
B. 气滞
C. 气逆
D. 气闭
E. 气脱

32. 一身之气不足及其功能低下的病理状态是(　　)
A. 气虚
B. 气滞
C. 气逆
D. 气闭
E. 气脱

33. 机体局部之气流通不畅，郁滞不通的病理状态是(　　)
A. 气虚
B. 气滞
C. 气逆
D. 气闭
E. 气脱

34. 气不内守，大量向外丢失的病理状态是(　　)
A. 气虚
B. 气滞
C. 气逆
D. 气闭
E. 气脱

35. 气机闭阻，外出严重障碍，以致清窍闭塞的病理状态是(　　)
A. 气虚
B. 气滞
C. 气逆
D. 气闭
E. 气脱

36. 脏腑气滞病变多发生于(　　)
A. 肺、脾胃、肾
B. 心、脾胃、肝
C. 肝、脾胃、肾

D. 肺、脾胃、肝
E. 肝胆、肺、肾

37. 气逆最常发作的脏腑是（ ）
   A. 肺、胃、肾
   B. 心、胃、肝
   C. 肝、胃、肾
   D. 肺、胃、肝
   E. 肝、肺、肾

38. 血行加速或迫血妄行的病理变化为（ ）
   A. 血虚
   B. 血寒
   C. 血热
   D. 血瘀
   E. 气滞

39. 血虚病证多见于（ ）
   A. 肝脾
   B. 心肝
   C. 脾肺
   D. 肺肾
   E. 肝肾

40. 多与气滞血瘀发病密切相关的脏腑是（ ）
   A. 肝
   B. 心
   C. 脾
   D. 肺
   E. 肾

41. 多与气虚血瘀发病密切相关的脏腑是（ ）
   A. 肝
   B. 心
   C. 脾
   D. 肺
   E. 肾

42. "内生五邪"理论属于是（ ）
   A. 病因
   B. 发病
   C. 病机
   D. 治则
   E. 阴阳

43. "内风"产生和哪个脏腑关系最密切（ ）
   A. 肝
   B. 心
   C. 脾
   D. 肺
   E. 肾

44. 《临证指南医案》说"内风"产生的机理是（ ）
   A. 体内气机之逆乱
   B. 身中阳气之变动
   C. 体内阴血之不足
   D. 体内筋脉之失养
   E. 体表络脉之失濡

45. 血燥生风的病因是（ ）
   A. 生血不足或失血过多
   B. 久病耗血或年老精亏
   C. 产后恶露日久不净
   D. 热病后期，阴津亏损
   E. 水不涵木，浮阳不潜

46. 阴虚风动的病因是（ ）
   A. 生血不足或失血过多
   B. 久病耗血或年老精亏
   C. 产后恶露日久不净
   D. 热病后期，阴津亏损
   E. 水不涵木，浮阳不潜

47. "寒从中生"的主要机理是（ ）
   A. 肺气不足，寒饮内停
   B. 胸阳不振，阴寒内盛
   C. 恣食生冷，寒伤中阳
   D. 脾肾阳虚，阴寒内盛
   E. 痰湿内阻，从阴化寒

48. "寒从中生"是指（ ）
   A. 寒邪伤人
   B. 寒邪直中脾胃
   C. 寒邪直中少阴
   D. 寒邪从肌表而入，伤及内脏
   E. 阳气虚衰，温煦气化功能减退

49. 与湿浊内生关系最为密切的是（ ）
   A. 肾气不足
   B. 膀胱失司

C. 脾失健运
D. 肺失宣降
E. 三焦气化失司

50. 津伤化燥多发生的脏腑是（　　）
   A. 肝、脾、肾
   B. 心、肺、胃
   C. 脾、胃、小肠
   D. 肺、胃、大肠
   E. 肝、肾、大肠

51. 下述选项不属于火热内生的是（　　）
   A. 阳气过盛化火
   B. 邪郁化火
   C. 五志过极化火
   D. 火热外袭
   E. 阴虚火旺

B1 型 题

   A. 实证
   B. 虚证
   C. 虚实夹杂证
   D. 真虚假实证
   E. 真实假虚证

1. 正气不足，邪气亢盛，其形成的病证是（　　）
2. 邪气亢盛，正气不虚，其形成的病证是（　　）

   A. 实证
   B. 虚证
   C. 虚实夹杂证
   D. 真虚假实证
   E. 真实假虚证

3. 正气不足，邪气已退，其形成的病证是（　　）
4. 实邪结聚，阻滞经络，气血不能外达所形成的病证是（　　）

   A. 虚寒证
   B. 虚热证
   C. 真寒假热证
   D. 真热假寒证
   E. 阴阳两虚证

5. 阴盛格阳引起的病理变化是（　　）
6. 阳盛格阴引起的病理变化是（　　）

   A. 实寒证
   B. 虚寒证
   C. 虚热证
   D. 实热证
   E. 寒热错杂证

7. 阳偏衰引起的病理变化是（　　）
8. 阳偏胜引起的病理变化是（　　）

   A. 实寒证
   B. 虚寒证
   C. 虚热证
   D. 实热证
   E. 寒热错杂证

9. 阴偏胜引起的病理变化是（　　）
10. 阴偏衰引起的病理变化是（　　）

   A. 阳偏胜
   B. 阴偏胜
   C. 阳偏衰
   D. 阴偏衰
   E. 阴阳两虚

11. 阴阳互损引起的病理变化是（　　）
12. 过食生冷引起的病理变化是（　　）

   A. 阴液不足，阳气相对亢盛
   B. 阳热亢盛，阴液受损
   C. 亡阴则阳无所依附而散越
   D. 阳气不足，阴寒内盛
   E. 阴邪为病，阳气受损

13. "阴胜则阳病"的含义是（　　）
14. "阳胜则阴病"的含义是（　　）

   A. 闷胀疼痛
   B. 面红目赤
   C. 少腹重坠
   D. 突然昏厥，不省人事

E. 汗出不止
15. 气脱病变，常见（　　）
16. 气逆病变，常见（　　）

A. 闷胀疼痛
B. 面红目赤
C. 少腹重坠
D. 突然昏厥，不省人事
E. 汗出不止

17. 气闭可见（　　）
18. 气滞可见（　　）

A. 气逆证
B. 气滞证
C. 气陷证
D. 气虚证
E. 气脱证

19. 气升举无力形成的病证是（　　）
20. 脏腑功能低下或衰退形成的病证是（　　）

A. 气的升降失常
B. 气的出入异常
C. 气的运行障碍
D. 元气耗损不足
E. 气的生成障碍

21. 气脱属于（　　）
22. 气闭属于（　　）

A. 元气耗损，脏腑功能衰退
B. 气机不畅，脏腑功能障碍
C. 气机升降失常，脏腑之气逆上
D. 气虚无力升举，脏腑位置下垂
E. 气的出入异常，或闭阻，或外散

23. 气闭或气脱的病机，主要是指（　　）
24. 气陷病机，主要是指（　　）

A. 血液不足濡养功能减退
B. 血液循行迟缓或不畅或停滞
C. 血分有热，血行加速或迫血妄行
D. 气血失和，不荣经脉

E. 血随气逆，咯血或呕血

25. 血热是指（　　）
26. 血瘀是指（　　）

A. 血液不足濡养功能减退
B. 血液循行迟缓或不畅或停滞
C. 血分有热，血行加速或迫血妄行
D. 气血失和，不荣经脉
E. 血随气逆，咯血或呕血

27. 血虚是指（　　）
28. 血瘀是指（　　）

A. 疼痛固定不移
B. 疲乏无力，头晕眼花
C. 汗出不止
D. 胸胁胀满疼痛
E. 面色无华，疲乏无力，便血，皮下出血

29. 气滞可见（　　）
30. 气不摄血可见（　　）

A. 眩晕欲仆
B. 目睛上吊
C. 手足蠕动
D. 手足拘挛不伸
E. 皮肤瘙痒

31. 肝阳化风可见（　　）
32. 阴虚风动可见（　　）

A. 眩晕欲仆
B. 目睛上吊
C. 手足蠕动
D. 手足拘挛不伸
E. 皮肤瘙痒

33. 血虚生风可见（　　）
34. 热极生风可见（　　）

A. 内寒
B. 内风
C. 内湿
D. 内燥

E. 内火

35. 阳气不足引起的是(　　)
36. 津液不足引起的是(　　)

A. 肝
B. 心
C. 脾
D. 肺
E. 肾

37. 内风与其功能失常的脏腑关系密切的是(　　)
38. 内湿与其功能失常的脏腑关系密切的是(　　)

参考答案

A1 型题

1. D	2. D	3. D	4. A	5. A
6. A	7. D	8. D	9. C	10. D
11. A	12. D	13. B	14. E	15. C
16. B	17. C	18. D	19. A	20. D
21. C	22. C	23. C	24. C	25. E
26. B	27. A	28. A	29. B	30. E
31. A	32. A	33. B	34. E	35. D
36. D	37. D	38. C	39. B	40. A
41. B	42. C	43. A	44. B	45. B
46. D	47. D	48. E	49. C	50. D
51. D				

B1 型题

1. C	2. A	3. B	4. E	5. C
6. D	7. B	8. D	9. A	10. C
11. E	12. B	13. E	14. B	15. E
16. B	17. D	18. A	19. C	20. D
21. B	22. B	23. E	24. D	25. C
26. B	27. A	28. B	29. D	30. E
31. A	32. C	33. B	34. B	35. A
36. D	37. A	38. C		

第十四单元 防治原则

A1 型题

1. 最早提出"治未病"的书籍是( )
   A. 《黄帝内经》
   B. 《难经》
   C. 《伤寒杂病论》
   D. 《千金方》
   E. 《神农本草经》

2. 先安未受邪气之地属于( )
   A. 治病求本
   B. 急则治标
   C. 未病先防
   D. 既病防变
   E. 因时制宜

3. 正治指的是( )
   A. 正确的治疗法则
   B. 顺从疾病的某些假象而治的方法
   C. 逆其疾病症状性质而治的原则
   D. 扶助正气而治的方法
   E. 祛除邪气而治的方法

4. 属于正治的是( )
   A. 热因热用
   B. 以通治通
   C. 热者寒之
   D. 用热远热
   E. 以补开塞

5. 不属于反治的是( )
   A. 以寒治寒
   B. 热因热用
   C. 以通治通
   D. 以补开塞
   E. 寒者热之

6. 反治法是( )
   A. 顺从疾病的病因而治

   B. 逆着疾病的假象而治
   C. 逆其疾病的现象而治
   D. 顺从疾病的假象而治
   E. 反常的治疗方法

7. 属于反治的是( )
   A. 寒者热之
   B. 寒因寒用
   C. 以寒治热
   D. 以热治寒
   E. 热者寒之

8. 虚则补之属于( )
   A. 逆治法
   B. 从治法
   C. 治标法
   D. 反治法
   E. 治本法

9. 热者寒之属于( )
   A. 正治法
   B. 反治法
   C. 治标法
   D. 从治法
   E. 治本法

10. 属于从治的是( )
    A. 治热以寒
    B. 寒者热之
    C. 阳病治阴
    D. 用热远热
    E. 通因通用

11. 寒因寒用适用于( )
    A. 真寒假热证
    B. 表热里寒证
    C. 真热假寒证
    D. 寒热错杂证
    E. 表寒里热证

12. 热因热用适用于( )

A. 实热证

B. 虚热证

C. 真热假寒证

D. 真寒假热证

E. 寒热错杂证

13. 塞因塞用适用于(　　)

A. 食滞腹泻

B. 肠热便结

C. 瘀血闭经

D. 脾虚腹胀

E. 热结旁流

14. 脾虚运化无力所引起的腹部胀满，宜选用的治法是(　　)

A. 通因通用

B. 寒因寒用

C. 热因热用

D. 塞因塞用

E. 寒者热之

15. 瘀血引起的崩漏，治疗宜选用的治法是(　　)

A. 塞因塞用

B. 通因通用

C. 补气摄血

D. 清热凉血

E. 热者寒之

16. 下列病证应急则治其标的是(　　)

A. 二便不通

B. 脾虚泄泻

C. 阳虚外寒

D. 阴虚内热

E. 气血两亏

17. 水膨病证，当腹水严重，腹部胀满，二便不利时，应选用的治疗原则是(　　)

A. 治标

B. 治本

C. 标本兼治

D. 先治本后治标

E. 反治

18. 肺痨咳嗽，咳嗽不甚时应采取的是(　　)

A. 治标

B. 治本

C. 标本兼治

D. 先治标后治本

E. 反治

19. 虚人感受外邪，应采用的是(　　)

A. 治标

B. 治本

C. 标本兼治

D. 先治本后治标

E. 反治

20. 病证危重时的标本取舍，对大小便不利应采用的治疗原则是(　　)

A. 急则治标

B. 缓则治本

C. 标本兼治

D. 先治本后治标

E. 反治

21. 扶正与祛邪兼用适用于(　　)

A. 邪气盛，正气未衰

B. 正气虚，邪气不盛

C. 邪气盛，正气亦虚

D. 邪盛正虚，但正气尚耐攻伐

E. 邪盛正虚，正气不耐攻伐

22. 用寒远寒，用热远热属于(　　)

A. 扶正祛邪

B. 因地制宜

C. 因人制宜

D. 因时制宜

E. 未病先防

23. 符合"用寒远寒"的是(　　)

A. 阳虚之人慎用寒凉药物

B. 寒冬季节慎用寒凉药物

C. 阳虚之证慎用寒凉药物

D. 寒热错杂慎用寒凉药物

E. 寒热真假慎用寒凉药物

24. 下列选项，不属于"因人制宜"原则的是(　　)

A. 因性别不同而用药各异

B. 因居处环境不同而用药各异

C. 团体质不同而用药各异
D. 因年龄不同而用药各异
E. 因老幼不同而用药各异

25. 我国东南地区多用辛凉解表，西北地区则常用辛温解表，所体现的治则是（　　）
A. 既病防变
B. 治病求本
C. 因人制宜
D. 因时制宜
E. 因地制宜

B1 型 题

A. 因人制宜
B. 未病先防
C. 既病防变
D. 因地制宜
E. 因时制宜

1. 调摄精神属于（　　）
2. 先安未受邪之地属于（　　）

A. 治病求本
B. 未病先防
C. 既病防变
D. 因地制宜
E. 因时制宜

3. 反治属于（　　）
4. 正治属于（　　）

A. 扶正
B. 祛邪
C. 治标
D. 反治法
E. 三因制宜

5. 用热远热属于（　　）
6. 热因热用属于（　　）

A. 热因热用
B. 寒因寒用
C. 塞因塞用
D. 通因通用
E. 虚则补之

7. 对热结旁流应采用的治疗方法是（　　）
8. 对真寒假热应采用的治疗方法是（　　）

A. 正治
B. 从治
C. 标本兼治
D. 反治
E. 治标

9. 对大出血患者应采用的治疗原则是（　　）
10. 高热患者应采用的治疗原则是（　　）

A. 急则治其标
B. 缓则治其本
C. 标本同治
D. 先扶正后祛邪
E. 先祛邪后扶正

11. 虚人感冒应选用的方法是（　　）
12. 二便不利应选用的方法是（　　）

A. 实证
B. 虚证
C. 虚实夹杂
D. 虚中夹实
E. 实中夹虚

13. 扶正法适用于（　　）
14. 祛邪法适用于（　　）

A. 因人制宜
B. 因时制宜
C. 因地制宜
D. 治未病
E. 扶助正气

15. 治病时考虑年龄属于（　　）
16. 用寒远寒，用热远热，属于（　　）

A. 热因热用
B. 寒因寒用

C. 塞因塞用
D. 通因通用
E. 热者寒之

17. 用补益药治疗某些具有闭塞不通症状的病证而取效，属于（ ）

18. 用热性药治疗具有假热症状的病证，属于（ ）

参 考 答 案

A1 型题

1. A　2. D　3. C　4. C　5. E
6. D　7. B　8. A　9. A　10. E
11. C　12. D　13. D　14. D　15. B
16. A　17. A　18. B　19. C　20. A
21. C　22. D　23. B　24. B　25. E

B1 型题

1. B　2. C　3. A　4. A　5. E
6. D　7. D　8. A　9. E　10. E
11. C　12. A　13. B　14. A　15. A
16. B　17. C　18. A

第十五单元　养生和寿夭

A1 型题

1. 下列哪一项不属于养生的原则（　　）
   A. 顺应自然
   B. 形神兼养
   C. 调养脾肾
   D. 因人而异
   E. 饮食有节

2. 下列哪一项不属于养生的方法（　　）
   A. 适应自然，避其邪气
   B. 饮食有节，谨和五味
   C. 调摄精神，内养真气
   D. 形与神俱，尽终天年
   E. 劳逸结合，不可过劳

3. 《灵枢·天年》说："人之始生……以母为（　　）"
   A. 基
   B. 楯
   C. 血
   D. 气
   E. 精

4. 《素问·上古天真论》"阳明脉衰，面始焦"是女子哪个阶段的生理特点（　　）
   A. 三七
   B. 四七
   C. 五七
   D. 六七
   E. 七七

5. 据《素问·上古天真论》，女子二七的生理特点是（　　）
   A. 任脉虚，太冲脉衰少
   B. 肾气盛，齿更发长
   C. 阳明脉衰，面始焦
   D. 天癸至，任脉通，太冲脉盛
   E. 筋骨坚，发长极

6. 据《灵枢·天年》，人生二十岁的表现是（　　）
   A. 五脏始定，血气已通，其气在下，故好走
   B. 血气始盛，肌肉方长，故好趋
   C. 五脏大定，肌肉坚固，血气盛满，故好步
   D. 肝气始衰，肝叶始薄，胆汁始灭，目始不明
   E. 筋骨坚，发长极

7. 据《灵枢·天年》，下列哪项不是长寿的特征（　　）
   A. 五脏坚固，血脉和调
   B. 肌肉解利，皮肤致密
   C. 营卫之行，不失其常
   D. 数中风寒，喘息暴疾
   E. 呼吸微徐，气以度行

B1 型题

   A. 父
   B. 母
   C. 气
   D. 血
   E. 精

1. 据《灵枢·天年》人之始生以什么为基（　　）

2. 据《灵枢·天年》人之始生以什么为楯（　　）

   A. 五脏始定，血气已通，其气在下，故好走
   B. 血气始盛，肌肉方长，故好趋
   C. 五脏大定，肌肉坚固，血气盛满，故

好步

D. 肝气始衰，肝叶始薄，胆汁始灭，目始不明

E. 脾气虚，皮肤枯

3. 以上哪项是《灵枢·天年》中人生三十岁的表现（ ）

4. 以上哪项是《灵枢·天年》中人生五十岁的表现（ ）

参 考 答 案

A1 型题

1. E   2. D   3. A   4. C   5. D

6. B   7. D

B1 型题

1. B   2. A   3. C   4. D

中医诊断学

第一单元 绪 论

A1 型题

1. 中医诊断的基本原理是（ ）
   A. 整体审察，诊法合参，病证结合
   B. 辨证求因，审因论治，脉症合参
   C. 证候真假，证候错杂，诊法合参
   D. 证候转化，病证结合，辨证求因
   E. 司外揣内，见微知著，以常衡变

2. 中医诊断的基本原则是（ ）
   A. 整体审察，诊法合参，病证结合
   B. 辨证求因，审因论治，脉症合参
   C. 证候真假，证候错杂，诊法合参
   D. 证候转化，病证结合，辨证求因
   E. 司外揣内，见微知著，以常衡变

3. 在认识正常的基础上，发现太过或不及的异常变化，从而认识事物的性质及变动的程度，属（ ）
   A. 整体审察
   B. 脉症合参
   C. 以常衡变
   D. 见微知著
   E. 司外揣内

4. 诊断疾病时，既要重视病人整体的病理联系，还要将病人与其所处环境结合起来综合判断病情的方法，属（ ）
   A. 四诊合参
   B. 病证结合
   C. 整体审察
   D. 见微知著
   E. 司外揣内

B1 型题

A. 整体审察
B. 脉症合参
C. 以常衡变
D. 见微知著
E. 司外揣内

1. 通过观察外表的病理表现，可以推测内脏的变化，属（ ）
2. 通过观察微小的变化，可以测知整体的情况，属（ ）

A. 整体审察
B. 四诊合参
C. 病证结合
D. 见微知著
E. 司外揣内

3. 利用四诊收集的病情资料，综合判断病情的方法，属（ ）
4. 辨病与辨证相结合的诊病方法，属（ ）

参 考 答 案

A1 型题

1. E   2. A   3. C   4. C

B1 型题

1. E   2. D   3. B   4. C

第二单元 望 诊

A1 型题

1. 下列各项，不是望神重点的是（　　）
   A. 神情
   B. 气色
   C. 目光
   D. 体态
   E. 应答反应

2. 下列各项，不属得神表现的是（　　）
   A. 目光精彩
   B. 神志清楚
   C. 颧赤如妆
   D. 面色荣润
   E. 呼吸调匀

3. 下列各项，不属失神表现的是（　　）
   A. 目无精彩
   B. 形羸色败
   C. 呼吸微弱
   D. 神志昏迷
   E. 面色荣润

4. 下列各项，不属邪盛神乱失神表现的是（　　）
   A. 高热神昏
   B. 循衣摸床
   C. 两手握固
   D. 呼吸气微
   E. 撮空理线

5. 下列各项，不属"假神"表现的是（　　）
   A. 语声低微断续
   B. 突然颧赤如妆
   C. 目光突然转亮
   D. 突然能食
   E. 神志突然转清

6. 假神的临床意义是（　　）
   A. 气血不足，精津亏损
   B. 机体阴阳失调
   C. 脏腑虚衰，功能低下
   D. 阴盛于内，格阳于外
   E. 精气衰竭，虚阳外越

7. 病人精神萎靡，意识模糊，瞳神呆滞，面色晦暗，反应迟钝属（　　）
   A. 得神
   B. 失神
   C. 神乱
   D. 神气不足
   E. 假神

8. 下列各项，属痫病表现的是（　　）
   A. 精神痴呆，喃喃自语
   B. 突然昏倒，口吐涎沫
   C. 疯狂怒骂，打人毁物
   D. 精神不振，健忘嗜睡
   E. 烦躁不安，神昏谵语

9. 病人表情淡漠痴呆，喃喃自语，哭笑无常，其临床意义是（　　）
   A. 痰火扰神
   B. 心气亏损
   C. 肝风夹痰
   D. 痰蒙心神
   E. 温病热入心包

10. 突然昏倒，口吐白沫，目睛上视，四肢抽搐，醒后如常，其临床意义是（　　）
    A. 痰火扰神
    B. 心气亏损
    C. 肝风夹痰，上蒙清窍
    D. 痰蒙心神
    E. 温病热入心包

11. 突然昏倒，口吐白沫，目睛上视，四肢抽搐，醒后如常者，称（　　）

A. 癫病
B. 痴呆
C. 痫病
D. 狂病
E. 脏躁

12. 下列各项，不属提示病情严重，预后不良的是( )
    A. 目暗睛迷
    B. 形羸色败
    C. 呼吸微弱
    D. 神志昏迷
    E. 抽搐吐沫

13. 下列各项，不属精亏神衰失神表现的是( )
    A. 面色无华
    B. 神昏谵语
    C. 肌肉瘦削
    D. 动作艰难
    E. 反应迟钝

14. 鉴别假神与重病病情好转的最主要根据是( )
    A. 本已失神，忽然神识转清
    B. 两目晦暗，忽然目光转亮
    C. 本不能食，忽然欲进饮食
    D. 久不能言，忽然言语不休
    E. 局部"好转"与整体病情恶化不相符

15. 下列各项，不属病色的是( )
    A. 面色淡白
    B. 面色红赤
    C. 红黄隐隐
    D. 面色青紫
    E. 面色晦暗

16. 下列各项不是常色表现的是( )
    A. 面色红黄隐隐
    B. 面色明润含蓄
    C. 面色隐约微黄
    D. 面色长夏稍黄
    E. 面色潮红娇嫩

17. 下列各项不是病色特征的是( )
    A. 晦暗枯槁

B. 鲜明暴露
C. 不应时应位
D. 某色独见
E. 因季节因素而变

18. 观察病人面色时应首先注意区分( )
    A. 常色与病色
    B. 主色与客色
    C. 善色与恶色
    D. 客色与病色
    E. 主色与病色

19. 下列各项是面现青色临床意义的是( )
    A. 寒凝气滞，经脉瘀阻
    B. 邪热亢盛，血色上荣
    C. 脾失健运，水湿内停
    D. 肾阳虚衰，水饮不化
    E. 心脾两虚，气血虚衰

20. 下列各项不是面色发青所属病证的是( )
    A. 痛证
    B. 寒证
    C. 惊风
    D. 痰饮
    E. 血瘀

21. 随季节气候不同而微有相应变化的正常肤色，称为( )
    A. 主色
    B. 善色
    C. 客色
    D. 恶色
    E. 常色

22. 阳气暴脱病人的面色是( )
    A. 面色青黑
    B. 面色苍白
    C. 面色㿠白
    D. 面色青紫
    E. 面色淡白

23. 人之种族皮肤的正常色泽，称为( )
    A. 常色
    B. 善色

C. 恶色
D. 主色
E. 客色

24. 满面通红的临床意义是( )
   A. 阴虚火旺
   B. 虚阳上越
   C. 邪热亢盛
   D. 真寒假热
   E. 阳气暴脱

25. 午后颧红的临床意义是( )
   A. 阳明实热
   B. 阴虚内热
   C. 外感风热
   D. 气虚发热
   E. 真寒假热

26. 久病重病患者面色苍白,颧颊部却嫩红如妆,游移不定者,属( )
   A. 阳明实热
   B. 阴虚内热
   C. 外感风热
   D. 气虚发热
   E. 虚阳外越

27. 实热证常见面色( )
   A. 面色青紫
   B. 面色红赤
   C. 面色萎黄
   D. 面色淡白
   E. 面色黧黑

28. 下列各项不属于赤色主病的是( )
   A. 热证
   B. 实热证
   C. 虚热证
   D. 戴阳证
   E. 湿热证

29. 戴阳证的临床意义是( )
   A. 阴虚内热
   B. 虚阳浮越
   C. 脏腑实热
   D. 外感风热
   E. 阴虚火旺

30. 戴阳证的表现是( )
   A. 两颧潮红娇嫩
   B. 满面通红
   C. 面色苍白,时而泛红如妆
   D. 红黄隐隐
   E. 面色青赤

31. 面色黄的主要临床意义是( )
   A. 寒邪凝滞
   B. 心脾两虚
   C. 脾虚湿蕴
   D. 气血不足
   E. 肾阳虚衰

32. 面黄虚浮,称为( )
   A. 黄胖
   B. 萎黄
   C. 阳黄
   D. 阴黄
   E. 苍黄

33. 面色淡黄,枯槁无光,称为( )
   A. 黄胖
   B. 萎黄
   C. 阳黄
   D. 阴黄
   E. 苍黄

34. 脾胃气虚的面色是( )
   A. 面黄虚浮
   B. 面色萎黄
   C. 面目一身俱黄
   D. 面色青黄
   E. 面色青灰

35. 面色萎黄的机理是( )
   A. 脾胃气虚、气血不足
   B. 寒湿内阻
   C. 脾肾虚寒、健运失职
   D. 湿热内蕴
   E. 脾气亏虚、湿邪内阻

36. 面色淡黄而虚浮的形成机理,属( )
   A. 脾胃虚衰
   B. 寒湿困阻
   C. 水饮内停

D. 湿热内蕴
E. 脾虚湿盛

37. 面目一身俱黄，黄色鲜明如橘皮色，属（ ）
    A. 黄胖
    B. 阴黄
    C. 苍黄
    D. 萎黄
    E. 阳黄

38. 肝郁脾虚的面色是（ ）
    A. 黄胖
    B. 萎黄
    C. 阳黄
    D. 阴黄
    E. 苍黄

39. 面目一身俱黄，黄而晦暗如烟熏者，属（ ）
    A. 黄胖
    B. 阴黄
    C. 苍黄
    D. 萎黄
    E. 阳黄

40. "阳黄"的临床意义是（ ）
    A. 脾胃虚衰
    B. 寒湿困阻
    C. 水饮内停
    D. 湿热熏蒸
    E. 脾虚湿盛

41. "阴黄"的临床意义是（ ）
    A. 脾胃虚衰
    B. 寒湿困阻
    C. 水饮内停
    D. 湿热熏蒸
    E. 脾虚湿盛

42. 面色苍黄者，多属（ ）
    A. 脾胃虚衰
    B. 寒湿内阻
    C. 肝郁脾虚
    D. 湿热内蕴
    E. 脾虚湿盛

43. 下列各项不属白色主病的是（ ）
    A. 气虚
    B. 血虚
    C. 水饮
    D. 失血
    E. 寒证

44. 血虚证病人的面色是（ ）
    A. 面白无华
    B. 面色苍白
    C. 面色淡白
    D. 面色青紫
    E. 面色㿠白

45. 阳虚病人的面色是（ ）
    A. 面白无华
    B. 面色淡白
    C. 面色苍白
    D. 面色发青
    E. 面色㿠白

46. 下列各项不属黑色所主病证的是（ ）
    A. 肾虚
    B. 水饮
    C. 瘀血
    D. 寒证
    E. 脾虚

47. 面色黧黑，肌肤甲错的主病是（ ）
    A. 肾虚
    B. 水饮
    C. 寒证
    D. 血瘀日久
    E. 痛证

48. 眼眶周围色黑者，多属（ ）
    A. 肾虚水饮
    B. 肾阳虚
    C. 肾阴虚
    D. 血瘀
    E. 痛证

49. 面黑黯淡者，多属（ ）
    A. 肾虚水饮
    B. 肾阳虚
    C. 肾阴虚

D. 瘀血

E. 痛证

50. 面黑干焦者，多属（　　）
    A. 肾虚水饮
    B. 肾阳虚
    C. 肾阴虚
    D. 瘀血
    E. 痛证

51. 青色和黑色共主的病证是（　　）
    A. 寒证
    B. 水饮
    C. 惊风
    D. 肾虚
    E. 气滞

52. 虚证病人少见（　　）
    A. 面色黑
    B. 面色红赤
    C. 面色淡白
    D. 面色萎黄
    E. 面色嫩红

53. 不属面部色诊意义的是（　　）
    A. 判断气血的盛衰
    B. 识别病邪的性质
    C. 确定疾病的部位
    D. 预测疾病的轻重与转归
    E. 指导临床用药

54. 下列各项哪项是脏腑精气衰竭的表现（　　）
    A. 体胖食少，神疲乏力
    B. 体瘦能食，舌红苔黄
    C. 体瘦颧红，皮肤干焦
    D. 体瘦食少，舌淡苔白
    E. 大骨枯槁，大肉陷下

55. 形盛气衰的表现是（　　）
    A. 体胖能食，肌肉坚实
    B. 体胖食少，神疲乏力
    C. 形瘦能食，舌红苔黄
    D. 形瘦颧红，皮肤干焦
    E. 卧床不起，骨瘦如柴

56. "肥人多痰"是指（　　）

A. 形体健壮
B. 形盛有余
C. 形盛气虚
D. 骨骼粗大
E. 肌肉充实

57. "瘦人多火"是指（　　）
    A. 形体消瘦
    B. 形瘦少食
    C. 形瘦多食
    D. 胸廓狭窄
    E. 皮肤枯槁

58. 病人卧时向外，躁动不安属（　　）
    A. 阳证
    B. 阴证
    C. 寒证
    D. 虚证
    E. 虚寒证

59. 卧时喜向内，身重不能转侧属（　　）
    A. 阳证
    B. 热证
    C. 实证
    D. 阴证
    E. 虚热证

60. 病人但卧不能坐，坐则晕眩属（　　）
    A. 哮病
    B. 肺胀
    C. 夺气失血
    D. 痰饮停肺
    E. 水气凌心

61. 不会导致但坐不得卧，卧则气逆的是（　　）
    A. 咳喘
    B. 肺胀
    C. 肺气壅滞
    D. 痰饮停肺
    E. 水气凌心

62. 手足软弱无力，行动不灵而无痛者为（　　）
    A. 偏枯
    B. 痛证

C. 痿证
D. 痹证
E. 偏瘫

63. 四肢关节疼痛，肿胀，变形，屈伸不利，属（ ）
   A. 偏枯
   B. 痫证
   C. 痿证
   D. 痹证
   E. 偏瘫

64. 猝然昏倒，半身不遂，口眼㖞斜，此属（ ）
   A. 中风
   B. 中暑
   C. 厥证
   D. 痫证
   E. 瘫痪

65. 中风多见哪项表现（ ）
   A. 关节疼痛
   B. 半身不遂
   C. 肢体无力
   D. 形体消瘦
   E. 肌肉萎缩

66. 发黄干枯，稀疏易落，多属（ ）
   A. 禀赋不足
   B. 精血不足
   C. 血热
   D. 血虚受风
   E. 疳积

67. 小儿头发稀疏黄软，生长迟缓，多属（ ）
   A. 脾胃虚弱
   B. 疳积
   C. 血热
   D. 肾精不足
   E. 血虚

68. 小儿发结如穗，枯黄稀疏属于（ ）
   A. 先天不足
   B. 疳积
   C. 血热

D. 肾精亏损
E. 血虚

69. 头发成斑片状脱落的临床意义是（ ）
   A. 肾精亏损
   B. 气血两虚
   C. 久病体弱
   D. 血虚受风
   E. 血热化燥

70. 青壮年头发稀疏易落，伴有腰膝酸软、健忘、眩晕等表现者，多为（ ）
   A. 肾精亏损
   B. 气血两虚
   C. 久病体弱
   D. 血虚受风
   E. 血热化燥

71. 头发脱落，头皮瘙痒、多屑多脂者，多为（ ）
   A. 肾精亏损
   B. 气血两虚
   C. 久病体弱
   D. 血虚受风
   E. 血热化燥

72. 按"五轮学说"上下眼睑所属脏腑是（ ）
   A. 心
   B. 肺
   C. 脾
   D. 肝
   E. 肾

73. 按"五轮学说"两目白睛是（ ）
   A. 血轮
   B. 风轮
   C. 肉轮
   D. 气轮
   E. 水轮

74. 肝在五轮学说中为（ ）
   A. 水轮
   B. 风轮
   C. 气轮
   D. 血轮

E. 肉轮

75. 肺在五轮学说中为( )
    A. 水轮
    B. 风轮
    C. 气轮
    D. 血轮
    E. 肉轮

76. 睑缘赤烂为( )
    A. 脾经湿热
    B. 肺经风热
    C. 心火上炎
    D. 胃火炽盛
    E. 肝胆湿热

77. 全目赤肿的临床意义是( )
    A. 脾胃湿热
    B. 肝经风热
    C. 心脾积热
    D. 肺热壅盛
    E. 肾经虚火

78. 肝经风热易出现( )
    A. 胞睑红肿
    B. 目眦赤烂
    C. 白睛黄染
    D. 全目赤肿
    E. 眼胞赤烂难愈

79. 目胞色黑晦暗,多属( )
    A. 心火
    B. 肺火
    C. 脾虚
    D. 肝火
    E. 肾虚

80. 眼窝凹陷的临床意义是( )
    A. 肺胀
    B. 吐泻伤津
    C. 肝胆火炽
    D. 脾胃虚弱
    E. 肾阴不足

81. 久病重病眼窝深陷,甚则视不见人,其临床意义是( )
    A. 吐泻伤津

    B. 气血两虚
    C. 阴阳竭绝
    D. 邪热炽盛
    E. 肝肾阴亏

82. 小儿睡眠露睛,多由于( )
    A. 脾胃虚弱
    B. 肾虚阴亏
    C. 津液亏耗
    D. 肝经风热
    E. 肝风内动

83. 病人目胞浮肿多属( )
    A. 水肿病
    B. 吐泻伤津或气血不足
    C. 肝胆火炽
    D. 肾精耗竭
    E. 脾胃虚衰

84. 患者双侧瞳孔散大属( )
    A. 肝火上炎
    B. 颅脑外伤
    C. 颅内肿瘤
    D. 肝阳上亢
    E. 有机磷中毒

85. 瞳孔缩小可见于( )
    A. 青风内障
    B. 颅脑外伤
    C. 颅内肿瘤
    D. 川乌中毒
    E. 杏仁中毒

86. 病人颧骨之下,腮颌之上,耳前一寸三分,发红肿起,称为( )
    A. 痄腮
    B. 抱头火丹
    C. 大头瘟
    D. 水肿
    E. 发颐

87. 病人颜面浮肿,面色㿠白,多为( )
    A. 天行时疫,火毒上攻
    B. 心肾阳虚,水气凌心
    C. 脾肾阳虚,水湿泛滥
    D. 胃气已衰,水饮内停

E. 外感风邪，肺失宣降
88. 破伤风出现口闭而难开，牙关紧闭，称为(   )
   A. 口噤
   B. 口撮
   C. 口僻
   D. 口振
   E. 口动
89. 新生儿脐风，上下口唇紧聚，称为(   )
   A. 口噤
   B. 口撮
   C. 口喎
   D. 口振
   E. 口动
90. 伤寒欲作战汗出现战栗鼓颔，口唇振摇，称为(   )
   A. 口噤
   B. 口撮
   C. 口张
   D. 口振
   E. 口动
91. 口腔肌膜出现灰白色小溃疡，周围红晕，局部灼痛者，称为(   )
   A. 口疮
   B. 口糜
   C. 鹅口疮
   D. 口撮
   E. 口喎
92. 婴儿口腔、舌上出现片状白屑，状如鹅口者，称为(   )
   A. 口疮
   B. 口糜
   C. 鹅口疮
   D. 口撮
   E. 口喎
93. 唇色深红的临床意义是(   )
   A. 胃气充足
   B. 热盛
   C. 煤气中毒
   D. 血瘀
   E. 寒凝血脉
94. 唇边生疮，红肿疼痛的临床意义是(   )
   A. 燥热津伤
   B. 阴虚火旺
   C. 心脾积热
   D. 胃火亢盛
   E. 肺热炽盛
95. 下列各项，多见于热盛的唇色是(   )
   A. 淡白
   B. 樱红
   C. 深红
   D. 青紫
   E. 青黑
96. 下列各项，多见于血瘀证的唇色是(   )
   A. 淡白
   B. 樱红
   C. 深红
   D. 青紫
   E. 青黑
97. 牙龈红肿而痛者多属(   )
   A. 肝火上炎
   B. 脾经有热
   C. 胃火上攻
   D. 胃阴虚损
   E. 肾火上炎
98. 齿龈出血不红肿是(   )
   A. 肾火上炎
   B. 心火亢盛
   C. 血热证
   D. 胃火盛
   E. 肝胆热盛
99. 咽部红肿灼痛的临床意义是(   )
   A. 肺胃积热
   B. 痰湿凝聚
   C. 寒凝咽喉
   D. 阴虚火旺
   E. 肾火上炎

100. 咽喉色鲜红娇嫩，肿痛不甚者，多为（　）
    A. 肺胃积热
    B. 痰湿凝聚
    C. 寒凝咽喉
    D. 阴虚火旺
    E. 胃中有热

101. 咽喉漫肿，色淡红者，多为（　）
    A. 肺胃积热
    B. 肾火上炎
    C. 阳虚火浮
    D. 痰湿凝聚
    E. 胃火上攻

102. 咽部溃烂成片或凹陷的临床意义是（　）
    A. 肺胃热轻
    B. 肺胃热盛
    C. 肺胃热毒
    D. 阴虚火旺
    E. 痰浊凝聚

103. 若咽部有灰白色伪膜，坚韧不易剥离，重剥则出血，或剥去随即复生，此属重证，多为（　）
    A. 口疮
    B. 口糜
    C. 鹅口疮
    D. 白喉
    E. 乳蛾

104. 颈侧颌下肿块，累累如串珠者，称为（　）
    A. 瘿瘤
    B. 瘰疬
    C. 颈痈
    D. 项痛
    E. 发颐

105. 颈前结喉处有肿块，或单侧或双侧，可随吞咽上下移动者，称为（　）
    A. 瘿瘤
    B. 瘰疬
    C. 颈痈
    D. 项痛
    E. 发颐

106. 斑与疹的主要区别是（　）
    A. 是否色红成片
    B. 是否时现时隐
    C. 是否抚之碍手
    D. 是否压之褪色
    E. 是否伴有身热

107. 下列各项，不为斑的特点的是（　）
    A. 色红
    B. 点大成片
    C. 平摊于皮肤
    D. 擦破流水
    E. 摸不应手

108. 外感热病中出现斑疹多由于（　）
    A. 热毒内盛
    B. 气不摄血
    C. 热入营血
    D. 肝火动血
    E. 痰湿阻于血络

109. 白痦的出现是由于（　）
    A. 湿郁汗出不畅
    B. 风热郁于肺胃
    C. 风湿热邪留于肌肤
    D. 湿热火毒内蕴
    E. 血虚风中经络

110. 下列各项，不为水痘特点的是（　）
    A. 椭圆形
    B. 大小不一
    C. 一齐出现
    D. 晶莹明亮
    E. 不留痘痕

111. 下列各项不属白痦临床特征的是（　）
    A. 白色疱疹
    B. 晶莹如粟
    C. 擦破流水
    D. 多发于颈胸部
    E. 浸润糜烂

112. 椭圆形小水疱，晶莹明亮，顶满无脐，

浆液稀薄,皮薄易破,分批出现,大小不等者是( )
　　A. 风疹
　　B. 水痘
　　C. 湿疹
　　D. 白痦
　　E. 瘾疹

113. 口角、唇边、鼻旁出现成簇粟米大小水疱,灼热痒痛者是( )
　　A. 风疹
　　B. 水痘
　　C. 湿疹
　　D. 白痦
　　E. 热气疮

114. 周身皮肤出现红斑,迅速形成丘疹、水疱,破后渗液,出现红色湿润之糜烂面者是( )
　　A. 风疹
　　B. 水痘
　　C. 湿疹
　　D. 白痦
　　E. 瘾疹

115. 痈疮的临床意义是( )
　　A. 外感热邪
　　B. 疫毒火毒
　　C. 阴寒凝聚
　　D. 湿热火毒
　　E. 气血亏虚

116. 疮疡漫肿无头,皮色不变,疼痛不甚者是( )
　　A. 痈
　　B. 疽
　　C. 疔
　　D. 疖
　　E. 瘾疹

117. 疮疡红肿,根盘紧束,焮热疼痛者为( )
　　A. 疽
　　B. 痈
　　C. 疔

　　D. 疖子
　　E. 热气疮

118. 患部顶白形小如粟,根硬较深,麻木痒痛者是( )
　　A. 痈
　　B. 疽
　　C. 疔
　　D. 疖
　　E. 白痦

119. 患部形小而圆,红肿热痛不甚,容易化脓,出脓即愈者是( )
　　A. 痈
　　B. 疽
　　C. 疔
　　D. 疖
　　E. 白痦

120. 咯痰白稠、量多,滑而易出者是( )
　　A. 寒痰
　　B. 燥痰
　　C. 热痰
　　D. 湿痰
　　E. 肺痈之痰

121. 咯痰白而清稀,量多者是( )
　　A. 寒痰
　　B. 湿痰
　　C. 燥痰
　　D. 热痰
　　E. 肺痈之痰

122. 痰少而黏,难于咯出者,多属( )
　　A. 湿痰
　　B. 寒痰
　　C. 热痰
　　D. 燥痰
　　E. 风痰

123. 咯吐脓血腥臭痰者属( )
　　A. 寒痰
　　B. 湿痰
　　C. 燥痰
　　D. 热痰

E. 肺痈

124. 痰黄黏稠者，多属( )
    A. 湿痰
    B. 寒痰
    C. 热痰
    D. 燥痰
    E. 风痰

125. 鼻流浊涕，质稠量多，气味腥臭的临床意义是( )
    A. 风热犯肺
    B. 湿热蕴阻
    C. 风寒束肺
    D. 外感风寒
    E. 燥邪犯肺

126. 肝经郁火犯胃而致呕吐的呕吐物特点是( )
    A. 呕吐物清稀
    B. 呕吐物秽浊酸臭
    C. 伴暗红色血
    D. 伴食物残渣
    E. 呕吐黄绿苦水

127. 肝胆湿热而致呕吐的呕吐物特点是( )
    A. 呕吐物清稀
    B. 呕吐物秽浊酸臭
    C. 伴暗红色血
    D. 伴食物残渣
    E. 呕吐黄绿苦水

128. 大便清稀如水样者，多属( )
    A. 外感寒湿
    B. 脾气虚弱
    C. 肠道湿热
    D. 食滞胃肠
    E. 肝郁脾虚

129. 大便黄褐如糜，味臭者，多属( )
    A. 湿热泄泻
    B. 寒湿泄泻
    C. 脾虚泄泻
    D. 肾虚泄泻
    E. 食积泄泻

130. 小便浑浊如米泔，或滑腻如脂膏者的临床意义是( )
    A. 外感寒湿
    B. 小肠实热
    C. 心火炽盛
    D. 脾肾亏虚
    E. 热盛伤津

131. 小儿指纹偏红主( )
    A. 里热
    B. 疳积
    C. 表证
    D. 疼痛
    E. 惊风

132. 小儿指纹紫红者，多为( )
    A. 里寒证
    B. 里热证
    C. 惊风
    D. 血络郁闭
    E. 痛证

133. 小儿指纹色青属( )
    A. 外感表证
    B. 里实热证
    C. 痛证惊风
    D. 血络闭郁
    E. 脾虚疳积

134. 小儿指纹紫黑主( )
    A. 实热证
    B. 实寒证
    C. 虚热证
    D. 血虚证
    E. 血络闭郁

135. 小儿指纹淡白属( )
    A. 外感表证
    B. 里实热证
    C. 痛证惊风
    D. 血络闭郁
    E. 脾虚疳积

136. 小儿指纹浮露主( )
    A. 惊风
    B. 外感表证

C. 内伤里证

D. 脾虚证

E. 疳积

137. 小儿指纹沉隐主（　　）

A. 惊风

B. 外感表证

C. 内伤里证

D. 脾虚证

E. 疳积

138. 小儿指纹显于风关是（　　）

A. 邪气入络

B. 邪气入经

C. 邪入脏腑

D. 病情凶险

E. 外感初起

139. 小儿指纹达于气关是（　　）

A. 邪气入络

B. 邪气入经

C. 邪入脏腑

D. 病情凶险

E. 外感初起

140. 小儿指纹透关射甲提示（　　）

A. 邪气入络

B. 邪气入经

C. 邪入脏腑

D. 邪深病重

E. 病情凶险

141. 望小儿络脉，"透关射甲"是指（　　）

A. 显于风关

B. 风关透至气关

C. 风关透至命关

D. 直达指端

E. 在风关与气关之间

142. 患者，女，78岁，久病，精气已衰，突然精神好转，食欲大增，颧赤如妆，语言不休。属于（　　）

A. 有神

B. 无神

C. 假神

D. 失神

E. 少神

143. 患儿3岁。症见高热，面赤，四肢抽搐，牙关紧闭，两目上视。属于（　　）

A. 得神

B. 假神

C. 正衰失神

D. 邪盛失神

E. 神乱

144. 患者，男，84岁。久病，精神萎靡，面色晦暗，目光呆滞，呼吸微弱，肉削著骨，动作艰难。属于（　　）

A. 少神

B. 假神

C. 正衰失神

D. 邪盛失神

E. 神乱

145. 某男，42岁，因与同事争吵，突然昏倒，口吐涎沫，四肢抽搐，口中发出猪羊叫声，稍后清醒如常。其诊断是（　　）

A. 狂证

B. 癫证

C. 痫证

D. 中暑

E. 中风

146. 某女，20岁。因高考落榜，情志抑郁，经常喃喃自语，哭笑无常。此表现常见于（　　）

A. 癫病

B. 狂病

C. 脏躁

D. 痫病

E. 失神

147. 某女，23岁。半年前失恋后出现精神抑郁，时时喃喃自语，哭笑无常，痰多胸闷，舌苔白腻，脉弦滑。其临床意义为（　　）

A. 痰迷心窍

B. 肝气郁结

C. 心火亢盛

D. 痰火扰心

E. 胆郁痰扰

148. 某男，42岁，患有精神分裂症多年，

近半月来病情加重,出现狂躁妄动,胡言乱语,少寐多梦,打人毁物,不避亲疏。属于( )

A. 狂病
B. 癫病
C. 痫病
D. 惊风
E. 脏躁

149. 某男,36岁,症见面目一身俱黄,黄色鲜明如橘色,伴纳呆呕恶,脘腹胀满,胁肋疼痛,胁下有痞块,小便黄,大便溏薄,舌红苔黄腻,脉弦数。其面色多因( )

A. 寒湿困阻
B. 脾胃虚弱
C. 湿热熏蒸
D. 肝郁脾虚
E. 肝郁气滞

150. 某男,38岁。反复腹泻3年余,每日大便3~5次,便质稀,伴纳呆,腹胀,全身乏力,消瘦,舌淡苔白,脉缓。其面色多表现为( )

A. 萎黄
B. 黄胖
C. 苍黄
D. 阳黄
E. 阴黄

151. 某女,51岁。脘腹痞闷,肢体困重,口淡不渴,面色淡黄而虚浮,舌淡苔白腻,脉濡缓。其面色表现多因( )

A. 脾胃虚寒
B. 脾虚湿盛
C. 阳虚水泛
D. 气血俱虚
E. 痰湿内盛

152. 患儿,3岁,发热5天,现体温39.6℃,呼吸急促,鼻翼扇动,眉间、鼻柱、唇周色青。此为( )

A. 心血瘀阻
B. 肺气郁闭
C. 心阳欲脱
D. 惊风先兆
E. 肝风内动

153. 某男,50岁,突然心痛剧烈,面色青灰,口唇青紫,冷汗淋漓,肢冷脉微。多属( )

A. 心气不足
B. 肺气郁闭
C. 心阳暴脱
D. 心阳虚衰
E. 心肾阳虚

154. 某男,78岁,久病面色苍白,却颧颊部嫩红如妆,游移不定,属( )

A. 实热证
B. 虚热证
C. 实寒证
D. 虚寒证
E. 戴阳证

155. 某女,47岁。月经淋沥一年余,面色淡白无华,神疲乏力,气短懒言,眩晕心悸,舌淡,脉细弱。其面色表现多因( )

A. 脾胃虚弱
B. 阴寒凝滞
C. 阳气暴脱
D. 阳气不足
E. 气血不足

156. 某女,33岁。就诊时面色苍黄,胁肋、乳房胀痛,善太息,纳呆便溏,月经不调。其多为( )

A. 肝郁脾虚
B. 脾虚有湿
C. 心脾两虚
D. 肝气郁结
E. 气滞血瘀

157. 某男,70岁。猝然昏倒,不省人事,伴口眼㖞斜,半身不遂。多见于( )

A. 风中经络
B. 肝风内动
C. 肝风夹痰
D. 风中脏腑
E. 肝肾阴虚

158. 某女,46岁,眼眶周围色黑,带下清

稀、量多，腰酸困重。多属（　　）

A. 肾虚水饮

B. 寒湿带下

C. 湿热下注

D. 脾虚湿盛

E. 肾阴亏虚

159. 某男，68岁，肝癌晚期，见面色黧黑，肌肤甲错。多属（　　）

A. 肾阳不足

B. 肾阴亏虚

C. 血瘀日久

D. 肝肾亏虚

E. 肾虚水泛

160. 某男，72岁，四年前因"中风"偏瘫，长期卧床不起，骨瘦如柴。属于（　　）

A. 形气有余

B. 胃火亢盛

C. 阴虚火旺

D. 脏腑精气衰竭

E. 形盛气弱

161. 患者，女，70岁。久病卧床不起，身体羸弱，身重懒动，面常向里，喜盖衣被。多属（　　）

A. 阳证、热证

B. 阴证、虚证

C. 阳证、实证

D. 热证、实证

E. 实证、寒证

162. 患儿，女，2岁。头发稀疏黄软，生长迟缓，枕后发稀的临床意义是（　　）

A. 脾胃虚弱

B. 肾精不足

C. 劳神伤血

D. 血虚受风

E. 血热化燥

163. 患者，女，62岁。颜面浮肿，兼见面唇青紫，心悸气喘，不能平卧。此为（　　）

A. 肾阳不足

B. 脾阳亏虚

C. 心阳不足

D. 血瘀日久

E. 水气凌心

164. 某女，8岁。右侧腮部以耳垂为中心肿起，边缘不清，皮色不红，局部灼热疼痛。此为（　　）

A. 抱头火丹

B. 托腮痈

C. 痄腮

D. 发颐

E. 腮肿

165. 患儿，男，6岁。发热3天，口腔颊黏膜近白齿处出现微小灰白色斑点，周围绕以红晕，此为（　　）

A. 口疮

B. 麻疹将出之兆

C. 鹅口疮

D. 口糜

E. 口疳

166. 患儿，女，5岁。发热咳嗽3天后皮肤出现红疹，从头面到胸腹四肢，色似桃红，形如麻粒，抚之触手，逐渐稠密，其诊断是（　　）

A. 风疹

B. 瘾疹

C. 麻疹

D. 湿疹

E. 痱子

167. 某女，22岁。形体消瘦，下肢皮肤经常出现紫斑，伴神疲乏力，纳呆，腹胀，便溏，舌淡嫩，脉细弱。多属（　　）

A. 脾不统血

B. 阳衰寒凝

C. 热迫血分

D. 外感风邪

E. 气滞血瘀

168. 某男，18岁，右臀部见5.5cm×4.6cm疮痈，红肿高起，根盘紧束，灼热疼痛。此属（　　）

A. 痈

B. 疽

C. 疔

D. 疖

E. 丹毒

169. 患者，男，24 岁。胁肋部出现成簇绿豆至黄豆大小水疱，围以红晕，呈带状分布，皮肤焮红灼热刺痛。见于（ ）

A. 水痘

B. 湿疹

C. 白痦

D. 缠腰火丹

E. 热气疮

170. 某男，63 岁。患慢性浅表性胃炎多年，一直未得到有效治疗，近日感觉胃脘隐隐疼痛，呕吐物清稀，无酸臭味，喜热食。多属（ ）

A. 胃阳不足

B. 热邪犯胃

C. 食滞胃脘

D. 痰饮内停

E. 肝胆郁热

171. 患者，男，60 岁。咳嗽气喘 15 年余，现症见：咳嗽，气喘，胸闷，痰白稠量多易咯，舌苔白腻，脉滑。其属（ ）

A. 水饮

B. 寒痰

C. 湿痰

D. 热痰

E. 燥痰

172. 某男，28 岁。3 天前在外吃夜宵后，出现腹痛泄泻，下利黄糜味臭，肛门灼热，舌红苔黄腻，脉濡数。其属（ ）

A. 肾虚泄泻

B. 脾虚泄泻

C. 寒湿泄泻

D. 湿热泄泻

E. 痢疾

173. 患者，男，19 岁。一天前在外吃海鲜后，出现发热，腹痛下痢，大便夹有黏冻、脓血，肛门灼热，舌红苔黄腻，脉濡数。其属（ ）

A. 肾虚泄泻

B. 脾虚泄泻

C. 寒湿泄泻

D. 湿热泄泻

E. 痢疾

174. 患儿，女，3 岁。突发高热，神志不清，西医诊断为病毒性脑膜炎，指纹紫黑达食指端。提示（ ）

A. 邪气入络

B. 邪气入经

C. 邪入脏腑，病情较重

D. 病情凶险，预后不良

E. 疼痛证

B1 型题

A. 青色、赤色

B. 青色、黑色

C. 黄色、黑色

D. 赤色、黑色

E. 赤色、白色

1. 主血瘀证的面色有（ ）
2. 主水湿内停证的面色有（ ）

A. 痰蒙心神

B. 痰火扰神

C. 肝风夹痰

D. 肝阳上亢

E. 肝风内动

3. 痫病的临床意义为（ ）
4. 狂病的临床意义为（ ）

A. 萎黄

B. 黄胖

C. 阳黄

D. 阴黄

E. 乍黄乍白

5. 脾虚有湿的面色是（ ）
6. 脾胃气虚的面色是（ ）

A. 痈

B. 疽

C. 疔

D. 疖

E. 瘾疹

7. 形小如粟，顶白根硬而深，麻木痒痛是（　　）

8. 漫肿无头，不热少痛是（　　）

A. 鸡胸

B. 痿证

C. 鼓胀

D. 痹证

E. 瘫痪

9. 手足软弱无力，行动不灵，称为（　　）

10. 单腹胀大，四肢反瘦，称为（　　）

A. 阳气不足

B. 营血亏虚

C. 阳气暴脱

D. 中寒腹痛

E. 虚阳上越

11. 面色淡白无华是（　　）

12. 面色㿠白是（　　）

A. 项痿

B. 瘰疬

C. 项痛

D. 项强

E. 瘿瘤

13. 痰浊结于颈前的表现是（　　）

14. 痰浊结于颈部两侧的表现是（　　）

A. 面黄枯槁无光

B. 面黄而虚浮

C. 面目一身俱黄

D. 面色青紫

E. 面色不华，眼眶发黑

15. 黄疸是（　　）

16. 黄胖是（　　）

A. 横目斜视

B. 昏睡露睛

C. 瞳孔散大

D. 目睛微定

E. 双睑下垂

17. 脾肾亏虚表现是（　　）

18. 肝风内动表现是（　　）

A. 痰黏难咯

B. 痰黄质稠

C. 痰白清稀

D. 痰少黏稠

E. 痰白滑量多

19. 燥痰的特征是（　　）

20. 寒痰的特征是（　　）

A. 肺胃热毒

B. 虚火上炎

C. 气血瘀滞

D. 风热痰火

E. 气郁痰凝

21. 咽喉红肿，疼痛剧烈，其临床意义是（　　）

22. 咽部嫩红，肿痛不显，其临床意义是（　　）

A. 邪气入络

B. 邪气入经

C. 邪入脏腑

D. 邪犯皮毛

E. 邪入关节

23. 小儿指纹显于风关是（　　）

24. 小儿指纹达于气关是（　　）

参 考 答 案

A1 型题

1. E 2. C 3. E 4. D 5. A
6. E 7. B 8. B 9. D 10. C
11. C 12. E 13. B 14. E 15. C

16. E	17. E	18. A	19. A	20. D	116. B	117. B	118. C	119. D	120. D
21. C	22. B	23. D	24. C	25. B	121. A	122. D	123. E	124. C	125. B
26. E	27. B	28. E	29. B	30. C	126. B	127. E	128. A	129. A	130. D
31. C	32. A	33. B	34. B	35. A	131. C	132. B	133. C	134. E	135. E
36. E	37. E	38. E	39. B	40. D	136. B	137. C	138. A	139. B	140. E
41. B	42. C	43. C	44. C	45. E	141. D	142. C	143. D	144. C	145. C
46. E	47. D	48. A	49. B	50. C	146. A	147. A	148. A	149. C	150. A
51. A	52. B	53. E	54. E	55. B	151. B	152. C	153. C	154. E	155. E
56. C	57. C	58. A	59. D	60. C	156. A	157. D	158. B	159. C	160. D
61. E	62. C	63. D	64. A	65. B	161. B	162. B	163. E	164. C	165. B
66. B	67. D	68. B	69. D	70. A	166. C	167. A	168. A	169. D	170. A
71. E	72. C	73. D	74. B	75. C	171. C	172. D	173. E	174. D	
76. A	77. B	78. D	79. E	80. B					
81. C	82. A	83. A	84. B	85. D					

B1 型题

86. E	87. C	88. A	89. B	90. D
91. A	92. C	93. B	94. C	95. C
96. D	97. C	98. A	99. A	100. D
101. D	102. C	103. D	104. B	105. A
106. C	107. D	108. C	109. A	110. C
111. E	112. B	113. E	114. C	115. D

1. B	2. C	3. C	4. B	5. B
6. A	7. C	8. B	9. B	10. C
11. B	12. A	13. E	14. B	15. C
16. B	17. E	18. A	19. A	20. C
21. A	22. B	23. A	24. B	

第三单元 望 舌

A1 型 题

1. 下列各项，不会引起舌象生理变异的是( )
   A. 年龄因素
   B. 呕吐腹泻
   C. 禀赋体质
   D. 性别因素
   E. 气候变化

2. 下列各项，不属正常舌象表现的是( )
   A. 舌体荣润
   B. 舌质淡红
   C. 舌苔薄白
   D. 舌体淡嫩少苔
   E. 舌体柔软

3. 连舌本、散舌下的是( )
   A. 手少阴心经
   B. 手太阴肺经
   C. 足少阴肾经
   D. 足太阴脾经
   E. 足厥阴肝经

4. 循喉咙、挟舌本的是( )
   A. 手少阴心经
   B. 手太阴肺经
   C. 足少阴肾经
   D. 足太阴脾经
   E. 足厥阴肝经

5. 手少阴心经之别( )
   A. 系舌本
   B. 络舌本
   C. 夹舌本
   D. 结于舌本
   E. 散舌下

6. 无神之舌为( )
   A. 萎软舌
   B. 裂纹舌
   C. 枯舌
   D. 肿胀舌
   E. 胖嫩舌

7. 下列各项，不是望舌临床意义的是( )
   A. 判断正气盛衰
   B. 分辨病位深浅
   C. 区别病邪性质
   D. 推断病势进退
   E. 预测疾病预后善恶

8. 下列各项，不是望舌质内容的是( )
   A. 舌神
   B. 舌色
   C. 舌形
   D. 舌态
   E. 剥落

9. 下列各项，不属望苔质内容的是( )
   A. 厚薄
   B. 润燥
   C. 腐腻
   D. 裂纹
   E. 剥落

10. 温病热入营分时，舌色应为( )
    A. 红
    B. 紫
    C. 青
    D. 绛
    E. 淡白

11. 舌淡紫或青紫而湿润者主( )
    A. 气滞血瘀
    B. 气虚血瘀
    C. 寒凝血瘀

D. 热毒极盛

E. 阴液耗竭

12. 舌体胖嫩，舌色淡白湿润多为（　　）

    A. 阳虚寒证

    B. 气血两亏

    C. 寒凝血瘀

    D. 阳郁不宣

    E. 阴阳两虚

13. 舌体肿胀，舌色红绛者是（　　）

    A. 气血壅滞

    B. 心脾热盛

    C. 热盛血瘀

    D. 脾胃湿热

    E. 中毒

14. 舌绛少苔或无苔是（　　）

    A. 阴虚火旺

    B. 热入营血

    C. 气分实热

    D. 阳明热盛

    E. 瘀血阻滞

15. 舌色绛紫有点刺者是（　　）

    A. 阴虚火旺

    B. 热入营血

    C. 气滞血瘀

    D. 脾虚湿盛

    E. 痰浊凝滞

16. 舌中部生芒刺者是（　　）

    A. 肝胆火盛

    B. 心火亢盛

    C. 肺热壅盛

    D. 胃肠热盛

    E. 膀胱湿热

17. 舌红绛裂纹，苔焦黄干燥，属（　　）

    A. 脾虚湿热

    B. 热极津伤

    C. 食积胃肠

    D. 瘀血内阻

    E. 气分湿热

18. 镜面舌色红绛者是（　　）

    A. 胃阴枯竭

    B. 气血两虚

    C. 营血大虚

    D. 气虚痰浊未化

    E. 阳气虚衰

19. 下列各项，不属瘀血舌象的是（　　）

    A. 全舌紫暗

    B. 舌上紫斑

    C. 舌上紫点

    D. 舌绛而干

    E. 舌质青紫

20. 舌色白如镜者属（　　）

    A. 气虚

    B. 胃阴虚

    C. 营血大虚

    D. 肾阴亏虚

    E. 痰浊未化

21. 阴虚内热的舌象为（　　）

    A. 舌红绛苔灰而干

    B. 舌红绛苔黄腻

    C. 舌红绛苔黄而燥

    D. 舌红绛苔黑而干

    E. 舌红绛少苔或无苔

22. 阴寒内盛，血行凝滞的舌象是（　　）

    A. 舌红而干

    B. 舌红有裂纹

    C. 舌红肿胀

    D. 舌淡紫湿润

    E. 舌绛紫而干

23. 下列各项可见于正常人舌象的是（　　）

    A. 胖大舌

    B. 肿胀舌

    C. 歪斜舌

    D. 点刺舌

    E. 裂纹舌

24. 下列各项，与热证最无关的是（　　）

    A. 裂纹舌

    B. 紫舌

    C. 胖嫩舌

    D. 绛舌

    E. 点刺舌

25. 舌体胖大有齿痕常见于(　　)
    A. 心血不足
    B. 肝血亏虚
    C. 肺阴不足
    D. 肾阴不足
    E. 脾虚湿盛
26. 舌体短缩，色青紫而湿润，是由于(　　)
    A. 寒凝筋脉
    B. 气滞血瘀
    C. 痰浊内阻
    D. 疫毒攻心
    E. 热盛动风
27. 吐舌多见于(　　)
    A. 疫毒攻心
    B. 动风先兆
    C. 小儿发育不全
    D. 痰浊内阻
    E. 亡阳伤津
28. 中风或中风先兆的舌态是(　　)
    A. 舌强
    B. 舌痿
    C. 舌颤
    D. 舌短
    E. 吐舌
29. 察舌苔有根与无根，主要在于了解(　　)
    A. 邪气盛衰
    B. 脏腑虚实
    C. 胃气有无
    D. 津液存亡
    E. 气血盈亏
30. 下列各项，不属于望苔质内容者为(　　)
    A. 腐腻
    B. 润燥
    C. 剥落
    D. 老嫩
    E. 消长
31. 观察舌苔以辨别病邪性质的主要依据是(　　)
    A. 舌苔的有无
    B. 舌苔的颜色
    C. 舌苔的消长
    D. 舌苔的厚薄
    E. 舌苔的润燥
32. 腻苔的主要特征为(　　)
    A. 苔质颗粒细腻致密
    B. 苔质颗粒疏松，粗大而厚
    C. 舌苔水分过多，扪之湿而滑
    D. 苔质颗粒不清
    E. 苔质燥裂如沙石，扪之粗糙
33. 下列各项，不可见腻苔的是(　　)
    A. 食积
    B. 痰饮
    C. 阳虚
    D. 湿热
    E. 顽痰
34. 外感秽浊不正之气与热毒相结的舌苔是(　　)
    A. 白腻苔
    B. 黄腻苔
    C. 积粉苔
    D. 灰黑苔
    E. 白腐苔
35. 舌淡胖嫩，苔白滑润者，多属(　　)
    A. 阳虚水泛
    B. 湿热内蕴
    C. 外感风热
    D. 气血两虚
    E. 痰瘀阻络
36. 苔灰黑而湿润者，多属(　　)
    A. 阴虚火旺
    B. 寒盛阳衰
    C. 热盛伤津
    D. 湿热郁蒸
    E. 痰火内蕴
37. 花剥苔表示(　　)
    A. 脾虚湿盛
    B. 脾肾阳虚

C. 湿遏热郁
D. 胃之气阴两伤
E. 肝肾阴亏

38. 表示热极津枯的舌象多为（　　）
   A. 苔黄干燥
   B. 苔灰而干
   C. 苔灰而润
   D. 苔黑燥裂
   E. 苔黑而润

39. 舌红绛，苔白腻，主病（　　）
   A. 邪热入营，湿浊未化
   B. 痰热互阻
   C. 饮停胸胁
   D. 阴虚内热
   E. 气虚发热

40. 舌红苔黄腻主病（　　）
   A. 肝阳上亢
   B. 胃肠热结
   C. 心火亢盛
   D. 肺热壅盛
   E. 湿热内蕴

41. 阳热有余，蒸腾胃中秽浊之邪上泛，其舌苔是（　　）
   A. 滑苔
   B. 糙苔
   C. 腻苔
   D. 腐苔
   E. 无根苔

42. 观察舌苔以辨别病邪深浅，主要依据是（　　）
   A. 舌苔的有无
   B. 舌苔的厚薄
   C. 舌苔的颜色
   D. 舌苔的真假
   E. 舌苔的润燥

43. 舌苔脱落处舌面不光滑，仍有新生苔质颗粒者称（　　）
   A. 花剥苔
   B. 地图舌
   C. 镜面舌
   D. 光滑舌
   E. 类剥苔

44. 舌苔淡黄而滑润者是（　　）
   A. 邪热盛
   B. 湿热盛
   C. 食积化热
   D. 水饮化热
   E. 阳虚水湿

45. 舌苔薄黄者是（　　）
   A. 上焦热盛
   B. 湿热内蕴
   C. 胃肠有热
   D. 风热表证
   E. 热盛津伤

46. 舌萎软而淡白无华，属（　　）
   A. 气血俱虚
   B. 风痰阻络
   C. 肝肾阴亏
   D. 热极伤阴
   E. 阴虚火旺

47. 舌体强硬，语言謇涩，伴肢体麻木，属（　　）
   A. 热邪炽盛
   B. 热入心包
   C. 心脾热盛
   D. 气血亏虚
   E. 中风先兆

48. 舌苔由薄转厚提示（　　）
   A. 正气胜邪
   B. 内伤病轻
   C. 邪气渐盛
   D. 胃气暴绝
   E. 外感初起

49. 患者，男，24岁。病人发热数天，现症见，身热夜甚，口渴不欲饮，心烦嗜睡，时有谵语，脉细数。其舌色表现应为（　　）
   A. 淡红舌
   B. 红舌
   C. 绛舌
   D. 青紫舌

E. 绛紫舌

50. 患者，男，32 岁，患肺结核多年，形体消瘦，2 天前因受凉后出现恶寒发热，咽喉疼痛，咳嗽，痰少，脉浮数。此患者可见到的舌象是(   )

  A. 红绛舌，黄燥苔
  B. 红瘦舌，薄白苔
  C. 绛舌，黄白苔
  D. 红舌，苍老滑苔
  E. 淡白舌，黄裂苔

51. 患者，女，43 岁。症见脘腹胀闷，不思饮食，泛恶欲呕，肢体困重，大便溏泄，脉濡缓，其舌苔多见(   )

  A. 薄白苔
  B. 薄黄苔
  C. 黄腻苔
  D. 白腻苔
  E. 白滑苔

52. 患者，男，22 岁。饱餐后出现胃脘胀痛，嗳气吞酸，矢气频作，泻下酸腐臭秽，脉滑，其舌苔多见(   )

  A. 薄白苔
  B. 薄黄苔
  C. 黄腻苔
  D. 厚腻苔
  E. 白滑苔

B1 型 题

  A. 类剥苔
  B. 黄腻苔
  C. 薄黄苔
  D. 灰黑而润苔
  E. 灰黑而干苔

1. 痰热内蕴可见(   )
2. 气血不足可见(   )

  A. 类剥苔
  B. 黄腻苔
  C. 薄白苔
  D. 灰黑而润苔
  E. 灰黑而干苔

3. 阳虚寒湿内盛可见(   )
4. 热盛津伤可见(   )

  A. 舌尖
  B. 舌中
  C. 舌根
  D. 舌边
  E. 舌底

5. 肾在舌上分属部位是(   )
6. 肝在舌上分属部位是(   )

  A. 燥苔
  B. 类剥苔
  C. 花剥苔
  D. 糙苔
  E. 地图舌

7. 舌苔不规则脱落，边缘突起，界限清楚的是(   )
8. 舌苔干燥粗糙，津液全无的是(   )

  A. 腐苔
  B. 黄腻苔
  C. 光滑舌
  D. 积粉苔
  E. 水滑苔

9. 水湿内停舌苔表现是(   )
10. 湿热内蕴舌苔表现是(   )

  A. 风痰阻络
  B. 热入心包
  C. 阴虚火旺
  D. 心脾热盛
  E. 脾虚不运

11. 歪斜舌的临床意义是(   )
12. 舌体强硬而胖大，舌苔厚腻的临床意义是(   )

  A. 血虚动风

B. 热极生风
C. 阴虚动风
D. 疫毒攻心
E. 肝阳化风

13. 舌红少津少苔而颤动的临床意义是( )
14. 新病舌绛而颤动，伴高热惊厥的是( )

A. 胖大舌
B. 淡白瘦薄舌
C. 点刺舌
D. 老舌
E. 强硬舌

15. 气血两虚的舌象是( )
16. 水湿内停的舌象是( )

A. 肝阳上亢
B. 痰湿内阻
C. 气虚血少
D. 肾精不足
E. 肝火上炎

17. 头晕昏沉，痰多苔腻的临床意义是( )
18. 头晕目眩，倦怠乏力，舌淡苔白的临床意义是( )

A. 花剥苔
B. 黄腻苔
C. 白厚腻苔
D. 灰黑而润苔
E. 灰黑而干苔

19. 痰热内蕴者可见( )
20. 食积内停者可见( )

A. 花剥而兼腻苔
B. 黄腻苔
C. 薄白苔
D. 黑而燥裂苔
E. 黑而滑润苔

21. 热极津枯可见( )
22. 痰浊未化，正气已伤者，可见( )

参 考 答 案

A1 型题

1. B	2. D	3. D	4. C	5. A
6. C	7. E	8. E	9. D	10. D
11. C	12. A	13. B	14. A	15. B
16. D	17. B	18. A	19. D	20. C
21. E	22. D	23. E	24. C	25. A
26. A	27. A	28. A	29. C	30. D
31. B	32. A	33. C	34. C	35. A
36. B	37. D	38. D	39. A	40. E
41. D	42. B	43. E	44. D	45. D
46. A	47. E	48. C	49. C	50. B
51. D	52. D			

B1 型题

1. B	2. A	3. D	4. E	5. C
6. D	7. E	8. D	9. E	10. B
11. A	12. C	13. C	14. B	15. B
16. A	17. B	18. C	19. B	20. C
21. D	22. A			

第四单元 闻 诊

A1 型 题

1. 外感风寒或风热袭肺，或痰湿壅肺，肺失清肃，邪闭清窍所致的音哑或失音，称为（ ）
   A. 金实不鸣
   B. 金破不鸣
   C. 子喑
   D. 失语
   E. 短气

2. 因精气内伤，肺肾阴虚，虚火灼肺，以致津枯肺损，声音难出者，称为（ ）
   A. 金实不鸣
   B. 金破不鸣
   C. 子喑
   D. 失语
   E. 短气

3. 妇女妊娠末期出现音哑或失音者，其临床意义为（ ）
   A. 金实不鸣
   B. 金破不鸣
   C. 肾之精气不能上荣
   D. 气阴耗伤
   E. 精气内伤

4. 神识不清，语无伦次，声高有力称为（ ）
   A. 错语
   B. 狂言
   C. 郑声
   D. 谵语
   E. 独语

5. 神识不清，语言重复，时断时续，语声低弱模糊，称为（ ）
   A. 独语
   B. 错语
   C. 狂言
   D. 谵语
   E. 郑声

6. 谵语的临床意义是（ ）
   A. 痰蒙心神
   B. 心气虚弱
   C. 神气不足
   D. 热扰神明
   E. 心气大伤

7. 郑声的临床意义是（ ）
   A. 心气不足
   B. 心气大伤
   C. 瘀阻心窍
   D. 热扰心神
   E. 痰闭心窍

8. 自言自语，喃喃不休，见人语止，首尾不续，称（ ）
   A. 独语
   B. 错语
   C. 狂言
   D. 谵语
   E. 郑声

9. 神识清楚，语言错乱，语后自知，称（ ）
   A. 独语
   B. 错语
   C. 狂言
   D. 谵语
   E. 郑声

10. 精神错乱，语无伦次，狂叫骂詈，登高而歌，称（ ）
    A. 独语
    B. 错语
    C. 狂言
    D. 谵语

E. 郑声

11. 神志清楚、思维正常而吐字困难，或吐字不清，称（ ）
    A. 独语
    B. 错语
    C. 言謇
    D. 谵语
    E. 郑声

12. 咳声重浊，痰白清稀，多为（ ）
    A. 痰湿阻肺
    B. 热邪犯肺
    C. 燥邪犯肺
    D. 风寒束肺
    E. 肺气虚损

13. 咳声不扬，痰黄难咯，多为（ ）
    A. 痰湿阻肺
    B. 热邪犯肺
    C. 燥邪犯肺
    D. 饮停于肺
    E. 风寒束肺

14. 干咳无痰，或痰少而黏，不易咳出，多为（ ）
    A. 痰湿阻肺
    B. 热邪犯肺
    C. 燥邪犯肺
    D. 饮停于肺
    E. 风寒束肺

15. 咳嗽阵发，发则连声不绝，咳声终止时有鸡啼样回声者，称为（ ）
    A. 白喉
    B. 肺痈
    C. 肺痿
    D. 肺燥
    E. 顿咳

16. 咳声如犬吠，伴有声音嘶哑，吸气困难者，称为（ ）
    A. 白喉
    B. 肺痈
    C. 肺痿
    D. 肺痨

E. 顿咳

17. 咳嗽阵发，发则连声不绝，咳声终止时有鸡啼样回声，多为（ ）
    A. 风邪与痰热搏结，阻遏气道
    B. 久病肺气虚损
    C. 燥邪犯肺
    D. 寒痰湿浊阻肺
    E. 肺肾阴虚，疫毒攻喉

18. 咳声如犬吠，声音嘶哑，吸气困难者，多为（ ）
    A. 风邪与痰热搏结，阻遏气道
    B. 久病肺气虚损
    C. 燥邪犯肺
    D. 寒痰湿浊阻肺
    E. 肺肾阴虚，疫毒攻喉

19. 呼吸困难、急迫，张口抬肩，甚至鼻翼扇动，难以平卧者，称为（ ）
    A. 短气
    B. 少气
    C. 喘
    D. 哮
    E. 少气

20. 发作急骤，呼吸深长，息粗声高，唯以呼出为快者，多为（ ）
    A. 实喘
    B. 虚喘
    C. 短气
    D. 上气
    E. 少气

21. 病势缓慢，呼吸短浅，急促难续，息微声低，唯以深吸为快，动则喘甚者，多为（ ）
    A. 短气
    B. 上气
    C. 实喘
    D. 虚喘
    E. 少气

22. 引起哮病发作最常见的诱因是（ ）
    A. 痰饮内伏
    B. 感受外邪
    C. 劳倦过度

D. 过食辛辣
E. 情志失调

23. 水逆证的呕吐特点是( )
    A. 饮后即吐
    B. 吐利并作
    C. 朝食暮吐
    D. 吐物酸腐
    E. 呕吐如喷

24. 嗳气、呃逆、呕吐的临床意义是( )
    A. 肺气上逆
    B. 肝气上逆
    C. 胃气上逆
    D. 肝郁气滞
    E. 脾失健运

25. 咳声重浊，痰稀色白为( )
    A. 风寒
    B. 痰湿
    C. 燥热
    D. 脾虚
    E. 肺气虚

26. 下列各项，表现为干咳无痰或少痰而黏的是( )
    A. 风热犯肺证
    B. 燥邪犯肺证
    C. 热邪犯肺证
    D. 痰湿阻肺证
    E. 痰热壅肺证

27. 肝气郁结病人的临床表现是( )
    A. 少气
    B. 呃逆
    C. 夺气
    D. 噫气
    E. 太息

28. 嗳气酸腐的临床意义是( )
    A. 龋齿
    B. 宿食不化
    C. 中焦湿热
    D. 脾胃虚弱
    E. 胃寒

29. 呕吐呈喷射状的临床意义是( )
    A. 热伤胃肠
    B. 脾胃阳虚
    C. 热扰神明
    D. 食滞胃脘
    E. 饮邪犯胃

30. 热邪犯胃所致呕吐的特点是( )
    A. 呕声壮厉，吐黏稠黄水
    B. 呕吐呈喷射状
    C. 呕吐酸腐食糜
    D. 吐势徐缓，声音微弱
    E. 呕吐物清稀

31. 呕吐酸腐食物，多属( )
    A. 热伤胃肠
    B. 脾胃阳虚
    C. 热扰神明
    D. 食滞胃脘
    E. 饮邪犯胃

32. 病人呕吐清水痰涎者，多属( )
    A. 寒呕
    B. 热呕
    C. 伤食
    D. 痰饮
    E. 肝胆郁热

33. 病人朝食暮吐，暮食朝吐，最宜诊断为( )
    A. 胃反
    B. 霍乱
    C. 呃逆
    D. 气逆
    E. 嗳气

34. 重病呃逆不止，声低气怯的临床意义是( )
    A. 胃气衰败
    B. 脾胃气虚
    C. 脾胃阳虚
    D. 寒邪客胃
    E. 热邪客胃

35. 嗳气频作响亮，嗳后脘腹胀减，发作与情志相关的临床意义是( )
    A. 食积内停

B. 胃阳亏虚

C. 寒邪犯胃

D. 肝气犯胃

E. 脾虚气逆

36. 口气酸臭，脘腹胀满的临床意义是（ ）

    A. 脾胃蕴热

    B. 肠中蕴热

    C. 食积胃肠

    D. 胃有脓疡

    E. 口腔不洁

37. 下列各项，不会导致口臭的是（ ）

    A. 内痈

    B. 龋齿

    C. 胃热

    D. 宿食

    E. 心火

38. 口气腐臭或吐脓血的临床意义是（ ）

    A. 牙疳

    B. 内有脓疡

    C. 胃热

    D. 口腔不洁

    E. 龋齿

39. 大便夹有不消化的食物，酸腐臭秽的临床意义是（ ）

    A. 大肠湿热

    B. 寒湿内盛

    C. 伤食积滞

    D. 脾胃虚弱

    E. 肝胃不和

40. 当瘟疫类疾病发生时病室中嗅到的气味是（ ）

    A. 臭气

    B. 臭气触人

    C. 尿臊气

    D. 蒜臭气

    E. 烂苹果气

41. 病室中有尸臭气的临床意义是（ ）

    A. 患者失血

    B. 瘟疫发作

    C. 脏腑衰败

    D. 肾衰

    E. 消渴病重

42. 下列各项，不属喘的特征的是（ ）

    A. 呼吸困难

    B. 鼻翼扇动

    C. 张口抬肩

    D. 难以平卧

    E. 喉中痰鸣

43. 呼吸急促似喘，声高断续，喉间有哮鸣音者，称（ ）

    A. 短气

    B. 少气

    C. 喘

    D. 哮

    E. 少气

44. 某男，50 岁。声音嘶哑 3 年余，伴干咳，五心烦热，心悸失眠，腰酸遗精，舌红苔少，脉细数。属（ ）

    A. 金实不鸣

    B. 金破不鸣

    C. 子喑

    D. 失语

    E. 短气

45. 某男，38 岁。发热 5 天，现体温 39.2℃，呼吸困难、急迫，张口抬肩，鼻翼扇动。宜诊断为（ ）

    A. 短气

    B. 少气

    C. 喘

    D. 哮

    E. 少气

46. 患者，男，74 岁。感寒后出现呼吸喘促，喉间痰鸣，咯大量清稀痰。宜诊断为（ ）

    A. 短气

    B. 少气

    C. 喘

    D. 哮

    E. 少气

47. 患者，女，52 岁。2 天前因车祸致脑挫

裂伤，神志不清，语无伦次，声高有力。宜诊断为（　　）

A. 错语
B. 独语
C. 谵语
D. 呓语
E. 郑声

48. 患儿，男，8岁。感冒后咳嗽日久不愈，咳声阵发，发则连声不绝，终止时有鸡啼样回声，此为（　　）

A. 短气
B. 顿咳
C. 喘
D. 哮
E. 白喉

49. 患儿，男，12岁。1天前参加同学聚会，暴饮暴食，食后脘腹胀痛。现呕吐酸腐食物，口臭，大便臭秽，舌苔厚腻，脉滑有力。宜诊断为（　　）

A. 胃火炽盛
B. 脾胃虚弱
C. 肝火犯胃
D. 食滞胃脘
E. 肠道湿热

50. 患者，男，23岁。因过食生冷，胃脘部剧烈疼痛，呕吐清水，四肢不温，面色苍白，大便稀溏，舌苔白滑，脉沉紧。宜诊断为（　　）

A. 胃阳不足
B. 脾阳亏虚
C. 寒凝胃脘
D. 寒湿犯胃
E. 脾胃湿热

51. 患者，男，45岁。患慢性胃炎10年余，近1周来干呕时作，口渴心烦，胃脘隐痛，饥而不欲饮食，大便干结，小溲短黄，舌红少苔，脉细偏数。属于（　　）

A. 食滞胃脘
B. 胃火炽盛
C. 胃阴亏虚
D. 肝气犯胃

E. 脾胃虚弱

52. 患者，男，68岁，哮喘病史18年。1月前感冒后咳嗽一直未愈，现咳喘无力，动则尤甚，神疲，声低懒言，腰酸，耳鸣，咳则有尿液溢出。舌淡胖，苔白滑，脉沉细。属于（　　）

A. 肺气虚
B. 肺脾气虚
C. 中气下陷
D. 寒饮阻肺
E. 肺肾气虚

53. 某女，28岁，神志昏迷，急诊收入病房，口中散发蒜臭味，首先考虑（　　）

A. 水肿病晚期
B. 消渴重症
C. 大出血
D. 有机磷中毒
E. 风中脏腑

B1 型题

A. 肺实咳喘
B. 肺虚咳喘
C. 新病音哑失音
D. 久病音哑失音
E. 失语

1. "金实不鸣"是指（　　）
2. "金破不鸣"是指（　　）

A. 热扰心神
B. 痰热扰心
C. 心气虚弱
D. 脏气衰微
E. 宗气大虚

3. 语言时有错乱，语后自知言错的临床意义是（　　）
4. 自言自语，见人便止，首尾不续的临床意义是（　　）

A. 咳声不扬，痰黄质稠
B. 咳声重浊紧闷

C. 干咳少痰无痰

D. 咳有痰声，痰多易咯

E. 咳声如犬吠，声音嘶哑

5. 痰湿阻肺的咳嗽特征是( )

6. 燥邪犯肺的咳嗽特征是( )

A. 咳声阵发

B. 咳声重浊紧闷

C. 干咳少痰无痰

D. 咳有痰声，痰多易咯

E. 咳声如犬吠，声音嘶哑

7. 顿咳的咳嗽特征是( )

8. 白喉的咳嗽特征是( )

A. 胃热津伤

B. 暴饮暴食

C. 脾胃虚寒

D. 饮停于胃

E. 颅内肿瘤

9. 呕吐酸腐味食糜的临床意义是( )

10. 吐势徐缓，吐物清稀的临床意义是( )

A. 心阴大伤

B. 心气不足

C. 热扰心神

D. 痰火扰心

E. 风痰阻络

11. 独语的临床意义是( )

12. 语言謇涩的临床意义是( )

A. 消渴晚期

B. 肾衰

C. 有机磷中毒

D. 溃腐疮疡

E. 脏腑衰败

13. 病室尿臊气的是( )

14. 病室烂苹果气味的是( )

参考答案

A1 型题

1. A	2. B	3. C	4. D	5. E
6. D	7. B	8. A	9. B	10. C
11. C	12. D	13. B	14. C	15. E
16. A	17. A	18. E	19. C	20. A
21. D	22. B	23. A	24. C	25. A
26. B	27. E	28. B	29. C	30. A
31. D	32. A	33. A	34. A	35. D
36. C	37. B	38. B	39. C	40. B
41. C	42. E	43. D	44. B	45. C
46. D	47. C	48. B	49. D	50. C
51. C	52. E	53. D		

B1 型题

1. C	2. D	3. C	4. C	5. D
6. C	7. A	8. E	9. B	10. C
11. B	12. E	13. B	14. A	

第五单元 问 诊

A1 型题

1. 下列各项不属于"十问歌"内容的是（ ）
   A. 寒热
   B. 耳聋
   C. 住地
   D. 口渴
   E. 旧病

2. 外感风寒之邪初期的寒热表现是（ ）
   A. 寒热俱轻
   B. 寒热俱重
   C. 恶寒重而发热轻
   D. 发热重而恶寒轻
   E. 但寒不热

3. 自觉怕冷，加衣盖被或近火取暖可以缓解者，称为（ ）
   A. 恶风
   B. 恶寒
   C. 畏寒
   D. 寒战
   E. 寒证

4. 自觉怕冷，加衣盖被或近火取暖不能缓解者，称为（ ）
   A. 恶风
   B. 恶寒
   C. 畏寒
   D. 寒战
   E. 寒证

5. 恶寒与发热交替发作，发无定时，属于（ ）
   A. 少阳病
   B. 疟疾
   C. 热入血室
   D. 阳明病
   E. 表寒证

6. 下列各项，不见于疟疾发作的是（ ）
   A. 寒热往来有定时
   B. 寒热往来无定时
   C. 剧烈头痛
   D. 口渴
   E. 多汗

7. 下列各项，与久病畏寒有关的是（ ）
   A. 风寒袭表
   B. 寒邪内侵
   C. 感受风邪
   D. 风湿外袭
   E. 阳气虚衰

8. 病人高热不退，体温超过39℃以上为（ ）
   A. 潮热
   B. 壮热
   C. 微热
   D. 发热
   E. 身热不扬

9. 阳明潮热的特点是（ ）
   A. 热势较高，日晡热甚
   B. 身热不扬
   C. 五心烦热
   D. 夜间低热
   E. 骨蒸潮热

10. 阴虚潮热的特点是（ ）
    A. 热势较高，日晡热甚
    B. 身热不扬
    C. 腹满便秘
    D. 午后夜间低热
    E. 午后热甚

11. 湿温潮热的特点是（ ）
    A. 日晡热甚

B. 身热不扬

C. 腹满便秘

D. 夜间低热

E. 手足心热

12. 肌肤初扪之不觉热，但扪之稍久即感灼手为（　　）

A. 气虚低热

B. 阴虚发热

C. 身热不扬

D. 日晡热甚

E. 潮热

13. 气郁发热的特点是（　　）

A. 长期微热，劳累则甚，兼疲乏、少气、自汗等症

B. 时有低热，兼面白、头晕、舌淡、脉细等症

C. 长期低热，兼颧红、五心烦热等症

D. 每因情志不舒而时有微热，兼胸闷，急躁易怒等症

E. 小儿于夏季气候炎热时长期发热，兼有烦渴、多尿、无汗等症，至秋凉自愈

14. 长期午后夜间低热，其临床意义是（　　）

A. 阳明腑实

B. 阴虚火旺

C. 温病入营

D. 湿温内蕴

E. 热邪客表

15. 小儿夏季长期低热，秋凉自愈，其临床意义是（　　）

A. 气虚

B. 血虚

C. 阴虚

D. 气血两虚

E. 气阴两虚

16. 长期微热，兼疲乏、少气、自汗，其临床意义是（　　）

A. 气虚

B. 血虚

C. 阴虚

D. 阳虚

E. 气阴两虚

17. 下列各项，可出现汗出过多的是（　　）

A. 里热证

B. 表虚证

C. 里寒证

D. 表寒证

E. 虚热证

18. 提示疾病发展转折点的是（　　）

A. 自汗

B. 盗汗

C. 蒸汗

D. 冷汗

E. 战汗

19. 自汗的临床意义是（　　）

A. 气虚

B. 阴虚

C. 血虚

D. 痰盛

E. 气滞

20. 经常日间汗出，活动后尤甚，称（　　）

A. 自汗

B. 盗汗

C. 战汗

D. 绝汗

E. 脱汗

21. 睡时汗出，醒则汗止，属（　　）

A. 气虚

B. 阴虚

C. 血虚

D. 痰盛

E. 气滞

22. 下列各项，不属绝汗临床表现的有（　　）

A. 冷汗淋漓如水

B. 四肢厥冷

C. 面色苍白

D. 战栗汗出

E. 汗热而黏

23. 下列各项，可出现自汗、盗汗并见的是(　　)
   A. 阳气亏虚证
   B. 津血不足证
   C. 阴液亏虚证
   D. 气阴两虚证
   E. 气血两虚证

24. 亡阴之汗的特点是(　　)
   A. 汗热而黏如油
   B. 汗热味淡不黏
   C. 汗冷味淡不黏
   D. 汗冷味淡而黏
   E. 恶寒战栗汗出

25. 亡阳之汗的特点是(　　)
   A. 汗热而黏如油
   B. 汗热味淡不黏
   C. 汗冷味淡质稀
   D. 汗冷味淡而黏
   E. 恶寒战栗汗出

26. 半身汗出多见于(　　)
   A. 中焦湿热
   B. 阳气虚损
   C. 阴虚火旺
   D. 中风截瘫
   E. 气阴两虚

27. 手足心汗出量多的临床意义是(　　)
   A. 阴经郁热
   B. 阳气内郁
   C. 血虚
   D. 气虚
   E. 阳虚

28. 外感病恶寒战栗后汗出热退，脉静身凉者，其临床意义是(　　)
   A. 表邪入里
   B. 邪盛正馁
   C. 邪去正复
   D. 汗出亡阳
   E. 真热假寒

29. 下列各项，不属头汗临床意义的是(　　)
   A. 进食辛辣
   B. 气阴两虚
   C. 上焦热盛
   D. 中焦湿热
   E. 虚阳上越

30. 头目胀痛，多见于(　　)
   A. 气机阻滞
   B. 湿邪困阻
   C. 风邪偏盛
   D. 肝阳上亢
   E. 瘀血阻滞

31. 胸胁刺痛，多见于(　　)
   A. 肝气郁滞
   B. 痰湿困阻
   C. 肝胆湿热
   D. 肝阴不足
   E. 瘀血阻滞

32. 胸胁脘腹疼痛而走窜不定的临床意义是(　　)
   A. 肝气郁滞
   B. 痰湿困阻
   C. 肝胆湿热
   D. 肝阴不足
   E. 瘀血阻滞

33. 有形实邪阻闭气机所致疼痛的性质是(　　)
   A. 刺痛
   B. 绞痛
   C. 胀痛
   D. 窜痛
   E. 冷痛

34. 酸痛的常见临床意义是(　　)
   A. 火邪窜至经络
   B. 寒邪阻滞经络
   C. 湿侵肌肉关节
   D. 气血亏虚
   E. 风邪偏胜

35. 疼痛兼有空虚感的临床意义是(　　)
   A. 气机阻滞
   B. 湿邪困阻

C. 风邪偏盛
D. 精血不足
E. 瘀血阻滞

36. 疼痛轻微，尚可忍耐，绵绵不休，称为（　　）
   A. 酸痛
   B. 隐痛
   C. 空痛
   D. 窜痛
   E. 胀痛

37. 湿邪困阻气机所致疼痛的特点是（　　）
   A. 胀痛
   B. 冷痛
   C. 隐痛
   D. 重痛
   E. 绞痛

38. 脾胃虚弱所致脘腹疼痛的特点为（　　）
   A. 隐痛
   B. 绞痛
   C. 胀痛
   D. 窜痛
   E. 冷痛

39. 经行小腹胀痛，行经后痛减者，多属（　　）
   A. 血虚
   B. 肾虚
   C. 寒凝
   D. 血热
   E. 气滞

40. 血瘀致痛的特点是（　　）
   A. 胀痛
   B. 刺痛
   C. 重痛
   D. 空痛
   E. 走窜痛

41. 后头部连项痛的属（　　）
   A. 太阳头痛
   B. 阳明头痛
   C. 少阳头痛
   D. 厥阴头痛
   E. 少阴头痛

42. 头痛以两侧太阳穴附近为甚的属（　　）
   A. 太阳头痛
   B. 阳明头痛
   C. 少阳头痛
   D. 厥阴头痛
   E. 少阴头痛

43. 前额痛连及眉棱骨属于（　　）
   A. 阳明头痛
   B. 少阳头痛
   C. 厥阴头痛
   D. 太阳头痛
   E. 太阴头痛

44. 巅顶部位头痛属于（　　）
   A. 太阳头痛
   B. 阳明头痛
   C. 少阳头痛
   D. 厥阴头痛
   E. 少阴头痛

45. 头痛连齿者，属于（　　）
   A. 太阳头痛
   B. 阳明头痛
   C. 少阳头痛
   D. 厥阴头痛
   E. 少阴头痛

46. 头痛如裹，伴肢体困重者，属（　　）
   A. 风寒头痛
   B. 风热头痛
   C. 风湿头痛
   D. 血虚头痛
   E. 气虚头痛

47. 头脑空痛，腰膝酸软者，属（　　）
   A. 风湿头痛
   B. 风寒头痛
   C. 肾虚头痛
   D. 血虚头痛
   E. 气虚头痛

48. 胸部憋闷作痛，痛引肩臂，时痛时止者，见于（　　）
   A. 胸痹

B. 肺痈

C. 肺痨

D. 真心痛

E. 悬饮

49. 胸痛，壮热，咳吐脓血腥臭痰者，见于（ ）

A. 肺热

B. 肺痈

C. 肺痨

D. 胸痹

E. 悬饮

50. 下列各项，与胁痛无关的是（ ）

A. 饮停胸胁

B. 肝郁气滞

C. 肝阴亏虚

D. 肝血亏虚

E. 肝胆湿热

51. 胃脘剧痛暴作，出现压痛及反跳痛，多属（ ）

A. 寒邪凝滞

B. 气滞

C. 食积

D. 胃脘穿孔

E. 胃癌

52. 胃脘疼痛失去规律，痛无休止而明显消瘦者，应考虑（ ）

A. 寒邪凝滞

B. 气滞

C. 食积

D. 胃脘穿孔

E. 胃癌

53. 少腹冷痛，牵及外阴者，多为（ ）

A. 脾胃虚寒

B. 瘀阻胞宫

C. 癥闭

D. 寒滞肝脉

E. 痛经

54. 小腹胀满而痛，小便不利者，多为（ ）

A. 肝气郁滞

B. 瘀阻胞宫

C. 癥闭

D. 脾肾阳虚

E. 痛经

55. 腰痛剧烈、向小腹放射、尿血的临床意义是（ ）

A. 肾虚失养

B. 寒湿侵袭

C. 带脉损伤

D. 瘀血阻络

E. 结石阻滞

56. 腰部冷痛沉重，寒冷阴雨天加剧的临床意义是（ ）

A. 肾虚失养

B. 寒湿侵袭

C. 带脉损伤

D. 瘀血阻络

E. 结石阻滞

57. 腰部刺痛拒按，痛处固定不移，多为（ ）

A. 肾虚失养

B. 寒湿侵袭

C. 带脉损伤

D. 瘀血阻络

E. 结石阻滞

58. 头晕而重，如物缠裹的临床意义是（ ）

A. 肝火上炎

B. 肝阳上亢

C. 痰湿内阻

D. 肾精亏虚

E. 气血亏虚

59. 头晕耳鸣，腰酸遗精，健忘，多为（ ）

A. 肝火上炎

B. 肝阳上亢

C. 痰湿内阻

D. 肾精亏虚

E. 气血亏虚

60. 头晕胀痛，头重脚轻，腰酸耳鸣，脉弦

细，多为(　　)

　　A. 肝火上炎
　　B. 肝阳上亢
　　C. 痰湿内阻
　　D. 肾精亏虚
　　E. 气血亏虚

61. 头晕而胀，面红目赤，烦躁易怒，脉弦数者，多为(　　)
　　A. 肝火上炎
　　B. 肝阳上亢
　　C. 痰湿内阻
　　D. 肾精亏虚
　　E. 气血亏虚

62. 下列各项，不属头晕临床意义的是(　　)
　　A. 瘀阻脑络
　　B. 肝阳上亢
　　C. 痰湿内阻
　　D. 外感风寒
　　E. 肾精亏虚

63. 胸闷气喘，少气不足以息者，多为(　　)
　　A. 心气不足
　　B. 肝气郁结
　　C. 肺气亏虚
　　D. 脾气亏虚
　　E. 气血亏虚

64. 胸闷，壮热，鼻翼扇动，多为(　　)
　　A. 痰饮停肺
　　B. 痰热壅肺
　　C. 肺阴不足
　　D. 肝火犯肺
　　E. 风热犯肺

65. 胸闷，心悸气短者，多为(　　)
　　A. 心气不足
　　B. 肝气郁结
　　C. 肺气亏虚
　　D. 脾气亏虚
　　E. 气血亏虚

66. 下列各项，不属于心悸临床意义的是(　　)
　　A. 心阳不足
　　B. 心胆气虚
　　C. 水气凌心
　　D. 心脉痹阻
　　E. 气阴两虚

67. 脘痞腹胀，呕恶痰涎者，多为(　　)
　　A. 脾胃虚弱
　　B. 食滞胃脘
　　C. 饮停于胃
　　D. 湿热蕴脾
　　E. 痰湿中阻

68. 脘痞，胃脘有振水声者，为(　　)
　　A. 脾胃虚弱
　　B. 食滞胃脘
　　C. 饮停于胃
　　D. 湿热蕴脾
　　E. 痰湿中阻

69. 脘痞食少，腹胀便溏者，多为(　　)
　　A. 脾胃虚弱
　　B. 食滞胃脘
　　C. 饮停于胃
　　D. 湿热蕴脾
　　E. 痰湿中阻

70. 肌肤麻木，神疲乏力，面舌淡白者，多为(　　)
　　A. 肝风内动
　　B. 气血亏虚
　　C. 痰湿阻络
　　D. 瘀血阻络
　　E. 风湿侵袭

71. 腹胀喜按的临床意义是(　　)
　　A. 痰湿中阻
　　B. 食积胃肠
　　C. 脾胃虚弱
　　D. 饮停于胃
　　E. 湿热蕴脾

72. 半身麻木，兼有口眼㖞斜者，多属(　　)
　　A. 肝风内动

B. 气虚失煦
C. 痰瘀阻络
D. 血虚失养
E. 瘀血阻络

73. 肢体麻木，眩晕欲仆者，属（ ）
    A. 肝风内动
    B. 气虚失煦
    C. 痰瘀阻络
    D. 血虚失养
    E. 瘀血阻络

74. 突发耳鸣，声大如潮，按之不减者，多属（ ）
    A. 肾精亏损
    B. 阴虚火旺
    C. 肝肾阴虚
    D. 肝胆火盛
    E. 气血不足

75. 渐觉耳鸣，声小如蝉鸣，按之鸣声减轻或暂停者，不见于（ ）
    A. 肾精亏损
    B. 脾虚气陷
    C. 肝肾阴虚
    D. 肝阳上亢
    E. 肝风内动

76. 耳聋逐渐加重且有腰酸眩晕者，属（ ）
    A. 伤寒耳聋
    B. 温病耳聋
    C. 肾虚耳聋
    D. 痰浊耳聋
    E. 血瘀耳聋

77. 视物昏暗不明，模糊不清者，称为（ ）
    A. 目痒
    B. 目昏
    C. 目眩
    D. 雀目
    E. 歧视

78. 下列各项，不属于目眩临床意义的是（ ）

A. 风热上袭
B. 痰湿上蒙
C. 肝火上炎
D. 肝阳化风
E. 阴精不足

79. 自觉视物旋转动荡，如在舟车之上，称为（ ）
    A. 目痒
    B. 目昏
    C. 目眩
    D. 雀目
    E. 歧视

80. 雀目的临床意义是（ ）
    A. 肝肾亏虚
    B. 心血不足
    C. 脾气亏虚
    D. 肾阳不足
    E. 肝经风热

81. 下列各项，不会导致失眠的是（ ）
    A. 痰湿困脾
    B. 食积胃脘
    C. 阴虚火旺
    D. 痰火扰心
    E. 心胆气虚

82. 困倦易睡，伴头目昏沉，胸闷脘痞，肢体困重，苔腻者，多为（ ）
    A. 心肾阳虚
    B. 痰湿困脾
    C. 脾虚不运
    D. 邪闭心神
    E. 营血亏虚

83. 饭后神疲困倦易睡，兼食少纳呆，少气乏力者，其临床意义是（ ）
    A. 脾气虚弱
    B. 湿邪困脾
    C. 心肾阳虚
    D. 邪闭心神
    E. 痰热内扰

84. 消渴病多表现为（ ）
    A. 口渴不欲饮

B. 大渴引饮，小便量多
C. 口渴喜冷饮
D. 口渴喜热饮
E. 口渴漱水不欲咽

85. 下列各项，不会出现口渴多饮的是（　　）
A. 热盛伤津
B. 剧烈呕吐
C. 湿热内阻
D. 泻下过度
E. 汗出过多

86. 下列各项，不会导致渴不多饮的是（　　）
A. 阴虚津亏
B. 热入营血
C. 湿热内蕴
D. 寒湿内停
E. 痰饮内停

87. 口干但不欲饮，兼见潮热、盗汗、颧红等症，属（　　）
A. 内有瘀血
B. 内有痰饮
C. 内有食积
D. 阴液耗伤
E. 内有积热

88. 口干，但欲漱水不欲咽属（　　）
A. 阴虚津亏
B. 热入营血
C. 湿热内蕴
D. 瘀血内阻
E. 痰饮内停

89. 渴喜热饮而量不多，或水入即吐的临床意义是（　　）
A. 湿热内蕴
B. 痰饮内停
C. 营分热盛
D. 阴虚津亏
E. 瘀血内阻

90. 渴不多饮，兼身热不扬、头身困重、黄腻苔者，属（　　）
A. 营分热盛
B. 湿热内蕴
C. 阴虚津亏
D. 痰饮内停
E. 瘀血内停

91. 口渴饮水不多，兼身热夜甚，心烦不寐，舌红绛者，属（　　）
A. 营分热盛
B. 湿热内蕴
C. 阴虚津亏
D. 痰饮内停
E. 瘀血内停

92. 下列各项，不会见于消渴病的是（　　）
A. 消谷善饥
B. 多饮
C. 多尿
D. 形体消瘦
E. 大便溏泄

93. 饥不欲食多见于（　　）
A. 消渴病
B. 胃阴虚
C. 胃强脾弱
D. 湿热蕴脾
E. 胃气败绝

94. 消谷善饥的临床意义为（　　）
A. 胃火炽盛
B. 胃阴不足
C. 脾胃虚弱
D. 脾阳虚衰
E. 脾胃湿热

95. "除中"是指（　　）
A. 久病胃脘痞满
B. 久病食入不消
C. 久病不能进食
D. 久病突然能食
E. 胃热消谷善饥

96. 妇女怀孕长期反复厌食、呕恶，甚至食入即吐，称为（　　）
A. 厌食
B. 少食

C. 恶阻
D. 恶食
E. 纳呆

97. 消谷善饥，兼见大便溏泄者，为（   ）
    A. 胃火炽盛
    B. 胃阴不足
    C. 脾胃虚弱
    D. 胃强脾弱
    E. 消渴病

98. 多食易饥，兼见口渴心烦，口臭便秘者为（   ）
    A. 胃火炽盛
    B. 胃阴不足
    C. 脾胃虚弱
    D. 胃强脾弱
    E. 消渴病

99. 消谷善饥，兼见多饮多尿，消瘦者为（   ）
    A. 胃火炽盛
    B. 胃阴不足
    C. 脾胃虚弱
    D. 胃强脾弱
    E. 消渴病

100. 厌食油腻，脘闷呕恶，便溏不爽的临床意义是（   ）
    A. 湿热蕴脾
    B. 食滞胃脘
    C. 肝胆湿热
    D. 妊娠反应
    E. 寒湿困脾

101. 厌食，脘腹胀痛，嗳腐食臭的临床意义是（   ）
    A. 湿邪困脾
    B. 脾胃气虚
    C. 食滞胃脘
    D. 肝胆湿热
    E. 脾胃阳虚

102. 厌油腻食物，兼见胁肋灼热胀痛，口苦泛呕，身目发黄者为（   ）
    A. 湿邪困脾
    B. 脾胃气虚
    C. 食滞胃脘
    D. 肝胆湿热
    E. 脾胃阳虚

103. 口中泛酸，属于（   ）
    A. 脾胃湿热
    B. 胃肠积滞
    C. 脾胃虚弱
    D. 肝胆湿热
    E. 肝胃蕴热

104. 口中甜而黏腻者，属（   ）
    A. 脾虚湿阻
    B. 痰饮内停
    C. 饮食停滞
    D. 肝胆湿热
    E. 脾胃湿热

105. 患者口淡乏味，常提示（   ）
    A. 脾胃湿热
    B. 胃肠积滞
    C. 脾胃虚弱
    D. 痰热内盛
    E. 肝胃蕴热

106. 患者自觉口中有苦味，多见于（   ）
    A. 脾胃湿热
    B. 胃肠积滞
    C. 脾胃虚弱
    D. 肝胆火旺
    E. 肝胃蕴热

107. 患者自觉口中有咸味，多属（   ）
    A. 脾胃湿热
    B. 胃肠积滞
    C. 脾胃虚弱
    D. 肾病
    E. 肝胃蕴热

108. 肝胃蕴热的口味是（   ）
    A. 口中泛酸
    B. 口中酸馊
    C. 口甜黏腻
    D. 口中味苦
    E. 口中味咸

109. 下列各项，不为便秘临床意义的是（　　）
    A. 阴虚
    B. 气虚
    C. 血虚
    D. 湿热
    E. 寒凝

110. 久病或产后便秘，是由于（　　）
    A. 热盛伤津
    B. 阴寒内结
    C. 阴液亏虚
    D. 气血两亏
    E. 肾阴不足

111. 大便溏泄，兼见纳少腹胀、大腹隐痛者，属（　　）
    A. 大肠湿热
    B. 肝郁乘脾
    C. 脾肾阳虚
    D. 脾胃气虚
    E. 伤食

112. 泻下秽臭，泻后痛减，兼见呕恶酸腐，脘闷腹痛者，属（　　）
    A. 大肠湿热
    B. 肝郁乘脾
    C. 脾肾阳虚
    D. 脾胃气虚
    E. 伤食

113. 黎明前腹痛作泻，泻后则安，兼见形寒肢冷，腰膝酸软者，属（　　）
    A. 大肠湿热
    B. 肝郁乘脾
    C. 脾肾阳虚
    D. 脾胃气虚
    E. 伤食

114. 下列各项，可见泻下黄糜、肛门灼热的是（　　）
    A. 食滞胃肠
    B. 热结旁流
    C. 肾阳虚衰
    D. 大肠湿热
    E. 寒湿困脾

115. 下列各项，属肝郁脾虚的是（　　）
    A. 泻下黄糜
    B. 便夹脓血
    C. 溏结不调
    D. 肛门灼热
    E. 里急后重

116. 情志抑郁，腹痛作泻，泻后痛减的临床意义是（　　）
    A. 大肠湿热
    B. 伤食积滞
    C. 肝郁脾虚
    D. 脾胃气虚
    E. 湿困脾胃

117. 完谷不化多见于（　　）
    A. 肝脾不调
    B. 伤食
    C. 湿热下注
    D. 痢疾
    E. 脾肾阳虚

118. 便黑如柏油，或便血紫暗者，为（　　）
    A. 远血
    B. 近血
    C. 痢疾
    D. 肛裂
    E. 痔疮

119. 便血鲜红，粪血不融合者，为（　　）
    A. 远血
    B. 近血
    C. 痢疾
    D. 肛裂
    E. 痔疮

120. 先便后血，其色紫暗，神疲乏力，多属（　　）
    A. 脾胃虚弱
    B. 脾胃湿热
    C. 肠风下血
    D. 肛裂
    E. 大肠湿热

121. 大便时干时稀的临床意义是(　　)
    A. 脾气虚
    B. 脾阳虚
    C. 脾肾阳虚
    D. 肝郁脾虚
    E. 食滞胃肠

122. 大便先干而后溏的临床意义是(　　)
    A. 命门火衰
    B. 脾气虚
    C. 脾阳虚
    D. 湿邪困脾
    E. 肝郁脾虚

123. 下列各项,不属泄泻常见临床意义的是(　　)
    A. 脾肾阳虚
    B. 脾气虚弱
    C. 肠道湿热
    D. 肝肾阴虚
    E. 肝郁脾虚

124. 脾虚、肾虚大便的特点是(　　)
    A. 泻下黄糜
    B. 完谷不化
    C. 泻下腐臭
    D. 溏结不调
    E. 便下脓血

125. 下列各项,不是阳虚小便异常特点的是(　　)
    A. 尿清而长
    B. 夜尿频数
    C. 尿急而痛
    D. 多尿遗尿
    E. 尿少浮肿

126. 小便频数,量少、色赤,尿道涩痛,属(　　)
    A. 膀胱湿热
    B. 肾阳不足
    C. 肾气不固
    D. 膀胱失约
    E. 结石阻塞

127. 下列各项,不是形成癃闭临床意义的是(　　)
    A. 膀胱湿热
    B. 瘀血内结
    C. 结石阻塞
    D. 肾阳不足
    E. 肾气不固

128. 小便不畅,点滴而出,是(　　)
    A. 癃证
    B. 闭证
    C. 淋证
    D. 尿少
    E. 遗尿

129. 小便不通,点滴不出,是(　　)
    A. 癃证
    B. 闭证
    C. 淋证
    D. 尿少
    E. 遗尿

130. 下列各项,不是膀胱湿热特征的是(　　)
    A. 尿频
    B. 尿急
    C. 遗尿
    D. 尿痛
    E. 尿黄

131. 腹痛窘迫,时时欲便,肛门重坠,便出不爽,称为(　　)
    A. 肛门气坠
    B. 完谷不化
    C. 里急后重
    D. 溏结不调
    E. 排便不爽

132. 大便中夹有不消化的食物,酸腐臭秽,其常见的临床意义是(　　)
    A. 脾肾阳虚
    B. 脾气虚弱
    C. 肠道湿热
    D. 食滞胃脘
    E. 肝郁脾虚

133. 下列各项,与肾气不固无关的

是( )
A. 小便失禁
B. 尿道涩痛
C. 遗尿
D. 小便频数
E. 余溺不尽

134. 尿后余沥不尽的临床意义是( )
A. 肾精亏虚
B. 肾阴亏虚
C. 肾气不固
D. 膀胱湿热
E. 肾虚水泛

135. 久病小便频数，色清量多，夜间明显者多因( )
A. 膀胱湿热
B. 热盛伤津
C. 中气下陷
D. 肾阳不足
E. 肾虚水泛

136. 下列各项，不属小儿遗尿临床意义的是( )
A. 膀胱虚寒
B. 肾气亏虚
C. 脾虚气陷
D. 肝经湿热下迫
E. 先天禀赋不足

137. 肾阳虚导致的小便改变是( )
A. 小便短赤
B. 小便频数而清
C. 小便浑浊
D. 小便涩痛
E. 小便频数短少

138. 下列各项，不会导致月经先期的是( )
A. 脾气亏虚
B. 肾气不足
C. 阴虚火旺
D. 寒凝血瘀
E. 阳盛血热

139. 妇女月经先期而至，量多，色深质稠，其临床意义是( )
A. 气不摄血
B. 肝气郁滞
C. 瘀血积滞
D. 阳盛血热
E. 寒邪凝滞

140. 下列各项，不会导致月经后期的是( )
A. 阳虚
B. 血热
C. 气滞
D. 寒凝
E. 血虚

141. 下列各项，不会导致月经过少的是( )
A. 痰湿
B. 血热
C. 血瘀
D. 寒凝
E. 血虚

142. 下列各项，不会导致闭经的常见临床意义是( )
A. 气滞血瘀
B. 痰湿阻滞
C. 阳虚寒凝
D. 肝肾不足
E. 血热妄行

143. 经前或经期小腹胀痛或刺痛者，多属( )
A. 气滞血瘀
B. 阳虚寒凝
C. 气血亏虚
D. 肾精不足
E. 脾阳不足

144. 经期小腹冷痛，得温痛减者，多属( )
A. 气滞血瘀
B. 阳虚寒凝
C. 气血亏虚
D. 肾精不足

E. 脾阳亏虚

145. 经期或经后小腹隐痛、空痛者,多属( )

A. 气滞血瘀
B. 阳虚寒凝
C. 精血亏虚
D. 肝气郁结
E. 脾阳亏虚

146. 妇女带下色白,清稀如涕,无臭味,其临床意义是( )

A. 脾虚气弱
B. 冲任亏虚
C. 寒湿下注
D. 肝经郁热
E. 湿热下注

147. 带下色黄,质黏臭秽,其临床意义是( )

A. 脾气虚弱
B. 湿热下注
C. 脾肾阳虚
D. 寒湿下注
E. 肝肾阴虚

148. 非行经期间,阴道内大量出血,或持续下血,淋沥不止者,称为( )

A. 月经过多
B. 月经过少
C. 崩漏
D. 月经先期
E. 月经后期

149. 下列各项,不会导致崩漏的是( )

A. 痰湿
B. 血热
C. 血瘀
D. 脾虚
E. 肾虚

150. 患者,女,35 岁。经常怕冷,四肢凉,得温可缓,面色㿠白,舌淡嫩,脉沉迟无力。应属( )

A. 恶风
B. 恶寒
C. 畏寒
D. 寒战
E. 实寒

151. 某男,38 岁。发热 3 天,日晡热甚,腹胀满疼痛拒按,大便干结,舌红苔黄厚燥,脉沉迟有力。应属( )

A. 阳明潮热
B. 阴虚潮热
C. 湿温潮热
D. 气虚发热
E. 肝郁发热

152. 患者,女,23 岁。低热半年余,夜间明显,形体消瘦,手足心热,盗汗,舌红少苔,脉细数。应属( )

A. 阳明潮热
B. 阴虚潮热
C. 湿温潮热
D. 气虚发热
E. 肝郁发热

153. 某男,24 岁。夏季感冒后出现身热不扬,午后发热明显,口渴,有汗出,舌红苔黄腻,脉濡数。应属( )

A. 阳明潮热
B. 阴虚潮热
C. 湿温潮热
D. 气虚发热
E. 肝郁发热

154. 患者,女,60 岁。一年来每当劳累后出现低热,伴气短乏力,动则汗出舌淡苔薄白,脉弱。应属( )

A. 血瘀发热
B. 阴虚发热
C. 血虚发热
D. 气虚发热
E. 气郁发热

155. 患者,女,33 岁。受凉后自觉时冷时热,发作无规律,兼见口苦、咽干、目眩、胸胁苦满、不欲饮食、脉弦等症。应属( )

A. 太阳病
B. 阳明病

C. 少阳病

D. 疟疾

E. 表寒证

156. 患者，女，50岁。经常日间汗出，活动后尤甚，兼见畏寒肢冷、神疲乏力、小便清长、大便溏等症。多属于（　　）

　　A. 气虚

　　B. 血虚

　　C. 阴虚

　　D. 阳虚

　　E. 气阴两虚

157. 某男，25岁。近日头面汗多，兼见面赤心烦，口渴，舌红苔黄，脉数。此为（　　）

　　A. 进食辛辣

　　B. 气阴两虚

　　C. 上焦热盛

　　D. 中焦湿热

　　E. 虚阳上越

158. 某女，28岁。2天前与同事发生口角后，出现胸胁胀痛，走窜不定，善太息，脉弦。此因（　　）

　　A. 肝气郁滞

　　B. 痰湿困阻

　　C. 肝胆湿热

　　D. 肝阴不足

　　E. 瘀血阻滞

159. 某男，70岁，高血压病史20年。近日因睡眠不好，出现头部胀痛，眩晕耳鸣，腰膝酸软。此为（　　）

　　A. 肝气郁滞

　　B. 肝阳上亢

　　C. 肝火上炎

　　D. 肝阴不足

　　E. 肾阴亏虚

160. 患者，男，55岁。每遇阴雨天即感肢体关节重着疼痛，屈伸不利。此属（　　）

　　A. 寒邪凝滞

　　B. 湿邪困阻

　　C. 风邪偏盛

　　D. 精血不足

　　E. 瘀血阻滞

161. 患者，男，50岁。心悸，胸闷，气短已3年，近2周感心前区刺痛，痛引左肩臂，舌紫暗，脉涩。此属（　　）

　　A. 瘀血阻滞

　　B. 寒邪凝滞

　　C. 痰浊内盛

　　D. 肝郁气滞

　　E. 心阳不足

162. 患者，男，60岁。近半月来自觉胸部憋闷作痛，痛引肩臂，时痛时止。应考虑（　　）

　　A. 胸痹

　　B. 肺痈

　　C. 肺痨

　　D. 真心痛

　　E. 悬饮

163. 患者，男，45岁。症见胸胁胀满，咳唾引痛，舌苔白滑，脉弦。此为（　　）

　　A. 饮停于肺

　　B. 饮停胸胁

　　C. 肝气郁结

　　D. 肝气犯肺

　　E. 寒邪犯肺

164. 患儿，男，13岁。高热不退5天余，咳嗽，咯痰，痰中带脓血，味腥臭，胸痛，小便黄，大便干结，舌红苔黄腻，脉滑数。此属（　　）

　　A. 风热犯肺

　　B. 肺热炽盛

　　C. 痰热壅肺

　　D. 肺阴亏虚

　　E. 肺痨

165. 患者，男，30岁。暴饮后出现胃脘胀满，口渴欲饮，饮水即吐，胃肠有振水音，苔白滑，脉弦。此属（　　）

　　A. 饮停胸胁

　　B. 寒邪客胃

　　C. 脾胃虚寒

　　D. 饮留胃肠

　　E. 寒湿困脾

166. 患者，女，45岁。近日因过食肥腻出现脘痞腹胀，呕恶痰涎，苔白腻，脉滑。多因（ ）

  A. 脾胃虚弱
  B. 食滞胃脘
  C. 饮停于胃
  D. 湿热蕴脾
  E. 痰湿中阻

167. 患者，男，32岁。近日因工作不顺心，大量饮酒，突发耳鸣，声大如潮，按之不减，烦躁易怒，口苦，舌红苔黄，脉弦数。临床意义为（ ）

  A. 阴虚火旺
  B. 肝胆火盛
  C. 肝肾阴虚
  D. 肾精亏损
  E. 心火亢盛

168. 患者，男，68岁。3个月来经常感觉耳鸣，声小如闻蝉鸣，按之鸣减，伴腰膝酸软。其临床意义为（ ）

  A. 肝风内动
  B. 肝胆火盛
  C. 肝肾阴虚
  D. 气血亏损
  E. 肝经风火

169. 患者，女，70岁。嗜睡，神疲乏力，畏寒肢冷，心悸，夜尿频多，舌淡嫩苔白，脉沉迟无力。此属（ ）

  A. 心阳虚
  B. 脾阳虚
  C. 脾气虚
  D. 心肾阳虚
  E. 脾肾阳虚

170. 患者，女，46岁。饭后神疲，困倦易睡，兼食少纳呆，少气乏力。此属（ ）

  A. 心阳虚衰
  B. 痰湿困脾
  C. 脾气虚弱
  D. 心肾阳虚
  E. 脾肾阳虚

171. 患者，男，56岁。形体肥胖，困倦易睡，伴头目昏沉，胸闷脘痞，肢体困重，苔腻。此属（ ）

  A. 心阳虚衰
  B. 痰湿困脾
  C. 脾气虚弱
  D. 心肾阳虚
  E. 脾肾阳虚

172. 某女，23岁。心烦失眠1周。因与同事发生矛盾，心情烦躁，入夜难以入睡，口干、口苦，舌红苔黄，脉弦数。此属（ ）

  A. 心阴不足
  B. 肝阴亏虚
  C. 心火上炎
  D. 肝火上炎
  E. 肝气郁结

173. 某女，18岁。因高考将至，用脑过度，致夜晚难以入睡，睡后易醒，不易再睡。伴记忆力减退，心悸，纳呆，腹胀，便溏。此属（ ）

  A. 心肾不交
  B. 心脾两虚
  C. 心血不足
  D. 脾气亏虚
  E. 心火上炎

174. 患者，女，48岁。烦躁失眠一年余，容易受惊，口苦泛恶，胸胁胀满，舌红苔黄腻，脉滑数。此属（ ）

  A. 心肾不交
  B. 心脾两虚
  C. 胆郁痰扰
  D. 肝火炽盛
  E. 心火上炎

175. 患者，男，46岁。近3个月来口渴多饮，小便量多，多食易饥，体渐消瘦。属（ ）

  A. 阳明经证
  B. 胃火炽盛
  C. 温病营分证
  D. 消渴病
  E. 里热炽盛

176. 患者，男，21岁。大渴喜冷饮，壮热，

面赤，汗出，舌红苔黄燥，脉洪数。属（ ）

A. 阳明经证
B. 阳明腑证
C. 消渴病
D. 温病营分证
E. 湿热证

177. 患者，女，26岁。夏季感冒后出现口渴不多饮，兼身热不扬，汗出，头身困重，小便短黄，舌红黄腻苔。属（ ）

A. 营分热盛
B. 湿热内蕴
C. 阴虚津亏
D. 痰饮内停
E. 瘀血内停

178. 某男，57岁。口干但欲漱水而不欲咽，兼面色黧黑，舌紫暗或有瘀斑，脉弦涩。属（ ）

A. 营分热盛
B. 湿热内蕴
C. 阴虚津亏
D. 痰饮内停
E. 瘀血内停

179. 患者，女，56岁。一年来食欲减退，食后腹胀，大便溏，神疲消瘦，面色萎黄，舌淡脉弱，属（ ）

A. 湿邪困脾
B. 脾胃虚弱
C. 食滞胃脘
D. 湿热中阻
E. 脾阳不足

180. 患者，女，30岁。近一周来厌食油腻食物，兼脘腹痞闷，呕恶，便溏不爽，舌红苔黄腻，脉濡数。此为（ ）

A. 寒湿困脾
B. 脾胃虚弱
C. 食滞胃脘
D. 湿热蕴脾
E. 肝胆湿热

181. 患者，男，23岁。厌食油腻食物，兼见胁肋灼热胀痛，口苦泛呕，身目发黄，便溏不爽，舌红苔黄腻，脉濡数。此为（ ）

A. 寒湿困脾
B. 脾胃虚弱
C. 食滞胃脘
D. 湿热蕴脾
E. 肝胆湿热

182. 某女，28岁，怀孕7个月。患者自怀孕起反复呕恶，厌食，甚至食入即吐。此属（ ）

A. 妊娠恶阻
B. 脾胃虚弱
C. 食滞胃脘
D. 湿热蕴脾
E. 早孕反应

183. 某男，43岁。患慢性胃炎5年，近一个月来饥不欲食，胃中嘈杂，有灼热感，舌红少苔，脉细数。此因（ ）

A. 胃火炽盛
B. 胃阴不足
C. 脾胃虚弱
D. 胃强脾弱
E. 消渴病

184. 某男，18岁。近一周来食欲增强，常有饥饿感，兼见心烦口渴，口臭，牙龈肿痛，便秘。此为（ ）

A. 胃火炽盛
B. 胃阴不足
C. 脾胃虚弱
D. 胃强脾弱
E. 消渴病

185. 患者，男，49岁。口中时时泛酸，兼见胃脘胀痛，矢气频作，泻下酸腐臭秽，舌苔厚腻，脉滑。此属（ ）

A. 肝胃不和证
B. 肝脾不调证
C. 胃热炽盛证
D. 食滞胃脘证
E. 胃阴不足证

186. 患者，女，51岁。近半年来经常感觉口中乏味，食欲减退，食后腹胀，大便溏，舌淡

嫩，苔薄白。此属（   ）

A. 寒湿困脾
B. 脾胃虚弱
C. 食滞胃脘
D. 湿热蕴脾
E. 肝胆湿热

187. 患者，女，18岁。高热3天，自觉口有涩味，如食生柿子，口渴喜冷饮，小便短黄，大便干结，舌红苔黄燥，脉细数。此属（   ）

A. 脾胃湿热
B. 胃肠积滞
C. 燥热伤津
D. 肝胆湿热
E. 肝胃蕴热

188. 某男，23岁。近一周来常觉口中有苦味，烦躁易怒，失眠多梦，舌红苔黄，脉弦数。多见于（   ）

A. 脾胃湿热
B. 胃肠积滞
C. 脾胃虚弱
D. 肝胆火旺
E. 肝胃蕴热

189. 某男，71岁。大便7日未行，腹部胀满，兼见神疲乏力，气短懒言，舌淡，脉缓弱。此便秘的临床意义是（   ）

A. 阴虚
B. 气虚
C. 血虚
D. 湿热
E. 寒凝

190. 某女，30岁。产后近2个月经常便秘，数日一行，兼见神疲乏力，头晕心悸，面色淡白，舌淡脉细。此属于（   ）

A. 热盛伤津
B. 阴寒内结
C. 阴液亏虚
D. 气血两亏
E. 肾阴不足

191. 某男，23岁。腹胀满疼痛拒按，大便干结，兼见壮热烦躁，口臭、口干喜冷饮，小便短黄，舌红苔黄厚燥，脉沉迟有力。应属（   ）

A. 热盛伤津
B. 阴寒内结
C. 阴液亏虚
D. 气血两亏
E. 肾阴不足

192. 某男，30岁。患者于1天前进食生冷后，腹泻不止，日行5~8次，水样便，微感腹痛，恶心，纳呆，小便短少，舌苔白厚腻，脉沉缓。此属（   ）

A. 外感寒湿
B. 寒湿困脾
C. 寒湿犯胃
D. 脾阳虚
E. 胃阴虚

193. 患者，女，62岁。每日黎明前腹痛作泻，泻后则安，兼见形寒肢冷，腰膝酸软，舌淡苔白润，脉沉迟无力。此属（   ）

A. 寒湿困脾
B. 肝郁乘脾
C. 脾肾阳虚
D. 脾胃气虚
E. 脾阳不足

194. 患者，男，18岁。脘闷腹痛，泻下臭秽，泻后痛减，兼见呕恶酸腐，舌苔厚腻，脉滑。此属（   ）

A. 大肠湿热
B. 肝郁乘脾
C. 脾肾阳虚
D. 脾胃气虚
E. 伤食

195. 某女，25岁。每遇情志不舒，便腹痛欲泻，泻后痛减。多因（   ）

A. 大肠湿热
B. 伤食积滞
C. 肝郁脾虚
D. 脾胃气虚
E. 湿困脾胃

196. 某男，21岁。患者2天前进食烧烤后出现腹痛泄泻，泻下黄糜，黏滞不爽，肛门灼

热。此属（ ）

A. 大肠湿热
B. 伤食积滞
C. 肝郁脾虚
D. 湿热蕴脾
E. 肝胆湿热

197. 某男，32岁。2天前大量饮酒后出现大便色黑如柏油，伴胃脘灼热疼痛。此为（ ）

A. 远血
B. 近血
C. 痢疾
D. 肛裂
E. 痔疮

198. 某男，23岁，大便干结夹鲜血，兼见肛门剧烈疼痛，此为（ ）

A. 远血
B. 近血
C. 痢疾
D. 便秘
E. 痔疮

199. 患者，男，28岁。2天前与朋友聚餐后出现腹痛，时时欲便，肛门重坠，便出不爽，大便中夹有脓血。此为（ ）

A. 肛门气坠
B. 肛门灼热
C. 里急后重
D. 溏结不调
E. 排便不爽

200. 某男，63岁。诊断为"前列腺肥大"已数年，经常小便余沥不尽，伴腰膝冷痛，畏寒肢冷，舌淡苔白，脉沉尺脉无力。此属（ ）

A. 气化不利
B. 肾阴亏虚
C. 肾气不固
D. 肾不纳气
E. 肾精不足

201. 某女，37岁。尿血3天，尿中夹有砂石，伴尿频，尿道灼热涩痛，舌红苔黄，脉滑数。此为（ ）

A. 心火下移

B. 膀胱湿热
C. 肝经湿热
D. 血分热盛
E. 中焦湿热

202. 患者，女，30岁。经来提前，量多，色淡质稀，兼见面色淡白，气短懒言，肢软无力，头晕心悸，舌淡脉细弱。此属（ ）

A. 气虚不固
B. 瘀阻胞络
C. 阴虚火旺
D. 寒凝血瘀
E. 阳盛血热

203. 患者，女，20岁，未婚。近3个月来，月经先期而至，量多、色深红，兼见心烦易怒，口苦咽干，尿黄便结，舌红苔黄，脉弦数。此属（ ）

A. 气不摄血
B. 肝气郁滞
C. 瘀血积滞
D. 阴虚火旺
E. 肝郁血热

204. 患者，女，25岁，已婚。月经周期或先或后，经量或多或少，色黯有血块，经行不畅，乳房作胀，舌苔薄白，脉弦。此属（ ）

A. 肝郁化热
B. 肝气郁滞
C. 脾肾虚损
D. 脾虚肝郁
E. 肾虚肝郁

205. 患者，女，20岁，未婚。月事非时而下，量多如崩，色鲜红，质稠，伴心烦，口渴，便干溲黄，面部痤疮，舌红苔薄黄，脉数。此属（ ）

A. 肾虚不固
B. 瘀阻胞络
C. 阴虚火旺
D. 脾虚不摄
E. 热伤冲任

206. 患者，女，38岁，已婚。近半年来，月经40~45天一行，量少、色黯、时有血块，

小腹及乳房作胀，舌略暗苔薄白，脉弦。应首先考虑的是(   )

  A. 气滞血瘀
  B. 寒凝血瘀
  C. 气血亏虚
  D. 肾精不足
  E. 脾气亏虚

207. 患者，女，29岁，已婚。自然流产后1年，月经稀发，量少，偶有闭经，体重增加明显，带下量多，胸闷纳差，舌淡胖，苔白腻，脉濡滑。此属(   )

  A. 肝肾不足
  B. 阴虚血燥
  C. 痰湿阻滞
  D. 气血亏虚
  E. 阳虚寒凝

208. 患者，女，19岁，未婚。每逢经期小腹冷痛，得温痛减，痛连腰骶，舌淡红，苔白润，脉沉紧。此属(   )

  A. 气滞血瘀
  B. 肾精不足
  C. 痰湿阻滞
  D. 气血亏虚
  E. 阳虚寒凝

209. 患者，女，25岁，已婚。每逢经前小腹疼痛，经色黯红，有血块，伴乳房作胀，舌苔薄白，脉弦。此属(   )

  A. 气滞血瘀
  B. 肾精不足
  C. 痰湿阻滞
  D. 气血亏虚
  E. 阳虚寒凝

210. 某女，48岁。患慢性盆腔炎多年，近半年来，常感神疲乏力，带下色白，量多，质清稀，舌淡红，苔白腻，脉沉滑。此属(   )

  A. 湿热下注
  B. 肝肾阳虚
  C. 冲任亏虚
  D. 寒湿下注
  E. 肝经郁热

211. 患者，女，26岁。阴部瘙痒2天，坐卧不安，带下量多，色黄质稠，其气臭秽，心烦少寐，口苦而黏腻，舌苔黄腻，脉弦数。其证候是(   )

  A. 湿浊下注
  B. 寒湿下注
  C. 湿热下注
  D. 痰湿内盛
  E. 脾虚夹湿

212. 患者，女，43岁。带下色白、质稠、状如凝乳、气味酸臭，伴阴部瘙痒。此属(   )

  A. 湿浊下注
  B. 寒湿下注
  C. 湿热下注
  D. 痰湿内盛
  E. 脾虚夹湿

B1 型 题

  A. 恶风
  B. 恶寒
  C. 畏寒
  D. 寒战
  E. 寒证

1. 自觉怕冷，加衣盖被或近火取暖不能缓解者，称为(   )
2. 自觉怕冷，加衣盖被或近火取暖可以缓解者，称为(   )

  A. 太阳病
  B. 疟疾
  C. 太阴病
  D. 阳明病
  E. 少阳证

3. 寒热往来有定时(   )
4. 寒热往来无定时(   )

  A. 胀痛
  B. 刺痛
  C. 重痛

D. 空痛
E. 走窜痛
5. 血瘀致痛的特点是（　）
6. 气滞致痛的特点是（　）

A. 灼痛
B. 窜痛
C. 绞痛
D. 空痛
E. 重痛

7. 寒凝气机致痛的特点是（　）
8. 湿阻气机致痛的特点是（　）

A. 太阳经病
B. 少阳经病
C. 阳明经病
D. 少阴经病
E. 厥阴经病

9. 两侧头痛属（　）
10. 后头部连项痛属（　）

A. 太阳经病
B. 少阳经病
C. 阳明经病
D. 少阴经病
E. 厥阴经病

11. 前额部连眉棱骨痛属（　）
12. 巅顶痛属（　）

A. 后头部连项痛
B. 前额部连眉棱骨痛
C. 痛在两侧太阳穴附近为甚
D. 巅顶痛
E. 头痛连齿

13. 太阳经病头痛表现为（　）
14. 少阳经病头痛表现为（　）

A. 后头部连项痛
B. 前额部连眉棱骨痛
C. 痛在两侧太阳穴附近为甚

D. 巅顶痛
E. 头痛连齿

15. 阳明经病头痛表现为（　）
16. 少阴经病头痛表现为（　）

A. 肝胃郁热
B. 脾胃虚弱
C. 湿热中阻
D. 寒水上泛
E. 燥热伤津

17. 口黏腻的临床意义是（　）
18. 口中泛酸的临床意义是（　）

A. 口淡
B. 口苦
C. 口涩
D. 口甜
E. 口咸

19. 燥热津伤其口味是（　）
20. 寒水上泛其口味是（　）

A. 口淡
B. 口苦
C. 口涩
D. 口甜
E. 口咸

21. 脾胃虚弱其口味是（　）
22. 肝胆火旺其口味是（　）

A. 胸痛颧赤盗汗
B. 胸胁胀痛
C. 左胸憋闷疼痛
D. 胸痛咳喘咯痰
E. 胸痛咳脓血痰

23. 胸痹的诊断依据是（　）
24. 肝郁气滞的诊断依据是（　）

A. 寒邪凝滞
B. 阴虚火旺
C. 营血亏虚

D. 肾精不足

E. 痰浊阻滞

25. 月经过多的临床意义可以是（　　）

26. 崩漏的临床意义可以是（　　）

A. 自汗

B. 盗汗

C. 半身汗

D. 战汗

E. 头汗

27. 上焦热盛可见（　　）

28. 中焦湿热可见（　　）

A. 自汗

B. 盗汗

C. 绝汗

D. 战汗

E. 头汗

29. 经常日间汗出，活动后尤甚者，称（　　）

30. 睡时汗出，醒则汗止者，称（　　）

A. 动则汗出

B. 蒸蒸汗出

C. 半身汗出

D. 汗出如油

E. 睡时汗出

31. 实热证汗出特点是（　　）

32. 阴虚证汗出特点是（　　）

A. 肝阳上亢

B. 痰湿内阻

C. 气血亏虚

D. 肾精不足

E. 肝火上炎

33. 头晕昏沉，痰多苔腻的临床意义是（　　）

34. 头晕目眩，倦怠乏力的临床意义是（　　）

A. 身热不扬

B. 日晡潮热

C. 骨蒸发热

D. 壮热汗出

E. 长期微热

35. 肠道燥热内结，腑气不通的热型是（　　）

36. 湿温病的热型是（　　）

A. 肝肾阴虚

B. 肺脾气虚

C. 营血亏虚

D. 痰湿内盛

E. 心脉痹阻

37. 嗜睡的临床意义是（　　）

38. 失眠的临床意义是（　　）

A. 血热

B. 气虚

C. 血虚

D. 血瘀

E. 肾精亏虚

39. 月经过多，色淡质稀的临床意义是（　　）

40. 月经过少，腰酸乏力的临床意义是（　　）

参考答案

A1 型题

1. C	2. C	3. C	4. B	5. A
6. B	7. E	8. B	9. A	10. D
11. B	12. C	13. D	14. B	15. E
16. A	17. A	18. E	19. A	20. A
21. B	22. D	23. D	24. A	25. C
26. D	27. B	28. C	29. A	30. D
31. E	32. A	33. B	34. C	35. D
36. B	37. D	38. A	39. E	40. B
41. A	42. C	43. A	44. D	45. E

46. C	47. C	48. A	49. B	50. D	161. A	162. A	163. B	164. C	165. D
51. D	52. E	53. D	54. C	55. E	166. E	167. B	168. C	169. D	170. C
56. B	57. D	58. C	59. D	60. B	171. B	172. D	173. B	174. C	175. D
61. A	62. D	63. C	64. B	65. A	176. A	177. B	178. E	179. B	180. D
66. E	67. E	68. C	69. A	70. B	181. E	182. A	183. B	184. A	185. D
71. C	72. C	73. A	74. D	75. E	186. B	187. C	188. D	189. B	190. D
76. C	77. B	78. A	79. C	80. A	191. A	192. B	193. C	194. E	195. C
81. A	82. B	83. A	84. B	85. C	196. A	197. A	198. B	199. C	200. C
86. D	87. D	88. D	89. B	90. B	201. B	202. A	203. E	204. B	205. E
91. A	92. E	93. B	94. A	95. D	206. A	207. C	208. E	209. A	210. D
96. C	97. D	98. A	99. E	100. A	211. C	212. A			
101. C	102. D	103. E	104. E	105. C					
106. D	107. D	108. A	109. D	110. D					

B1 型题

111. D	112. E	113. C	114. D	115. C
116. C	117. E	118. A	119. B	120. A
121. D	122. B	123. D	124. B	125. C
126. A	127. E	128. A	129. B	130. C
131. C	132. D	133. B	134. C	135. D
136. D	137. B	138. D	139. D	140. B
141. B	142. E	143. A	144. B	145. C
146. C	147. B	148. C	149. A	150. C
151. A	152. C	153. C	154. D	155. C
156. D	157. C	158. A	159. B	160. B

1. B	2. C	3. B	4. E	5. B
6. A	7. C	8. E	9. B	10. A
11. C	12. E	13. A	14. C	15. B
16. E	17. C	18. A	19. C	20. E
21. A	22. B	23. C	24. B	25. B
26. B	27. E	28. E	29. A	30. B
31. B	32. E	33. B	34. C	35. B
36. A	37. D	38. C	39. B	40. E

第六单元 脉 诊

A1 型题

1. 仲景《伤寒杂病论》中的三部诊法是指诊（   ）
   A. 人迎、寸口、太溪
   B. 寸口、太溪、趺阳
   C. 神门、寸口、太溪
   D. 人迎、寸口、趺阳
   E. 人迎、寸口、太冲

2. 寸口脉按寸关尺分候脏腑，右寸当候（   ）
   A. 心与膻中
   B. 肝胆与膈
   C. 肺与胸中
   D. 脾胃
   E. 肾与小腹

3. 寸口脉按寸关尺分候脏腑，右关当候（   ）
   A. 心与膻中
   B. 肝胆与膈
   C. 肺与胸中
   D. 脾胃
   E. 肾与小腹

4. 寸口脉按寸关尺分候脏腑，左寸当候（   ）
   A. 心与膻中
   B. 肝胆与膈
   C. 肺与胸中
   D. 脾胃
   E. 肾与小腹

5. 寸口脉按寸关尺分候脏腑，左关当候（   ）
   A. 心与膻中
   B. 肝胆与膈
   C. 肺与胸中
   D. 脾胃
   E. 肾与小腹

6. 切脉时指力从轻到重，或从重到轻，左右推寻，调节最适当指力的方法，称为（   ）
   A. 举
   B. 总按
   C. 按
   D. 寻
   E. 单按

7. 医生手指用力较重的诊脉手法是（   ）
   A. 举法
   B. 按法
   C. 寻法
   D. 推循
   E. 总按

8. 观察小儿脉象的主要内容，应除外哪项（   ）
   A. 迟数
   B. 强弱
   C. 长短
   D. 脉位
   E. 浮沉

9. "有根"之脉象是指（   ）
   A. 不浮不沉
   B. 节律一致
   C. 不快不慢
   D. 和缓有力
   E. 尺部沉取有力

10. 脉象"有神"是指（   ）
    A. 从容和缓
    B. 节律一致
    C. 柔和有力
    D. 沉取有力
    E. 不浮不沉

11. 脉象"有胃气"是指（ ）
    A. 不浮不沉
    B. 节律一致
    C. 不快不慢
    D. 和缓流利
    E. 尺部沉取有力
12. 举之有余，按之不足，为（ ）
    A. 浮脉
    B. 沉脉
    C. 弱脉
    D. 微脉
    E. 细脉
13. 下列各项，不属于浮脉类的是（ ）
    A. 浮脉
    B. 濡脉
    C. 洪脉
    D. 紧脉
    E. 芤脉
14. 脉象浮紧见于（ ）
    A. 太阳中风证
    B. 太阳伤寒证
    C. 风热袭表证
    D. 燥邪犯肺证
    E. 风湿犯表证
15. 太阳中风证的脉象是（ ）
    A. 洪数
    B. 滑数
    C. 浮数
    D. 细弱
    E. 浮缓
16. 温病卫分证的脉象是（ ）
    A. 浮紧
    B. 滑数
    C. 浮数
    D. 洪数
    E. 弦数
17. 浮大中空，如按葱管，为（ ）
    A. 濡脉
    B. 芤脉
    C. 革脉
    D. 散脉
    E. 洪脉
18. 浮大中空，如按鼓皮，为（ ）
    A. 牢脉
    B. 芤脉
    C. 革脉
    D. 散脉
    E. 洪脉
19. 浮取散漫，中候似无，沉取不应，伴节律不齐或脉力不匀，为（ ）
    A. 濡脉
    B. 芤脉
    C. 革脉
    D. 散脉
    E. 微脉
20. 浮取散漫而无根，伴至数或脉力不匀特征的脉象，主（ ）
    A. 急性大失血
    B. 元气离散
    C. 慢性失血
    D. 亡阴证
    E. 亡阳证
21. 下列各项，不属于散脉特征的是（ ）
    A. 按之无力
    B. 浮散无根
    C. 节律不齐
    D. 脉力不匀
    E. 脉涩
22. 弦脉的脉象特征是（ ）
    A. 端直以长
    B. 脉来紧急
    C. 沉按实大
    D. 状如波涛
    E. 脉体宽大
23. 动脉的脉象特征是（ ）
    A. 脉形短
    B. 沉按弦
    C. 脉来数而时止，止无规律
    D. 脉来缓而一止，止有规律
    E. 脉来时止，有规律

24. 主病为邪闭，厥证，痛极的脉是（　）
    A. 革脉
    B. 牢脉
    C. 紧脉
    D. 伏脉
    E. 弦脉

25. 下列各项，不属实脉类的脉是（　）
    A. 芤脉
    B. 牢脉
    C. 滑脉
    D. 洪脉
    E. 弦脉

26. 濡脉的脉象是（　）
    A. 浮数无根
    B. 浮而细软
    C. 沉细而软
    D. 浮大无力
    E. 脉细如线

27. 濡脉的主病为（　）
    A. 痰证
    B. 寒证
    C. 热证
    D. 虚证
    E. 血瘀

28. 下列各项，不属于沉脉类的是（　）
    A. 沉脉
    B. 弦脉
    C. 伏脉
    D. 牢脉
    E. 弱脉

29. 沉按实大弦长，坚牢不移，为（　）
    A. 沉脉
    B. 弦脉
    C. 伏脉
    D. 牢脉
    E. 紧脉

30. 重按推筋着骨始得，甚则伏而不显，为（　）
    A. 沉脉
    B. 弱脉
    C. 伏脉
    D. 牢脉
    E. 细脉

31. 牢脉的主病为（　）
    A. 癥积
    B. 虚证
    C. 邪闭
    D. 痛极
    E. 厥病

32. 脉体宽大，充实有力，来盛去衰，状若波涛汹涌，为（　）
    A. 滑脉
    B. 数脉
    C. 洪脉
    D. 动脉
    E. 疾脉

33. 洪脉主病是（　）
    A. 气分热盛
    B. 湿热蕴结
    C. 痰湿内盛
    D. 阴虚火旺
    E. 宿食积滞

34. 下列各项，不具有脉形宽特征的是（　）
    A. 大脉
    B. 濡脉
    C. 革脉
    D. 洪脉
    E. 芤脉

35. 弦脉的脉象是（　）
    A. 脉体紧张，端直而长
    B. 脉来绷急，状如牵绳
    C. 浮而搏指，滑数有力
    D. 沉按实大，弦长有力
    E. 状如波涛，来盛去衰

36. 下列各项，不属于弦脉主病的是（　）
    A. 痛证
    B. 胃气衰败
    C. 肝胆病
    D. 食积

E. 痰饮

37. 脉形超过本部，长而不急为（   ）
    A. 弦脉
    B. 紧脉
    C. 长脉
    D. 革脉
    E. 牢脉

38. 肝胆病常见的脉象是（   ）
    A. 紧脉
    B. 滑脉
    C. 牢脉
    D. 弦脉
    E. 动脉

39. 既主疼痛又主痰饮病的脉象是（   ）
    A. 滑脉
    B. 紧脉
    C. 动脉
    D. 牢脉
    E. 弦脉

40. 下列各项，不属于滑脉主病的是（   ）
    A. 实热
    B. 妊娠
    C. 水饮
    D. 食积
    E. 痰湿

41. 滑脉的脉象是（   ）
    A. 轻取即得，举之泛泛
    B. 往来流利，应指圆滑
    C. 厥厥动摇，滑数有力
    D. 状如波涛，来盛去衰
    E. 脉短如豆，滑数有力

42. 迟脉的主病是（   ）
    A. 虚热证
    B. 痰饮
    C. 寒证
    D. 血瘀
    E. 气滞

43. 细而行迟，往来艰涩不畅，脉势不匀，为（   ）
    A. 细脉
    B. 迟脉
    C. 涩脉
    D. 结脉
    E. 紧脉

44. 下列各项，不属于涩脉主病的是（   ）
    A. 伤精
    B. 血少
    C. 气滞血瘀
    D. 痰食内停
    E. 阴盛气结

45. 下列各项，不是一息五至以上脉象的是（   ）
    A. 动脉
    B. 促脉
    C. 数脉
    D. 滑脉
    E. 疾脉

46. 下列各项，不主实热证的脉象是（   ）
    A. 紧脉
    B. 滑脉
    C. 洪脉
    D. 数脉
    E. 促脉

47. 细脉的脉象是（   ）
    A. 举之无力，按之空虚
    B. 沉细而软，应指无力
    C. 极细极软，似有似无
    D. 脉体如线，应指明显
    E. 浮而细软，应指无力

48. 细脉的主病是（   ）
    A. 寒凝
    B. 血瘀
    C. 气滞
    D. 食积
    E. 湿阻

49. 举之无力，按之空虚，为（   ）
    A. 弱脉
    B. 虚脉
    C. 涩脉
    D. 微脉

E. 濡脉

50. 微脉的主病是（　　）
    A. 气虚血少
    B. 气虚有湿
    C. 阴阳气血俱虚
    D. 诸虚诸湿
    E. 阳气有余

51. 弱脉的脉象特征为（　　）
    A. 脉极软而沉细
    B. 脉细如线
    C. 脉来绷急
    D. 迟缓无为
    E. 来盛去衰

52. 缓脉的主病为（　　）
    A. 水饮
    B. 痰证
    C. 湿证
    D. 食积
    E. 气滞

53. 下列各项，不属于数脉类的是（　　）
    A. 疾脉
    B. 动脉
    C. 数脉
    D. 促脉
    E. 洪脉

54. 脉来急数而时一止，止无定数，是指（　　）
    A. 疾脉
    B. 促脉
    C. 结脉
    D. 动脉
    E. 代脉

55. 脉率迟缓，时见一止，止无定数，是指（　　）
    A. 代脉
    B. 促脉
    C. 结脉
    D. 动脉
    E. 涩脉

56. 下列各项，不属于结脉主病的是（　　）
    A. 阴盛气结
    B. 寒痰
    C. 气血虚衰
    D. 血瘀
    E. 食滞

57. 脉来一止，止有定数，良久方还，为（　　）
    A. 代脉
    B. 促脉
    C. 结脉
    D. 动脉
    E. 涩脉

58. 下列各项不属于代脉主病的是（　　）
    A. 跌仆损伤
    B. 痛证
    C. 脏气衰微
    D. 惊恐
    E. 食滞

59. 结脉、代脉、促脉的共同点是（　　）
    A. 脉来较数
    B. 脉来时止
    C. 止无定数
    D. 脉来缓慢
    E. 止有定数

60. 脉沉细，应指无力，为（　　）
    A. 微脉
    B. 细脉
    C. 濡脉
    D. 弱脉
    E. 虚脉

61. 弱脉与濡脉的主要区别在于（　　）
    A. 脉势
    B. 脉态
    C. 脉位
    D. 节律
    E. 至数

62. 下列各项，脉位不表浅的脉象是（　　）
    A. 浮脉
    B. 芤脉
    C. 濡脉

D. 散脉
E. 弱脉

63. 下列各项，不主虚证的脉象是（　　）
    A. 细脉
    B. 动脉
    C. 弱脉
    D. 微脉
    E. 濡脉

64. 下列各项，不主疼痛的脉象是（　　）
    A. 滑脉
    B. 伏脉
    C. 动脉
    D. 弦脉
    E. 紧脉

65. 下列各项，不主痰饮的脉象是（　　）
    A. 滑脉
    B. 弦脉
    C. 促脉
    D. 结脉
    E. 动脉

66. 脉短如豆，滑数有力的是（　　）
    A. 促脉
    B. 疾脉
    C. 实脉
    D. 动脉
    E. 短脉

67. 下列各项，不主气血两虚的脉象是（　　）
    A. 缓脉
    B. 细脉
    C. 微脉
    D. 弱脉
    E. 虚脉

68. 气滞血瘀痛证可以见到的脉象是（　　）
    A. 革脉
    B. 弦脉
    C. 滑脉
    D. 实脉
    E. 涩脉

69. 下列各项，与饮食停滞无关的脉象是（　　）
    A. 紧脉
    B. 促脉
    C. 滑脉
    D. 结脉
    E. 涩脉

70. 主阳明气分热盛的脉是（　　）
    A. 伏脉
    B. 弱脉
    C. 牢脉
    D. 洪脉
    E. 细脉

71. 主病为痰热，食积化热与湿热的脉为（　　）
    A. 弦数脉
    B. 洪数脉
    C. 滑数脉
    D. 浮滑脉
    E. 沉缓脉

72. 风热袭表的脉象特征是（　　）
    A. 浮数脉
    B. 浮滑脉
    C. 浮紧脉
    D. 浮缓脉
    E. 弦滑脉

73. 具有脉形细特征的一组脉象是（　　）
    A. 微、弱、弦脉
    B. 濡、弱、伏脉
    C. 濡、弱、虚脉
    D. 微、弱、濡脉
    E. 伏、弱、牢脉

74. 与弦脉临床意义无关的是（　　）
    A. 痰饮
    B. 肝胆病
    C. 疼痛
    D. 血瘀
    E. 老年健康者

75. 下列各项，不具有至数不匀特点的脉象是（　　）
    A. 结脉

B. 促脉

C. 代脉

D. 散脉

E. 动脉

76. 数脉的特征是（　　）

A. 一息四至

B. 一息五至

C. 一息五至以上，不足七至

D. 一息七至以上

E. 一息八至

77. 具有脉体阔大，来盛去衰特点的脉象是（　　）

A. 大脉

B. 芤脉

C. 洪脉

D. 实脉

E. 牢脉

78. 主惊恐、跌仆损伤的脉象是（　　）

A. 涩脉

B. 弦脉

C. 紧脉

D. 牢脉

E. 代脉

79. 可见于正常人的脉象是（　　）

A. 洪脉

B. 弦脉

C. 数脉

D. 长脉

E. 短脉

80. 下列各项，不属正常人之脉象的是（　　）

A. 长脉

B. 大脉

C. 滑脉

D. 缓脉

E. 紧脉

81. 下列各项，脉象脉体较短的是（　　）

A. 弦脉

B. 牢脉

C. 涩脉

D. 动脉

E. 滑脉

82. 紧张度较低的脉象是（　　）

A. 弦脉

B. 濡脉

C. 紧脉

D. 革脉

E. 牢脉

83. 缓脉所主的病证是（　　）

A. 热病

B. 瘀血

C. 湿病

D. 食积

E. 寒病

84. 代脉的脉象特征是（　　）

A. 缓而时止，止无定数

B. 数而时止，止无定数

C. 迟而时止，止有定数

D. 数而时止，止有定数

E. 脉来时止，止无定数

85. 滑数脉主病常为（　　）

A. 肝火上亢

B. 痰热内盛

C. 肝郁化火

D. 气分热炽

E. 外感表证

86. 弦细脉主病为（　　）

A. 寒滞肝脉

B. 阴虚有热

C. 肝气郁滞

D. 肝郁脾虚

E. 气滞血瘀

87. 沉涩脉主病常为（　　）

A. 寒凝血瘀

B. 脾肾阳虚

C. 痰食内结

D. 肝郁脾虚

E. 肝郁气滞

88. 沉弦脉主病常为（　　）

A. 寒凝血瘀

B. 肝胆湿热
C. 痰食内结
D. 肝郁脾虚
E. 寒滞肝脉

89. 弦数脉主病常为（　　）
    A. 肝郁气滞
    B. 肝胆湿热
    C. 肝阳上亢
    D. 肝郁脾虚
    E. 痰食内结

90. 弦滑数脉主病常为（　　）
    A. 风阳上扰
    B. 肝胆湿热
    C. 肝阳上亢
    D. 肝郁脾虚
    E. 痰食内结

91. 浮滑脉见于（　　）
    A. 表寒证
    B. 表热证
    C. 表证夹痰
    D. 风热袭表证
    E. 风湿犯表证

92. 脉症相应为顺，下列各项，为逆的是（　　）
    A. 表证见浮脉
    B. 里证见沉脉
    C. 久病见浮脉
    D. 新病见浮脉
    E. 有余见实脉

93. 下列各项，不是相反脉象的是（　　）
    A. 迟脉与数脉
    B. 浮脉与沉脉
    C. 细脉与大脉
    D. 滑脉与涩脉
    E. 紧脉与缓脉

94. 下列各项，不是真脏脉别名的是（　　）
    A. 怪脉
    B. 斜飞脉
    C. 败脉
    D. 死脉
    E. 绝脉

95. 患者，女，35岁。夜晚吹风扇乘凉，晨起自觉发热恶风，鼻塞，喷嚏，自汗出，舌苔薄白。其脉象应是（　　）
    A. 浮紧
    B. 浮缓
    C. 浮数
    D. 濡缓
    E. 浮滑

96. 患者，男，18岁。3天前开始发热，现体温38.8℃，微恶风寒，咽痛，咳嗽，鼻塞流浊涕，舌红苔薄黄。其脉象的表现是（　　）
    A. 浮紧
    B. 浮缓
    C. 浮数
    D. 洪大
    E. 洪数

97. 患者，男，42岁。患胃病5年。突然大量吐血，面唇色白，大汗出，呼吸微弱，神志欠清，舌淡。其脉象的表现是（　　）
    A. 浮脉
    B. 细脉
    C. 芤脉
    D. 革脉
    E. 微脉

98. 患者，女，25岁。新产后恶露不止，再加劳累过度导致头晕眼花，乏力心悸，舌暗有瘀斑。其脉象应为（　　）
    A. 细涩
    B. 弦涩
    C. 细脉
    D. 弱脉
    E. 微脉

99. 患者，男，43岁。干咳3年余。近1个月来，因过于劳累，咳嗽加剧，痰中带血丝，自觉手足心热，入睡后出汗，醒后汗止，尿少便干，两颧潮红，舌红苔少而干。其脉象的表现是（　　）
    A. 细涩
    B. 细数

C. 洪数
D. 数脉
E. 滑数

100. 患者，男，20岁。因过食生冷，胃脘部剧烈疼痛，呕吐清水，四肢不温，面色苍白，舌苔白滑。其脉象的表现是（　　）
A. 沉涩
B. 沉迟
C. 沉紧
D. 细缓
E. 细弦

101. 患者，男，40岁。患"神经性头痛"已5年，每月发作3~5次，每次持续1~2天，每次发作时头胀痛欲裂，耳鸣，目赤，口苦，烦躁易怒，尿赤便干，舌边红苔黄。其脉象的表现是（　　）
A. 弦数
B. 弦紧
C. 浮数
D. 弦涩
E. 细弦

102. 某女，19岁。2天前受惊吓后出现心慌不已，坐卧不安。其脉象可见（　　）
A. 动脉
B. 数脉
C. 促脉
D. 结脉
E. 短脉

103. 患者，女，55岁。患"高血压"已6年余，现症见：头晕胀痛，耳鸣，夜寐不安，多梦，腰膝酸软，舌红苔少。其脉象可表现为（　　）
A. 弦滑数
B. 弦细数
C. 细数
D. 弦数
E. 滑数

104. 患者，男，51岁。冠心病史5年余，近3天来，自觉心前区憋闷疼痛，心悸不已，短气，舌暗红有瘀斑。其脉象可见（　　）

A. 滑脉
B. 弦脉
C. 结代
D. 沉缓
E. 沉涩

B1 型 题

A. 细脉
B. 微脉
C. 弱脉
D. 濡脉
E. 虚脉

1. 浮而细软无力的脉象是（　　）
2. 沉而细软无力的脉象是（　　）

A. 浮脉类
B. 沉脉类
C. 迟脉类
D. 数脉类
E. 虚脉类

3. 动脉属于（　　）
4. 涩脉属于（　　）

A. 部位
B. 力度
C. 节律
D. 脉率
E. 流利度

5. 促脉与疾脉的不同处是（　　）
6. 濡脉与弱脉的不同处是（　　）

A. 失血伤阴
B. 亡血失精
C. 惊恐疼痛
D. 寒证痛证
E. 邪闭痛极

7. 伏脉的主病是（　　）
8. 革脉的主病是（　　）

A. 浮脉
B. 芤脉
C. 革脉
D. 虚脉
E. 散脉

9. 浮大中空，如按葱管的脉象是（　）
10. 举之无力，按之空虚的脉象是（　）

A. 洪脉、革脉、濡脉
B. 芤脉、弱脉、虚脉
C. 洪脉、革脉、弱脉
D. 洪脉、濡脉、牢脉
E. 弱脉、伏脉、牢脉

11. 具有脉位下沉特点的脉象是（　）
12. 具有脉位表浅特点的脉象是（　）

A. 举之有余，按之不足
B. 浮大中空，如按葱管
C. 浮细无力而软
D. 沉细无力而软
E. 浮散无根，至数不齐

13. 元气离散，脏气将绝脉象表现是（　）
14. 突然大出血时脉象表现是（　）

A. 脉迟而时有一止，止无定数
B. 脉数而时有一止，止无定数
C. 脉来时有一止，止有定数，良久复来
D. 脉短如豆，滑数有力
E. 脉来绷急，状如绳索

15. 促脉的脉象特征是（　）
16. 结脉的脉象特征是（　）

A. 沉脉
B. 伏脉
C. 革脉
D. 紧脉
E. 牢脉

17. 主阴寒内积，疝气癥积的脉象是（　）
18. 主邪闭痛极的脉象是（　）

A. 滑脉
B. 弦脉
C. 洪脉
D. 沉脉
E. 濡脉

19. 食积内停的脉象是（　）
20. 痰湿内停的脉象是（　）

A. 脉来急促，时有一止，止无定数
B. 举按充实而有力
C. 端直以长，如按琴弦
D. 绷急弹指，如牵绳转索
E. 脉体宽大，来盛去衰，滔滔满指

21. 弦脉的脉象特征是（　）
22. 紧脉的脉象特征是（　）

A. 邪热亢盛
B. 阴寒阻碍阳气
C. 气血两虚
D. 虚阳浮越于外
E. 湿邪困阻阳气

23. 洪脉的主病为（　）
24. 濡脉的主病为（　）

A. 医师手指用力从轻到重，按至肌肉，并调节适当指力左右推寻
B. 医师用轻取的指法取脉
C. 用一指定三关的方法诊脉
D. 三指同时用力的诊脉方法
E. 手指用力较重，甚至按到筋骨体察脉象

25. 寻法是（　）
26. 按法是（　）

A. 脉象无冲和之意，应指坚搏
B. 脉象虚大无根或微弱不应指
C. 脉象散乱，脉律无序
D. 脉来浮大中空，按之搏指如鼓皮
E. 脉细如线，应指明显

27. 无神之脉的脉象特征是（　）

28. 无根之脉的脉象特征是（　　）

参 考 答 案

A1 型题

1. B	2. C	3. D	4. A	5. B
6. D	7. B	8. C	9. E	10. C
11. D	12. A	13. D	14. B	15. E
16. C	17. B	18. C	19. D	20. B
21. E	22. A	23. A	24. D	25. A
26. B	27. D	28. B	29. D	30. C
31. A	32. C	33. A	34. B	35. A
36. D	37. C	38. D	39. E	40. C
41. B	42. C	43. C	44. E	45. D
46. A	47. D	48. E	49. B	50. C
51. A	52. C	53. E	54. B	55. C
56. E	57. A	58. E	59. B	60. D
61. C	62. E	63. B	64. A	65. E
66. D	67. A	68. E	69. D	70. D
71. C	72. A	73. D	74. D	75. D
76. C	77. C	78. E	79. D	80. E
81. D	82. B	83. C	84. C	85. C
86. D	87. A	88. E	89. B	90. A
91. C	92. C	93. C	94. B	95. B
96. C	97. C	98. A	99. C	100. C
101. A	102. A	103. B	104. C	

B1 型题

1. D	2. C	3. D	4. C	5. C
6. A	7. E	8. B	9. B	10. D
11. E	12. A	13. E	14. B	15. B
16. A	17. C	18. B	19. A	20. A
21. C	22. D	23. A	24. E	25. A
26. E	27. C	28. B		

第七单元 按 诊

A1 型题

1. 下列各项，不属于按诊手法的是（ ）
   A. 触法
   B. 按法
   C. 压法
   D. 摸法
   E. 叩法
2. 下列各项，不是按诊内容的是（ ）
   A. 诊皮肤冷热
   B. 诊皮肤颜色
   C. 诊皮肤润燥
   D. 诊腧穴
   E. 诊尺肤
3. 身热初按热甚，久按热反轻者多属（ ）
   A. 热在表
   B. 热在里
   C. 虚阳外越
   D. 阴虚证
   E. 热在半表半里
4. 身热初按热轻，久按热甚者多属（ ）
   A. 热在表
   B. 热在里
   C. 虚阳外越
   D. 阴虚证
   E. 热在半表半里
5. 肌肤初扪之不觉很热，但扪之稍久即感灼手者，为（ ）
   A. 热在表
   B. 热在里
   C. 湿热内蕴
   D. 虚热证
   E. 热在半表半里
6. 身灼热而肢厥者，属（ ）
   A. 里热证
   B. 里寒证
   C. 真寒假热证
   D. 真热假寒证
   E. 热在半表半里
7. 肌肤甲错者，为（ ）
   A. 气血两虚
   B. 津液不足
   C. 痰饮内停
   D. 瘀血内停
   E. 湿热蕴结
8. 按肌肤尚温，汗出如油，脉躁疾无力者是（ ）
   A. 实热证
   B. 亡阳证
   C. 亡阴证
   D. 阴虚证
   E. 气虚证
9. 按肌肤干瘪者其临床意义是（ ）
   A. 阳虚有寒
   B. 气血不足
   C. 津液不足
   D. 湿热蕴结
   E. 瘀血内停
10. 可以诊断疼痛虚实的是（ ）
    A. 痛时姿势
    B. 疼痛的部位
    C. 痛处喜按或拒按
    D. 痛处的颜色
    E. 痛处皮肤温度
11. 可判断疮疡脓成与否的方法是（ ）
    A. 望之红肿
    B. 摸之有压痛
    C. 病人主诉疼痛剧烈

D. 脉洪数

E. 疮疡边硬顶软

12. 疮疡根盘收束隆起者,属于( )

    A. 实证

    B. 虚证

    C. 寒证

    D. 热证

    E. 虚寒证

13. 按尺肤凹而不起者多为( )

    A. 热证

    B. 泄泻

    C. 瘀血

    D. 鼓胀

    E. 风水

14. 腹部肿块,痛无定处,时聚时散者,称为( )

    A. 癥积

    B. 痞满

    C. 瘕聚

    D. 虫积

    E. 水鼓

15. 腹部肿块,推之不移,痛有定处者,是( )

    A. 虫积

    B. 气鼓

    C. 水鼓

    D. 癥积

    E. 瘕聚

16. 虚里按之其动微弱的临床意义是( )

    A. 心阳不足

    B. 心肺气绝

    C. 宗气内虚

    D. 外感热邪

    E. 惊恐所致

17. 虚里按之应手,动而不紧,缓而不急的机理是( )

    A. 宗气内虚

    B. 饮停心包

    C. 心肺气绝

    D. 宗气不守

    E. 心气充盛

18. 虚里按之弹手,洪大而搏,或绝而不应者,是( )

    A. 宗气内虚

    B. 饮停心包

    C. 心肺气绝

    D. 宗气不守

    E. 心气虚弱

19. 下列各项,不会出现虚里动高的是( )

    A. 热证

    B. 剧烈运动后

    C. 心气衰竭

    D. 宗气内虚

    E. 宗气外泄

20. 可以诊断大肠病的腧穴是( )

    A. 关元

    B. 天枢

    C. 中极

    D. 气海

    E. 神阙

21. 上巨虚穴有压痛者,为( )

    A. 肺痈

    B. 肝痈

    C. 心痛

    D. 肠痈

    E. 肾病

22. 诊断肝痛按诊常用的腧穴是( )

    A. 大陵

    B. 阳陵泉

    C. 章门

    D. 期门

    E. 阴陵泉

23. 诊断小肠病按诊常用的腧穴是( )

    A. 关元

    B. 气海

    C. 悬钟

    D. 手三里

    E. 外关

24. 患者,男,44岁,慢性乙型肝炎病史10

多年，骨瘦如柴，少气懒言，腹大如鼓，按之如囊裹水，舌暗苔白滑，脉沉弦。此为( )

A. 气胀
B. 结胸
C. 水鼓
D. 心下痞
E. 痃聚

25. 患者，女，48岁。习惯性便秘多年，近日感左少腹作痛，按之累累有硬块，舌淡红，苔薄黄，脉沉缓。此多为( )

A. 肠痈
B. 痛经
C. 痃聚
D. 虫积
E. 宿粪

26. 患者，女，47岁。自觉腹部有包块，按之疼痛，痛无定处，时聚时散。此为( )

A. 癥积
B. 痞满
C. 痃聚
D. 虫积
E. 水鼓

27. 患者，男，54岁。右胁下痞块，推之不移，按之刺痛固定。此为( )

A. 虫积
B. 气鼓
C. 水鼓
D. 癥积
E. 痃聚

B1 型题

A. 血分
B. 水分
C. 痰饮
D. 寒凝
E. 气分

1. 腹部肿块推之不移，痛有定处者，病属( )
2. 腹部肿块推之可移，痛无定处者，病属( )

A. 真热假寒证
B. 真寒假热证
C. 表热里寒证
D. 表热证
E. 里热证

3. 皮肤无汗而灼热者，是( )
4. 身灼热而肢厥者，是( )

A. 腹中结块，按之聚散不定，或形如筋状久按转移不定
B. 腹中肿块，推之不移，痛有定处
C. 右少腹痛而拒按，有包块应手
D. 腹中肿块，推之可移，痛无定处
E. 腹内肿块坚硬如石

5. 痃聚常见( )
6. 癥积常见( )

A. 额上热甚于手心热
B. 手心热甚于额上热
C. 手足俱冷
D. 手足心热甚于手足背
E. 尺肤部凉

7. 表热证见( )
8. 里热证见( )

A. 额上热甚于手心热
B. 手心热甚于额上热
C. 手足背热甚于手足心
D. 手足心热甚于手足背
E. 尺肤部凉

9. 外感发热见( )
10. 内伤发热见( )

A. 边硬顶软
B. 患处坚硬
C. 漫肿平塌
D. 红肿热痛
E. 肿处烙手

11. 疮疡未成脓表现为( )
12. 疮疡已为脓表现为( )

    A. 尺肤粗糙，如枯鱼之鳞
    B. 尺肤肿胀，按之凹陷不起
    C. 尺肤热甚
    D. 尺肤凉
    E. 尺肤润泽

13. 精血不足者见( )
14. 泄泻少气者见( )

    A. 虚证
    B. 水肿
    C. 实证
    D. 气肿
    E. 寒证

15. 按压肌肤肿胀之处，按之凹陷，不能即起者，是( )
16. 按压肌肤肿胀之处，按之凹陷，举手即起者，是( )

参 考 答 案

A1 型题

1. C   2. B   3. A   4. B   5. C
6. D   7. D   8. C   9. C   10. C
11. E 12. A 13. E 14. C 15. D
16. C 17. E 18. C 19. D 20. B
21. D 22. D 23. A 24. C 25. E
26. C 27. D

B1 型题

1. A   2. E   3. E   4. A   5. D
6. B   7. A   8. B   9. C   10. D
11. B 12. A 13. A 14. D 15. B
16. D

第八单元 八纲辨证

A1 型题

1. 下列各项，不属于表证临床表现的是（ ）
   A. 恶寒发热
   B. 头身疼痛
   C. 鼻流清涕
   D. 咽喉痒痛
   E. 手足厥冷

2. 下列各项，属于虚证临床表现的是（ ）
   A. 五心烦热
   B. 大便秘结
   C. 小便不通
   D. 痰涎壅盛
   E. 腹痛拒按

3. 真热假寒证属于（ ）
   A. 阴盛格阳
   B. 阳盛格阴
   C. 阴不敛阳
   D. 阳不敛阴
   E. 表热里寒

4. 下列各项，属于实证临床表现的是（ ）
   A. 五心烦热
   B. 舌嫩少苔
   C. 腹胀满不减
   D. 声低息微
   E. 怕冷喜加衣

5. 下列各项，不属于表证辨证要点的是（ ）
   A. 多见于外感病初期
   B. 起病急
   C. 病位浅
   D. 病程短
   E. 必发展为里证

6. 下列各项，属于阴证范畴的是（ ）
   A. 表证、热证、实证
   B. 症状表现于外的、向上的、容易发现的
   C. 阳邪致病
   D. 病情变化较快
   E. 里证、寒证、虚证

7. 下列各项，属于表证临床表现的是（ ）
   A. 恶寒发热
   B. 口渴饮冷
   C. 胃痛喜按
   D. 舌质红苔黄
   E. 脉洪大

8. 真热假寒证"假寒"最主要的表现部位是（ ）
   A. 额部
   B. 胸部
   C. 腹部
   D. 四肢
   E. 舌象

9. 下列各项，不属于寒证与热证鉴别要点的是（ ）
   A. 身热与身冷
   B. 面赤与面白
   C. 口渴与不渴
   D. 舌苔黄与白
   E. 头痛与不痛

10. 下列各项，不属于真寒假热证临床表现的是（ ）
    A. 自觉发热反欲盖衣被
    B. 面色浮红如妆
    C. 口渴而喜饮

D. 咽痛而不红肿

E. 脉浮大或数按之无力

11. 下列各项，不属于真热假寒证临床表现的是（　　）

A. 四肢凉甚至厥冷

B. 神识昏沉

C. 咽干口臭

D. 烦渴引饮

E. 面色浮红如妆

12. 下列各项，不属于热证临床表现的有（　　）

A. 发热，恶热喜冷

B. 口渴欲饮

C. 烦躁不宁

D. 小便短黄

E. 咽痛而不红肿

13. 下列各项，属于里证症状的是（　　）

A. 寒热并见

B. 但寒不热

C. 寒热往来

D. 五心烦热

E. 热寒交替

14. 下列各项中，属于寒证临床表现的是（　　）

A. 两颧潮红

B. 小便短赤

C. 大便秘结

D. 口淡不渴

E. 咳痰黄稠

15. 下列各项，不属于八纲辨证内容的是（　　）

A. 表里

B. 寒热

C. 虚实

D. 气血

E. 阴阳

16. 下列各项，属于真寒假热证临床表现的是（　　）

A. 四肢凉甚至厥冷

B. 神识昏沉

C. 咽干口臭

D. 咽痛而不红肿

E. 烦渴引饮

17. 表证的寒热症状是（　　）

A. 但寒不热

B. 但热不寒

C. 寒热往来

D. 发热恶寒

E. 身热不扬

18. 下列症状中，与表证无关的是（　　）

A. 发热恶寒

B. 苔薄白

C. 头身疼痛

D. 脉浮缓

E. 腹痛、呕泻

19. 下列各项，不属于里证辨证要点的是（　　）

A. 无新起恶寒发热并见，以脏腑症状为主要表现

B. 见于外感疾病的初期阶段

C. 病情较重

D. 病位较深

E. 病程较长

20. 真寒假热证古代亦称为（　　）

A. 阴盛格阳

B. 阳盛格阴

C. 表热里寒

D. 阳虚则外寒

E. 阴虚则内热

21. 下列各项，属于真虚假实证临床表现的是（　　）

A. 虽默默不语但语时声高气粗

B. 虽倦息乏力却动之觉舒

C. 肢体羸瘦而腹部硬满拒按

D. 脉虽沉细却按之有力

E. 虽小便不利但无舌红口渴

22. 下列各项，不属于实证与虚证鉴别要点的是（　　）

A. 病程的长短

B. 体质虚弱与壮实

C. 精神萎靡与兴奋
D. 疼痛喜按与拒按
E. 面色苍白或通红

23. 下列与辨虚实真假无关的是（　　）
    A. 脉象有力无力
    B. 舌质老嫩
    C. 言语高低
    D. 寒热轻重
    E. 体质强弱

24. 先表现为实证，后来表现为虚证属于（　　）
    A. 实证转虚
    B. 虚证夹实
    C. 因虚致实
    D. 虚实并重
    E. 因实致虚

25. 下列各项，不属于寒证临床表现的是（　　）
    A. 恶寒畏寒
    B. 脘腹冷痛
    C. 苔白而润
    D. 口渴引饮
    E. 小便清长

26. 下列各项，不属于阴证临床表现的是（　　）
    A. 面色苍白
    B. 精神萎靡
    C. 畏冷肢凉
    D. 小便短赤
    E. 脉沉迟

27. 下列各项，属于亡阳证临床表现的是（　　）
    A. 冷汗淋漓
    B. 身灼肢温
    C. 虚烦躁扰
    D. 小便极少
    E. 呼吸急促

28. 下列各项，属于证候错杂的是（　　）
    A. 表实寒证
    B. 表实寒里虚寒证

C. 里虚寒证
D. 里实热证
E. 表实热证

29. "至虚有盛候"属于（　　）
    A. 虚实转化
    B. 虚实错杂
    C. 真虚假实
    D. 真实假虚
    E. 上虚下实

30. 下列各项，不属于亡阳证临床表现的是（　　）
    A. 口渴饮冷
    B. 冷汗淋漓
    C. 呼吸气弱
    D. 面色苍白
    E. 神情淡漠

31. 下列各项，属于寒证临床表现的是（　　）
    A. 恶热喜冷
    B. 躁扰不宁
    C. 大便稀溏
    D. 小便短黄
    E. 大便干结

32. 下列各项，属于真热假寒证临床表现的是（　　）
    A. 自觉发热，欲脱衣揭被
    B. 触之胸腹无灼热、下肢厥冷
    C. 面色浮红如妆，非满面通红
    D. 神志躁扰不宁，疲乏无力
    E. 四肢凉甚至厥冷，神识昏沉

33. 下列各项，属于热证临床表现的是（　　）
    A. 恶寒，畏寒
    B. 口淡不渴
    C. 肢冷蜷卧
    D. 痰、涎、涕清稀
    E. 恶热喜凉

34. 下列各项，不属于阳证临床表现的是（　　）
    A. 面红目赤

B. 疼痛喜按
C. 口渴引饮
D. 脉数有力
E. 发热口苦

35. 午后颧红属于( )
   A. 阴虚内热
   B. 阳明实热
   C. 外感风热
   D. 真寒假热
   E. 虚阳上越

36. 下列各项,对"八纲辨证"认识不正确的是( )
   A. 根据病情资料,运用八纲进行分析综合
   B. 辨别疾病的吉凶
   C. 辨别疾病现阶段病位的深浅
   D. 辨别疾病邪正斗争的盛衰
   E. 辨别病证类别的阴阳

37. 下列各项,不属于真寒假热证临床表现的是( )
   A. 四肢厥冷
   B. 面色浮红
   C. 小便清长
   D. 躁扰不宁
   E. 疲乏无力

38. 下列各项,不属于虚实真假鉴别要点的是( )
   A. 脉象有力无力
   B. 痰液的稀薄黏稠
   C. 有神无神
   D. 舌质的嫩胖与苍老
   E. 病人体质状况

39. 下列各项,对于表证理解最正确的是( )
   A. 表证的部位一般在肌表
   B. 皮肤的病变都属表证
   C. 内脏的病绝对不会出现表证
   D. 表证多见于外感病初期
   E. 表证的实际病位在内脏

40. 下列各项,不属于表证临床表现的是( )
   A. 恶寒发热
   B. 鼻涕喷嚏
   C. 脉浮苔薄
   D. 腹痛腹泻
   E. 头身疼痛

41. 表证常见于( )
   A. 内伤杂病初期
   B. 上焦的病证
   C. 皮肤疮疡类病
   D. 阳明经病证
   E. 外感病初期

42. 下列各项,不属于表证与里证鉴别要点的是( )
   A. 表证一般脉浮,里证一般脉沉
   B. 表证病程较短,里证病程较长
   C. 表证病情较轻,里证病程较重
   D. 表证恶寒为主,里证发热为主
   E. 表证苔薄,里证舌苔多有变化

43. 下列各项,属于热证临床表现的是( )
   A. 口淡不渴
   B. 痰涕清稀
   C. 小便短黄
   D. 苔白而润
   E. 舌淡胖嫩

44. 下列各项,不属于临床常见的八纲相兼证候的是( )
   A. 表里实寒证
   B. 表实寒证
   C. 里实热证
   D. 里虚寒证
   E. 里虚热证

45. 下列各项,属于里证辨证要点的是( )
   A. 病情较重
   B. 多见于外感病初期
   C. 病位较浅
   D. 病程较短
   E. 内脏症状不明显

46. 下列各项，属于寒证舌象的是( )
    A. 舌淡苔白滑
    B. 舌红苔黄
    C. 舌淡苔白腻
    D. 舌淡苔干
    E. 舌红苔干

47. 下列各项，不属于虚证和实证鉴别要点的是( )
    A. 病程长和短
    B. 体质多虚弱和多壮实
    C. 精神萎靡和兴奋
    D. 口渴欲饮和不欲饮
    E. 疼痛喜按和拒按

48. 下列各项，不属于寒证与热证鉴别要点的是( )
    A. 寒证恶寒喜热，热证恶热喜寒
    B. 寒证口淡不渴，热证口渴喜饮
    C. 寒证大便泄泻，热证大便秘结
    D. 寒证舌苔白润，热证舌苔黄干
    E. 寒证脉迟或紧，热证脉数或洪

49. 下列各项，属于真实假虚证的是( )
    A. 腹部胀满，呼吸喘促
    B. 二便闭涩，脉数
    C. 腹虽胀满而有时缓解
    D. 触之腹内无肿块而喜按
    E. 虽倦怠乏力却动之觉舒

50. 下列各项，属于阳证的是( )
    A. 面色苍白
    B. 身重蜷卧
    C. 精神萎靡
    D. 舌淡胖嫩
    E. 狂躁不安

51. 下列各项，属于亡阳之汗的是( )
    A. 汗冷清稀
    B. 汗热黏稠
    C. 汗热清稀
    D. 汗冷黏稠
    E. 如珠如油

52. 下列各项，属于亡阴之汗的是( )
    A. 汗冷清稀
    B. 汗热黏稠
    C. 汗热清稀
    D. 汗冷黏稠
    E. 冷汗淋漓

53. 肌肤冷汗淋漓，汗质稀淡，神情淡漠，手足厥冷属于( )
    A. 亡阳证
    B. 亡阴证
    C. 阴证
    D. 阳证
    E. 寒证

54. 汗热味咸而黏，如珠如油，身灼肢温，虚烦躁扰属于( )
    A. 亡阳证
    B. 阳证
    C. 亡阴证
    D. 阴证
    E. 热证

55. 下列各项，不属于八纲证候间关系的是( )
    A. 证候相兼
    B. 证候错杂
    C. 证候转化
    D. 证候真假
    E. 证候并存

56. 感受寒邪，或阳虚阴盛，导致机体功能活动衰退所表现的具有冷、凉临床表现的证候属于( )
    A. 寒证
    B. 热证
    C. 阴证
    D. 阳证
    E. 阴虚证

57. 下列各项，不属于虚证胸腹胀满临床表现的是( )
    A. 拒按
    B. 喜按
    C. 按之不痛
    D. 胀满时减
    E. 喜温

58. 虚证舌象的临床表现是（　　）
    A. 质老，苔厚腻
    B. 质嫩，苔少或无苔
    C. 质嫩，苔干或无苔
    D. 质老，苔厚腻
    E. 质嫩，苔少或无苔

59. 下列各项，不属于阴证临床表现的是（　　）
    A. 倦怠无力
    B. 语言低怯
    C. 身灼气粗
    D. 小便清长
    E. 脉象沉紧

60. 下列各项，不能称为八纲证候间关系的是（　　）
    A. 证候相兼
    B. 证候错杂
    C. 证候独立
    D. 证候真假
    E. 证候转化

61. 下列各项，属于证候错杂的是（　　）
    A. 表寒里热证
    B. 伤寒表实证
    C. 表里实热证
    D. 表里实寒证
    E. 阳明里热证

62. 下列各项，不属于寒证临床表现的是（　　）
    A. 舌淡苔白
    B. 口和不渴
    C. 尿清便溏
    D. 脉象沉紧
    E. 头重如裹

63. 疾病较易出现证候真假的阶段是（　　）
    A. 初期阶段
    B. 中间阶段
    C. 末期阶段
    D. 危重阶段
    E. 传变阶段

64. 对证候真假的所谓"假"，解释最正确的是（　　）
    A. 所有症状都是现象，皆为假
    B. 病人提供的临床资料有假
    C. 符合常规认识的某些症状
    D. 与病理本质所反映的常规证候不相应的某些表现
    E. 诊断错误，未认识疾病本质

65. 确认真热假寒证的主要依据是（　　）
    A. 脉数而沉
    B. 面红目赤
    C. 咽干口渴
    D. 神昏谵语
    E. 身灼肢厥

66. 下列各项，不属于内真寒外假热证的是（　　）
    A. 真寒假热证
    B. 阴盛格阳证
    C. 戴阳证
    D. 虚阳偏亢证
    E. 虚阳浮越证

67. 下列各项，最能辨别虚实真假的是（　　）
    A. 脉沉取之有力无力
    B. 舌质的苍老与嫩胖
    C. 病程的新久与长短
    D. 整个体质的壮与热
    E. 二便的通利与闭涩

68. 下列各项，不属于证候转化的是（　　）
    A. 表证转化为里证
    B. 里证转化为表证
    C. 寒证转化为热证
    D. 热证转化为寒证
    E. 阴证转化为阳证

69. 咳嗽吐痰、息粗而喘、苔腻脉滑，久之见气短而喘、声低懒言、舌淡、脉弱，为（　　）
    A. 虚证转实
    B. 实证转虚
    C. 热证转寒
    D. 寒证转热
    E. 阳证转阴

70. 面色苍白或暗淡，精神萎靡，身重蜷卧，畏冷肢凉，倦怠无力，语声低怯，为（　　）
    A. 阴虚证
    B. 亡阴证
    C. 阳虚证
    D. 亡阳证
    E. 实寒证

71. 痰白稀薄，久之见舌红苔黄，痰黄而稠属于（　　）
    A. 寒证化热
    B. 热证转寒
    C. 实证转虚
    D. 虚证转实
    E. 阴证转阳

72. 实证发热的临床表现是（　　）
    A. 五心烦热
    B. 午后微热
    C. 蒸蒸壮热
    D. 寒热往来
    E. 身热不扬

73. 下列各项，对里证的认识不正确的是（　　）
    A. 多见于内伤杂病之中
    B. 外感病多兼夹里证
    C. 外邪可直中脏腑
    D. 病情较重
    E. 病程较长

74. 半表半里证还可称为（　　）
    A. 肝胆病证
    B. 少阳病证
    C. 气分病证
    D. 中焦病症
    E. 厥阴病证

75. 胸胁苦满属于（　　）
    A. 半表半里证
    B. 表证
    C. 里证
    D. 阳证
    E. 里证

76. 体内阳气亏损，机体失却温养，推动、蒸腾、气化等作用减退属于（　　）
    A. 阳虚证
    B. 阴虚证
    C. 寒证
    D. 亡阳证
    E. 里证

77. 体内阴液亏少而无以制阳，滋润、濡养等作用减退属于（　　）
    A. 阳虚证
    B. 阴虚证
    C. 津液亏虚证
    D. 实证
    E. 里证

78. 辨寒热的意义是（　　）
    A. 辨临床意义
    B. 辨病性
    C. 辨病位
    D. 辨邪正关系
    E. 辨标本缓急

79. 阳虚阴盛而阳气浮越的临床意义是（　　）
    A. 真热假寒证
    B. 亡阳证
    C. 亡阴证
    D. 阳虚证
    E. 真寒假热证

80. 下列各项，不属于虚证辨证要点的是（　　）
    A. 病程长
    B. 体质多虚弱
    C. 精神萎靡
    D. 声低息微
    E. 胀满不减

81. 下列各脉象，不属于阴证的是（　　）
    A. 沉
    B. 迟
    C. 细
    D. 无力
    E. 滑

82. 下列各脉象，不属于阳证脉象的

是( )
A. 浮
B. 洪
C. 数
D. 滑
E. 迟

83. 冷汗、肢厥、面白、脉微等为主要表现的危重证候属于( )
A. 亡阳证
B. 亡阴证
C. 阳证
D. 阴证
E. 寒证

84. "寒包火"证属于( )
A. 表实寒里虚热证
B. 表实寒里实热证
C. 表虚寒里实热证
D. 表虚寒里虚热证
E. 表里俱寒证

85. 疾病某一阶段，不仅表现为病位的表里同时受病，而且呈现寒、热、虚、实性质相反的证候称为( )
A. 证候相兼
B. 证候错杂
C. 证候并存
D. 证候独立
E. 证候转化

86. 证候真假的"真"，主要是指( )
A. 病人真实的临床表现
B. 临床上常见的证候
C. 与疾病内在本质相符的证候
D. 本病或者久病之症
E. 病人的病情完全真实

87. 证候真假的"假"，主要是指( )
A. 病人提供的病情有假
B. 为临床不常见的证候
C. 症状与疾病本质相符合的表现
D. 新病或标病的证候
E. 与病理本质所反映的常规证候不相应的某些表现

88. 虽大便闭塞而腹部不甚硬满属于( )
A. 虚实夹杂
B. 虚证
C. 实证
D. 真实假虚
E. 真虚假实

89. 下列各项，不属于真寒假热证别称的是( )
A. 寒极似热证
B. 虚阳浮越证
C. 阴盛格阳证
D. 戴阳证
E. 阳盛格阴证

90. 虽默默不语却语时声高气粗属于( )
A. 真虚假实
B. 虚证
C. 真实假虚
D. 实证
E. 虚实夹杂

91. 下列各项，不属于真实假虚证"假"象的是( )
A. 神情默默
B. 倦怠懒言
C. 身体羸瘦
D. 脉象沉细
E. 腹部胀满

92. 下列各项，不属于真虚假实证"假"象的是( )
A. 腹部胀满
B. 呼吸喘促
C. 小便不利
D. 大便闭结
E. 倦怠懒言

93. 辨别虚实真假的关键是( )
A. 胸腹的冷热
B. 舌象
C. 脉象
D. 体质强弱
E. 面色

94. 真虚假实证腹满的临床表现是( )

A. 腹满且胀拒按
B. 腹满按之痛甚
C. 腹虽胀满而有时缓解
D. 腹满得泻反快
E. 腹胀满不能食

95. 原为寒证，后出现热证，而寒证随之消失属于（ ）
A. 寒证化热
B. 热证化寒
C. 寒证
D. 热证
E. 寒热夹杂

96. 口渴而不欲饮，咽部不红肿，面色浮红如妆属于（ ）
A. 真热假寒
B. 热证
C. 真寒假热
D. 寒证
E. 寒热夹杂

97. 能辨别邪正斗争盛衰的辨证方法是（ ）
A. 八纲辨证
B. 病性辨证
C. 脏腑辨证
D. 六经辨证
E. 卫气营血辨证

98. 下列各项，寒热往来见于（ ）
A. 表寒
B. 里寒
C. 表热
D. 里热
E. 半表半里

99. "至虚有盛候""大实有羸状"，是指证候的（ ）
A. 虚实真假
B. 寒热真假
C. 阴阳转化
D. 表里转化
E. 虚实转化

100. 下列各项，不属于八纲辨证内容的是（ ）
A. 病性寒热
B. 病变吉凶
C. 邪正盛衰
D. 病变类别
E. 病变部位

101. 辨别寒热真假时要注意，真相常出现于（ ）
A. 面色
B. 体表
C. 四肢
D. 舌脉
E. 胸腹

102. 下列各项，属于亡阴证面色的是（ ）
A. 苍白
B. 面赤颧红
C. 㿠白
D. 面红
E. 面白

103. 下列各项，不属于真虚假实证出现"假实"证临床意义的是（ ）
A. 脏腑虚衰
B. 气血不足
C. 运化无力
D. 气机不畅
E. 痰湿阻滞

104. 亡阳证的典型舌脉是（ ）
A. 舌淡胖嫩，脉沉迟
B. 舌淡白，脉虚细
C. 舌淡胖嫩，脉虚细
D. 舌淡白，脉沉迟无力
E. 舌淡白苔白润，脉微欲绝

105. 亡阴证的典型舌脉是（ ）
A. 舌红干，脉疾无力
B. 舌红绛，脉细数
C. 舌红苔黄，脉洪数
D. 舌红少苔，脉细数
E. 舌紫暗，脉细涩

106. 患者面色赤，恶寒发热，肌肤灼热，语

声高亢，呼吸气粗，口干渴饮，小便短赤涩痛，大便秘结，舌红绛，苔黄黑生芒刺，脉浮数，其临床意义是（　　）

  A. 阳证
  B. 阴证
  C. 阳虚证
  D. 阴虚证
  E. 亡阳证

107. 患者面色苍白，畏冷肢凉，倦怠无力，语声低怯，纳差，口淡不渴，小便清长或短少，大便溏泄气腥，舌淡胖嫩，脉沉迟，其临床意义是（　　）

  A. 阳证
  B. 阴证
  C. 亡阳证
  D. 阴虚证
  E. 亡阴证

108. 患者年高体衰，病属虚寒，久已卧床不起。今日晨起突然面色泛红，烦热不宁，语言增多，并觉口渴喜饮，舌淡，脉大而无根。其临床意义是（　　）

  A. 阴盛格阳
  B. 阳虚阴盛
  C. 阳损及阴
  D. 阳气亡失
  E. 阴阳离决

109. 患者面色赤，恶寒发热，肌肤灼热，烦躁不安，呼吸气粗，喘促痰鸣，口干喜饮，小便短赤涩痛，大便秘结奇臭，舌红绛，苔黄黑生芒刺，脉浮数，其临床意义是（　　）

  A. 阳证
  B. 阴证
  C. 表热证
  D. 里证
  E. 里热证

110. 患者汗热味咸而黏、如珠如油，身灼肢温，虚烦躁扰，恶热，口渴饮冷，皮肤皱瘪，小便极少，面赤颧红，呼吸急促，唇舌干燥，脉细数疾，其临床意义是（　　）

  A. 亡阳证

  B. 亡阴证
  C. 阳证
  D. 阴虚证
  E. 热证

111. 患者自觉发热，欲脱衣揭被，面色浮红如妆，躁扰不宁，口渴咽痛，脉浮大或数，其临床意义是（　　）

  A. 表里俱热
  B. 表寒里热
  C. 真寒假热
  D. 真热假寒
  E. 表热里寒

112. 患者恶寒，冷痛，喜暖，口淡不渴，肢冷蜷卧，痰、涎、涕清稀，小便清长，大便稀溏，面色白，舌淡，苔白而润，脉紧或迟，其临床意义是（　　）

  A. 寒证
  B. 阴证
  C. 虚证
  D. 里证
  E. 表证

113. 患者先见高热口渴，汗出，后出现消瘦，面色淡白，气短乏力，脉细无力，其临床意义是（　　）

  A. 实证转虚
  B. 热证转寒
  C. 表热里寒
  D. 真寒假热
  E. 虚实夹杂

114. 患者神情默默反语声高亢气粗，倦怠乏力，稍动则舒，肢体羸瘦而腹部硬满拒按，其临床意义是（　　）

  A. 虚实并重
  B. 实证转虚
  C. 真实假虚
  D. 表虚里实
  E. 虚证转实

115. 患者发热，恶热喜冷，口渴欲饮，面赤，烦躁不宁，小便短黄，大便干结，舌红，苔黄燥少津，脉数，其临床意义是（　　）

A. 热证
B. 寒证
C. 阳证
D. 阴证
E. 寒热错杂证

116. 患者畏冷，肢凉，口淡不渴，或喜热饮，或自汗，小便清长或尿少不利，大便稀薄，面色白，舌淡胖，苔白滑，其临床意义是（ ）
A. 阳虚证
B. 阴虚证
C. 寒证
D. 热证
E. 阴阳两虚证

117. 患者冷汗淋漓、汗质稀淡，手足厥冷，呼吸气弱，面色苍白，舌淡而润，脉微欲绝属于（ ）
A. 亡阳证
B. 亡阴证
C. 阳证
D. 阴证
E. 寒证

118. 患者初为关节冷痛、重着、麻木，病程日久，或过服温燥药物，而变成患处红肿灼痛，其临床意义是（ ）
A. 真热假寒
B. 真寒假热
C. 寒证化热
D. 真实假虚
E. 真虚假实

119. 患者身灼肢温，汗出如油，味咸而黏，脉细数疾，其临床意义是（ ）
A. 湿热郁蒸
B. 暑伤津气
C. 亡阳
D. 亡阴
E. 阴阳俱伤

B1 型 题

A. 证候相兼
B. 虚实真假
C. 寒热真假
D. 证候错杂
E. 证候转化
1. 寒包火证属于（ ）
2. 表里实热证属于（ ）

A. 虚证
B. 寒证
C. 实证
D. 热证
E. 阳证
3. 畏寒，得衣近火则减属于（ ）
4. 恶寒，添衣加被不减属于（ ）

A. 阴证
B. 阳证
C. 实证
D. 虚证
E. 虚实夹杂
5. 语声低微，静而少言，呼吸怯弱，气短属于（ ）
6. 语声壮厉，烦而多言，呼吸气粗，喘促痰鸣属于（ ）

A. 寒证
B. 热证
C. 实证
D. 虚证
E. 表证
7. 胸腹胀满，按之疼痛，腹满不减，属于（ ）
8. 胸腹胀满，按之不痛，腹满时减，属于（ ）

A. 脉微欲绝
B. 脉弱
C. 脉细数疾而无力
D. 脉迟
E. 脉数
9. 属于亡阴证脉象的是（ ）
10. 属于亡阳证脉象的是（ ）

A. 真虚假实
B. 虚证
C. 实证
D. 真实假虚
E. 虚实夹杂

11. 腹胀触之腹内无肿块而喜按属于（　　）
12. 肢体羸瘦而腹部硬满拒按属于（　　）

A. 热证
B. 寒证
C. 阳证
D. 阴证
E. 实证

13. 发热，烦躁不宁，小便短黄，舌红，苔黄燥少津，脉数属于（　　）
14. 畏寒，痰、涎、涕清稀，舌淡，苔白而润，脉紧属于（　　）

A. 阳虚证
B. 阴虚证
C. 热证
D. 寒证
E. 实证

15. 畏冷，肢凉，口淡不渴，大便稀薄，面色白，舌淡胖，苔白滑，脉沉迟属于（　　）
16. 畏寒，冷痛，小便清长，大便稀溏，面色白，舌淡，苔白而润，脉紧属于（　　）

A. 亡阳证
B. 亡阴证
C. 阳证
D. 阴证
E. 阴阳两虚证

17. 阳气极度衰微而欲脱，冷汗，肢厥，面白，脉微等，属于（　　）
18. 身灼烦渴，唇焦面赤，汗出如油，舌红，脉细数疾而无力，属于（　　）

A. 四肢凉甚至厥冷，神识昏沉，面色紫暗，胸腹灼热，口鼻气灼，咽干口臭，烦渴引饮，小便短黄，舌红苔黄而干，脉重按始有
B. 形体消瘦，五心烦热，颧红盗汗，口燥咽干，皮肤干燥，脉象细数
C. 身热大汗，汗热质黏，面色潮红，躁扰不安，渴喜冷饮，脉细数疾
D. 自觉发热，欲脱衣揭被，触之胸腹无灼热、下肢厥冷，面色浮红如妆，神志躁扰不宁，疲乏无力，咽痛而不红肿，便秘而便质不燥，小便清长，舌淡，苔白，脉浮大，按之无力。
E. 经常畏冷，四肢不温，渴喜热饮，常自汗出，尿清便溏，脉沉无力

19. 属真热假寒证临床表现的是（　　）
20. 属真寒假热证临床表现的是（　　）

A. 真实假虚
B. 实证转虚
C. 真虚假实
D. 虚证转实
E. 虚实夹杂

21. 虽小便不利但无舌红口渴，但伴有神疲乏力，面色萎黄或淡白，脉虚弱，舌淡胖嫩，属（　　）
22. 初期见高热、口渴、汗多、脉洪数，后期神疲嗜睡、食少、咽干、舌嫩红无苔、脉细数，属于（　　）

A. 寒证化热
B. 实证转虚
C. 虚证转实
D. 热证转寒
E. 虚实夹杂

23. 痰湿凝聚的阴疽冷疮，其形漫肿无头、皮色不变，以后转为红肿热痛而成脓，属于（　　）
24. 疫毒痢初期，高热烦渴，舌红脉数，泄利不止，病程日久，而表现出畏冷肢凉，面白舌淡，属于（　　）

A. 真热假寒
B. 热证转寒

C. 寒证转热
D. 真寒假热
E. 阴阳两虚

25. 阳盛格阴证指（   ）
26. 阴盛格阳证指（   ）

　A. 满面通红
　B. 浮红如妆
　C. 面色紫暗
　D. 面呈青色
　E. 面呈黑色

27. 真寒假热的面色为（   ）
28. 真热假寒的面色为（   ）

　A. 表里
　B. 内外
　C. 寒热
　D. 虚实
　E. 阴阳

29. 用以辨别疾病病位浅深的基本纲领为（   ）
30. 用以区分疾病类别的基本纲领为（   ）

　A. 自汗四肢不温
　B. 肌肤糙如鳞甲
　C. 腹痛喜暖拒按
　D. 心烦失眠多梦
　E. 突然冷汗淋漓

31. 阳虚证可见的症状是（   ）
32. 亡阳证可见的症状是（   ）

参 考 答 案

A1 型题

1. E	2. A	3. B	4. C	5. E
6. E	7. A	8. D	9. E	10. C
11. E	12. E	13. B	14. D	15. D
16. D	17. D	18. E	19. B	20. A
21. E	22. E	23. D	24. A	25. D
26. D	27. A	28. B	29. C	30. A
31. C	32. E	33. E	34. B	35. A
36. B	37. A	38. B	39. D	40. D
41. E	42. D	43. C	44. A	45. A
46. A	47. D	48. C	49. E	50. E
51. A	52. B	53. A	54. C	55. E
56. A	57. A	58. B	59. C	60. C
61. A	62. E	63. D	64. D	65. E
66. D	67. A	68. E	69. E	70. C
71. A	72. C	73. B	74. B	75. A
76. A	77. B	78. B	79. E	80. E
81. A	82. E	83. A	84. B	85. B
86. C	87. E	88. E	89. E	90. C
91. E	92. E	93. C	94. C	95. C
96. C	97. A	98. E	99. A	100. B
101. E	102. B	103. E	104. E	105. A
106. A	107. B	108. A	109. A	110. B
111. C	112. A	113. A	114. C	115. A
116. A	117. A	118. C	119. D	

B1 型题

1. D	2. A	3. C	4. C	5. A
6. B	7. C	8. D	9. C	10. A
11. A	12. D	13. A	14. B	15. A
16. D	17. A	18. B	19. A	20. B
21. C	22. B	23. A	24. D	25. A
26. D	27. B	28. C	29. A	30. E
31. A	32. E			

第九单元　病因辨证

A1 型 题

1. 具有严格季节性的证候是(　　)
   A. 风淫证
   B. 寒淫证
   C. 湿淫证
   D. 暑淫证
   E. 火热证
2. 下列各项，不属于风淫证临床表现的是(　　)
   A. 皮肤瘙痒
   B. 肢体麻木
   C. 关节游走痛
   D. 突发丘疹
   E. 头昏沉如裹
3. 下列各项，不属于火淫证临床表现的是(　　)
   A. 皮肤干燥
   B. 烦躁汗多
   C. 口渴喜饮
   D. 大便秘结
   E. 小便短黄
4. 下列各项，属于湿淫证临床表现的是(　　)
   A. 恶寒发热
   B. 口腻不渴
   C. 咽喉痒痛
   D. 脘腹疼痛
   E. 肠鸣腹泻
5. 下列各项，属于暑淫证临床表现的是(　　)
   A. 头昏如裹
   B. 胸闷脘痞
   C. 肌肉酸痛
   D. 头身疼痛
   E. 卒然昏倒
6. 下列各项，不是伤寒证别称的是(　　)
   A. 外寒证
   B. 表寒证
   C. 寒邪束表证
   D. 太阳表虚证
   E. 太阳伤寒证
7. 下列各项，不属于温燥证临床表现的是(　　)
   A. 发热有汗
   B. 咽喉疼痛
   C. 口渴饮水
   D. 舌红脉浮数
   E. 无汗头痛
8. 喜笑不休，心神不安，精神涣散，思想不集中，属于(　　)
   A. 喜证
   B. 怒证
   C. 忧思证
   D. 悲恐证
   E. 惊证
9. 烦躁多怒，胸胁胀闷，头胀头痛，面红目赤，属于(　　)
   A. 喜证
   B. 怒证
   C. 忧思证
   D. 悲恐证
   E. 惊证
10. 情志抑郁，忧愁不乐，表情淡漠，属于(　　)
    A. 喜证
    B. 怒证
    C. 忧思证
    D. 悲恐证
    E. 惊证
11. 恐惧不安，心悸失眠，常被恶梦惊醒，

属于( )
- A. 喜证
- B. 怒证
- C. 忧思证
- D. 悲恐证
- E. 惊证

12. 下列各项，属于凉燥证临床表现的是( )
- A. 发热有汗
- B. 舌红
- C. 恶寒发热
- D. 咽喉疼痛
- E. 心烦

13. 火淫证不会表现出的症状是( )
- A. 面赤
- B. 斑疹
- C. 烦躁
- D. 谵妄
- E. 倦怠

14. 怒伤肝的主要临床表现是( )
- A. 语无伦次
- B. 精神涣散
- C. 呕血发狂
- D. 面色淡白
- E. 惊惕不安

15. 下列各项，不属于燥淫证临床表现的是( )
- A. 皮肤干燥
- B. 咽喉疼痛
- C. 发热有汗
- D. 脉浮缓
- E. 心烦头晕

16. 寒淫证可分的证型是( )
- A. 伤寒与中寒
- B. 虚寒与实寒
- C. 内寒与外寒
- D. 寒湿与寒痰
- E. 胃寒与肠寒

17. 下列各项，不属于寒淫证范畴的是( )
- A. 外寒证
- B. 伤寒证
- C. 中寒证
- D. 虚寒证
- E. 里寒证

18. 发热微恶寒，口渴咽干，干咳，舌干苔黄，脉浮数，属( )
- A. 伤暑证
- B. 温燥证
- C. 凉燥证
- D. 内燥证
- E. 阴虚证

19. 患者恶风寒，微发热，汗出，流清涕，喷嚏，咽喉瘙痒，咳嗽，皮肤瘙痒、丘疹，新起面睑肢体浮肿，苔薄白，脉浮缓，其临床意义是( )
- A. 湿淫证
- B. 暑淫证
- C. 寒淫证
- D. 风淫证
- E. 燥淫证

20. 患者发热恶热，口渴喜饮，汗多，小便短黄，气短，神疲，肢体困倦，舌红苔黄，脉虚数，其临床意义是( )
- A. 风淫证
- B. 燥淫证
- C. 火淫证
- D. 暑淫证
- E. 湿淫证

21. 患者发热恶热，烦躁，口渴喜饮，汗多，大便秘结，小便短黄，面色赤，舌红或绛，苔黄干燥或灰黑，脉数有力，其临床意义是( )
- A. 火淫证
- B. 风淫证
- C. 燥淫证
- D. 湿淫证
- E. 暑淫证

22. 患者恶寒重，无汗，头身疼痛，鼻塞或流清涕，咳嗽，哮喘，咯稀白痰，口不渴，小便清长，面色白甚或青，舌苔白，脉弦紧或脉伏，其临床意义是( )
- A. 风淫证

B. 暑淫证
C. 寒淫证
D. 湿淫证
E. 燥淫证

23. 患者恶寒发热，无汗，头痛，皮肤干燥甚至皲裂，口唇、鼻孔、咽喉干燥，口渴饮水，痰黏难咯，大便干燥，舌苔干燥，脉浮缓，其临床意义是（　　）

A. 风淫证
B. 温燥证
C. 寒淫证
D. 湿淫证
E. 凉燥证

24. 患者善悲喜哭，精神萎靡，疲乏少力，面色惨淡，胆怯易惊，心悸失眠，常被恶梦惊醒，滑精，阳痿，其临床意义是（　　）

A. 喜证
B. 怒证
C. 悲恐证
D. 忧思证
E. 惊证

25. 患者恶寒微热，皮肤湿痒，肢体困重，酸楚，舌淡胖大，苔白腻，其临床意义是（　　）

A. 风淫证
B. 中寒证
C. 湿淫证
D. 暑淫证
E. 伤寒证

26. 患者发热有汗，咽喉疼痛，干燥，口渴饮水，心烦，舌红，脉浮数等，其临床意义是（　　）

A. 风淫证
B. 温燥证
C. 暑淫证
D. 火淫证
E. 凉燥证

B1 型题

A. 恶寒发热，无汗头痛
B. 发热恶风，头痛汗出
C. 发热汗出，口渴乏力
D. 胸脘痞闷，口腻不渴
E. 干咳少痰，口渴饮水

1. 燥淫证的临床表现是（　　）
2. 湿淫证的临床表现是（　　）

A. 喜证
B. 悲恐证
C. 忧思证
D. 惊证
E. 怒证

3. 烦躁多怒，胸胁胀闷，面赤头痛，属于（　　）
4. 倦怠乏力，纳谷不馨，腹胀，属于（　　）

A. 暑淫证
B. 温燥证
C. 燥淫证
D. 火淫证
E. 寒淫证

5. 猝然昏倒，汗出不止，气喘昏迷，惊厥，抽搐，属于（　　）
6. 发热，恶热，气短神疲属于（　　）

参 考 答 案

A1 型题

1. D　2. E　3. A　4. B　5. E
6. D　7. E　8. A　9. B　10. C
11. D　12. C　13. E　14. C　15. E
16. A　17. D　18. B　19. D　20. D
21. A　22. C　23. E　24. C　25. C
26. B

B1 型题

1. E　2. D　3. E　4. C　5. A
6. A

第十单元　气血津液辨证

A1 型题

1. 少气懒言，神疲乏力，气短自汗，舌淡脉虚，其临床意义是（　　）
   A. 气虚证
   B. 气陷证
   C. 气脱证
   D. 阳虚证
   E. 气滞证

2. 气滞证的临床表现是（　　）
   A. 头晕眼花
   B. 胀闷疼痛
   C. 嗳气恶心
   D. 腹部坠胀
   E. 手足发麻

3. 下列各项，不属于血虚证临床表现的是（　　）
   A. 面色淡白
   B. 唇甲色淡
   C. 心悸多梦
   D. 手足发麻
   E. 体倦乏力

4. 头晕眼花，气短疲乏，形体消瘦，阴挺，脉弱，其临床意义是（　　）
   A. 气陷证
   B. 气滞证
   C. 气逆证
   D. 气脱证
   E. 气闭证

5. 下列各项，与气逆证相关的脏腑是（　　）
   A. 肺脾胃
   B. 肺脾肝
   C. 肺胃肝
   D. 脾胃肝
   E. 肺脾肾

6. 血瘀证疼痛的临床表现是（　　）
   A. 胀痛
   B. 冷痛
   C. 灼痛
   D. 刺痛
   E. 掣痛

7. 下列各项，不属于血瘀证出血表现的是（　　）
   A. 出血反复不止
   B. 大便黑如柏油
   C. 血色深红
   D. 夹有血块
   E. 皮下紫斑

8. 血瘀证特有的面色是（　　）
   A. 面色萎黄
   B. 面色青黑
   C. 面色青黄
   D. 面色淡白
   E. 面色黧黑

9. 下列各项，不属于痰证临床表现的是（　　）
   A. 圆滑包块
   B. 肢体浮肿
   C. 胸闷呕恶
   D. 咳吐痰多
   E. 头晕目眩

10. 胸胁肋间饱满，咳唾引痛应属于（　　）
    A. 饮留胃肠证
    B. 饮停胸胁证
    C. 饮溢四肢证
    D. 饮停于肺证
    E. 肝气郁结证

11. 下列各项，属于津液亏虚证辨证要点的

是( )
   A. 孔窍皮肤干燥
   B. 口渴饮水不多
   C. 大便时干时稀
   D. 小便淋沥涩痛
   E. 脉象细数

12. 脘腹痞胀，水声辘辘，泛吐清水属于( )
   A. 胃阳虚证
   B. 胃气虚证
   C. 饮停胃肠证
   D. 胃阴虚证
   E. 胃寒证

13. 下列各项，属于饮证咯痰临床表现的是( )
   A. 痰色白
   B. 痰中带血
   C. 痰清稀如水
   D. 痰白滑易出
   E. 痰中有灰黑点

14. 腹内肿块，推之不移，刺痛拒按，属于( )
   A. 气滞证
   B. 血热证
   C. 血虚证
   D. 血寒证
   E. 血瘀证

15. 胸胁脘腹胀闷、胀痛、窜痛，属于( )
   A. 气虚证
   B. 气滞证
   C. 气逆证
   D. 气陷证
   E. 气脱证

16. 下列各项，不属于气脱证临床表现的是( )
   A. 呼吸微弱
   B. 汗出不止
   C. 少气乏力
   D. 面色苍白
   E. 舌淡脉微

17. 下列各项，属于气滞证的临床表现是( )
   A. 头晕眼花
   B. 胀闷疼痛
   C. 嗳气恶心
   D. 腹部坠胀
   E. 手足发麻

18. 下列各项，属于血脱证临床表现的是( )
   A. 两目干涩
   B. 四肢逆冷
   C. 心悸多梦
   D. 手足发麻
   E. 月经量少

19. 以气息微弱、汗出不止、脉微为辨证要点的证是（ ）
   A. 气虚证
   B. 气逆证
   C. 气脱证
   D. 气滞证
   E. 气陷证

20. 下列各项，属于气陷证临床表现的是( )
   A. 流涎不止
   B. 神疲乏力
   C. 胸闷气短
   D. 汗出不止
   E. 脘腹坠胀

21. 下列各项，不属于气不固证临床表现的是( )
   A. 气短疲乏
   B. 汗出不止
   C. 口开目合
   D. 二便失禁
   E. 流涎不止

22. 下列各项，不属于血热证临床表现的是( )
   A. 月经色淡
   B. 斑疹显露

C. 肌肤疮疡
D. 躁扰不宁
E. 身热夜甚

23. 下列各项，不属于血寒证辨证要点的是( )
   A. 患处冷痛拘急
   B. 唇舌青紫
   C. 月经后期
   D. 经色紫暗夹块
   E. 脉象沉滑

24. 下列各项，属于血虚证临床表现的是( )
   A. 面色苍白
   B. 呼吸气粗
   C. 心悸气短
   D. 舌色枯白
   E. 手足发麻

25. 下列各项，不属于津液不足证临床表现的是( )
   A. 口燥咽干
   B. 皮肤干枯
   C. 小便短少
   D. 唇焦燥裂
   E. 口渴漱水不欲咽

26. 痰饮、悬饮、支饮、溢饮命名的主要依据是( )
   A. 饮邪多少
   B. 饮停新久
   C. 饮停部位
   D. 饮邪性质
   E. 饮停临床意义

27. 下列各项，不属于痰阻所致病症的是( )
   A. 喉中如物梗阻
   B. 神昏喉中痰鸣
   C. 肺痨盗汗低热
   D. 颈部肿大生瘤
   E. 痫病昏仆吐涎

28. 下列各项，属于血脱证临床表现的是( )
   A. 患处冷痛拘急、畏寒
   B. 唇舌青紫
   C. 妇女月经后期
   D. 经色紫暗夹块
   E. 四肢逆冷

29. 胸胁胀满疼痛，乳房胀痛，情志抑郁或易怒，属于( )
   A. 气滞血瘀证
   B. 气虚血瘀证
   C. 气血两虚证
   D. 气不摄血证
   E. 气随血脱证

30. 下列各项，不属于气虚血瘀证临床表现的是( )
   A. 神疲乏力
   B. 乳房胀痛
   C. 食少纳呆
   D. 面色晦滞
   E. 局部青紫

31. 鼻衄，神疲乏力，气短懒言，面色淡白，舌淡，脉弱，属于( )
   A. 气滞血瘀
   B. 气虚血瘀
   C. 气不摄血
   D. 气随血脱
   E. 气血两虚

32. 由于大失血，导致元气外脱所产生的危重证候属于( )
   A. 气滞血瘀
   B. 气虚血瘀
   C. 气不摄血
   D. 气随血脱证
   E. 气血两虚

33. 面色苍白，头晕，眼花，心悸，气短，四肢逆冷，舌色枯白，脉微或芤，属于( )
   A. 血脱证
   B. 血虚证
   C. 血瘀证
   D. 血寒证
   E. 血热证

34. 下列各项，不属于气不固证临床表现的是(　　)
    A. 气短自汗
    B. 心悸头晕
    C. 小便失禁
    D. 月经淋沥
    E. 遗精滑精

35. 泻痢日久，头晕目花，脱肛，气短疲乏，脘腹坠胀，其临床意义是(　　)
    A. 气虚证
    B. 气陷证
    C. 气脱证
    D. 气滞证
    E. 气逆证

36. 面色淡白，头晕眼花，心悸多梦，舌淡脉细，其临床意义是(　　)
    A. 气虚证
    B. 津亏证
    C. 阴虚证
    D. 血虚证
    E. 阳虚证

37. 因大失血而致气脱，称为(　　)
    A. 血虚气脱
    B. 气随血脱
    C. 阳气虚脱
    D. 气不摄血
    E. 气不固证

38. 下列各项，不属于气滞痛、胀特点的是(　　)
    A. 症状时轻时重
    B. 随"气行"觉舒
    C. 按之一般有形
    D. 部位多不固定
    E. 随情绪而增减

39. 胸胁饱满、胀痛，咳嗽、转侧则痛增，脉弦，属于(　　)
    A. 痰饮
    B. 悬饮
    C. 支饮
    D. 溢饮
    E. 饮证

40. 津液亏虚证与燥淫证主要鉴别点是(　　)
    A. 前者称津亏，后者称液耗
    B. 前者称内燥，后者称外燥
    C. 前者属阴虚，后者属血虚
    D. 前者属耗损过多，后者属生化不足
    E. 前者属虚热证，后者属湿热证

41. 下列各项，不属于水停证临床表现的是(　　)
    A. 面睑、肢体浮肿
    B. 胸闷、腹胀、恶心
    C. 小便短少、不利
    D. 腹膨隆，叩浊音
    E. 舌色淡，舌体胖

42. 痰与饮的区别，下列不正确的是(　　)
    A. 痰质地较稠，饮质地较稀
    B. 痰流动性大，饮流动性小
    C. 痰致病广泛，饮致病局限
    D. 痰性有寒热，饮性多偏寒
    E. 饮可凝为痰，痰难化为饮

43. 支饮的部位是(　　)
    A. 胃肠
    B. 胸胁
    C. 心肺
    D. 四肢
    E. 胁肋

44. 痰饮的部位是(　　)
    A. 胃肠
    B. 胸胁
    C. 心肺
    D. 四肢
    E. 胁肋

45. 悬饮的部位是(　　)
    A. 胃肠
    B. 胸胁
    C. 心肺
    D. 四肢
    E. 胁肋

46. 以口渴尿少，口、鼻、唇、舌、皮肤、

大便干燥为辨证要点,属于( )

A. 津液亏虚证
B. 水停证
C. 饮证
D. 痰证
E. 燥淫证

47. 以胸胁脘腹或损伤部位的胀闷、胀痛、窜痛为主要表现的称为( )

A. 气滞证
B. 气虚证
C. 气陷证
D. 气脱证
E. 气不固证

48. 有血液严重损失的病史,以面色苍白、脉微或芤为主要临床表现,称为( )

A. 血虚证
B. 血热证
C. 血寒证
D. 血脱证
E. 血瘀证

49. 病体虚弱,以面、睑、唇、舌、爪甲颜色淡白,脉细为主要表现,称为( )

A. 血虚证
B. 血热证
C. 血寒证
D. 血脱证
E. 血瘀证

50. 以体弱而瘦,以气短、气坠、脏器下垂为主要表现的是( )

A. 气陷证
B. 气虚证
C. 气逆证
D. 气脱证
E. 气不固证

51. 病势危重,以气息微弱、汗出不止、脉微等为主要表现的是( )

A. 气陷证
B. 气虚证
C. 气不固证
D. 气逆证

E. 气脱证

52. 肢体沉重,酸痛,或浮肿,小便不利,属于( )

A. 痰饮
B. 悬饮
C. 支饮
D. 溢饮
E. 水饮

53. 胸闷心悸,气短不能平卧,属于( )

A. 痰饮
B. 悬饮
C. 支饮
D. 溢饮
E. 水饮

54. 下列各项,不属于气病类证的是( )

A. 气滞证
B. 气逆证
C. 气反证
D. 气陷证
E. 气闭证

55. 脘腹痞胀,呕吐清涎,胃中振水音,肠间水声辘辘,属于( )

A. 痰饮
B. 悬饮
C. 支饮
D. 溢饮
E. 水饮

56. 以固定刺痛、肿块、出血、瘀血色脉征为主要表现,属于( )

A. 血虚证
B. 血热证
C. 血寒证
D. 血脱证
E. 血瘀证

57. 气机郁滞,导致血行瘀阻所产生的证候属于( )

A. 气不摄血证
B. 气血两虚证
C. 气随血脱证
D. 气虚血瘀证

E. 气滞血瘀证

58. 情志郁结不舒所致胸痛的临床表现是（　　）
   A. 胸背彻痛
   B. 胸痛喘促
   C. 胸痛咳血
   D. 胸痛走窜
   E. 胸部刺痛

59. 下列各项，不属于水停证临床表现的是（　　）
   A. 水肿按之凹陷不易起
   B. 小便短少不利
   C. 身体困重
   D. 舌淡胖苔白滑，脉濡缓
   E. 咳吐清稀痰涎

60. 下列各项，不会导致渴不欲饮的是（　　）
   A. 阴虚
   B. 湿热
   C. 寒湿
   D. 痰饮
   E. 瘀血

61. 下列各项，不会出现口渴多饮的是（　　）
   A. 热盛伤津
   B. 汗出过多
   C. 剧烈咳嗽
   D. 泻下过多
   E. 湿热内阻

62. 气血两虚证的舌象是（　　）
   A. 舌淡紫或有瘀点瘀斑
   B. 舌淡而嫩
   C. 舌尖芒刺
   D. 舌暗有瘀点
   E. 舌红有裂纹

63. 下列各项，属于痰证的舌脉是（　　）
   A. 舌苔腻，脉滑
   B. 舌苔白滑，脉弦或滑
   C. 苔白滑，脉濡缓
   D. 苔少，脉弦细数
   E. 舌红少津，脉弦细

64. 下列各项，属于饮证舌脉的是（　　）
   A. 舌苔腻，脉滑
   B. 舌苔白滑，脉弦或滑
   C. 苔白滑，脉濡缓
   D. 苔少，脉弦细数
   E. 舌红少津，脉弦细

65. 下列各项，不属于阴水临床表现的是（　　）
   A. 水肿从下肢肿起
   B. 下半身肿甚
   C. 腰酸肢冷
   D. 水肿皮薄光亮
   E. 起病缓，病程长

66. 下列各项，不属于阳水临床表现的是（　　）
   A. 起病急，病程短
   B. 水肿先从头面肿起
   C. 上半身肿甚
   D. 水肿皮薄光亮
   E. 肢冷腰痛

67. 气机失调，气上冲逆，以咳嗽喘促、呃逆、呕吐等为主要表现的证候称为（　　）
   A. 气陷证
   B. 气逆证
   C. 气脱证
   D. 气闭证
   E. 气滞证

68. 患者头面、肢体水肿，按之凹陷不易起，小便短少不利，身体困重，舌淡胖，苔白滑，脉濡缓，其临床意义是（　　）
   A. 痰证
   B. 饮证
   C. 水停证
   D. 悬饮
   E. 支饮

69. 患者足胫、下肢先肿，渐至全身，腰以下肿甚，按之凹陷难复，小便短少，舌淡胖，苔白滑，脉濡缓，属于（　　）
   A. 阴水

B. 阳水
C. 水停证
D. 悬阴
E. 痰证

70. 患者胸闷脘痞、呕吐清水、咳吐清稀痰涎、肋间饱满、苔滑，其临床意义是(　　)
A. 阴水
B. 阳水
C. 水停证
D. 痰证
E. 饮证

71. 患者身热口渴、心烦失眠、烦躁谵语、斑疹吐衄、舌绛、脉数，其临床意义是(　　)
A. 血虚证
B. 血热证
C. 血寒证
D. 血脱证
E. 血瘀证

72. 患者泻痢日久，头晕目花，脱肛，气短疲乏，脘腹坠胀，舌淡，脉虚，其临床意义是(　　)
A. 气虚证
B. 气陷证
C. 气脱证
D. 气滞证
E. 气逆证

73. 患者，女，35岁，面色淡白，头晕眼花，心悸多梦，月经延期，色淡，量少，舌淡脉细，其临床意义是(　　)
A. 气虚证
B. 津亏证
C. 阴虚证
D. 血虚证
E. 阳虚证

74. 患者少气懒言，神疲乏力，气短自汗，舌淡脉虚，其临床意义是(　　)
A. 气虚证
B. 气陷证
C. 气脱证
D. 阳虚证

E. 气滞证

75. 患者牙龈出血，身热烦躁，口渴，舌质绛，脉数，其临床意义是(　　)
A. 血热证
B. 血瘀证
C. 血寒证
D. 气不摄血证
E. 血脱证

76. 患者中年妇女，形体肥胖，咳嗽痰多，胸脘痞闷，呕恶，纳呆，头晕目眩，舌苔腻，脉滑，其临床意义是(　　)
A. 痰证
B. 饮证
C. 水停证
D. 血瘀证
E. 血寒证

77. 患者身倦乏力，少气，自汗，腹痛拒按，舌有紫斑，其临床意义是(　　)
A. 气滞血瘀证
B. 气滞证
C. 血瘀证
D. 气虚血瘀证
E. 血虚证

78. 患者因崩中而致息微欲绝，汗出不止，面色苍白，脉微欲绝，其临床意义是(　　)
A. 气不摄血证
B. 气血两虚证
C. 气随血脱证
D. 气虚血瘀证
E. 气滞血瘀证

79. 患者头晕目眩，乏力少气，自汗，面色萎黄，心悸多梦，舌淡瘦薄，脉细无力，其临床意义是(　　)
A. 气虚血瘀证
B. 气血两虚证
C. 气滞血瘀证
D. 气虚证
E. 血虚证

80. 患者腹内肿块，推之不移，刺痛拒按，舌质暗，舌有瘀斑，脉涩，属于(　　)

A. 气滞证
B. 血热证
C. 血虚证
D. 血寒证
E. 血瘀证

81. 患者头晕眼花，少气倦怠，久泄久痢，腹部坠胀，脱肛或子宫脱垂，舌淡脉弱，属于（ ）
    A. 气虚证
    B. 气陷证
    C. 血虚证
    D. 气滞证
    E. 气脱证

82. 患者面白无华，唇色淡白，爪甲苍白，头晕眼花，心悸失眠，手足麻木，舌淡脉细，辨证当属（ ）
    A. 气虚证
    B. 阳虚证
    C. 血虚证
    D. 阴虚证
    E. 心脾两虚证

83. 患者身倦乏力，少气自汗，腹痛拒按，舌暗且有瘀斑，其临床意义是（ ）
    A. 气滞血瘀证
    B. 血瘀血虚证
    C. 气虚血瘀证
    D. 气血两虚证
    E. 寒凝血瘀证

84. 患者突然呕血，面色苍白，四肢厥冷，大汗淋漓，脉浮大而散，其临床意义是（ ）
    A. 津气欲脱证
    B. 气随血脱证
    C. 气不摄血证
    D. 气血两虚证
    E. 阳气亏虚证

85. 患者口燥咽干，唇燥而裂，皮肤干枯，尿少便结，脉细数，属于（ ）
    A. 阴虚证
    B. 血虚证
    C. 气虚证
    D. 津亏证
    E. 血热证

86. 患者，男，46岁，腹痛腹泻2天，且泻10余次水便，经治已缓，目前口渴心烦，皮肤干瘪，眼窝凹陷，口渴欲饮，舌淡白苔薄黄，脉细无力，其证属于（ ）
    A. 津液亏虚证
    B. 阴虚证
    C. 亡阴证
    D. 凉燥证
    E. 温燥证

87. 患者曾发高热，热退而见口鼻、皮肤干燥，形瘦，目陷，唇舌干燥，舌紫绛边有瘀点、瘀斑，其临床意义是（ ）
    A. 津液不足
    B. 津亏血瘀
    C. 津枯血燥
    D. 津停气阻
    E. 气阴两亏

88. 患者神疲乏力，少气懒言，常自汗出，头晕目眩，舌淡苔白，脉虚无力，其临床意义是（ ）
    A. 气虚证
    B. 气陷证
    C. 气逆证
    D. 气微证
    E. 气滞证

89. 患者头晕目花，少气倦怠，腹部有坠胀感，脱肛，舌淡苔白，脉弱，其临床意义是（ ）
    A. 气虚证
    B. 气陷证
    C. 气逆证
    D. 气微证
    E. 气滞证

90. 患者神疲思睡，动则心悸，常自汗出，纳差乏力，面色无华，舌淡，脉沉细无力，其临床意义是（ ）
    A. 气虚证
    B. 气陷证

C. 气逆证
D. 气微证
E. 气滞证

91. 患者，男，56岁，素患眩晕，因情急恼怒而突发头痛而胀，继则昏厥仆倒，呕血，不省人事，肢体强痉，舌红苔黄，脉弦，其临床意义是（　　）
    A. 气郁证
    B. 气逆证
    C. 气脱证
    D. 气陷证
    E. 气结证

92. 患者，男，36岁。恶心、呕吐等症频作，其临床意义是（　　）
    A. 肝气上逆
    B. 肺气上逆
    C. 胃气上逆
    D. 水气凌心
    E. 寒湿困脾

93. 患者头晕目眩，乏力少气，自汗，面色萎黄，心悸多梦，舌淡瘦薄，脉细无力，其临床意义是（　　）
    A. 气虚血瘀证
    B. 气血两虚证
    C. 气滞血瘀证
    D. 气虚证
    E. 血虚证

94. 患者身倦乏力，少气，自汗，腹痛拒按，舌有紫斑，脉细涩，其临床意义是（　　）
    A. 气滞血瘀证
    B. 气滞证
    C. 血瘀证
    D. 气虚血瘀证
    E. 血虚证

95. 患者，女，32岁，胸胁胀满疼痛，乳房胀痛，情志抑郁或易怒，痛经，经血紫黯有块，舌紫暗有瘀点瘀斑，脉弦涩，其临床意义是（　　）
    A. 气虚血瘀证
    B. 气血两虚证
    C. 气不摄血证
    D. 气滞血瘀证
    E. 气随血脱证

96. 患者胸闷，心悸，息促不得卧，身体、肢节疼重，咳吐清稀痰涎，喉间哮鸣有声，头目眩晕，舌苔白滑，脉弦，其临床意义是（　　）
    A. 痰证
    B. 饮证
    C. 阴水证
    D. 阳水证
    E. 水停证

B1 型题

A. 呃逆，嗳气，恶心，呕吐
B. 头痛眩晕，昏厥，呕血
C. 胸胁脘腹胀闷窜痛，常随嗳气、肠鸣而疼痛减轻
D. 突发神昏或绞痛，息粗，大小便闭，脉沉弦有力
E. 咳嗽，喘促

1. 肝气上逆证的临床表现是（　　）
2. 肝气郁滞证的临床表现是（　　）

A. 月经量多鲜红，常患疮痈，烦躁，舌绛，脉弦数
B. 手足冷痛，腹部拘急疼痛，月经延期，紫暗有血块，舌淡紫，脉沉迟弦涩
C. 腹部肿块坚硬而不移，痛如针刺而固定，夜重，肌肤甲错，舌紫暗，脉细涩
D. 大出血后面色苍白，眩晕心悸，舌淡，脉微或芤等危重证候
E. 面唇爪舌色淡，头晕心悸，手足发麻，月经量少色淡，延期，脉细无力

3. 血热证的临床表现是（　　）
4. 血寒证的临床表现是（　　）

A. 全身皆肿，按之凹陷，小便不利，苔润，脉濡缓

B. 咳嗽气喘，痰多色白质稀，胸闷心悸，喉中哮鸣
C. 咳嗽咯痰，痰质黏稠，脘痞纳呆，呕吐痰涎
D. 咳嗽，胸胁饱满，支撑胀痛，随呼吸、咳嗽、转侧而痛
E. 脘腹痞胀，水声辘辘，泛吐稀涎或清水，舌淡苔白滑，脉弦

5. 饮留胃肠证的临床表现是（ ）
6. 饮停胸胁证的临床表现是（ ）

 A. 气虚证
 B. 气逆证
 C. 气陷证
 D. 气滞证
 E. 气不固证

7. 神疲、乏力、气短、脉虚属于（ ）
8. 气短、气坠、脏器下垂属于（ ）

 A. 胃气上逆证
 B. 肝气上逆证
 C. 肺气上逆证
 D. 肝胃不和证
 E. 肝郁脾虚证

9. 呃逆、呕恶、嗳气属于（ ）
10. 咳嗽、咳喘属于（ ）

 A. 血虚证
 B. 血脱证
 C. 血热证
 D. 血寒证
 E. 血瘀证

11. 身热夜甚，吐血色深红，属于（ ）
12. 手足冷痛，肤色紫暗，属于（ ）
13. 头痛、眩晕，甚至昏厥、咯血，属于（ ）
14. 小便失禁或余沥不尽属于（ ）

 A. 恶心呕吐
 B. 眩晕昏厥
 C. 咳嗽气喘
 D. 腹胀便秘
 E. 脘部绞痛

15. 肺气上逆的临床表现是（ ）
16. 胃气上逆的临床表现是（ ）

 A. 气虚证
 B. 气陷证
 C. 气不固证
 D. 气脱证
 E. 血脱证

17. 小便淋沥不尽，夜尿多，神疲，气短，动则汗出，脉弦缓，属于（ ）
18. 口开目合，全身瘫软，神识朦胧，属于（ ）

 A. 胁下肿块、拒按，经闭不行
 B. 头晕头胀，嗜睡，身体困重
 C. 健忘，神疲，气短，神疲乏力
 D. 疼痛如刺、固定，舌暗脉涩
 E. 手足冷痛，腹部拘急疼痛，月经紫黯有血块

19. 上述各项，属于血瘀证临床表现的是（ ）
20. 上述各项，属于血虚证临床表现的是（ ）

 A. 气滞证
 B. 气逆证
 C. 气闭证
 D. 血瘀证
 E. 血热证

21. 胸胁痛胀常随嗳气、肠鸣、矢气等而减，属于（ ）

22. 内脏绞痛，二便闭塞，呼吸气粗，属于（ ）

  A. 痰证
  B. 饮证
  C. 水停证
  D. 湿证
  E. 血虚证

23. 皮肤干燥、脱屑，大便干燥，头晕，面白，舌淡，脉细，属于（ ）

24. 颈下生块如豆，质圆韧，无压痛，推之可移，咯痰少许，属于（ ）

参考答案

A1 型题

1. A	2. B	3. E	4. A	5. C
6. D	7. C	8. E	9. B	10. B
11. A	12. C	13. C	14. E	15. B
16. C	17. B	18. B	19. C	20. E
21. C	22. A	23. E	24. E	25. E
26. C	27. C	28. E	29. A	30. B
31. C	32. D	33. A	34. B	35. B
36. D	37. B	38. C	39. B	40. B
41. B	42. B	43. C	44. A	45. C
46. A	47. A	48. D	49. A	50. A
51. E	52. D	53. C	54. C	55. A
56. E	57. E	58. D	59. E	60. A
61. E	62. B	63. A	64. B	65. D
66. E	67. B	68. C	69. A	70. E
71. B	72. B	73. D	74. A	75. A
76. A	77. D	78. C	79. B	80. E
81. B	82. C	83. C	84. B	85. D
86. A	87. B	88. A	89. B	90. A
91. B	92. C	93. B	94. D	95. D
96. B				

B1 型题

1. B	2. C	3. A	4. B	5. E
6. D	7. A	8. C	9. A	10. C
11. C	12. D	13. E	14. C	15. C
16. A	17. C	18. D	19. D	20. C
21. A	22. C	23. E	24. A	

第十一单元 脏腑辨证

A1 型题

1. 心气虚、心阳虚、心血虚、心阴虚四证的共同临床表现是（ ）
   A. 心痛
   B. 心烦
   C. 失眠
   D. 健忘
   E. 心悸

2. 脾气虚与寒湿困脾证的鉴别要点是（ ）
   A. 食少纳呆
   B. 脘腹胀满
   C. 大便稀溏
   D. 面色发黄
   E. 舌淡脉弱

3. 下列各项，不属于肝郁气滞证表现的是（ ）
   A. 胸胁胀痛
   B. 头痛眩晕
   C. 胸闷太息
   D. 月经不调
   E. 咽部异物感

4. 肾阴虚、肾精不足、肾虚水泛证的共同表现是（ ）
   A. 腰膝酸软
   B. 眩晕耳鸣
   C. 梦遗失精
   D. 精神倦怠
   E. 浮肿少尿

5. 口舌糜烂又见小便灼热涩痛的证候是（ ）
   A. 心火亢盛证
   B. 膀胱湿热证
   C. 胃热炽盛证
   D. 肝火上炎证
   E. 肠道湿热证

6. 下列各项，不属于肝阳上亢证表现的是（ ）
   A. 眩晕耳鸣
   B. 面红目赤
   C. 急躁易怒
   D. 口苦口干
   E. 失眠多梦

7. 肾阳虚证的脉象是（ ）
   A. 脉沉细无力
   B. 脉沉缓无力
   C. 脉沉细数
   D. 脉虚无力
   E. 脉细涩无力

8. 以咳嗽无力，喘息短气，呼多吸少为主要临床表现的是（ ）
   A. 肾气不固证
   B. 肺肾气虚证
   C. 肺肾阴虚证
   D. 肺气虚证
   E. 肺脾气虚证

9. 肝胃不和与肝郁脾虚证的共同表现是（ ）
   A. 太息易怒
   B. 吞酸嘈杂
   C. 呃逆嗳气
   D. 腹痛欲泻
   E. 便溏不爽

10. 肝火犯肺与肝火炽盛证的主要不同点是（ ）
    A. 胸胁灼痛
    B. 头胀头晕
    C. 面红目赤

D. 痰中带血

E. 急躁易怒

11. 胃阴虚证的临床表现是(   )

   A. 胃脘灼痛,消谷善饥

   B. 胃脘隐痛,食欲不振

   C. 食少脘痞,口淡不渴

   D. 胃脘嘈杂,饥不欲食

   E. 脘腹痞胀,胃有振水声

12. 胃阳虚证呕吐的临床表现是(   )

   A. 干呕呃逆

   B. 呕吐酸馊食物

   C. 呕吐黄绿苦水

   D. 呕吐清水痰涎

   E. 泛吐清水夹食物

13. 常见手足蠕动症状的证候是(   )

   A. 肝阳上亢证

   B. 血虚生风证

   C. 阴虚动风证

   D. 热极生风证

   E. 肝阳化风证

14. 下列各项,不属于肝郁气滞证临床表现的是(   )

   A. 情志抑郁

   B. 瘿瘤瘰疬

   C. 乳房胀痛

   D. 月经不调

   E. 胁肋灼痛

15. 下列各项,不属于肝火炽盛证临床表现的是(   )

   A. 头晕胀痛

   B. 面红目赤

   C. 急躁易怒

   D. 头重脚轻

   E. 眩晕耳鸣

16. 下列各项,不属于肾气不固证小便异常改变的是(   )

   A. 夜尿频多

   B. 小便短赤

   C. 小便失禁

   D. 余沥不禁

   E. 睡中遗尿

17. 下列各项,不属于肾阳虚证临床表现的是(   )

   A. 阳痿早泄

   B. 宫寒不孕

   C. 经闭精少不育

   D. 完谷不化

   E. 精冷滑精

18. 下列各项,属于肾阴虚证临床表现的是(   )

   A. 头晕胀痛

   B. 面红目赤

   C. 口干口苦

   D. 胁肋灼痛

   E. 耳鸣如蝉

19. 心悸怔忡,心胸憋闷刺痛,脉涩,其临床意义是(   )

   A. 瘀阻心脉证

   B. 痰阻心脉证

   C. 寒凝心脉证

   D. 气滞心脉证

   E. 心肺气虚证

20. 下列各项,不属于心血虚证表现的是(   )

   A. 心悸怔忡

   B. 失眠多梦

   C. 健忘

   D. 心中烦躁

   E. 面色萎黄

21. 头痛,痛处固定,痛如针刺者,属于(   )

   A. 心脉痹阻证

   B. 肝阳上亢证

   C. 肝火上炎证

   D. 痰蒙清窍证

   E. 瘀阻脑络证

22. 下列各项,肺阴虚证与燥邪犯肺证的主要区别点是(   )

   A. 干咳无痰

   B. 痰中带血

C. 口燥咽干
D. 潮热盗汗
E. 痰少而黏

23. 燥邪犯肺证与肺阴虚证的共同症状是( )
    A. 微恶风寒
    B. 潮热盗汗
    C. 两颧潮红
    D. 干咳少痰
    E. 脉浮紧

24. 风寒犯肺证和风热犯肺证的共同症状是( )
    A. 咳嗽气喘
    B. 鼻流清涕
    C. 身痛无汗
    D. 咯痰稀白
    E. 咽喉肿痛

25. 下列各项，不属于痰热壅肺证临床表现的是( )
    A. 咳痰黄稠
    B. 鼻塞流涕
    C. 气喘息粗
    D. 吐脓血痰
    E. 溲赤便秘

26. 痰热壅肺证与肺热炽盛证的主要鉴别点是( )
    A. 喘咳息粗
    B. 鼻翼扇动
    C. 喉中痰鸣
    D. 发热口渴
    E. 溲赤便秘

27. 下列各项，不属于寒痰阻肺证临床表现的是( )
    A. 痰色白
    B. 痰质稠
    C. 痰质稀
    D. 痰易咯
    E. 痰难咯

28. 风寒犯肺证与寒痰阻肺证主要鉴别点是( )
    A. 咳嗽
    B. 痰白
    C. 痰质稀
    D. 气喘
    E. 脉浮紧

29. 风热犯肺证与肺热炽盛证主要鉴别点是( )
    A. 发热口渴
    B. 气喘
    C. 咳嗽
    D. 咽喉肿痛
    E. 脉浮数

30. 下列各项，不属于脾不统血证临床表现的是( )
    A. 便血尿血
    B. 月经过多
    C. 崩漏下血
    D. 鼻衄紫斑
    E. 舌质紫暗

31. 寒湿困脾证与湿热蕴脾证的共同症状是( )
    A. 身热不扬
    B. 脘腹胀闷
    C. 面黄不泽
    D. 口中黏腻
    E. 白带量多

32. 下列各项，不属于湿热蕴脾证临床表现的是( )
    A. 便溏不爽
    B. 舌苔白滑
    C. 肢体困重
    D. 脘腹胀闷
    E. 身热不扬

33. 脾气虚、脾虚气陷、脾不统血证的共同症状是( )
    A. 纳差乏力
    B. 久泄不止
    C. 畏寒肢冷
    D. 头晕目眩
    E. 月经过多

34. 下列各项，不属于脾虚气陷证临床表现的是（   ）
   A. 肛门重坠
   B. 久泻不止
   C. 胎动易滑
   D. 小便浑浊
   E. 便意频数

35. 以腹痛，里急后重，下痢脓血为临床表现的证候是（   ）
   A. 食滞胃肠证
   B. 肠道湿热证
   C. 脾不统血证
   D. 肠热腑实证
   E. 胃热炽盛证

36. 下列各项，不属于肾阴虚临床表现的是（   ）
   A. 五心烦热
   B. 腰膝酸软
   C. 潮热盗汗
   D. 小便清长
   E. 遗精早泄

37. 肝胆湿热证的常见脉象是（   ）
   A. 沉细数
   B. 弦细数
   C. 濡数
   D. 弦滑数
   E. 滑数

38. 下列各项，不属于痰蒙心神证临床表现的是（   ）
   A. 神情痴呆
   B. 惊悸失眠
   C. 意识模糊
   D. 喃喃自语
   E. 举止失常

39. 下列各项，不属于大肠湿热证临床表现的是（   ）
   A. 身热口渴
   B. 里急后重
   C. 下痢脓血
   D. 舌红苔少
   E. 脉象滑数

40. 下列各项，不属于胃气虚证临床表现的是（   ）
   A. 胃脘冷痛喜温
   B. 食少口淡不渴
   C. 气短神疲乏力
   D. 食后脘胀更甚
   E. 舌淡苔白脉弱

41. 下列各项，不属于胃热炽盛证临床表现的是（   ）
   A. 胃脘灼痛
   B. 消谷善饥
   C. 龈肿齿衄
   D. 舌红少苔
   E. 便秘尿黄

42. 肝胃蕴热的口味是（   ）
   A. 口中泛酸
   B. 口中酸馊
   C. 口甜黏腻
   D. 口中味苦
   E. 口中味咸

43. 病人口淡乏味，常提示的是（   ）
   A. 痰热内盛
   B. 湿热蕴脾
   C. 肝胃郁热
   D. 脾胃虚弱
   E. 食滞胃脘

44. 大便中夹有不消化的食物，酸腐臭秽，其临床意义是（   ）
   A. 肝郁脾虚
   B. 寒湿内盛
   C. 大肠湿热
   D. 脾胃虚弱
   E. 食滞胃脘

45. 下列各项，不会导致妇女月经先期的是（   ）
   A. 肾气不足
   B. 阳盛血热
   C. 营血亏损
   D. 阴虚火旺

E. 脾气亏虚

46. 心阳虚证的患者突然冷汗淋漓，四肢厥冷，呼吸微弱，属于（　　）
    A. 心阳虚证
    B. 心阳暴脱证
    C. 心气虚证
    D. 心血虚证
    E. 心阴虚证

47. 齿燥如枯骨属于（　　）
    A. 热盛伤津
    B. 阳明热盛
    C. 肾阴枯竭
    D. 胃阴不足
    E. 肾气虚乏

48. 消谷善饥的临床意义是（　　）
    A. 胃火炽盛
    B. 胃阴不足
    C. 脾胃虚弱
    D. 脾阳虚衰
    E. 脾胃湿热

49. 口中泛酸的临床意义是（　　）
    A. 脾胃湿热
    B. 胃肠积滞
    C. 宿食不化
    D. 肝胆湿热
    E. 肝胃郁热

50. 口中黏腻，渴不多饮的临床意义是（　　）
    A. 脾虚湿阻
    B. 痰饮内停
    C. 湿热蕴脾
    D. 肝胆湿热
    E. 脾胃湿热

51. 下列各项，不会导致失眠的是（　　）
    A. 心气不足
    B. 心脾两虚
    C. 胆郁痰扰
    D. 食滞内停
    E. 肺阴不足

52. 失眠易惊醒，兼眩晕、心烦、口苦等，属于（　　）
    A. 心肾不交
    B. 肝血不足
    C. 心肝血虚
    D. 胆郁痰扰
    E. 食滞内停

53. 下列各项，不属于心血虚证和心阴虚证相同点的是（　　）
    A. 心烦
    B. 心悸
    C. 唇淡
    D. 失眠
    E. 多梦

54. 情志抑郁，腹痛作泻，泻后痛减的临床意义是（　　）
    A. 大肠湿热
    B. 伤食积滞
    C. 肝郁脾虚
    D. 脾胃气虚
    E. 湿困脾胃

55. 下列各项，不属于导致心脉痹阻证常见病因的是（　　）
    A. 瘀血
    B. 痰浊
    C. 阴寒
    D. 气滞
    E. 热邪

56. 先便后血，其色紫暗，神疲乏力，多属（　　）
    A. 脾胃虚寒
    B. 脾胃湿热
    C. 肠风下血
    D. 肛裂
    E. 大肠湿热

57. 下列各项，与水液代谢无关的是（　　）
    A. 肺
    B. 膀胱
    C. 肝
    D. 脾
    E. 肾

58. 肝胆湿热证的常见脉象是( )
    A. 沉细数
    B. 弦细数
    C. 濡数
    D. 弦滑数
    E. 滑数

59. 脘闷纳呆,兼头身困重,便溏苔腻者,证属( )
    A. 脾肾阳虚
    B. 寒邪犯胃
    C. 脾胃气虚
    D. 湿邪困脾
    E. 热邪犯胃

60. 下列各项,不属于心阳虚脱证临床表现的是( )
    A. 冷汗淋漓
    B. 面色㿠白
    C. 呼吸微弱
    D. 神志模糊
    E. 唇舌青紫

61. 下列各项,不属于心病辨证症状的是( )
    A. 心悸怔忡
    B. 咽喉疼痛
    C. 神志模糊
    D. 心烦失眠
    E. 心胸憋闷

62. 心血虚证与心阴虚证的共见症状是( )
    A. 心烦
    B. 盗汗
    C. 失眠
    D. 脉细数
    E. 舌淡

63. 心悸气短的患者在诊断心阳虚证时最有意义的见症是( )
    A. 自汗神疲
    B. 畏冷肢冷
    C. 头晕眼花
    D. 身倦乏力
    E. 心胸憋闷

64. 心脉痹阻证中,若胸痛以闷痛为表现的证候是( )
    A. 痰阻心脉
    B. 气滞心脉
    C. 寒凝心脉
    D. 热郁心脉
    E. 瘀阻心脉

65. 心悸的患者在诊断心阴虚证时最有意义的是( )
    A. 头晕
    B. 面白
    C. 健忘
    D. 失眠
    E. 舌红少苔

66. 下列各项,不属于心阳虚证临床表现的是( )
    A. 面唇青紫
    B. 舌质淡胖
    C. 心悸气短
    D. 脉象结代
    E. 心胸灼痛

67. 下列各项,不属于心阳虚脱证辨证依据的是( )
    A. 心悸胸痛
    B. 冷汗
    C. 肢厥
    D. 脉微
    E. 心胸憋闷

68. 下列各项,不属于痰火扰神证临床表现的是( )
    A. 狂躁妄动,打人毁物
    B. 不避亲疏,胡言乱语
    C. 哭笑无常,面赤
    D. 舌质红,苔黄腻脉滑数
    E. 神情抑郁,表情淡漠

69. 心脉痹阻证中,胸痛以刺痛为临床表现的证候是( )
    A. 气滞心脉
    B. 瘀阻心脉

C. 痰阻心脉
D. 热郁心脉
E. 寒凝心脉

70. 心脉痹阻证以胸部胀痛为临床表现的证候是（ ）
A. 气滞心脉
B. 热郁心脉
C. 瘀阻心脉
D. 寒凝心脉
E. 痰阻心脉

71. 下列各项，不属于小肠实热证临床表现的是（ ）
A. 口舌生疮
B. 面赤口渴
C. 小便赤涩
D. 心烦失眠
E. 大便秘结

72. 下列各项，不属于心火亢盛证临床表现的是（ ）
A. 喉间痰鸣
B. 尿道灼痛
C. 大便秘结
D. 口舌生疮
E. 心悸失眠

73. 瘀阻脑络证的头痛是（ ）
A. 刺痛
B. 空痛
C. 胀痛
D. 酸痛
E. 隐痛

74. 下列各项，不属于燥邪犯肺证临床表现的是（ ）
A. 干咳无痰
B. 痰少而黏
C. 痰中带血
D. 皮肤干燥
E. 小便频数

75. 口干咽燥，咳痰少而黏，不易咯出，诊断为（ ）
A. 肺热炽盛证

B. 风热犯肺证
C. 肺阴虚证
D. 燥邪犯肺证
E. 风热表证

76. 下列各项，不属于风水相搏证临床表现的是（ ）
A. 眼睑头面先肿
B. 上半身肿甚
C. 皮肤薄而发亮
D. 小便短少
E. 恶寒轻发热重

77. 寒痰阻肺证应无（ ）
A. 恶寒肢冷
B. 咳嗽痰多
C. 胸闷气喘
D. 舌苔白滑
E. 脉象弦数

78. 下列各项，不属于肾精不足证的是（ ）
A. 小儿生长发育迟缓
B. 发脱齿松，健忘恍惚
C. 男子精少不育，女子经闭不孕
D. 舌淡，脉弱
E. 腰酸软而痛

79. 脾病虚证的基础证型是（ ）
A. 脾虚气陷证
B. 脾阳虚证
C. 脾胃气虚证
D. 脾气虚证
E. 脾不统血证

80. 脾气虚、脾阳虚、脾虚气陷、脾不统血四证的共同见症是（ ）
A. 畏寒肢冷，肢体浮肿
B. 食少懒言，神疲乏力
C. 腹部疼痛，喜温喜按
D. 脘腹重坠，食后益甚
E. 便血衄血，月经量多

81. 下列各项，不属于湿热蕴脾证临床表现的是（ ）
A. 脘腹胀闷

B. 渴不多饮
C. 身热不扬
D. 舌红苔腻
E. 头身困重

82. 寒湿困脾证又称为(　　)
   A. 湿阻脾阳证
   B. 寒湿中阻证
   C. 太阴湿寒证
   D. 寒阻脾阳证
   E. 湿寒中阻证

83. 下列各项，不属于脾虚气陷证临床表现的是(　　)
   A. 脘腹重坠
   B. 头晕目眩
   C. 小便浑浊如米泔
   D. 五更泄泻
   E. 神疲乏力

84. 下列各项，不属于脾病常见临床表现的是(　　)
   A. 嗳气
   B. 内脏下垂
   C. 便溏
   D. 腹胀
   E. 出血

85. 下列各项，不属于脾气虚证临床表现的是(　　)
   A. 饮食纳少
   B. 大便溏稀
   C. 面色萎黄
   D. 舌淡苔白
   E. 肛门坠重

86. 下列各项，不属于湿热蕴脾与寒湿困脾证相同症状的是(　　)
   A. 脘腹痞闷
   B. 恶心呕吐
   C. 便溏
   D. 肢体困重
   E. 身热不扬

87. 寒滞肝脉证的临床表现是(　　)
   A. 头晕目眩，胸胁胀闷

B. 少腹冷痛，睾丸坠胀
C. 阴囊湿疹，外阴瘙痒
D. 胸胁冷痛，得温则减
E. 形寒肢冷，舌淡脉弦

88. 肝阳上亢证属于(　　)
   A. 虚证
   B. 实证
   C. 热证
   D. 下虚上实证
   E. 里热证

89. 下列各项，属于肾阳虚证临床表现的是(　　)
   A. 腰膝酸软而痛
   B. 男子遗精、早泄
   C. 女子经少或经闭、崩漏
   D. 口咽干燥，形体消瘦
   E. 小便频数清长，夜尿频多

90. 下列各项，不属于阴虚动风证临床表现的是(　　)
   A. 手足震颤、蠕动
   B. 肢体抽搐，眩晕耳鸣
   C. 口燥咽干，形体消瘦
   D. 舌红少津，脉弦细数
   E. 皮肤瘙痒，爪甲不荣

91. 下列各项，属于肝阳上亢证临床表现的是(　　)
   A. 头晕胀痛，痛如刀劈
   B. 突发耳聋
   C. 失眠，恶梦纷纭
   D. 小便短黄，大便秘结
   E. 头重脚轻，腰膝酸软

92. 肝阳化风证属于(　　)
   A. 上实下虚证
   B. 实热证
   C. 虚热证
   D. 上虚下实证
   E. 实证

93. 下列各项，不属于肝阳上亢证与肝火上炎证相同症状的是(　　)
   A. 头晕头痛

B. 面红目赤

C. 急躁易怒

D. 失眠多梦

E. 头重脚轻

94. 下列各项，不属于热极生风证临床表现的是(　　)

A. 高热口渴

B. 烦躁谵语

C. 角弓反张

D. 舌红苔黄

E. 手足蠕动

95. 下列各项，不属于肝病常见症状的是(　　)

A. 少腹胀痛

B. 月经不调

C. 急躁易怒

D. 眩晕肢颤

E. 纳呆便溏

96. 下列各项，不属于肝风内动证分型的是(　　)

A. 肝阳化风证

B. 热极生风证

C. 阴虚动风证

D. 血虚生风证

E. 热极动风证

97. 下列各项，不属于寒滞肝脉证临床表现的是(　　)

A. 肢体麻木

B. 巅顶冷痛

C. 少腹冷痛

D. 阴器收缩

E. 脉象弦紧

98. 肾阴虚与肾精不足证的相同症状是(　　)

A. 腰膝酸软

B. 成人精少，经闭

C. 动作迟缓，足痿无力

D. 精神呆钝失眠多梦

E. 潮热盗汗，咽干颧红

99. 下列各项，不属于肾虚水泛证临床表现的是(　　)

A. 肢肿形寒

B. 小便短少

C. 腹部胀满

D. 舌质淡胖

E. 小便频数

100. 胃病呕吐酸腐食物，首先要考虑的是(　　)

A. 胃热证

B. 胃寒证

C. 胃阴虚证

D. 食滞胃肠证

E. 胃气虚证

101. 下列各项，属于肾阳虚证临床表现的是(　　)

A. 小便频数

B. 排尿灼热

C. 小便短赤

D. 小腹胀痛

E. 小便频数清长

102. 寒滞肠胃、食滞肠胃、胃肠气滞证的相同症状是(　　)

A. 胃脘疼痛痞胀

B. 胃脘部冷痛

C. 脘腹痞胀刺痛

D. 呕泻酸馊腐臭

E. 脘腹胀痛走窜

103. 下列各项，不会出现大便稀溏的是(　　)

A. 肝郁脾虚证

B. 脾不统血证

C. 寒湿困脾证

D. 胃阳虚证

E. 脾阳虚证

104. 下列各项，不属于胆郁痰扰证临床表现的是(　　)

A. 胆怯易惊，惊悸不宁

B. 失眠多梦，烦躁不安

C. 胸胁胀闷，善太息

D. 舌淡红或红，苔白腻

E. 胁肋胀痛,身目发黄

105. 下列各项,属于心肾不交证临床表现的是( )
A. 心悸怔忡
B. 多梦健忘
C. 腹胀便溏
D. 月经量少
E. 心烦腰酸

106. 胸胁灼痛,急躁易怒,咳嗽阵作,痰黄稠黏,甚则咳血,属于( )
A. 肝火犯肺证
B. 肝郁脾虚证
C. 肝胃不和证
D. 肝火上炎证
E. 肝郁脾虚证

107. 下列脏腑兼证,不正确的是( )
A. 脾胃阳虚证
B. 心肾阳虚证
C. 心肝阳虚证
D. 脾肾阳虚证
E. 心脾气血虚证

108. 下列各项,对诊断肝肾阴虚证最有意义的是( )
A. 腰酸胁痛,眩晕潮热
B. 腰酸耳鸣,梦遗盗汗
C. 眩晕胁痛,急躁易怒
D. 舌红少苔,脉象弦细
E. 遗精盗汗,月经量少

109. 小便频数,量少色赤,刺痛,属于( )
A. 膀胱湿热
B. 肾阳不足
C. 肾气不固
D. 膀胱失约
E. 结石阻塞

110. 肝阳上亢头痛的临床表现是( )
A. 头痛如裹
B. 头晕胀痛
C. 头痛如刺
D. 头痛绵绵

E. 昏沉重痛

111. 下列肝胆病中,不出现眩晕症状的证候是( )
A. 肝血虚
B. 肝阴虚
C. 胆郁痰扰
D. 肝阳上亢
E. 肝气郁结

112. 下列各项,不属于肾虚症状的是( )
A. 腰膝酸软
B. 耳鸣耳聋
C. 牙齿摇动
D. 尿频急痛
E. 阳痿遗泄

113. 大肠津亏证的主症是( )
A. 口燥咽干
B. 口臭头晕
C. 便干难以排出
D. 舌红苔白干
E. 脉象细涩

114. 下列各项,可同有血虚证候的脏腑是( )
A. 心脾
B. 肝脾
C. 心肺
D. 心肝
E. 肝肾

115. 肾虚水泛证水肿的部位多见于( )
A. 头面肿甚
B. 胸胁肿甚
C. 下肢肿甚
D. 脐腹肿甚
E. 上肢肿甚

116. 胃阴虚证的临床表现中不易见到的症状是( )
A. 胃脘灼痛
B. 口燥咽干
C. 大便秘结
D. 消谷善饥

E. 舌红少津

117. 下列各项,在肠道湿热证中不易见到的临床表现是( )

A. 身热口渴

B. 里急后重

C. 下痢脓血

D. 舌红苔少

E. 脉象滑数

118. 小儿生长发育迟缓,成人早衰,多见于( )

A. 肾阳亏虚症

B. 肾虚水泛证

C. 肾气不固证

D. 肾阴亏虚证

E. 肾精不足证

119. 肾虚水泛证水肿的部位多见于( )

A. 头面肿甚

B. 胸胁肿甚

C. 下肢肿甚

D. 脐腹肿甚

E. 上肢肿甚

120. 寒饮停胃证最主要的临床表现是( )

A. 脘腹痞胀

B. 呕吐清水

C. 胃中振水声

D. 头晕目眩

E. 口淡不渴

121. 脘腹胀痛,走窜不定,嗳气,肠鸣,矢气后胀痛可减,属于( )

A. 食滞胃肠证

B. 寒滞胃肠证

C. 虫积肠道证

D. 胃肠气滞证

E. 寒饮停胃证

122. 下列各项,不属于肝郁脾虚证临床表现的是( )

A. 胸胁胀满

B. 情志抑郁

C. 急躁易怒

D. 腹痛欲便

E. 吞酸嘈杂

123. 肝肾阴虚证的临床表现是( )

A. 腰酸耳鸣,梦遗盗汗

B. 舌红少苔,脉象细数

C. 眩晕胁痛,急躁易怒

D. 遗精盗汗,月经量少

E. 腰酸胁痛,眩晕潮热

124. 脾肾阳虚证的临床表现是( )

A. 身肿泄泻,形寒舌淡

B. 腰膝酸软,下肢水肿

C. 食少腹胀,便溏肢冷

D. 舌淡苔白,脉象沉迟

E. 腹痛绵绵,肢体浮肿

125. 胁肋胀痛,口苦纳呆,寒热往来,身目发黄,属于( )

A. 脾胃湿热证

B. 肝火炽盛证

C. 胆郁痰扰证

D. 肝胆湿热证

E. 肝气郁结证

126. 胃脘冷痛,痛势暴急,遇寒加重,属于( )

A. 虫积肠道证

B. 寒滞胃肠证

C. 胃肠气滞证

D. 肠燥津亏证

E. 肠道湿热证

127. 咳嗽痰少,声音嘶哑,腰膝酸软,盗汗,男子遗精,女子经少属于( )

A. 肺肾气虚证

B. 肺肾阴虚证

C. 脾肺气虚证

D. 肺阴虚证

E. 肾阴虚证

128. 久泻久痢,水肿,腰腹冷痛属于( )

A. 肝胆湿热证

B. 肝胃不和证

C. 肝郁脾虚证

D. 肝肾阴虚证

E. 脾肾阳虚证

129. 患者胃脘隐痛、按之觉舒，食欲不振，食后胀甚，嗳气，口淡不渴，面色萎黄，气短懒言，神疲倦怠，舌质淡，苔薄白，脉弱，其临床意义是（　　）

    A. 胃气虚

    B. 胃阴虚

    C. 肾阳虚

    D. 脾气虚

    E. 脾阳虚

130. 患者腰膝酸软，神疲乏力，耳鸣失聪，小便，尿后余沥不尽，滑精、早泄，舌淡，苔白，脉弱，其临床意义是（　　）

    A. 肾气不固证

    B. 气不摄津证

    C. 肾阳虚证

    D. 脾虚气陷证

    E. 肾精亏虚证

131. 患者胃脘冷痛喜按，口淡不渴，泛吐清水，食少脘痞，舌淡嫩，脉沉迟，其临床意义是（　　）

    A. 脾阳虚证

    B. 寒滞胃肠证

    C. 寒湿中阻证

    D. 胃阳虚证

    E. 脾虚肝郁证

132. 患者胃脘嘈杂，饥不欲食，痞胀不舒，隐隐灼痛，干呕，呃逆，口燥咽干，大便干结，小便短少，舌红少苔乏津，脉细数，其临床意义是（　　）

    A. 寒饮停胃证

    B. 脾阳虚证

    C. 胃虚热证

    D. 胃阳虚证

    E. 寒湿困脾证

133. 患者大便干燥如羊屎，艰涩难下，数日一行，腹胀作痛，口干，口臭，头晕，舌红少津，苔黄燥，脉细涩，其临床意义是（　　）

    A. 热盛伤津证

    B. 肠热腑实证

    C. 胃热炽盛证

    D. 肠燥津亏证

    E. 食积化热证

134. 患者胃脘嘈杂，饥不欲食，口燥咽干，便干尿黄，舌红少津，脉细数，其临床意义是（　　）

    A. 胃热炽盛证

    B. 胃阴虚证

    C. 大肠热结证

    D. 肝火犯肺证

    E. 胃肠气滞证

135. 患者咳喘，伴胸闷心悸，咯痰清稀，面白神疲，乏力，唇舌淡紫，其临床意义是（　　）

    A. 心肺气虚证

    B. 饮停胸胁证

    C. 肺肾气虚证

    D. 心脉瘀阻证

    E. 肺气虚证

136. 患者心烦失眠，腰酸梦遗，头晕，耳鸣，五心烦热，舌红少苔，脉细数，其临床意义是（　　）

    A. 心火亢盛证

    B. 肾阴虚证

    C. 肾精不足证

    D. 心肾不交证

    E. 心阴虚证

137. 患者咳喘，面白无华，乏力气短，纳少腹胀，咯痰清稀，舌淡脉弱，其临床意义是（　　）

    A. 寒痰阻肺证

    B. 脾肺气虚证

    C. 心肺气虚证

    D. 肺肾气虚证

    E. 肺气不足证

138. 患者月经量少、色淡质稀，面色无华，乏力身倦，食少腹胀，心悸失眠，舌淡，其临床意义是（　　）

    A. 心脾气血虚证

    B. 气不摄血证

C. 脾不统血证
D. 心肝血虚证
E. 血虚证

139. 患者久病咳喘，乏力气短，动则尤甚，自汗耳鸣，舌淡脉弱，其临床意义是（　　）
A. 肺气虚证
B. 肺肾气虚证
C. 肾阳虚证
D. 脾肺气虚证
E. 肾气不固证

140. 患者腹泻半年余，伴面色无华，形寒肢冷，腰酸，下腹冷痛，舌淡胖，苔白滑，脉沉细，其临床意义是（　　）
A. 肾阳虚证
B. 寒湿困脾证
C. 肾气不固证
D. 脾肾阳虚证
E. 脾阳虚证

141. 患者眩晕欲仆，头胀头痛，急躁易怒，耳鸣，项强，头摇，肢体震颤，手足麻木，语言謇涩，舌红脉弦细有力，其临床意义是（　　）
A. 肝阳化风证
B. 血虚生风证
C. 阴虚动风证
D. 肝阳上亢证
E. 热极生风证

142. 患者头晕眼花，两目干涩，胁肋灼痛，面部烘热，脉弦细而数，其临床意义是（　　）
A. 肝火上炎证
B. 肝血虚证
C. 肝阳上亢证
D. 肝阴虚证
E. 肝胆湿热证

143. 患者神情抑郁，表情淡漠，喃喃独语，举止失常，面色晦暗，胸闷，呕恶，舌苔白腻，脉滑，其临床意义是（　　）
A. 痰蒙心神证
B. 风痰上扰证
C. 肝气郁结证
D. 痰火扰神证
E. 热扰心神证

144. 患者狂躁妄动，打人毁物，胡言乱语，哭笑无常，面赤，舌红，苔黄腻，脉滑数，其临床意义是（　　）
A. 风痰上扰证
B. 痰蒙心神证
C. 肝阳上亢证
D. 痰火扰神证
E. 热扰心神证

145. 患者小便赤涩灼痛，兼面赤口渴，心烦不寐，便干，舌红脉数，其临床意义是（　　）
A. 心火亢盛证
B. 膀胱湿热证
C. 心火下移证
D. 阴虚火旺证
E. 下焦湿热证

146. 患者咳嗽痰少，口干咽燥，声音嘶哑，形体消瘦，午后潮热，腰膝酸软，舌红少苔，脉细数，其临床意义是（　　）
A. 肺肾阴虚证
B. 肺肾气虚证
C. 肾阴虚证
D. 燥邪犯肺证
E. 肺阴虚证

147. 患者胸胁灼痛，急躁易怒，头晕口苦，咳嗽咯血，舌红脉弦数，其临床意义是（　　）
A. 肝火炽盛证
B. 肝胆湿热证
C. 肝阳上亢证
D. 肺热壅盛证
E. 肝火犯肺证

148. 患者脘腹冷痛，痛势暴急，口吐清水，面青肢冷，苔白滑，脉沉紧，其临床意义是（　　）
A. 胃阳亏虚证
B. 寒饮停胃证
C. 胃气亏虚证
D. 食滞胃肠证
E. 寒滞胃肠证

149. 患者胃脘隐痛，喜温喜按，食后痛减，

胃寒肢凉,舌淡胖嫩,其临床意义是( )

A. 胃气虚证
B. 胃阳虚证
C. 寒饮停胃证
D. 脾气虚证
E. 脾阳虚证

150. 患者心悸多梦,头晕健忘,食欲不振,皮下紫斑,舌淡脉弱,其临床意义是( )

A. 心血虚证
B. 脾不统血证
C. 心脾气血虚证
D. 气不摄血证
E. 心气虚证

151. 患者体胖痰多,身重困倦,心悸怔忡,心胸憋闷疼痛,痛引肩背内臂,时作时止,以刺痛为主,舌质晦暗或有青紫斑点,脉细涩,其临床意义是( )

A. 心肺气虚证
B. 心气虚证
C. 肺气虚证
D. 心脉痹阻证
E. 脾肺气虚证

152. 患者心悸怔忡,心胸憋闷或痛,气短,自汗,畏冷肢凉,神疲乏力,面色㿠白,唇舌暗淡青紫,舌质淡胖或紫暗,苔白滑,脉弱,其临床意义是( )

A. 心阳虚证
B. 肾阳虚证
C. 心脉痹阻证
D. 心肾不交证
E. 心肾阳虚证

153. 患者外伤后,面色晦暗,头痛头晕,头痛经久不愈,痛如锥刺、痛处固定,或健忘、失眠,心悸,舌质紫暗或有斑点,脉细涩,其临床意义是( )

A. 心火亢盛证
B. 心阴虚证
C. 瘀阻脑络证
D. 肾阴虚证
E. 肾气不固证

154. 患者腰膝酸软,眩晕耳鸣,口燥咽干,五心烦热,胁痛,舌红少苔,脉细数,其临床意义是( )

A. 肾阴虚证
B. 肾精不足证
C. 肝肾阴虚证
D. 心肾不交证
E. 肾气不固证

155. 患者脘胁胀痛,嗳气,吞酸嘈杂,情绪抑郁,舌淡红,苔薄黄,脉弦数,其临床意义是( )

A. 肝郁脾虚证
B. 肝胃不和证
C. 胃热炽盛证
D. 胃阴虚证
E. 肝胆湿热证

156. 患者日晡潮热,脐腹硬满疼痛,大便秘结,神昏谵语,舌红苔焦黑,脉沉数有力,其临床意义是( )

A. 胃火炽盛证
B. 痰火扰心证
C. 肠道湿热证
D. 肠热腑实证
E. 食滞胃肠证

157. 患者发热微恶寒,咽喉肿痛,继而眼睑头面浮肿,皮薄光亮,小便短少,舌苔薄黄,脉浮数,其临床意义是( )

A. 湿热蕴脾证
B. 风水相搏证
C. 风热表证
D. 饮溢四肢证
E. 脾肾阳虚证

158. 患者纳少,腹胀,脘痛绵绵,喜温喜按,大便稀溏,口淡不渴,舌淡胖,苔白滑,脉沉迟无力,其临床意义是( )

A. 脾气虚证
B. 脾不统血证
C. 寒滞胃肠证
D. 脾阳虚证
E. 脾虚气陷证

159. 患者发热，口渴，胸闷，气粗，咯吐黄痰，喉间痰鸣，心烦，失眠，狂躁妄动，打人毁物，不避亲疏，胡言乱语，哭笑无常，面赤，舌质红，苔黄腻，脉滑数，其临床意义是（　　）

　　A. 痰阻心脉证
　　B. 痰火扰神证
　　C. 痰蒙心神证
　　D. 痰热壅肺证
　　E. 胆郁痰扰证

160. 患者心悸怔忡，心胸憋闷，时有疼痛，气短自汗，畏寒肢凉，面唇青紫，舌淡紫，苔白滑，脉结代，其临床意义是（　　）

　　A. 瘀阻心脉证
　　B. 痰阻心脉证
　　C. 寒凝心脉证
　　D. 心阳虚脱证
　　E. 心阳虚证

161. 患者头目眩晕，面色黧黑，腰膝酸冷疼痛，畏冷肢凉，下肢尤甚，精神萎靡，性欲减退，完谷不化，五更泄泻，小便频数清长，夜尿频多，舌淡，苔白，脉沉细无力，尺脉尤甚，其临床意义是（　　）

　　A. 膀胱湿热证
　　B. 肾气不固证
　　C. 肾阳虚证
　　D. 肾阴虚证
　　E. 肾精不足证

162. 患者腰膝酸软，耳鸣，身体浮肿，腰以下尤甚，按之没指，小便短少，畏冷肢凉，腹部胀满，或见心悸，气短，咳喘痰鸣，舌质淡胖，苔白滑，脉沉迟无力，其临床意义是（　　）

　　A. 肾虚水泛证
　　B. 脾阳虚证
　　C. 寒湿困脾证
　　D. 脾肾阳虚证
　　E. 肾阳虚证

163. 患者纳少，厌食油腻，黄疸胁痛，寒热往来，舌胖苔黄腻，脉弦数，其临床意义是（　　）

　　A. 肝火炽盛证
　　B. 肝胃不和证
　　C. 肝胆湿热证
　　D. 肝郁脾虚证
　　E. 湿热蕴脾证

164. 患者咳嗽痰少，形体消瘦，午后潮热，舌红少苔，脉细数，其临床意义是（　　）

　　A. 肺肾阴虚证
　　B. 肺肾气虚证
　　C. 肾阴虚证
　　D. 燥邪犯肺证
　　E. 肺阴虚证

165. 患者眩晕耳鸣，头目胀痛，面红目赤，急躁易怒，失眠多梦，头重脚轻，腰膝酸软，舌红少津，脉弦有力，其临床意义是（　　）

　　A. 肝火炽盛证
　　B. 肝胆湿热证
　　C. 肝阳上亢证
　　D. 肺热壅盛证
　　E. 肝火犯肺证

166. 患者头晕目眩，面白无华，眼睛干涩，视物模糊，舌淡脉细，其临床意义是（　　）

　　A. 肝血虚证
　　B. 心血虚证
　　C. 心肝血虚证
　　D. 心脾气血虚证
　　E. 肝阴虚证

167. 患者头晕胀痛，痛如刀劈，面红目赤，口苦口干，急躁易怒，耳鸣如潮，失眠，恶梦纷纭，胁肋灼痛，吐血、衄血，小便短黄，大便秘结，舌红苔黄，脉弦数，其临床意义是（　　）

　　A. 肝郁气滞证
　　B. 肝火炽盛证
　　C. 胆郁痰扰证
　　D. 肝胆湿热证
　　E. 湿热蕴脾证

168. 患者惊悸不宁，失眠多梦，烦躁不安，苔黄腻，其临床意义是（　　）

　　A. 心火亢盛证
　　B. 心阴虚证
　　C. 痰火扰神证

D. 胆郁痰扰证
E. 痰蒙心神证

169. 患者巅顶冷痛,少腹冷痛,阴部坠胀作痛,得温则减,遇寒痛增,恶寒肢冷,舌淡,苔白润,脉沉紧或弦紧,其临床意义是( )
A. 肝胃不和证
B. 寒滞肝脉证
C. 肾阳虚证
D. 寒滞胃肠证
E. 胃肠气滞证

170. 患者胃脘胁肋胀满疼痛,呃逆嗳气,吞酸嘈杂,苔薄黄,脉弦,其临床意义是( )
A. 肝郁脾虚证
B. 肝胃不和证
C. 肝胆湿热证
D. 肝郁气滞证
E. 胃热炽盛证

171. 患者眩晕,肢体震颤、麻木,手足拘急,肌肉瞤动,皮肤瘙痒,爪甲不荣,面白无华,舌质淡白,脉细或弱,其临床意义是( )
A. 血虚生风证
B. 热极生风证
C. 阴虚动风证
D. 肝阳上亢证
E. 肝阳化风证

172. 患者心悸,心胸憋闷作痛,体胖,身重困倦,脉沉滑,其临床意义是( )
A. 瘀阻心脉证
B. 痰阻心脉证
C. 寒凝心脉证
D. 气滞心脉证
E. 心阳虚证

173. 患者心悸气短,神疲乏力,面色淡白,舌淡脉虚,其临床意义是( )
A. 心血虚证
B. 心阳虚证
C. 心阴虚证
D. 心气虚证
E. 心脾气血虚证

174. 患者,男,51岁,腰膝酸软,耳鸣耳聋,发脱齿松,健忘恍惚,神情呆钝,两足痿软,动作迟缓,舌淡,脉弱,其临床意义是( )
A. 膀胱湿热证
B. 肾气不固证
C. 肾阳虚证
D. 肾阴虚证
E. 肾精不足证

175. 患者胃脘、胁肋胀满疼痛,走窜不定,嗳气,吞酸嘈杂,呃逆,不思饮食,情绪抑郁,善太息,舌淡红,苔薄黄,脉弦,其临床意义是( )
A. 胃气虚证
B. 肝火犯胃证
C. 肝胃不和证
D. 肝脾不调证
E. 胃阴虚证

176. 患者畏寒肢冷,心悸怔忡,胸闷气喘,肢体浮肿,小便不利,神疲乏力,腰膝酸冷,唇甲青紫,舌淡紫,苔白滑,脉弱,其临床意义是( )
A. 心阳虚证
B. 肾阳虚证
C. 心脉痹阻证
D. 心肾不交证
E. 心肾阳虚证

177. 患者尿频尿急,尿道灼痛,伴发热腰痛,舌红苔黄腻,脉滑数,其临床意义是( )
A. 心火亢盛证
B. 肠道湿热证
C. 膀胱湿热证
D. 肝胆湿热证
E. 肾气不固证

178. 患者腰膝酸软,眩晕耳鸣,口燥咽干,五心烦热,胁痛,舌红少苔,脉细数,其临床意义是( )
A. 肾阴虚证
B. 肾精不足证
C. 肝肾阴虚证
D. 心肾不交证

E. 肾气不固证

179. 患者脘胁胀痛，嗳气，吞酸嘈杂，情绪抑郁，舌淡红，苔薄黄，脉弦数，其临床意义是（　　）

A. 肝郁脾虚证
B. 肝胃不和证
C. 胃热炽盛证
D. 胃阴虚证
E. 肝胆湿热证

180. 患者脘腹胀满疼痛、拒按，厌食，嗳腐吞酸，呕吐酸馊食物，吐后胀痛得减，或腹痛，肠鸣，矢气臭如败卵，泻下不爽，大便酸腐臭秽，舌苔厚腻，脉滑或沉实，其临床意义是（　　）

A. 胃火炽盛证
B. 痰火扰心证
C. 肠道湿热证
D. 肠热腑实证
E. 食滞胃肠证

181. 患者纳少，腹胀，脘痛绵绵，喜温喜按，大便稀溏，口淡不渴，淡胖，苔白滑，脉沉迟无力，其临床意义是（　　）

A. 脾气虚证
B. 脾不统血证
C. 寒滞胃肠证
D. 脾阳虚证
E. 脾虚气陷证

182. 患者咳嗽，咯痰黄稠而量多，胸闷，气喘息粗，甚则鼻翼扇动，喉中痰鸣，咳吐脓血腥臭痰，胸痛，发热口渴，烦躁不安，小便短黄，大便秘结，舌红苔黄腻，脉滑数，其临床意义是（　　）

A. 肺热炽盛证
B. 痰火扰神证
C. 痰蒙心神证
D. 痰热壅肺证
E. 风热犯肺证

183. 患者咳而无痰，或痰少而黏、不易咯出，甚则胸痛，痰中带血，口、唇、鼻、咽、皮肤干燥，尿少，大便干结，舌苔薄而干燥少津。或微有发热恶风寒，无汗或少汗，脉浮数或浮紧，其临床意义是（　　）

A. 瘀阻心脉证
B. 风热犯肺证
C. 风寒犯肺证
D. 肺热炽盛证
E. 燥邪犯肺证

184. 患者心悸，失眠多梦，伴口燥咽干，五心烦热，失眠烦热，舌红少苔，脉细数，其临床意义是（　　）

A. 心血虚证
B. 痰蒙心神证
C. 痰火扰神证
D. 心阴虚证
E. 心火亢盛证

185. 患者咳喘无力，气短，自汗，吐痰清稀，舌淡脉弱，其临床意义是（　　）

A. 肺气虚证
B. 心肺气虚证
C. 肺肾气虚证
D. 脾肺气虚证
E. 肺气阴两虚证

186. 患者月经量多，质稀色淡红，面色无华，身倦乏力，食少便溏，舌淡脉细，其临床意义是（　　）

A. 肾气不固证
B. 肝血虚证
C. 气血亏虚证
D. 脾不统血证
E. 脾气下陷证

187. 患者发热，口渴，心烦，失眠，口舌生疮，小便短赤、灼热涩痛，便秘，舌尖红，苔黄，脉数有力，其临床意义是（　　）

A. 心火亢盛证
B. 痰蒙心神证
C. 痰火扰神证
D. 肺热炽盛证
E. 风热犯肺证

188. 患者胸廓饱满，胸胁部胀闷或痛，咳嗽，气喘，呼吸困难，身体转侧时牵引胁痛，头

目晕眩,舌苔白滑,脉沉弦,其临床意义是( )

A. 寒痰阻肺证
B. 饮停胸胁证
C. 风寒犯肺证
D. 肝肺不和证
E. 痰饮阻肺证

189. 患者头晕眼花,视力减退,或肢体麻木,关节拘急,手足震颤,肌肉瞤动,月经量少、色淡,甚则闭经,爪甲不荣,面白无华,舌淡,脉细,其临床意义是( )

A. 肝血虚证
B. 心肝血虚证
C. 肾精不足证
D. 肝肾阴虚证
E. 心脾两虚证

190. 患者咳喘十余年,伴下肢水肿,心悸气短,喉中痰鸣,面白神疲,腰膝酸冷,舌淡苔白滑,脉沉迟无力,其临床意义是( )

A. 肾虚水泛证
B. 脾肾阳虚证
C. 肺肾气虚证
D. 肾阳虚证
E. 心阳虚证

191. 患者,女,25岁。口舌生疮,心烦失眠,小便黄赤,尿道灼热涩痛,口渴,舌红无苔,脉数,其病位是( )

A. 心脾
B. 心胃
C. 心、膀胱
D. 心、小肠
E. 心、大肠

192. 患者,男,45岁。心烦不寐,眩晕耳鸣,健忘,腰酸梦遗,舌红少津,脉细数,其病变所在脏腑是( )

A. 心
B. 肾
C. 肝
D. 心肾
E. 肝胃

193. 患者,女,30岁。神志不宁,虚烦不得眠,并见五心烦热,盗汗,舌红,脉细数。其临床意义是( )

A. 心气不足
B. 心血不足
C. 心阴不足
D. 心血瘀阻
E. 心神不足

194. 患者,男,60岁。主诉心胸憋闷疼痛,并放射至肩背,心悸怔忡,有恐惧感,舌紫有瘀点苔白,脉沉细涩,其临床意义是( )

A. 心血亏虚
B. 肝血不足
C. 心阳偏衰
D. 心阴虚亏
E. 心血瘀阻

195. 患者,男,70岁。神志痴呆,表情淡漠,举止失常,面色晦暗,胸闷泛恶,舌苔白腻,脉滑,其临床意义是( )

A. 痰蒙心神
B. 痰火扰神
C. 心血瘀阻
D. 肾精亏虚
E. 心脾两虚

196. 患者,男,65岁。咳嗽,咯痰黄黏,身热汗出,口渴,舌苔薄黄,脉浮数,其证型是( )

A. 燥热伤肺
B. 风热犯肺
C. 肝火犯肺
D. 痰热扰肺
E. 寒痰蕴肺

197. 患者,女,36岁,已婚。面色萎黄,神疲乏力,气短懒言,食少便溏,月经淋沥不尽,经血色淡,舌淡无苔,脉沉细无力,其临床意义是( )

A. 脾不统血
B. 脾肾阳虚
C. 气血两虚
D. 脾肺气虚

E. 肝血不足

198. 患者身目发黄,黄色鲜明,腹部痞满,肢体困重,便溏尿黄,身热不扬,舌红苔黄腻,脉濡细,其临床意义是( )
A. 肝胆湿热
B. 大肠湿热
C. 肝火上炎
D. 湿热蕴脾
E. 寒湿困脾

199. 患者,女性,34岁。胁痛隐隐,绵绵不休,口燥咽干,舌红少苔,脉弦细数,其临床意义是( )
A. 肝郁脾虚
B. 肝胃不和
C. 肝郁气结
D. 肝阴不足
E. 肝络瘀阻

200. 患者眩晕耳鸣,头目胀痛,面红目赤,急躁易怒,腰膝酸软,头重足轻,舌红,脉弦细数,其临床意义是( )
A. 肝火上炎
B. 肝阳上亢
C. 肝阴不足
D. 肝气郁结
E. 肝阳化风

201. 患者,男,50岁。眩晕欲仆,头重脚轻,筋惕肉瞤,肢麻震颤,腰膝酸软,舌红苔薄白,脉弦细,其临床意义是( )
A. 肝阳上亢
B. 肝肾阴虚
C. 肝阳化风
D. 肝血不足
E. 热极生风

202. 患者,男,45岁。平日急躁易怒,今日因事与人争吵,突感头晕,站立不住,面赤如醉,舌体颤动,脉弦,其临床意义是( )
A. 肝火上炎
B. 肝阳化风
C. 热极生风
D. 肝阴不足

E. 肝气郁结

203. 患者,男,60岁。形寒便溏,完谷不化,夜尿频多清长,下肢不温,舌质淡白,脉沉细,其舌苔是( )
A. 白滑苔
B. 白干苔
C. 黄苔
D. 黄腻苔
E. 灰苔

204. 患者,女,31岁。3年来怀孕3次,均不足三月流产,听力减退,带下清稀,腰部酸痛,舌淡苔白,脉弱,其临床意义是( )
A. 肾精不足
B. 肾气不固
C. 肾阳虚
D. 中气下陷
E. 脾肾阳虚

205. 患者,女,26岁,已婚。胃脘痞满,不思饮食,频频泛恶,干呕,大便秘结,舌红少津,脉细弱,其临床意义是( )
A. 脾阴不足
B. 胃燥津亏
C. 胃阴不足
D. 胃热炽盛
E. 肝胃不和

206. 患者,女,38岁。眩晕,自汗,心悸,失眠,多梦,腹胀便溏,食少,体倦,面色无华,其临床意义是( )
A. 水气凌心
B. 心肾不交
C. 肺脾气虚
D. 心脾两虚
E. 心肝血虚

207. 患者,女,56岁。咳喘十年,伴见胸闷心悸,咳痰清稀,声低乏力,面白神疲,舌质淡白,脉弱,其临床意义是( )
A. 肺气虚
B. 心肺气虚
C. 寒邪客肺
D. 脾肺气虚

E. 肺肾气虚

208. 患者心悸怔忡，神识朦胧，困倦易睡，畏寒肢冷，肢面浮肿，下肢为甚，舌淡暗苔白滑，其临床意义是（　　）

A. 痰湿困脾
B. 脾气虚弱
C. 心肾阳衰
D. 脾肾阳虚
E. 心肾不交

209. 患者，男，65岁，眩晕，耳鸣如蝉，健忘失眠，胁痛，腰膝酸软，盗汗，舌红少苔，脉细数，其临床意义是（　　）

A. 肾精不足
B. 肾阴虚
C. 肝阴虚
D. 肝肾阴虚
E. 肝阳上亢

210. 患者平素性急易怒，时有胁胀，近日胁胀加重，伴食欲不振，食后腹胀，便溏，舌苔薄白，脉弦，其临床意义是（　　）

A. 脾气虚
B. 脾阳虚
C. 脾肾阳虚
D. 肝郁脾虚
E. 肝胃不和

211. 患者，男，50岁。咳喘20余年，现咳嗽痰少，口燥咽干，形体消瘦，腰膝酸软，颧红盗汗，舌红少苔，脉细数，其临床意义是（　　）

A. 肺气虚损
B. 肺肾阴虚
C. 肺阴虚亏
D. 肺肾气虚
E. 肾气虚衰

212. 患者，男，50岁。咳嗽喘促，呼多吸少，动则益甚，声低息微，腰膝酸软，舌淡，脉沉细两迟无力，其临床意义是（　　）

A. 肺气虚损
B. 肺阴虚亏
C. 肺肾气虚
D. 肺肾阴虚

E. 肾气虚衰

B1 型 题

A. 肾虚水泛证
B. 肾阴虚证
C. 肾精不足证
D. 肾气不固证
E. 肾阳虚证

1. 男子滑精早泄见于（　　）
2. 女子经闭不孕见于（　　）

A. 咳嗽痰稀易咯
B. 咳喘痰黄黏稠
C. 咳嗽痰少黏稠
D. 咳喘痰黄量多
E. 咳喘咯脓血腥臭痰

3. 寒痰阻肺可见（　　）
4. 燥邪犯肺可见（　　）

A. 肾气不固证
B. 膀胱湿热证
C. 脾虚气陷证
D. 肾虚水泛证
E. 脾阳虚证

5. 尿后余沥不尽见于（　　）
6. 小便浑浊如米泔见于（　　）

A. 阴虚动风证
B. 血虚生风证
C. 肝阳化风证
D. 热极生风证
E. 外感风邪证

7. 颈项强直，角弓反张多见于（　　）
8. 眩晕欲仆，肢体麻木多见于（　　）

A. 面色淡白
B. 面色㿠白
C. 面色萎黄
D. 面色苍白

E. 面赤如妆

9. 心阳虚脱证的面色是( )
10. 心阳虚证的面色是( )

A. 痰蒙心神证
B. 胆郁痰扰证
C. 痰火扰神证
D. 瘀阻脑络证
E. 心阴虚证

11. 以狂躁、面赤、哭笑无常为主要临床表现的证候是( )
12. 以惊悸不宁、烦躁失眠为主要临床表现的证候是( )

A. 两目上视，手足抽搐
B. 肢体麻木，震颤拘急
C. 头晕目眩，手足蠕动
D. 头重脚轻，眩晕耳鸣
E. 突然昏仆，口眼㖞斜

13. 肝阳化风证表现是( )
14. 血虚生风证表现是( )

A. 肺气虚证
B. 脾肺气虚证
C. 肺肾气虚证
D. 肺肾阴虚证
E. 心肺气虚证

15. 心悸咳喘无力，胸闷气短，舌淡脉弱者属( )
16. 气短而喘，咯痰清稀，食少，腹胀，便溏者属( )

A. 肝火犯肺证
B. 肝火炽盛证
C. 肝胃不和证
D. 肝郁脾虚证
E. 肝肾阴虚证

17. 胁肋灼痛，头目胀痛，耳鸣口苦属于( )
18. 胸胁胀痛，食少腹胀，便溏不爽者属于( )

A. 心阳虚证
B. 心脉痹阻证
C. 心阴虚证
D. 心血虚证
E. 心气虚证

19. 心悸怔忡，形寒肢冷，气短心痛者，证属( )
20. 心悸，胸闷，气短，精神疲倦者，证属( )

A. 气滞心脉证
B. 寒凝心脉证
C. 心阳虚脱证
D. 痰阻心脉证
E. 瘀阻心脉证

21. 心悸怔忡，心胸闷痛，身重困倦，苔白腻，脉沉滑属于( )
22. 心悸怔忡，突起心胸剧痛，畏寒肢冷，舌淡苔白，脉沉紧属于( )

A. 痰热壅肺证
B. 燥邪犯肺证
C. 风寒犯肺证
D. 肺热炽盛证
E. 风热犯肺证

23. 胸闷气喘，咳嗽，咯痰黄稠量多，舌红，苔黄腻，脉滑数，其临床意义是( )
24. 咳嗽，痰稠色黄，咽痛，发热微恶风寒，舌尖红，脉浮数，其临床意义是( )

A. 饮停胸胁证
B. 寒痰阻肺证
C. 肺气虚证
D. 肺阴虚证
E. 风寒犯肺证

25. 喘哮痰鸣，咳痰清稀，量多易咯，形寒肢冷，苔白滑，其临床意义是( )
26. 干咳，痰少难咯，痰中带血，烦热，盗

汗，舌红少津，其临床意义是( )

A. 五心烦热，手足蠕动，舌红少津
B. 突然昏仆，半身不遂，口眼㖞斜
C. 筋脉拘急，肌肉瞤动，肢体麻木
D. 两目上视，角弓反张，高热神昏
E. 突然昏倒，手足抽搐，口吐涎沫

27. 阴虚动风证的临床表现是( )
28. 热极生风证的临床表现是( )

A. 肾精不足证
B. 肾阳虚证
C. 肾虚水泛证
D. 肾气不固证
E. 肾阴虚证

29. 腰膝酸软，神疲乏力，小便频数而清，尿后余沥不尽，证属( )
30. 身体矮小，头颅狭小，头顶尖圆，智力低下，骨骼痿软，证属( )

A. 男子精少不育，女子经闭不孕
B. 男子阳痿早泄，女子宫寒不孕
C. 男子遗精早泄，女子经少经闭
D. 女子经少，视力减退，肢麻手颤
E. 男子滑精早泄，女子胎动易滑

31. 肾精不足证的表现是( )
32. 肾气不固证的表现是( )

A. 寒饮停胃证
B. 胃阳虚证
C. 胃气虚证
D. 寒滞胃肠证
E. 胃阴虚证

33. 呕吐清水，夹有不消化食物，食少脘痞，畏寒肢冷，其临床意义是( )
34. 脘腹痞胀，胃中有振水声，呕吐清水痰涎，口淡不渴，其临床意义是( )

A. 虫积肠道证
B. 食滞胃肠证
C. 胃阳虚证
D. 肝气犯脾证
E. 胃肠气滞证

35. 腹胀痛剧，攻窜不定，矢气则舒，大便秘结，脉弦，其临床意义是( )
36. 脘腹胀满疼痛，嗳腐吞酸，呕吐酸馊食物，其临床意义是( )

A. 胃阴虚证
B. 胃阳虚证
C. 食滞胃肠证
D. 胃热炽盛证
E. 脾阳虚证

37. 胃脘灼痛，渴喜冷饮，口臭，牙龈肿痛溃烂，大便秘结，舌红苔黄，证属( )
38. 胃脘冷痛，泛吐清水，食少脘痞，畏寒肢冷，舌淡胖，脉沉迟无力，证属( )

A. 胃肠气滞证
B. 胃阴亏虚证
C. 肠热腑实证
D. 肠燥津亏证
E. 胃热炽盛证

39. 胃脘灼痛，消谷善饥，渴喜冷饮，舌红苔黄，脉滑数，其临床意义是( )
40. 大便干结，数日一行，舌红少津，舌苔黄燥，脉细涩，其临床意义是( )

A. 心肾不交证
B. 心脾气血虚证
C. 心肾阳虚证
D. 心脉痹阻证
E. 心肝血虚证

41. 女子月经量少色淡、淋沥不尽，面色萎黄，舌淡嫩，脉弱，属于( )
42. 畏寒肢冷，心悸怔忡，胸闷气喘，肢体浮肿，小便不利，神疲乏力，腰膝酸冷，属于( )

A. 寒湿困脾证

B. 风水相搏证
C. 脾肾阳虚证
D. 寒滞胃肠证
E. 肾虚水泛证

43. 胃脘、腹部冷痛，痛势暴急，遇寒加剧，得温则减，恶心呕吐，吐后痛缓，口淡不渴，其临床意义是（　　）

44. 口淡不渴，肢体浮肿，小便短少，身目发黄，其临床意义是（　　）

A. 食滞胃脘
B. 胃阴虚
C. 肝郁脾虚
D. 肝胃不和
E. 胃阳虚

45. 呕吐吞酸，胸胁胀满，嗳气频作，脘闷食少，其临床意义是（　　）

46. 干呕呃逆，胃脘嘈杂，口燥咽干，舌红少苔，其临床意义是（　　）

A. 脾气虚
B. 脾阳虚
C. 寒湿困脾
D. 食滞胃脘
E. 命门火衰

47. 患者大便稀溏，纳差，腹胀，食后尤甚，舌淡白有齿痕，其临床意义是（　　）

48. 患者清晨腹痛，痛即作泻，形寒肢冷，神疲，面色㿠白，脉迟无力，其临床意义是（　　）

A. 尿频尿急，尿道灼痛，尿黄短少
B. 身目发黄，胁肋胀痛，大便不调
C. 身热起伏，肌肤发黄，小便短赤
D. 腹痛下痢，赤白黏冻，里急后重
E. 阴囊湿疹，瘙痒难当，小便短赤

49. 湿热蕴脾证的临床表现可见（　　）

50. 肝胆湿热证的临床表现可见（　　）

A. 肝阳化风证
B. 阴虚生风证
C. 血虚生风证
D. 热极生风证
E. 肝阳上亢证

51. 可见步履不稳，眩晕欲仆症状的是（　　）

52. 可见眩晕，肢体震颤，面白无华症状的是（　　）

A. 肺肾气虚
B. 肺气虚
C. 脾肺气虚
D. 心肺气虚
E. 肾气不固

53. 久病咳喘，乏力少气，呼多吸少，自汗耳鸣，舌淡脉弱，其临床意义是（　　）

54. 久病咳喘，胸闷心悸，乏力少气，自汗声低，舌淡脉弱，其临床意义是（　　）

参 考 答 案

A1 型题

1. E	2. E	3. B	4. A	5. A
6. D	7. A	8. B	9. A	10. D
11. D	12. E	13. C	14. E	15. D
16. B	17. C	18. E	19. A	20. D
21. E	22. D	23. D	24. A	25. B
26. C	27. E	28. E	29. E	30. E
31. B	32. B	33. A	34. C	35. B
36. D	37. A	38. B	39. D	40. A
41. D	42. A	43. D	44. E	45. C
46. B	47. C	48. A	49. E	50. C
51. E	52. D	53. C	54. C	55. E
56. B	57. C	58. D	59. D	60. B
61. B	62. C	63. B	64. A	65. E
66. E	67. E	68. E	69. B	70. A
71. E	72. A	73. A	74. E	75. D
76. E	77. E	78. E	79. D	80. B
81. E	82. B	83. D	84. A	85. E

86. E	87. B	88. D	89. E	90. E		186. D	187. A	188. B	189. A	190. A
91. E	92. A	93. E	94. E	95. E		191. D	192. D	193. C	194. E	195. E
96. E	97. A	98. A	99. E	100. D		196. B	197. A	198. D	199. D	200. B
101. E	102. A	103. B	104. E	105. E		201. C	202. B	203. A	204. B	205. C
106. A	107. C	108. A	109. A	110. B		206. D	207. B	208. C	209. D	210. D
111. E	112. D	113. C	114. D	115. C		211. B	212. C			
116. D	117. D	118. E	119. C	120. C						
121. D	122. E	123. E	124. A	125. D						
126. B	127. B	128. E	129. A	130. A						
131. D	132. C	133. D	134. B	135. A						
136. D	137. B	138. A	139. B	140. D						
141. A	142. D	143. A	144. D	145. C						
146. A	147. E	148. E	149. B	150. C						
151. D	152. A	153. C	154. C	155. B						
156. D	157. B	158. D	159. B	160. E						
161. C	162. A	163. C	164. E	165. C						
166. A	167. B	168. D	169. B	170. B						
171. A	172. B	173. D	174. E	175. C						
176. E	177. C	178. C	179. B	180. E						
181. D	182. D	183. E	184. D	185. A						

B1 型题

1. D	2. C	3. A	4. C	5. A
6. C	7. D	8. C	9. D	10. B
11. C	12. B	13. E	14. B	15. E
16. B	17. B	18. D	19. A	20. E
21. D	22. B	23. A	24. E	25. B
26. D	27. A	28. D	29. D	30. A
31. A	32. E	33. B	34. A	35. E
36. B	37. D	38. B	39. E	40. D
41. B	42. C	43. D	44. A	45. D
46. B	47. A	48. E	49. C	50. B
51. A	52. C	53. A	54. D	

第十二单元　六经辨证

A1 型题

1. 下列各项，属于太阳中风证辨证要点的是(　　)
   A. 发热，恶风，脉浮缓
   B. 发热，无汗，脉浮缓
   C. 恶风，汗出，脉浮缓
   D. 发热，恶寒，汗出，脉浮缓
   E. 恶寒，无汗，头身痛，脉浮紧

2. 太阳伤寒证的代表方剂是(　　)
   A. 麻黄汤
   B. 桂枝汤
   C. 麻杏石甘汤
   D. 栀子豉汤
   E. 真武汤

3. 葛根黄芩黄连汤证的辨证要点是(　　)
   A. 下利不止，身热汗出，气喘
   B. 心悸，头晕，身体站立不稳，发热
   C. 下利不止，心悸，头晕
   D. 身热，汗出，气喘，咳嗽，咯痰
   E. 下利不止，气喘，咳嗽，咯痰

4. 下列各项，不属于阳明实证临床表现的是(　　)
   A. 日晡潮热
   B. 大渴引饮
   C. 手足汗出
   D. 神昏谵语
   E. 脉滑数

5. 初起不从三阳经传入，病邪直入三阴者称为(　　)
   A. 合病
   B. 并病
   C. 循经传
   D. 越经传
   E. 直中

6. 阳明病热证的代表方剂是(　　)
   A. 白虎汤
   B. 调胃承气汤
   C. 大承气汤
   D. 小承气汤
   E. 小柴胡汤

7. 呕不止，心下急，郁郁微烦者，属于(　　)
   A. 太阴经病
   B. 少阴经病
   C. 阳明经病
   D. 少阳经病
   E. 厥阴经病

8. 腹满而吐，食不下，口不渴，时腹自痛，四肢欠温，属于(　　)
   A. 太阳经病
   B. 太阴经病
   C. 阳明经病
   D. 少阳经病
   E. 厥阴经病

9. 脉象浮紧见于(　　)
   A. 太阳中风证
   B. 太阳伤寒证
   C. 风热袭表证
   D. 燥邪犯肺证
   E. 风湿犯表证

10. 太阳中风证的脉象是(　　)
    A. 洪数
    B. 滑数
    C. 浮数
    D. 细弱
    E. 浮缓

11. 下列各项，不属于少阳证临床表现的是(　　)

A. 寒热往来
B. 默默不欲食
C. 大便燥结
D. 胸胁苦满
E. 口苦目眩

12. 下列哪项，不属于真武汤证临床表现的是( )
    A. 心悸
    B. 头晕
    C. 口渴
    D. 发热
    E. 身体站立不稳

13. 太阳伤寒证的辨证要点是( )
    A. 恶寒、无汗、头身痛、脉浮紧
    B. 恶寒、汗出、头身痛、脉浮紧
    C. 恶寒、发热、头身痛、脉浮紧
    D. 恶寒、无汗、头项痛、脉浮紧
    E. 恶寒、无汗、头身痛、脉浮缓

14. 下列各项，属于大柴胡汤证临床表现的是( )
    A. 发热，恶寒，脉浮
    B. 口渴，水入即吐
    C. 大便色黑，少腹硬满
    D. 小便不利，小腹满
    E. 呕不止，心下急，郁郁微烦

15. 下列各项，属于少阴热化证辨证要点的是( )
    A. 少腹硬满
    B. 口渴引饮
    C. 心烦不得眠
    D. 神志不清
    E. 脉象浮数

16. 下列各项，不属于阳明热证临床表现的是( )
    A. 脉洪大
    B. 身热汗出
    C. 口渴引饮
    D. 狂躁不得眠
    E. 面赤气粗

17. 下列各项，属于太阳中风证临床意义的是( )
    A. 气虚不固，津液外泄
    B. 卫阳不固，营阴失守
    C. 外邪化热，迫津外泄
    D. 卫阳素虚，肌表不固
    E. 虚热内炽，蒸津外泄

18. 阳明病实证的代表方剂是( )
    A. 白虎汤、大承气汤
    B. 大承气汤、小承气汤
    C. 调胃承气汤
    D. 大承气汤、小承气汤、调胃承气汤
    E. 调胃承气汤、小承气汤

19. 下列各项，不属于少阳病临床表现的是( )
    A. 寒热往来
    B. 不欲饮食
    C. 胸胁苦满
    D. 心烦喜呕
    E. 脉滑数

20. 下列各项，不属于少阴热化证临床表现的是( )
    A. 心烦不眠
    B. 口燥咽干
    C. 脉细数
    D. 舌尖红
    E. 胁下痞硬

21. 腹满而吐，食不下，自利益甚，时腹自痛，属于( )
    A. 太阳病提纲
    B. 少阳病提纲
    C. 少阴病提纲
    D. 太阴病提纲
    E. 厥阴病提纲

22. 下列各项，不属于太阴病证临床表现的是( )
    A. 口苦
    B. 食不下
    C. 四肢不温
    D. 腹满而吐
    E. 时腹自痛

23. 少阴热化证的代表方剂是(　　)
    A. 黄连阿胶汤
    B. 四逆汤
    C. 真武汤
    D. 附子汤
    E. 栀子豉汤

24. 下列各项，属于太阴病本证辨证要点的是(　　)
    A. 消渴
    B. 气上撞心
    C. 心中疼热
    D. 饥而不欲食
    E. 腹满时痛

25. 六经传变中"合病"是指(　　)
    A. 由一经病证转变为另一经病证
    B. 两经或三经同时出现的病证
    C. 阳经病证与阴经病证同时并见
    D. 一经病证同时兼有他经病证
    E. 一经之证未罢又见他经病证

26. 在六经传变中，太阳病传少阴称为(　　)
    A. 合病
    B. 表里传
    C. 循环传
    D. 直中
    E. 越经传

27. 腹满而痛，腹泻，不欲食，宜诊断为(　　)
    A. 太阴病证
    B. 少阴病证
    C. 阳明病证
    D. 少阳病证
    E. 太阳病证

28. 下列各项，不属于柴胡加龙骨牡蛎汤证临床表现的是(　　)
    A. 烦惊谵语
    B. 小便不利
    C. 一身尽重
    D. 难以转侧
    E. 呕吐不止

29. 下列各项，属于太阴病证临床表现的是(　　)
    A. 腹满而吐，食不下，自利，时腹自痛
    B. 下利清谷，呕不能食，四肢厥冷
    C. 脘腹胀满，不欲饮食，心烦喜呕
    D. 脘腹胀满，食入即吐，大便溏泄
    E. 腹胀腹痛，下利清谷，畏寒肢冷

30. 太阴腹痛证轻证的代表方剂是(　　)
    A. 桂枝加芍药汤
    B. 桂枝加大黄汤
    C. 四逆汤
    D. 附子汤
    E. 真武汤

31. 下列各项，不属于太阳中风证临床表现的是(　　)
    A. 发热恶风
    B. 汗出
    C. 无汗而喘
    D. 脉浮缓
    E. 鼻鸣干呕

32. 下列各项，不属于葛根黄芩黄连汤证临床表现的是(　　)
    A. 下利不止
    B. 身热汗出
    C. 气喘脉促
    D. 恶寒发热
    E. 大便色黑

33. 下列各项，不属于太阴病证临床表现的是(　　)
    A. 消谷善饥
    B. 口不渴
    C. 腹满时痛
    D. 脉沉缓
    E. 自利

34. 下列各项，不属于厥阴病证临床表现的是(　　)
    A. 心中疼热
    B. 食则吐蛔
    C. 气上撞心
    D. 口燥咽干

E. 饥而不欲食

35. 六经病证的传变中"并病"是指( )
   A. 由某一经病证转变为另一经病证
   B. 隔一经或两经以上相传者
   C. 伤寒病初起不从阳经传入,而病邪直入于三阴者
   D. 伤寒病不经过传变,两经或三经同时出现的病证
   E. 伤寒病凡一经病证未罢,又见他经病证者

36. 表证不解,过汗伤阳,肾阳虚衰而导致阳虚水泛的证候指( )
   A. 真武汤证
   B. 葛根黄芩黄连汤证
   C. 栀子豉汤证
   D. 麻黄杏仁甘草石膏汤证
   E. 五苓汤证

37. 下列各项,属于阳明病热证临床表现的是( )
   A. 手足汗出
   B. 大便秘结
   C. 神错谵语
   D. 舌黄干燥
   E. 大渴引饮

38. 下列各项,不属于阳明腑实证临床表现的是( )
   A. 脉沉实
   B. 日晡潮热
   C. 身热不扬
   D. 腹胀拒按
   E. 大便秘结

39. 手足厥寒,脉细欲绝属于( )
   A. 厥阴病寒证
   B. 厥阴病寒热错杂证
   C. 少阴寒化证
   D. 少阴热化证
   E. 少阴腹痛证

40. 上述证型的治法是( )
   A. 清上温下,安蛔止痛
   B. 温经散寒,除湿止痛
   C. 温经散寒,养血通脉
   D. 急救回阳,温经散寒
   E. 急救回阳,温经散寒

41. 上述证型的代表方剂是( )
   A. 乌梅丸
   B. 当归四逆汤
   C. 黄连阿胶汤
   D. 附子汤
   E. 真武汤

42. 上述证型代表方剂的药物组成是( )
   A. 当归、桂枝、芍药、细辛、通草、大枣、炙甘草
   B. 桂枝、白芍、甘草、生姜、大枣、大黄
   C. 黄连、黄芩、芍药、阿胶、鸡子黄
   D. 附子、茯苓、人参、白术、芍药
   E. 茯苓、芍药、生姜、白术、附子

43. 厥阴病寒热错杂证代表方剂的药物组成是( )
   A. 乌梅、细辛、干姜、黄连、当归、附子、蜀椒、桂枝、人参、黄柏
   B. 乌梅、细辛、生姜、黄连、当归、附子、蜀椒、桂枝、人参、黄柏
   C. 乌梅、细辛、干姜、黄芩、当归、附子、蜀椒、桂枝、人参、黄柏
   D. 乌梅、细辛、干姜、黄连、当归、附子、蜀椒、桂枝、党参、黄柏
   E. 乌梅、细辛、干姜、黄连、当归、附子、蜀椒、桂枝、人参、甘草

44. 下列各项,叙述厥阴病提纲正确的是( )
   A. 厥阴之为病,消渴,气上冲心,心中疼热,饥而不欲食,食则吐蛔。下之利不止
   B. 厥阴之为病,消渴,气上撞心,心中疼热,饥而不欲食,食则吐蛔。下之利不止
   C. 厥阴之为病,消渴,气上撞心,心中烦热,饥而不欲食,食则吐蛔。下之利不止

D. 厥阴之为病，消渴，气上撞心，心中疼热，饥而欲食，食则吐蛔。下之利不止

E. 厥阴之为病，消渴，气上撞心，心中疼热，饥而不欲食，食则吐蛔。下之利止

45. 烦惊谵语，小便不利属于（ ）
   A. 大柴胡汤证
   B. 小柴胡汤证
   C. 柴胡加龙骨牡蛎汤证
   D. 栀子汤证
   E. 吴茱萸汤证

46. 上述证型的治法是（ ）
   A. 和解少阳，调和营卫
   B. 和解枢机，驱邪畅气
   C. 和解少阳，泻热通腑
   D. 温中健脾，散寒燥湿
   E. 驱邪畅气，表里双解

47. 上述证型代表方剂的药物组成是（ ）
   A. 柴胡、龙骨、黄芩、干姜、铅丹、人参、桂枝、茯苓、半夏、大黄、牡蛎、大枣
   B. 柴胡、龙骨、黄芩、生姜、铅丹、人参、桂枝、茯苓、半夏、大黄、牡蛎、大枣
   C. 柴胡、龙骨、黄芩、生姜、铅丹、人参、附子、茯苓、半夏、大黄、牡蛎、大枣
   D. 柴胡、龙骨、黄芩、生姜、铅丹、人参、桂枝、茯苓、半夏、大黄、牡蛎、甘草
   E. 柴胡、龙骨、黄连、生姜、铅丹、人参、桂枝、茯苓、半夏、大黄、牡蛎、大枣

48. 消渴，气上撞心，心中疼热，饥而不欲食属于（ ）
   A. 厥阴病寒热错杂证
   B. 太阴病寒热错杂证
   C. 少阴病寒化证
   D. 太阴腹痛证
   E. 太阴病本证

49. 六经病证的传变，隔一经或两经以上相传者属于（ ）
   A. 并病
   B. 合病
   C. 直中
   D. 表里传
   E. 越经传

50. 患者日晡潮热，腹胀满疼痛，便秘，谵语，狂乱，苔黄厚燥，脉沉迟有力，其临床意义是（ ）
   A. 阳明热证
   B. 阳明实证
   C. 少阳病证
   D. 气分病证
   E. 中焦病证

51. 患者身大热，不恶寒，反恶热，汗大出，大渴引饮，心烦躁扰，面赤，气粗，苔黄燥，脉洪大，其临床意义是（ ）
   A. 脾胃湿热证
   B. 阳明病热证
   C. 阳明腑实证
   D. 大肠湿热证
   E. 痰火扰神证

52. 患者身热反不恶寒，甚至面赤，欲寐，四肢厥冷，下利清谷，食入即吐，脉微细，其临床意义是（ ）
   A. 少阴病寒化证
   B. 太阴腹痛证
   C. 太阴病本证
   D. 厥阴病寒热错杂证
   E. 厥阴病寒热错杂证

53. 患者心烦不得眠，口燥咽干，舌尖红，脉细数，其临床意义是（ ）
   A. 少阴热化证
   B. 少阳病证
   C. 阳明经证
   D. 心肾不交证
   E. 心血虚证

54. 患者口苦，咽干，寒热往来，胸胁苦满，

脉弦，其临床意义是（　　）

A. 太阳经证
B. 太阳腑证
C. 少阳病证
D. 阳明经证
E. 阳明腑证

55. 患者恶寒发热，头痛项强，无汗，脉浮紧，其临床意义是（　　）

A. 太阳中风证
B. 太阳蓄水证
C. 太阳蓄血证
D. 太阳伤寒证
E. 少阳证

56. 患者身大热，大汗出，大渴引饮，舌苔黄燥，脉洪，其临床意义是（　　）

A. 太阳中风证
B. 阳明实证
C. 阳明热证
D. 少阴热化证
E. 厥阴病证

57. 患者消渴、气上冲心、心中疼热、饥不欲食、食则吐蛔，其临床意义是（　　）

A. 阳明病证
B. 太阴病证
C. 少阴病证
D. 少阳病证
E. 厥阴病证

58. 患者腹痛，下利清谷，小便不利，四肢沉重疼痛，肢体水肿，心悸，舌淡，脉细，其临床意义是（　　）

A. 附子汤证
B. 四逆汤证
C. 真武汤证
D. 黄连阿胶汤证
E. 桂枝汤证

59. 患者无热恶寒，但欲寐，四肢厥冷，下利清谷，呕不能食，或食入即吐，或身热反不恶寒，甚至面赤，脉微细，其临床意义是（　　）

A. 真武汤证
B. 附子汤证
C. 四逆汤证
D. 理中汤证
E. 桂枝汤证

60. 患者身体、骨节疼痛，手足寒，背恶寒，脉沉，其临床意义是（　　）

A. 真武汤证
B. 四逆汤证
C. 附子汤证
D. 理中汤证
E. 桂枝汤证

B1 型 题

A. 太阳病证
B. 阳明经证
C. 阳明腑证
D. 少阳病证
E. 少阴病证

1. 恶寒，头痛项强，脉浮，证属（　　）
2. 寒热往来，胸胁苦满，脉弦，证属（　　）

A. 阳明病热证
B. 太阴热化证
C. 阳明病实证
D. 太阴腹痛证
E. 厥阴病寒热错杂证

3. 大热、大汗、大渴、脉洪大属于（　　）
4. 潮热汗出、腹满痛、便秘、脉沉实属于（　　）

A. 桂枝汤
B. 麻黄汤
C. 理中汤
D. 附子汤
E. 真武汤

5. 太阴病兼表证的代表方剂是（　　）
6. 太阴病本证的代表方剂是（　　）

A. 循经传
B. 越经传
C. 合病

D. 表里传

E. 并病

7. 伤寒两经或三经同时出现病证，称为（ ）

8. 伤寒一经病证未罢，又见他经病证，称为（ ）

  A. 太阳病证

  B. 阳明经证

  C. 阳明腑证

  D. 少阳病证

  E. 少阴病证

9. 口苦，咽干，目眩也，证属（ ）

10. 脉微细，但欲寐也，证属（ ）

  A. 清热止利

  B. 宣肺平喘

  C. 调和营卫

  D. 温阳利水

  E. 清宣肺热

11. 麻黄杏仁甘草石膏汤证的治法是（ ）

12. 真武汤证的治法是（ ）

  A. 身热不扬

  B. 日晡潮热

  C. 五心烦热

  D. 身热汗出

  E. 往来寒热

13. 少阳病证发热的临床表现是（ ）

14. 阳明病实证发热的临床表现是（ ）

  A. 邪犯胆腑，枢机不运，经气不利

  B. 邪热内传，邪与水结，膀胱气化不利，水液停蓄

  C. 太阳表证误下，邪陷太阴，脾伤气滞络瘀

  D. 风寒侵犯太阳经脉，卫强营弱

  E. 邪热内传，与血相结，瘀热结于少腹

15. 少阳病证的临床意义是（ ）

16. 太阴腹痛证的临床意义是（ ）

  A. 太阴腹痛证

  B. 龙骨加牡蛎汤证

  C. 大柴胡汤证

  D. 真武汤证

  E. 附子汤证

17. 腹满时痛或大实痛，拒按，属于（ ）

18. 呕不止，心下急，郁郁微烦，属于（ ）

  A. 附子汤

  B. 黄连阿胶汤

  C. 当归四逆汤

  D. 真武汤

  E. 桂枝加大黄汤

19. 少阴热化证的代表方剂是（ ）

20. 厥阴病寒证的代表方剂是（ ）

参 考 答 案

A1 型题

1. C	2. A	3. A	4. B	5. E
6. A	7. D	8. B	9. B	10. E
11. C	12. C	13. A	14. E	15. C
16. D	17. B	18. D	19. E	20. E
21. D	22. A	23. A	24. E	25. B
26. B	27. A	28. E	29. A	30. A
31. C	32. E	33. A	34. A	35. E
36. A	37. E	38. C	39. A	40. C
41. B	42. A	43. B	44. B	45. C
46. B	47. B	48. A	49. E	50. B
51. B	52. A	53. A	54. C	55. D
56. C	57. E	58. C	59. C	60. C

B1 型题

1. A	2. D	3. A	4. C	5. A
6. C	7. C	8. E	9. D	10. E
11. E	12. D	13. E	14. E	15. A
16. C	17. A	18. C	19. B	20. C

第十三单元 卫气营血辨证

A1 型 题

1. 下列各项,不属于卫分证临床表现的是(　　)
   A. 发热微恶寒
   B. 头痛
   C. 咽喉肿痛
   D. 舌绛
   E. 脉浮数

2. 以身热,大便不通,小便不畅为辨证要点的属于(　　)
   A. 邪热壅肺证
   B. 热扰胸膈证
   C. 风热犯卫证
   D. 热结肠道证
   E. 燥热犯卫证

3. 下列各项,属于营分证临床表现的是(　　)
   A. 胸闷胸痛
   B. 烦渴,咳喘
   C. 身热,汗出
   D. 斑疹隐隐
   E. 舌红苔黄

4. 身热夜甚,心烦不寐,斑疹隐现,舌红绛,脉细数,其临床意义是(　　)
   A. 卫分证
   B. 气分证
   C. 营分证
   D. 血分证
   E. 热灼营阴证

5. 血分证与营分证的共有症状是(　　)
   A. 身热夜甚
   B. 吐血衄血
   C. 手足蠕动
   D. 目睛上视
   E. 颈项强直

6. 下列各项,不属于血分证临床表现的是(　　)
   A. 身热夜甚
   B. 斑疹隐隐
   C. 吐血便血
   D. 角弓反张
   E. 舌质深绛

7. 下列各项,属于血分证临床表现的是(　　)
   A. 发热,微恶风寒,少汗
   B. 头痛,全身不适,口微渴
   C. 咳嗽,咽喉肿痛
   D. 吐血衄血
   E. 舌边尖红

8. 下列各项,不属于气分证病位的是(　　)
   A. 肺
   B. 胸膈
   C. 肝肾
   D. 胃
   E. 胆

9. 风热犯卫证的代表方剂是(　　)
   A. 银翘散
   B. 桑杏汤
   C. 麻杏石甘汤
   D. 桑菊饮
   E. 栀子豉汤

10. 热盛动风证的临床意义是(　　)
    A. 阴虚阳亢,肝风内动
    B. 气分热盛,引动肝风
    C. 热燔肝经,引动肝风
    D. 营分热盛,肝风内动
    E. 津血亏虚,筋脉失养

11. 卫气营血证传变中属于"逆传"的是（ ）
    A. 卫分到气分
    B. 气分到血分
    C. 血分到营分
    D. 卫分到营、血分
    E. 气分到营、血分

12. 以身热而不恶寒，咳喘，舌红苔黄，脉数为辨证要点的属于（ ）
    A. 热扰胸膈证
    B. 热结肠道证
    C. 邪热壅肺证
    D. 热灼营阴证
    E. 热陷心包证

13. 热盛动血证的代表方是（ ）
    A. 黄连阿胶汤
    B. 犀角地黄汤
    C. 栀子豉汤
    D. 导赤承气汤
    E. 至宝丹

14. 下列各项，不属于气分证临床表现的是（ ）
    A. 心烦懊恼
    B. 胸闷胸痛
    C. 坐卧不安
    D. 谵语狂乱
    E. 身热，汗出

15. 持续低热，暮热早凉，五心烦热属于（ ）
    A. 热灼营阴证
    B. 热陷心包证
    C. 热盛动血证
    D. 热盛伤阴证
    E. 热盛动风证

16. 身热夜甚，心烦躁扰，斑疹隐隐属于（ ）
    A. 热灼营阴证
    B. 热陷心包证
    C. 热盛动风证
    D. 热扰胸膈证
    E. 热结肠道证

17. 上述证型的治法是（ ）
    A. 清心开窍
    B. 清营泄热
    C. 凉血散血
    D. 清宣郁热
    E. 清热解毒

18. 上述证型的代表方剂是（ ）
    A. 安宫牛黄丸
    B. 栀子汤
    C. 清营汤
    D. 犀角地黄汤
    E. 黄连阿胶汤

19. 上述证型代表方剂的药物组成是（ ）
    A. 赤芍药、细生地、生大黄、黄连、黄柏、芒硝
    B. 栀子、淡豆豉、麻黄、杏仁、生石膏、甘草
    C. 麻黄、杏仁、生石膏、甘草
    D. 桑叶、杏仁、沙参、象贝、香豉、栀皮、梨皮
    E. 犀角（水牛角代）、生地、元参、竹叶心、麦冬、丹参、黄连、银花、连翘

20. 热盛动风证代表方剂的药物组成是（ ）
    A. 羚角片、双钩藤、霜桑叶、滁菊花、鲜生地、生白芍、川贝母、淡竹茹、羚羊角、茯神木、炙甘草
    B. 羚角片、双钩藤、霜桑叶、滁菊花、鲜生地、生白芍、川贝母、淡竹茹、羚羊角、茯神木、生甘草
    C. 羚角片、双钩藤、霜桑叶、滁菊花、鲜生地、赤芍、川贝母、淡竹茹、羚羊角、茯神木、生甘草
    D. 羚角片、双钩藤、霜桑叶、滁菊花、鲜生地、生白芍、浙贝母、淡竹茹、羚羊角、茯神木、生甘草
    E. 羚角片、双钩藤、霜桑叶、滁菊花、鲜生地、生白芍、川贝母、淡竹叶、

羚羊角、茯神木、生甘草

21. 患者发热，微恶风寒，少汗，头痛，咳嗽，口微渴，苔薄白，舌边尖红，脉浮数，其临床意义是（　　）

    A. 燥热犯卫证
    B. 风热犯卫证
    C. 邪热壅肺证
    D. 热扰胸膈证
    E. 热结肠道证

22. 患者身热，心烦懊憹，坐卧不安，舌苔微黄，脉数，其临床意义是（　　）

    A. 热灼营阴证
    B. 热陷心包证
    C. 邪热壅肺证
    D. 热扰胸膈证
    E. 热结肠道证

23. 患者身灼热，神昏谵语，痰壅气粗，舌蹇肢厥，脉细数，其临床意义是（　　）

    A. 气分证
    B. 营分证
    C. 血分证
    D. 气营两燔
    E. 卫分证

24. 患者身灼热，神昏谵语，痰壅气粗，舌蹇肢厥，脉细数，其临床意义是（　　）

    A. 热陷心包证
    B. 热灼营阴证
    C. 热盛动血证
    D. 热盛伤阴证
    E. 热盛动风证

25. 患者身体灼热，躁狂谵妄，斑色紫黑，成片成块，吐衄便血，舌质深绛，脉数，其临床意义是（　　）

    A. 热灼营阴证
    B. 热盛伤阴证
    C. 热盛动血证
    D. 热陷心包证
    E. 热盛动风证

26. 患者持续低热，暮热早凉，五心烦热，口干咽燥，神倦，耳聋，形瘦，舌质绛，脉细数，其临床意义是（　　）

    A. 热灼营阴证
    B. 热陷心包证
    C. 热盛动血证
    D. 热盛伤阴证
    E. 热盛动风证

B1型题

A. 银翘散
B. 桑杏饮
C. 桂枝汤
D. 麻黄汤
E. 葛根芩连汤

1. 风热犯卫证的代表方剂是（　　）
2. 燥热犯卫证的代表方剂是（　　）

A. 桂枝汤
B. 桑杏饮
C. 麻杏石甘汤
D. 银翘散
E. 栀子豉汤

3. 邪热壅肺证的代表方剂是（　　）
4. 热扰胸膈证的代表方剂是（　　）

A. 清热息风
B. 育阴清热
C. 滋阴清热
D. 凉肝息风
E. 清热补阴

5. 热盛伤阴证的治法是（　　）
6. 热盛动风证的治法是（　　）

A. 桑叶、杏仁、沙参、象贝、香豉、栀皮、梨皮
B. 麻黄、杏仁、生石膏、甘草
C. 连翘、银花、苦桔梗、薄荷、竹叶、生甘草、芥穗、淡豆豉、牛蒡子
D. 赤芍药、细生地、生大黄、黄连、黄柏、芒硝

E. 元参、莲子、竹叶、连翘、犀角（水牛角代）、麦冬

7. 燥热犯卫证代表方剂的药物组成是（ ）

8. 风热犯卫证代表方剂的药物组成是（ ）

参 考 答 案

A1 型题

1. D　　2. D　　3. D　　4. C　　5. A
6. B　　7. D　　8. C　　9. A　　10. C
11. D　　12. C　　13. B　　14. D　　15. D
16. A　　17. B　　18. C　　19. E　　20. B
21. B　　22. D　　23. B　　24. A　　25. C
26. D

B1 型题

1. A　　2. B　　3. C　　4. E　　5. B
6. D　　7. A　　8. C

第十四单元 三焦辨证

A1 型题

1. 下列各项,三焦辨证所概括的病证不正确的是( )
   A. 手太阴肺的病变属上焦病证
   B. 足阳明胃的病变属中焦病证
   C. 手厥阴心包的病变属下焦病证
   D. 足太阴脾的病变属中焦病证
   E. 足少阴肾的病变属下焦病证

2. 下列各项,属于上焦病证临床表现的是( )
   A. 身热颧红
   B. 口燥咽干
   C. 手足蠕动
   D. 发热汗出
   E. 时腹自痛

3. 下列各项,不属于中焦病证临床表现的是( )
   A. 发热口渴
   B. 腹满便秘
   C. 身热不扬
   D. 呕恶脘痞
   E. 身热颧红

4. 下列各项,属于下焦病证临床表现的是( )
   A. 面红目赤
   B. 手足蠕动
   C. 舌绛苔少
   D. 蒸蒸汗出
   E. 脘腹胀满

5. 恶寒,身热不扬,胸闷,咳嗽,苔白腻,属于( )
   A. 邪袭肺卫证
   B. 湿热阻肺证
   C. 邪陷心包证
   D. 湿蒙心包证
   E. 邪热壅肺证

6. 上述证型的治法是( )
   A. 辛凉解表,宣肺泄热
   B. 清热宣肺,化痰止咳
   C. 芳香辛散,宣气化湿
   D. 清热化湿,化痰止咳
   E. 清热化湿,豁痰开窍

7. 上述证型的代表方剂是( )
   A. 三仁汤
   B. 至宝丹
   C. 麻黄杏仁石膏甘草汤
   D. 银翘散
   E. 王氏连朴饮

8. 上述证型代表方剂的药物组成是( )
   A. 麻黄、石膏、杏仁、甘草
   B. 杏仁、飞滑石、白通草、白蔻仁、竹叶、厚朴、生薏仁、半夏
   C. 元参、莲子、竹叶、连翘、犀角（水牛角代）、麦冬
   D. 生石膏、知母、甘草、粳米
   E. 厚朴、黄连（姜汁炒）、石菖蒲、制半夏、香豉炒、焦栀、芦根

9. 三焦病证的传变,其中逆传是指( )
   A. 阳明胃传入太阴肺
   B. 太阴脾传入太阴肺
   C. 从肺卫而传入心包
   D. 阳明胃经传入心包
   E. 中焦脾胃传入上焦

10. 湿热积滞搏结肠腑证代表方剂的药物组成是( )
    A. 枳实、生锦纹、山楂、槟榔、厚朴、黄芩、神曲、连翘、紫草、木通、生甘草

B. 枳实、生锦纹、山楂、槟榔、厚朴、黄连、麦芽、连翘、紫草、木通、生甘草

C. 枳实、生锦纹、山楂、槟榔、厚朴、黄连、神曲、连翘、紫草、木通、生甘草

D. 枳实、生锦纹、山楂、槟榔、厚朴、黄连、神曲、银花、紫草、木通、生甘草

E. 枳实、生锦纹、山楂、槟榔、厚朴、黄连、神曲、连翘、丹皮、木通、生甘草

11. 患者发热，微恶风寒，咳嗽，咳痰，头痛，口微渴，舌边尖红，舌苔薄白欠润，脉浮数，其临床意义是（ ）

A. 邪热壅肺证
B. 湿热阻肺证
C. 邪袭肺卫证
D. 邪陷心包证
E. 湿蒙心包证

12. 患者壮热，大汗，心烦，面赤，口渴引饮，小便黄，大便干燥，舌红苔黄燥，脉洪大而数，其临床意义是（ ）

A. 阳明热炽证
B. 阳明热结证
C. 湿热中阻证
D. 湿热积滞肠腑证
E. 湿滞脾胃证

13. 患者身热，烦躁，汗出不解，呕恶，脘腹胀满疼痛，大便溏垢不爽，舌苔黄腻，脉滑数（ ）

A. 湿滞脾胃证
B. 湿热积滞肠腑证
C. 阳明热结证
D. 阳明热炽证
E. 湿热中阻证

14. 患者低热持续不退，手足心热甚于手足背，神怠萎顿，消瘦无力，口燥咽干，耳聋，舌绛不鲜干枯而萎，脉虚，其临床意义是（ ）

A. 虚风内动证

B. 肾阴虚证
C. 肾气虚证
D. 肾精耗损证
E. 肾阳虚证

15. 患者神倦，肢厥，耳聋，五心烦热，心中憺憺大动，手指蠕动，舌干绛而萎，脉虚，其临床意义是（ ）

A. 肝肾阴虚证
B. 肾精耗损证
C. 肾阴虚证
D. 血虚动风证
E. 虚风内动证

B1 型 题

A. 肺与大肠
B. 肝胆脾胃
C. 肺与心包
D. 脾与胃
E. 肝与肾

1. 上焦病证的病位是在（ ）
2. 中焦病证的病位是在（ ）

A. 湿热阻肺证
B. 邪热壅肺证
C. 邪袭肺卫证
D. 邪陷心包证
E. 湿蒙心包证

3. 身热，咳喘，苔黄属于（ ）
4. 神志时清时昧，舌苔垢腻属于（ ）

A. 白虎汤
B. 王氏连朴饮
C. 调胃承气汤
D. 枳实导滞汤
E. 三仁汤

5. 阳明热炽证的代表方剂是（ ）
6. 阳明热结证的代表方剂是（ ）

A. 宣肺泄热

B. 清热宣肺
C. 芳香开窍
D. 清心开窍
E. 清热化湿

7. 肺热壅盛证的治法是(　　)
8. 热陷心包证的治法是(　　)

参考答案

A1 型题

1. C　　2. D　　3. E　　4. B　　5. B
6. C　　7. A　　8. B　　9. C　　10. C
11. C　　12. A　　13. B　　14. D　　15. E

B1 型题

1. C　　2. D　　3. B　　4. E　　5. A
6. C　　7. B　　8. D

中药学

第一单元 中药的性能

A1 型题

1. 确定药物四气的理论依据是（　　）
   A. 从人体的感觉总结出来的
   B. 从机体的反应总结出来的
   C. 从疾病的性质总结出来的
   D. 从药物作用于机体所发生的反应概括出来的
   E. 从药物药用部位、质地轻重等推导出来的

2. 能够减轻或消除热证的药物，其药性一般属于（　　）
   A. 寒、热
   B. 寒、凉
   C. 温、凉
   D. 温、微寒
   E. 平

3. 下列各项，不属温热性能所对应作用的是（　　）
   A. 温里
   B. 开窍
   C. 补火
   D. 温经
   E. 回阳

4. 平性药的含义是（　　）
   A. 寒、热之性不甚明显的药物
   B. 作用比较强烈的药物
   C. 升浮、沉降作用趋向不明显的药物
   D. 性味甘淡的药物
   E. 寒热之性均具备的药物

5. 确定药物寒热、温凉的依据是（　　）
   A. 神农氏尝百草的体会
   B. 《素问》："寒者热之，热者寒之。"
   C. 《本经》："疗寒以热药，疗热以寒药。"
   D. 药物作用于人体的反应
   E. 口尝的滋味

6. 具有发散作用的药味是（　　）
   A. 咸
   B. 酸
   C. 苦
   D. 辛
   E. 甘

7. 治疗筋脉挛急疼痛，应选用药物的味是（　　）
   A. 酸
   B. 苦
   C. 甘
   D. 辛
   E. 咸

8. 外感风热，应选用药物的性味是（　　）
   A. 辛，温
   B. 辛，凉
   C. 甘，寒
   D. 苦，寒
   E. 甘，温

9. 寒凝血瘀，月经不调，少腹冷痛，应选用药物的性味是（　　）
   A. 辛，凉
   B. 苦，温
   C. 辛，温
   D. 苦，寒
   E. 咸，寒

10. 下列各项，不属苦味药作用的是（　　）
    A. 降泄
    B. 通泄
    C. 燥湿
    D. 行气
    E. 清泄

11. 五味是指药物的( )
    A. 全部味道
    B. 酸、苦、甘、辛、咸五种味道
    C. 口尝味道
    D. 五类作用
    E. 不同的滋味
12. 五味的阴阳属性，属于阳的一组是( )
    A. 辛、甘、咸
    B. 酸、苦、淡
    C. 甘、淡、苦
    D. 辛、甘、淡
    E. 辛、苦、酸
13. 五味的阴阳属性，属于阴的一组是( )
    A. 辛、甘、苦
    B. 酸、苦、咸
    C. 甘、淡、酸
    D. 辛、甘、淡
    E. 酸、苦、甘
14. 辛味药物的作用是( )
    A. 发散，行气
    B. 补益，软坚
    C. 燥湿，通泄
    D. 收敛，固涩
    E. 软坚，缓急
15. 下列各项，属甘味药作用的是( )
    A. 温中止痛
    B. 缓急止痛
    C. 理气止痛
    D. 化瘀止痛
    E. 祛风止痛
16. 下列各项，属淡味药作用的是( )
    A. 软坚散结
    B. 活血祛瘀
    C. 疏肝理气
    D. 利水渗湿
    E. 泻下通便
17. 具有敛肺止咳作用的药，多具有的药味是( )
    A. 辛
    B. 甘
    C. 酸
    D. 苦
    E. 咸
18. 涩味与何种味作用相似( )
    A. 苦味
    B. 咸味
    C. 酸味
    D. 辛味
    E. 甘味
19. 具有清热燥湿作用的药物，具有的药味是( )
    A. 酸
    B. 苦
    C. 甘
    D. 辛
    E. 咸
20. 五味之中，具有泻火坚阴作用的味是( )
    A. 甘味
    B. 咸味
    C. 辛味
    D. 苦味
    E. 酸味
21. 治疗瘰疬、瘿瘤等证的药物具有的药味是( )
    A. 苦
    B. 甘
    C. 咸
    D. 涩
    E. 淡
22. 性味苦寒的药物大多具有的功效是( )
    A. 祛风除湿
    B. 芳香化湿
    C. 清热燥湿
    D. 利水渗湿
    E. 活血通络
23. 下列各项，主要概括药物药性和作用的

是( )
- A. 归经
- B. 四气五味
- C. 升降浮沉
- D. 有毒无毒
- E. 配伍七情

24. 下列各项，不属苦味药作用的是( )
- A. 清热泻火
- B. 泄降逆气
- C. 引药下行
- D. 通泻大便
- E. 燥湿坚阴

25. 酸味药的作用是( )
- A. 通利大便
- B. 滋补精血
- C. 理气化痰
- D. 发汗解表
- E. 收敛固涩

26. 具有收敛固涩作用的味是( )
- A. 酸味
- B. 咸味
- C. 辛味
- D. 苦味
- E. 淡味

27. 辛味药临床一般的治疗病证是( )
- A. 表证及气滞血瘀证
- B. 呕吐呃逆
- C. 久泻久痢
- D. 瘰疬、瘿瘤、痰核
- E. 大便燥结

28. 涩味药多用于治疗的病证是( )
- A. 胃热消渴
- B. 水肿、小便不利
- C. 胸胁苦满
- D. 恶心呕吐
- E. 虚汗、遗精滑精

29. 芳香药多具有的味是( )
- A. 辛味
- B. 甘味
- C. 苦味
- D. 酸味
- E. 淡味

30. 治疗正气虚弱，身体诸痛，应选用的味是( )
- A. 淡味
- B. 酸味
- C. 苦味
- D. 甘味
- E. 辛味

31. 治疗肺热咳嗽，应选用的药物是( )
- A. 归肺经温热性药物
- B. 归肺经寒凉性药物
- C. 归肺经辛甘味药物
- D. 归心经寒凉性药物
- E. 归胃经寒凉性药物

32. 临床上见胁痛易怒、抽搐惊恐等症，一般应选用的药物是( )
- A. 归心经的药物
- B. 归肺经的药物
- C. 归肝经的药物
- D. 归肾经的药物
- E. 归胃经的药物

33. 确定归经学说的理论基础是( )
- A. 阴阳学说
- B. 脏腑经络理论
- C. 药性理论
- D. 药味理论
- E. 五行学说

34. 运用药物的归经理论还须考虑的是( )
- A. 药物的用量
- B. 药物的用法
- C. 药物的四气五味、升降浮沉
- D. 药物的采集
- E. 药物的炮制

35. 下列各项，作用趋向一般属于沉降的是( )
- A. 酸、咸，寒
- B. 辛、苦，热
- C. 辛、甘，温

D. 甘、淡，寒

E. 甘、辛，凉

36. 下列各项，作用趋向一般属于升浮的是（　）

　　A. 甘、辛，凉

　　B. 辛、苦，热

　　C. 辛、甘，温

　　D. 甘、淡，寒

　　E. 酸、咸，热

37. 下列各项，不属沉降药物作用的是（　）

　　A. 清热泻火

　　B. 收敛固涩

　　C. 平肝潜阳

　　D. 开窍

　　E. 镇惊安神

38. 下列各项，不属升浮药物作用的是（　）

　　A. 发表散寒

　　B. 透疹

　　C. 安神

　　D. 涌吐

　　E. 开窍

39. 下列各项，属升浮药性的"性味"的是（　）

　　A. 甘、苦，寒

　　B. 酸、苦，温

　　C. 辛、苦，寒

　　D. 辛、甘，温

　　E. 辛、甘，寒

40. 按照药性升降浮沉理论，具有升浮药性的药物是（　）

　　A. 重镇安神药

　　B. 平肝息风药

　　C. 开窍药

　　D. 清热药

　　E. 泻下药

41. 按照药性升降浮沉理论，具有沉降性质的性味是（　）

　　A. 苦，温

　　B. 辛，温

　　C. 苦，寒

　　D. 甘，寒

　　E. 咸，温

A2 型题

1. 患者，男，45岁。咳嗽，咯吐痰涎，色白清稀，鼻塞流涕，用药应首选的药物的归经是（　）

　　A. 归肺经

　　B. 归心经

　　C. 归肝经

　　D. 归膀胱经

　　E. 归脾经

2. 患者，女，50岁。体弱多病，形体消瘦，气短乏力，纳食不香，头晕心慌，面色苍白，时嗳气，腹胀，经查诊断为胃下垂。应选用的药物是（　）

　　A. 味辛、升浮药

　　B. 味甘、沉降药

　　C. 味甘、升浮药

　　D. 味酸、沉降药

　　E. 味苦、沉降药

B1 型题

　　A. 发散，行气，行血

　　B. 收敛固涩

　　C. 软坚散结，泻下

　　D. 补益，和中，缓急

　　E. 渗湿利水

1. 甘味药的作用是（　）

2. 辛味药的作用是（　）

　　A. 四气

　　B. 五味

　　C. 归经

　　D. 毒性

　　E. 升降浮沉

3. 表示药物作用部位的是( )
4. 反映药物作用趋势的是( )

  A. 用附子、干姜治疗腹中冷痛、脉沉无力
  B. 用猪苓、茯苓治疗水肿、小便不利
  C. 用黄芩、板蓝根治疗发热口渴、咽痛
  D. 用山茱萸、五味子治疗虚汗、遗精
  E. 用麻黄、薄荷治疗表证

5. 属于"疗寒以热药"治疗原则的是( )
6. 属于"疗热以寒药"治疗原则的是( )

  A. 归心经
  B. 归肝经
  C. 归脾经
  D. 归肺经
  E. 归肾经

7. 朱砂能治疗心悸失眠，具有重镇安神之功，其归经是( )
8. 杏仁能治疗胸闷喘咳，具有止咳平喘之功，其归经是( )

  A. 四气
  B. 五味
  C. 升降浮沉
  D. 归经
  E. 有毒无毒

9. 与所治疾病的寒热性质相对而言的中药性能是( )
10. 与所治疾病的病势相对而言的中药性能是( )

  A. 四气
  B. 五味
  C. 升降浮沉
  D. 归经
  E. 有毒无毒

11. 表示药物作用部位的中药性能是( )
12. 反映药物作用安全程度的中药性能是( )

  A. 发散
  B. 缓急
  C. 收敛
  D. 泄降
  E. 软坚

13. 甘味的作用是( )
14. 酸味的作用是( )

  A. 发散
  B. 缓急
  C. 收敛
  D. 泄降
  E. 软坚

15. 辛味的作用是( )
16. 咸味的作用是( )

  A. 辛味
  B. 甘味
  C. 酸味
  D. 苦味
  E. 咸味

17. 具有发散作用的药物的药味一般是( )
18. 具有收敛固涩作用的药物的药味一般是( )

  A. 味辛、甘，性温、热
  B. 味辛、甘，性寒、凉
  C. 味酸、苦、咸，性温、热
  D. 味酸、苦、咸，性寒、凉
  E. 味辛、酸，性寒、热

19. 升浮药物大多具有的性味是( )
20. 沉降药物大多具有的性味是( )

参 考 答 案

A1 型题

1. D 2. B 3. B 4. A 5. D
6. D 7. C 8. B 9. C 10. D
11. B 12. D 13. B 14. A 15. B
16. D 17. C 18. C 19. B 20. D
21. C 22. C 23. B 24. C 25. E
26. A 27. A 28. E 29. A 30. D
31. B 32. C 33. B 34. C 35. A
36. C 37. D 38. C 39. D 40. C
41. C

A2 型题

1. A 2. C

B1 型题

1. D 2. A 3. C 4. E 5. A
6. C 7. A 8. D 9. A 10. C
11. D 12. E 13. B 14. C 15. A
16. E 17. A 18. C 19. A 20. D

第二单元　中药的作用

A1 型题

1. 中药的作用指的是(　　)
   A. 中药的治疗作用与不良反应
   B. 中药的功效
   C. 中药的副作用
   D. 中药的治疗效用
   E. 中药的药性理论
2. 中药的副作用指的是(　　)
   A. 配伍不当出现的反应
   B. 药不对证出现的不良反应
   C. 达不到常规用量不能控制病情
   D. 超过常规用量时出现的不适反应
   E. 在常规剂量时出现的与疗效无关的不适反应
3. 治疗肺痈咳吐脓血，热毒疮疡，其功效是(　　)
   A. 祛风散寒除湿
   B. 燥湿健脾
   C. 清热解毒，排脓
   D. 回阳，温肺化痰
   E. 清热利尿通淋
4. 具有祛风散寒除湿功效，所能治疗的病证是(　　)
   A. 脘腹胀满，恶心呕吐
   B. 风寒湿痹，痿软无力
   C. 肺痈吐脓，肺热咳嗽
   D. 热淋涩痛，小便不利
   E. 风湿热痹，关节红肿
5. 下列各项，属对因治疗功效的是(　　)
   A. 止痛
   B. 止咳
   C. 止血
   D. 止汗
   E. 泻下
6. 下列各项，属对症治疗功效的是(　　)
   A. 止痛
   B. 安神
   C. 理气
   D. 息风
   E. 泻下

B1 型题

A. 脘腹胀满，恶心呕吐
B. 风寒湿痹，痿软无力
C. 肺痈吐脓，肺热咳嗽
D. 热淋涩痛，小便不利
E. 风湿热痹，关节红肿

1. 具有祛风散寒除湿功效，所能治疗的病证是(　　)
2. 具有清热解毒排脓功效，所能治疗的病证是(　　)

A. 祛风散寒除湿
B. 燥湿健脾
C. 清热解毒，排脓
D. 回阳，温肺化痰
E. 清热利尿通淋

3. 治疗肺痈咳吐脓血，热毒疮疡，其功效是(　　)
4. 治疗热淋，小便涩痛，其功效是(　　)

参 考 答 案

A1 型题

1. A　　2. E　　3. C　　4. B　　5. E
6. A

B1 型题

1. B　　2. C　　3. C　　4. E

第三单元 中药的配伍

A1 型题

1. 性能功效相类似的药物配合应用，可增强原有疗效的配伍关系是（ ）
   A. 相须
   B. 相使
   C. 相畏
   D. 相杀
   E. 相恶

2. 功效有某种共性的药物配合应用，辅药能增强主药的疗效。这种配伍关系是（ ）
   A. 相反
   B. 相恶
   C. 相杀
   D. 相畏
   E. 相使

3. 一种药物能减轻另一种药物的毒烈性，这种配伍关系是（ ）
   A. 相畏
   B. 相须
   C. 相使
   D. 相恶
   E. 相杀

4. 一种药物的毒烈性，能被另一种药物消除的配伍关系是（ ）
   A. 相恶
   B. 相杀
   C. 相畏
   D. 相须
   E. 相反

5. 两药合用，一种药物能使另一种药物原有的功效降低或丧失。这种配伍关系是（ ）
   A. 相反
   B. 相畏

   C. 相杀
   D. 相恶
   E. 相使

6. 两种药物合用，能产生或增强毒性。这种配伍关系是（ ）
   A. 相杀
   B. 相畏
   C. 相恶
   D. 相反
   E. 相使

7. 属于减毒配伍关系的是（ ）
   A. 相须，相使
   B. 相恶，相反
   C. 相畏，相杀
   D. 相须，相畏
   E. 相恶，相杀

8. 大黄与芒硝配伍，能增强攻下泄热的功效，这种配伍关系是（ ）
   A. 相恶
   B. 相使
   C. 相杀
   D. 相反
   E. 相畏

9. 黄芪与茯苓配伍，茯苓能增强黄芪的补气利水作用，这种配伍关系是（ ）
   A. 相须
   B. 相使
   C. 相反
   D. 相恶
   E. 相畏

10. 七情配伍中，可以提高药效的是（ ）
    A. 相畏，相杀
    B. 相杀，相使
    C. 相须，相使
    D. 相须，相恶

E. 相恶，相反

11. 七情配伍中，可降低药物毒副作用的配伍是(　　)

    A. 相恶，相使
    B. 相杀，相反
    C. 相须，相恶
    D. 相杀，相畏
    E. 相须，相使

12. 七情配伍中，可以降低药物功效的是(　　)

    A. 相须
    B. 相使
    C. 相杀
    D. 相畏
    E. 相恶

13. 药物"七情"的含义指的是(　　)

    A. 喜、怒、忧、思、悲、恐、惊
    B. 辛、甘、酸、苦、咸、淡、涩
    C. 相须、相使、相畏、相杀、相恶、相反、单行
    D. 寒、热、温、凉、平、有毒、无毒
    E. 升、降、浮、沉

14. 生姜能减轻或清除生半夏的毒性，这种配伍关系是(　　)

    A. 相须
    B. 相使
    C. 相杀
    D. 相恶
    E. 相反

15. 相须、相使配伍可产生的作用是(　　)

    A. 协同作用，增进疗效
    B. 拮抗作用，降低疗效
    C. 减毒作用
    D. 毒副作用
    E. 以上都不是

16. 人参配莱菔子，莱菔子能削弱人参的补气作用，这种配伍关系是(　　)

    A. 相须
    B. 相使
    C. 相畏

    D. 相恶
    E. 相杀

17. 半夏与陈皮合用以增强燥湿化痰的作用，其配伍关系是(　　)

    A. 相畏
    B. 相杀
    C. 相须
    D. 相使
    E. 相恶

B1 型 题

A. 相须
B. 相使
C. 相畏
D. 相恶
E. 相反

1. 石膏配伍牛膝属于(　　)
2. 黄连配伍木香属于(　　)

A. 天南星配生姜
B. 甘草配甘遂
C. 石膏配牛膝
D. 丁香配郁金
E. 藜芦配白芍

3. 属于相畏的配伍是(　　)
4. 属于相使的配伍是(　　)

A. 相须
B. 相使
C. 相畏
D. 相杀
E. 相恶

5. 生姜与半夏配伍属于(　　)
6. 麻黄与桂枝配伍属于(　　)

A. 相使
B. 相畏
C. 相杀
D. 相恶

E. 相反

7. 一种药物的毒性反应或副作用，能够被另一种药物减轻或消除，其配伍关系是（　　）

8. 一种药物能够减轻或消除另一种药物的毒性反应或副作用，其配伍关系是（　　）

A. 相使
B. 相畏
C. 相杀
D. 相恶
E. 相反

9. 一种药物的功效能够被另一种药物减弱或消除，其配伍关系是（　　）

10. 两种药物合用，能够产生毒性反应或副作用，其配伍关系是（　　）

A. 石膏与知母
B. 黄芪与茯苓
C. 半夏与生姜
D. 人参与莱菔子
E. 甘草与海藻

11. 属于相使的是（　　）
12. 属于相反的是（　　）

A. 石膏与知母
B. 黄芪与茯苓
C. 半夏与生姜
D. 人参与莱菔子
E. 甘草与海藻

13. 属于相恶的是（　　）
14. 属于相须的是（　　）

参考答案

A1 型题

1. A   2. E   3. E   4. C   5. D
6. D   7. C   8. B   9. B   10. C
11. D 12. E 13. C 14. C 15. A
16. D 17. C

B1 型题

1. B   2. B   3. A   4. C   5. D
6. A   7. B   8. C   9. D   10. E
11. B 12. E 13. D 14. A

第四单元 中药的用药禁忌

A1 型题

1. 属于配伍禁忌的是（　　）
   A. 人参与藜芦
   B. 人参与海藻
   C. 人参与大戟
   D. 人参与莱菔子
   E. 人参与五倍子

2. 下列各项，属于"十九畏"的药物是（　　）
   A. 大戟与甘草
   B. 贝母与乌头
   C. 乌头与瓜蒌
   D. 官桂与赤石脂
   E. 芍药与藜芦

3. 下列各项，属于"十八反"的是（　　）
   A. 大戟与甘草
   B. 人参与莱菔子
   C. 白及与甘草
   D. 丁香与木香
   E. 人参与五倍子

4. 与人参相反的药物是（　　）
   A. 半夏
   B. 乌头
   C. 藜芦
   D. 白芍
   E. 细辛

5. 与海藻相反的药物是（　　）
   A. 藜芦
   B. 昆布
   C. 大枣
   D. 甘草
   E. 细辛

6. "十九畏"中与人参相畏的药物是（　　）
   A. 密陀僧
   B. 五灵脂
   C. 狼毒
   D. 郁金
   E. 甘草

7. 下列各项，与乌头相反的药物是（　　）
   A. 甘草
   B. 海藻
   C. 人参
   D. 藜芦
   E. 瓜蒌

8. 下列各项，与瓜蒌相反的药物是（　　）
   A. 半夏
   B. 乌头
   C. 贝母
   D. 白蔹
   E. 白及

9. 下列各项，不属于"十八反"的是（　　）
   A. 甘草反甘遂
   B. 乌头反贝母
   C. 藜芦反半夏
   D. 甘草反大戟
   E. 乌头反瓜蒌

10. 下列各项，不属妊娠绝对禁用的药物是（　　）
    A. 麝香
    B. 巴豆
    C. 大戟
    D. 半夏
    E. 斑蝥

11. 在"十八反"中，不属与甘草相反的药物是（　　）
    A. 大戟

B. 海藻

C. 贝母

D. 芫花

E. 甘遂

12. 在"十八反"中，不属与乌头相反的药物是（　　）

A. 玄参

B. 白及

C. 贝母

D. 瓜蒌

E. 半夏

13. 属于"十九畏"的配伍药组是（　　）

A. 川乌与草乌

B. 桃仁与红花

C. 官桂与赤石脂

D. 乌头与贝母

E. 甘草与甘遂

14. 下列各项，不属妊娠禁用药物的是（　　）

A. 牵牛子

B. 桃仁

C. 巴豆

D. 莪术

E. 水蛭

15. 下列各项，不属妊娠慎用药物的是（　　）

A. 牛膝

B. 白术

C. 大黄

D. 红花

E. 附子

A2 型 题

患者，女，25岁，妊娠8周。下列各项，可以服用的药组是（　　）

A. 巴豆、牵牛子、商陆

B. 三棱、莪术、水蛭

C. 斑蝥、麝香、虻虫

D. 当归、阿胶、丹参

E. 附子、干姜、肉桂

B1 型 题

A. 大戟

B. 瓜蒌

C. 细辛

D. 五灵脂

E. 朴硝

1. 与乌头相反的药物是（　　）

2. 与藜芦相反的药物是（　　）

A. 大戟

B. 瓜蒌

C. 细辛

D. 五灵脂

E. 丁香

3. "十九畏"中，与郁金相畏的是（　　）

4. "十九畏"中，与人参相畏的是（　　）

A. 硼砂

B. 雄黄

C. 轻粉

D. 水银

E. 朴硝

5. 不宜与砒石同用的药物是（　　）

6. 不宜与硫黄同用的药物是（　　）

A. 陈皮配半夏

B. 石膏配牛膝

C. 乌头配半夏

D. 生姜配黄芩

E. 丁香配郁金

7. 属于"十八反"的配伍是（　　）

8. 属于"十九畏"的是（　　）

A. 乌头

B. 甘草

C. 三棱

D. 芒硝

E. 藜芦

9. 不宜与瓜蒌同用的药物是（   ）

10. 不宜与牙硝同用的药物是（   ）

参 考 答 案

A1 型题

1. A 2. D 3. A 4. C 5. D

6. B 7. E 8. B 9. C 10. D

11. C 12. A 13. C 14. B 15. B

A2 型题

D

B1 型题

1. B 2. C 3. E 4. D 5. D

6. E 7. C 8. E 9. A 10. C

第五单元 中药的剂量与用法

A1 型题

1. 所谓中药的剂量，一般指的是（ ）
   A. 成人一日量
   B. 成人一次量
   C. 小儿一日量
   D. 小儿一次量
   E. 一剂药的分量

2. 呕吐病人服药的方法应是（ ）
   A. 饭前服
   B. 饭后服
   C. 小量频服
   D. 睡前服
   E. 清晨服

3. 服药方法，汤剂一般的服用方法是（ ）
   A. 温服
   B. 热服
   C. 冷服
   D. 小量频服
   E. 温开水吞服

4. 健胃消食药的服药时间是（ ）
   A. 饭前服
   B. 多次分服
   C. 空腹时服
   D. 饭后服
   E. 腹痛时服

5. 车前子与旋覆花入汤剂的用法是（ ）
   A. 久煎
   B. 先煎
   C. 布包煎
   D. 另行溶化
   E. 另煎

6. 贝壳、甲壳、化石等类药物入汤剂的用法是（ ）
   A. 先煎
   B. 后下
   C. 布包煎
   D. 另煎
   E. 烊化兑服

7. 气味芳香、成分易挥发的药物入汤剂的用法是（ ）
   A. 先煎
   B. 后下
   C. 布包煎
   D. 另煎
   E. 烊化兑服

8. 下列各项，用药方法错误的是（ ）
   A. 旋覆花包煎
   B. 生大黄后下
   C. 鹤草芽入煎服
   D. 阿胶烊化兑服
   E. 附子先煎

9. 下列各项，药物用法错误的是（ ）
   A. 石斛入汤剂宜先煎
   B. 钩藤入汤剂不宜久煎
   C. 雷丸入汤剂宜先煎
   D. 砂仁入汤剂宜后下
   E. 附子入汤剂宜先煎

10. 下列各项，药物用法错误的是（ ）
    A. 旋覆花布包入汤剂
    B. 琥珀入汤剂
    C. 钩藤入汤剂后下
    D. 雷丸研末冷开水调服
    E. 麝香入丸散服

11. 下列各项，需烊化服的药物是（ ）
    A. 豆蔻
    B. 海金沙
    C. 桂枝

D. 牡蛎

E. 阿胶

12. 入汤剂需先煎的药物是( )

    A. 薄荷、豆蔻
    B. 蒲黄、海金沙
    C. 人参、阿胶
    D. 磁石、牡蛎
    E. 麻黄、桂枝

13. 宜饭后服用的药物是( )

    A. 峻下逐水药
    B. 对胃肠有刺激性的药
    C. 驱虫药
    D. 安神药
    E. 截疟药

B1 型题

A. 贝壳、甲壳、化石及多种矿物药
B. 芳香性药物
C. 某些粉末状药物及细小的植物种子药物
D. 较贵重的药物
E. 胶质的药物

1. 入汤剂应先煎的药物是( )
2. 入汤剂应布包煎的药物是( )

A. 贝壳、甲壳、化石及多种矿物药
B. 芳香性药物
C. 某些粉末状药物及细小的植物种子药物
D. 较贵重的药物
E. 胶质的药物

3. 入汤剂宜后下的药物是( )
4. 入汤剂宜烊化的药物是( )

A. 武火急煎
B. 文火久煎
C. 武火久煎
D. 文火略煎
E. 不宜久煎

5. 滋补药的煎法是( )
6. 矿石贝壳药的煎法是( )

A. 饭前服
B. 睡前服
C. 饭后服
D. 大多宜空腹服
E. 不定时服

7. 滋补药的服用时间是( )
8. 驱虫药和泻下药的服用时间是( )

A. 先煎
B. 后下
C. 包煎
D. 另煎
E. 烊化

9. 钩藤入汤剂的用法是( )
10. 西洋参入汤剂的用法是( )

A. 先煎
B. 后下
C. 包煎
D. 另煎
E. 冲服

11. 细小而含黏液质多的种子类药入汤剂的用法是( )
12. 贝壳类药入汤剂的用法是( )

参 考 答 案

A1 型题

1. A 2. C 3. A 4. D 5. C
6. A 7. B 8. C 9. C 10. B
11. E 12. D 13. B

B1 型题

1. A 2. C 3. B 4. E 5. B
6. B 7. A 8. D 9. B 10. D
11. C 12. A

第六单元 解表药

A1 型题

1. 辛温解表药大多归经是（　）
   A. 心，肺
   B. 肺，膀胱
   C. 肺，肝
   D. 脾，胃
   E. 肺，脾

2. 下列各项，属于辛温解表药的是（　）
   A. 荆芥、防风、蔓荆子
   B. 藁本、牛蒡子、辛夷
   C. 紫苏、香薷、白芷
   D. 白芷、桂枝、葛根
   E. 麻黄、羌活、桑叶

3. 下列各项，麻黄为治疗该病证之要药的是（　）
   A. 风热表证
   B. 风寒表证
   C. 风寒有汗表虚证
   D. 风寒无汗表实证
   E. 风寒夹湿表证

4. 麻黄的功效是（　）
   A. 宣肺平喘，利水消疮
   B. 宣肺平喘，利水消肿
   C. 宣肺平喘，通阳散结
   D. 宣肺平喘，化湿通淋
   E. 利水平喘，散寒止痛

5. 用治邪热壅肺之咳喘、气急，应选用的药组是（　）
   A. 半夏、天南星
   B. 陈皮、半夏
   C. 麻黄、石膏
   D. 白芥子、莱菔子
   E. 杏仁、白果

6. 具有宣肺、利水功效的药物是（　）
   A. 细辛
   B. 生姜
   C. 麻黄
   D. 白芷
   E. 葛根

7. 下列各项说法错误的是（　）
   A. 麻黄清表热
   B. 石膏清里热
   C. 秦艽清虚热
   D. 金银花透表热，清里热
   E. 牡丹皮清血热，退虚热

8. 桂枝的功效是（　）
   A. 发汗解表，宣肺平喘，利水消肿
   B. 发汗解肌，温经通阳，助阳化气
   C. 发汗解表，温脾暖肝
   D. 发汗解表，温经止血
   E. 发汗解表，温胃止呕

9. 下列各项，与桂枝配伍能调和营卫的药物是（　）
   A. 白芍
   B. 杏仁
   C. 甘草
   D. 防风
   E. 细辛

10. 治疗外感风寒，胸闷呕吐，应首选的药物是（　）
    A. 薄荷
    B. 荆芥
    C. 紫苏
    D. 防风
    E. 桂枝

11. 具有发汗解表、温通经脉功效的药物是（　）
    A. 防风

B. 羌活
C. 细辛
D. 桂枝
E. 紫苏

12. 治疗心阳不振、心悸、脉结代者，应选用的药物是（　　）
   A. 桂枝配白芍
   B. 桂枝配附子
   C. 桂枝配茯苓
   D. 桂枝配大枣
   E. 桂枝配赤芍

13. 治疗外感风寒表证兼气滞胸闷不舒者，应首选的药物是（　　）
   A. 防风
   B. 白芷
   C. 紫苏
   D. 生姜
   E. 麻黄

14. 紫苏善治的病证是（　　）
   A. 外感风热，麻疹不透
   B. 外感风寒，表虚证
   C. 外感风寒，胸闷咳喘
   D. 外感风寒兼湿邪头痛
   E. 阳虚外感

15. 具有行气宽中安胎、解表散寒、解鱼蟹毒功效的药物是（　　）
   A. 砂仁
   B. 黄芩
   C. 紫苏
   D. 白术
   E. 白豆蔻

16. 治疗外感风寒兼脾胃气滞胸脘满闷、恶心呕逆者，应选用的药物是（　　）
   A. 防风
   B. 香薷
   C. 细辛
   D. 紫苏
   E. 白芷

17. 紫苏与生姜均具有的功效是（　　）
   A. 行气宽中

   B. 理气安胎
   C. 止呕，解鱼蟹毒
   D. 祛风止痛
   E. 和中化湿

18. 有"呕家圣药"之称的药物是（　　）
   A. 柴胡
   B. 辛夷
   C. 升麻
   D. 生姜
   E. 白芷

19. 具有发汗解表、温中止呕、温肺止咳功效的药物是（　　）
   A. 麻黄
   B. 桂枝
   C. 紫苏
   D. 生姜
   E. 白芷

20. 生姜善治的呕吐是（　　）
   A. 胃热呕吐
   B. 胃寒呕吐
   C. 胃虚呕吐
   D. 虫积呕吐
   E. 食积呕吐

21. 误服生半夏中毒，药物解毒，应选用的是（　　）
   A. 甘草
   B. 绿豆
   C. 黄连
   D. 金银花
   E. 生姜

22. 姜汁炮炙药物的目的是（　　）
   A. 加强药物的止呕作用
   B. 加强药物的化痰作用
   C. 加强药物的止痛效果
   D. 消除药物的刺激性
   E. 消除药物的腥臭气味

23. 解鱼蟹中毒，应首选的药物是（　　）
   A. 生姜、白芷
   B. 紫苏、半夏
   C. 紫苏、生姜

D. 生姜、葛根
E. 葛根、菊花

24. 具有发汗解表、利水消肿功效的药组是( )
A. 麻黄、荆芥
B. 香薷、紫苏
C. 麻黄、香薷
D. 紫苏、生姜
E. 荆芥、防风

25. 有"夏月之麻黄"之称的药物是( )
A. 桂枝
B. 香薷
C. 紫苏
D. 防风
E. 生姜

26. 善于治疗夏季感寒饮冷、发热恶寒、头痛无汗的药物是( )
A. 麻黄
B. 桂枝
C. 紫苏
D. 生姜
E. 香薷

27. 治疗夏季乘凉饮冷、阳气被阴邪所遏之阴暑证,应选用的药物是( )
A. 荆芥
B. 香薷
C. 桂枝
D. 细辛
E. 麻黄

28. 治疗外感风寒表证、外感风热表证均可使用的药物是( )
A. 麻黄、桂枝
B. 紫苏、生姜
C. 细辛、白芷
D. 荆芥、防风
E. 羌活、独活

29. 既能祛风解表、炒炭又可止血的药物是( )
A. 羌活
B. 白芷

C. 桂枝
D. 荆芥
E. 苍耳子

30. 荆芥的功效是( )
A. 祛风解表,透疹消疮,止血止痉
B. 发表通窍,胜湿止痛,止血
C. 发表止痉,消疮止泻
D. 发表止痛,利水消肿
E. 消疮止泻,透疹止血

31. 具有祛风解表、透疹消疮功效的药物是( )
A. 桂枝
B. 荆芥
C. 羌活
D. 防风
E. 白芷

32. 治疗风寒、风热表证,破伤风,应选用的药物是( )
A. 蝉蜕
B. 防风
C. 天麻
D. 荆芥
E. 僵蚕

33. 下列各项,不属防风治疗的病证的是( )
A. 外感风寒,头身疼痛
B. 风寒湿痹,肢体疼痛
C. 肝脾不和,腹痛泄泻
D. 湿热痹证,痉厥抽搐
E. 破伤风症,角弓反张

34. 具有祛风解表、胜湿、止痛、止痉功效的药物是( )
A. 荆芥
B. 防风
C. 香薷
D. 紫苏
E. 桂枝

35. 治疗外感风寒夹湿之头痛、头重、身重,应首选的药物是( )
A. 香薷

B. 桂枝

C. 麻黄

D. 羌活

E. 生姜

36. 下列各项，具有祛风胜湿止痛功效的药组是（　　）

A. 防风、独活、白芷

B. 藁本、紫苏、防风

C. 防风、羌活、藁本

D. 白芷、紫苏、桂枝

E. 羌活、香薷、桂枝

37. 羌活善治的头痛是（　　）

A. 少阳经头痛

B. 肝经头痛

C. 太阳经头痛

D. 阳明经头痛

E. 风热头痛

38. 长于治疗游走性的肢节、肩背酸痛，腰以上风湿痹证的药物是（　　）

A. 独活

B. 羌活

C. 蔓荆子

D. 防风

E. 苍耳子

39. 尤其善于祛上半身风湿的药物是（　　）

A. 羌活

B. 白芷

C. 藁本

D. 独活

E. 细辛

40. 具有解表散寒、祛风止痛、通鼻窍、燥湿止带、消肿排脓功效的药物是（　　）

A. 白芷

B. 荆芥

C. 防风

D. 苍术

E. 羌活

41. 下列各项，不属白芷主治病证的是（　　）

A. 头痛鼻塞

B. 鼻渊鼻塞

C. 痈肿疮疡

D. 寒湿带下

E. 肺寒咳喘

42. 善于治疗阳明经眉棱骨痛的药物是（　　）

A. 连翘

B. 细辛

C. 白芷

D. 蔓荆子

E. 柴胡

43. 白芷的功效是（　　）

A. 疏散风热

B. 消肿排脓

C. 透疹消疮

D. 行气宽中

E. 胜湿止痛

44. 具有燥湿止带、消肿排脓功效的药物是（　　）

A. 乌贼骨

B. 白蔹

C. 白芷

D. 苍术

E. 白果

45. 具有解表散寒、温肺化饮、宣通鼻窍功效的药物是（　　）

A. 干姜

B. 辛夷

C. 生姜

D. 细辛

E. 苍耳子

46. 治疗风寒头痛、鼻渊，应选用的药物是（　　）

A. 细辛

B. 麻黄

C. 荆芥

D. 藿香

E. 薄荷

47. 治疗外感风寒所致巅顶头痛，应选用的药物是（　　）

A. 白芷
B. 羌活
C. 藁本
D. 苍耳子
E. 细辛

48. 具有宣通鼻窍、发散风寒、祛风湿、止痛功效的药物是（　）
A. 独活
B. 羌活
C. 防风
D. 苍耳子
E. 辛夷

49. 辛温解表药中具有散风寒、通鼻窍功效的药物是（　）
A. 荆芥
B. 防风
C. 麻黄
D. 辛夷
E. 桂枝

50. 辛夷入汤剂的用法是（　）
A. 先煎
B. 后下
C. 布包煎
D. 冲服
E. 另煎

51. 善于治疗外感风寒、头痛鼻塞、鼻渊的药组是（　）
A. 荆芥、防风
B. 麻黄、桂枝
C. 羌活、独活
D. 辛夷、苍耳子
E. 紫苏、生姜

52. 善于治疗鼻渊头痛的药物是（　）
A. 羌活
B. 辛夷
C. 藁本
D. 紫苏
E. 荆芥

53. 辛凉解表药共有的功效是（　）
A. 清利咽喉
B. 清利头目
C. 发散风热
D. 透发麻疹
E. 清肺止咳

54. 下列各项，属辛凉解表药的是（　）
A. 薄荷、桑叶、荆芥
B. 蝉蜕、柴胡、菊花
C. 柴胡、淡豆豉、防风
D. 牛蒡子、苍耳子、升麻
E. 蔓荆子、辛夷、葛根

55. 薄荷的功效是（　）
A. 利咽透疹
B. 解毒透疹
C. 升举阳气
D. 息风止痉
E. 明目退翳

56. 治疗风热上乘头痛、目赤、咽喉肿痛，应首选的药物是（　）
A. 荆芥
B. 薄荷
C. 葛根
D. 桑叶
E. 柴胡

57. 薄荷入汤剂的用法是（　）
A. 先煎
B. 冲服
C. 后下
D. 另煎
E. 布包煎

58. 下列各项，不属薄荷主治病证的是（　）
A. 风热感冒
B. 风疹瘙痒
C. 肝气郁滞
D. 头痛目赤
E. 肺热燥咳

59. 具有疏肝解郁行气功效的解表药物是（　）
A. 薄荷
B. 牛蒡子

C. 桑叶

D. 菊花

E. 蔓荆子

60. 下列各项，不属牛蒡子功效的是（ ）

    A. 疏散风热

    B. 透疹利咽

    C. 解毒消肿

    D. 宣肺祛痰

    E. 明目退翳

61. 性寒滑肠，气虚便溏者慎用的药物是（ ）

    A. 薄荷

    B. 蝉蜕

    C. 柴胡

    D. 桑叶

    E. 牛蒡子

62. 薄荷与牛蒡子均具有的功效是（ ）

    A. 疏散风热，透疹利咽

    B. 疏散风热，解毒消肿

    C. 疏肝解郁，利咽透疹

    D. 清利头目，疏肝解郁

    E. 利咽透疹，清利头目

63. 具有疏散风热、宣肺祛痰、透疹利咽、解毒消肿功效的药物是（ ）

    A. 薄荷

    B. 牛蒡子

    C. 蝉蜕

    D. 升麻

    E. 葛根

64. 治疗外感风热，咽喉肿痛，咳痰不利，兼大便秘结者，应首选的药物是（ ）

    A. 蝉蜕

    B. 牛蒡子

    C. 薄荷

    D. 桑叶

    E. 菊花

65. 治疗风热音哑，肝热目赤，小儿夜啼，应选用的药物是（ ）

    A. 薄荷

    B. 柴胡

    C. 葛根

    D. 桑叶

    E. 蝉蜕

66. 具有疏散风热、息风止痉功效的药物是（ ）

    A. 薄荷

    B. 蝉蜕

    C. 桑叶

    D. 菊花

    E. 牛蒡子

67. 下列各项，不属蝉蜕的功效的是（ ）

    A. 疏散风热

    B. 透疹止痒

    C. 息风止痉

    D. 明目退翳

    E. 宣通鼻窍

68. 治疗风热、肝热之目赤肿痛，应选用的最佳药组是（ ）

    A. 菊花、桂枝

    B. 薄荷、柴胡

    C. 桑叶、菊花

    D. 桑叶、牛蒡子

    E. 蝉蜕、麻黄

69. 治疗咳嗽痰稠，鼻咽干燥，属燥热伤肺者，应选用的药物是（ ）

    A. 薄荷

    B. 升麻

    C. 葛根

    D. 蔓荆子

    E. 桑叶

70. 具有疏散风热、清热解毒、清肝明目功效的药物是（ ）

    A. 蔓荆子

    B. 桑叶

    C. 菊花

    D. 牛蒡子

    E. 升麻

71. 菊花具有而桑叶不具有的功效是（ ）

    A. 疏散风热

    B. 清热解毒

C. 清肝明目

D. 凉血止血

E. 清肺润燥

72. 具有解表、明目功效的药组是(   )

　　A. 柴胡、薄荷

　　B. 桑叶、菊花

　　C. 柴胡、蔓荆子

　　D. 葛根、蝉蜕

　　E. 荆芥、防风

73. 菊花具有的功效是(   )

　　A. 平降肝阳，息风止痉，清肝明目

　　B. 疏风清热，息风止痉

　　C. 疏散风热，清热解毒，清肝明目

　　D. 清肺止咳，清热解毒

　　E. 疏风清热，清利咽喉

74. 具有疏散风热、清利头目功效的药物是(   )

　　A. 葛根

　　B. 浮萍

　　C. 升麻

　　D. 蔓荆子

　　E. 淡豆豉

75. 下列各项，长于清利头目的药物是(   )

　　A. 葛根

　　B. 柴胡

　　C. 升麻

　　D. 蔓荆子

　　E. 淡豆豉

76. 善于疏解半表半里之邪而有和解退热之功的药物是(   )

　　A. 菊花

　　B. 柴胡

　　C. 升麻

　　D. 桑叶

　　E. 蝉蜕

77. 长于条达肝气而疏肝解郁的解表药物是(   )

　　A. 升麻

　　B. 葛根

C. 柴胡

D. 菊花

E. 薄荷

78. 柴胡与薄荷均具有的功效是(   )

　　A. 疏肝解郁

　　B. 理气调中

　　C. 化湿行气

　　D. 消积行气

　　E. 发散风寒

79. 具有发散风热、升举阳气功效的药组是(   )

　　A. 葛根、蔓荆子

　　B. 柴胡、升麻

　　C. 升麻、薄荷

　　D. 柴胡、藁本

　　E. 葛根、薄荷

80. 解表药中既能升阳，又可解毒的药物是(   )

　　A. 葛根

　　B. 柴胡

　　C. 升麻

　　D. 薄荷

　　E. 蔓荆子

81. 治疗气虚下陷，脱肛、子宫脱垂等症，黄芪宜配伍的药物是(   )

　　A. 人参、白术

　　B. 葛根、甘草

　　C. 柴胡、升麻

　　D. 麻黄、枳壳

　　E. 大黄、芒硝

82. 柴胡与升麻均具有的功效是(   )

　　A. 解表生津

　　B. 清热解毒

　　C. 疏肝解郁

　　D. 透发麻疹

　　E. 升阳举陷

83. 治疗外感风寒，项背强痛而无汗，应选用的药组是(   )

　　A. 葛根、柴胡

　　B. 葛根、升麻

C. 葛根、麻黄

D. 葛根、牛蒡子

E. 葛根、白芷

84. 葛根长于治疗的病证是（　　）

A. 咽喉疼痛

B. 寒热往来

C. 头项强痛

D. 咳嗽痰多

E. 胸中烦闷

85. 葛根的功效是（　　）

A. 发表解肌，清利头目

B. 解肌退热，透疹，生津止渴，升阳止泻

C. 解肌退热，疏肝解郁

D. 发表解肌，透疹解毒

E. 发表解肌，利水消肿

86. 长于鼓舞脾胃清阳之气而治疗湿热泻痢、脾虚泄泻的药物是（　　）

A. 芦根

B. 天花粉

C. 葛根

D. 薄荷

E. 桑叶

87. 柴胡、葛根、升麻均具有的功效是（　　）

A. 透发麻疹

B. 生津止渴

C. 升举阳气

D. 疏肝解郁

E. 和解少阳

88. 治疗麻疹初起，透发不畅，应选用的药组是（　　）

A. 葛根、菊花、蔓荆子

B. 桑叶、菊花、柴胡

C. 香薷、紫苏、防风

D. 升麻、葛根、蝉蜕

E. 薄荷、葱白、牛蒡子

89. 葛根的功效，以下说法错误的是（　　）

A. 解肌退热

B. 升阳止泻

C. 透疹

D. 解痉

E. 生津止渴

90. 具有解肌退热，升阳止泻功效的药物是（　　）

A. 升麻

B. 葛根

C. 柴胡

D. 桑叶

E. 薄荷

91. 下列各项，均具有升阳、发表功效的药组是（　　）

A. 麻黄、桂枝、香薷

B. 荆芥、防风、紫苏

C. 羌活、白芷、藁本

D. 薄荷、蝉蜕、牛蒡子

E. 升麻、柴胡、葛根

92. 具有解表除烦功效的药物是（　　）

A. 栀子

B. 淡竹叶

C. 淡豆豉

D. 竹茹

E. 竹沥

A2 型 题

1. 患者，女，38岁。头痛连及项背，遇风则痛甚，恶风寒喜裹头戴帽，口不渴，苔薄白，脉浮。用药应首选的是（　　）

A. 发散风寒药

B. 发散风热药

C. 活血祛瘀药

D. 理气药

E. 祛风湿药

2. 患者，男，45岁。头痛头胀，发热恶风，口渴咽干，舌质红，苔薄黄，脉浮数。用药应首选的是（　　）

A. 活血祛瘀药

B. 理气药

C. 发散风寒药

D. 发散风热药
E. 祛风湿药

3. 患者，男，42岁。全头胀痛，急躁易怒，口苦胁痛，面红目赤，便秘溲赤，舌边尖红，苔黄，脉弦数。用药应首选的是（　　）
A. 全蝎、蜈蚣
B. 磁石、牡蛎
C. 龙胆草、栀子
D. 天麻、石决明
E. 川芎、川牛膝

4. 患者，男，30岁。夜间外出着衣薄，次日恶寒发热，头身疼痛，后背发凉，无汗，舌苔薄白，脉浮紧。用药应首选的是（　　）
A. 荆芥、防风
B. 麻黄、桂枝
C. 桂枝、白芍
D. 羌活、白芷
E. 紫苏、香薷

5. 患者，女，26岁。产后20天，发热，头痛，汗出恶风，肩背酸痛，舌苔薄白，脉浮缓。用药应首选的是（　　）
A. 麻黄、桂枝
B. 桂枝、白芍
C. 紫苏、生姜
D. 黄芪、防风
E. 苍术、羌活

6. 患者，男，45岁。平素肩背酸痛，夜卧复受风邪，左臂疼痛，屈伸不利，舌脉如常。用药应首选的是（　　）
A. 羌活、独活
B. 羌活、防风
C. 羌活、麻黄
D. 羌活、川芎
E. 羌活、秦艽

7. 患者，女，32岁。素有头痛病史，经常前额疼痛，昨天生气后，眉棱骨痛伴有左侧头部胀痛，用药应首选的是（　　）
A. 白芷、防风
B. 白芷、羌活
C. 白芷、藁本

D. 白芷、柴胡
E. 白芷、升麻

8. 患者，女，60岁。素有高血压病史，近日发热微恶风，头昏头痛，鼻塞咽干，微咳，舌边尖赤，苔薄白，脉数。用药应首选的是（　　）
A. 桑叶、菊花
B. 桑叶、蔓荆子
C. 桑叶、决明子
D. 菊花、蔓荆子
E. 菊花、决明子

9. 患者，男，38岁。形体消瘦，倦怠乏力，脘腹隐隐作痛，大便溏薄，一日三行，舌质淡，脉沉细无力。用药应首选的是（　　）
A. 党参、白术
B. 党参、升麻
C. 山药、柴胡
D. 黄芪、升麻
E. 党参、柴胡

10. 患者，女，42岁。患感冒已经5天，现胸胁苦满，口苦咽干目眩，不欲饮食，舌边赤，脉弦。用药应选的是（　　）
A. 荆芥、防风
B. 桑叶、菊花
C. 柴胡、黄芩
D. 葛根、升麻
E. 柴胡、葛根

11. 患者，男，30岁。长期在电脑前工作，近一年时感视力疲劳，两目干涩，头昏脑胀，腰膝酸痛，舌质略红，脉细涩。用药应首选的是（　　）
A. 夏枯草、决明子
B. 龙胆草、夏枯草
C. 桑叶、菊花
D. 菊花、枸杞子
E. 菊花、决明子

12. 患者，男，50岁。素有高血压病史，服降压药可基本维持血压正常。但时有头痛、眩晕、耳鸣、项强等不适。用药应首选的是（　　）
A. 菊花
B. 决明子

C. 夏枯草
D. 葛根
E. 牛膝

13. 患者,男,40岁。有头部外伤史,头刺痛如锥,巅顶部位尤甚,舌质暗,脉弦数。治疗拟采用活血化瘀法,应选用的引经药是( )
    A. 柴胡
    B. 白芷
    C. 藁本
    D. 葛根
    E. 细辛

14. 患者,男,45岁。有头部外伤史,头刺痛如锥,前额部尤甚,舌质暗,脉弦涩。治疗采用活血化瘀法,应选用的引经药是( )
    A. 葛根
    B. 白芷
    C. 细辛
    D. 柴胡
    E. 藁本

15. 患儿,男,1岁。夜卧不宁,时有啼哭,白昼如常。用药应首选的是( )
    A. 石膏
    B. 黄连
    C. 全蝎
    D. 蝉蜕
    E. 防风

16. 患者,男,24岁。鼻渊头痛,香臭不闻,浊涕常流。用药应首选的是( )
    A. 薄荷
    B. 藿香
    C. 辛夷
    D. 紫苏
    E. 荆芥

17. 患者,女,22岁。中午进食鱼虾、螃蟹等海鲜,傍晚自觉腹痛,恶心欲吐,大便稀溏。用药应首选的是( )
    A. 香薷、甘草
    B. 紫苏、生姜
    C. 薄荷、连翘
    D. 葛根、车前子

E. 延胡索、木香

18. 患儿,男,5岁。发热39.5℃,咽喉肿痛,咳嗽,鼻塞流涕,面部和耳后有针头大小的丘疹,部分融合呈砖红色,或片状斑丘疹。诊断为麻疹初起,用药应选用的是( )
    A. 荆芥、防风、桂枝
    B. 浮萍、胡荽、葱白
    C. 薄荷、牛蒡子、蝉蜕
    D. 葛根、桑叶、蔓荆子
    E. 柴胡、升麻、葛根

19. 患者,男,32岁。两目模糊,视物不清,目赤肿痛,迎风流泪,头晕,头痛,脉浮数。用药应首选的是( )
    A. 熟地黄、枸杞子、桑椹
    B. 菊花、桑叶、蝉蜕
    C. 牛蒡子、薄荷、辛夷
    D. 羌活、白芷、细辛
    E. 荆芥、防风、牛蒡子

20. 患者,女,28岁。发热恶风,咽喉肿痛,头痛目赤,脉浮而数。用药应首选的是( )
    A. 白花蛇舌草、金银花
    B. 羚羊角、木贼
    C. 全蝎、菊花
    D. 僵蚕、桑叶
    E. 地龙、荆芥

21. 患者,女,27岁。皮疹瘙痒,遇风加重,苔薄白。用药应首选的是( )
    A. 苦参、黄柏
    B. 荆芥、白蒺藜
    C. 地肤子、僵蚕
    D. 龙胆草、茵陈
    E. 黄连、连翘

22. 患者,女,32岁。素有心悸、心慌。2天前不慎受凉,出现头痛、发热、恶寒、微汗,脉浮缓而结代。用药应首选的是( )
    A. 麻黄配桂枝
    B. 荆芥配防风
    C. 桂枝配白芍
    D. 羌活配藁本

E. 银花配连翘

23. 患者，男，53岁。发热恶寒，头身疼痛，鼻塞，无汗，脉浮紧。伴咳喘日久，咳痰稀白量多。应选的药物配伍是（　　）
    A. 桂枝、白芍
    B. 紫苏、生姜
    C. 麻黄、桂枝
    D. 荆芥、防风
    E. 白芷、杏仁

24. 患者，女，24岁，进食鱼虾、螃蟹等海鲜后，自觉腹痛，恶心欲吐，大便稀溏，呈稀水样。用药应首选的是（　　）
    A. 香薷
    B. 紫苏
    C. 薄荷
    D. 葛根
    E. 延胡索

25. 患者，女，38岁。一周前不慎受凉，现发热恶寒，头痛，鼻塞、浊涕常流，不辨香臭。查：鼻窦部位疼痛、压痛、红肿，鼻充血，X线或透照均见鼻窦混浊。应选用药组是（　　）
    A. 荆芥、防风、紫苏
    B. 藁本、白芷、细辛
    C. 柴胡、葛根、升麻
    D. 辛夷、苍耳子、白芷
    E. 薄荷、黄芩、麻黄

26. 患者，女，45岁。2周前不慎感寒。肩臂疼痛，伴有麻木不仁，活动受限，受凉后疼痛加重，舌淡苔白，脉沉紧。用药应首选的是（　　）
    A. 独活
    B. 桑寄生
    C. 羌活
    D. 秦艽
    E. 威灵仙

27. 患者，男，54岁。两目模糊，视物不清，目赤肿痛，多泪，头晕。应选用的药组是（　　）
    A. 熟地黄、枸杞子、桑叶
    B. 菊花、桑叶、蝉蜕

C. 牛蒡子、薄荷、辛夷
D. 羌活、白芷、细辛
E. 荆芥、防风、紫苏

B1 型 题

A. 解表散寒，行气宽中，解鱼蟹毒
B. 祛风解表，消肿排脓
C. 发汗解表，温经通脉，助阳化气
D. 发汗解表，温中止呕，温肺止咳
E. 祛风解表，胜湿止痛，止痉

1. 生姜的功效是（　　）
2. 防风的功效是（　　）

A. 解表散寒，行气宽中，解鱼蟹毒
B. 祛风解表，消肿排脓
C. 发汗解肌，温经通脉，助阳化气
D. 发汗解表，温中止呕，温肺止咳
E. 祛风解表，胜湿止痛，止痉

3. 桂枝的功效是（　　）
4. 紫苏的功效是（　　）

A. 利水消肿
B. 胜湿止痛
C. 消肿排脓
D. 宣通鼻窍
E. 和中止呕

5. 防风与羌活均具有的功效是（　　）
6. 麻黄与香薷均具有的功效是（　　）

A. 发汗解表，宣肺平喘，利水消肿
B. 发汗解肌，温通经脉，助阳化气
C. 解表散寒，行气宽中，解鱼蟹毒
D. 发散风寒，温中止呕，温肺止咳
E. 解表散寒，祛风胜湿，止痛

7. 麻黄的功效是（　　）
8. 羌活的功效是（　　）

A. 白芷
B. 羌活

C. 藁本

D. 蔓荆子

E. 辛夷

9. 治疗外感风寒之眉棱骨痛，应选用的药物是( )

10. 治疗外感风寒之巅顶头痛，应选用的药物是( )

A. 发汗解表，通窍

B. 发汗解表，化湿和中，利水消肿

C. 发汗解表，消肿排脓

D. 祛风解表，透疹消疮，止血止痉

E. 发汗解表，胜湿止痛

11. 荆芥的功效是( )

12. 香薷的功效是( )

A. 藁本

B. 白芷

C. 羌活

D. 防风

E. 荆芥

13. 具有祛风解表止血功效的药物是( )

14. 具有祛风胜湿解痉功效的药物是( )

A. 羌活

B. 荆芥

C. 防风

D. 白芷

E. 紫苏

15. 外感风寒湿邪，上半身肩臂痹痛者，应选用的药物是( )

16. 外感风寒，眉棱骨痛者，应选用的药物是( )

A. 喘咳

B. 胸痹

C. 破伤风

D. 鼻渊

E. 下半身疼痛

17. 桂枝的主治病证是( )

18. 防风的主治病证是( )

A. 喘咳

B. 胸痹

C. 破伤风

D. 鼻渊

E. 上半身疼痛

19. 苍耳子的主治病证是( )

20. 羌活的主治病证是( )

A. 太阳头痛

B. 阳明头痛

C. 少阳头痛

D. 厥阴头痛

E. 少阴头痛

21. 细辛善于治疗的是( )

22. 白芷善于治疗的是( )

A. 太阳头痛

B. 阳明头痛

C. 少阳头痛

D. 厥阴头痛

E. 少阴头痛

23. 柴胡善于治疗的是( )

24. 羌活善于治疗的是( )

A. 行气宽中

B. 化湿和中

C. 温经通阳

D. 宣肺平喘

E. 温中止呕

25. 生姜具有的功效是( )

26. 香薷具有的功效是( )

A. 桂枝

B. 麻黄

C. 防风

D. 香薷

E. 紫苏

27. 治疗痰饮眩晕，宜选用的药物是( )

28. 治疗破伤风证，宜选用的药物是（　）

   A. 疏肝解郁

   B. 清热解毒

   C. 升举阳气

   D. 祛风除湿

   E. 宣通鼻窍

29. 柴胡与升麻均具有的功效是（　）

30. 柴胡与薄荷均具有的功效是（　）

   A. 疏散风热

   B. 解毒利咽

   C. 凉血止血

   D. 清热解毒

   E. 止血止泻

31. 蝉蜕的功效是（　）

32. 升麻的功效是（　）

   A. 桑叶、菊花

   B. 薄荷、牛蒡子

   C. 升麻、牛蒡子

   D. 蝉蜕、牛蒡子

   E. 升麻、柴胡

33. 均具有疏散风热、清热解毒功效的药物是（　）

34. 均具有疏散风热、升阳举陷功效的药物是（　）

   A. 疏散风热，清利头目，利咽透疹，疏肝解郁

   B. 疏散风热，息风止痉

   C. 疏散风热，清肺润燥，清肝明目

   D. 疏散风热，升阳透疹

   E. 疏散风热，清热解毒

35. 桑叶的功效是（　）

36. 薄荷的功效是（　）

   A. 柴胡、葛根、升麻

   B. 薄荷、蝉蜕、牛蒡子

   C. 羌活、防风、藁本

   D. 白芷、苍耳子、辛夷

   E. 桑叶、菊花、蔓荆子

37. 具有疏散风热透疹功效的药物是（　）

38. 具有发散风热升阳功效的药物是（　）

   A. 麻黄

   B. 香薷

   C. 菊花

   D. 紫苏

   E. 牛蒡子

39. 治疗风寒外束，肺气壅遏，咳嗽者，应选用的药物是（　）

40. 治疗外感风寒所致表实无汗者，应选用的药物是（　）

   A. 麻黄

   B. 香薷

   C. 菊花

   D. 紫苏

   E. 牛蒡子

41. 治疗夏季乘凉，外感风寒者，应选用的药物是（　）

42. 治疗外感风寒，兼见胸闷不舒者，应选用的药物是（　）

   A. 蝉蜕

   B. 桑叶

   C. 薄荷

   D. 菊花

   E. 柴胡

43. 治疗风热郁肺，咽喉肿痛，声音嘶哑者，应选用的药物是（　）

44. 肝经风热，小儿惊风，夜啼者，应选用的药物是（　）

   A. 葛根

   B. 升麻

   C. 柴胡

   D. 菊花

   E. 牛蒡子

45. 治疗外感风热，项背强痛者，应选用的药物是(　　)
46. 治疗外感风热，目赤肿痛者，应选用的药物是(　　)

  A. 柴胡
  B. 菊花
  C. 升麻
  D. 桑叶
  E. 葛根

47. 治疗伤寒邪在少阳，寒热往来者，应选用的药物是(　　)
48. 治疗燥热伤肺，咳嗽者，应选用的药物是(　　)

  A. 清利头目
  B. 息风止痉
  C. 解毒透疹
  D. 清肝明目
  E. 疏肝解郁

49. 柴胡具有的功效是(　　)
50. 桑叶具有的功效是(　　)

  A. 清利头目
  B. 息风止痉
  C. 解毒透疹
  D. 清肝明目
  E. 疏肝解郁

51. 蝉蜕具有的功效是(　　)
52. 牛蒡子具有的功效是(　　)

  A. 清利头目
  B. 息风止痉
  C. 解毒透疹
  D. 清肝明目
  E. 疏肝解郁

53. 桑叶具有的功效是(　　)
54. 薄荷具有的功效是(　　)

  A. 利咽消肿
  B. 利咽清利头目
  C. 明目退翳
  D. 解热生津
  E. 升阳止泻

55. 蝉蜕具有的功效(　　)
56. 牛蒡子具有的功效(　　)

  A. 利咽消肿
  B. 利咽清利头目
  C. 明目退翳
  D. 解热生津
  E. 清热解毒

57. 薄荷具有的功效(　　)
58. 升麻具有的功效(　　)

  A. 外感风热，麻疹初起，肝经风热，目赤多泪，小儿惊啼
  B. 外感风热，麻疹初起；热毒疮肿
  C. 外感风热，麻疹初起，湿热泻痢，热病烦渴
  D. 少阳证，肝气郁结，气虚下陷
  E. 外感风热，肝经风热，肝阳上亢，头晕头痛

59. 葛根的主治病证是(　　)
60. 柴胡的主治病证是(　　)

  A. 外感风热，麻疹初起，肝经风热，目赤多泪，小儿惊啼
  B. 外感风热，麻疹初起；热毒疮肿
  C. 外感风热，麻疹初起，湿热泻痢，热病烦渴
  D. 少阳证，肝气郁结，气虚下陷
  E. 外感风热，肝经风热，肝阳上亢，头晕头痛

61. 蝉蜕的主治病证是(　　)
62. 菊花的主治病证是(　　)

  A. 外感风热，麻疹初起，肝经风热，目赤多泪，小儿惊啼
  B. 外感风热，麻疹初起；热毒疮肿

C. 外感风热，麻疹初起，湿热泻痢，热病烦渴

D. 少阳证，肝气郁结，气虚下陷

E. 外感风热，肝经风热，肝阳上亢，头晕头痛

63. 葛根的主治病证是（　　）
64. 牛蒡子的主治病证是（　　）

A. 薄荷
B. 牛蒡子
C. 蝉蜕
D. 荆芥
E. 麻黄

65. 功能疏散风热、解毒透疹、消肿利咽的药物是（　　）
66. 功能疏散风热、明目透疹、息风止痉的药物是（　　）

A. 牛蒡子
B. 淡豆豉
C. 栀子
D. 葛根
E. 蝉蜕

67. 功能解表，兼能除烦的药物是（　　）
68. 功能透疹，兼能解毒的药物是（　　）

A. 菊花
B. 淡豆豉
C. 栀子
D. 葛根
E. 芦根

69. 功能解表，兼能除烦的药物是（　　）
70. 功能透疹，兼能止泻的药物是（　　）

A. 薄荷
B. 紫苏
C. 荆芥
D. 防风
E. 升麻

71. 治疗肝气郁滞所致胸闷胁痛，应选用的药物是（　　）
72. 治疗脾胃气滞所致胸闷呕吐，应选用的药物是（　　）

A. 疏肝解郁
B. 清热解毒
C. 清肺润燥
D. 息风止痉
E. 生津止渴

73. 柴胡具有的功效是（　　）
74. 升麻具有的功效是（　　）

参 考 答 案

A1 型题

1. B	2. C	3. D	4. B	5. C
6. C	7. A	8. B	9. A	10. C
11. D	12. B	13. C	14. C	15. C
16. D	17. C	18. D	19. D	20. B
21. E	22. A	23. C	24. C	25. B
26. E	27. B	28. D	29. D	30. A
31. B	32. B	33. D	34. B	35. D
36. C	37. C	38. B	39. A	40. A
41. E	42. C	43. C	44. C	45. C
46. A	47. C	48. D	49. D	50. C
51. D	52. B	53. C	54. B	55. A
56. B	57. C	58. C	59. A	60. E
61. E	62. A	63. B	64. B	65. E
66. B	67. E	68. C	69. E	70. C
71. B	72. C	73. C	74. D	75. D
76. B	77. C	78. A	79. B	80. C
81. C	82. E	83. D	84. C	85. B
86. C	87. C	88. D	89. D	90. B
91. E	92. C			

A2 型题

1. A	2. D	3. C	4. B	5. B
6. B	7. D	8. A	9. D	10. C
11. D	12. C	13. C	14. B	15. D

16. C	17. B	18. C	19. B	20. D	26. B	27. A	28. C	29. C	30. A
21. B	22. C	23. C	24. B	25. D	31. A	32. D	33. C	34. E	35. C
26. C	27. B				36. A	37. B	38. A	39. A	40. A

B1 型题

					41. B	42. D	43. A	44. A	45. A
					46. D	47. A	48. D	49. E	50. D
1. D	2. E	3. C	4. A	5. B	51. B	52. C	53. D	54. A	55. C
6. A	7. A	8. E	9. A	10. C	56. A	57. B	58. E	59. C	60. D
11. D	12. B	13. E	14. D	15. A	61. A	62. E	63. C	64. B	65. B
16. D	17. B	18. C	19. D	20. E	66. C	67. B	68. A	69. B	70. D
21. E	22. B	23. C	24. A	25. E	71. A	72. B	73. A	74. B	

第七单元 清热药

A1 型题

1. 内服清热泻火，除烦止渴，火煅外用敛疮生肌、收湿、止血的药物是（ ）
   A. 知母
   B. 栀子
   C. 石膏
   D. 芦根
   E. 竹叶

2. 治疗胃火上炎的头痛、牙龈肿痛，应选用的药组是（ ）
   A. 玄参、黄芩
   B. 知母、贝母
   C. 石膏、升麻
   D. 龙胆草、黄柏
   E. 紫苏、生姜

3. 石膏的功效是（ ）
   A. 滋阴润燥
   B. 除烦止渴
   C. 生津利尿
   D. 消肿生肌
   E. 燥湿解毒

4. 下列各项，应先煎入药的是（ ）
   A. 牛黄
   B. 石膏
   C. 芒硝
   D. 青黛
   E. 甘遂

5. 具有清实热、退虚热功效的药物是（ ）
   A. 石膏
   B. 知母
   C. 黄芩
   D. 苦参
   E. 栀子

6. 具有清热泻火、滋阴润肺功效的药物是（ ）
   A. 栀子
   B. 芦根
   C. 竹叶
   D. 知母
   E. 石膏

7. 治疗气分热证，症见壮热、烦渴、脉洪大等，最佳的配伍是（ ）
   A. 芦根，天花粉
   B. 黄芩，栀子
   C. 夏枯草，决明子
   D. 石膏，知母
   E. 竹叶，淡竹叶

8. 石膏与知母均能治疗的病证是（ ）
   A. 虚热证
   B. 热毒证
   C. 湿热证
   D. 血热证
   E. 气分热证

9. 下列各项，不属知母功效的是（ ）
   A. 清热泻火
   B. 清热解毒
   C. 滋阴清热
   D. 消退虚热
   E. 滋肺胃肾阴

10. 上以清肺，中以凉胃，下泻肾火的药物是（ ）
    A. 黄柏
    B. 栀子
    C. 知母
    D. 地骨皮
    E. 生地黄

11. 具有清热生津、除烦止呕功效的药物

是( )
　　A. 石膏
　　B. 知母
　　C. 芦根
　　D. 黄连
　　E. 天花粉

12. 具有清热泻火、生津止渴、消肿排脓功效的药物是( )
　　A. 天花粉
　　B. 白芷
　　C. 麻黄
　　D. 芦根
　　E. 知母

13. 孕妇禁用的药物是( )
　　A. 天花粉
　　B. 淡竹叶
　　C. 夏枯草
　　D. 决明子
　　E. 芦根

14. 治疗心火上炎，口舌生疮，小便不利之证，应首选的药物是( )
　　A. 黄连
　　B. 栀子
　　C. 芦根
　　D. 黄芩
　　E. 淡竹叶

15. 淡竹叶的功效是( )
　　A. 清热，解毒，利尿
　　B. 清热泻火
　　C. 清热泻火，除烦，利尿
　　D. 清热除烦，生津
　　E. 清热除烦，利尿

16. 芦根与淡竹叶具有的共同功效是( )
　　A. 止呕
　　B. 利尿
　　C. 止咳
　　D. 凉血
　　E. 发汗

17. 栀子具有的功效是( )
　　A. 清热除烦，泻火解毒，利尿
　　B. 泻火除烦，清热利湿，凉血解毒
　　C. 泻火解毒，利尿
　　D. 清热燥湿，泻火解毒，止血
　　E. 清热解毒，除烦止渴，消肿止痛

18. 具有清热利湿、利胆退黄功效，治湿热黄疸的药组是( )
　　A. 栀子、大黄
　　B. 黄芩、夏枯草
　　C. 金银花、连翘
　　D. 紫草、水牛角
　　E. 黄连、苦参

19. 治疗热病心烦、郁闷、躁扰不宁，血热妄行之吐衄、尿血的药物是( )
　　A. 石膏
　　B. 知母
　　C. 苦参
　　D. 栀子
　　E. 黄芩

20. 下列各项，不属栀子功效的是( )
　　A. 凉血解毒
　　B. 泻火除烦
　　C. 清热利湿
　　D. 消退虚热
　　E. 凉血止血

21. 治疗痰火凝结之瘿瘤、瘰疬，应选用的最佳药物是( )
　　A. 栀子
　　B. 知母
　　C. 决明子
　　D. 夏枯草
　　E. 淡竹叶

22. 夏枯草的功效是( )
　　A. 清心火，利小便
　　B. 清热泻火，明目，散结消肿
　　C. 清热泻火
　　D. 清肺热，止咳喘
　　E. 清胃热，降血压

23. 治疗肝经风热，目赤肿痛，应选用的药物是( )
　　A. 柴胡、桑叶

B. 牛蒡子、葛根
C. 蝉蜕、升麻
D. 桑叶、夏枯草
E. 菊花、白芷

24. 具有清肝明目、润肠通便功效的药物是（　　）
    A. 决明子
    B. 菟丝子
    C. 鸦胆子
    D. 沙苑子
    E. 牛蒡子

25. 具有清热燥湿功效，治疗胎热不安的药物是（　　）
    A. 黄连
    B. 黄芩
    C. 黄柏
    D. 龙胆草
    E. 苏梗

26. 治疗肺热咳嗽，当选用的药物是（　　）
    A. 栀子
    B. 大黄
    C. 黄芩
    D. 黄连
    E. 黄柏

27. 治疗怀胎蕴热、胎动不安者，应选用的药物是（　　）
    A. 桑寄生
    B. 黄芩
    C. 苏梗
    D. 续断
    E. 砂仁

28. 治疗湿热所致的腹泻、痢疾，胃热所致的呕吐，应选用的药物是（　　）
    A. 黄芩
    B. 黄连
    C. 黄柏
    D. 大黄
    E. 龙胆草

29. 下列各项，不属黄连功效的是（　　）
    A. 清热

B. 安胎
C. 燥湿
D. 泻火
E. 解毒

30. 清热燥湿、善清心火的药物是（　　）
    A. 连翘
    B. 竹叶
    C. 黄芩
    D. 黄连
    E. 黄柏

31. 善去中焦湿热，泻心胃火毒的药物是（　　）
    A. 黄连
    B. 栀子
    C. 黄芩
    D. 龙胆草
    E. 黄柏

32. 下列各项，不属黄连主治病证的是（　　）
    A. 肺热咳嗽
    B. 血热吐血
    C. 胃热呕吐
    D. 湿热泻痢
    E. 痈疽疮毒

33. 具有清热燥湿、退虚热除蒸、解毒疗疮功效的药物是（　　）
    A. 银柴胡
    B. 苦参
    C. 黄芩
    D. 黄连
    E. 黄柏

34. 具有清热燥湿功效、治疗下焦湿热诸证和阴虚发热的药物是（　　）
    A. 黄芩
    B. 黄连
    C. 黄柏
    D. 知母
    E. 龙胆草

35. 治疗湿热下注之足膝红肿热痛，应选用的药组是（　　）

A. 羌活、独活
B. 白芷、苍耳子
C. 苦参、茯苓
D. 黄柏、苍术
E. 细辛、防风

36. 黄柏的功效是(　　)
A. 清湿热，退虚热
B. 清湿热，除疳热
C. 清热燥湿，泻火除蒸，解毒疗疮
D. 清热燥湿，泻火解毒
E. 清热解毒，凉血止血

37. 治疗阴虚发热、骨蒸盗汗及遗精等证，具有退虚热、制相火功效的药物是(　　)
A. 银柴胡
B. 地骨皮
C. 黄连
D. 牡丹皮
E. 黄柏

38. 治疗阴虚火旺、肺肾阴虚所致盗汗、骨蒸潮热、心烦等证，应选用的药物是(　　)
A. 天花粉、沙参
B. 生石膏、黄柏
C. 黄柏、知母
D. 黄芩、地骨皮
E. 牡丹皮、桑白皮

39. 具有清热燥湿、泻肝胆火功效的药物是(　　)
A. 决明子
B. 龙胆草
C. 黄柏
D. 黄连
E. 菊花

40. 治疗湿热黄疸和肝经热盛，高热惊厥，手足抽搐，应选用的药物是(　　)
A. 黄柏
B. 黄连
C. 黄芩
D. 龙胆草
E. 防风

41. 治疗肝胆实热所致之胁痛、头痛、口苦、目赤、耳聋、阴肿阴痒等症，应选用的药物是(　　)
A. 黄柏
B. 龙胆草
C. 椿皮
D. 苦参
E. 虎杖

42. 均善于清肝胆经实火的药物是(　　)
A. 黄连、栀子
B. 龙胆草、夏枯草
C. 桑叶、菊花
D. 石膏、知母
E. 葛根、柴胡

43. 下列各项，不属利胆退黄药组的是(　　)
A. 栀子、秦艽
B. 大黄、苦参
C. 郁金、白鲜皮
D. 茵陈、金钱草
E. 柴胡、川楝子

44. 具有清热燥湿、收涩止痢、明目、止带功效的药物是(　　)
A. 秦皮
B. 夏枯草
C. 决明子
D. 桑叶
E. 淡竹叶

45. 治疗皮肤瘙痒、脓疱疮、疥癣、麻风诸证，应选用的药物是(　　)
A. 黄柏
B. 黄连
C. 苦参
D. 紫草
E. 麻黄

46. 具有清热燥湿、祛风杀虫、止痒、利尿功效的药物是(　　)
A. 苦参
B. 黄连
C. 胡黄连
D. 黄柏

E. 白鲜皮

47. 下列各项，不属苦参功效的是（ ）
   A. 清热解毒
   B. 燥湿
   C. 利尿
   D. 杀虫止痒
   E. 凉血化瘀

48. 治疗风湿热痹，湿热黄疸，应选用的药物是（ ）
   A. 茵陈
   B. 地肤子
   C. 白鲜皮
   D. 防己
   E. 丹参

49. 具有清热解毒、疏散风热、凉血止痢功效的药物是（ ）
   A. 大青叶
   B. 板蓝根
   C. 青黛
   D. 连翘
   E. 金银花

50. 金银花的功效是（ ）
   A. 清热解毒，疏散风热，凉血止痢
   B. 清热解毒，利湿
   C. 清热解毒，凉血消斑
   D. 清热解毒，凉血散肿
   E. 清热解毒，燥湿

51. 治疗热毒疮疡，风热外感，应选用的药物是（ ）
   A. 黄连
   B. 蒲公英
   C. 牛黄
   D. 桑叶
   E. 金银花

52. 具有清热解毒、疏散风热功效的药组是（ ）
   A. 桑叶，菊花
   B. 薄荷，牛蒡子
   C. 牛黄，水牛角
   D. 金银花，连翘
   E. 蒲公英，紫花地丁

53. 前人称为"疮家圣药"的药物是（ ）
   A. 白芷
   B. 连翘
   C. 天花粉
   D. 红藤
   E. 蒲公英

54. 治热毒蕴结之各种疮毒痈肿，瘰疬结核等，应选用的药物是（ ）
   A. 蒲公英
   B. 紫花地丁
   C. 连翘
   D. 白芷
   E. 大青叶

55. 均能治疗温病初起的药物是（ ）
   A. 金银花、连翘
   B. 蒲公英、菊花
   C. 败酱草、大血藤
   D. 鱼腥草、芦根
   E. 紫花地丁、菊花

56. 治疗热陷心包之高热、神昏、谵语，应选用的药物是（ ）
   A. 黄连、胡黄连
   B. 赤芍、金银花
   C. 石膏、知母
   D. 黄连、连翘心
   E. 玄参、牡丹皮

57. 温病热在卫气营血各个阶段均可使用的药物是（ ）
   A. 石膏、知母
   B. 金银花、连翘
   C. 牡丹皮、赤芍
   D. 牛黄、熊胆
   E. 青蒿、地骨皮

58. 栀子、黄连、连翘、竹叶均能够治疗的病证是（ ）
   A. 热病心烦
   B. 热结便秘
   C. 湿热泻痢
   D. 虚热不退

E. 外感表证

59. 穿心莲的功效是（　　）
    A. 清热解毒
    B. 清热解毒，养阴
    C. 清热解毒，燥湿，凉血，消肿
    D. 清热凉血，祛瘀止痛
    E. 清热凉血，养阴生津

60. 用治温热病热毒发斑、神昏、壮热，血热毒盛之丹毒、咽肿等，应选用的药物是（　　）
    A. 金银花
    B. 连翘
    C. 大青叶
    D. 生地黄
    E. 穿心莲

61. 大青叶的功效是（　　）
    A. 凉肝定惊
    B. 凉血消斑
    C. 凉血散肿
    D. 燥湿
    E. 利水消肿

62. 大青叶、板蓝根、青黛共同具有的功效是（　　）
    A. 清热解毒，燥湿
    B. 清热解毒，凉血
    C. 清热解毒，利水消肿
    D. 清热解毒，利湿
    E. 清热解毒，活血止痛

63. 青黛入汤剂的用法是（　　）
    A. 先煎
    B. 后下
    C. 包煎
    D. 另煎
    E. 作散剂冲服

64. 善于治疗乳痈，人称"乳痈良药，通淋妙品"的药物是（　　）
    A. 金银花
    B. 连翘
    C. 夏枯草
    D. 土茯苓
    E. 蒲公英

65. 善于治疗疔毒的药物是（　　）
    A. 鱼腥草
    B. 大血藤
    C. 败酱草
    D. 紫花地丁
    E. 金银花

66. 均能够治疗乳痈的药物是（　　）
    A. 大黄、芒硝
    B. 金银花、连翘
    C. 败酱草、大血藤
    D. 蒲公英、漏芦
    E. 鱼腥草、天花粉

67. 善于治疗梅毒或因梅毒服用汞剂而致肢体拘挛的药物是（　　）
    A. 鱼腥草
    B. 土茯苓
    C. 败酱草
    D. 蒲公英
    E. 地肤子

68. 具有清热解毒、消痈排脓功效，善于治疗肺痈、肺热咳嗽的药物是（　　）
    A. 大血藤
    B. 芦根
    C. 鱼腥草
    D. 蒲公英
    E. 桑叶

69. 均善于治疗肺痈的药物是（　　）
    A. 金银花、连翘
    B. 生地黄、玄参
    C. 鱼腥草、芦根
    D. 牡丹皮、赤芍
    E. 地骨皮、白薇

70. 关于败酱草的功效，下列不正确的是（　　）
    A. 清热解毒
    B. 消痈排脓
    C. 利尿消肿
    D. 排脓以治内痈
    E. 祛瘀止痛

71. 治疗痰热壅盛之咽喉肿痛，应选用的药

物是( )
A. 山豆根
B. 射干
C. 贯众
D. 鱼腥草
E. 薄荷

72. 山豆根的功效是( )
A. 利咽消肿
B. 利湿
C. 利尿
D. 消痈
E. 止痢

73. 具有清热解毒、利咽、消肿功效的药物是( )
A. 山豆根
B. 马勃
C. 牛蒡子
D. 薄荷
E. 射干

74. 均善于治疗咽喉肿痛的药物是( )
A. 山豆根、射干
B. 龙胆草、决明子
C. 桑叶、菊花
D. 龙胆草、夏枯草
E. 栀子、淡竹叶

75. 下列各项，不属山豆根功效的是( )
A. 清肺热
B. 利咽喉
C. 活血化瘀
D. 消肿止痛
E. 清热解毒

76. 下列各项，不具有利咽消肿功效的是( )
A. 马勃
B. 山豆根
C. 板蓝根
D. 射干
E. 苦参

77. 为治痢要药的药物是( )
A. 苦参
B. 白头翁
C. 秦皮
D. 败酱草
E. 鱼腥草

78. 白头翁长于治疗的病证是( )
A. 虚寒脘腹痛
B. 血虚腹痛
C. 肝胃不和的脘腹痛
D. 肠痈腹痛
E. 泻痢腹痛

79. 治疗阿米巴痢疾，应首选的药组是( )
A. 鸦胆子、白头翁
B. 秦皮、马齿苋
C. 黄连、黄芩
D. 黄芩、大血藤
E. 连翘、苦参

80. 治疗湿热泻痢、下痢脓血、里急后重等证，应首选的药组是( )
A. 葛根、金银花、连翘
B. 蒲公英、败酱草、秦皮
C. 马齿苋、白头翁、秦皮
D. 黄柏、车前子、泽泻
E. 大血藤、黄连、紫花地丁

81. 治疗湿热泻痢及下痢脓血、里急后重等证，应选用的药物是( )
A. 葛根
B. 连翘
C. 白芍
D. 马齿苋
E. 大血藤

82. 既能治痢，又可截疟的药物是( )
A. 青蒿
B. 白头翁
C. 鸦胆子
D. 马齿苋
E. 黄连

83. 白花蛇舌草的功效是( )
A. 清热燥湿，泻火，解毒
B. 清热凉血，泻火，解毒

C. 清热解毒，利湿通淋

D. 清热利湿，消痈

E. 清热解毒，凉血，止血

84. 治疗温热病之身热夜甚，神昏谵语，应选用的药物是（　）

A. 生地黄

B. 大黄

C. 紫花地丁

D. 黄连

E. 黄芩

85. 具有清热凉血、养阴生津功效的药物是（　）

A. 天花粉、芦根

B. 连翘、淡竹叶

C. 生地黄、玄参

D. 紫草、水牛角

E. 石膏、知母

86. 治疗温病热甚伤阴劫液之肠燥便秘，应选用的药物是（　）

A. 生地黄

B. 大黄

C. 番泻叶

D. 火麻仁

E. 郁李仁

87. 下列各项，不属生地黄功效的是（　）

A. 凉血

B. 养阴

C. 生津

D. 清热

E. 解毒

88. 玄参的功效是（　）

A. 清热解毒，凉血

B. 清热解毒，止血

C. 清热凉血，软坚

D. 清热凉血，泻火解毒，滋阴

E. 清热泻火，散瘀

89. 治疗温热病血热壅盛、发斑、吐衄等，应选用的药物是（　）

A. 石膏

B. 知母

C. 金银花

D. 连翘

E. 玄参

90. 治疗热毒咽喉肿痛、痈肿疮毒及瘰疬痰核等，应选用的药物是（　）

A. 白芷

B. 紫花地丁

C. 玄参

D. 升麻

E. 紫草

91. 生地黄与玄参均具有的功效是（　）

A. 清热解毒，凉血消斑

B. 清热凉血，养阴增液

C. 清热凉血，活血散瘀

D. 清热解毒，疏风散热

E. 清热燥湿，泻火解毒

92. 具有活血祛瘀、清热凉血功效的药物是（　）

A. 牡丹皮

B. 银柴胡

C. 胡黄连

D. 青蒿

E. 地骨皮

93. 凉血不留瘀，活血不动血，又能退无汗骨蒸的药物是（　）

A. 赤芍

B. 白薇

C. 生地黄

D. 牡丹皮

E. 郁金

94. 具有清热凉血、活血散瘀功效的药物是（　）

A. 玄参、生地黄

B. 水牛角、牡丹皮

C. 知母、黄柏

D. 赤芍、牡丹皮

E. 大黄、栀子

95. 具有凉血散瘀功效，善清泻肝火的药物是（　）

A. 石膏

B. 赤芍

C. 牡丹皮

D. 黄连

E. 栀子

96. 赤芍的功效是（   ）

　　A. 养阴生津，消肿止痛

　　B. 凉血补血

　　C. 解毒养阴，凉血

　　D. 清热凉血，散瘀止痛

　　E. 清心安神

97. 具有清热凉血活血、解毒透疹功效的药物是（   ）

　　A. 赤芍

　　B. 紫草

　　C. 生地黄

　　D. 玄参

　　E. 地骨皮

98. 能用于预防麻疹的药物是（   ）

　　A. 升麻

　　B. 葛根

　　C. 紫草

　　D. 白鲜皮

　　E. 荆芥

99. 具有截疟、退虚热功效的药物是（   ）

　　A. 白薇

　　B. 青蒿

　　C. 牡丹皮

　　D. 知母

　　E. 黄芩

100. 具有清热解暑、截疟功效的药物是（   ）

　　A. 香薷

　　B. 鸦胆子

　　C. 青蒿

　　D. 柴胡

　　E. 滑石

101. 具有退虚热、解毒疗疮功效，治阴虚外感证的药物是（   ）

　　A. 胡黄连

　　B. 地骨皮

C. 青蒿

D. 连翘

E. 白薇

102. 具有清气分实热、退蒸功效的药物是（   ）

　　A. 石膏

　　B. 白薇

　　C. 栀子

　　D. 芦根

　　E. 胡黄连

103. 具有凉血退蒸、清泄肺热功效的药物是（   ）

　　A. 黄芩

　　B. 桑叶

　　C. 地骨皮

　　D. 石膏

　　E. 白薇

104. 具有退虚热、除疳热功效的药物是（   ）

　　A. 柴胡、银柴胡

　　B. 银柴胡、胡黄连

　　C. 牡丹皮、赤芍

　　D. 黄连、胡黄连

　　E. 白薇、秦艽

105. 具有退虚热、清热燥湿功效的药物是（   ）

　　A. 黄芩

　　B. 黄连

　　C. 胡黄连

　　D. 知母

　　E. 苦参

106. 黄连与胡黄连均具有的功效是（   ）

　　A. 清热解毒

　　B. 清热燥湿

　　C. 清热凉血

　　D. 退虚热

　　E. 清热泻火

107. 具有退虚热、凉血功效的药物是（   ）

　　A. 生地黄、玄参

B. 黄柏、知母

C. 地骨皮、白薇

D. 地骨皮、胡黄连

E. 牡丹皮、银柴胡

108. 下列各项，不属治疗虚热的药物是( )

A. 白薇

B. 青蒿

C. 银柴胡

D. 牡丹皮

E. 柴胡

A2 型 题

1. 患者，男，43岁。口苦，心烦，胸闷不舒，入睡困难，舌质红，脉数。用药应首选的是( )

A. 栀子、淡豆豉

B. 栀子、芦根

C. 黄连、肉桂

D. 酸枣仁、柏子仁

E. 酸枣仁、远志

2. 患者，男，16岁。发热腹痛，里急后重，大便有脓血，舌质红，脉滑数。用药应首选的是( )

A. 黄芩、木香

B. 黄连、木香

C. 黄柏、木香

D. 苦参、木香

E. 马齿苋、木香

3. 患者，男，18岁。发热恶寒，鼻塞头痛，咽部红肿，口干溲黄，舌苔薄黄，脉数有力。用药应首选的是( )

A. 荆芥、防风

B. 桑叶、菊花

C. 葛根、升麻

D. 柴胡、黄芩

E. 金银花、连翘

4. 患者，男，50岁。平素喜饮白酒，近日牙龈红肿作痛，伴口苦心烦，舌质暗红，脉沉数有力。用药应首选的是( )

A. 黄连

B. 黄芩

C. 黄柏

D. 丹参

E. 知母

5. 患者，女，48岁。咳嗽1周，咳嗽时胸背痛，咳吐大量脓痰，素有便秘，舌苔黄，脉滑数。用药应首选的是( )

A. 柴胡、桔梗

B. 柴胡、枳壳

C. 瓜蒌仁、浙贝母

D. 鱼腥草、桃仁

E. 薏苡仁、冬瓜仁

6. 患者，男，42岁。全头胀痛，急躁易怒，口苦胁痛，面红目赤，便秘溲赤，舌边尖红，苔黄，脉弦数。用药应首选的是( )

A. 全蝎、蜈蚣

B. 磁石、牡蛎

C. 龙胆草、栀子

D. 天麻、石决明

E. 川芎、川牛膝

7. 患者，男，19岁。手足心热，夜眠多梦，时有遗精，舌质红，脉细数。用药应首选的是( )

A. 黄芩、黄连

B. 黄连、黄柏

C. 黄芩、黄柏

D. 黄柏、知母

E. 白果、莲子

8. 患者，男，36岁。左耳隆鸣，听力下降，急躁心烦，口干胁痛，小便短赤，舌质红，舌苔黄，脉弦数。用药应首选的是( )

A. 龙胆草

B. 夏枯草

C. 车前草

D. 金钱草

E. 白花蛇舌草

9. 患者，女，44岁。素有高血压病史，近两周发现项下不适，可触摸到肿块。诊断为甲状

腺瘤。用药应首选的是（　　）

A. 龙胆草
B. 夏枯草
C. 连翘
D. 玄参
E. 蒲公英

10. 患者，女，26岁。产后3周，左乳房红肿胀痛，触摸到有硬块，大便如常，小便色黄。用药应首选的是（　　）

A. 全瓜蒌
B. 夏枯草
C. 牡蛎
D. 蒲公英
E. 柴胡

11. 患者，男，45岁。咽喉肿痛，咳嗽痰黄，胸闷微喘，痰鸣有声。用药应首选的是（　　）

A. 玄参
B. 桔梗
C. 薄荷
D. 黄芩
E. 射干

12. 患者，女，37岁。暑天身染疟疾，往来寒热，胸闷头痛，恶心纳呆。用药应首选的是（　　）

A. 柴胡
B. 槟榔
C. 青蒿
D. 桂枝
E. 麻黄

13. 患者，女，20岁。2周前患感冒，现午后仍有低热，口渴欲饮，舌红少津，脉细数，用药应首选的是（　　）

A. 石斛
B. 青蒿
C. 银柴胡
D. 胡黄连
E. 白薇

14. 患者，女，30岁。带下量多，色黄而稠，少腹隐痛，阴部瘙痒，舌苔黄腻，脉滑数。用药应首选的是（　　）

A. 清热泻火药
B. 清热凉血药
C. 清热燥湿药
D. 清热解毒药
E. 利水渗湿药

15. 患者，女，30岁。带下量多，色黄而稠，少腹隐痛，阴部瘙痒，舌苔黄腻，脉滑数。不应选用的药物是（　　）

A. 黄柏
B. 龙胆草
C. 车前子
D. 覆盆子
E. 椿皮

16. 患者，男，35岁。外感风寒治疗1周未愈，昨起体温升高达39℃，发热不恶寒，周身有汗，烦渴，脉洪大，用药应首选的药物是（　　）

A. 黄连、黄芩
B. 连翘、淡竹叶
C. 石膏、知母
D. 知母、黄柏
E. 牡丹皮、赤芍

17. 患者，男，43岁。外感风寒数日不愈，昨起体温升高达39℃，不恶寒，微有汗出，口烦渴，脉洪大，用药应首选的药物是（　　）

A. 清热凉血药
B. 清泄气分药
C. 清热燥湿药
D. 清热解毒药
E. 清热养阴药

18. 患者，女，30岁。外感发热10天，经治疗热势已退，现夜热早凉，舌红少苔，脉细数。用药应首选的药物是（　　）

A. 地骨皮
B. 赤芍
C. 牡丹皮
D. 黄柏
E. 生地黄

19. 患者，男，3岁。发热2天，突然神志不清，痉挛抽搐，用药应首选的药物是（　　）

A. 青黛

B. 夏枯草

C. 栀子

D. 大青叶

E. 薄荷

20. 患者，男，50岁。1周来，喜食冷饮，消谷善饥，烦渴多饮，舌质红，舌苔黄，脉数。用药应首选的药物是（   ）

A. 栀子

B. 黄芩

C. 黄连

D. 黄柏

E. 龙胆草

21. 患者，女，28岁。近1个月以来，口腔溃疡反复发作，心烦，夜晚难以入睡，小便黄，舌质红，脉数。用药应首选的药物是（   ）

A. 芒硝

B. 牛蒡子

C. 淡竹叶

D. 黄芩

E. 石膏

22. 患者，男，18岁。腹泻3天，伴腹痛胀满，大便黏腻不爽，里急后重，四肢酸重无力，发热汗出，舌苔黄腻，脉濡数，用药应首选的药物是（   ）

A. 温脾燥湿药

B. 健脾补气药

C. 清热燥湿药

D. 清热解毒药

E. 清热凉血药

23. 患者，男，18岁。腹泻3天，伴腹痛胀满，大便黏腻不爽，里急后重，四肢酸重无力，发热汗出，舌苔黄腻，脉濡数，用药应首选的药物是（   ）

A. 干姜

B. 黄连

C. 赤芍

D. 金银花

E. 白术

24. 患者，女，12岁。壮热不恶寒3天，每日体温午后升高，夜间高于白天，烦躁时有谵语，舌红绛，脉细数。用药应首选的药物是（   ）

A. 黄芩、黄连

B. 石膏、知母

C. 薄荷、连翘

D. 水牛角、黄连

E. 柴胡、黄芩

25. 患者，女，11岁。5天前感冒，前天开始突发高热，并出现喘促气急，咳嗽痰黄。舌红苔黄，脉洪数。应首选的与麻黄配伍的药物是（   ）

A. 桂枝

B. 前胡

C. 石膏、麻杏石甘汤

D. 荆芥

E. 甘草

26. 患者，男，15岁。发热恶寒，目赤肿痛，羞明流泪，眵多色黄，应首选的与桑叶、菊花配伍的药物是（   ）

A. 决明子

B. 石决明

C. 钩藤

D. 天麻

E. 地龙

27. 患儿，男，8岁。感冒数天，现出现高热，心烦口渴，出汗，舌红苔黄，脉洪大，用药应首选的药物是（   ）

A. 金银花、连翘

B. 芦根、淡竹叶

C. 石膏、知母、白虎汤

D. 知母、黄柏

E. 牡丹皮、赤芍

28. 患者，男，25岁。头痛、咽痛三四天，出现心烦郁闷，躁扰不宁，夜不能寐，小便黄，舌尖红，脉数，用药应首选的药物是（   ）

A. 栀子、淡豆豉、栀子豉汤

B. 黄连、黄芩

C. 麻黄、石膏

D. 栀子、黄柏

E. 赤芍、牡丹皮

29. 患者，男，56岁。患咳嗽气喘四五年，时轻时重，近1个月以来，出现晚上低热，自觉手足心发热，心烦急躁，小便黄，应选用的与知母配伍的药物是（   ）

A. 石膏
B. 生地黄
C. 天花粉
D. 黄柏
E. 玄参

30. 患者，男，38岁。牙痛红肿，烦渴多饮，舌红苔黄，脉洪数。用药应首选的药物是（   ）

A. 栀子
B. 黄芩
C. 黄连
D. 黄柏
E. 龙胆草

31. 患儿，男，5岁。高热，神昏，手足不时痉挛抽搐，用药应首选的药物是（   ）

A. 青黛
B. 夏枯草
C. 栀子
D. 大青叶
E. 黄连

32. 患儿，男，12岁。患流行性出血热，经治疗基本恢复，但仍低热未退，夜热早凉，热退无汗，形体消瘦，舌红少苔，脉细数。用药应首选的药物是（   ）

A. 地骨皮
B. 赤芍
C. 牡丹皮
D. 黄柏
E. 生地黄

B1型题

A. 知母
B. 石膏
C. 栀子
D. 芦根
E. 玄参

1. 具有清热止呕功效，治疗胃热呕逆的药物是（   ）
2. 具有滋阴润燥功效，治疗阴虚肺燥咳嗽的药物是（   ）

A. 生地黄
B. 石膏
C. 栀子
D. 芦根
E. 玄参

3. 具有清热泻火功效，用于胃热牙龈肿痛的药物是（   ）
4. 具有泻火除烦功效，用于心烦郁闷，躁扰不宁的药物是（   ）

A. 龙胆草
B. 黄芩
C. 黄连
D. 黄柏
E. 苦参

5. 具有清热燥湿功效，善清心胃实热的药物是（   ）
6. 具有清热燥湿功效，善清肺热的药物是（   ）

A. 龙胆草
B. 黄芩
C. 黄连
D. 黄柏
E. 苦参

7. 具有清热燥湿功效，善清肝胆火的药物是（   ）
8. 具有清热燥湿功效，善祛风杀虫的药物是（   ）

A. 黄柏
B. 玄参
C. 知母

D. 牡丹皮

E. 地骨皮

9. 具有退虚热、燥湿功效，治疗湿热黄疸的药物是（ ）

10. 具有退虚热、解毒功效，治疗瘰疬痰核的药物是（ ）

A. 黄柏

B. 玄参

C. 知母

D. 牡丹皮

E. 地骨皮

11. 具有退虚热功效，治疗肠痈腹痛的药物是（ ）

12. 具有退虚热功效，治疗温病气分壮热烦渴的药物是（ ）

A. 芦根

B. 知母

C. 天花粉

D. 淡竹叶

E. 栀子

13. 具有泻火除烦、凉血止血功效的药物是（ ）

14. 具有上清心火、下利小便功效的药物是（ ）

A. 芦根

B. 知母

C. 天花粉

D. 淡竹叶

E. 栀子

15. 具有滋肾阴、退虚热功效的药物是（ ）

16. 具有清热生津、消肿排脓功效的药物是（ ）

A. 石膏

B. 夏枯草

C. 知母

D. 芦根

E. 淡竹叶

17. 治疗温病气分证，胃热呕逆，应选用的药物是（ ）

18. 治疗温病气分证，疮溃不敛，应选用的药物是（ ）

A. 石膏

B. 夏枯草

C. 知母

D. 芦根

E. 淡竹叶

19. 治疗痰火郁结，瘰疬瘿瘤，应选用的药物是（ ）

20. 治疗肝火上炎，目赤肿痛，应选用的药物是（ ）

A. 夏枯草

B. 石膏

C. 淡竹叶

D. 栀子

E. 黄芩

21. 主清肺与胃之火的药物是（ ）

22. 主清心与小肠之火的药物是（ ）

A. 夏枯草

B. 石膏

C. 淡竹叶

D. 栀子

E. 黄芩

23. 主清肝火的药物是（ ）

24. 善清三焦之火的药物是（ ）

A. 菊花

B. 桑叶

C. 金银花

D. 连翘

E. 薄荷

25. 具有疏散风热、清热解毒功效，治疗热毒痢疾的药物是（ ）

26. 具有疏散风热、清热解毒功效，被誉为"疮家圣药"的药物是（ ）

   A. 菊花
   B. 桑叶
   C. 金银花
   D. 连翘
   E. 薄荷

27. 具有疏散风热、清热解毒功效，治疗肝阳上亢，眩晕头痛的药物是（ ）

28. 具有疏散风热、凉润肺燥功效，治疗燥热咳嗽的药物是（ ）

   A. 清热泻火，除烦止渴
   B. 清热泻火，滋阴润燥
   C. 清热生津，除烦止呕
   D. 清热生津，消肿排脓
   E. 泻火除烦，清热利湿，凉血解毒

29. 石膏具有的功效是（ ）
30. 栀子具有的功效是（ ）

   A. 清热燥湿，清肺止咳
   B. 清热燥湿，泻火解毒
   C. 清热燥湿，泻火除蒸，解毒疗疮
   D. 清热燥湿，泻火解毒，利尿
   E. 清热燥湿，泻肝胆火

31. 黄柏具有的功效是（ ）
32. 龙胆草具有的功效是（ ）

   A. 清热泻火，生津润燥
   B. 清热泻火，除烦止渴
   C. 清热泻火，泻下攻积
   D. 清热燥湿，泻肝火
   E. 清热燥湿，泻火解毒

33. 知母具有的功效是（ ）
34. 黄连具有的功效是（ ）

   A. 清热泻火，生津止渴，除烦止呕，利尿
   B. 清热除烦，生津利尿
   C. 清热泻火，生津止渴，消肿排脓
   D. 清热除烦，利尿
   E. 清热解毒，利尿

35. 天花粉具有的功效是（ ）
36. 芦根具有的功效是（ ）

   A. 清热燥湿，祛风杀虫，利尿
   B. 清热燥湿，泻火解毒，退虚热
   C. 清热燥湿，泻肝火
   D. 清热燥湿，泻火解毒
   E. 清热燥湿，泻火解毒，止血，安胎

37. 黄芩具有的功效是（ ）
38. 苦参具有的功效是（ ）

   A. 清热燥湿，泻火解毒
   B. 泻下，清肝，杀虫
   C. 清热凉血，解毒，定惊
   D. 疏风清热，清肝明目
   E. 清热泻火，明目，散结消肿

39. 水牛角具有的功效是（ ）
40. 夏枯草具有的功效是（ ）

   A. 清热凉血，养阴，生津
   B. 清热凉血，活血散瘀
   C. 清热凉血，泻火解毒，滋阴
   D. 清热，解毒，利尿
   E. 清热凉血，利尿通淋，解疮毒

41. 生地黄具有的功效是（ ）
42. 玄参具有的功效是（ ）

   A. 清热凉血，活血散瘀
   B. 清热凉血，祛瘀止痛
   C. 凉血活血，解毒透疹
   D. 凉血止血，泻火解毒
   E. 凉血退蒸，清泻肺热

43. 赤芍具有的功效是（ ）
44. 牡丹皮具有的功效是（ ）

   A. 清热利湿
   B. 凉血消斑

C. 凉血散肿

D. 消肿散结，疏散风热

E. 疏散风热，凉血止痢

45. 金银花具有的功效是（   ）
46. 连翘具有的功效是（   ）

A. 清热燥湿，泻火解毒

B. 清热解毒，凉血消斑，清肝泻火，定惊

C. 清热解毒，凉血消斑

D. 清热解毒，凉血，利咽

E. 清热解毒，利咽喉，散肿止痛

47. 大青叶具有的功效是（   ）
48. 青黛具有的功效是（   ）

A. 清热解毒，凉血消肿

B. 清热解毒，利湿

C. 清热解毒，燥湿

D. 凉肝息风，化痰开窍

E. 消肿止痛，息风定痉

49. 牛黄具有的功效是（   ）
50. 紫花地丁具有的功效是（   ）

A. 清热解毒，凉血，利咽

B. 清热解毒，利咽消肿

C. 清热解毒，祛痰止咳，凉血止血

D. 清热解毒，消痰，利咽

E. 清肺，利咽，解毒，止血

51. 射干具有的功效是（   ）
52. 山豆根具有的功效是（   ）

A. 凉血退蒸，清肺降火

B. 凉血止血，泻火解毒，安神定痉

C. 凉血活血，解毒透疹

D. 清热凉血，利尿通淋，解毒疗疮

E. 清热凉血，养阴生津

53. 白薇具有的功效是（   ）
54. 地骨皮具有的功效是（   ）

A. 退虚热，凉血，解暑，截疟

B. 退虚热，除疳热，清湿热

C. 清虚热，除疳热

D. 清热燥湿，泻火解毒，退虚热

E. 和解退热，疏肝解郁，升举阳气

55. 银柴胡具有的功效是（   ）
56. 胡黄连具有的功效是（   ）

A. 湿热泻痢，热毒泻痢

B. 肠痈腹痛

C. 肺痈胸痛，咳吐脓血

D. 乳痈肿痛

E. 热毒壅盛之斑疹不畅或色紫暗

57. 蒲公英的主治病证是（   ）
58. 白头翁的主治病证是（   ）

A. 石膏

B. 栀子

C. 天花粉

D. 夏枯草

E. 淡竹叶

59. 治疗温病气分实热证，症见壮热、烦渴、脉洪大，应选用的药物是（   ）
60. 治疗温病热盛伤津，口干舌燥，烦渴，应选用的药物是（   ）

A. 黄芩

B. 黄柏

C. 黄连

D. 龙胆草

E. 苦参

61. 治疗肺热咳嗽，应选用的药物是（   ）
62. 治疗胃热呕吐，应选用的药物是（   ）

A. 龙胆草

B. 黄连

C. 柴胡

D. 升麻

E. 葛根

63. 治疗肝胆实热，胁痛，口苦，应选用的药物是（   ）
64. 治疗肠胃湿热，腹泻，痢疾，应选用的药物是（   ）

A. 牛黄
B. 石膏
C. 生地黄
D. 青蒿
E. 地骨皮

65. 治疗温病热入心包，神昏窍闭，应选用的药物是（　　）
66. 治疗温病热入营血，身热口干，身发斑疹，应选用的药物是（　　）

A. 射干
B. 牛蒡子
C. 蝉蜕
D. 山豆根
E. 桑叶

67. 治疗咽喉肿痛，兼有痰热壅盛者，应选用的药物是（　　）
68. 治疗咽喉肿痛，证属热毒壅结者，应选用的药物是（　　）

A. 峻下冷积，逐水退肿，祛痰利咽，外用蚀疮
B. 疏散风热，清肺利咽
C. 清热解毒，消痰，利咽
D. 开宣肺气，祛痰利咽
E. 祛痰止咳，消肿利咽

69. 巴豆的功效是（　　）
70. 射干的功效是（　　）

A. 乳痈
B. 肠痈
C. 肺痈
D. 疔毒
E. 大头瘟毒

71. 紫花地丁善于治疗的病证是（　　）
72. 板蓝根善于治疗的病证是（　　）

A. 乳痈
B. 肠痈
C. 肺痈
D. 疔毒
E. 大头瘟毒

73. 蒲公英善于治疗的病证是（　　）
74. 鱼腥草善于治疗的病证是（　　）

A. 泻火除烦，清热利湿，凉血解毒
B. 泻火解毒，凉血祛瘀，化痰通便
C. 活血止痛，行气解郁，清心凉血
D. 活血行气，调经止痛，清心除烦
E. 凉血化瘀，清热泻火，利尿通淋

75. 郁金的功效是（　　）
76. 栀子的功效是（　　）

A. 射干
B. 鱼腥草
C. 紫草
D. 苦参
E. 蒲公英

77. 具有清热解毒、排脓利尿功效的药物是（　　）
78. 具有凉血活血、解毒透疹功效的药物是（　　）

A. 先煎
B. 后下
C. 包煎
D. 另煎
E. 冲服

79. 石膏入汤剂的用法是（　　）
80. 青黛入药的用法是（　　）

A. 黄连
B. 黄芩
C. 黄柏
D. 苦参
E. 栀子

81. 善清上焦之火的药物是（　　）
82. 善清下焦之火的药物是（　　）

A. 黄连
B. 黄芩

C. 黄柏

D. 苦参

E. 栀子

83. 善清三焦之火的药物是（　　）

84. 善清中焦之火的药物是（　　）

A. 黄芩、黄连

B. 苦参、龙胆草

C. 金银花、连翘

D. 蒲公英、鱼腥草

E. 黄柏、知母

85. 均具有清热解毒、利尿通淋功效的药组是（　　）

86. 均具有清热泻火、退热除蒸功效的药组是（　　）

A. 菊花

B. 青黛

C. 鱼腥草

D. 板蓝根

E. 栀子

87. 入汤剂不宜久煎的药物是（　　）

88. 宜入丸散剂服用的药物是（　　）

参 考 答 案

A1 型题

1. C	2. C	3. B	4. B	5. B
6. D	7. D	8. E	9. B	10. C
11. C	12. A	13. A	14. E	15. C
16. B	17. B	18. A	19. D	20. D
21. D	22. B	23. D	24. A	25. B
26. C	27. C	28. B	29. B	30. D
31. A	32. A	33. E	34. C	35. D
36. C	37. E	38. C	39. B	40. D
41. B	42. E	43. E	44. A	45. C
46. A	47. E	48. C	49. E	50. A
51. E	52. D	53. E	54. C	55. A
56. D	57. B	58. A	59. C	60. C
61. B	62. B	63. E	64. E	65. D
66. D	67. B	68. C	69. C	70. C
71. B	72. A	73. A	74. A	75. C
76. E	77. B	78. E	79. A	80. C
81. D	82. C	83. C	84. A	85. C
86. A	87. E	88. D	89. E	90. C
91. B	92. A	93. D	94. D	95. B
96. D	97. B	98. D	99. B	100. C
101. E	102. B	103. C	104. B	105. C
106. B	107. C	108. E		

A2 型题

1. A	2. B	3. E	4. A	5. D
6. C	7. D	8. A	9. B	10. D
11. E	12. C	13. E	14. C	15. D
16. C	17. B	18. C	19. A	20. C
21. C	22. C	23. B	24. D	25. C
26. C	27. C	28. A	29. E	30. C
31. A	32. C			

B1 型题

1. D	2. A	3. B	4. C	5. C
6. B	7. A	8. E	9. A	10. B
11. D	12. C	13. E	14. D	15. B
16. C	17. D	18. A	19. E	20. B
21. B	22. C	23. A	24. D	25. C
26. D	27. A	28. B	29. A	30. E
31. C	32. E	33. A	34. E	35. B
36. A	37. E	38. E	39. C	40. E
41. A	42. C	43. C	44. A	45. E
46. D	47. C	48. C	49. D	50. A
51. B	52. B	53. C	54. C	55. C
56. B	57. D	58. D	59. A	60. C
61. A	62. C	63. C	64. B	65. A
66. C	67. A	68. D	69. A	70. C
71. D	72. E	73. A	74. C	75. C
76. A	77. B	78. C	79. A	80. E
81. B	82. C	83. B	84. A	85. D
86. E	87. C	88. B		

第八单元 泻下药

A1 型题

1. 下列各项，不属攻下药适应证的是（　　）
   A. 饮食积滞
   B. 虚寒泻痢
   C. 血热妄行
   D. 冷积便秘
   E. 大肠燥热

2. 治疗阳明腑实证，常与大黄配伍的药物是（　　）
   A. 番泻叶
   B. 甘遂
   C. 芒硝
   D. 火麻仁
   E. 生地黄

3. 下列各项，不属大黄功效的是（　　）
   A. 泻下攻积
   B. 软坚润燥
   C. 逐瘀通经
   D. 凉血解毒
   E. 清热泻火

4. 大黄外用治疗水火烫伤常配伍的药物是（　　）
   A. 芒硝
   B. 地榆
   C. 紫草
   D. 紫花地丁
   E. 青黛

5. 治疗胃肠实热积滞的高热、神昏谵语，应选用的药物是（　　）
   A. 甘遂
   B. 火麻仁
   C. 郁李仁
   D. 牵牛子
   E. 大黄

6. 大黄的使用注意，下述说法不妥的是（　　）
   A. 妇女月经期慎用
   B. 妇女哺乳期慎用
   C. 孕妇便秘忌用
   D. 孕妇忌用
   E. 阴疽忌用

7. 大黄后下的目的是（　　）
   A. 清热解毒
   B. 泻热通便
   C. 清化痰热
   D. 活血祛瘀
   E. 凉血止血

8. 具有泻火凉血、活血祛瘀、清泄湿热功效的药物是（　　）
   A. 栀子
   B. 牡丹皮
   C. 紫草
   D. 蒲黄
   E. 大黄

9. 具有泻下、凉血功效的药物是（　　）
   A. 大黄
   B. 芒硝
   C. 巴豆
   D. 郁李仁
   E. 番泻叶

10. 大黄和虎杖均具有的功效是（　　）
    A. 活血，通便，解毒，止咳
    B. 活血，利湿，解毒，止痛
    C. 活血，通便，利湿，止血
    D. 活血，止痛，止痉，解毒
    E. 活血，解毒，通便，退黄

11. 用大黄泻下攻积，最恰当的用法

是( )
A. 酒炒后下
B. 醋炒先煎
C. 炒炭研末服
D. 生用后下
E. 生用先煎

12. 善于治疗实热积滞燥结难下的药物是( )
A. 松子仁
B. 巴豆
C. 芒硝
D. 火麻仁
E. 郁李仁

13. 具有润燥软坚、清热消肿功效的药物是( )
A. 巴豆
B. 大黄
C. 芒硝
D. 甘遂
E. 白矾

14. 芒硝与大黄均具有的功效是( )
A. 活血祛瘀
B. 利水消肿
C. 清热泻火
D. 清热凉血
E. 祛痰利咽

15. 芒硝入汤剂的用法是( )
A. 先煎
B. 后下
C. 包煎
D. 冲服
E. 另煎

16. 芒硝具有的功效是( )
A. 泻下攻积，润燥软坚，清热消肿
B. 泻下寒积，清热消肿
C. 养血润肠，清热消肿
D. 养阴通便，清热消肿
E. 壮阳通便，清热消肿

17. 具有泻下攻积、润燥软坚、清热消肿功效的药物是( )

A. 大黄
B. 甘遂
C. 芒硝
D. 番泻叶
E. 郁李仁

18. 能润肠通便，富含油脂，治疗老人虚人便秘多用的药物是( )
A. 火麻仁、郁李仁
B. 火麻仁、甘遂
C. 杏仁、当归
D. 番泻叶、牵牛子
E. 芒硝、柏子仁

19. 治疗肠燥便秘，水肿腹满者，应选用的药物是( )
A. 火麻仁
B. 杏仁
C. 桃仁
D. 郁李仁
E. 松子仁

20. 松子仁除润肠通便之功外，还具有的功效是( )
A. 利水消肿
B. 生津止渴
C. 润肺止咳
D. 养血安神
E. 益气健脾

21. 醋制甘遂的目的是( )
A. 增强止痛功能
B. 引经入药
C. 便于储存
D. 矫味
E. 减低毒性

22. 泻下药中有效成分不溶于水，宜入丸散的药物是( )
A. 芒硝
B. 番泻叶
C. 火麻仁
D. 牵牛子
E. 甘遂

23. 下列各项，不宜入煎剂的药物是( )

A. 大戟
B. 芒硝
C. 甘遂
D. 大黄
E. 牵牛子

24. 治疗胸胁停饮，风痰癫痫，应选用的善泻胸胁之水的药物是（ ）
A. 芒硝
B. 大黄
C. 甘遂
D. 牵牛子
E. 巴豆

25. 具有祛痰止咳功效的药物是（ ）
A. 牵牛子
B. 芫花
C. 商陆
D. 甘遂
E. 大戟

26. 甘遂、京大戟、芫花均有毒，内服时的用法是（ ）
A. 久煎
B. 醋制
C. 酒制
D. 后下
E. 姜汁制

27. 具有峻下逐饮、杀虫疗疮、祛痰止咳功效的药物是（ ）
A. 大戟
B. 大黄
C. 巴豆
D. 芫花
E. 牵牛子

28. 甘遂、京大戟、芫花配伍应用时，不宜配伍的药物是（ ）
A. 干姜
B. 海藻
C. 人参
D. 甘草
E. 藜芦

29. 具有泻下逐水、去积杀虫功效的药物是（ ）
A. 芫花
B. 使君子
C. 贯众
D. 牵牛子
E. 仙鹤草

30. 治疗水肿胀满，大便秘结，小便不利，应首选的药物是（ ）
A. 大黄
B. 牵牛子
C. 麻黄
D. 巴豆
E. 芒硝

31. 下列各项，不宜与牵牛子配伍的药物是（ ）
A. 芒硝
B. 五灵脂
C. 硫黄
D. 巴豆
E. 郁金

32. 治疗寒积便秘，应选用的药物是（ ）
A. 甘遂
B. 大黄
C. 芒硝
D. 巴豆
E. 牵牛子

33. 下列各项，多制成霜使用的药物是（ ）
A. 火麻仁
B. 郁李仁
C. 巴豆
D. 牵牛子
E. 大黄

34. 具有泻下冷积、逐水退肿、祛痰利咽功效，治疗喉痹的药物是（ ）
A. 大黄
B. 芒硝
C. 牛蒡子
D. 巴豆
E. 薄荷

35. "十九畏"中，与巴豆相畏的是( )
    A. 甘草
    B. 朴硝
    C. 藜芦
    D. 牵牛子
    E. 郁金

36. 巴豆内服的剂量是( )
    A. 0.3~0.6g
    B. 0.7~0.9g
    C. 0.1~0.3g
    D. 0.01~0.03g
    E. 5~10g

37. 下列各项，不属巴豆主治病证的是( )
    A. 腹水鼓胀
    B. 寒实结胸
    C. 热结旁流
    D. 喉痹痰阻
    E. 寒积便秘

A2 型题

1. 患者，男，25岁。发热一天，右下腹痛，拒按，大便三日未行，舌质红，舌苔黄，脉滑数。用药应首选的药物是( )
    A. 桃仁、薏苡仁
    B. 红藤、薏苡仁
    C. 大黄、牡丹皮、大黄牡丹汤
    D. 牡丹皮、赤芍
    E. 大黄、枳实

2. 患者，男，25岁。皮肤、白睛色黄明润，小便色黄如浓茶，大便秘结，舌苔黄腻，脉滑数。最宜与茵陈配伍使用的药物是( )
    A. 黄芩
    B. 黄连
    C. 黄柏
    D. 大黄
    E. 龙胆草

3. 患者，女，31岁。素患肠痈，连日来右下腹阵阵作痛，口苦便干，应与大黄配伍使用的药物是( )
    A. 赤芍
    B. 白芍
    C. 牡丹皮
    D. 丹参
    E. 当归

4. 患者，男，50岁。患肝硬化多年，近日尿量骤减，腹部胀大如鼓，饮食精神尚可。用药应首选的药物是( )
    A. 大腹皮
    B. 冬瓜皮
    C. 桑白皮
    D. 甘遂
    E. 葶苈子

5. 患者，男，50岁。患肝硬化多年，近日尿量骤减，腹部胀大如鼓，饮食精神尚可。欲用甘遂逐水药量是( )
    A. 0.1g
    B. 1g
    C. 3g
    D. 5g
    E. 10g

6. 患者，男，40岁。大便10日未行，腹满硬痛，发热烦躁，舌苔焦黄，脉沉实有力。用药应首选的药物是( )
    A. 栀子
    B. 黄芩
    C. 石膏
    D. 芒硝
    E. 番泻叶

7. 患者，男，40岁。大便10日未行，腹满硬痛，发热烦躁，舌苔焦黄，脉沉实有力。用药应首选的药物是( )
    A. 攻下药
    B. 润下药
    C. 峻下逐水药
    D. 清热泻火药
    E. 清热解毒药

8. 患者，男，44岁。发热，大便坚结，五六天未解，腹痛胀满，谵语发狂，应选用的与大

黄配伍的药物是( )

A. 栀子
B. 黄芩
C. 石膏
D. 芒硝
E. 番泻叶

9. 患者，女，40岁，患温热病后体虚，大便燥结，诊为热结阴伤，应选用的与大黄配伍的药物是( )

A. 生地黄、玄参
B. 芒硝、黄连
C. 附子、干姜
D. 人参、当归
E. 厚朴、枳实

B1型题

A. 寒积便秘
B. 热积便秘
C. 阳虚便秘
D. 肠燥便秘
E. 虫积便秘

1. 大黄的主治病证是( )
2. 巴豆的主治病证是( )

A. 寒积便秘
B. 热积便秘
C. 阳虚便秘
D. 肠燥便秘
E. 虫积便秘

3. 郁李仁的主治病证是( )
4. 火麻仁的主治病证是( )

A. 利水消肿
B. 养心安神
C. 养血活血
D. 滋阴补血
E. 降气化痰

5. 郁李仁的功效是( )
6. 紫苏子的功效是( )

A. 泻下，清热，软坚
B. 泻下，清肝，杀虫
C. 泻下逐水，去积杀虫
D. 行气，利水，杀虫
E. 泻水逐饮，消肿散结

7. 牵牛子的功效是( )
8. 甘遂的功效是( )

A. 泻下通便，行水消胀
B. 泻下通便，清肝，杀虫
C. 泻下逐水，杀虫
D. 行气利水，杀虫
E. 泻下逐水，消肿

9. 芦荟的功效是( )
10. 番泻叶的功效是( )

A. 峻下冷积，逐水退肿，祛痰利咽
B. 疏散风热，清肺利咽
C. 清热解毒，消痰利咽
D. 开宣肺气，祛痰利咽
E. 祛痰止咳，消肿利咽

11. 巴豆的功效是( )
12. 射干的功效是( )

A. 通便泻火，解毒祛瘀
B. 泻水逐饮，祛痰止咳，杀虫疗疮
C. 泻下逐饮，消肿散结
D. 泻下攻积，润燥软坚，清热消肿
E. 泻热通便，杀虫疗疳

13. 芫花的功效是( )
14. 芒硝的功效是( )

A. 大黄
B. 芒硝
C. 番泻叶
D. 芦荟
E. 火麻仁

15. 具有逐瘀通经功效的药物是( )
16. 具有润燥软坚功效的药物是( )

A. 大黄
B. 芒硝
C. 番泻叶
D. 芦荟
E. 火麻仁

17. 具有凉血解毒功效的药物是(　　)
18. 具有滋养补虚功效的药物是(　　)

A. 甘遂
B. 芫花
C. 松子仁
D. 牵牛子
E. 番泻叶

19. 具有泻水逐饮、消肿散结功效的药物是(　　)
20. 具有泻水逐饮、祛痰止咳功效的药物是(　　)

A. 甘遂
B. 芫花
C. 巴豆
D. 牵牛子
E. 番泻叶

21. 具有泻下冷积、逐水退肿功效的药物是(　　)
22. 具有泻下逐水、去积杀虫功效的药物是(　　)

A. 大黄
B. 栀子
C. 郁金
D. 虎杖
E. 牛膝

23. 具有行气解郁、凉血清心、利胆退黄功效的药物是(　　)
24. 具有通便解毒、退黄、止咳功效的药物是(　　)

A. 实热积滞，燥屎坚结
B. 脘腹冷痛，大便秘结
C. 腹水水肿，二便不通
D. 津枯血少，肠燥便秘
E. 虫积腹痛，大便秘结

25. 大黄配附子、干姜用于治疗的病证是(　　)
26. 甘遂配牵牛子用于治疗的病证是(　　)

A. 热结便秘
B. 阳虚便秘
C. 大便燥结
D. 血虚便秘
E. 津亏便秘

27. 大黄尤善于治疗的病证是(　　)
28. 芒硝尤善于治疗的病证是(　　)

A. 蜜制
B. 土炒
C. 酒制
D. 醋制
E. 姜制

29. 芫花减轻其毒性应选用的炮制方法是(　　)
30. 大黄活血应选用的炮制方法是(　　)

A. 泻下力强
B. 泻下力缓
C. 偏于活血
D. 清上焦火热
E. 善止血

31. 生大黄(　　)
32. 大黄炭(　　)

参 考 答 案

A1 型题

1. B　2. C　3. B　4. B　5. E
6. C　7. B　8. E　9. A　10. E
11. D　12. C　13. C　14. C　15. D

16. A	17. C	18. A	19. D	20. C
21. E	22. E	23. C	24. C	25. B
26. B	27. D	28. D	29. D	30. B
31. D	32. D	33. C	34. D	35. D
36. C	37. C			

A2 型题

1. C	2. D	3. C	4. D	5. B
6. D	7. A	8. D	9. A	

B1 型题

1. B	2. A	3. D	4. D	5. A
6. E	7. C	8. E	9. B	10. A
11. A	12. C	13. B	14. D	15. A
16. B	17. A	18. E	19. A	20. B
21. C	22. D	23. C	24. D	25. B
26. C	27. A	28. C	29. D	30. C
31. A	32. E			

第九单元 祛风湿药

A1 型 题

1. 祛风湿药的主要功效是（   ）
    A. 祛除风湿，舒筋活络
    B. 祛除风湿，活血止痛
    C. 祛除风湿，强壮筋骨
    D. 祛除风湿，活血消肿
    E. 祛除风湿，解除痹痛

2. 独活的功效是（   ）
    A. 利水
    B. 清热解毒
    C. 治骨鲠
    D. 解表
    E. 安胎

3. 具有祛风湿、止痛、解表功效的药物是（   ）
    A. 威灵仙
    B. 秦艽
    C. 五加皮
    D. 桂枝
    E. 独活

4. 具有祛风湿兼可解表功效的药物是（   ）
    A. 秦艽
    B. 木瓜
    C. 防己
    D. 独活
    E. 络石藤

5. 治疗寒湿痹痛，腰以下明显者，应选的最佳药物是（   ）
    A. 防己
    B. 威灵仙
    C. 独活
    D. 羌活
    E. 木瓜

6. 羌活与独活均能祛风解表，胜湿止痛，其区别点是（   ）
    A. 独活为"风药中之燥剂"，羌活则为"风药中之润剂"
    B. 羌活的解表力弱，独活的解表力强
    C. 羌活能够治疗阳明头痛，独活能够治疗少阳头痛
    D. 独活善于治疗半身以下的寒湿痹痛，羌活善于治疗半身以上的寒湿痹痛
    E. 独活既可治疗风寒表证，也可治疗风热表证

7. 治疗风湿痹痛，诸骨鲠咽，应选用的药物是（   ）
    A. 五加皮
    B. 桑寄生
    C. 木瓜
    D. 威灵仙
    E. 羌活

8. 蕲蛇的功效是（   ）
    A. 祛风通络，利水
    B. 舒筋活络，止痛
    C. 祛风，通络，止痉
    D. 补肝肾，强筋骨
    E. 祛风湿，退虚热

9. 具有祛风、通络、止痉功效的药物是（   ）
    A. 白附子
    B. 木瓜
    C. 蕲蛇
    D. 独活
    E. 秦艽

10. 下列各项，不属蕲蛇主治病证的是（   ）
    A. 湿浊中阻，吐泻转筋

B. 风湿痹痛，筋脉拘挛
C. 中风偏枯，半身不遂
D. 麻风顽痹，皮肤瘙痒
E. 破伤风证，角弓反张

11. 下列各项，不属蕲蛇的主治病证的是( )
    A. 风湿顽痹疼痛
    B. 中风半身不遂
    C. 破伤风
    D. 跌打损伤瘀痛
    E. 皮肤顽癣

12. 木瓜的功效是( )
    A. 祛风通络，清热燥湿
    B. 舒筋活络，化湿和胃
    C. 祛风止痛，清退虚热
    D. 祛风通络，杀虫止痒
    E. 补益肝肾，祛风通络

13. 治疗吐泻转筋，应选用的药物是( )
    A. 威灵仙
    B. 防己
    C. 羌活
    D. 木瓜
    E. 独活

14. 具有舒筋活络、化湿和胃功效的祛风湿药物是( )
    A. 独活
    B. 秦艽
    C. 木瓜
    D. 威灵仙
    E. 五加皮

15. 具有舒经活络、缓解拘挛疼痛功效的药物是( )
    A. 独活
    B. 蕲蛇
    C. 桑寄生
    D. 威灵仙
    E. 木瓜

16. 治疗湿痹、筋脉拘挛、吐泻转筋病证，最应选用的药物是( )
    A. 木瓜

B. 防己
C. 藿香
D. 秦艽
E. 威灵仙

17. 下列各项，不属主治风湿热痹的药物的是( )
    A. 黄柏、木瓜
    B. 木通、防己
    C. 独活、威灵仙
    D. 白鲜皮、薏苡仁
    E. 连翘、络石藤

18. 善于治疗下部痹证之腰腿疼痛，属于寒湿所致者，最应用的药物是( )
    A. 秦艽
    B. 羌活
    C. 蕲蛇
    D. 独活
    E. 防己

19. 秦艽的功效是( )
    A. 止痹痛，治骨鲠
    B. 通经络，利水
    C. 止痹痛，解表
    D. 通络止痛，退虚热，清湿热
    E. 止痹痛，安胎

20. 治疗风湿热痹，关节红肿者，应选用的药物是( )
    A. 独活
    B. 威灵仙
    C. 五加皮
    D. 羌活
    E. 秦艽

21. 治疗风湿痹证，骨蒸潮热，应选用的药物是( )
    A. 威灵仙
    B. 独活
    C. 木瓜
    D. 秦艽
    E. 防己

22. 被称为"风药中之润剂"的药物是( )

A. 威灵仙
B. 防己
C. 蕲蛇
D. 川乌
E. 秦艽

23. 防己的功效是（ ）
   A. 舒经络，解表
   B. 消骨鲠，解暑
   C. 止痛，化湿和胃
   D. 止痛，安胎
   E. 止痛，利水消肿

24. 治疗风湿热痹，应选用的药物是（ ）
   A. 桑寄生
   B. 独活
   C. 羌活
   D. 防己
   E. 五加皮

25. 具有祛风湿、利关节、降压、解毒功效的药物是（ ）
   A. 独活
   B. 豨莶草
   C. 络石藤
   D. 五加皮
   E. 桑寄生

26. 下列各项，不属豨莶草功效的是（ ）
   A. 祛风湿，利关节
   B. 解毒
   C. 降血压
   D. 除湿
   E. 活血化瘀

27. 五加皮的功效是（ ）
   A. 祛风通络，燥湿止痒
   B. 祛风湿，清退虚热
   C. 祛风湿，强筋骨，安胎
   D. 祛风湿，止痹痛，消骨鲠
   E. 祛风湿，补肝肾，强筋骨，利水

28. 治疗风湿痹痛，四肢拘挛，腰膝酸软，小儿行迟，应选用的药物是（ ）
   A. 独活
   B. 牛膝

C. 五加皮
D. 威灵仙
E. 羌活

29. 具有祛风湿、补肝肾、强筋骨、利水消肿功效的药物是（ ）
   A. 薏苡仁
   B. 桑寄生
   C. 五加皮
   D. 威灵仙
   E. 桑白皮

30. 治疗风湿日久，累及肝肾，应选用的药组是（ ）
   A. 羌活、独活
   B. 五加皮、桑寄生
   C. 秦艽、薏苡仁
   D. 白术、苍术
   E. 苍术、黄柏

31. 具有祛风湿、补肝肾、强筋骨、安胎功效的药物是（ ）
   A. 木瓜
   B. 杜仲
   C. 桑叶
   D. 桑寄生
   E. 防己

32. 治疗肝肾不足，腰膝酸痛，应选用的药物是（ ）
   A. 桑叶
   B. 桑寄生
   C. 蕲蛇
   D. 秦艽
   E. 防己

33. 治疗风湿痹痛，兼有肝肾不足，最佳选药是（ ）
   A. 羌活
   B. 独活
   C. 桑寄生
   D. 威灵仙
   E. 秦艽

A2 型题

1. 患者，女，23岁。左膝关节红肿疼痛，活动受限，舌质红，脉数。用药应首选的药物是（　　）
   A. 鸡血藤
   B. 络石藤
   C. 首乌藤
   D. 独活
   E. 威灵仙

2. 患者，女，61岁。患风湿痹痛多年，现腰膝酸痛，筋骨痿软无力，脉弦细。用药应首选的药物是（　　）
   A. 独活
   B. 秦艽
   C. 五加皮
   D. 木防己
   E. 桑叶

3. 患者，男，41岁。午后呕吐2次，腹泻5次，经输液治疗后，夜间吐泻未作，天明前左腿抽筋2次，起床后仍感疼痛。用药应首选的药物是（　　）
   A. 藿香
   B. 佩兰
   C. 木瓜
   D. 石菖蒲
   E. 苍术

4. 患者，男，28岁。外出感寒，左下肢痛，遇风则疼痛加剧，舌苔薄白。用药应首选的药物是（　　）
   A. 独活
   B. 威灵仙
   C. 羌活
   D. 桑寄生
   E. 秦艽

5. 患者，男，35岁。腰膝酸软，下肢麻木不仁、活动受限，受凉则痛势加剧，用药应首选的药物是（　　）
   A. 独活、僵蚕
   B. 羌活、葛根
   C. 桑寄生、川牛膝
   D. 秦艽、木瓜
   E. 威灵仙、鸡血藤

6. 患者，女，60岁。1个月前患腰腿疼痛，受凉后加重，劳累后加重，休息后可以缓解，饮食尚可，二便正常，舌淡苔白，脉沉迟少力。用药应首选的药物是（　　）
   A. 羌活
   B. 独活
   C. 桑寄生
   D. 秦艽
   E. 威灵仙

7. 患者，女，50岁。2周前突发小腿肌肉抽筋（腓肠肌痉挛），近来发作频繁，尤以夜间为重，每因天气寒冷或包裹不严而发作，用药应首选的药物是（　　）
   A. 羌活
   B. 木瓜
   C. 独活
   D. 桑寄生
   E. 秦艽

B1 型题

A. 止痛，利水
B. 补肝肾，强筋骨，安胎
C. 止痛，解表
D. 通经络
E. 通络止痛，退虚热，清湿热

1. 独活的功效是（　　）
2. 秦艽的功效是（　　）

A. 祛风湿，清热解毒
B. 祛风湿，止痛，利水消肿
C. 祛风湿，清虚热
D. 祛风湿，凉血消肿
E. 祛风湿，补肝肾，强筋骨，利水

3. 五加皮的功效是（　　）
4. 防己的功效是（　　）

A. 祛风通络，清热泻火
B. 祛风通络，强筋骨
C. 舒筋通络，化湿和胃
D. 祛风湿，利关节，解毒
E. 舒筋活络，安胎

5. 豨莶草的功效是（　　）
6. 木瓜的功效是（　　）

A. 通筋络，强筋骨
B. 强筋骨，利水
C. 和胃化浊
D. 补肝肾，强筋骨，安胎
E. 通络止痛，消骨鲠

7. 威灵仙的功效是（　　）
8. 桑寄生的功效是（　　）

A. 祛风湿，利关节，解毒
B. 祛风定痛，强筋骨
C. 祛风，通络，止痉
D. 祛风除湿，和胃化浊
E. 祛风通络，利水

9. 蕲蛇的功效是（　　）
10. 豨莶草的功效是（　　）

A. 秦艽
B. 威灵仙
C. 木瓜
D. 羌活
E. 独活

11. 治疗痹证发热，关节红肿热痛，用药应首选的药物是（　　）
12. 治疗痹证湿重，筋脉拘挛，脚气肿痛，用药应首选的药物是（　　）

A. 独活
B. 木瓜
C. 防己
D. 秦艽
E. 豨莶草

13. 具有祛风湿、止痛、解表功效的药物是（　　）
14. 具有祛风湿、止痛、利水消肿功效的药物是（　　）

A. 豨莶草
B. 木瓜
C. 独活
D. 防己
E. 秦艽

15. 具有祛风湿、舒筋络、清虚热功效的药物是（　　）
16. 具有祛风湿、通经络、解热毒功效的药物是（　　）

A. 木瓜
B. 秦艽
C. 独活
D. 络石藤
E. 防己

17. 具有舒筋活络、化湿和胃功效的药物是（　　）
18. 具有祛风通络、凉血消肿功效的药物是（　　）

A. 桑寄生
B. 蕲蛇
C. 五加皮
D. 威灵仙
E. 木瓜

19. 具有祛风湿、补肝肾、强筋骨、安胎功效的药物是（　　）
20. 具有祛风湿、补肝肾、强筋骨、利水功效的药物是（　　）

A. 蕲蛇
B. 桑寄生
C. 木瓜
D. 威灵仙
E. 五加皮

21. 具有祛风、通络、止痉功效的药物是（ ）
22. 具有祛风湿、通络止痛、消骨鲠功效的药物是（ ）

  A. 羌活
  B. 独活
  C. 木瓜
  D. 防己
  E. 五加皮

23. 善于治疗上肢风寒湿痹的药物是（ ）
24. 善于治疗下肢风寒湿痹的药物是（ ）

  A. 羌活
  B. 独活
  C. 木瓜
  D. 防己
  E. 五加皮

25. 善于治疗筋急项强不可转侧的药物是（ ）
26. 善于治疗风湿热痹的药物是（ ）

  A. 羌活
  B. 独活
  C. 木瓜
  D. 防己
  E. 五加皮

27. 治疗肝肾不足，腰腿疼痛，应选用的药物是（ ）
28. 治疗腰以下风湿痹痛，应选用的药物是（ ）

  A. 威灵仙
  B. 秦艽
  C. 桑寄生
  D. 蕲蛇
  E. 木瓜

29. 具有祛风湿、治骨鲠功效的药物是（ ）
30. 具有祛风湿、退虚热功效的药物是（ ）

  A. 威灵仙
  B. 秦艽
  C. 桑寄生
  D. 蕲蛇
  E. 木瓜

31. 具有祛风湿、息风定惊功效的药物是（ ）
32. 具有祛风湿、和胃化湿功效的药物是（ ）

  A. 络石藤
  B. 桑寄生
  C. 木瓜
  D. 秦艽
  E. 威灵仙

33. 具有祛风湿、退虚热功效的药物是（ ）
34. 具有祛风湿、利湿退黄功效的药物是（ ）

  A. 清湿热
  B. 止泻痢
  C. 止痛，解表
  D. 散寒止痛
  E. 和胃化浊

35. 木瓜的功效是（ ）
36. 独活的功效是（ ）

  A. 防风
  B. 桑叶
  C. 五加皮
  D. 桑寄生
  E. 豨莶草

37. 具有利水消肿功效的药物是（ ）
38. 具有清热解毒功效的药物是（ ）

  A. 豨莶草
  B. 防己

C. 威灵仙

D. 桑寄生

E. 蕲蛇

39. 均具有祛风湿、强筋骨功效的药物是( )

40. 均具有祛风湿、利水功效的药物是( )

A. 祛风湿，止痛，解表

B. 祛风湿，止痛，利水消肿

C. 祛风湿，利关节，解毒

D. 祛风湿，通络止痛，消骨鲠

E. 祛风湿，活血通络，清肺化痰

41. 独活的功效是( )

42. 羌活的功效是( )

参考答案

A1 型题

1. E   2. D   3. E   4. D   5. C
6. D   7. D   8. C   9. C   10. A
11. D 12. B 13. D 14. C 15. E
16. A 17. C 18. D 19. D 20. E
21. D 22. E 23. E 24. D 25. B
26. E 27. E 28. C 29. C 30. B
31. D 32. B 33. C

A2 型题

1. B   2. C   3. C   4. A   5. C
6. C   7. B

B1 型题

1. C   2. E   3. E   4. B   5. D
6. C   7. E   8. D   9. C   10. A
11. A 12. C 13. A 14. C 15. E
16. A 17. A 18. D 19. A 20. C
21. A 22. D 23. A 24. B 25. C
26. D 27. E 28. B 29. A 30. B
31. D 32. E 33. D 34. D 35. E
36. C 37. C 38. E 39. D 40. B
41. A 42. A

第十单元 化湿药

A1 型题

1. 芳香化湿药的主治病证是（ ）
   A. 水湿内停
   B. 水湿泄泻
   C. 湿痹拘挛
   D. 湿疹湿疮
   E. 湿阻中焦

2. 芳香化湿药入汤剂的用法是（ ）
   A. 先煎
   B. 另煎
   C. 烊服
   D. 不宜久煎
   E. 冲服

3. 关于芳香化湿药的论述，错误的是（ ）
   A. 多辛温，归脾胃经
   B. 入汤剂多宜后下
   C. 多具利小便作用
   D. 多用治湿阻中焦
   E. 易耗气伤阴

4. 治疗湿浊中阻之呕吐，应首选的药物是（ ）
   A. 紫苏
   B. 香薷
   C. 生姜
   D. 黄连
   E. 藿香

5. 具有化湿解暑功效的药物是（ ）
   A. 苍术
   B. 佩兰
   C. 砂仁
   D. 厚朴
   E. 白豆蔻

6. 下列各项，不具有止呕功效的药物是（ ）
   A. 半夏
   B. 藿香
   C. 佩兰
   D. 竹茹
   E. 白豆蔻

7. 具有化湿、解暑功效的药物是（ ）
   A. 藿香、佩兰
   B. 苍术、厚朴
   C. 砂仁、白豆蔻
   D. 陈皮、青皮
   E. 茯苓、玉竹

8. 具有燥湿健脾、祛风散寒功效的药物是（ ）
   A. 茯苓
   B. 白术
   C. 苍术
   D. 萆薢
   E. 威灵仙

9. 治疗夜盲症，应选用的药物是（ ）
   A. 砂仁
   B. 苍术
   C. 白豆蔻
   D. 藿香
   E. 厚朴

10. 具有行气、燥湿、消积、降气平喘功效的药物是（ ）
    A. 紫苏
    B. 厚朴
    C. 砂仁
    D. 香附
    E. 白豆蔻

11. 具有行气除满、平喘功效的药物是（ ）

A. 陈皮
B. 青皮
C. 麻黄
D. 厚朴
E. 枳壳

12. 下列各项,不属厚朴功效的是( )
A. 行气
B. 活血
C. 燥湿
D. 消积
E. 平喘

13. 治疗咳嗽痰多、气喘、脘腹胀满、纳呆食少者,应选用的药物是( )
A. 藿香
B. 佩兰
C. 厚朴
D. 苍术
E. 砂仁

14. 性微温而善于芳香化湿解暑的药物是( )
A. 香薷
B. 佩兰
C. 砂仁
D. 白豆蔻
E. 藿香

15. 治疗妊娠呕恶、不思饮食、脘腹胀闷、胎动不安者,应选用的药物是( )
A. 生姜
B. 厚朴
C. 竹茹
D. 砂仁
E. 黄芩

16. 砂仁的功效是( )
A. 燥湿,平喘
B. 燥湿,发汗
C. 化湿行气,温中止泻,安胎
D. 化湿,解暑
E. 化湿,止呕

17. 入汤剂应后下的药物是( )
A. 藿香
B. 苍术
C. 砂仁
D. 厚朴
E. 香薷

18. 具有化湿行气、理气安胎功效的药物是( )
A. 藿香
B. 佩兰
C. 砂仁
D. 厚朴
E. 白豆蔻

19. 下列各项,入汤剂应后下的药物是( )
A. 酸枣仁
B. 柏子仁
C. 白豆蔻
D. 郁李仁
E. 桃仁

20. 白豆蔻与肉豆蔻均具有的功效是( )
A. 芳香化湿
B. 涩肠止泻
C. 理气安胎
D. 疏肝理气
E. 温中行气

21. 藿香与白豆蔻均具有的功效是( )
A. 化湿
B. 健脾
C. 解表
D. 止泻
E. 止血

22. 草果的功效是( )
A. 温中燥湿,除痰截疟
B. 芳香化湿,和中止呕
C. 芳香化湿,健脾和胃
D. 化湿行气,温脾止泻
E. 燥湿健脾,温胃止呕

A2 型 题

1. 患者,女,25岁。妊娠2个月,因进食

不慎，脘腹胀痛，恶心腹泻，舌苔白腻，脉滑。用药应首选的药物是(　　)

  A. 白豆蔻
  B. 砂仁
  C. 苍术
  D. 厚朴
  E. 佩兰

 2. 患者，男，36岁。因应酬太多，倍感疲劳，昨日起怕冷，发烧，头痛，恶心，呕吐，腹泻。舌质淡，苔白腻，脉象濡滑。用药应首选的药物是(　　)

  A. 麻黄
  B. 桂枝
  C. 藿香
  D. 紫苏
  E. 薄荷

 3. 患者，女，28岁。口气浊臭，脘腹胀满，不思饮食，呕恶欲吐，大便溏泻，舌质红，舌苔黄厚而腻，脉象滑，用药应首选的药物是(　　)

  A. 苍术
  B. 厚朴
  C. 佩兰
  D. 藿香
  E. 砂仁

 4. 患者，女，36岁。已怀孕两个月，近日突然"见红"，伴有恶心、呕吐、脘腹胀满，不思饮食，舌淡苔白，脉滑。用药应首选的药物是(　　)

  A. 生姜
  B. 半夏
  C. 砂仁
  D. 桑寄生
  E. 杜仲

 5. 患者，女，31岁。已怀孕3个月，近日突然"见红"，伴有恶心、呕吐、脘腹胀满，不思饮食，舌淡苔白，脉滑。用药应首选的药物是(　　)

  A. 清热安胎药
  B. 补气安胎药
  C. 养血安胎药
  D. 益肾安胎药
  E. 理气安胎药

 6. 患者，女，35岁，大便水泻，并见轻微发热，恶心欲吐，舌质淡，苔白腻，脉象濡滑，用药应首选的药物是(　　)

  A. 白术
  B. 苍术
  C. 车前子
  D. 茯苓
  E. 藿香

 7. 患者，男，35岁。脘腹胀满，不思饮食，恶心呕吐，疲乏无力，大便溏泻，日行3~4次，查舌质淡，苔白浊而腻，脉象濡滑。用药应首选的药物是(　　)

  A. 白术
  B. 苍术
  C. 白芍
  D. 党参
  E. 炙黄芪

 8. 患者，男，46岁。近日疲劳，昨日下午淋了一点小雨，晚上出现怕冷，发热，头痛，恶心，呕吐，腹泻。舌质淡，苔白腻，脉象濡滑。用药应首选的药物是(　　)

  A. 麻黄
  B. 桂枝
  C. 藿香
  D. 紫苏
  E. 薄荷

B1 型题

  A. 化湿，解暑
  B. 燥湿，解表
  C. 行气，解表
  D. 燥湿，止呕
  E. 化湿行气，温中

 1. 藿香与佩兰具有的共同功效是(　　)
 2. 砂仁与白豆蔻具有的共同功效是(　　)

  A. 苍术

B. 厚朴
C. 白豆蔻
D. 佩兰
E. 藿香

3. 具有燥湿健脾、祛风散寒功效的药物是（   ）
4. 具有燥湿消痰、下气除满功效的药物是（   ）

A. 厚朴
B. 砂仁
C. 白豆蔻
D. 藿香
E. 草果

5. 具有燥湿温中、除痰截疟功效的药物是（   ）
6. 具有化湿行气、温中止泻、安胎功效的药物是（   ）

A. 苍术
B. 草果
C. 佩兰
D. 白豆蔻
E. 藿香

7. 具有燥湿健脾、祛风散寒功效的药物是（   ）
8. 具有解暑、化湿止呕功效的药物是（   ）

A. 燥湿健脾，祛风散寒
B. 化湿，解暑，止呕
C. 燥湿消痰，下气除满
D. 化湿行气，温中止泻，安胎
E. 化湿行气，止呕

9. 苍术具有的功效是（   ）
10. 藿香具有的功效是（   ）

A. 燥湿健脾，祛风散寒
B. 化湿，解暑，止呕
C. 燥湿消痰，下气除满
D. 化湿行气，温中止泻，安胎
E. 化湿行气，止呕

11. 厚朴具有的功效是（   ）
12. 砂仁具有的功效是（   ）

A. 藿香
B. 砂仁
C. 佩兰
D. 厚朴
E. 白术

13. 治疗暑月外感风寒，内伤生冷之恶寒发热，呕恶泄泻者，应首选的药物是（   ）
14. 治疗脾经湿热，口中甜腻，多涎口臭者，应首选的药物是（   ）

A. 苍术
B. 厚朴
C. 白豆蔻
D. 木瓜
E. 藿香

15. 具有燥湿健脾功效的药物是（   ）
16. 具有燥湿行气功效的药物是（   ）

A. 藿香
B. 佩兰
C. 白豆蔻
D. 厚朴
E. 苍术

17. 具有化湿、止呕、解暑功效的药物是（   ）
18. 具有化湿行气、温中止呕功效的药物是（   ）

参考答案

A1 型题

1. E   2. D   3. C   4. E   5. B
6. C   7. A   8. C   9. B   10. B
11. D   12. B   13. C   14. E   15. D

16. C　17. C　18. C　19. C　20. E
21. A　22. A

A2 型题

1. B　2. C　3. C　4. C　5. E
6. E　7. B　8. C

B1 型题

1. A　2. E　3. A　4. B　5. E
6. B　7. A　8. E　9. A　10. B
11. C　12. D　13. A　14. C　15. A
16. B　17. A　18. C

第十一单元　利水渗湿药

A1 型 题

1. 茯苓的功效是（　　）
   A. 清热，除痹
   B. 消肿，散结
   C. 止咳，除痹
   D. 渗湿，健脾，宁心
   E. 止呕，通乳

2. 治疗小便不利，水肿，脾虚证，应选用的药物是（　　）
   A. 泽泻
   B. 猪苓
   C. 车前子
   D. 茯苓
   E. 木通

3. 下列各项，不属茯苓主治病证的是（　　）
   A. 水肿
   B. 停饮心悸
   C. 脾虚食少便溏
   D. 热结便秘
   E. 心悸失眠

4. 具有渗利兼补益特点的药物是（　　）
   A. 木通
   B. 石韦
   C. 泽泻
   D. 茯苓
   E. 猪苓

5. 茯苓与薏苡仁均具有的功效是（　　）
   A. 安神
   B. 除痹
   C. 通乳
   D. 解毒
   E. 健脾

6. 治疗脾虚湿胜之食少泄泻、水肿腹胀、脚气浮肿，应选用的药物是（　　）
   A. 猪苓
   B. 木通
   C. 车前子
   D. 石韦
   E. 薏苡仁

7. 具有利水消肿、渗湿健脾、除痹，清热排脓功效的药物是（　　）
   A. 薏苡仁
   B. 车前子
   C. 木通
   D. 茯苓
   E. 滑石

8. 下列各项，不具有健脾祛湿功效的药物是（　　）
   A. 茯苓
   B. 猪苓
   C. 白术
   D. 薏苡仁
   E. 苍术

9. 治疗暑湿泄泻，利小便以实大便，应选用的药物是（　　）
   A. 木通
   B. 车前子
   C. 茯苓
   D. 茵陈
   E. 石韦

10. 车前子入汤剂的用法是（　　）
    A. 先煎
    B. 后下
    C. 另煎
    D. 烊化
    E. 包煎

11. 下列各项，不属车前子功效的是（　　）

A. 利水通淋
B. 利水消肿
C. 清热解毒
D. 清肺化痰
E. 清肝明目

12. 具有利尿通淋、清热解暑、收湿敛疮功效的药物是（ ）
A. 茯苓
B. 滑石
C. 木通
D. 萆薢
E. 藿香

13. 外用有清热收湿功效，用治湿疮、湿疹、痱子等皮肤病的药物是（ ）
A. 茯苓
B. 猪苓
C. 车前子
D. 滑石
E. 芒硝

14. 下列各项，不属滑石主治病证的是（ ）
A. 湿热、淋痛
B. 暑温、湿温
C. 湿疹、湿疮
D. 暑热、痱毒
E. 寒湿带下

15. 飞滑石入煎剂的用法是（ ）
A. 冲服
B. 包煎
C. 另煎
D. 先煎
E. 久煎

16. 海金沙具有的功效是（ ）
A. 除湿退黄
B. 利水通淋，解暑
C. 利水渗湿
D. 清热利水，杀虫
E. 利尿通淋，止痛

17. 善于治疗血淋，尿血，应选用的药物是（ ）

A. 车前子
B. 泽泻
C. 石韦
D. 木通
E. 滑石

18. 具有清肺止咳功效的利水渗湿药物是（ ）
A. 海金沙
B. 石韦
C. 地肤子
D. 金钱草
E. 虎杖

19. 具有利湿去浊功效的药物是（ ）
A. 车前子
B. 滑石
C. 萆薢
D. 石韦
E. 海金沙

20. 茵陈的功效是（ ）
A. 利水渗湿，安神
B. 清利湿热，解毒泻火
C. 利水渗湿，除痹
D. 利湿退黄，解毒疗疮
E. 利水通淋，祛风湿

21. 治疗湿热黄疸，应选药物是（ ）
A. 车前子
B. 泽泻
C. 茵陈
D. 木通
E. 石韦

22. 均具有清热利湿、退黄疸功效的药物是（ ）
A. 猪苓、茯苓
B. 茯苓、薏苡仁
C. 金钱草、石韦
D. 茵陈、滑石
E. 茵陈、金钱草

23. 治疗热淋，砂淋，石淋，恶疮肿毒，毒蛇咬伤，应选用的药物是（ ）
A. 泽泻

B. 茯苓
C. 车前子
D. 金钱草
E. 猪苓

24. 治疗湿热黄疸，应选用的药物是（   ）
    A. 车前子
    B. 金钱草
    C. 木通
    D. 薏苡仁
    E. 滑石

25. 善于治疗砂淋、石淋的药物是（   ）
    A. 车前子
    B. 石韦
    C. 滑石
    D. 金钱草
    E. 木通

26. 下列各项，不属金钱草功效的是（   ）
    A. 利尿通淋
    B. 软坚排石
    C. 利湿退黄
    D. 疏肝利胆
    E. 解毒消肿

27. 金钱草的功效是（   ）
    A. 利水通淋，止痛
    B. 利湿退黄，利尿通淋，解毒消肿
    C. 利水通淋，退黄
    D. 利水通淋，止咳
    E. 利水消肿，安神健脾

28. 虎杖的功效是（   ）
    A. 活血止血，清热利湿，解毒消疮，化痰平喘
    B. 利湿退黄，清热解毒，散瘀止痛，化痰止咳
    C. 活血定痛，清热利湿，解毒通便，化痰止咳
    D. 活血通络，祛湿退黄，清热解毒，利尿通便
    E. 活血消癥，利湿退肿，解毒疗疮，化痰通便

29. 大黄和虎杖均具有的功效是（   ）
    A. 活血，解毒，通便，退黄
    B. 活血，通便，利湿，止血
    C. 活血，利湿，解毒，止痛
    D. 活血，通便，解毒，止咳
    E. 活血，止痛，止痉，解毒

A2 型 题

1. 患者，女，51岁。颜面下肢浮肿2天，小便量少，心悸，失眠。用药应首选的药物是（   ）
   A. 茯苓
   B. 猪苓
   C. 泽泻
   D. 车前子
   E. 薏苡仁

2. 患者，女，30岁。膝足肿胀，屈伸不利，大便溏泻，身倦乏力。用药应首选的药物是（   ）
   A. 桑叶
   B. 桂枝
   C. 秦艽
   D. 薏苡仁
   E. 木瓜

3. 患者，女，74岁。脘腹胀满，不思饮食，四肢乏力，心悸失眠，且常见下肢水肿，舌体胖大，边有齿痕，舌苔薄白，脉象虚弱。用药应首选的药物是（   ）
   A. 白术
   B. 苍术
   C. 茯苓
   D. 厚朴
   E. 陈皮

4. 患者，女，46岁。连日来口舌生疮，小便短赤，伴烦躁失眠，舌质红，苔薄黄，脉细数。用药应首选的药物是（   ）
   A. 牛黄、大黄
   B. 木通、淡竹叶、导赤
   C. 黄连、黄芩
   D. 茯苓、薏苡仁

E. 车前子、白茅根

5. 患者，女，45岁。尿频、尿急、尿痛，并见肉眼血尿。尿常规检查示：红细胞满视野。肾B超检查未见异常。舌质红，舌苔薄黄，脉弦数。用药应首选的药物是（　）

A. 车前子
B. 泽泻
C. 石韦
D. 木通
E. 金钱草

6. 患者，男，49岁。小便开始或末尾尿液混浊，色如米泔，伴有小便不畅，舌质淡，苔薄黄，脉象弦滑。用药应首选的药物是（　）

A. 木通
B. 茯苓
C. 萆薢
D. 车前子
E. 泽泻

7. 患者，男，29岁。全身皮肤发黄，伴有发热，头痛，恶心，呕吐，舌质红，苔黄腻，脉弦滑。用药应首选的药物是（　）

A. 车前子
B. 茵陈
C. 泽泻
D. 冬瓜皮
E. 地肤子

8. 患者，女，50岁。近期常感腰痛，且有小便不畅症状。尿常规检查，见红细胞1～2个。B超检查示：肾盂结石。用药应首选的药物是（　）

A. 连翘
B. 车前子
C. 泽泻
D. 金钱草
E. 木通

B1型题

A. 利水通淋，清热排脓
B. 利水消肿，渗湿，健脾，宁心

C. 利尿通淋，清解暑热，收湿敛疮
D. 利水渗湿，泄热，通乳
E. 利水通淋，化痰止咳

1. 滑石的功效是（　）
2. 茯苓的功效是（　）

A. 利水通淋，宁心安神
B. 利水渗湿，宁心安神
C. 利尿通淋，清肺止咳，凉血止血
D. 利水消肿，渗湿，泄热
E. 利湿退黄，止痒

3. 泽泻的功效是（　）
4. 石韦的功效是（　）

A. 利水消肿，渗湿
B. 利水通淋，健脾
C. 利水通淋，止痛
D. 利水渗湿，安神
E. 利湿退黄

5. 海金沙的功效是（　）
6. 猪苓的功效是（　）

A. 利水渗湿，解毒
B. 利水通淋，清热祛暑
C. 利尿通淋，清心火，通乳
D. 利水通淋，止咳，通乳
E. 利水消肿，渗湿，健脾，清热排脓

7. 薏苡仁的功效是（　）
8. 木通的功效是（　）

A. 清热利水，止痒
B. 利水通淋，通乳
C. 利湿退黄，解毒疗疮
D. 利水渗湿，解暑
E. 利尿通淋，清热利湿，止痒

9. 茵陈的功效是（　）
10. 地肤子的功效是（　）

A. 利水渗湿，除痹
B. 利水通淋，通乳

C. 利湿退黄，利尿通淋，解毒消肿
D. 利水渗湿，健脾，止咳
E. 利水通淋，渗湿止泻，明目，祛痰

11. 车前子的功效是( )
12. 金钱草的功效是( )

　A. 清肺化痰，排脓
　B. 利尿通淋，下乳
　C. 利湿去浊，祛风除痹
　D. 利水渗湿，祛风湿
　E. 利水通淋，杀虫

13. 萆薢的功效是( )
14. 木通的功效是( )

　A. 茯苓
　B. 猪苓
　C. 泽泻
　D. 薏苡仁
　E. 滑石

15. 具有利水渗湿、健脾舒筋脉功效的药物是( )
16. 具有利水渗湿、泄热功效的药物是( )

　A. 茯苓
　B. 猪苓
　C. 泽泻
　D. 薏苡仁
　E. 滑石

17. 具有利水渗湿、排脓功效的药物是( )
18. 具有利水通淋、解暑功效的药物是( )

　A. 木通
　B. 金钱草
　C. 石韦
　D. 地肤子
　E. 海金沙

19. 具有利水通淋、通乳功效的药物是( )
20. 具有利水通淋、退黄功效的药物是( )

　A. 木通
　B. 金钱草
　C. 石韦
　D. 地肤子
　E. 海金沙

21. 具有利水通淋、止咳功效的药物是( )
22. 具有清热利水、止痒功效的药物是( )

　A. 萆薢
　B. 茵陈
　C. 茯苓
　D. 猪苓
　E. 木通

23. 具有利湿浊、祛风湿功效的药物是( )
24. 具有利湿热、退黄疸功效的药物是( )

　A. 茵陈
　B. 滑石
　C. 茯苓
　D. 萆薢
　E. 薏苡仁

25. 治疗湿热黄疸，应选用的药物是( )
26. 治疗湿热淋证，小便色如米泔，应选用的药物是( )

　A. 茵陈
　B. 滑石
　C. 茯苓
　D. 石韦
　E. 木通

27. 治疗尿血，血淋，肺热咳嗽，应选用的药物是( )

28. 治疗热淋,小便淋沥涩痛,兼见心烦尿赤,口舌生疮,应选用的药物是( )

   A. 茯苓
   B. 薏苡仁
   C. 白术
   D. 猪苓
   E. 泽泻

29. 具有健脾渗湿、宁心安神功效的药物是( )
30. 具有健脾燥湿、止汗安胎功效的药物是( )

   A. 茯苓
   B. 薏苡仁
   C. 猪苓
   D. 白术
   E. 泽泻

31. 具有利水渗湿、泄热功效的药物是( )
32. 具有利水渗湿、排脓功效的药物是( )

   A. 通草
   B. 石韦
   C. 虎杖
   D. 萆薢
   E. 茵陈

33. 善于治疗热淋的药物是( )
34. 善于治疗血淋的药物是( )

   A. 木通
   B. 石韦
   C. 金钱草
   D. 萆薢
   E. 茵陈

35. 善于治疗砂淋、石淋的药物是( )
36. 善于治疗膏淋的药物是( )

   A. 木通
   B. 石韦
   C. 金钱草
   D. 萆薢
   E. 茵陈

37. 治疗血淋尿血,应选用的药物是( )
38. 治疗湿热黄疸,应首选的药物是( )

   A. 宁神益智,补脾益肺
   B. 宁心安神,止泻止汗
   C. 宁心安神,祛痰开窍
   D. 宁心安神,健脾利水
   E. 定惊安神,利尿通淋

39. 茯苓的功效是( )
40. 远志的功效是( )

   A. 利水渗湿,健脾止泻
   B. 利尿通淋,渗湿止泻,明目,祛痰
   C. 化湿行气,温中止泻
   D. 清热解毒,燥湿止泻
   E. 利尿通淋,破血通经

41. 瞿麦的功效是( )
42. 车前子的功效是( )

   A. 茵陈
   B. 萹蓄
   C. 木通
   D. 薏苡仁
   E. 萆薢

43. 具有利胆退黄功效的药物是( )
44. 具有杀虫止痒功效的药物是( )

参 考 答 案

A1 型题

1. D	2. D	3. D	4. D	5. E
6. E	7. A	8. B	9. B	10. E
11. C	12. B	13. D	14. E	15. C
16. E	17. C	18. B	19. C	20. D
21. C	22. E	23. D	24. B	25. D

26. D	27. B	28. B	29. A		6. A	7. E	8. C	9. C	10. E

26. D   27. B   28. B   29. A   6. A   7. E   8. C   9. C   10. E
                                          11. E   12. C   13. C   14. B   15. D
A2 型题   16. C   17. D   18. E   19. A   20. B
                                          21. C   22. D   23. A   24. B   25. A
1. A   2. D   3. C   4. B   5. C   26. D   27. D   28. E   29. A   30. C
6. C   7. B   8. D   31. E   32. B   33. A   34. B   35. C
                                          36. D   37. B   38. E   39. D   40. C
B1 型题   41. E   42. B   43. A   44. B

1. C   2. B   3. D   4. C   5. C

第十二单元 温里药

A1 型题

1. 治疗元气大亏，阳气暴脱，亡阳与气脱并见，应选用的药组是（ ）
   A. 附子、黄芪
   B. 附子、人参
   C. 白术、附子
   D. 附子、干姜
   E. 附子、肉桂

2. 治疗亡阳证，汗出清冷，四肢厥逆，脉微欲绝者，应选用的药组是（ ）
   A. 附子、肉桂
   B. 附子、干姜
   C. 附子、人参
   D. 附子、细辛
   E. 附子、高良姜

3. 附子与干姜具有的共同功效是（ ）
   A. 补火助阳
   B. 回阳救逆
   C. 温肺化饮
   D. 温中止呕
   E. 温经止痛

4. 治疗寒湿痹证，骨节疼痛，应选用的药物是（ ）
   A. 附子
   B. 干姜
   C. 高良姜
   D. 细辛
   E. 吴茱萸

5. 附子入汤剂先煎的目的是（ ）
   A. 充分煎出有效成分
   B. 减轻毒性
   C. 增强功效
   D. 产生新作用
   E. 减轻刺激性

6. 被称为"回阳救逆第一品药"的药物是（ ）
   A. 人参
   B. 肉桂
   C. 鹿茸
   D. 附子
   E. 干姜

7. 下列各项，不属附子主治病证的是（ ）
   A. 亡阳欲脱，肢冷脉微
   B. 寒凝血瘀，经闭阴疽
   C. 命门火衰，阳痿早泄
   D. 中寒腹痛，阴寒水肿
   E. 阳虚外感，寒痹刺痛

8. "十八反"中，与乌头相反的药物是（ ）
   A. 玄参
   B. 瓜蒌
   C. 细辛
   D. 海藻
   E. 白芍

9. 温里药中善于温肺化饮，治疗寒饮伏肺、咳嗽气喘、痰多清稀的药物是（ ）
   A. 附子、细辛
   B. 附子、干姜
   C. 吴茱萸、细辛
   D. 干姜、吴茱萸
   E. 干姜、细辛

10. 治疗脾胃寒证，症见脘腹冷痛呕吐泄泻等，应选用的药物是（ ）
    A. 细辛
    B. 丁香
    C. 干姜
    D. 吴茱萸

E. 黄连

11. 具有温中回阳、温肺化饮功效的药物是（　　）
    A. 生姜
    B. 干姜
    C. 高良姜
    D. 炮姜
    E. 肉桂

12. 辛甘温热，治疗下元虚冷之要药是（　　）
    A. 高良姜
    B. 附子
    C. 干姜
    D. 吴茱萸
    E. 肉桂

13. 具有温肾阳、温脾阳、温通血脉、引火归原功效的药物是（　　）
    A. 附子
    B. 干姜
    C. 肉桂
    D. 吴茱萸
    E. 桂枝

14. 入汤剂宜后下的药物是（　　）
    A. 附子
    B. 肉桂
    C. 干姜
    D. 吴茱萸
    E. 小茴香

15. 补气养血药中加入适量肉桂，其主要目的是（　　）
    A. 引火归原
    B. 鼓舞气血生长
    C. 散寒止痛
    D. 补而不滞
    E. 发汗解表

16. 肉桂入煎剂、研末冲服时的剂量分别是（　　）
    A. 0.1～0.3g、0.5～1g
    B. 1～2g、0.1～1g
    C. 2～5g、1～2g
    D. 5～15g、3～6g
    E. 15～30g、10～15g

17. 具有温中止痛、杀虫功效，治疗蛔虫腹痛、呕吐或吐蛔，应选用的药物是（　　）
    A. 干姜
    B. 吴茱萸
    C. 砂仁
    D. 小茴香
    E. 花椒

18. 具有疏肝暖肝功效的药物是（　　）
    A. 附子
    B. 花椒
    C. 山茱萸
    D. 吴茱萸
    E. 肉桂

19. 吴茱萸善治的头痛是（　　）
    A. 少阴头痛
    B. 厥阴头痛
    C. 痰湿头痛
    D. 血瘀头痛
    E. 风寒头痛

20. 吴茱萸的功效是（　　）
    A. 散寒止痛，降逆止呕，助阳止泻
    B. 祛风止痛，温肺化饮，助阳止泻
    C. 回阳救逆，温肾助阳，降逆止呕
    D. 温中止痛，祛风杀虫，降逆止呕
    E. 温中降逆，理气和胃，助阳止泻

21. 治疗肝火犯胃，呕吐吞酸，黄连常配伍的药物是（　　）
    A. 丁香
    B. 干姜
    C. 花椒
    D. 小茴香
    E. 吴茱萸

22. 治寒疝疼痛，睾丸偏坠疼痛，应选用的药物是（　　）
    A. 肉桂
    B. 香附
    C. 小茴香
    D. 丁香

E. 木香

23. 具有散寒止痛、理气和胃功效的药物是( )
    A. 肉桂
    B. 干姜
    C. 高良姜
    D. 小茴香
    E. 花椒

24. 丁香的功效是( )
    A. 散寒止痛，降逆止呕，助阳止泻
    B. 温中止痛，补火助阳，降逆止呕
    C. 降逆止呕，补阳助阳，纳气平喘
    D. 温中降逆，散寒止痛，温肾助阳
    E. 温胃降逆，温肾纳气，助阳止泻

25. 治疗脘腹冷痛，呕吐，泄泻，应选用的药物是( )
    A. 丁香
    B. 小茴香
    C. 细辛
    D. 高良姜
    E. 代赭石

26. 干姜与高良姜均具有的功效是( )
    A. 温中止痛
    B. 温经散寒
    C. 温肺化饮
    D. 解鱼蟹毒
    E. 温中回阳

27. 下列各项，不属花椒功效的是( )
    A. 温中
    B. 杀虫
    C. 止痛
    D. 止痒
    E. 消痰

A2 型 题

1. 患者，男，58岁。每日清晨即腹胀泄泻，白昼如常人，喜热饮食，舌质淡，脉沉细。用药应首选的药物是( )
    A. 附子
    B. 干姜
    C. 肉桂
    D. 吴茱萸
    E. 山药

2. 患者，男，27岁。胃脘冷痛，畏寒喜暖，口不渴。用药应首选的药物是( )
    A. 丁香
    B. 砂仁
    C. 花椒
    D. 高良姜
    E. 香附

3. 患者，男，89岁。久病卧床，近日来冷汗自出，四肢厥逆，面色苍白，舌淡苔白，脉微欲绝。用药应首选的药物是( )
    A. 肉桂、桂枝
    B. 干姜、高良姜
    C. 附子、干姜
    D. 细辛、小茴香
    E. 吴茱萸、丁香

4. 患者，女，40岁。脘腹冷痛，恶心欲吐，大便溏泻，舌淡苔白，舌体胖大，边有齿痕，脉象沉细。用药应首选的药物是( )
    A. 附子
    B. 肉桂
    C. 干姜
    D. 吴茱萸
    E. 小茴香

5. 患者，男，40岁。腰腿怕冷，痿软无力，伴有阳痿、早泄、尿频症状，舌淡苔白，脉沉迟少力。用药应首选的药物是( )
    A. 干姜
    B. 细辛
    C. 肉桂
    D. 吴茱萸
    E. 小茴香

6. 患者，女，65岁。心悸、胸闷、水肿十余年，近日病情加重，全身冷汗淋漓，神志时清时昏，面色苍白，手足冰凉，舌质淡胖，脉细微无力，应急用人参配伍的药物是( )
    A. 白术

B. 党参
C. 附子
D. 黄芪
E. 甘草

B1 型题

A. 温中散寒，回阳通脉，温肺化饮
B. 散寒止痛，降逆止呕，助阳止泻
C. 温中回阳，散寒止痛，纳气平喘
D. 祛寒止痛，理气和胃，温肺化饮
E. 散寒止痛，补火助阳，理气和胃

1. 干姜的功效是（　　）
2. 吴茱萸的功效是（　　）

A. 生姜
B. 干姜
C. 炮姜
D. 薄荷
E. 高良姜

3. 具有散寒解表功效的药物是（　　）
4. 具有温中回阳功效的药物是（　　）

A. 附子、干姜
B. 附子、肉桂
C. 细辛、吴茱萸
D. 细辛、干姜
E. 高良姜、干姜

5. 均具有补火助阳功效的药物是（　　）
6. 均具有温肺化饮功效的药物是（　　）

A. 亡阳暴脱，四肢厥逆
B. 元气暴脱，虚汗脉微
C. 肾阳不足，畏寒肢冷
D. 气虚不足，倦怠乏力
E. 神志昏迷，不省人事

7. 附子与干姜均可治疗的病证是（　　）
8. 附子与肉桂均可治疗的病证是（　　）

A. 干姜
B. 附子
C. 肉桂
D. 丁香
E. 吴茱萸

9. 治疗寒饮咳喘，痰多清稀，应选用的药物是（　　）
10. 治疗寒凝瘀滞经闭，痛经，应选用的药物是（　　）

A. 附子
B. 肉桂
C. 干姜
D. 吴茱萸
E. 小茴香

11. 具有回阳救逆、补火助阳功效的药物是（　　）
12. 具有温中回阳、温肺化饮功效的药物是（　　）

A. 附子
B. 肉桂
C. 干姜
D. 吴茱萸
E. 小茴香

13. 具有补火助阳、温通经脉功效的药物是（　　）
14. 具有散寒止痛、疏肝下气功效的药物是（　　）

A. 细辛
B. 花椒
C. 丁香
D. 小茴香
E. 高良姜

15. 具有散寒止痛、温肺化饮功效的药物是（　　）
16. 具有温中止痛、杀虫功效的药物是：

A. 细辛
B. 花椒
C. 丁香

D. 小茴香

E. 高良姜

17. 具有温中降逆、温肾助阳功效的药物是( )

18. 具有散寒止痛、理气和胃功效的药物是( )

A. 肉桂

B. 吴茱萸

C. 细辛

D. 丁香

E. 白术

19. 治疗下元虚冷，虚阳上浮，上热下寒者，应选用的药物是( )

20. 治疗脾肾虚寒，久泻，五更泄泻者，应选用的药物是( )

A. 附子

B. 肉桂

C. 干姜

D. 吴茱萸

E. 细辛

21. "回阳救逆第一品药"是( )

22. 善于"引火归原"的是( )

A. 附子

B. 肉桂

C. 干姜

D. 吴茱萸

E. 麻黄

23. 善于温肺化饮的药物是( )

24. 善于暖肝散寒的药物是( )

A. 回阳救逆

B. 补火助阳

C. 温胃止呕

D. 发汗平喘

E. 发表解肌

25. 肉桂具有的功效是( )

26. 桂枝具有的功效是( )

A. 寒疝腹痛

B. 厥阴头痛

C. 风湿痹痛

D. 脘腹冷痛

E. 虫积腹痛

27. 小茴香尤善于治疗的病证是( )

28. 吴茱萸尤善于治疗的病证是( )

参 考 答 案

A1 型题

1. B	2. B	3. B	4. A	5. B
6. D	7. B	8. B	9. E	10. C
11. B	12. E	13. C	14. B	15. B
16. C	17. E	18. D	19. B	20. A
21. E	22. C	23. D	24. D	25. D
26. A	27. E			

A2 型题

| 1. D | 2. D | 3. C | 4. C | 5. C |
| 6. C | | | | |

B1 型题

1. A	2. B	3. A	4. B	5. B
6. D	7. A	8. C	9. A	10. C
11. A	12. C	13. B	14. D	15. A
16. B	17. D	18. D	19. A	20. B
21. A	22. B	23. C	24. D	25. B
26. E	27. A	28. B		

第十三单元 理气药

A1 型题

1. 陈皮的主要功效是(　　)
   A. 疏肝解郁，化湿止呕
   B. 理气健脾，燥湿化痰
   C. 温肺化痰，行气止痛
   D. 温经散寒，行气活血
   E. 理气调中，温肾纳气

2. 具有理气健脾、燥湿化痰功效的药物是(　　)
   A. 枳实
   B. 佛手
   C. 陈皮
   D. 薤白
   E. 川楝子

3. 下列各项，专理脾肺气滞的是(　　)
   A. 香附
   B. 木香
   C. 陈皮
   D. 乌药
   E. 沉香

4. 下列各项，不属陈皮功效的是(　　)
   A. 理气
   B. 健脾
   C. 燥湿
   D. 疏肝
   E. 化痰

5. 治疗肝气郁滞之胁肋作痛，食积不化，应选用的药物是(　　)
   A. 青皮
   B. 陈皮
   C. 柴胡
   D. 川楝子
   E. 香附

6. 青皮的功效是(　　)
   A. 理气止痛，和胃化痰
   B. 疏肝破气，消积化滞
   C. 理气活血，散结消痞
   D. 行气散寒止痛
   E. 疏肝理气，降逆止呕

7. 青皮与陈皮的功效区别是(　　)
   A. 陈皮理脾胃之气，消积化滞；青皮理肝气，散寒止痛
   B. 陈皮理脾胃之气，燥湿化痰；青皮理肝气，活血止痛
   C. 陈皮理脾胃之气，降气化痰；青皮理肝气，消积化滞
   D. 陈皮理脾胃之气，降气化痰；青皮理肝气，活血调经
   E. 陈皮理脾胃之气，燥湿化痰；青皮理肝气，消积化滞

8. 治疗食积停滞，腹痛便秘，泻痢不畅，里急后重，痰浊阻塞气机，胸脘痞满，应选用的药物是(　　)
   A. 枳实
   B. 陈皮
   C. 佛手
   D. 香附
   E. 木香

9. 以行气宽中除胀为主的药物是(　　)
   A. 佛手
   B. 枳实
   C. 木香
   D. 陈皮
   E. 青皮

10. 枳实的理气功效偏于(　　)
    A. 破气
    B. 降气
    C. 纳气

D. 疏肝
E. 行气

11. 治疗脏器下垂,应选用的药物是( )
    A. 陈皮
    B. 枳实
    C. 佛手
    D. 青皮
    E. 沉香

12. 枳实的功效是( )
    A. 行气宽中除胀为主
    B. 行气消痰除痞为主
    C. 燥湿化痰和胃为主
    D. 理气和胃降逆为主
    E. 行气止痛散结为主

13. 下列各项,不属枳实主治病证的是( )
    A. 食积停滞
    B. 痰浊胸痹
    C. 内脏下垂诸证
    D. 热结便秘
    E. 痰饮咳喘

14. 木香的功效是( )
    A. 行气止痛,健脾消食
    B. 疏肝止痛,助阳止泻
    C. 行气调中,温脾化痰
    D. 破气消积,散寒止痛
    E. 理气调中,温肾助阳

15. 治疗食积气滞,湿热互阻下痢里急后重者,应选用的药物是( )
    A. 黄连、黄柏
    B. 柴胡、枳壳
    C. 木香、槟榔
    D. 香附、薤白
    E. 苦参、青皮

16. 具有行气止痛、健脾消食功效的药物是( )
    A. 木香
    B. 香附
    C. 佛手
    D. 花椒
    E. 丁香

17. 下列各项,不属木香主治病证的是( )
    A. 三焦气滞
    B. 肺气阻滞
    C. 肝胆气郁
    D. 脾胃气滞
    E. 大肠气滞

18. 治疗下元虚冷,肾不纳气之虚喘,应选用的药物是( )
    A. 佛手
    B. 沉香
    C. 乌药
    D. 川楝子
    E. 花椒

19. 沉香治疗痰饮喘咳,上盛下虚之证,其功效是( )
    A. 温肺化饮
    B. 燥湿化痰
    C. 温肾纳气
    D. 益气健脾
    E. 补益肺肾

20. 治疗肝气郁滞或肝胃不和所致的胁肋作痛兼见热象者,应选用的药物是( )
    A. 香附
    B. 延胡索
    C. 沉香
    D. 川楝子
    E. 木香

21. 具有行气止痛、杀虫疗癣功效的药物是( )
    A. 川楝子
    B. 丁香
    C. 佛手
    D. 沉香
    E. 香附

22. 治疗寒郁气滞之胸闷胁痛,肾阳不足之遗尿、尿频,应选用的药物是( )
    A. 木香
    B. 沉香

C. 乌药
D. 丁香
E. 小茴香

23. 具有行气止痛、温肾散寒功效的药物是(　　)
A. 干姜
B. 沉香
C. 川楝子
D. 丁香
E. 乌药

24. 下列各项，不属乌药主治病证的是(　　)
A. 寒凝腹胀
B. 寒疝腹痛
C. 经寒痛经
D. 寒湿痹痛
E. 尿频遗尿

25. 具有疏肝解郁、调经止痛、理气调中功效的药物是(　　)
A. 川楝子
B. 沉香
C. 香附
D. 木香
E. 枳实

26. 善于治疗肝气郁滞之痛经，人称"气病之总司，妇科之主帅"的药物是(　　)
A. 香附
B. 木香
C. 佛手
D. 青皮
E. 陈皮

27. 香附、乌药、木香具有的共同功效是(　　)
A. 降逆止呃
B. 疏肝解郁
C. 行气止痛
D. 行气导滞
E. 消肿散结

28. 佛手的功效是(　　)
A. 疏肝和胃，行气止痛，燥湿化痰
B. 疏肝破气，止咳化痰，行气止痛
C. 疏肝解郁，行气止痛，化湿和胃
D. 疏肝解郁，理气和中，燥湿化痰
E. 破气消积，疏肝除痞，助阳止泻

29. 下列各项，不属佛手功效的是(　　)
A. 调和脾胃
B. 行气止痛
C. 疏肝解郁
D. 消食导滞
E. 燥湿化痰

30. 治疗寒痰湿浊凝滞于胸中，胸阳不振，咳唾胸痹，应选用的药物是(　　)
A. 佛手
B. 陈皮
C. 干姜
D. 生姜
E. 薤白

31. 薤白的功效是(　　)
A. 疏肝解郁，行气导滞
B. 通阳散结，行气导滞
C. 通阳散结，解毒消肿
D. 散寒通阳，解毒散结
E. 散寒发表，行气导滞

A2 型题

1. 患者，男，48岁。形体消瘦，脘腹胀痛，有时隐隐作痛，纳食不香。诊断为胃下垂，用药应首选的药物是(　　)
A. 陈皮
B. 青皮
C. 枳实
D. 木香
E. 香附

2. 患者，男，42岁。胁肋胀痛，脘腹灼热疼痛，口苦，舌质红，脉弦数，用药应首选的药物是(　　)
A. 木香
B. 香附
C. 乌药

D. 川楝子

E. 佛手

3. 患者，女，30岁。胃脘胀痛，牵连胁痛，嗳气频频，舌苔薄白，脉弦。用药应首选的药物是（ ）

A. 柴胡、青皮

B. 陈皮、枳壳

C. 木香、砂仁

D. 苍术、厚朴

E. 藿香、佩兰

4. 患者，女，20岁。经期先后不定，经色正常，经前乳房胀痛，经期小腹痛，性情急躁，舌苔薄黄，脉弦。用药应首选的药物是（ ）

A. 疏肝理气药

B. 活血止痛药

C. 温阳滋阴药

D. 补血滋阴药

E. 温脾和胃药

5. 患者，女，15岁，吃瓜果后，出现腹痛，下痢脓血，泻痢不爽，应选用的与黄连配伍的药物是（ ）

A. 黄柏

B. 木香

C. 白头翁

D. 黄芩

E. 吴茱萸

B1 型题

A. 破气调中，燥湿消积

B. 理气健脾，燥湿化痰

C. 行气止痛，温中止呕，纳气平喘

D. 疏肝调中，燥湿消积

E. 理气宽中，消肿散结

1. 陈皮的功效是（ ）

2. 沉香的功效是（ ）

A. 疏肝破气，消积化滞

B. 破气散结，疏肝行滞

C. 破气除痞，化痰消积

D. 疏肝破气，化痰除痞

E. 疏肝破气，散结消痞

3. 青皮的功效是（ ）

4. 枳实的功效是（ ）

A. 行气止痛，化痰调中

B. 行气止痛，健脾消食

C. 行气杀虫，解毒消肿

D. 行气散结，散寒止痛

E. 行气调中，温肾纳气

5. 木香的功效是（ ）

6. 荔枝核的功效是（ ）

A. 行气止痛，温肾纳气

B. 行气止痛，杀虫，解毒消肿

C. 行气止痛，杀虫疗癣

D. 行气止痛，温肾纳气，降逆调中

E. 行气止痛，温肾散寒

7. 乌药的功效是（ ）

8. 川楝子的功效是（ ）

A. 破气

B. 降气

C. 补气

D. 纳气

E. 疏肝

9. 人参具有的功效是（ ）

10. 香附具有的功效是（ ）

A. 通阳散结，行气导滞

B. 散寒通阳，解毒散结，调经止痛

C. 通阳散结，疏肝解郁，宽中化痰

D. 通阳散结，燥湿化痰

E. 疏肝解郁，调经止痛，理气调中

11. 薤白的功效是（ ）

12. 香附的功效是（ ）

A. 陈皮

B. 青皮

C. 枳实

D. 香附
E. 乌药

13. 具有理气调中、燥湿化痰功效的药物是（　　）

14. 具有疏肝破气、散结消滞功效的药物是（　　）

A. 陈皮
B. 青皮
C. 枳实
D. 香附
E. 乌药

15. 具有破气消积、化痰除痞功效的药物是（　　）

16. 具有疏肝理气、调经止痛功效的药物是（　　）

A. 乌药
B. 沉香
C. 川楝子
D. 木香
E. 薤白

17. 具有行气止痛、温肾散寒功效的药物是（　　）

18. 具有行气止痛、温肾纳气功效的药物是（　　）

A. 乌药
B. 沉香
C. 川楝子
D. 荔枝核
E. 薤白

19. 具有行气止痛、杀虫疗癣功效的药物是（　　）

20. 具有行气散结、散寒止痛功效的药物是（　　）

A. 陈皮
B. 青皮
C. 香附

D. 沉香
E. 薤白

21. 善于行脾胃气滞的药物是（　　）

22. 善于疏肝胆气滞的药物是（　　）

A. 陈皮
B. 青皮
C. 香附
D. 沉香
E. 薤白

23. 具有行气疏肝、调经止痛功效的药物是（　　）

24. 具有行气止痛、纳气平喘功效的药物是（　　）

A. 香附
B. 木香
C. 陈皮
D. 乌药
E. 枳实

25. 治疗湿热泻痢、里急后重，与黄连配伍的药物是（　　）

26. 治疗寒痰阻闭、胸阳不振之胸痹疼痛，与薤白配伍的药物是（　　）

参 考 答 案

A1 型题

1. B　2. C　3. C　4. D　5. A
6. B　7. E　8. A　9. B　10. A
11. B　12. A　13. E　14. A　15. C
16. A　17. B　18. B　19. C　20. D
21. A　22. C　23. E　24. D　25. C
26. A　27. C　28. D　29. D　30. E
31. B

A2 型题

1. C　2. D　3. A　4. A　5. B

B1 型题

1. B 2. C 3. A 4. C 5. B
6. D 7. E 8. C 9. C 10. E
11. A 12. E 13. A 14. B 15. C
16. D 17. A 18. B 19. C 20. D
21. A 22. B 23. C 24. D 25. B
26. E

第十四单元 消食药

A1 型题

1. 具有消食化积、行气散瘀功效的药物是（　）
   A. 神曲
   B. 山楂
   C. 木香
   D. 鸡内金
   E. 枳实

2. 善化油腻肉食积滞的药物是（　）
   A. 莱菔子
   B. 山楂
   C. 木香
   D. 麦芽
   E. 陈皮

3. 治疗食积腹痛，疝气痛，应选用的药物是（　）
   A. 麦芽
   B. 稻芽
   C. 神曲
   D. 山楂
   E. 鸡内金

4. 具有消食和胃、发散风寒功效的药物是（　）
   A. 紫苏
   B. 藿香
   C. 山楂
   D. 神曲
   E. 陈皮

5. 可与金石、贝壳等同用，以助其消化的药物是（　）
   A. 稻芽
   B. 麦芽
   C. 神曲
   D. 鸡内金
   E. 山楂

6. 麦芽与山楂具有的共同主治病证是（　）
   A. 乳房胀痛
   B. 脘腹冷痛
   C. 肝胃不和胁痛
   D. 肾虚遗精
   E. 食滞

7. 具有消食健胃、回乳消胀功效的药物是（　）
   A. 神曲
   B. 山楂
   C. 鸡内金
   D. 稻芽
   E. 麦芽

8. 具有消食健胃、涩精止遗功效，治疗小儿脾虚疳积的药物是（　）
   A. 银柴胡
   B. 麦芽
   C. 乌梅
   D. 莱菔子
   E. 鸡内金

9. 鸡内金入药的最佳服法是（　）
   A. 先煎
   B. 研末冲服
   C. 后下
   D. 包煎
   E. 另煎

A2 型题

1. 患者，女，26岁。产后20天，乳房胀痛，乳漏不止，要求回乳，用药应选用的药物是（　）
   A. 炒麦芽
   B. 炒稻芽

C. 炒神曲
D. 炒山楂
E. 炒槟榔

2. 患者,男,34岁。午间食涮羊肉1斤,午后脘腹胀痛,嗳腐吞酸,恶心欲吐。用药应首选的药物是(   )

A. 炒麦芽
B. 炒谷芽
C. 炒神曲
D. 炒山楂
E. 炒槟榔

B1 型题

A. 消食兼能散瘀
B. 消食兼能发表
C. 消食兼能疏肝
D. 消食兼能化石
E. 消食兼能化痰

1. 山楂的功效特点是(   )
2. 神曲的功效特点是(   )

A. 消食兼能杀虫
B. 消食兼能发表
C. 消食兼能疏肝
D. 消食兼能化石
E. 消食兼能化痰

3. 生麦芽的功效特点是(   )
4. 鸡内金的功效特点是(   )

A. 消食兼能散瘀
B. 消食兼能回乳
C. 消食兼能疏肝
D. 消食兼能化痰
E. 消食兼能和中

5. 稻芽的功效特点是(   )
6. 莱菔子的功效特点是(   )

A. 山楂
B. 神曲
C. 莱菔子
D. 麦芽
E. 鸡内金

7. 食积兼外感表证,应选用的药物是(   )
8. 食积兼痰多咳喘,应选用的药物是(   )

A. 山楂
B. 稻芽
C. 莱菔子
D. 麦芽
E. 鸡内金

9. 食积兼肝郁气滞,应选用的药物是(   )
10. 食积兼瘀血痛经,应选用的药物是(   )

A. 莱菔子
B. 麦芽
C. 鸡内金
D. 山楂
E. 使君子

11. 胆结石兼消化不良,应选用的药物是(   )
12. 小儿疳积兼蛔虫病,应选用的药物是(   )

A. 消食化积,行气散瘀
B. 消食化积,杀虫止痒
C. 消食化积,发散风寒
D. 消食化积,固精止遗
E. 消食和中,健脾开胃

13. 山楂的功效是(   )
14. 神曲的功效是(   )

A. 湿热下注
B. 乳房胀痛
C. 咳喘痰多
D. 遗精遗尿
E. 头昏胀痛

15. 麦芽除消食外,治疗的病证是(   )

16. 鸡内金除消食外，治疗的病证是(　　)

    A. 产后瘀阻腹痛
    B. 乳房胀痛
    C. 咳喘痰多
    D. 遗精遗尿
    E. 胁肋胀痛

17. 莱菔子除消食外，治疗的病证是(　　)
18. 山楂除消食外，治疗的病证是(　　)

    A. 食滞中焦，脾胃气滞
    B. 宿食积滞，郁而化热
    C. 食积不化，湿浊中阻
    D. 脾胃虚弱，运化无力
    E. 食滞不化，寒凝中焦

19. 消食药配伍化湿药，用治的病证是(　　)
20. 消食药配伍温里药，用治的病证是(　　)

    A. 食滞中焦，脾胃气滞
    B. 宿食积滞，郁而化热
    C. 食积不化，湿浊中阻
    D. 脾胃虚弱，运化无力
    E. 食滞不化，寒凝中焦

21. 消食药配伍行气药，可治疗的病证是(　　)
22. 消食药配伍补脾调胃药，可治疗的病证是(　　)

    A. 鸡内金
    B. 莱菔子
    C. 麦芽
    D. 稻芽
    E. 神曲

23. 哺乳期不应使用的药物是(　　)
24. 研末服用，每次1.5～3g，效果比煎剂好的药物是(　　)

    A. 消食健胃，和中止泻
    B. 消食化积，化痰除痞
    C. 消食健胃，回乳消胀
    D. 消食除胀，降气化痰
    E. 消食健胃，清热解毒

25. 莱菔子的功效是(　　)
26. 麦芽的功效是(　　)

    A. 莱菔子
    B. 鸡内金
    C. 山楂
    D. 麦芽
    E. 神曲

27. 善消肉食积滞的药物是(　　)
28. 善消食积气滞的药物是(　　)

    A. 山楂
    B. 莱菔子
    C. 神曲
    D. 鸡内金
    E. 麦芽

29. 具有消食、涩精止遗功效的药物是(　　)
30. 具有消食、降气化痰功效的药物是(　　)

参 考 答 案

A1 型题

1. B　　2. B　　3. D　　4. D　　5. C
6. E　　7. E　　8. E　　9. B

A2 型题

1. A　　2. D

B1 型题

1. A　　2. B　　3. C　　4. D　　5. E
6. D　　7. B　　8. C　　9. D　　10. A
11. C　　12. E　　13. A　　14. C　　15. B
16. D　　17. C　　18. A　　19. C　　20. E
21. A　　22. D　　23. C　　24. A　　25. D
26. C　　27. C　　28. A　　29. D　　30. B

第十五单元 驱虫药

A1 型题

1. 下列各项，不具有驱绦虫功效的是（ ）
   A. 槟榔
   B. 榧子
   C. 使君子
   D. 贯众
   E. 雷丸

2. 治疗蛔虫、蛲虫证，小儿疳积，应选用的药物是（ ）
   A. 使君子
   B. 川楝子
   C. 麦芽
   D. 稻芽
   E. 槟榔

3. 具有杀虫消积、行气利水截疟功效的药物是（ ）
   A. 大腹皮
   B. 苦楝皮
   C. 槟榔
   D. 麦芽
   E. 川楝子

4. 槟榔杀绦虫时，其用量是（ ）
   A. 1～3g
   B. 5～10g
   C. 0.1～0.2g
   D. 15～25g
   E. 30～60g

5. 槟榔的功效是（ ）
   A. 行气活血
   B. 行气止泻
   C. 行气止咳
   D. 行气利水，截疟
   E. 行气止痢

6. 川楝子与槟榔均具有的功效是（ ）
   A. 杀虫行气
   B. 杀虫利水
   C. 行气利水
   D. 行气疏肝
   E. 行气健脾

7. 雷丸治疗绦虫病，其内服用法是（ ）
   A. 久煎
   B. 后下
   C. 入丸、散剂
   D. 另煎兑服
   E. 熬膏

A2 型题

1. 患者，女，21岁。形体消瘦，腹部隐痛，大便有虫节片排出，诊断为绦虫，使用槟榔治疗的用量是（ ）
   A. 0.1g
   B. 1g
   C. 10g
   D. 60g
   E. 150g

2. 患者，男，25岁。1周前大便排出蛔虫2条，现右上腹腹痛阵作，呕吐2次，体温升高，用药应首选的药物是（ ）
   A. 神曲
   B. 谷芽
   C. 麦芽
   D. 槟榔
   E. 鸡内金

3. 患者，男，6岁。腹痛绕脐，多食善饥，面黄肌瘦，大便曾排出蛔虫，用药应首选的药物是（ ）

A. 使君子
B. 神曲
C. 麦芽
D. 山楂
E. 鸡内金

B1 型题

A. 蛔虫
B. 绦虫
C. 蛲虫
D. 钩虫
E. 姜片虫

1. 槟榔主要驱杀的是( )
2. 使君子主要驱杀的是( )

A. 杀虫消积
B. 杀虫疗癣
C. 杀虫行气
D. 杀虫利水
E. 驱虫通便

3. 使君子的功效是( )
4. 苦楝皮的功效是( )

A. 小儿疳积
B. 阴道滴虫
C. 食积气滞
D. 痢疾带下
E. 气滞胁痛

5. 使君子的主治病证是( )
6. 槟榔的主治病证是( )

A. 驱杀绦虫，宜研末，用温开水送服
B. 驱杀绦虫，宜入丸散，用冷开水调，饭后服
C. 单用杀绦虫、姜片虫时，可用30~60g
D. 驱杀姜片虫，宜文火久煎
E. 治疗疥癣，宜研末，用醋或蜂蜜涂患处

7. 槟榔的用法是( )

8. 雷丸的用法是( )

A. 炒香嚼服，小儿总量不超过20粒
B. 驱杀绦虫，宜入丸散，用冷开水调，饭后服
C. 驱杀绦虫，宜研末，用温开水送服
D. 驱杀姜片虫，宜文火久煎
E. 治疗疥癣，研末，用醋或猪脂涂患处

9. 使君子的用法是( )
10. 苦楝皮的用法是( )

A. 本品有一定毒性，不宜持续和过量服用
B. 脾虚便溏者，不宜服用
C. 大量服用能引起呃逆、眩晕、呕吐等反应
D. 与热茶同服，可致呃逆、腹泻
E. 本品与乌头相反

11. 使用苦楝皮时应注意的是( )
12. 使用槟榔时应注意的是( )

A. 杀虫，疗癣
B. 清热解毒，凉血止血，杀虫
C. 杀虫，解暑
D. 杀虫消积，行气利水，截疟
E. 杀虫，止痛

13. 槟榔的功效是( )
14. 贯众的功效是( )

A. 绦虫病、蛔虫病、便秘、水肿
B. 蛔虫病、疥疮、头癣
C. 蛔虫病、小儿疳积
D. 绦虫病、钩虫病、温热斑疹
E. 绦虫病、蛲虫病、蛔虫病

15. 使君子的主治病证是( )
16. 苦楝皮的主治病证是( )

A. 3~5g
B. 6~12g
C. 15~21g

D. 30~50g

E. 30~60g

17. 用槟榔驱杀绦虫，成人的每次用量是( )

18. 用雷丸粉驱杀绦虫，成人的每次用量是( )

A. 槟榔

B. 山楂

C. 麦芽

D. 丁香

E. 花椒

19. 治疗虫积，食积气滞，应选用的药物是( )

20. 治疗虫积，疟疾寒热，应选用的药物是( )

A. 湿热泻痢

B. 血热出血证

C. 食积气滞，腹胀便秘

D. 蛔虫病

E. 疟疾

21. 白茅根的主治病证是( )

22. 使君子的主治病证是( )

A. 水肿脚气

B. 热结便秘

C. 食积气滞

D. 血热出血

E. 疟疾寒热

23. 槟榔配木瓜治疗的病证是( )

24. 槟榔配木香治疗的病证是( )

A. 使君子

B. 苦楝皮

C. 槟榔

D. 贯众

E. 榧子

25. 治疗妇女崩漏，应选用的药物是( )

26. 治疗疥癣、湿疮，应选用的药物是( )

参 考 答 案

A1 型题

1. C   2. A   3. C   4. E   5. D

6. A   7. C

A2 型题

1. D   2. D   3. A

B1 型题

1. B   2. A   3. A   4. B   5. A

6. C   7. C   8. B   9. A   10. E

11. A   12. B   13. D   14. B   15. C

16. B   17. E   18. C   19. A   20. A

21. D   22. D   23. A   24. C   25. D

26. B

第十六单元　止血药

A1 型题

1. 具有凉血止血、散瘀解毒消痈功效的药物是(　　)
   A. 生地黄、牡丹皮
   B. 赤芍、紫草
   C. 金银花、连翘
   D. 大蓟、小蓟
   E. 侧柏叶、茜草

2. 具有凉血止血散瘀功效，尤善治尿血的药物是(　　)
   A. 白茅根
   B. 小蓟
   C. 血余炭
   D. 地榆
   E. 茜草

3. 具有散瘀解毒消痈功效的药物是(　　)
   A. 白茅根
   B. 板蓝根
   C. 大蓟
   D. 仙鹤草
   E. 漏芦

4. 内服善于治疗下焦血热出血证，外用又能疗烫伤、湿疹的药物是(　　)
   A. 栀子
   B. 地肤子
   C. 紫花地丁
   D. 地榆
   E. 白及

5. 具有凉血止血、解毒敛疮功效的药物是(　　)
   A. 侧柏叶
   B. 大蓟
   C. 艾叶
   D. 地榆
   E. 栀子

6. 具有凉血止血、解毒敛疮功效，治疗烫伤的药物是(　　)
   A. 地榆
   B. 蒲黄
   C. 白茅根
   D. 槐花
   E. 大蓟

7. 治疗水火烫伤，应选用的药组是(　　)
   A. 地榆、槐角、小蓟
   B. 地榆、大黄、虎杖
   C. 大黄、芒硝、丹参
   D. 黄芩、黄连、黄柏
   E. 紫草、地榆、郁金

8. 治疗痔疮肿痛出血，应首选的药物是(　　)
   A. 白茅根
   B. 侧柏叶
   C. 白及
   D. 槐花
   E. 小蓟

9. 具有凉血止血、清肝泻火功效的药物是(　　)
   A. 金银花
   B. 槐花
   C. 连翘
   D. 生地黄
   E. 旋覆花

10. 具有凉血止血、化痰止咳、生发乌发功效的药物是(　　)
    A. 大蓟
    B. 白茅根
    C. 侧柏叶
    D. 地榆

E. 三七

11. 具有凉血止血、清热利尿、清肺胃热功效的药物是( )

    A. 大蓟
    B. 小蓟
    C. 白茅根
    D. 地榆
    E. 槐花

12. 具有化瘀止血、活血定痛功效的药物是( )

    A. 仙鹤草
    B. 白及
    C. 三七
    D. 大蓟
    E. 槐角

13. 治疗出血兼有瘀滞者，应首选的药物是( )

    A. 三七
    B. 白及
    C. 槐花
    D. 地榆
    E. 棕榈炭

14. 具有止血不留瘀、化瘀不伤正特点的药物是( )

    A. 茜草
    B. 大蓟
    C. 蒲黄
    D. 三七
    E. 白及

15. 具有凉血化瘀止血、通经功效的药物是( )

    A. 槐花
    B. 白茅根
    C. 地榆
    D. 茜草
    E. 生地黄

16. 治疗出血，血瘀经闭，风湿痹痛，应选用的药物是( )

    A. 茜草
    B. 地榆
    C. 槐花
    D. 生地黄
    E. 侧柏叶

17. 蒲黄的功效是( )

    A. 止血，化瘀，利尿
    B. 止血，温胃，行气
    C. 止血，敛肺，下气
    D. 止血，敛肺，止咳
    E. 止泻，活血，定痛

18. 蒲黄入汤剂的用法是( )

    A. 先煎
    B. 后下
    C. 冲服
    D. 布包煎
    E. 久煎

19. 对于血热所致的各种出血证兼有瘀滞者，多选用的药物是( )

    A. 三七、白及
    B. 蒲黄、茜草
    C. 大蓟、小蓟
    D. 血余炭、槐花
    E. 地榆、大蓟

20. 下列各项，属植物花粉的药物是( )

    A. 天花粉
    B. 乳香
    C. 没药
    D. 蒲黄
    E. 降香

21. 治疗血瘀痛经，常与五灵脂配伍的药物是( )

    A. 郁金
    B. 白芍
    C. 赤芍
    D. 蒲黄
    E. 香附

22. 治疗肺胃出血，具有收敛止血、消肿生肌功效的药物是( )

    A. 白茅根
    B. 生地黄
    C. 仙鹤草

D. 白及

E. 血余炭

23. "十八反"中，与白及相反的药物是(　　)

A. 甘草

B. 乌头

C. 藜芦

D. 甘遂

E. 芫花

24. 具有收敛止血、止痢、截疟、补虚功效的药物是(　　)

A. 苦楝皮

B. 沙苑子

C. 侧柏叶

D. 仙鹤草

E. 三七

25. 下列各项，属收敛止血药的是(　　)

A. 仙鹤草

B. 三七

C. 小蓟

D. 地榆

E. 白茅根

26. 具有温经止血、散寒调经、安胎功效的药物是(　　)

A. 桑叶

B. 茜草

C. 蒲黄

D. 艾叶

E. 炮姜

27. 治疗虚寒崩漏下血，应选用的药物是(　　)

A. 白茅根

B. 大蓟

C. 炮姜

D. 茜草根

E. 艾叶炭

28. 下列各项，不属艾叶主治病证的是(　　)

A. 经寒痛经

B. 月经不调

C. 宫冷不孕

D. 胎漏下血

E. 妊娠恶阻

29. 下列各项，具有化瘀止血功效的药物是(　　)

A. 白及

B. 槐花

C. 茜草

D. 侧柏叶

E. 小蓟

30. 治疗下焦虚寒、腹中冷痛、月经下血不止者，应选用的药物是(　　)

A. 地榆

B. 茜草

C. 艾叶

D. 干姜

E. 侧柏叶

31. 具有温经止血、温中止痛功效的药物是(　　)

A. 附子

B. 炮姜

C. 干姜

D. 生姜

E. 血余炭

A2 型题

1. 患者，女，30岁。妊娠3个月，胎漏下血，面色不华，手足不温，用药应首选的药物是(　　)

A. 仙鹤草

B. 白及

C. 艾叶

D. 侧柏叶

E. 黄芩

2. 患者，女，28岁。月经提前1周，经量多，色鲜红，腰膝酸痛，五心烦热，舌质红，脉细数。下列各项，哪组药不可选用(　　)

A. 生地黄、牡丹皮

B. 牡丹皮、地骨皮

C. 茜草、蒲黄

D. 小蓟、旱莲草

E. 艾叶、炮姜

3. 患者，女，20岁。月经提前1周，经量多，紫暗有块，心烦急躁，大便秘结，舌质红，舌苔黄，脉弦数。下列各项，哪组药不可选用（　　）

A. 当归、丹参

B. 生地黄、白芍

C. 仙鹤草、白及

D. 赤芍、牡丹皮

E. 大黄、益母草

B1 型 题

A. 蒲黄

B. 地榆

C. 大蓟

D. 侧柏叶

E. 白及

1. 治疗尿血、血淋涩痛，应选用的药物是（　　）

2. 治疗下焦血热所致出血，应选用的药物是（　　）

A. 腹泻、痢疾

B. 咳喘痰多

C. 食积气滞、腹胀便秘

D. 水肿

E. 疟疾

3. 仙鹤草除用于各种出血证外，还可治疗的病证是（　　）

4. 侧柏叶除用于各种出血证外，还可治疗的病证是（　　）

A. 收敛止血，止泻止带

B. 凉血止血，清热安胎

C. 凉血止血，解毒疗疮

D. 凉血止血，利尿解毒

E. 凉血止血，解毒敛疮

5. 棕榈炭的功效是（　　）

6. 地榆的功效是（　　）

A. 凉血止血，化痰止咳，生发乌发

B. 收敛止血，止痢杀虫

C. 收敛止血，消肿生肌

D. 化瘀止血，活血定痛

E. 凉血止血，活血祛瘀

7. 侧柏叶的功效是（　　）

8. 白及的功效是（　　）

A. 收敛止血，化瘀利尿

B. 温经止血，散寒调经，安胎

C. 温中止血，止呕止泻

D. 凉血止血，化痰乌发

E. 凉血止血，活血祛瘀

9. 血余炭的功效是（　　）

10. 艾叶的功效是（　　）

A. 凉血止血，清热杀虫

B. 凉血止血，解毒敛疮

C. 凉血止血，散瘀解毒消痈

D. 凉血止血，清肝泻火

E. 收敛止血，补虚强壮

11. 小蓟的功效是（　　）

12. 槐花的功效是（　　）

A. 凉血止血

B. 收敛止血

C. 化瘀止血

D. 温经止血

E. 补虚止血

13. 地榆具有的功效是（　　）

14. 艾叶具有的功效是（　　）

A. 凉血止血

B. 收敛止血

C. 化瘀止血

D. 温经止血

E. 补虚止血

15. 白及具有的功效是（　　）

16. 三七具有的功效是( )

    A. 散瘀解毒消痈
    B. 清热安胎
    C. 祛痰止咳
    D. 泻火除烦
    E. 泻下通便

17. 大蓟的功效是( )
18. 栀子的功效是( )

    A. 散瘀解毒消痈
    B. 清热安胎
    C. 祛痰止咳
    D. 泻火除烦
    E. 泻下通便

19. 黄芩的功效是( )
20. 大黄的功效是( )

    A. 炒炭用收敛止血，生用止血化瘀
    B. 炒炭用收敛止血，生用祛风解表
    C. 炒炭用凉血止血，生用清热杀虫
    D. 炒炭用凉血止血，生用养阴生津
    E. 炒炭用凉血止血，生用化瘀止血

21. 蒲黄的功效是( )
22. 荆芥的功效是( )

    A. 血热便血痔血
    B. 肺胃劳嗽咯血
    C. 瘀血尿血
    D. 妇女虚寒崩漏下血
    E. 中焦虚寒出血

23. 槐花的主治病证是( )
24. 白及的主治病证是( )

    A. 凉血止血，散瘀消痈
    B. 凉血止血，解毒敛疮
    C. 凉血止血，清热利尿，清肺胃热
    D. 凉血止血，化痰止咳
    E. 收敛止血，止痢截疟，补虚

25. 仙鹤草的功效是( )

26. 白茅根的功效是( )

    A. 大蓟
    B. 艾叶
    C. 白及
    D. 白茅根
    E. 槐花

27. 具有散瘀消痈功效的药物是( )
28. 具有清肝泻火功效的药物是( )

    A. 清热解毒
    B. 止痢杀虫
    C. 化瘀利尿
    D. 固精缩尿
    E. 涩肠止泻

29. 仙鹤草除止血外，具有的功效是( )
30. 血余炭除收敛止血外，具有的功效是( )

    A. 肺胃出血
    B. 头面出血
    C. 上焦出血
    D. 下焦出血
    E. 热毒血痢

31. 白及长于治疗的病证是( )
32. 槐花长于治疗的病证是( )

    A. 蒲黄
    B. 地榆
    C. 大蓟
    D. 三七
    E. 芦根

33. 治疗尿血、血淋涩痛，应选用的药物是( )
34. 治疗下焦血热出血证，应选用的药物是( )

    A. 散瘀解毒消痈
    B. 止血疗疮
    C. 解毒敛疮

D. 解毒利尿

E. 清热利尿

35. 地榆的功效是( )

36. 小蓟的功效是( )

A. 白茅根

B. 大蓟

C. 侧柏叶

D. 小蓟

E. 仙鹤草

37. 治疗胃热呕哕，应选用的药物是( )

38. 治疗热病烦渴，应选用的药物是( )

A. 侧柏叶

B. 地榆

C. 大蓟

D. 槐花

E. 小蓟

39. 治疗吐衄便血，肝火上炎之头痛目赤，应选用的药物是( )

40. 治疗吐衄便血，肺热咳嗽有痰，应选用的药物是( )

A. 清肝泻火

B. 散瘀解毒消痈

C. 解毒敛疮

D. 化痰止咳

E. 清热利尿

41. 大蓟的功效是( )

42. 地榆的功效是( )

A. 血虚胎动不安

B. 热盛胎动不安

C. 血瘀胎动不安

D. 气虚胎动不安

E. 寒客胞宫胎动不安

43. 艾叶治疗的胎动不安是( )

44. 黄芩治疗的胎动不安是( )

参 考 答 案

A1 型题

1. D	2. B	3. C	4. D	5. D
6. A	7. B	8. D	9. B	10. C
11. C	12. C	13. A	14. D	15. D
16. A	17. A	18. D	19. B	20. D
21. D	22. D	23. B	24. D	25. A
26. D	27. E	28. E	29. C	30. C
31. B				

A2 型题

| 1. C | 2. E | 3. C |

B1 型题

1. A	2. B	3. A	4. B	5. A
6. E	7. A	8. C	9. A	10. B
11. C	12. D	13. A	14. D	15. B
16. C	17. A	18. D	19. B	20. E
21. A	22. B	23. C	24. D	25. E
26. C	27. A	28. E	29. B	30. C
31. A	32. D	33. A	34. B	35. C
36. A	37. B	38. A	39. D	40. A
41. B	42. C	43. E	44. B	

第十七单元 活血祛瘀药

A1 型题

1. 为增强活血祛瘀药的功效，常配伍的药物是（　　）
   A. 解表药
   B. 理气药
   C. 温里药
   D. 泻下药
   E. 补虚药

2. 活血祛瘀药具有的共同功效是（　　）
   A. 活血行气
   B. 活血消痈
   C. 活血疗伤
   D. 活血祛瘀
   E. 活血通经

3. 临床使用活血化瘀药治疗癥瘕痞块，应配伍的药物是（　　）
   A. 温里祛寒药
   B. 清热凉血药
   C. 燥湿化瘀药
   D. 益气补血药
   E. 行气软坚药

4. 具有活血行气、祛风止痛功效的药物是（　　）
   A. 郁金
   B. 姜黄
   C. 川芎
   D. 延胡索
   E. 乳香

5. 川芎不宜治疗的头痛是（　　）
   A. 风寒头痛
   B. 瘀血头痛
   C. 风湿头痛
   D. 血虚头痛
   E. 肝阳头痛

6. 具有活血凉血功效的药组是（　　）
   A. 郁金、姜黄
   B. 川芎、赤芍
   C. 郁金、丹参
   D. 益母草、红花
   E. 生地黄、玄参

7. 为"血中气药"，能"上行头目，下调经水"的药物是（　　）
   A. 川芎
   B. 延胡索
   C. 姜黄
   D. 莪术
   E. 郁金

8. 具有活血、行气功效的药物是（　　）
   A. 桃仁
   B. 红花
   C. 丹参
   D. 川芎
   E. 五灵脂

9. 治疗头痛，无论风寒、风热、风湿、血虚、血瘀，均可选用的药物是（　　）
   A. 羌活
   B. 延胡索
   C. 白芷
   D. 郁金
   E. 川芎

10. 专治一身上下诸痛，醋制可加强疗效的药物是（　　）
    A. 延胡索
    B. 桃仁
    C. 白芷
    D. 柴胡
    E. 郁金

11. 活血行气止痛作用强，研末服即有效的

药物是( )
- A. 三七
- B. 延胡索
- C. 郁金
- D. 虎杖
- E. 自然铜

12. 延胡索的主治病证是( )
- A. 风寒头痛
- B. 风湿痹痛
- C. 肠燥便秘
- D. 疮痈肿痛
- E. 气滞血瘀诸痛

13. 醋制延胡索的目的是( )
- A. 增强活血作用
- B. 增强行气作用
- C. 增强止痛作用
- D. 减低苦味
- E. 降低毒性

14. 具有活血止痛、行气解郁、凉血清心、利胆退黄功效的药物是( )
- A. 丹参
- B. 川芎
- C. 郁金
- D. 益母草
- E. 玄参

15. 治疗湿温病湿浊蒙蔽清窍所致窍闭神昏,应选用的最佳配伍是( )
- A. 藿香、佩兰
- B. 苍术、厚朴
- C. 郁金、明矾
- D. 郁金、石菖蒲
- E. 牛黄、地龙

16. 治疗热病神昏、癫痫痰闭证,肝胆湿热黄疸证,应选用的药物是( )
- A. 姜黄
- B. 茵陈
- C. 郁金
- D. 丹参
- E. 金钱草

17. 郁金活血行气止痛,治疗气滞血瘀痛证,常配伍的药物是( )
- A. 川芎
- B. 姜黄
- C. 桃仁
- D. 木香
- E. 柴胡

18. 具有活血除痹功效,善治风湿肩臂疼痛的药物是( )
- A. 川芎
- B. 羌活
- C. 鸡血藤
- D. 桑叶
- E. 姜黄

19. 同为姜科,均能活血行气止痛的药组是( )
- A. 桃仁、红花
- B. 乳香、没药
- C. 延胡索、木香
- D. 郁金、姜黄
- E. 三棱、姜黄

20. 善治风湿肩臂疼痛的药物是( )
- A. 羌活
- B. 姜黄
- C. 延胡索
- D. 麻黄
- E. 独活

21. 具有活血止痛、消肿生肌功效的药组是( )
- A. 川芎、白芷
- B. 苏木、自然铜
- C. 五灵脂、蒲黄
- D. 乳香、没药
- E. 延胡索、木香

22. 具有消肿生肌功效的活血祛瘀药是( )
- A. 乳香、没药
- B. 三棱、莪术
- C. 煅石膏、牡丹皮
- D. 白芷、丹参
- E. 桃仁、红花

23. 下列各项，活血不兼有行气功效的药物是( )
    A. 川芎
    B. 郁金
    C. 延胡索
    D. 三棱
    E. 五灵脂

24. 入汤剂应包煎的药物是( )
    A. 延胡索
    B. 红花
    C. 桃仁
    D. 虎杖
    E. 五灵脂

25. 具有活血调经、祛瘀止痛、凉血消痈、除烦安神功效的药物是( )
    A. 丹参
    B. 郁金
    C. 五灵脂
    D. 红花
    E. 桃仁

26. 丹参治疗疮痈肿痛，其功效是( )
    A. 活血化瘀
    B. 凉血止血
    C. 凉血消痈
    D. 行气止痛
    E. 凉血活血

27. 具有凉血安神功效的药物是( )
    A. 川芎
    B. 郁金
    C. 姜黄
    D. 延胡索
    E. 丹参

28. 具有活血调经、凉血安神功效的药物是( )
    A. 川芎
    B. 桃仁
    C. 丹参
    D. 赤芍
    E. 红花

29. 治疗血滞斑疹色暗，应选用的药物是( )
    A. 红花
    B. 丹参
    C. 郁金
    D. 益母草
    E. 三七

30. 具有活血通经、祛瘀止痛功效的药物是( )
    A. 红花
    B. 丹参
    C. 泽兰
    D. 鸡血藤
    E. 益母草

31. 下列各项，不属红花主治病证的是( )
    A. 血滞经闭
    B. 产后瘀滞腹痛
    C. 跌打损伤
    D. 胸痹心痛
    E. 肠燥便秘

32. 治疗肺痈，肠痈，肠燥便秘，咳嗽气喘，应选用的药物是( )
    A. 丹参
    B. 桃仁
    C. 红花
    D. 赤芍
    E. 益母草

33. 桃仁的功效是( )
    A. 活血行气，润肠通便
    B. 活血祛瘀，润肠通便，止咳平喘
    C. 活血止痛，解毒消痈
    D. 活血祛瘀，止咳平喘
    E. 行气活血，祛风止痛

34. 治疗肺痈、肠痈初起属热邪瘀滞，在使用清热药的同时，常配伍的药物是( )
    A. 贝母
    B. 桔梗
    C. 白及
    D. 桃仁
    E. 牛膝

35. 具有活血祛瘀、润肠通便功效的药物是( )
    A. 桃仁
    B. 杏仁
    C. 柏子仁
    D. 紫苏子
    E. 红花

36. 具有活血调经、利水消肿、清热解毒功效的药物是( )
    A. 艾叶
    B. 五灵脂
    C. 郁金
    D. 益母草
    E. 没药

37. 益母草的功效是( )
    A. 活血调经，利尿，清热通便
    B. 活血止痛，消癥散结
    C. 活血调经，利水消肿，清热解毒
    D. 活血通经，凉血止血
    E. 以上都不是

38. 功能利尿行瘀而通淋，以治尿血、小便不利、尿道涩痛的药物是( )
    A. 白及
    B. 槐花
    C. 牛膝
    D. 地榆
    E. 大蓟

39. 具有活血通经、补肝肾、强筋骨、利水通淋、引血下行功效的药物是( )
    A. 蒲黄
    B. 川芎
    C. 红花
    D. 郁金
    E. 牛膝

40. 生用活血通经，利水通淋，引血下行，制用补肝肾，强筋骨的药物是( )
    A. 骨碎补
    B. 丹参
    C. 五灵脂
    D. 鸡血藤
    E. 牛膝

41. 牛膝具善下行之性，但不能用治的是( )
    A. 腰膝酸痛
    B. 口舌生疮
    C. 气喘咳嗽
    D. 难产、胞衣不下
    E. 阴虚阳亢眩晕

42. 下列各项，不属牛膝功效的是( )
    A. 活血通经
    B. 强健筋骨
    C. 引火归原
    D. 利尿通淋
    E. 补益肝肾

43. 怀牛膝与川牛膝的功效区别是( )
    A. 怀牛膝偏于利尿通淋，川牛膝偏于活血通经
    B. 怀牛膝偏于活血通经，川牛膝偏于强腰膝
    C. 怀牛膝偏于祛风湿，川牛膝偏于补肝肾
    D. 怀牛膝偏于清下焦湿热，川牛膝偏于清上部火热
    E. 怀牛膝偏于补肝肾强筋骨，川牛膝偏于活血祛瘀

44. 鸡血藤的功效是( )
    A. 行气活血，补血调经
    B. 活血止痛，舒筋活络
    C. 行血补血，调经，舒筋活络
    D. 活血调经，祛风通络
    E. 行气活血，祛风止痛

45. 具有行血、补血功效的药物是( )
    A. 川芎
    B. 赤芍
    C. 鸡血藤
    D. 阿胶
    E. 茜草

46. 下列各项，不属鸡血藤主治病证的是( )
    A. 月经不调

B. 风湿痹痛
C. 肢体瘫痪
D. 小便不利
E. 血虚经闭

47. 下列各项,不具有活血疗伤功效的药物是( )
   A. 丹参
   B. 苏木
   C. 血竭
   D. 自然铜
   E. 骨碎补

48. 具有破血逐瘀、续筋接骨功效的药物是( )
   A. 红花
   B. 乳香
   C. 三棱
   D. 土鳖虫
   E. 鸡血藤

49. 具有接骨疗伤功效的药组是( )
   A. 当归、乳香、丹参
   B. 桃仁、红花、郁金
   C. 大黄、牡丹皮、赤芍
   D. 土鳖虫、骨碎补、自然铜
   E. 血竭、天花粉、麝香

50. 具有活血定痛、化瘀止血、敛疮生肌功效的药物是( )
   A. 土鳖虫
   B. 莪术
   C. 三棱
   D. 红花
   E. 血竭

51. 具有破血祛瘀、行气消积功效,治疗食积腹胀的药物是( )
   A. 三棱、莪术
   B. 虎杖、苏木
   C. 郁金、川芎
   D. 乳香、没药
   E. 益母草、泽兰

52. 三棱与莪术具有的共同功效是( )
   A. 破血行气,利水消肿
   B. 活血消痈,通络止痛

C. 破血行气,消积止痛
D. 活血调经,凉血安神
E. 活血祛瘀,生肌敛疮

A2 型 题

1. 患者,男,60 岁。10 年前患肝炎,近两周右胁时痛,腹诊可触及肝下缘质地较硬。不宜选用的药物是( )
   A. 丹参
   B. 牡蛎
   C. 麻黄
   D. 鳖甲
   E. 郁金

2. 患者,男,40 岁。雪天骑车外出,右下肢骨折,已用石膏绷带固定,用药应首选的药物是( )
   A. 土鳖虫
   B. 桃仁
   C. 红花
   D. 丹参
   E. 三棱

3. 患者,女,20 岁。患痔疮 2 年,于经前加重,月经经常后错,颜色较暗,用药应首选的药物是( )
   A. 桃仁
   B. 红花
   C. 丹参
   D. 三棱
   E. 莪术

4. 患者,男,61 岁。患脑血栓 3 个月,现左上下肢活动受限,左指肿胀,用药应首选的药物是( )
   A. 桃仁
   B. 赤芍
   C. 当归
   D. 丹参
   E. 党参

5. 患者,女,20 岁。经期先后不定,经色正常,经前乳房胀痛,经期小腹痛,性情急躁,舌苔薄黄,脉弦。不宜选用的药物是( )

A. 柴胡
B. 香附
C. 郁金
D. 当归
E. 三棱

B1 型题

A. 活血行气，祛风止痛
B. 活血止痛，行气解郁，清心凉血，利胆退黄
C. 活血行气，止痛，消肿生肌
D. 活血调经，祛瘀止痛，凉血消痈，除烦安神
E. 活血祛瘀，润肠通便，止咳平喘

1. 丹参的功效是（　　）
2. 乳香的功效是（　　）

A. 活血行气，祛风止痛
B. 活血止痛，行气解郁，清心凉血，利胆退黄
C. 活血行气，止痛，消肿生肌
D. 活血调经，祛瘀止痛，凉血消痈，除烦安神
E. 活血祛瘀，润肠通便，止咳平喘

3. 郁金的功效是（　　）
4. 川芎的功效是（　　）

A. 活血行气，利胆退黄
B. 活血调经，引血下行
C. 活血调经，下乳消痈排脓
D. 行血补血，舒经活络
E. 散瘀止痛，接骨疗伤

5. 牛膝的功效是（　　）
6. 自然铜的功效是（　　）

A. 温里散寒药
B. 清热凉血药
C. 软坚散结药
D. 活血药
E. 清热药

7. 治疗寒凝血滞，活血化瘀药应配伍的药物是（　　）
8. 治疗癥瘕积聚，活血化瘀药应配伍的药物是（　　）

A. 温里散寒药
B. 清热凉血药
C. 软坚散结药
D. 活血药
E. 清热药

9. 治疗风湿痹痛，活血化瘀药应配伍的药物是（　　）
10. 治疗热壅血滞，活血化瘀药应配伍的药物是（　　）

A. 肠燥便秘
B. 食积胀痛
C. 血虚经闭
D. 产后浮肿
E. 热病神昏

11. 三棱的主治病证是（　　）
12. 益母草的主治病证是（　　）

A. 肠燥便秘
B. 食积胀痛
C. 血虚经闭
D. 产后浮肿
E. 热病神昏

13. 桃仁兼能够治疗的病证是（　　）
14. 郁金兼能够治疗的病证是（　　）

A. 川芎、延胡索
B. 没药、红花
C. 益母草、牛膝
D. 三棱、虻虫
E. 血竭、莪术

15. 均能活血行气的药物是（　　）
16. 皆能活血调经，利水的药物是（　　）

A. 川芎
B. 乳香

C. 益母草
D. 土鳖虫
E. 红花

17. 具有破血逐瘀功效的药物是(　　)
18. 具有活血止痛、消肿生肌功效的药物是(　　)

A. 郁金
B. 乳香
C. 白及
D. 益母草
E. 水蛭

19. 治疗外科跌打损伤瘀血肿痛，应选用的药物是(　　)
20. 治疗湿温病湿浊闭窍神志不清，应选用的药物是(　　)

A. 益母草
B. 五灵脂
C. 土鳖虫
D. 红花
E. 三七

21. 具有活血调经、利水消肿功效的药物是(　　)
22. 具有活血疗伤、续筋接骨功效的药物是：

A. 功偏活血通经
B. 功偏补肝肾强筋骨
C. 功偏补阴
D. 功偏补气
E. 功偏补血舒筋活络

23. 川牛膝的功效是(　　)
24. 怀牛膝的功效是(　　)

A. 功偏消肿生肌
B. 功偏补肝肾强筋骨
C. 功偏补阴
D. 功偏养血安神
E. 功偏补血舒筋活络

25. 鸡血藤的功效是(　　)
26. 丹参的功效是(　　)

A. 活血行气，祛风止痛
B. 活血行气，通经止痛
C. 活血止痛，消肿生肌
D. 活血止痛，化瘀止血
E. 活血通经，祛瘀止痛

27. 川芎的功效是(　　)
28. 姜黄的功效是(　　)

A. 风湿痹痛
B. 湿热黄疸
C. 血虚失眠
D. 肾虚腰痛
E. 肠燥便秘

29. 川芎的主治病证是(　　)
30. 郁金的主治病证是(　　)

A. 郁金
B. 桃仁
C. 红花
D. 牛膝
E. 丹参

31. 治疗阴虚火旺所致的齿痛、口疮，应选用的药物是(　　)
32. 治疗尿血、小便不利、尿道涩痛，应选用的药物是(　　)

A. 活血化瘀
B. 解毒消肿
C. 行气解郁
D. 利尿通淋
E. 凉血安神

33. 广郁金的功效是(　　)
34. 川郁金的功效是(　　)

A. 活血行气，解郁清心
B. 活血行气，祛风止痛
C. 活血调经，凉血消痈
D. 活血行气，止痛
E. 活血祛瘀，润肠通便

35. 川芎的功效是(　　)
36. 延胡索的功效是(　　)

A. 食积胀痛
B. 肠燥便秘
C. 血虚经闭
D. 产后浮肿
E. 热病神昏

37. 三棱的主治病证是（ ）
38. 桃仁的主治病证是（ ）

A. 三七
B. 土鳖虫
C. 五灵脂
D. 益母草
E. 莪术

39. 善于活血止痛，治疗胸腹血滞诸痛的药物是（ ）
40. 善于利水消肿，治疗水肿的药物是（ ）

参 考 答 案

A1 型题

1. B　　2. D　　3. E　　4. C　　5. E
6. C　　7. A　　8. D　　9. E　　10. A
11. B　　12. E　　13. C　　14. C　　15. D
16. C　　17. D　　18. E　　19. D　　20. B
21. D　　22. A　　23. E　　24. E　　25. A
26. C　　27. E　　28. C　　29. A　　30. A
31. E　　32. B　　33. B　　34. D　　35. A
36. D　　37. C　　38. C　　39. E　　40. E
41. C　　42. C　　43. E　　44. C　　45. C
46. D　　47. A　　48. D　　49. D　　50. E
51. A　　52. C

A2 型题

1. C　　2. A　　3. C　　4. D　　5. E

B1 型题

1. D　　2. C　　3. B　　4. A　　5. B
6. E　　7. A　　8. C　　9. D　　10. E
11. B　　12. D　　13. A　　14. E　　15. A
16. C　　17. D　　18. B　　19. B　　20. A
21. A　　22. C　　23. A　　24. B　　25. E
26. D　　27. A　　28. B　　29. A　　30. B
31. D　　32. D　　33. C　　34. A　　35. B
36. D　　37. A　　38. B　　39. C　　40. D

第十八单元　化痰止咳平喘药

A1 型题

1. 下列各项，不属化痰药主治病证的是（　　）
   A. 惊厥
   B. 癫痫
   C. 丹毒
   D. 瘿瘤瘰疬
   E. 阴疽流注

2. 半夏与天南星均忌用的病证是（　　）
   A. 热痰
   B. 寒痰
   C. 湿痰
   D. 痰核
   E. 风痰

3. 半夏具有的功效是（　　）
   A. 宣肺化痰，清热散结
   B. 燥湿化痰，降逆止呕，消痞散结，消肿止痛
   C. 清热化痰，软坚散结
   D. 燥湿化痰，消肿散结
   E. 燥湿化痰，解毒散结

4. 具有燥湿化痰、降逆止呕功效的药物是（　　）
   A. 枳实
   B. 半夏
   C. 莱菔子
   D. 芦根
   E. 全瓜蒌

5. 天南星具有祛风止痉的功效，善于治疗的病证是（　　）
   A. 肝阳上亢，肝风内动病证
   B. 热极动风病证
   C. 虚风内动病证
   D. 风痰眩晕病证
   E. 小儿急、慢惊风

6. 具有燥湿化痰、祛风解痉、散结消肿功效的药物是（　　）
   A. 天南星
   B. 蝉蜕
   C. 海藻
   D. 防风
   E. 蕲蛇

7. 天南星的功效是（　　）
   A. 降逆止呕
   B. 祛风解痉，散结消肿
   C. 祛风解毒
   D. 止咳平喘
   E. 清热定惊

8. 治疗心下痞、梅核气，应选用的药物是（　　）
   A. 天南星
   B. 款冬花
   C. 旋覆花
   D. 桔梗
   E. 半夏

9. 既可燥湿化痰，又具祛风止痉功效的药物是（　　）
   A. 半夏
   B. 牛黄
   C. 天南星
   D. 全蝎
   E. 天麻

10. 半夏具有的功效是（　　）
    A. 清热化痰
    B. 润肺化痰
    C. 降气祛痰
    D. 燥湿化痰
    E. 温肺化痰

11. 具有降气化痰、降逆止呕功效的药物是（ ）
    A. 旋覆花
    B. 海蛤壳
    C. 天南星
    D. 款冬花
    E. 细辛

12. 外敷有发疱作用，皮肤过敏者忌用的药物是（ ）
    A. 半夏
    B. 天南星
    C. 款冬花
    D. 白芥子
    E. 桔梗

13. 具有温肺化痰、通络止痛功效的药物是（ ）
    A. 白前
    B. 桔梗
    C. 白芥子
    D. 昆布
    E. 海藻

14. 具有化痰、降肺胃气逆功效的药物是（ ）
    A. 前胡
    B. 紫苏子
    C. 白芥子
    D. 白前
    E. 旋覆花

15. 药性微温，善降肺胃之气而消痰止咳的药物是（ ）
    A. 半夏
    B. 旋覆花
    C. 陈皮
    D. 砂仁
    E. 枳实

16. 旋覆花入煎剂的用法是（ ）
    A. 先煎
    B. 后下
    C. 冲服
    D. 包煎

E. 另煎

17. 白前与前胡均具有的功效是（ ）
    A. 宣散风热
    B. 发散风热
    C. 降气化痰
    D. 祛痰利咽
    E. 祛痰宽胸

18. 川贝母与浙贝母均具有的功效是（ ）
    A. 清肺养阴止咳
    B. 温肺化痰止咳
    C. 泻肺化痰止咳
    D. 燥湿化痰止咳
    E. 清热化痰止咳

19. "十八反"中，与乌头相反的药物是（ ）
    A. 贝母
    B. 海藻
    C. 天南星
    D. 百部
    E. 昆布

20. 治疗肺虚久咳、痰少咽燥之证，应选用的药物是（ ）
    A. 浙贝母
    B. 川贝母
    C. 陈皮
    D. 黄芩
    E. 半夏

21. 下列各项，具有润肺化痰功效的药物是（ ）
    A. 细辛
    B. 天南星
    C. 半夏
    D. 贝母
    E. 竹茹

22. 瓜蒌皮与川贝母均可治疗的病证是（ ）
    A. 肺热咯血
    B. 肺寒咳嗽
    C. 肺热咳嗽
    D. 肺虚咳嗽

E. 百日咳

23. 治疗胸痹结胸，肺热咳嗽，应选用的药物是（　　）
   A. 半夏
   B. 瓜蒌
   C. 薤白
   D. 桂枝
   E. 枳实

24. 治疗痰浊痹阻、胸阳不振之胸痹，常与全瓜蒌配伍的药物是（　　）
   A. 丹参
   B. 桔梗
   C. 薤白
   D. 前胡
   E. 贝母

25. 下列各项，不属瓜蒌功效的是（　　）
   A. 清肺化痰
   B. 润肺化痰
   C. 宣肺祛痰
   D. 宽胸散结
   E. 润肠通便

26. 具有清热化痰、除烦止呕功效的药物是（　　）
   A. 生姜
   B. 陈皮
   C. 竹茹
   D. 贝母
   E. 旋覆花

27. 治疗外感风热表证，肺气不降，咳喘痰稠病证，应选用的药物是（　　）
   A. 薄荷
   B. 白前
   C. 前胡
   D. 牛蒡子
   E. 桑叶

28. 治疗风热咳嗽、痰热咳嗽，均适宜的药物是（　　）
   A. 前胡
   B. 半夏
   C. 竹茹

   D. 荆芥
   E. 旋覆花

29. 下列各项，不属桔梗主治病证的药物是（　　）
   A. 肺痈
   B. 咳嗽
   C. 咽痛
   D. 痰证
   E. 眩晕

30. 具有排脓、宣肺祛痰功效的药物是（　　）
   A. 白前
   B. 桔梗
   C. 前胡
   D. 杏仁
   E. 紫苏子

31. 桔梗与贝母均能够治疗的病证是（　　）
   A. 肠痈
   B. 乳痈
   C. 疮痈
   D. 肺痈
   E. 瘰疬

32. 桔梗的功效是（　　）
   A. 润肺，止咳，下气，化痰
   B. 宣肺，利咽，清肺，化痰
   C. 宣肺，利咽，祛痰，排脓
   D. 降气，止咳，祛痰，排脓
   E. 降气，止呕，祛痰，排脓

33. 被誉为"诸药之舟楫"，能载药上行的药物是（　　）
   A. 桔梗
   B. 柴胡
   C. 升麻
   D. 白前
   E. 葛根

34. "十八反"中，与甘草相反的药物是（　　）
   A. 半夏
   B. 贝母
   C. 瓜蒌

D. 藜芦

E. 海藻

35. 胃十二指肠溃疡者慎服,用量过大易致恶心呕吐的药物是(　　)

A. 半夏

B. 天南星

C. 桔梗

D. 杏仁

E. 贝母

36. 竹茹具有的功效是(　　)

A. 收敛止血

B. 除烦止呕

C. 清心定惊

D. 温经止血

E. 消痞散结

37. 具有清肺化痰、软坚散结功效的止咳药是(　　)

A. 海藻

B. 海蛤壳

C. 海螵蛸

D. 半夏

E. 昆布

38. 治疗痰热咳喘,中风痰迷,惊痫癫狂,应选用的药物是(　　)

A. 瓜蒌

B. 贝母

C. 半夏

D. 竹沥

E. 知母

39. 具有清热豁痰、定惊利窍功效的药物是(　　)

A. 海藻

B. 贝母

C. 知母

D. 竹沥

E. 桔梗

40. 治疗咳嗽气喘,肠燥便秘,应选用的药物是(　　)

A. 紫苏子

B. 半夏

C. 火麻仁

D. 柏子仁

E. 郁李仁

41. 紫苏子的主治病证是(　　)

A. 肺燥咳嗽

B. 肺虚久咳

C. 肾虚咳喘

D. 百日咳

E. 痰壅咳喘

42. 百部具有的功效是(　　)

A. 润肺止咳

B. 宣肺止咳

C. 敛肺止咳

D. 清肺止咳

E. 温肺止咳

43. 治疗肺痨咳嗽,应选用的药物是(　　)

A. 白前

B. 百部

C. 紫菀

D. 麻黄

E. 紫苏子

44. 具有润肺止咳、杀虫灭虱功效的药物是(　　)

A. 百部

B. 桔梗

C. 紫菀

D. 款冬花

E. 杏仁

45. 紫菀的功效是(　　)

A. 温肺

B. 清肺

C. 润肺

D. 宣肺

E. 敛肺

46. 紫菀与款冬花均具有的功效是(　　)

A. 温肺化痰

B. 清肺化痰

C. 泻肺平喘

D. 化痰止咳

E. 燥湿化痰

47. 具有清肺止咳、降逆止呕功效的药物是（　　）
    A. 桑叶
    B. 紫苏
    C. 枇杷叶
    D. 淡竹叶
    E. 侧柏叶

48. 桑白皮的主治病证是（　　）
    A. 肺热咳喘，痰多壅盛
    B. 风寒咳喘，呼吸困难
    C. 寒饮咳喘，胸痛背寒
    D. 燥热伤肺，痰少难咯
    E. 目暗不明，目赤肿痛

49. 桑白皮除泻肺平喘功效外，具有的功效是（　　）
    A. 降逆止呕
    B. 燥湿化痰
    C. 利水消肿
    D. 利尿通淋
    E. 清热利湿

50. 桑白皮与葶苈子除均能泻肺平喘之外，还具有的功效是（　　）
    A. 利水解毒
    B. 利水活血
    C. 利水消肿
    D. 利水止泻
    E. 利水退黄

51. 性大寒、专泻肺中水饮及痰火的药物是（　　）
    A. 麻黄
    B. 葶苈子
    C. 白果
    D. 白前
    E. 桔梗

52. 治疗痰热壅滞，咳嗽喘促，水肿，应选用的药物是（　　）
    A. 桔梗
    B. 半夏
    C. 葶苈子
    D. 紫苏
    E. 旋覆花

53. 下列各项，具有利尿功效的药物是（　　）
    A. 紫苏子
    B. 莱菔子
    C. 决明子
    D. 白芥子
    E. 葶苈子

54. 白果具有的功效是（　　）
    A. 敛肺化痰定喘，止带缩尿
    B. 泻肺平喘，利水通淋
    C. 止咳平喘，止血止带
    D. 纳气平喘，收涩止带
    E. 降逆平喘，利水消肿

55. 具有敛肺化痰定喘、止带缩尿功效的药物是（　　）
    A. 桑白皮
    B. 白果
    C. 葶苈子
    D. 紫菀
    E. 麻黄

56. 治疗久咳虚喘之证，应选用的药物是（　　）
    A. 桑白皮
    B. 葶苈子
    C. 白果
    D. 紫菀
    E. 前胡

A2 型 题

1. 患者，女，50岁。胸闷憋气，痰多黄黏，大便干结。用药应首选的药物是（　　）
    A. 枳实
    B. 瓜蒌
    C. 桂枝
    D. 郁金
    E. 川芎

2. 患者，女，63岁。近3天痰多，胸闷，慢性咳喘30年，喘息不得卧，一身面目浮肿，

舌暗胖，苔白腻略黄，用药应首选的药物是（　　）

A. 葶苈子
B. 麻黄
C. 地龙
D. 旋覆花
E. 杏仁

3. 患者，女，30岁。干咳少痰1周，伴有咽干音哑，口干喜饮，舌边尖红，苔薄黄，脉浮数。用药应首选的药物是（　　）

A. 杏仁、桃仁、薏苡仁
B. 荆芥、白前、陈皮
C. 杏仁、麻黄、石膏
D. 杏仁、川贝母、桑叶
E. 杏仁、麦冬、生地黄

4. 患者，男，26岁。咳喘3年，每至春暖花开时咳喘发作，伴少量黄稠痰，舌红苔黄，脉弦滑。宜与麻黄、杏仁、石膏配伍的药物是（　　）

A. 地龙
B. 全蝎
C. 蜈蚣
D. 僵蚕
E. 蕲蛇

5. 患者，女，36岁。发热胸痛5天，咳吐腥臭脓血痰，舌红苔腻，用药应首选的药物是（　　）

A. 桔梗、薏苡仁、鱼腥草
B. 紫菀、款冬花、百部
C. 桑叶、苦杏仁、枇杷叶
D. 麻黄、苦杏仁、石膏
E. 白果、川贝母、苦杏仁

6. 患者，男，45岁。咳嗽痰少，时有咯血，潮热，自汗盗汗，神疲乏力，舌红少苔，脉细数无力。用药应首选的药物是：

A. 川贝母、百部、紫菀
B. 陈皮、半夏、白芥子
C. 紫苏子、莱菔子、白芥子
D. 黄芩、瓜蒌、鱼腥草
E. 麻黄、桑白皮、地龙

7. 患者，男，45岁。腹泻，咳嗽，咳吐痰涎，色白清稀，舌苔白腻弦滑，用药应首选的药物是（　　）

A. 紫苏子、白芥子
B. 瓜蒌、浙贝母
C. 半夏、天南星
D. 川贝母、天花粉
E. 白附子、僵蚕

8. 患者，男，28岁，1周前感冒咳嗽，现无恶寒发热，但咳嗽明显，痰黄稠难咳，胸闷，大便干，小便黄，舌红苔黄腻，脉滑略数。用药应首选的药物是（　　）

A. 全瓜蒌、浙贝母、芦根
B. 半夏、麻黄、五味子
C. 桔梗、马勃、半夏
D. 川贝母、苦杏仁、白果
E. 桑叶、苦杏仁、百部

9. 患者，女，63岁。慢性咳喘20年，近一年加重，常心悸怔忡，气不足以息。2天前因受风寒引发咳逆痰多，喘息不得卧，一身面目浮肿，舌暗胖，苔白腻略黄。用药应首选的药物是（　　）

A. 葶苈子
B. 白芥子
C. 天南星
D. 旋覆花
E. 川贝母

10. 患者，男，68岁，咳嗽痰多黏稠，应慎用的药物是（　　）

A. 紫苏子
B. 白果
C. 葶苈子
D. 莱菔子
E. 前胡

11. 患者，男，76岁。慢性咳喘20年，近来病情加重，胸闷，咳喘，痰多色白，痰浊易咳，大便不畅，舌暗体胖，苔白厚腻，脉滑。用药应首选的药物是（　　）

A. 白前、前胡
B. 苦杏仁、瓜蒌仁

C. 紫苏子、莱菔子
D. 陈皮、半夏
E. 紫菀、款冬花

B1 型题

A. 半夏
B. 瓜蒌
C. 天南星
D. 川贝母
E. 桔梗

1. 治疗湿痰痰多，咳嗽气逆，应选用的药物是( )
2. 治疗寒痰湿痰，咳嗽，胸满胁痛，破伤风，应选用的药物是( )

A. 半夏
B. 瓜蒌
C. 天南星
D. 川贝母
E. 桔梗

3. 治疗痰热咳嗽，应选用的药物是( )
4. 治疗阴虚燥咳，应选用的药物是( )

A. 半夏
B. 天南星
C. 旋覆花
D. 川贝母
E. 桔梗

5. 治疗肺痈，咳吐脓血，胸痛，应首选的药物是( )
6. 治疗顽痰咳嗽，胸膈胀闷，应首选的药物是( )

A. 降逆止呕
B. 祛风止痉
C. 解毒消疮
D. 理气调中
E. 清热消肿

7. 半夏的功效是( )
8. 天南星的功效是( )

A. 开宣肺气
B. 降逆止咳
C. 宣散风热
D. 开窍
E. 消散痈肿

9. 桔梗的功效是( )
10. 前胡的功效是( )

A. 敛肺平喘，收涩止带
B. 泻肺平喘，利水消肿
C. 止咳平喘，止痛镇痉
D. 止咳平喘，润肠通便
E. 止咳平喘，清肺化痰

11. 白果的功效是( )
12. 桑白皮的功效是( )

A. 利水渗湿
B. 和胃降逆
C. 润肺下气
D. 清热解毒
E. 清热散结

13. 枇杷叶的功效是( )
14. 浙贝母的功效是( )

A. 新久咳嗽，肺痨咳嗽
B. 顽痰、老痰胶结，气逆喘咳实证
C. 痰涎壅盛，咳嗽气喘
D. 风痰眩晕，破伤风
E. 肺热痰稠咳喘

15. 天南星的主治病证是( )
16. 浙贝母的主治病证是( )

A. 胸痹、结胸
B. 咳嗽气喘
C. 声音嘶哑
D. 水肿
E. 目赤肿痛

17. 瓜蒌的主治病证是( )
18. 苦杏仁的主治病证是( )

A. 清肺化痰，止咳平喘
B. 化痰，降气止咳
C. 清肺化痰，软坚散结
D. 清肺化痰，利气宽胸
E. 清肺化痰，清肝明目

19. 白前的功效是(　　)
20. 瓜蒌的功效是(　　)

A. 痰热咳嗽
B. 水肿
C. 肠燥便秘
D. 肝火目赤肿痛
E. 肠痈

21. 浙贝母的主治病证是(　　)
22. 昆布的主治病证是(　　)

A. 肺热咳嗽，胃热呕吐
B. 风痰眩晕，中风痰壅
C. 猝然昏迷，口噤不开
D. 温热病及中风神昏
E. 神昏、痉厥诸证

23. 竹茹治疗的病证是(　　)
24. 天南星治疗的病证是(　　)

A. 利水消肿
B. 消痰下气
C. 降逆止呕
D. 消痰顺气
E. 清热化痰

25. 旋覆花的功效是(　　)
26. 海藻的功效是(　　)

A. 包煎
B. 研粉吞服
C. 入汤剂
D. 冲服
E. 后下

27. 旋覆花的用法是(　　)
28. 车前子的用法是(　　)

A. 胃热呕吐
B. 气逆呕吐
C. 胃虚呕吐
D. 胃寒呕吐
E. 妊娠呕吐

29. 竹茹的主治病证是(　　)
30. 旋覆花的主治病证是(　　)

A. 半夏
B. 瓜蒌
C. 莱菔子
D. 川贝母
E. 桔梗

31. 治疗痰湿咳嗽，应选用的药物是(　　)
32. 治疗痰盛壅肺，应选用的药物是(　　)

A. 半夏
B. 瓜蒌
C. 莱菔子
D. 川贝母
E. 桔梗

33. 治疗阴虚燥咳，应选用的药物是(　　)
34. 治疗肺痈吐脓，应选用的药物是(　　)

A. 温肺化痰，利气，散结消肿
B. 化痰止咳，和胃降逆
C. 消痰行水，降气止呕
D. 降气祛痰，宣散风热
E. 燥湿化痰，祛风解痉，散结消肿

35. 白芥子具有的功效是(　　)
36. 天南星具有的功效是(　　)

A. 麦冬
B. 瓜蒌
C. 海藻
D. 半夏
E. 桔梗

37. 治疗痰热咳嗽，应选用的药物是(　　)
38. 治疗寒痰湿痰，应选用的药物是(　　)

A. 清肺化痰，止咳平喘
B. 清肺化痰，软坚散结
C. 清肺化痰，清肝明目
D. 清肺化痰，利气宽胸
E. 降气化痰，宣散风热

39. 前胡的功效是（　　）
40. 瓜蒌的功效是（　　）

参考答案

A1 型题

1. C	2. A	3. B	4. B	5. D
6. A	7. B	8. E	9. C	10. D
11. A	12. D	13. C	14. E	15. B
16. D	17. C	18. E	19. A	20. B
21. D	22. C	23. B	24. C	25. C
26. C	27. C	28. A	29. E	30. B
31. D	32. C	33. A	34. E	35. C
36. B	37. B	38. D	39. D	40. A
41. E	42. A	43. B	44. A	45. C
46. D	47. C	48. A	49. C	50. C
51. B	52. C	53. E	54. A	55. B
56. C

A2 型题

| 1. B | 2. A | 3. C | 4. A | 5. A |
| 6. A | 7. C | 8. A | 9. A | 10. B |
| 11. C |

B1 型题

1. A	2. C	3. B	4. D	5. E
6. B	7. A	8. B	9. A	10. C
11. A	12. B	13. E	14. E	15. D
16. E	17. A	18. B	19. B	20. D
21. A	22. B	23. A	24. B	25. C
26. A	27. A	28. A	29. A	30. B
31. A	32. C	33. D	34. E	35. A
36. E	37. B	38. D	39. E	40. D

第十九单元　安神药

A1 型题

1. 下列各项，不属镇心安神药组的是（　　）
   A. 龙骨、牡蛎
   B. 朱砂、磁石
   C. 龟甲、鳖甲
   D. 珍珠母、琥珀
   E. 珍珠母、牡蛎

2. 朱砂具有的功效是（　　）
   A. 养心安神
   B. 镇心安神
   C. 养血安神
   D. 潜阳安神
   E. 敛补安神

3. 下列各项，忌火煅的药物是（　　）
   A. 龙骨
   B. 牡蛎
   C. 朱砂
   D. 石决明
   E. 代赭石

4. 朱砂入药的正确炮制方法是（　　）
   A. 水飞
   B. 炙
   C. 煅
   D. 煨
   E. 淬

5. 朱砂的成人每次用量应是（　　）
   A. 1~5g
   B. 0.1~0.5g
   C. 0.003~0.01g
   D. 5~10g
   E. 15~30g

6. 具有镇惊安神、平肝潜阳、聪耳明目、纳气平喘功效的药物是（　　）
   A. 磁石
   B. 龙骨
   C. 乳香
   D. 朱砂
   E. 琥珀

7. 具有镇心安神、聪耳明目功效的药物是（　　）
   A. 珍珠母
   B. 磁石
   C. 牡蛎
   D. 石决明
   E. 蝉蜕

8. 磁石入汤剂的用法是（　　）
   A. 后下
   B. 包煎
   C. 烊化
   D. 冲服
   E. 先下

9. 具有镇静安神、平肝潜阳、收敛固涩功效的药物是（　　）
   A. 菊花
   B. 夏枯草
   C. 龙骨
   D. 朱砂
   E. 石决明

10. 具有定惊安神、活血散瘀、利尿通淋功效的药物是（　　）
    A. 朱砂
    B. 磁石
    C. 龙骨
    D. 牡蛎
    E. 琥珀

11. 研末冲服，不入煎剂的药物是（　　）
    A. 鸡内金

B. 龙骨
C. 琥珀
D. 牡蛎
E. 三七

12. 具有镇惊安神、利尿通淋功效的药物是（　　）
    A. 朱砂
    B. 琥珀
    C. 龙骨
    D. 柏子仁
    E. 远志

13. 治疗心悸失眠、健忘多梦、体虚多汗者，应选用的药物是（　　）
    A. 远志
    B. 柏子仁
    C. 酸枣仁
    D. 朱砂
    E. 珍珠母

14. 下列各项，不具有润肠通便功效的药物是（　　）
    A. 桃仁
    B. 柏子仁
    C. 苦杏仁
    D. 酸枣仁
    E. 火麻仁

15. 具有养心益肝、安神、敛汗功效的药物是（　　）
    A. 酸枣仁
    B. 莲子
    C. 远志
    D. 合欢皮
    E. 首乌藤

16. 治疗血不养心引起的虚烦不眠、惊悸怔忡之证，应选用的药物是（　　）
    A. 酸枣仁、柏子仁
    B. 石菖蒲、远志
    C. 牡蛎、龙骨
    D. 朱砂、磁石
    E. 珍珠母、磁石

17. 具有养心安神、润肠通便功效的药物是（　　）
    A. 苦杏仁
    B. 柏子仁
    C. 酸枣仁
    D. 桃仁
    E. 川贝母

18. 《神农本草经》谓"安五脏，和心志，令人欢乐无忧"的药物是（　　）
    A. 郁金
    B. 香附
    C. 合欢皮
    D. 龙骨
    E. 牡蛎

19. 具有安神、祛痰功效的药物是（　　）
    A. 柏子仁
    B. 酸枣仁
    C. 连翘
    D. 远志
    E. 琥珀

20. 治疗痰阻心窍所致的癫痫抽搐、惊风发狂者，应选用的药物是（　　）
    A. 磁石
    B. 朱砂
    C. 龙骨
    D. 远志
    E. 琥珀

A2 型题

1. 患者，女，38岁。心悸失眠，夜间盗汗，脉细数。用药应首选的药物是（　　）
    A. 朱砂
    B. 酸枣仁
    C. 远志
    D. 合欢皮
    E. 首乌藤

2. 患者，男，40岁。心悸失眠，大便秘结，口干，舌红，脉细数。用药应首选的药物是（　　）
    A. 酸枣仁

B. 柏子仁
C. 远志
D. 合欢皮
E. 朱砂

3. 患者，女，29岁。失眠多梦，心情抑郁不舒，脉弦细。用药应首选的药物是（　　）
A. 酸枣仁
B. 柏子仁
C. 合欢皮
D. 龙骨
E. 珍珠母

4. 患者，男，42岁。一周来入睡困难，甚至彻夜难眠，口苦心烦，舌质红，舌苔黄，脉弦数。用药应首选的药物是（　　）
A. 酸枣仁
B. 柏子仁
C. 磁石
D. 朱砂
E. 首乌藤

5. 患者，男，42岁。一周来入睡困难，甚至彻夜难眠，口苦心烦，舌质红，舌苔黄，脉弦数。欲用朱砂镇心安神，药量应是（　　）
A. 0.01g
B. 0.3g
C. 3g
D. 5g
E. 10g

6. 患者，男，42岁。一周来入睡困难，甚至彻夜难眠，口苦心烦，舌质红，舌苔黄，脉弦数。欲用朱砂镇心安神，其用法是（　　）
A. 先煎
B. 后下
C. 包煎
D. 化服
E. 水飞

7. 患者，男，38岁。头晕目眩，耳鸣如蝉，心悸而烦，夜眠不实。用药应首选的药物是（　　）
A. 石决明
B. 牡蛎

C. 代赭石
D. 磁石
E. 朱砂

8. 患者，男，40岁。心悸而烦，失眠多梦，伴有梦遗，舌红苔少，脉细数，用药应首选的药物是（　　）
A. 五味子、乌梅
B. 龙骨、牡蛎
C. 石决明、珍珠母
D. 牡蛎、代赭石
E. 琥珀、酸枣仁

9. 患者，女，77岁。患高血压病15年，常有头晕头痛、失眠出现，近一个月来，又感耳鸣耳聋，且头晕失眠加重，舌暗红有裂纹，苔黄略燥，脉弦有力。应选用的与生地黄、白芍等配伍的药物是（　　）
A. 酸枣仁、柏子仁
B. 当归、川芎
C. 天南星、竹沥
D. 磁石、朱砂
E. 龙胆草、栀子

B1 型 题

A. 石菖蒲
B. 远志
C. 龙骨
D. 酸枣仁
E. 合欢皮

1. 具有化湿开窍、宁心安神功效的药物是（　　）
2. 具有疏肝解郁、宁心安神功效的药物是（　　）

A. 石菖蒲
B. 远志
C. 龙骨
D. 酸枣仁
E. 合欢皮

3. 具有养阴益血安神功效的药物是（　　）

4. 具有祛痰开窍安神功效的药物是( )

   A. 琥珀
   B. 远志
   C. 龙骨
   D. 酸枣仁
   E. 合欢皮

5. 具有平肝潜阳、镇静安神功效的药物是( )

6. 具有定惊安神、活血散瘀功效的药物是( )

   A. 石菖蒲
   B. 远志
   C. 龙骨
   D. 酸枣仁
   E. 合欢皮

7. 具有化湿开窍、宁心安神功效的药物是( )

8. 具有祛痰开窍、宁心安神功效的药物是( )

   A. 石菖蒲
   B. 远志
   C. 龙骨
   D. 酸枣仁
   E. 合欢皮

9. 主治心神不安，血瘀肿痛的药物是( )

10. 主治心悸失眠，自汗盗汗的药物是( )

   A. 石菖蒲
   B. 龙骨
   C. 远志
   D. 合欢皮
   E. 酸枣仁

11. 具有疏肝解郁安神功效的药物是( )

12. 具有养阴益血安神功效的药物是( )

   A. 清热解毒
   B. 收敛止汗
   C. 聪耳明目
   D. 平肝潜阳
   E. 活血散瘀

13. 龙骨与磁石具有的共同功效是( )

14. 龙骨与酸枣仁具有的共同功效是( )

参 考 答 案

A1 型题

1. C	2. B	3. C	4. A	5. B
6. A	7. B	8. E	9. C	10. E
11. C	12. B	13. C	14. D	15. A
16. A	17. B	18. C	19. D	20. D

A2 型题

1. B	2. B	3. C	4. D	5. B
6. E	7. D	8. B	9. D	

B1 型题

1. A	2. E	3. D	4. B	5. C
6. A	7. A	8. B	9. E	10. D
11. D	12. E	13. D	14. B	

第二十单元 平肝息风药

A1 型题

1. 石决明与草决明的共同功效是（ ）
   A. 润肠通便
   B. 清肝明目
   C. 息风止痉
   D. 止咳平喘
   E. 降气化痰

2. 下列各项，具有清肝明目功效的药物是（ ）
   A. 瓦楞子
   B. 海蛤壳
   C. 石决明
   D. 牡蛎
   E. 海螵蛸

3. 具有平肝潜阳、清肝明目功效的药物是（ ）
   A. 刺蒺藜
   B. 决明子
   C. 石决明
   D. 夏枯草
   E. 羚羊角

4. 功似龙骨而长于软坚散结的药物是（ ）
   A. 石决明
   B. 磁石
   C. 牡蛎
   D. 夏枯草
   E. 珍珠母

5. 龙骨与牡蛎具有的共同功效是（ ）
   A. 平肝息风
   B. 疏散风热
   C. 镇心安神
   D. 清肝明目
   E. 补肾健骨

6. 具有平肝潜阳、重镇降逆、凉血止血功效的药物是（ ）
   A. 龙骨
   B. 磁石
   C. 代赭石
   D. 牡蛎
   E. 珍珠母

7. 代赭石除具有平肝潜阳作用外，还具有的功效是（ ）
   A. 收敛固涩
   B. 镇惊安神
   C. 清肝明目
   D. 降逆止呕
   E. 坠痰平喘

8. 平肝降逆宜生用，止血宜煅用的药物是（ ）
   A. 石决明
   B. 朱砂
   C. 磁石
   D. 牡蛎
   E. 代赭石

9. 下列各项，不属代赭石功效的是（ ）
   A. 平肝潜阳
   B. 凉血止血
   C. 降逆止呕
   D. 降气平喘
   E. 重镇安神

10. 刺蒺藜与菊花具有的共同功效是（ ）
    A. 疏散风热，清热解毒
    B. 疏散风热，平肝明目
    C. 疏肝解郁，平抑肝阳
    D. 疏肝解郁，散风止痒
    E. 疏散风热，化痰息风

11. 具有平肝疏肝功效的药物是（ ）

A. 钩藤
B. 薄荷
C. 柴胡
D. 刺蒺藜
E. 沙苑子

12. 下列各项，不具有祛风、止痉功效的药物是（　　）
A. 防风
B. 蝉衣
C. 僵蚕
D. 蜈蚣
E. 刺蒺藜

13. 具有平肝息风、清肝明目、散血解毒功效的药物是（　　）
A. 牛黄
B. 草决明
C. 羚羊角
D. 龙胆草
E. 石决明

14. 治疗热病高热，热极动风，惊痫抽搐，应首选的药物是（　　）
A. 知母
B. 黄连
C. 羚羊角
D. 龙骨
E. 牡蛎

15. 具有化痰开窍、清热解毒功效的药物是（　　）
A. 钩藤
B. 金银花
C. 牛黄
D. 菊花
E. 大青叶

16. 下列各项，不属牛黄功效的是（　　）
A. 清热解毒
B. 凉肝息风
C. 清热燥湿
D. 化痰开窍
E. 清心醒神

17. 治疗痰热阻闭心窍之神昏、口噤等症，应选用的药物是（　　）
A. 黄连
B. 栀子
C. 玄参
D. 牛黄
E. 连翘

18. 不入汤剂，只入丸散剂的药物是（　　）
A. 马勃
B. 蝉蜕
C. 石膏
D. 牛黄
E. 天花粉

19. 均具有清热解毒、息风止痉功效的药物是（　　）
A. 桑叶、薄荷
B. 柴胡、葛根
C. 牛黄、熊胆
D. 荆芥、防风
E. 紫花地丁、菊花

20. 具有镇惊安神、清肝明目、平肝潜阳功效的药物是（　　）
A. 代赭石
B. 朱砂
C. 石决明
D. 珍珠母
E. 牛黄

21. 具有镇惊安神、平肝潜阳功效的药物是（　　）
A. 珍珠母
B. 龙骨
C. 石决明
D. 牛黄
E. 磁石

22. 具有清肝热、平肝阳、祛风明目功效的药物是（　　）
A. 天麻
B. 钩藤
C. 夏枯草
D. 全蝎
E. 刺蒺藜

23. 钩藤入汤剂的用法是（　）
    A. 先煎
    B. 后下
    C. 包煎
    D. 另煎
    E. 与诸药共煎

24. 具有息风止痉、平抑肝阳、祛风通络功效的药物是（　）
    A. 夏枯草
    B. 僵蚕
    C. 天麻
    D. 决明子
    E. 代赭石

25. 治疗惊痫抽搐，不论寒证或热证均可选用的药物是（　）
    A. 天麻
    B. 天南星
    C. 龙骨
    D. 珍珠母
    E. 蝉蜕

26. 性平无毒的息风止痉药物是（　）
    A. 牛黄
    B. 天麻
    C. 全蝎
    D. 地龙
    E. 羚羊角

27. 治疗寒性慢惊，热性急惊抽搐，应选用的药物是（　）
    A. 羚羊角
    B. 牛黄
    C. 天麻
    D. 地龙
    E. 防风

28. 羚羊角、天麻、钩藤具有的共同功效是（　）
    A. 息风止痉，清热解毒
    B. 息风止痉，平抑肝阳
    C. 息风止痉，清肺平喘
    D. 息风止痉，清肝明目
    E. 息风止痉，祛风通络

29. 具有平息内风、祛除外风功效的药物是（　）
    A. 羚羊角
    B. 天麻
    C. 钩藤
    D. 地龙
    E. 蜈蚣

30. 具有清热定惊、平喘、通络利尿功效的药物是（　）
    A. 地龙
    B. 全蝎
    C. 蜈蚣
    D. 钩藤
    E. 僵蚕

31. 地龙与僵蚕具有的共同功效是（　）
    A. 息风止痒
    B. 息风止痛
    C. 息风止痉
    D. 息风明目
    E. 息风平喘

32. 下列各项，不属天麻和全蝎的主治病证的是（　）
    A. 小儿急惊
    B. 脾虚慢惊
    C. 肝阳眩晕
    D. 风湿痹证
    E. 破伤风证

33. 具有息风镇痉、攻毒散结、通络止痛功效的药物是（　）
    A. 全蝎、蜈蚣
    B. 地龙、僵蚕
    C. 龙骨、牡蛎
    D. 石决明、决明子
    E. 天麻、钩藤

34. 治疗顽固性头痛，应选用的药物是（　）
    A. 荆芥、薄荷
    B. 天麻、钩藤
    C. 全蝎、蜈蚣
    D. 麝香、冰片

E. 石决明、决明子

35. 治疗多种原因造成的痉挛抽搐,多与全蝎配伍相须使用的药物是(　　)

　　A. 蜈蚣
　　B. 僵蚕
　　C. 钩藤
　　D. 天麻
　　E. 地龙

36. 具有祛风定惊、化痰散结功效的药物是(　　)

　　A. 钩藤
　　B. 蜈蚣
　　C. 地龙
　　D. 远志
　　E. 僵蚕

A2 型题

1. 患者,男,39岁。右侧面神经麻痹1周,右眼闭合露睛,饮水外漏,体质尚可。用药应首选的药物是(　　)

　　A. 全蝎、蜈蚣
　　B. 全蝎、僵蚕
　　C. 全蝎、地龙
　　D. 地龙、僵蚕
　　E. 羌活、防风

2. 患者,男,3岁。发烧2天,突然神志不清,痉挛抽搐,不应选用的药物是(　　)

　　A. 竹沥
　　B. 钩藤
　　C. 天麻
　　D. 僵蚕
　　E. 白附子

3. 患者,男,20岁。5天前突发口眼歪斜,左眼睑闭合不全,左侧抬头纹消失,左侧面部肌肉时而抽搐,"CT"头部片未见脑血管病变。舌淡、苔白、脉弦,用药应首选的药物是(　　)

　　A. 羌活
　　B. 独活
　　C. 全蝎

D. 秦艽
E. 威灵仙

4. 患者,男,8岁。壮热不恶寒3天,午后体温升高,夜间高于白天,烦躁时谵语,舌红绛,脉细数滑,用药应首选的药物是(　　)

　　A. 黄芩
　　B. 石膏
　　C. 薄荷
　　D. 羚羊角
　　E. 柴胡

5. 患者,男,26岁。喘咳3年,每至春天春暖花开时哮喘发作,每伴少量黄稠痰,舌红苔黄,脉弦滑。常与麻黄、杏仁、石膏配伍的药物是(　　)

　　A. 地龙
　　B. 全蝎
　　C. 蜈蚣
　　D. 僵蚕
　　E. 蕲蛇

6. 患者,女,33岁。咽喉肿痛,头痛面赤,应选与荆芥、桑叶等配伍的药物是(　　)

　　A. 蕲蛇
　　B. 羚羊角
　　C. 全蝎
　　D. 僵蚕
　　E. 地龙

7. 患者,女,30岁。突发皮疹,为红色粟粒状,每遇热或在阳光下即发,舌边尖红,苔薄白。治以祛风散热止痒,应与蝉蜕、薄荷等配伍的药物是(　　)

　　A. 苦参
　　B. 僵蚕
　　C. 地肤子
　　D. 龙胆草
　　E. 黄连

B1 型题

A. 平肝潜阳,清肝明目
B. 软坚散结,平肝潜阳

C. 软坚散结，利水

D. 软坚散结，滋阴潜阳

E. 软坚散结，活血止痛

1. 牡蛎的功效是（　　）
2. 珍珠母的功效是（　　）

A. 羚羊角
B. 天南星
C. 钩藤
D. 天麻
E. 地龙

3. 治疗高热惊痫，半身不遂，尿闭不通，应选用的药物是（　　）
4. 治疗惊痫抽搐，头痛眩晕，肢体麻木，应选用的药物是（　　）

A. 羚羊角
B. 天南星
C. 天麻
D. 地龙
E. 白芥子

5. 治疗高热惊厥，手足抽搐者，应选用的药物是（　　）
6. 治疗风湿痹痛，肢体麻木，手足不遂者，用药应选用的药物是（　　）

A. 半夏
B. 天南星
C. 天麻
D. 羚羊角
E. 地龙

7. 治疗肺热哮喘，半身不遂，应选用的药物是（　　）
8. 治疗惊痫抽搐，热毒发斑，应选用的药物是（　　）

A. 羚羊角
B. 天南星
C. 天麻
D. 地龙
E. 白芥子

9. 治疗高热惊厥，手足抽搐者，应选用的药物是（　　）
10. 治疗中风痰壅、口眼㖞斜，破伤风之证者，应选用的药物是（　　）

A. 龟甲
B. 龙骨
C. 鳖甲
D. 牡蛎
E. 代赭石

11. 具有平肝潜阳、软坚散结、收敛固涩功效的药物是（　　）
12. 具有滋阴潜阳、软坚散结功效，善治阴虚风动的药物是（　　）

A. 祛风止痉，燥湿化痰，解毒散结
B. 息风镇痉，攻毒散结，通络止痛
C. 祛风定惊，化痰散结
D. 息风止痉，平肝潜阳，祛风除痹
E. 息风止痉，解毒散结，通络利尿

13. 僵蚕的功效是（　　）
14. 蜈蚣的功效是（　　）

A. 平肝息风，清肝明目，清热解毒
B. 平肝潜阳，息风止痉，收敛固涩
C. 重镇安神，制酸止痛，软坚散结
D. 平肝潜阳，镇静安神，化痰软坚
E. 滋阴潜阳，镇静安神，化痰软坚

15. 牡蛎的功效是（　　）
16. 羚羊角的功效是（　　）

A. 息风止痉
B. 重镇降逆
C. 清肝明目
D. 软坚散结
E. 清热解毒

17. 珍珠母的功效是（　　）
18. 代赭石的功效是（　　）

A. 羚羊角
B. 天麻
C. 全蝎
D. 石决明
E. 僵蚕

19. 治疗热极生风，应选用的药物是（　）
20. 治疗急慢惊风，应选用的药物是（　）

A. 软坚
B. 纳气
C. 利尿
D. 凉血
E. 明目

21. 生牡蛎除平肝潜阳外，还具有的功效是（　）
22. 刺蒺藜除平肝疏肝外，还具有的功效是（　）

A. 天麻
B. 羚羊角
C. 代赭石
D. 地龙
E. 牡蛎

23. 治疗高热惊痫，小便不利，应选用的药物是（　）
24. 治疗肝阳上亢，胃痛吐酸，应选用的药物是（　）

A. 羚羊角
B. 地龙
C. 龙骨
D. 代赭石
E. 天麻

25. 治疗气虚血瘀，半身不遂，肺热哮喘，应选用的药物是（　）
26. 治疗气逆喘息，血热吐衄，呕吐噫气，应选用的药物是（　）

参 考 答 案

A1 型题

1. B　2. C　3. C　4. C　5. C
6. C　7. D　8. E　9. E　10. B
11. D　12. E　13. C　14. C　15. C
16. C　17. D　18. D　19. C　20. D
21. A　22. E　23. B　24. C　25. A
26. B　27. C　28. B　29. B　30. A
31. C　32. C　33. A　34. C　35. A
36. E

A2 型题

1. B　2. E　3. C　4. D　5. A
6. D　7. B

B1 型题

1. B　2. A　3. E　4. D　5. A
6. C　7. E　8. D　9. A　10. B
11. D　12. C　13. C　14. B　15. C
16. A　17. C　18. B　19. A　20. B
21. A　22. E　23. D　24. E　25. B
26. D

第二十一单元 开窍药

A1 型题

1. 具有开窍醒神、活血通经、消肿止痛功效的药物是（ ）
   A. 苏合香
   B. 麝香
   C. 牛黄
   D. 远志
   E. 竹沥

2. 治疗寒闭、热闭，均可选用的药物是（ ）
   A. 远志
   B. 冰片
   C. 细辛
   D. 麝香
   E. 石菖蒲

3. 麝香的功效是（ ）
   A. 开窍醒神
   B. 清热止痛
   C. 解郁行气
   D. 化湿和胃
   E. 清心化痰

4. 具有开窍醒神功效，治疗各种疮疡、咽喉肿痛、目疾、口疮等的常用药物是（ ）
   A. 芒硝
   B. 冰片
   C. 朱砂
   D. 石膏
   E. 石菖蒲

5. 治疗热闭神昏，常与麝香配伍相须使用的药物是（ ）
   A. 苏合香
   B. 石膏
   C. 大黄
   D. 冰片
   E. 石菖蒲

6. 治疗寒闭神昏，应首选的药物是（ ）
   A. 冰片
   B. 麝香
   C. 苏合香
   D. 石菖蒲
   E. 远志

7. 治疗突然昏倒，口噤不开，面青身凉，苔白，脉迟有力，应首选的药物是（ ）
   A. 冰片
   B. 牛黄
   C. 苏合香
   D. 石菖蒲
   E. 郁金

8. 石菖蒲具有的功效是（ ）
   A. 解郁行气
   B. 清热止痛
   C. 活血散瘀
   D. 化湿和胃
   E. 止痛，催产

9. 石菖蒲与远志具有的共同功效是（ ）
   A. 开窍宁神
   B. 化湿和胃
   C. 养心安神
   D. 祛痰止咳
   E. 消痈散肿

10. 石菖蒲善治的痢疾是（ ）
    A. 湿热痢
    B. 寒湿痢
    C. 疫毒痢
    D. 休息痢
    E. 噤口痢

11. 治疗风湿痹痛、耳鸣耳聋，应选用的药物是（ ）
    A. 麝香
    B. 牛黄

C. 冰片
D. 苏合香
E. 石菖蒲

12. 下列各项，说法错误的是(　　)
    A. 开窍药的功效主要是开窍醒神
    B. 开窍药主要用于神识昏迷证
    C. 开窍药的作用有凉开与温开之别
    D. 开窍药为急救治标之品
    E. 开窍药多制成丸散成药服用

13. 治疗噤口痢，虚实皆可选用的药物是(　　)
    A. 白头翁
    B. 黄连
    C. 黄柏
    D. 石菖蒲
    E. 五味子

A2 型 题

1. 患者，女，60岁。素有高血压病史，猝然昏厥，不省人事，两手握紧，牙关紧闭，右侧肢体偏瘫。用药应首选的药物是(　　)
    A. 冰片
    B. 麝香
    C. 石菖蒲
    D. 郁金
    E. 苏合香

2. 患者，女，60岁。素有高血压病史，猝然昏厥，不省人事，两手握紧，牙关紧闭，右侧肢体偏瘫。拟用麝香开窍醒神，药量是(　　)
    A. 0.03~0.1g
    B. 0.3~0.5g
    C. 1~3g
    D. 5~10g
    E. 15~30g

B1 型 题

A. 活血通经
B. 清热止痛
C. 清心化痰
D. 化湿和胃
E. 辟秽止痛

1. 麝香的功效是(　　)
2. 石菖蒲的功效是(　　)

A. 活血通经
B. 清热止痛
C. 清心化痰
D. 化湿和胃
E. 辟秽止痛

3. 苏合香的功效是(　　)
4. 冰片的功效是(　　)

A. 凉肝息风
B. 消肿止痛
C. 通经活络
D. 宁心安神
E. 镇心安神

5. 牛黄的功效是(　　)
6. 远志的功效是(　　)

A. 麝香配伍牛黄
B. 麝香配伍苏合香
C. 人参配伍附子
D. 远志配伍朱砂
E. 郁金配伍石菖蒲

7. 治疗神昏热闭证，应选用的药组是(　　)
8. 治疗神昏寒闭证，应选用的药组是(　　)

A. 麝香配伍牛黄
B. 麝香配伍苏合香
C. 人参配伍附子
D. 远志配伍朱砂
E. 郁金配伍石菖蒲

9. 治疗神昏虚脱证，应选用的药组是(　　)
10. 治疗湿浊蒙蔽清窍所致的神志昏乱证，应选用的药组是(　　)

A. 天南星
B. 石菖蒲
C. 竹沥
D. 冰片
E. 牛黄

11. 治疗湿浊蒙蔽，神志昏乱证，应选用的药物是( )

12. 治疗中风痰迷，心肝有热，应选用的药物是( )

A. 麝香
B. 竹茹
C. 牛黄
D. 石菖蒲
E. 冰片

13. 治疗痰湿秽浊蒙蔽清窍所致神志昏迷，应首选的药物是( )

14. 治疗寒闭、热闭，均可选用的药物是( )

A. 苏合香
B. 麝香

C. 远志
D. 蟾酥
E. 牛黄

15. 具有辟秽止痛功效的药物是( )
16. 具有宁心安神功效的药物是( )

参 考 答 案

A1 型题

1. B   2. D   3. A   4. B   5. D
6. C   7. C   8. D   9. A   10. E
11. E 12. B 13. D

A2 型题

1. B   2. A

B1 型题

1. A   2. D   3. E   4. B   5. A
6. D   7. A   8. B   9. C   10. E
11. B 12. E 13. D 14. A 15. A
16. C

第二十二单元 补虚药

A1 型题

1. 人参入汤剂的用法是（ ）
   A. 烊化
   B. 后下
   C. 包煎
   D. 另煎
   E. 泡服

2. 治疗气虚欲脱，脉微欲绝证，应选用的最佳药物是（ ）
   A. 人参
   B. 党参
   C. 西洋参
   D. 怀山药
   E. 太子参

3. 人参具有的功效是（ ）
   A. 润肺止咳
   B. 安神增智
   C. 养血益阴
   D. 止汗安胎
   E. 托毒生肌

4. 下列各项，除不能治气虚欲脱证外，为人参最佳代用品的是（ ）
   A. 西洋参
   B. 太子参
   C. 沙参
   D. 玄参
   E. 党参

5. 西洋参的功效是（ ）
   A. 清热生津
   B. 生津养血
   C. 补脾益肺
   D. 润肺止咳
   E. 养血安神

6. 具有补气养阴、清热生津功效的药物是（ ）
   A. 玄参
   B. 苦参
   C. 丹参
   D. 太子参
   E. 西洋参

7. 具有补脾肺气、补血、生津功效的药物是（ ）
   A. 当归
   B. 枸杞子
   C. 党参
   D. 鸡血藤
   E. 苍术

8. 具有补气生津功效的药物是（ ）
   A. 黄芪
   B. 白术
   C. 白扁豆
   D. 太子参
   E. 蜂蜜

9. 治疗脾、肺气虚，应选用的药组是（ ）
   A. 人参、党参、西洋参
   B. 党参、黄芪、太子参
   C. 人参、白术、山药
   D. 黄芪、人参、白扁豆
   E. 党参、大枣、黄精

10. 治疗中气下陷，食少便溏，短气乏力，面目浮肿，小便不利者，应首选的药物是（ ）
    A. 白术
    B. 黄芪
    C. 升麻
    D. 党参
    E. 山药

11. 具有补气升阳、托毒生肌功效，治疗痈

疽不溃的药物是( )
    A. 人参
    B. 西洋参
    C. 黄芪
    D. 党参
    E. 山药
12. 具有健脾补中、升阳举陷、益卫固表、托毒生肌、利水消肿功效的药物是( )
    A. 人参
    B. 西洋参
    C. 党参
    D. 太子参
    E. 黄芪
13. 黄芪的功效是( )
    A. 燥湿利水
    B. 发汗解表
    C. 益卫固表
    D. 止汗安胎
    E. 固摄安胎
14. 下列各项，不属黄芪功效的是( )
    A. 补气利水
    B. 补气升阳
    C. 补气益中
    D. 补气托毒
    E. 补气养阴
15. 下列各项，不属人参与黄芪共同功效的是( )
    A. 补肺气
    B. 补脾气
    C. 补气生血
    D. 补气生津
    E. 补气利水
16. 治疗气血不足，疮痈脓成不溃或溃久不敛，应选用的药物是( )
    A. 山药
    B. 西洋参
    C. 白术
    D. 黄芪
    E. 太子参
17. 白术善治疗的出汗是( )

    A. 气虚自汗
    B. 阴虚盗汗
    C. 阳虚冷汗
    D. 高热大汗
    E. 大汗亡阳
18. 白术具有的功效是( )
    A. 益卫固表
    B. 止汗安胎
    C. 润肺止咳
    D. 养血安神
    E. 缓急止痛
19. 具有健脾利水、止汗安胎功效的药物是( )
    A. 茯苓
    B. 泽泻
    C. 薏苡仁
    D. 白术
    E. 猪苓
20. 白术治疗痰饮水肿，应选用的是( )
    A. 炒用
    B. 炒焦用
    C. 炒炭用
    D. 生用
    E. 蜜炙用
21. 山药善治的泄泻证是( )
    A. 湿盛中满，积滞溏泻
    B. 脾虚泄泻
    C. 饮食积滞，腹满泄泻
    D. 湿热内蕴，腹痛泄泻
    E. 五更泄泻
22. 具有益气养阴、补脾肺肾功效的药物是( )
    A. 白术
    B. 山药
    C. 大枣
    D. 饴糖
    E. 黄芪
23. 山药的功效是( )
    A. 补脾养胃，生津益肺，补肾涩精
    B. 益气养血，补心肝脾

C. 益气助阳，补肺脾肾
D. 益气升阳，补肺脾肾
E. 益气养阴，补脾肝肾

24. 具有补益肺、脾、肾三脏功效的药物是(　　)
    A. 补骨脂
    B. 益智仁
    C. 天冬
    D. 山药
    E. 西洋参

25. 具有生津益肺、补肾固涩功效的药物是(　　)
    A. 太子参
    B. 西洋参
    C. 黄精
    D. 山药
    E. 五味子

26. 白扁豆具有的功效是(　　)
    A. 补脾益气，安神
    B. 益气养阴，和中
    C. 补脾和中，化湿
    D. 健脾利水，安胎
    E. 补气升阳，止汗

27. 具有补脾益气、润肺止咳、缓急止痛、清热解毒、调和药性功效的药物是(　　)
    A. 山药
    B. 白术
    C. 黄芪
    D. 甘草
    E. 党参

28. 下列各项，与大黄、芒硝同用，使其泻而不速的是(　　)
    A. 枳实
    B. 厚朴
    C. 大枣
    D. 山药
    E. 甘草

29. 治疗脘腹或四肢挛急作痛，芍药应配伍的药物是(　　)
    A. 甘草

    B. 大枣
    C. 党参
    D. 山药
    E. 白术

30. 甘草具有的功效是(　　)
    A. 补气燥湿
    B. 补脾养心
    C. 补脾养肾
    D. 养心补肝
    E. 解毒，缓急

31. 久服较大剂量，每易引起浮肿的药物是(　　)
    A. 山药
    B. 甘草
    C. 大枣
    D. 黄芪
    E. 玉竹

32. 治疗咽喉红肿疼痛，应选用的药物是(　　)
    A. 党参
    B. 黄芪
    C. 山药
    D. 甘草
    E. 白术

33. 配伍甘遂、大戟、芫花等峻下之剂，能缓和药性，保护脾胃的药物是(　　)
    A. 甘草
    B. 大枣
    C. 蜂蜜
    D. 白术
    E. 山药

34. 具有养血安神功效，治疗妇女脏躁的补气药是(　　)
    A. 甘草
    B. 大枣
    C. 白术
    D. 山药
    E. 蜂蜜

35. 鹿茸的用量是(　　)
    A. 0.03～0.1g

B. 1~2g

C. 3~6g

D. 10~15g

E. 15~20g

36. 鹿茸的用法是( )

A. 研末吞服

B. 先煎兑服

C. 包煎

D. 另包后下

E. 与他药同煎

37. 具有补肾阳、益精血、强筋骨、调冲任、托疮毒功效的药物是( )

A. 狗脊

B. 补骨脂

C. 鹿茸

D. 蛤蚧

E. 人参

38. 治疗肾阳不足，精血亏虚之畏寒肢冷，阳痿早泄，宫冷不孕，应选用的药物是( )

A. 肉苁蓉

B. 巴戟天

C. 仙茅

D. 淫羊藿

E. 鹿茸

39. 鹿茸的功效是( )

A. 补肾阴，益精血

B. 补肾阳，益精血

C. 补肾阴，祛风湿

D. 补肾阳，祛风湿

E. 补肾阴，止胎动

40. 下列各项关于鹿茸的说法错误的是( )

A. 性味咸温

B. 归肝肾经

C. 强筋健骨

D. 补肾助阳

E. 活血消肿

41. 具有补肾益精、益气、养血功效的药物是( )

A. 胡桃肉

B. 蛤蚧

C. 冬虫夏草

D. 紫河车

E. 黄芪

42. 治疗肾阳不足，肠燥津枯便秘，应选用的药物是( )

A. 巴戟天

B. 肉苁蓉

C. 仙茅

D. 淫羊藿

E. 补骨脂

43. 具有补肾助阳、祛风除湿功效的药物是( )

A. 巴戟天

B. 肉苁蓉

C. 郁李仁

D. 桑寄生

E. 当归

44. 巴戟天、淫羊藿、仙茅具有的共同功效是( )

A. 补肾助阳，祛风除湿

B. 益气养血，祛风除湿

C. 温通经络，祛风除湿

D. 强筋壮骨，祛风除湿

E. 活血祛瘀，祛风除湿

45. 治疗肝肾亏虚，胎动不安，腰膝酸软无力，应选用的药物是( )

A. 五加皮

B. 黄芩

C. 杜仲

D. 狗脊

E. 白术

46. 性味甘温，能够补肝肾、强筋骨、安胎的药物是( )

A. 五加皮

B. 续断

C. 杜仲

D. 狗脊

E. 菟丝子

47. 具有补肝肾、行血脉、续筋骨功效，有

补而不滞特点的药物是(　　)

  A. 杜仲

  B. 桑寄生

  C. 五加皮

  D. 续断

  E. 狗脊

48. 杜仲与续断具有的共同功效是(　　)

  A. 补肝肾

  B. 安心神

  C. 补肾阴

  D. 行血脉

  E. 祛风湿

49. 具有补益肝肾、强筋健骨、止血安胎、疗伤续折功效的药物是(　　)

  A. 杜仲

  B. 牛膝

  C. 续断

  D. 土鳖虫

  E. 自然铜

50. 具有补肾助阳、润肠通便功效的药物是(　　)

  A. 山药

  B. 白术

  C. 当归

  D. 甘草

  E. 锁阳

51. 治疗肾阳亏虚，血虚津亏肠燥便秘，应选用的药物是(　　)

  A. 巴戟天

  B. 锁阳

  C. 仙茅

  D. 淫羊藿

  E. 益智仁

52. 补骨脂具有的功效是(　　)

  A. 明目止泻

  B. 祛风除湿

  C. 止汗安胎

  D. 温脾止泻

  E. 润肠通便

53. 具有温脾开胃摄唾、暖肾固精缩尿功效的药物是(　　)

  A. 山药

  B. 补骨脂

  C. 胡芦巴

  D. 续断

  E. 益智仁

54. 具有补肾阳、益肾阴功效，为平补阴阳之良药的药物是(　　)

  A. 紫河车

  B. 沙苑子

  C. 菟丝子

  D. 锁阳

  E. 补骨脂

55. 具有助阳益阴、固涩下焦功效的药物是(　　)

  A. 补骨脂

  B. 菟丝子

  C. 益智仁

  D. 肉苁蓉

  E. 紫河车

56. 具有补肾益精、养肝明目、止泻、安胎功效的药物是(　　)

  A. 枸杞子

  B. 覆盆子

  C. 沙苑子

  D. 菟丝子

  E. 五味子

57. 具有补肾固精、养肝明目功效的药物是(　　)

  A. 决明子、石决明

  B. 珍珠母、瓦楞子

  C. 菟丝子、沙苑子

  D. 车前子、牛蒡子

  E. 女贞子、夏枯草

58. 菟丝子与沙苑子具有的共同功效是(　　)

  A. 止咳

  B. 止泻

  C. 止血

  D. 止痛

E. 明目

59. 具有补肺肾、纳气平喘功效的药物是（ ）

 A. 鹿茸
 B. 龙骨
 C. 磁石
 D. 紫苏
 E. 蛤蚧

60. 具有温补肺肾、定喘功效，善治肾不纳气虚喘劳嗽的药物是（ ）

 A. 冬虫夏草
 B. 肉苁蓉
 C. 蛤蚧
 D. 杏仁
 E. 百部

61. 蛤蚧的功效是（ ）

 A. 补肺益肾，纳气平喘，助阳益精
 B. 补肺气，助肾阳，养心脾
 C. 补肺气，定喘嗽，和脾胃
 D. 助肾阳，定喘嗽，补脾气
 E. 补肺气，助肾阳，滋肝阴

62. 具有补血调经、活血止痛、润肠通便功效的药物是（ ）

 A. 熟地黄
 B. 当归
 C. 何首乌
 D. 阿胶
 E. 肉苁蓉

63. 具有补血活血、调经止痛功效，为妇科调经要药的药物是（ ）

 A. 当归
 B. 熟地黄
 C. 何首乌
 D. 白芍
 E. 阿胶

64. 治疗血虚诸证，女子月经不调，经闭，痛经，应选用的药物是（ ）

 A. 桃仁
 B. 红花
 C. 当归
 D. 赤芍
 E. 生首乌

65. 当归的功效是（ ）

 A. 补血止血
 B. 活血止血
 C. 止血润肠
 D. 补血止泻
 E. 补血活血

66. 具有补血养阴、填精益髓功效，为补血要药的药物是（ ）

 A. 当归
 B. 熟地黄
 C. 何首乌
 D. 白芍
 E. 阿胶

67. 熟地黄的功效是（ ）

 A. 凉血滋阴，补精
 B. 补血养阴，填精益髓
 C. 活血滋阴，补精
 D. 滋阴补精，壮阳
 E. 凉血补精，益髓

68. 治疗血虚肝郁，胁肋疼痛，柴胡宜配伍的药物是（ ）

 A. 阿胶
 B. 白芍
 C. 当归
 D. 熟地黄
 E. 杜仲

69. 具有敛阴和营止汗功效的药物是（ ）

 A. 龙骨
 B. 白术
 C. 酸枣仁
 D. 白芍
 E. 麻黄根

70. 治疗血虚萎黄，眩晕，心悸，月经不调，崩漏，熟地黄最宜配伍的药物是（ ）

 A. 川芎、柴胡
 B. 当归、白芍
 C. 生地黄、玄参
 D. 桃仁、红花

E. 益母草、泽兰

71. 善于养血敛阴，柔肝止痛，平抑肝阳的药物是（　　）
A. 当归
B. 熟地黄
C. 阿胶
D. 白芍
E. 何首乌

72. 具有平抑肝阳、敛阴止汗功效的药物是（　　）
A. 酸枣仁
B. 山茱萸
C. 当归
D. 白芍
E. 赤芍

73. 具有止血、补血功效的药物是（　　）
A. 川芎
B. 丹参
C. 鸡血藤
D. 阿胶
E. 茜草

74. 治疗吐血、衄血、便血、崩漏，为补血止血要药的药物是（　　）
A. 当归
B. 白及
C. 三七
D. 仙鹤草
E. 阿胶

75. 阿胶入汤剂的用法是（　　）
A. 先煎
B. 后下
C. 包煎
D. 另煎
E. 烊化冲服

76. 阿胶的功效是（　　）
A. 补血止血
B. 补血行血
C. 补血柔肝
D. 补血益气
E. 补血温肺

77. 有止血功效的补血滋阴润燥药是（　　）
A. 制首乌
B. 当归
C. 旱莲草
D. 阿胶
E. 生地黄

78. 下列各项，不属何首乌功效的是（　　）
A. 润肠通便
B. 截疟
C. 补益精血
D. 祛风止痒
E. 解毒

79. 制用补益精血，生用截疟、解毒、润肠通便的药物是（　　）
A. 当归
B. 熟地黄
C. 何首乌
D. 白芍
E. 阿胶

80. 何首乌的功效是（　　）
A. 泻下通便
B. 滋阴润肺
C. 解毒，截疟
D. 解毒，截疟，润肠通便
E. 解毒，截疟，活血止痛

81. 龙眼肉的功效是（　　）
A. 补益心脾，养血安神
B. 补血止血，滋阴润燥
C. 养血调经，平肝止痛
D. 补益精血，润肠通便
E. 补血调经，活血止痛

82. 具有养阴清肺、益胃生津功效的药物是（　　）
A. 沙参
B. 天冬
C. 石斛
D. 玉竹
E. 黄精

83. 功善养阴润肺、清心安神的药物是（　　）

A. 百合
B. 玉竹
C. 黄精
D. 沙参
E. 天冬

84. 百合除治疗肺热咳嗽、劳嗽咯血外，还能够治疗的病证是（　　）
    A. 肝肾阴虚、头晕目眩
    B. 胃阴不足、舌干口渴
    C. 脾胃虚弱、倦怠无力
    D. 虚烦惊悸、失眠多梦
    E. 老年津亏、肠燥便秘

85. 治疗燥咳痰黏，劳嗽咯血，胃阴不足，舌干口渴，心烦失眠，应选用的药物是（　　）
    A. 丹参
    B. 麦冬
    C. 天冬
    D. 石斛
    E. 郁金

86. 麦冬的功效是（　　）
    A. 润肺益肾，养肝
    B. 润肺益胃，养肝
    C. 润肺益肾，清心
    D. 养阴生津，润肺清心
    E. 润肺益肾，益胃

87. 具有润肺清心、养阴生津功效的药物是（　　）
    A. 天冬
    B. 石斛
    C. 生地黄
    D. 麦冬
    E. 黄精

88. 石斛的功效是（　　）
    A. 清肺降火
    B. 清心除烦
    C. 润肺养阴
    D. 养阴安神
    E. 滋阴清热

89. 除具有益胃生津、滋阴清热功效外，还能滋肾阴、降虚火的药物是（　　）
    A. 沙参
    B. 玄参
    C. 太子参
    D. 石斛
    E. 西洋参

90. 石斛与覆盆子均可治疗的病证是（　　）
    A. 肝肾亏虚、目暗不明
    B. 肾虚不固、遗精遗尿
    C. 阴虚津亏、虚热不退
    D. 胃阴不足、舌干口渴
    E. 热病伤津、烦热口渴

91. 具有补气养阴、健脾、润肺、益肾功效的药物是（　　）
    A. 石斛
    B. 玉竹
    C. 黄精
    D. 百合
    E. 枸杞子

92. 下列各项，不属黄精主治病证的是（　　）
    A. 劳嗽
    B. 燥咳
    C. 久咳
    D. 便溏
    E. 消渴

93. 被称为滋补肝肾，明目良药的是（　　）
    A. 黄精
    B. 玉竹
    C. 枸杞子
    D. 菟丝子
    E. 沙苑子

94. 具有滋补肝肾、凉血止血功效的药物是（　　）
    A. 生地黄
    B. 墨旱莲
    C. 女贞子
    D. 枸杞子
    E. 沙苑子

95. 具有滋补肝肾、乌须明目功效的药物是（　　）

A. 女贞子
B. 枸杞子
C. 菟丝子
D. 沙苑子
E. 决明子

96. 下列各项，不具有明目功效的药物是(　　)
    A. 菟丝子
    B. 金樱子
    C. 沙苑子
    D. 覆盆子
    E. 女贞子

97. 具有补肝肾、明目、乌发功效的药物是(　　)
    A. 沙参
    B. 西洋参
    C. 麦冬
    D. 车前子
    E. 女贞子

98. 龟甲的功效是(　　)
    A. 益肾健骨，养血补心
    B. 软坚散结，养血补心
    C. 益肾健骨，润肠通便
    D. 益肾健骨，清热明目
    E. 益肾健骨，清心安神

99. 治疗阴虚血热，冲任不固的崩漏、月经过多，应选用的药物是(　　)
    A. 玉竹
    B. 天冬
    C. 龟甲
    D. 枸杞子
    E. 黄精

100. 龟甲和鳖甲的共同主治病证是(　　)
    A. 心肝热盛，惊风抽搐
    B. 肝肾阴虚，虚风内动
    C. 风热上扰，目赤肿痛
    D. 痰火上蒙，神昏谵语
    E. 痰湿闭阻，惊痫癫狂

101. 具有滋阴潜阳、退热除蒸、软坚散结功效的药物是(　　)

A. 龟甲
B. 天冬
C. 墨旱莲
D. 女贞子
E. 鳖甲

102. 治疗温病伤阴，夜热早凉，青蒿最宜配伍的药物是(　　)
    A. 地骨皮
    B. 鳖甲
    C. 银柴胡
    D. 龟甲
    E. 羚羊角

A2 型题

1. 患者，女，54岁。面色㿠白，时自汗出，恶风，经常患感冒，脉浮无力。用药应首选的药物是(　　)
    A. 党参
    B. 麻黄根
    C. 浮小麦
    D. 生黄芪
    E. 太子参

2. 患者，女，54岁。面色㿠白，时自汗出，恶风，经常患感冒，脉浮无力。选用的与黄芪配伍的药物是(　　)
    A. 党参、白术
    B. 党参、茯苓
    C. 党参、甘草
    D. 白术、防风
    E. 白术、茯苓

3. 患者，男，46岁。平日纳少便溏，饮食稍有不慎，即腹泻频频，用药应首选的药物是(　　)
    A. 党参
    B. 黄精
    C. 山药
    D. 车前子
    E. 补骨脂

4. 患者，男，70岁。胸闷气短，少气懒言，

舌质淡,脉结代。用药应首选的药物是( )

A. 党参
B. 黄芪
C. 山药
D. 白术
E. 炙甘草

5. 患者,男,47岁。腰膝酸软,头晕耳鸣,肢冷畏寒,阳事无力,夜尿频数,舌质淡,脉弱无力。用药应首选的药物是( )

A. 鹿茸
B. 淫羊藿
C. 仙茅
D. 熟地黄
E. 杜仲

6. 患者,女,28岁。妊娠3个月,腰痛如折,小腹下坠。用药应首选的药物是( )

A. 川牛膝
B. 杜仲
C. 五加皮
D. 肉苁蓉
E. 独活

7. 患者,女,27岁。妊娠两月余,不慎跌跤,小腹刺痛,阴部渗红,用药应首选的药物是( )

A. 杜仲
B. 续断
C. 桑寄生
D. 艾叶
E. 白术

8. 患者,女,40岁。腰膝酸软,小便频数,大便溏泻,目涩昏暗,视力下降,用药应首选的药物是( )

A. 枸杞子
B. 菟丝子
C. 覆盆子
D. 五味子
E. 决明子

9. 患者,男,43岁。腰膝酸软,肢冷畏寒,每日清晨腹泻,用药应首选的药物是( )

A. 山药
B. 白术
C. 肉豆蔻
D. 补骨脂
E. 茯苓

10. 患儿,女,3岁。口中涎水不断,大便不成形,舌苔水滑,用药应首选的药物是( )

A. 佩兰
B. 苍术
C. 益智仁
D. 补骨脂
E. 山茱萸

11. 患者,男,60岁。腰膝酸痛,筋骨痿软,行走无力,大便秘结,用药应首选的药物是( )

A. 淫羊藿
B. 巴戟天
C. 仙茅
D. 肉苁蓉
E. 桑寄生

12. 患者,男,50岁。时有咳嗽,动则气喘,阳事无力,用药应首选的药物是( )

A. 西洋参
B. 白果
C. 蛤蚧
D. 五味子
E. 杏仁

13. 患者,女,35岁。脑力下降,白发渐增,腰膝酸软,头晕耳鸣,用药应首选的药物是( )

A. 黄芪
B. 当归
C. 何首乌
D. 侧柏叶
E. 旱莲草

14. 患者,男,43岁。口渴咽干,心烦失眠,舌红少津,脉细数。用药应首选的药物是( )

A. 黄连
B. 朱砂
C. 远志

D. 柏子仁

E. 麦冬

15. 患者，女，47岁。五心烦热，潮热盗汗，腰酸腿软，行走无力，舌质红，脉细。用药应首选的药物是（　　）

A. 龟甲

B. 牡蛎

C. 知母

D. 黄柏

E. 地骨皮

16. 患者，女，18岁。每次月经错后10天左右，月经量少色淡，身倦乏力，头晕心悸，舌质淡，脉细弱。用药应首选的药物是（　　）

A. 补气药与补阳药

B. 补气药与补阴药

C. 补气药与补血药

D. 补血药与补阳药

E. 补血药与补阴药

17. 患者，女，18岁。每次月经错后10天左右，月经量少色淡，身倦乏力，头晕心悸，舌质淡，脉细弱。用药应首选的药物是（　　）

A. 人参、白术

B. 党参、茯苓

C. 熟地黄、当归

D. 桃仁、红花

E. 人参、当归

18. 患者，男，54岁。1个月前患肺炎，曾发烧咳嗽2周，现已经初愈，但仍气短懒言，食欲不振，口干欲饮，舌红少苔，脉细无力。用药应首选的药物是（　　）

A. 人参

B. 党参

C. 太子参

D. 西洋参

E. 北沙参

19. 患者，女，50岁。体弱多病，形体消瘦，气短乏力，纳食不香，头晕心慌，嗳气，腹胀，经查诊断为胃下垂。用药应首选的药物是（　　）

A. 柴胡

B. 葛根

C. 黄芪

D. 升麻

E. 党参

20. 患者，男，42岁。发热1周经治疗，热势已减，现身倦乏力，面色萎黄，大便秘结，舌红少苔，脉细弱。用药应首选的药物是（　　）

A. 人参、当归

B. 芒硝、甘草

C. 附子、干姜、麻黄

D. 生地黄、玄参

E. 厚朴、枳实

21. 患者，男，3岁。脘腹胀满，不思饮食，恶心呕吐，疲乏无力，大便溏泻，日行3～4次。舌质淡，舌苔白腻，脉象濡滑。用药应首选的药物是（　　）

A. 白术

B. 苍术

C. 白芍

D. 党参

E. 炙黄芪

22. 患者，男，48岁。头晕目暗，两目干涩，视物昏眩，腰膝疼痛，用药应首选的药物是（　　）

A. 决明子

B. 枸杞子

C. 石决明

D. 牡蛎

E. 车前子

23. 患者，男，39岁。汗出不止，呼吸微弱，精神萎靡，脉微欲绝，用药应首选的药物是（　　）

A. 人参

B. 党参

C. 黄芪

D. 柴胡

E. 附子

24. 患者，女，30岁。妊娠3个月，疲乏倦怠，四肢乏力，胎动不安。用药应首选的药物是（　　）

A. 桑寄生
B. 续断
C. 杜仲
D. 紫苏
E. 白术

25. 患者，男，59岁。久咳不止，咳声低微，少气乏力，痰少而干，痰中有血丝，用药应首选的药物是（　　）

A. 人参
B. 西洋参
C. 黄芪
D. 甘草
E. 山药

26. 患者，男，36岁。消瘦乏力，面色萎黄，畏寒肢冷，腰酸遗精，眩晕耳鸣，用药应首选的药物是（　　）

A. 冬虫夏草
B. 胡桃肉
C. 紫河车
D. 菟丝子
E. 沙苑子

27. 患者，女，34岁。面色萎黄，经期错后，行经腹痛，痛处固定，遇温痛减，用药应首选的药物是（　　）

A. 当归
B. 熟地黄
C. 何首乌
D. 白芍
E. 阿胶

28. 患者，女，40岁。素体虚弱，纳食不香，短气乏力，头晕心慌，面色苍白，时嗳气，腹胀，经查诊断为胃下垂。用药应首选的药物是（　　）

A. 黄芪、升麻、薄荷
B. 黄芪、人参、甘草
C. 黄芪、升麻、柴胡
D. 升麻、柴胡、葛根
E. 升麻、柴胡、薄荷

29. 患者，男，55岁。1个月前患脑血管意外，现左半侧肢体瘫痪，口眼歪斜，口角流涎，语言不清，舌质胖淡，脉细弱无力。用药应首选的药物是（　　）

A. 白芍
B. 熟地黄
C. 黄芪
D. 人参
E. 白术

B1型题

A. 大补元气
B. 接续筋骨
C. 补益肺肾
D. 补脾养心
E. 补脾益肾

1. 人参的功效是（　　）
2. 冬虫夏草的功效是（　　）

A. 化痰止咳
B. 补血活血
C. 补益精血
D. 补肾助阳
E. 利水消肿

3. 肉苁蓉的功效是（　　）
4. 何首乌的功效是（　　）

A. 补肝肾，强筋骨，安胎
B. 补益肝肾，强筋健骨，止血安胎，疗伤续折
C. 补肝肾，强腰膝，祛风湿
D. 活血续伤，补肾强骨
E. 滋阴补肾，凉血止血

5. 杜仲的功效是（　　）
6. 狗脊的功效是（　　）

A. 补肝肾，强筋骨，安胎
B. 补益肝肾，强筋健骨，止血安胎，疗伤续折
C. 补肝肾，强腰膝，祛风湿
D. 活血续伤，补肾强骨

E. 滋阴补肾，凉血止血
7. 骨碎补的功效是（　　）
8. 续断的功效是（　　）

　　A. 中气不足
　　B. 气虚欲脱
　　C. 气阴两虚
　　D. 肾虚遗精
　　E. 暑湿吐泻
9. 人参的主治病证是（　　）
10. 西洋参的主治病证是（　　）

　　A. 补气，生津，宁心
　　B. 补脾肺气，补血，生津
　　C. 补气养阴，清热生津
　　D. 补气，生津，止汗
　　E. 补气，生津，安胎
11. 党参的功效是（　　）
12. 西洋参的功效是（　　）

　　A. 益精血，强筋骨
　　B. 强筋骨，安胎
　　C. 祛风除湿
　　D. 润肠通便
　　E. 温脾止泻
13. 鹿茸的功效是（　　）
14. 巴戟天的功效是（　　）

　　A. 润肠通便
　　B. 养肝明目
　　C. 固精缩尿
　　D. 活血续伤
　　E. 祛风除湿
15. 淫羊藿的功效是（　　）
16. 补骨脂的功效是（　　）

　　A. 出血证
　　B. 遗精盗汗
　　C. 胁肋脘腹疼痛
　　D. 痈疽疮疡证

E. 虚劳喘咳证
17. 当归的主治病证是（　　）
18. 熟地黄的主治病证是（　　）

　　A. 出血证
　　B. 遗精盗汗证
　　C. 胁肋脘腹疼痛
　　D. 痈疽疮疡证
　　E. 虚劳喘咳证
19. 阿胶的主治病证是（　　）
20. 白芍的主治病证是（　　）

　　A. 活血
　　B. 柔肝
　　C. 润肺
　　D. 敛阴
　　E. 益髓
21. 当归的功效是（　　）
22. 熟地黄的功效是（　　）

　　A. 活血
　　B. 柔肝
　　C. 润肺
　　D. 敛阴
　　E. 润肠
23. 白芍的功效是（　　）
24. 阿胶的功效是（　　）

　　A. 养胃生津，滋阴清热
　　B. 补血益阴，滋阴润肺
　　C. 补脾益气，滋阴润肺
　　D. 生津养胃，滋阴润肺
　　E. 柔肝止痛，滋阴润肺
25. 石斛的功效是（　　）
26. 黄精的功效是（　　）

　　A. 养阴润燥，生津止渴
　　B. 补血益阴，滋阴润肺
　　C. 补脾益气，滋阴润肺
　　D. 养阴润肺，清心除烦

E. 柔肝止痛，滋阴润肺

27. 玉竹的功效是（   ）
28. 麦冬的功效是（   ）

　　A. 润肺，安神
　　B. 安胎，止血
　　C. 补血，止血
　　D. 化瘀，止血
　　E. 祛痰，止血

29. 百合的功效是（   ）
30. 三七的功效是（   ）

　　A. 滋补肝肾
　　B. 补脾益气
　　C. 滋阴除烦
　　D. 清肺降火
　　E. 清肺养阴

31. 沙参的功效是（   ）
32. 天冬的功效是（   ）

　　A. 滋阴潜阳，软坚散结
　　B. 平肝潜阳，清肝明目
　　C. 滋阴潜阳，益肾健骨
　　D. 滋阴潜阳，凉血止血
　　E. 滋阴潜阳，润肠滑肠

33. 龟甲的功效是（   ）
34. 石决明的功效是（   ）

　　A. 解毒敛疮，凉血止血
　　B. 散瘀消痈，凉血止血
　　C. 活血化瘀止血，通经
　　D. 解毒消痈，凉血止血
　　E. 滋补肝肾，凉血止血

35. 墨旱莲的功效是（   ）
36. 茜草的功效是（   ）

　　A. 益精明目
　　B. 乌须明目
　　C. 润肠通便
　　D. 养血补心

E. 清心安神

37. 女贞子的功效是（   ）
38. 枸杞子的功效是（   ）

　　A. 益肾健骨，软坚散结
　　B. 固精止带，补脾止泻，益肾养心
　　C. 养血补心，软坚散结
　　D. 滋阴潜阳，退热除蒸，软坚散结
　　E. 润燥滑肠，软坚散结

39. 鳖甲的功效是（   ）
40. 莲子的功效是（   ）

　　A. 补血活血
　　B. 补益精血
　　C. 养血柔肝
　　D. 滋阴润肺
　　E. 滋阴除热

41. 何首乌的功效是（   ）
42. 当归的功效是（   ）

　　A. 热病伤阴、虚风内动
　　B. 心烦失眠、烦躁不安
　　C. 脾胃虚弱、食欲不振
　　D. 热病伤阴、津亏消渴
　　E. 阴虚阳亢、虚风内动

43. 麦冬的主治病证是（   ）
44. 天冬的主治病证是（   ）

　　A. 脾虚泄泻，肺虚咳喘
　　B. 脾胃气弱，暑湿吐泻
　　C. 脾胃气弱，肾虚阳痿
　　D. 脾胃气弱，血虚萎黄
　　E. 脾胃气弱，气虚欲脱

45. 白扁豆的主治病证是（   ）
46. 山药的主治病证是（   ）

　　A. 妊娠恶阻，胎动不安
　　B. 妊娠胎漏下血，胎动欲坠
　　C. 妊娠胎热，胎动不安
　　D. 妊娠肝肾亏虚，胎动不安

47. 白术的主治病证是（   ）
48. 桑寄生的主治病证是（   ）

A. 妊娠恶阻，胎动不安
B. 妊娠胎漏下血，胎动欲坠
C. 妊娠胎热，胎动不安
D. 妊娠肝肾亏虚，胎动不安
E. 妊娠脾虚气弱，胎动不安

49. 杜仲的主治病证是（   ）
50. 黄芩的主治病证是（   ）

A. 疏风清热，解毒明目
B. 补益肝肾，清热明目
C. 补阳益阴，补肝明目
D. 疏风清热，清肝明目
E. 清热解毒，清肝明目

51. 女贞子的功效是（   ）
52. 菟丝子的功效是（   ）

A. 补脾润肺
B. 健脾化湿
C. 养血安神
D. 益气养阴
E. 益卫固表

53. 大枣的功效是（   ）
54. 甘草的功效是（   ）

A. 干姜
B. 生姜
C. 赤芍
D. 白芍
E. 甘草

55. 与大枣配伍，能够调和营卫的药物是（   ）
56. 与桂枝配伍，能够调和营卫的药物是（   ）

A. 补脾益气，托毒生肌
B. 补脾益气，益卫固表
C. 滋阴润肺，生津养胃
D. 补脾益气，养血安神
E. 补脾益气，止汗安胎

57. 玉竹的功效是（   ）
58. 白术的功效是（   ）

A. 补气升阳，益卫固表
B. 大补元气，补脾益肺
C. 补气健脾，燥湿利水
D. 益气养阴，补脾肺肾
E. 补气养阴，清火生津

59. 山药的功效是（   ）
60. 黄芪的功效是（   ）

A. 补肝肾，暖腰膝
B. 敛肺肠，宁心神
C. 补肾阳，祛风湿
D. 补肝肾，强筋骨
E. 补肝肾，行血脉

61. 巴戟天的功效是（   ）
62. 五味子的功效是（   ）

A. 大补元气
B. 接续筋骨
C. 补益肺肾
D. 补脾益肾
E. 补脾养心

63. 人参的功效是（   ）
64. 骨碎补的功效是（   ）

A. 大补元气
B. 接续筋骨
C. 补益肺肾
D. 补脾益肾
E. 补脾养心

65. 补骨脂的功效是（   ）
66. 莲子的功效是（   ）

A. 气虚自汗
B. 阴虚盗汗

C. 气分实热大汗
D. 湿温汗出
E. 黄汗证

67. 石膏的主治病证是(　　)
68. 鳖甲的主治病证是(　　)

A. 气虚自汗
B. 阴虚盗汗
C. 气分实热大汗
D. 湿温汗出
E. 黄汗证

69. 白术的主治病证是(　　)
70. 龟甲的主治病证是(　　)

A. 祛风湿，补肝肾，强筋骨，利水
B. 祛风湿，强筋骨，利水消肿
C. 补肝肾，强筋骨，安胎
D. 补肝肾，行血脉，续筋骨，安胎止漏
E. 补肝肾，强筋骨，祛风湿

71. 杜仲的功效是(　　)
72. 续断的功效是(　　)

A. 石斛
B. 沙参
C. 玉竹
D. 百合
E. 麦冬

73. 能养肺胃之阴，兼可润肠通便的药物是(　　)
74. 主养胃肾之阴，而生津除热的药物是(　　)

A. 养肝明目
B. 活血续伤
C. 润肠通便
D. 祛风除湿
E. 固精缩尿

75. 淫羊藿的功效是(　　)
76. 补骨脂的功效是(　　)

A. 活血

B. 润肺
C. 柔肝
D. 益精
E. 止汗

77. 当归的功效是(　　)
78. 熟地黄的功效是(　　)

A. 太子参
B. 白术
C. 山药
D. 人参
E. 甘草

79. 治疗脾虚水肿，应选用的药物是(　　)
80. 治疗心气虚、脉结代，应选用的药物是(　　)

A. 大枣
B. 赤芍
C. 干姜
D. 白芍
E. 甘草

81. 治疗脏躁失眠，应选用的药物是(　　)
82. 治疗四肢挛急疼痛，应选用的药物是(　　)

A. 先下
B. 后下
C. 烊化
D. 另煎
E. 包煎

83. 人参入药的用法是(　　)
84. 阿胶入药的用法是(　　)

A. 滋补肝肾，益胃生津
B. 补脾益气，益胃生津
C. 滋阴除烦，益胃生津
D. 养阴清肺，益胃生津
E. 清肺生津，养阴润燥

85. 沙参的功效是(　　)
86. 天冬的功效是(　　)

A. 行血脉

B. 托疮毒
C. 润肠燥
D. 补肾阴
E. 敛汗

87. 菟丝子除能补肾固涩外，还具有的功效是（　）

88. 鹿茸除能补肾阳益精血外，还具有的功效是（　）

A. 清心除烦
B. 明目强腰
C. 补脾益气
D. 益肾健骨
E. 润肠通便

89. 石斛除能养阴清热外，还具有的功效是（　）

90. 黄精除能滋肾润肺外，还具有的功效是（　）

A. 燥湿利水
B. 托疮生肌
C. 健脾宁心
D. 补气健脾
E. 固精止带

91. 白术生用功效是（　）
92. 白术炒用功效是（　）

参考答案

A1 型题

1. D	2. A	3. B	4. E	5. A
6. E	7. C	8. D	9. B	10. B
11. C	12. E	13. C	14. E	15. E
16. D	17. A	18. B	19. D	20. D
21. B	22. B	23. A	24. D	25. D
26. C	27. E	28. E	29. A	30. E
31. B	32. D	33. A	34. B	35. B
36. A	37. C	38. E	39. B	40. E
41. D	42. B	43. A	44. A	45. C
46. C	47. D	48. A	49. C	50. E
51. B	52. D	53. E	54. C	55. B
56. D	57. C	58. E	59. E	60. C
61. A	62. B	63. A	64. C	65. B
66. B	67. B	68. B	69. D	70. B
71. D	72. B	73. C	74. E	75. E
76. A	77. D	78. D	79. C	80. D
81. D	82. A	83. A	84. D	85. B
86. D	87. D	88. E	89. D	90. A
91. C	92. D	93. C	94. B	95. A
96. B	97. E	98. A	99. C	100. B
101. E	102. B			

A2 型题

1. D	2. D	3. C	4. E	5. A
6. B	7. B	8. B	9. D	10. C
11. D	12. C	13. C	14. E	15. A
16. C	17. E	18. D	19. C	20. A
21. A	22. B	23. A	24. E	25. B
26. C	27. A	28. C	29. C	

B1 型题

1. A	2. C	3. D	4. C	5. A
6. C	7. D	8. B	9. B	10. C
11. B	12. C	13. A	14. C	15. E
16. C	17. D	18. B	19. A	20. C
21. A	22. E	23. C	24. C	25. A
26. C	27. A	28. D	29. A	30. D
31. E	32. D	33. C	34. B	35. E
36. C	37. B	38. A	39. D	40. B
41. B	42. A	43. B	44. C	45. B
46. A	47. E	48. C	49. D	50. C
51. B	52. C	53. C	54. A	55. B
56. D	57. C	58. C	59. D	60. A
61. C	62. B	63. C	64. B	65. D
66. C	67. C	68. D	69. A	70. D
71. C	72. D	73. E	74. A	75. D
76. E	77. A	78. D	79. D	80. E
81. A	82. D	83. D	84. C	85. D
86. E	87. B	88. B	89. B	90. C
91. A	92. D			

第二十三单元　收涩药

A1 型题

1. 麻黄根与浮小麦具有的共同功效是(　　)
 A. 止泻
 B. 止咳
 C. 止遗
 D. 止汗
 E. 止血

2. 具有敛汗安神功效，治疗心悸、失眠、多梦的药物是(　　)
 A. 朱砂
 B. 人参
 C. 远志
 D. 麦冬
 E. 五味子

3. 具有敛补心肺肾气阴、宁心安神功效的药物是(　　)
 A. 山茱萸
 B. 五味子
 C. 山药
 D. 五倍子
 E. 黄精

4. 均具有生津止渴功效的药物是(　　)
 A. 乌梅、生地黄、黄连
 B. 五味子、芦根、黄芩
 C. 乌梅、五味子、芦根
 D. 乌梅、芦根、黄柏
 E. 五味子、诃子、生地黄

5. 五味子的主治病证是(　　)
 A. 肺燥咳嗽
 B. 肺热咳嗽
 C. 外感咳嗽
 D. 肺虚久咳
 E. 肺寒咳嗽

6. 具有收敛固涩、益气生津、补肾宁心功效的药物是(　　)
 A. 乌梅
 B. 浮小麦
 C. 麻黄根
 D. 山茱萸
 E. 五味子

7. 具有敛肺止咳、生津安蛔功效的药物是(　　)
 A. 使君子
 B. 乌梅
 C. 槟榔
 D. 贯众
 E. 花椒

8. 乌梅的功效是(　　)
 A. 涩肠，止遗
 B. 止带，止遗
 C. 涩肠，生津
 D. 涩肠，止带
 E. 止带，止血

9. 具有敛肺、敛汗、止血功效的药物是(　　)
 A. 五味子
 B. 五倍子
 C. 乌梅
 D. 椿皮
 E. 诃子

10. 五倍子的全部功效是(　　)
 A. 固表止汗，敛肺止咳，涩肠止泻
 B. 敛肺降火，止咳止汗，涩肠止泻，固精止遗，收敛止血，收湿敛疮
 C. 敛汗固表，缩尿止遗，固崩止带
 D. 涩肠止泻，收敛止血，涩精止遗
 E. 敛肺平喘，涩精固肠，敛汗止血

11. 治疗湿疮肿毒，便血痔血，应选用的药物是（　　）

    A. 山茱萸

    B. 五味子

    C. 桑螵蛸

    D. 五倍子

    E. 海螵蛸

12. 五倍子与五味子具有的共同功效是（　　）

    A. 清肺降火

    B. 益气生津

    C. 宁心安神

    D. 敛肺止汗

    E. 理气止痛

13. 外用有收湿敛疮功效，可解毒、消肿、止血的药物是（　　）

    A. 五味子

    B. 五倍子

    C. 桑螵蛸

    D. 海螵蛸

    E. 肉豆蔻

14. 治疗久泻久痢，久咳失音，应选用的药物是（　　）

    A. 蝉蜕

    B. 白术

    C. 桔梗

    D. 诃子

    E. 薄荷

15. 诃子的主治病证是（　　）

    A. 脾虚久泻

    B. 湿热泄泻

    C. 热毒血痢

    D. 湿热痢疾

    E. 休息痢

16. 治疗脾肾阳虚，五更泄泻，补骨脂常配伍的药物是（　　）

    A. 黄连

    B. 肉豆蔻

    C. 槟榔

    D. 莲子

    E. 乌梅

17. 均具有涩肠止泻功效的药物是（　　）

    A. 五味子、桑螵蛸

    B. 肉豆蔻、麻黄根

    C. 莲子、覆盆子

    D. 乌梅、肉豆蔻

    E. 罂粟壳、乌贼骨

18. 具有温中行气、涩肠止泻功效的药物是（　　）

    A. 肉豆蔻

    B. 白豆蔻

    C. 五味子

    D. 砂仁

    E. 佩兰

19. 白豆蔻与肉豆蔻均具有的功效是（　　）

    A. 芳香化湿

    B. 涩肠止泻

    C. 温中行气

    D. 醒脾开胃

    E. 调气畅中

20. 具有补益肝肾、收敛固涩功效的药物是（　　）

    A. 赤石脂

    B. 五味子

    C. 五倍子

    D. 山茱萸

    E. 桑螵蛸

21. 桑螵蛸与海螵蛸具有的共同功效是（　　）

    A. 固表止汗

    B. 固精止遗

    C. 益脾止泻

    D. 敛肺止咳

    E. 止血止带

22. 具有固精缩尿止带兼能涩肠止泻功效的药物是（　　）

    A. 金樱子

    B. 桑螵蛸

    C. 覆盆子

    D. 赤石脂

E. 乌梅

23. 下列各项，不属金樱子功效的是（ ）
   A. 缩尿
   B. 止带
   C. 敛肺滋肾
   D. 固精
   E. 涩肠止泻

24. 莲子与芡实具有的共同功效是（ ）
   A. 发汗解表
   B. 养心安神
   C. 固表止汗
   D. 益肾固精
   E. 敛肺止咳

25. 具有健脾止泻、除湿止带、益肾固精功效的药物是（ ）
   A. 白术
   B. 五倍子
   C. 秦皮
   D. 莲子
   E. 乌梅

26. 具有涩肠止泻、收敛止带、止血、清热燥湿功效的药物是（ ）
   A. 乌梅
   B. 莲子
   C. 赤石脂
   D. 椿皮
   E. 黄连

A2 型题

1. 患者，女，31岁。大便溏泻，纳谷不香，心悸失眠，用药应首选的药物是（ ）
   A. 莲子
   B. 芡实
   C. 金樱子
   D. 山药
   E. 磁石

2. 患者，男，42岁。小便频数，夜尿尤多，阳事无力，用药应首选的药物是（ ）
   A. 鸡内金

   B. 桑螵蛸
   C. 海螵蛸
   D. 乌药
   E. 益智仁

3. 患者，女，28岁。白带绵绵不止，量多质清稀，不应选的药物是（ ）
   A. 车前子
   B. 莲子
   C. 桑螵蛸
   D. 金樱子
   E. 芡实

B1 型题

A. 宁心安神
B. 生津安蛔
C. 固精缩尿
D. 收敛止血
E. 下气利咽

1. 诃子的功效是（ ）
2. 五味子的功效是（ ）

A. 宁心安神
B. 生津安蛔
C. 固精缩尿
D. 收敛止血
E. 下气利咽

3. 乌梅的功效是（ ）
4. 海螵蛸的功效是（ ）

A. 温中行气，涩肠止泻
B. 益肾固精，健脾止泻，除湿止带
C. 涩肠止泻，生肌敛疮
D. 清热燥湿，收敛止带，止泻，止血
E. 涩肠止泻，固精缩尿止带

5. 金樱子的功效是（ ）
6. 肉豆蔻的功效是（ ）

A. 温中行气，涩肠止泻
B. 益肾固精，健脾止泻，除湿止带

C. 涩肠止泻，生肌敛疮

D. 清热燥湿，收敛止带，止泻，止血

E. 涩肠止泻，固精缩尿止带

7. 芡实的功效是（　　）

8. 椿皮的功效是（　　）

A. 涩肠温胃

B. 燥湿止痒

C. 涩肠杀虫

D. 固精缩尿，补肾助阳

E. 涩肠利咽

9. 桑螵蛸的功效是（　　）

10. 白矾的功效是（　　）

A. 五倍子

B. 五味子

C. 山茱萸

D. 莲子

E. 椿皮

11. 治疗湿热下注，赤白带下，应选用的药物是（　　）

12. 治疗肝肾亏虚诸证，应选用的药物是（　　）

A. 芡实

B. 赤石脂

C. 莲子

D. 浮小麦

E. 肉豆蔻

13. 治疗自汗盗汗，骨蒸劳热，应选用的药物是（　　）

14. 治疗虚寒气滞，久泻不止，应选用的药物是（　　）

A. 诃子

B. 乌梅

C. 五味子

D. 五倍子

E. 龙骨

15. 治疗久咳虚喘，久泻久痢，遗精滑精，自汗盗汗，崩漏下血，应选用的药物是：

16. 主治久咳虚喘，久泻久痢，遗精滑精，自汗盗汗，心悸失眠，应选用的药物是：

A. 金樱子

B. 覆盆子

C. 桑螵蛸

D. 鸡内金

E. 海螵蛸

17. 具有固精缩尿、明目功效的药物是（　　）

18. 具有固精缩尿、涩肠止泻功效的药物是（　　）

A. 涩肠止痛

B. 涩肠安蛔

C. 涩肠降火

D. 涩肠止带

E. 涩肠安神

19. 乌梅的功效是（　　）

20. 罂粟壳的功效是（　　）

A. 覆盆子

B. 海螵蛸

C. 金樱子

D. 芡实

E. 山茱萸

21. 治疗大汗不止、体虚欲脱，应选用的药物是（　　）

22. 治疗胃痛吐酸、湿疮湿疹，应选用的药物是（　　）

参 考 答 案

A1 型题

1. D　2. E　3. B　4. C　5. D
6. E　7. B　8. C　9. B　10. B
11. D　12. D　13. B　14. D　15. A
16. B　17. D　18. A　19. C　20. D

21. B 22. A 23. C 24. D 25. D
26. D

A2 型题

1. A 2. B 3. A

B1 型题

1. E 2. A 3. B 4. D 5. E

6. A 7. B 8. D 9. D 10. B
11. E 12. C 13. D 14. E 15. D
16. C 17. B 18. A 19. B 20. A
21. E 22. B

第二十四单元 攻毒杀虫止痒药

A1 型题

1. 外用杀虫止痒，内服壮阳通便的药物是（ ）
   A. 雄黄
   B. 硫黄
   C. 杜仲
   D. 巴戟天
   E. 蛇床子

2. 下列各项，不属雄黄功效的是（ ）
   A. 解毒
   B. 燥湿化痰
   C. 壮阳通便
   D. 截疟
   E. 杀虫

3. 火煅后会分解为砒霜（As_2O_3）的药物是（ ）
   A. 硫黄
   B. 雄黄
   C. 蟾酥
   D. 白矾
   E. 朱砂

4. 下列各项，忌用火煅的药物是（ ）
   A. 蟾酥
   B. 炉甘石
   C. 硼砂
   D. 雄黄
   E. 白矾

5. 硫黄的功效是（ ）
   A. 收湿止痒
   B. 祛风止痒
   C. 杀虫止痒
   D. 凉血止痒
   E. 燥湿止痒

6. 主治疥癣湿疹，虚寒冷哮，应选用的药物是（ ）
   A. 雄黄
   B. 芡实
   C. 乌梅
   D. 硫黄
   E. 白矾

7. 内服宜与豆腐同煮的药物是（ ）
   A. 雄黄
   B. 硫黄
   C. 蛇床子
   D. 白矾
   E. 蜂房

8. 治疗肾虚阳痿及虚寒便秘，应选用的药物是（ ）
   A. 巴戟天
   B. 硫黄
   C. 雄黄
   D. 蛇床子
   E. 五倍子

9. 下列各项，不属白矾功效的是（ ）
   A. 解毒杀虫
   B. 燥湿止痒
   C. 息风止痉
   D. 止泻止血
   E. 清热消痰

10. 外用内服均具有收敛止血功效的药物是（ ）
    A. 白矾
    B. 雄黄
    C. 降香
    D. 蜂房
    E. 硫黄

11. 常与雄黄配伍，治疗湿疹疥癣，组成二味拔毒散的药物是（ ）

A. 蛇床子
B. 硫黄
C. 白矾
D. 乳香
E. 蜂房

12. 蟾酥的功效是(　　)
   A. 解毒消肿，祛腐生肌
   B. 拔毒祛腐，止痛开窍
   C. 攻毒蚀疮，消肿生肌
   D. 解毒止痛，开窍醒神
   E. 消肿生肌，止痛开窍

13. 具有攻毒杀虫、祛风止痛功效的药物是(　　)
   A. 乌梅
   B. 蟾蜍
   C. 白矾
   D. 雄黄
   E. 蜂房

A2 型 题

1. 患者，女，65岁。便秘多年，三四日一行，舌红少苔。以下各项，不宜使用的药物是(　　)
   A. 桃仁
   B. 杏仁
   C. 火麻仁
   D. 当归
   E. 硫黄

2. 患者，男，50岁。腰膝酸软冷痛，小便清长，腹痛便秘，用药应首选的药物是(　　)
   A. 雄黄
   B. 白矾
   C. 蜂房
   D. 硼砂
   E. 硫黄

B1 型 题

A. 杀虫补血
B. 杀虫通便
C. 杀虫止痒，燥湿，温肾壮阳
D. 解毒利咽
E. 杀虫涌吐

1. 硫黄的功效是(　　)
2. 蛇床子的功效是(　　)

A. 雄黄
B. 硫黄
C. 白矾
D. 乌梅
E. 莲子

3. 性温而能温肾助阳的药物是(　　)
4. 性温而能解毒杀虫的药物是(　　)

A. 0.05～0.1g
B. 0.015～0.03g
C. 0.9～1.5g
D. 1.5～5g
E. 5～10g

5. 雄黄内服，成人每次用量是(　　)
6. 蟾酥内服，成人每次用量是(　　)

A. 硫黄
B. 白鲜皮
C. 秦皮
D. 土茯苓
E. 乌梅

7. 治疗阳痿，疥癣湿疹，应选用的药物是(　　)
8. 治疗梅毒，湿热疮毒，应选用的药物是(　　)

A. 热痰喘咳
B. 寒痰癫狂
C. 痰厥癫狂
D. 虚喘冷哮
E. 阴虚燥咳

9. 白矾的主治病证是(　　)
10. 硫黄的主治病证是(　　)

A. 0.5~1g
B. 0.05~0.1g
C. 0.001~0.01g
D. 1.5~3g
E. 2~10g

11. 雄黄入丸散，成人每次用量是（　　）
12. 硫黄入丸散，成人每次用量是（　　）

参考答案

A1 型题

1. B　　2. C　　3. B　　4. D　　5. C
6. D　　7. B　　8. B　　9. C　　10. A
11. C　　12. D　　13. E

A2 型题

1. E　　2. E

B1 型题

1. B　　2. C　　3. B　　4. A　　5. A
6. B　　7. A　　8. D　　9. C　　10. D
11. B　　12. D

第二十五单元 拔毒化腐生肌药

A1 型题

1. 下列各项，外用可拔毒去腐的药物是（　　）
   A. 砒石
   B. 莲子
   C. 升药
   D. 炉甘石
   E. 硼砂

2. 升药的功效是（　　）
   A. 清热解毒
   B. 杀虫止痒
   C. 拔毒去腐
   D. 敛疮生肌
   E. 消肿散结

3. 炉甘石的功效是（　　）
   A. 清热解毒，清肺化痰
   B. 祛风除湿，通络止痛
   C. 杀虫止痒，温肾壮阳
   D. 去腐蚀疮，收敛生肌
   E. 明目退翳，收湿止痒敛疮

4. 具有明目去翳、收湿止痒敛疮功效的药物是（　　）
   A. 硼砂
   B. 白矾
   C. 炉甘石
   D. 芒硝
   E. 蜂房

5. 治疗目赤翳障，皮肤湿疮，应选用的药物是（　　）
   A. 滑石
   B. 乌梅
   C. 雄黄
   D. 炉甘石
   E. 硫黄

6. 具有清热解毒、清肺化痰功效的药物是（　　）
   A. 黄连
   B. 苦参
   C. 硼砂
   D. 乌梅
   E. 土茯苓

A2 型题

患者，女，39岁。痈疽溃后，腐肉不去，新肉难生，用药应首选的药物是（　　）
   A. 乌梅
   B. 升药
   C. 炉甘石
   D. 硫黄
   E. 蟾酥

B1 型题

   A. 升药
   B. 雄黄
   C. 白矾
   D. 炉甘石
   E. 蛇床子

1. 具有拔毒去腐功效的药物是（　　）
2. 具有明目退翳功效的药物是（　　）

   A. 拔毒化腐
   B. 清热解毒
   C. 杀虫止痒
   D. 润肠通便
   E. 截疟镇惊

3. 硼砂的功效是（　　）

4. 朱砂的功效是(　　)

 A. 砒石

 B. 炉甘石

 C. 硫黄

 D. 硼砂

 E. 莲子

5. 具有清热解毒、清肺化痰功效的药物是(　　)

6. 具有攻毒杀虫、祛痰平喘功效的药物是(　　)

 A. 九转丹

 B. 五五丹

 C. 九一丹

 D. 七三丹

 E. 轻粉

7. 升药与煅石膏的用量比例为9∶1者称(　　)

8. 升药与煅石膏的用量比例为1∶9者称(　　)

参考答案

A1型题

1. C　2. C　3. E　4. C　5. D

6. C

A2型题

 B

B1型题

1. A　2. D　3. B　4. B　5. D

6. A　7. A　8. C

方剂学

第一单元 总 论

A1 型题

1. 下列各项中不属于"八法"内容的是（ ）
   A. 汗法、吐法
   B. 下法、清法
   C. 宣法、通法
   D. 清法、补法
   E. 和法、温法

2. 下列各项中不属于"消法"范畴的是（ ）
   A. 消食导滞
   B. 通导大便
   C. 行气活血
   D. 化痰利水
   E. 消疮散痈

3. 下列各项中不属于"和法"范畴的是（ ）
   A. 透达膜原
   B. 疏肝和胃
   C. 分消上下
   D. 调和营卫
   E. 消食和胃

4. 下列病证中不宜使用"下法"治疗的是（ ）
   A. 宿食
   B. 结痰
   C. 积水
   D. 蓄血
   E. 痞块

5. 下列方剂中不属于"汗法"范畴的是（ ）
   A. 再造散
   B. 杏苏散
   C. 败毒散
   D. 升麻葛根汤
   E. 普济消毒饮

6. 下列各项中符合方剂组成要求的是（ ）
   A. 每方必须君、臣、佐、使俱全
   B. 方中诸药均须有相应的针对症状
   C. 方中必有一药专作引经之用
   D. 君药的用量必须在全方总药量中所占比例最大
   E. 方中诸药既须主次有序，各司其职；又须密切配合，相与宣摄

7. 下列各项中不符合方剂组成要求的是（ ）
   A. 辨证审因，随证立法，依法制方
   B. 方中诸药，主次有序，分工合作
   C. 不一定君臣佐使俱全，但君药不可缺少
   D. 君药的数量不宜过多，药量相应较大
   E. 君药的药量在全方总药量中所占比例最大

8. 下述各类药物中不属于"佐药"范畴的是（ ）
   A. 配合君臣药加强治疗作用的药物
   B. 引导诸药至病所的药物
   C. 用以消除或减少君臣药毒性的药物
   D. 用以制约君臣药峻烈之性的药物
   E. 针对次要兼证、兼病或某一症状发挥治疗作用的药物

9. 下列各项中属于"使药"功用范畴的是（ ）
   A. 缓和君、臣药之峻烈
   B. 消除或减少君、臣药之毒性
   C. 协助君臣药治疗兼证
   D. 针对某一症状发挥治疗作用

E. 引药至病所或特定部位

10. 决定方剂功用、主治的主要因素是（　　）

    A. 药物
    B. 配伍
    C. 剂量
    D. 剂型
    E. 用法

11. 下列哪一项不是"丸剂"的特点（　　）

    A. 不易变质
    B. 服用方便
    C. 吸收缓慢
    D. 药力持久
    E. 适用于慢性虚弱性病证

12. 下列各项中属于"反佐"范畴的是（　　）

    A. 热因热用
    B. 壮水制火
    C. 以泻代清
    D. 火郁发之
    E. 寒药热服

13. 下列各项中属于"反佐"范畴的是（　　）

    A. 寒因寒用，热因热用
    B. 寒者热之，热者寒之
    C. 热药冷服，寒药热服
    D. 形不足者，温之以气
    E. 壮水之主，以制阳光

B1 型题

A. 药味加减的变化
B. 药量增减的变化
C. 剂型更换的变化
D. 药味加减与药量增减变化的联合运用
E. 药味加减与剂型更换变化的联合运用

1. 由四逆汤化裁为通脉四逆汤属于（　　）
2. 由逍遥散化裁为黑逍遥散属于（　　）

A. 药味加减的变化
B. 药量增减的变化
C. 剂型更换的变化
D. 药味加减与药量增减变化的联合运用
E. 药味加减与剂型更换变化的联合运用

3. 由大承气汤化裁为小承气汤属于（　　）
4. 由半夏泻心汤化裁为生姜泻心汤属于（　　）

参 考 答 案

A1 型题

1. C　　2. B　　3. E　　4. E　　5. E
6. E　　7. E　　8. B　　9. E　　10. A
11. A　　12. E　　13. C

B1 型题

1. B　　2. A　　3. D　　4. D

第二单元 解表剂

A1 型题

1. 败毒散组成中含有的药物是（　　）
   A. 柴胡　前胡
   B. 银花　连翘
   C. 黄芩　黄连
   D. 牛蒡　山栀
   E. 防风　白芷

2. 麻黄汤组成的药物中除麻黄外，其余的药物是（　　）
   A. 桂枝　杏仁　炙甘草
   B. 苏叶　白芷　生甘草
   C. 苏叶　杏仁　炙甘草
   D. 桂枝　苏叶　生甘草
   E. 桂枝　生姜　炙甘草

3. 桂枝汤组成的药物中除桂枝、生姜、大枣外，其余的药物是（　　）
   A. 麻黄　杏仁
   B. 葱白　豆豉
   C. 芍药　甘草
   D. 荆芥　防风
   E. 饴糖　芍药

4. 桑菊饮组成的药物中除桑叶、菊花外，其余的药物是（　　）
   A. 杏仁　连翘　薄荷　葛根　甘草　苇根
   B. 杏仁　连翘　薄荷　桔梗　甘草　苇根
   C. 银花　连翘　葛根　薄荷　桔梗　甘草
   D. 银花　连翘　薄荷　桔梗　甘草　苇根
   E. 杏仁　连翘　葛根　薄荷　桔梗　甘草

5. 银翘散组成的药物中除银花、连翘、荆芥穗、淡豆豉、牛蒡子外，其余的药物是（　　）
   A. 竹叶　杏仁　桔梗　甘草
   B. 苏叶　桔梗　芦根　甘草
   C. 薄荷　杏仁　桔梗　甘草
   D. 薄荷　竹叶　桔梗　甘草
   E. 薄荷　杏仁　竹叶　甘草

6. 柴葛解肌汤组成的药物中，除柴胡、干葛外，其余的药物是（　　）
   A. 荆芥　白芷　黄芩　芍药　桔梗　甘草
   B. 白芷　防风　羌活　芍药　竹叶　甘草
   C. 防风　桂枝　荆芥　芍药　桔梗　甘草
   D. 桂枝　羌活　白芷　黄芩　芦根　甘草
   E. 羌活　白芷　黄芩　芍药　桔梗　甘草

7. 下列除哪项外都是九味羌活汤组成的药物（　　）
   A. 防风　川芎
   B. 当归　陈皮
   C. 苍术　细辛
   D. 白芷　生地
   E. 黄芩　甘草

8. 下列各项中，不属于败毒散组成的药物是（　　）
   A. 柴胡　前胡
   B. 荆芥　豆豉
   C. 羌活　独活
   D. 桔梗　茯苓
   E. 人参　川芎

9. 小青龙汤组成的药物中含有（　　）
   A. 芍药　甘草

B. 杏仁　半夏
C. 半夏　生姜
D. 生姜　大枣
E. 茯苓　半夏

10. 止嗽散组成的药物中含有（　　）
    A. 苏梗
    B. 荆芥
    C. 百合
    D. 白芷
    E. 紫苏

11. 银翘散和桑菊饮组成中均含有的药物是（　　）
    A. 连翘　杏仁　桔梗
    B. 银花　杏仁　桔梗
    C. 连翘　薄荷　芦根
    D. 银花　薄荷　芦根
    E. 杏仁　甘草　芦根

12. 参苏饮与败毒散组成中均含有的药物是（　　）
    A. 前胡　茯苓
    B. 羌活　独活
    C. 柴胡　川芎
    D. 木香　枳壳
    E. 半夏　苏叶

13. 九味羌活汤组成的药物中不含有（　　）
    A. 防风　苍术
    B. 细辛　白芷
    C. 荆芥　秦艽
    D. 黄芩　生地
    E. 川芎　甘草

14. 银翘散组成的药物中不含有（　　）
    A. 桔梗　甘草
    B. 竹叶　荆芥
    C. 芦根　薄荷
    D. 蝉蜕　桑叶
    E. 豆豉　牛蒡子

15. 止嗽散组成的药物中不含有（　　）
    A. 桔梗
    B. 荆芥
    C. 百部

D. 前胡
E. 紫菀

16. 柴葛解肌汤组成的药物中不含有（　　）
    A. 羌活
    B. 白芷
    C. 竹叶
    D. 芍药
    E. 桔梗

17. 参苏饮与败毒散组成的药物中均不含有的药物是（　　）
    A. 柴胡　前胡
    B. 羌活　苏叶
    C. 茯苓　半夏
    D. 黄连　黄柏
    E. 人参　甘草

18. 麻黄汤的功用是（　　）
    A. 散寒解表，降气平喘
    B. 解表蠲饮，止咳平喘
    C. 宣肺降气，祛痰平喘
    D. 祛痰止咳，降气定喘
    E. 发汗解表，宣肺平喘

19. 桂枝汤的功用是（　　）
    A. 散寒解表，调和营卫
    B. 解肌发表，调和营卫
    C. 发汗解表，透营达卫
    D. 发汗解表，调和营卫
    E. 发表散寒，调畅营卫

20. 九味羌活汤的功用是（　　）
    A. 散寒解表，祛风除湿
    B. 发汗解表，疏风止痛
    C. 宣肺散寒，除湿止痛
    D. 发汗祛湿，兼清里热
    E. 散寒除湿，通痹止痛

21. 小青龙汤的功用是（　　）
    A. 温肺化痰，止咳平喘
    B. 解表散寒，温肺化饮
    C. 宣肺降气，祛痰平喘
    D. 温肺化痰，降气定喘
    E. 解表化饮，降气平喘

22. 止嗽散的功用是（　　）
    A. 宣肺解表，止咳平喘
    B. 宣肺利气，疏风止咳
    C. 宣肺化痰，止嗽定喘
    D. 疏风清热，止咳化痰
    E. 宣降肺气，化痰止嗽

23. 桑菊饮的功用是（　　）
    A. 辛凉宣泄，清肺解毒
    B. 疏散风热，清肺化痰
    C. 疏风清热，宣肺止咳
    D. 宣肺利咽，止咳化痰
    E. 辛凉透表，清泻肺热

24. 麻杏甘石汤的功用是（　　）
    A. 辛凉透表，宣泄肺热
    B. 辛凉透表，兼清里热
    C. 辛凉宣泄，清肺解毒
    D. 辛凉疏表，清肺平喘
    E. 清肺泄热，止咳平喘

25. 柴葛解肌汤的功用是（　　）
    A. 解肌发表
    B. 解肌透疹
    C. 解肌清热
    D. 解肌疏风
    E. 透疹解毒

26. 桂枝汤中具有调和营卫作用的配伍是（　　）
    A. 桂枝与生姜
    B. 桂枝与芍药
    C. 大枣与甘草
    D. 生姜与甘草
    E. 芍药与大枣

27. 桂枝汤原方服法中要求"服已须臾，啜热稀粥一升余"的意义在于（　　）
    A. 护中以防伤胃
    B. 助汗以祛外邪
    C. 防止过汗伤阴
    D. 防止过汗伤阳
    E. 既防亡阳，又防亡阴

28. 小青龙汤中主要起温肺化饮作用的药物是（　　）
    A. 麻黄　桂枝　炙甘草
    B. 桂枝　细辛　半夏
    C. 干姜　细辛　五味子
    D. 干姜　细辛
    E. 麻黄　细辛

29. 小青龙汤中配伍干姜、细辛的主要用意是（　　）
    A. 温肺散寒
    B. 温肺化饮
    C. 散寒解表
    D. 温脾散寒
    E. 散寒止痛

30. 银翘散中配伍荆芥、淡豆豉的目的是（　　）
    A. 宣郁发表，疏风泄热
    B. 解郁除烦，疏散风热
    C. 辛散透邪，以助解表
    D. 疏散风热，宣肺止咳
    E. 疏散风邪，和营止痒

31. 败毒散中配伍少量人参的主要用意是（　　）
    A. 益气生津，以资汗源
    B. 补脾益肺，培土生金
    C. 大补肺脾，以复正气
    D. 扶助正气，鼓邪外出
    E. 补益中气，以扶正气

32. 下列各项中对小青龙汤方药配伍意义分析欠妥的是（　　）
    A. 干姜温肺化饮
    B. 细辛散寒止痛
    C. 半夏燥湿化痰
    D. 芍药和营养血
    E. 五味子敛肺气

33. 参苏饮主治证的病因病机是（　　）
    A. 外感风寒，内有痰热
    B. 外感风寒，内有痰湿
    C. 外感风寒，内有蕴热
    D. 外感风寒，内停饮水
    E. 外感风寒，内伤湿滞

34. 九味羌活汤证的病因病机是（　　）

A. 风寒湿邪，困束肌表，内有蕴热
B. 风邪在表，卫强营弱，营卫不和
C. 风寒外束，卫郁营涩，肺气不宣
D. 风寒外束，水饮内停，肺气失宣
E. 阳虚外感，风寒束表，湿郁肌腠

35. 桑菊饮证的主要临床表现是（　　）
A. 头痛身热，微恶风寒，有汗不多，口渴咽干，舌尖红，脉浮数
B. 咳嗽，身热不甚，口微渴，脉浮微数
C. 头痛，发热，汗出恶风，苔薄白，脉浮缓
D. 身热，咳逆，气急鼻塞，苔薄黄，脉滑数
E. 咳嗽咽痒，微有恶寒发热，苔薄白，脉浮缓

B1 型题

A. 麻杏石甘汤
B. 桂枝汤
C. 大青龙汤
D. 柴葛解肌汤
E. 九味羌活汤

1. 以解表祛湿，兼清里热为主要功用的方剂是（　　）
2. 以解肌清热为主要功用的方剂是（　　）

A. 益气解表，祛风散寒
B. 解肌发表，透疹解毒
C. 扶正解表，祛风除湿
D. 益气解表，理气化痰
E. 散寒祛湿，益气解表

3. 败毒散的功用是（　　）
4. 参苏饮的功用是（　　）

A. 益气解表，祛风散寒
B. 散寒祛湿，益气解表
C. 辛凉透表，清热解毒
D. 滋阴益气，发汗解表
E. 助阳散寒，祛风除湿

5. 银翘散的功用是（　　）
6. 败毒散的功用是（　　）

A. 益气补虚
B. 实卫和营
C. 缓峻护正
D. 化痰止咳
E. 调和诸药

7. 麻黄汤中配伍炙甘草的主要用意是（　　）
8. 桂枝汤中配伍炙甘草的主要用意是（　　）

A. 麻黄　桂枝
B. 桂枝　细辛
C. 细辛　麻黄
D. 干姜　半夏
E. 细辛　干姜

9. 小青龙汤中主要起发汗散寒解表作用的配伍药物是（　　）
10. 小青龙汤中主要起温肺化饮作用的配伍药物是（　　）

A. 参苏饮
B. 败毒散
C. 桂枝汤
D. 小青龙汤
E. 九味羌活汤

11. 外感风寒湿邪，症见恶寒发热头痛，肌表无汗，肢体酸楚疼痛，口苦而渴者，治宜选用（　　）
12. 素体气虚，内有痰湿，外感风寒，症见恶寒发热，无汗，头痛鼻塞，咳嗽痰白，胸膈满闷，倦怠无力，气短懒言，苔白脉弱者，治宜选用（　　）

参 考 答 案

A1 型题

1. A	2. A	3. C	4. B	5. D
6. E	7. B	8. B	9. A	10. B
11. C	12. A	13. C	14. D	15. D
16. C	17. D	18. E	19. B	20. D
21. B	22. B	23. C	24. D	25. C
26. B	27. B	28. D	29. B	30. C
31. D	32. B	33. B	34. A	35. B

B1 型题

1. E	2. D	3. E	4. D	5. C
6. B	7. C	8. B	9. A	10. E
11. E	12. A			

第三单元 泻下剂

A1型题

1. 大黄牡丹汤组成的药物中除大黄、牡丹皮外，其余的药物是（ ）
    A. 连翘 贝母 炙甘草
    B. 桃仁 芒硝 冬瓜子
    C. 桃仁 红花 赤芍药
    D. 赤芍 连翘 金银花
    E. 连翘 甘草 金银花

2. 黄龙汤组成的药物中除大黄、芒硝、枳实、厚朴、桔梗外，其余的药物是（ ）
    A. 生地 玄参 麦冬
    B. 人参 当归 甘草
    C. 人参 当归 牛膝
    D. 当归 芍药 麦冬
    E. 生地 海参 玄参

3. 济川煎组成的药物中含有（ ）
    A. 生地
    B. 玄参
    C. 麦冬
    D. 当归
    E. 芍药

4. 黄龙汤与调胃承气汤组成中均含有的药物是（ ）
    A. 生地 玄参
    B. 生地 麦冬
    C. 人参 当归
    D. 人参 甘草
    E. 大黄 芒硝

5. 下列何药不是温脾汤组成的药物（ ）
    A. 大黄
    B. 甘草
    C. 附子
    D. 人参
    E. 厚朴

6. 麻子仁丸组成的药物中不含有（ ）
    A. 枳实
    B. 当归
    C. 杏仁
    D. 芍药
    E. 大黄

7. 济川煎组成的药物中不含有（ ）
    A. 升麻
    B. 牛膝
    C. 麦冬
    D. 枳壳
    E. 泽泻

8. 温脾汤的功用是（ ）
    A. 温中健脾，行气除满
    B. 攻下冷积，温补脾阳
    C. 温阳健脾，行气利水
    D. 温脾散寒，消食止泻
    E. 温脾暖胃，化湿和中

9. 功用为攻下通便，补气养血的方剂是（ ）
    A. 温脾汤
    B. 黄龙汤
    C. 济川煎
    D. 十枣汤
    E. 麻子仁丸

10. 功用为泻热逐水的方剂是（ ）
    A. 十枣汤
    B. 大承气汤
    C. 大陷胸汤
    D. 济川煎
    E. 大黄牡丹汤

11. 大黄在大黄牡丹汤中的配伍意义是（ ）
    A. 清热泻火，导热下行

B. 清泻瘀热，分利二便

C. 荡涤肠胃，泄热泻结

D. 泻热逐瘀，涤肠除湿

E. 通肠泄热，以下代清

12. 济川煎中配伍当归的意义是（   ）

　　A. 补血活血

　　B. 补血润肠

　　C. 补血调经

　　D. 补血益肝

　　E. 引血归经

13. 麻子仁丸适用于（   ）

　　A. 阴虚便秘

　　B. 血虚便秘

　　C. 阳虚便秘

　　D. 气虚便秘

　　E. 燥热伤津便秘

14. 热结旁流，脐腹疼痛，按之坚硬有块，口干舌燥，脉滑实者。治宜选用（   ）

　　A. 济川煎

　　B. 黄龙汤

　　C. 大承气汤

　　D. 小承气汤

　　E. 调胃承气汤

15. 胃肠燥热，津液不足，大便硬而小便数者，治宜选用（   ）

　　A. 济川煎

　　B. 增液汤

　　C. 五仁丸

　　D. 麻子仁丸

　　E. 小承气汤

B1 型题

　　A. 芒硝　桃仁

　　B. 枳实　厚朴

　　C. 芍药　桃仁

　　D. 大黄　桃仁

　　E. 芒硝　杏仁

1. 大承气汤组成的药物中含有（   ）
2. 麻子仁丸组成的药物中含有（   ）

　　A. 温肾益精，润肠通便

　　B. 滋阴增液，通便泻热

　　C. 润肠泄热，行气通便

　　D. 养阴清热，润肠通便

　　E. 滋阴养血，润肠通便

3. 济川煎的功用是（   ）
4. 麻子仁丸的功用是（   ）

　　A. 养血润肠

　　B. 泻热逐水

　　C. 行气泻热

　　D. 攻逐水饮

　　E. 泄热泻结

5. 十枣汤的功用是（   ）
6. 大陷胸汤的功用是（   ）

　　A. 攻下冷积，温补脾阳

　　B. 润肠泄热，行气通便

　　C. 温里散寒，通便止痛

　　D. 泻热破瘀，散结消肿

　　E. 泄热通便，补益气血

7. 大黄牡丹汤的功用是（   ）
8. 温脾汤的功用是（   ）

参 考 答 案

A1 型题

1. B　　2. B　　3. D　　4. E　　5. E
6. B　　7. C　　8. B　　9. B　　10. C
11. D　12. B　13. E　14. C　15. D

B1 型题

1. B　　2. B　　3. A　　4. C　　5. D
6. B　　7. D　　8. A

第四单元 和解剂

A1 型题

1. 小柴胡汤组成的药物是（　　）
   A. 柴胡　黄芩　干姜　人参　茯苓　甘草　大枣
   B. 柴胡　黄芩　半夏　枳实　干姜　人参　甘草
   C. 柴胡　黄芩　半夏　人参　炙草　生姜　大枣
   D. 柴胡　黄连　半夏　人参　甘草　生姜　大枣
   E. 柴胡　黄芩　黄芪　半夏　甘草　生姜　大枣

2. 四逆散组成的药物是（　　）
   A. 柴胡　枳壳　芍药　甘草
   B. 柴胡　枳实　芍药　炙草
   C. 柴胡　陈皮　芍药　甘草
   D. 柴胡　白术　芍药　甘草
   E. 柴胡　香附　芍药　甘草

3. 四逆散组成的药物中不含（　　）
   A. 柴胡
   B. 芍药
   C. 枳实
   D. 陈皮
   E. 炙甘草

4. 半夏泻心汤组成的药物中，除半夏、人参、炙甘草、干姜、大枣外，还有（　　）
   A. 黄连　黄柏
   B. 栀子　连翘
   C. 黄连　黄芩
   D. 柴胡　枳壳
   E. 黄芩　黄柏

5. 半夏泻心汤与小柴胡汤组成中均含有的药物是（　　）
   A. 人参　黄芩　半夏　干姜　甘草
   B. 人参　生姜　半夏　甘草　大枣
   C. 半夏　黄连　黄芩　甘草　大枣
   D. 柴胡　人参　黄芩　甘草　生姜
   E. 半夏　黄芩　人参　炙草　大枣

6. 四逆散中一升一降配伍的药物是（　　）
   A. 柴胡配芍药
   B. 柴胡配甘草
   C. 柴胡配枳实
   D. 芍药配甘草
   E. 枳实配芍药

7. 功用为透邪解郁，疏肝理脾的方剂是（　　）
   A. 达原饮
   B. 逍遥散
   C. 四逆散
   D. 痛泻要方
   E. 小柴胡汤

8. 和解少阳的代表方剂是（　　）
   A. 四逆散
   B. 逍遥散
   C. 小柴胡汤
   D. 大柴胡汤
   E. 半夏泻心汤

9. 逍遥散所主证候的病机要点是（　　）
   A. 肝血不足，疏泄失常
   B. 肝气郁滞，耗伤阴血
   C. 肝郁血虚，脾失健运
   D. 营血虚滞，肝失疏泄
   E. 阴虚肝郁，横犯脾胃

10. 半夏泻心汤适用于（　　）
    A. 脾胃虚弱，寒热错杂。症见脘腹痞胀，恶食懒倦，大便不畅者
    B. 脾胃虚弱，寒热错杂。症见心下痞满，但满不痛，呕吐下利者

C. 脾胃虚弱，水热互结。症见心下硬满，干噫食臭，肠鸣下利者
D. 脾胃虚弱，痰浊内阻。症见心下痞硬，噫气不除，苔腻脉滑者
E. 胃虚有热，和降失常。症见心胸烦闷，气逆欲呕，口干喜饮者

11. 下列除哪项外均属于小柴胡汤主治病证的临床表现（   ）
    A. 心烦喜呕
    B. 泄利下重
    C. 胸胁苦满
    D. 往来寒热
    E. 口苦咽干目眩

12. 四逆散所主证候的病因病机是（   ）
    A. 实邪闭阻，抑遏阳气
    B. 肾阳衰微，阴寒内盛
    C. 少阴阳虚，阴寒上逆
    D. 血虚受寒，寒客经脉
    E. 气机不畅，阳气内郁

13. 逍遥散中配伍薄荷的用意是（   ）
    A. 疏肝解郁
    B. 散肝透邪
    C. 疏郁透邪
    D. 疏肝散热
    E. 清利头目

14. 蒿芩清胆汤中配伍半夏的主要用意是（   ）
    A. 燥湿化痰，和胃降逆
    B. 散结除痞，降逆止呕
    C. 散肝舒脾，降逆止呕
    D. 下气宽中，除痰消痞
    E. 温中散寒，散结除痞

B1 型题

A. 枳实 柴胡
B. 甘草 大枣
C. 白术 当归
D. 香附 柴胡
E. 枳壳 陈皮

1. 四逆散组成中含有的药物是（   ）
2. 蒿芩清胆汤组成中含有的药物是（   ）

A. 青蒿鳖甲汤
B. 茵陈蒿汤
C. 半夏泻心汤
D. 四逆散
E. 蒿芩清胆汤

3. 清胆利湿，和胃化痰的方剂是（   ）
4. 寒热平调，消痞散结的方剂是（   ）

A. 透邪解郁，疏肝理脾
B. 疏肝解郁，养血健脾
C. 补脾柔肝，祛湿止泻
D. 和解少阳，内泻结热
E. 疏肝解郁，行气止痛

5. 逍遥散的功用是（   ）
6. 四逆散的功用是（   ）

A. 疏风解表，清热通便
B. 补脾柔肝，祛湿止泻
C. 清胆利湿，和胃化痰
D. 寒热平调，散结除痞
E. 益气健脾，渗湿止泻

7. 半夏泻心汤的功用是（   ）
8. 痛泻要方的功用是（   ）

A. 四逆散
B. 柴胡疏肝散
C. 逍遥散
D. 一贯煎
E. 痛泻要方

9. 两胁作痛，头痛目眩，月经不调，乳房作胀，神疲食少，脉弦而虚者。治宜选用（   ）
10. 胁肋胀闷，脘腹疼痛，手足不温，脉弦者。治宜选用（   ）

参考答案

A1 型题

1. C 2. B 3. D 4. C 5. E
6. C 7. C 8. C 9. C 10. B
11. B 12. E 13. D 14. A

B1 型题

1. A 2. E 3. E 4. C 5. B
6. A 7. D 8. B 9. C 10. A

第五单元 清热剂

A1 型题

1. 由元参、麦冬、犀角、银花、黄连、生地、连翘、竹叶心、丹参组成的方剂是（　　）
   A. 犀角地黄汤
   B. 凉膈散
   C. 普济消毒饮
   D. 仙方活命饮
   E. 清营汤

2. 由泽泻、木通、当归、黄芩、龙胆草、柴胡、生地、甘草、栀子组成的方剂是（　　）
   A. 凉膈散
   B. 清骨散
   C. 导赤散
   D. 龙胆泻肝汤
   E. 仙方活命饮

3. 由地骨皮、桑白皮、炙甘草、粳米组成的方剂是（　　）
   A. 青蒿鳖甲汤
   B. 凉膈散
   C. 泻白散
   D. 清胃散
   E. 犀角地黄汤

4. 由石膏、熟地、麦冬、知母、牛膝组成的方剂是（　　）
   A. 玉女煎
   B. 泻白散
   C. 白虎汤
   D. 清胃散
   E. 麦门冬汤

5. 由石膏、知母、粳米、甘草组成的方剂是（　　）
   A. 青蒿鳖甲汤
   B. 黄连解毒汤
   C. 蒿芩清胆汤
   D. 白虎汤
   E. 竹叶石膏汤

6. 清胃散组成的药物中不含有（　　）
   A. 生地
   B. 当归
   C. 丹皮
   D. 升麻
   E. 黄芩

7. 下列不属于竹叶石膏汤组成的药物是（　　）
   A. 人参　粳米
   B. 石膏　麦冬
   C. 知母　生地
   D. 甘草　半夏
   E. 竹叶　麦冬

8. 下列不属于仙方活命饮组成的药物是（　　）
   A. 当归　防风　天花粉
   B. 甘草　白芷　穿山甲
   C. 贝母　乳香　没药
   D. 连翘　荆芥　木香
   E. 防风　甘草　皂角刺

9. 下列不属于普济消毒饮组成的药物是（　　）
   A. 黄芩　黄连　连翘
   B. 玄参　柴胡　牛蒡子
   C. 甘草　桔梗　马勃
   D. 防风　赤芍　当归
   E. 升麻　陈皮　板蓝根

10. 以养阴透热为主要功用的方剂是（　　）
    A. 清胃散
    B. 犀角地黄汤
    C. 竹叶石膏汤
    D. 青蒿鳖甲汤
    E. 清营汤

11. 功用为清泻肺热，止咳平喘的方剂是（ ）
    A. 止嗽散
    B. 泻白散
    C. 麻黄汤
    D. 定喘汤
    E. 麻杏石甘汤

12. 黄连解毒汤的功用是（ ）
    A. 泻火通便
    B. 清上泄下
    C. 泻火解毒
    D. 清热生津
    E. 清热燥湿

13. 苇茎汤的功用是（ ）
    A. 解表散寒，温肺化饮
    B. 清肺化痰，逐瘀排脓
    C. 辛凉宣肺，清肺平喘
    D. 降气平喘，祛痰止咳
    E. 宣利肺气，疏风止咳

14. 左金丸中黄连与吴茱萸的用量比例为（ ）
    A. 1∶1
    B. 2∶1
    C. 6∶1
    D. 3∶1
    E. 4∶1

B1 型题

    A. 地骨皮 桑白皮 粳米 甘草
    B. 生地 当归 丹皮 黄连 升麻
    C. 石膏 熟地 麦冬 知母 牛膝
    D. 生地 木通 竹叶 生甘草梢
    E. 芍药 丹皮 生地 犀角

1. 导赤散组成的药物是（ ）
2. 玉女煎组成的药物是（ ）

    A. 玄参 丹参
    B. 黄芩 黄柏
    C. 丹皮 芍药
    D. 石膏 知母
    E. 竹叶 麦冬

3. 清营汤组成的药物中含有（ ）
4. 犀角地黄汤组成的药物中含有（ ）

    A. 连翘 木香
    B. 银花 陈皮
    C. 黄芩 栀子
    D. 黄连 桔梗
    E. 丹参 玄参

5. 仙方活命饮组成的药物中含有（ ）
6. 普济消毒饮组成的药物中含有（ ）

    A. 生地 黄连
    B. 熟地 知母
    C. 黄芩 芍药
    D. 秦皮 黄柏
    E. 桃仁 薏苡仁

7. 清胃散组成的药物中含有（ ）
8. 玉女煎组成的药物中含有（ ）

    A. 凉膈散
    B. 泻白散
    C. 龙胆泻肝汤
    D. 芍药汤
    E. 清胃散

9. 药物组成中含有生地、当归、丹皮、黄连、升麻的方剂是（ ）
10. 药物组成中含有栀子、泽泻、黄芩、生地、当归的方剂是（ ）

    A. 清营解毒，透热养阴
    B. 清热开窍，豁痰解毒
    C. 清热解毒，凉血散瘀
    D. 清肺宁肝，凉血止血
    E. 清热开窍，息风止痉

11. 犀角地黄汤的功用是（ ）
12. 清营汤的功用是（ ）

    A. 凉膈散
    B. 苇茎汤
    C. 清胃散

D. 黄连解毒汤

E. 普济消毒饮

13. 具有泻火通便功用的方剂是( )

14. 具有疏风散邪功用的方剂是( )

A. 芍药汤

B. 白头翁汤

C. 败毒散

D. 黄连解毒汤

E. 犀角地黄汤

15. 以清热解毒，凉血止痢为主要功用的方剂是（ ）

16. 以清热燥湿，调和气血为主要功用的方剂是（ ）

A. 左金丸

B. 清营汤

C. 犀角地黄汤

D. 玉女煎

E. 竹叶石膏汤

17. 具有清泻肝火、降逆止呕功用的方剂是（ ）

18. 具有清胃热、滋肾阴功用的方剂是（ ）

A. 清泄肺热

B. 清热燥湿

C. 清胸膈郁热

D. 清热以坚阴

E. 清中焦之热

19. 凉膈散中配用黄芩的目的是( )

20. 当归六黄汤中配用黄芩的目的是( )

A. 竹叶石膏汤

B. 清营汤

C. 白虎汤

D. 犀角地黄汤

E. 银翘散

21. 发热多汗，心胸烦闷，气逆欲呕，口干喜饮，虚烦不眠，舌红少苔，脉虚数者。治宜选用（ ）

22. 发热面赤，汗出口渴，面赤心烦，舌红，脉洪大者。治宜选用（ ）

A. 白虎汤

B. 清营汤

C. 犀角地黄汤

D. 当归六黄汤

E. 白虎加人参汤

23. 身热夜甚，神烦少寐，时有谵语，脉数，舌绛而干者。治宜选用（ ）

24. 发热盗汗，面赤心烦，口干唇燥，大便干结，小便黄赤，舌红苔黄脉数者。治宜选用（ ）

A. 玉女煎

B. 芍药汤

C. 龙胆泻肝汤

D. 清胃散

E. 凉膈散

25. 牙痛龈肿，口气热臭，舌红苔黄，脉滑数者。治宜选用（ ）

26. 齿松牙衄，烦热干渴，舌红苔黄而干者。治宜选用（ ）

参 考 答 案

A1 型题

1. E 2. D 3. C 4. A 5. D
6. E 7. C 8. D 9. D 10. E
11. B 12. C 13. B 14. C

B1 型题

1. D 2. C 3. A 4. C 5. B
6. D 7. A 8. B 9. E 10. C
11. C 12. A 13. A 14. E 15. B
16. A 17. A 18. D 19. C 20. D
21. A 22. C 23. B 24. D 25. D
26. A

第六单元　祛暑剂

A1 型题

1. 六一散的功用是（　　）
   A. 清暑通络
   B. 清暑化湿
   C. 解暑除烦
   D. 清暑利湿
   E. 祛暑清热

2. 清暑益气汤的功用是（　　）
   A. 清暑除烦，益气和胃
   B. 清暑益气，养阴生津
   C. 清暑利湿，益气和胃
   D. 清暑益气，和胃止呕
   E. 益气养阴，清透暑热

3. 以下不属于香薷散药物组成的是（　　）
   A. 香薷
   B. 白扁豆
   C. 枳实
   D. 厚朴
   E. 酒

4. 除西洋参、西瓜翠衣外，以下哪组药物不属于清暑益气汤的组成（　　）
   A. 石斛　麦冬
   B. 黄连　竹叶
   C. 荷梗　知母
   D. 黄芩　荷叶
   E. 甘草　粳米

B1 型题

A. 清暑益气汤
B. 生脉散
C. 白虎汤
D. 香薷散
E. 六一散

1. 患者身热汗出，心烦口渴，体倦少气，小便短赤，脉虚数。治宜选用（　　）
2. 患者恶寒发热，头重身疼，无汗，腹痛吐泻，胸脘痞闷，舌苔白腻，脉浮。治宜选用（　　）

A. 散寒解表，化湿和中
B. 解表散寒，理气和中
C. 祛暑解表，化湿和中
D. 祛湿化浊，理气宽中
E. 清暑益气，养阴生津

3. 香薷散的功用是（　　）
4. 清暑益气汤的功用是（　　）

参考答案

A1 型题

1. D　2. B　3. C　4. D

B1 型题

1. A　2. D　3. C　4. E

第七单元 温里剂

A1 型题

1. 四逆汤组成的药物是（ ）
   A. 柴胡 芍药 枳实 甘草
   B. 桂枝 附子 细辛 甘草
   C. 肉桂 附子 细辛 甘草
   D. 附子 干姜 甘草
   E. 附子 肉桂 干姜

2. 阳和汤组成的药物中，除麻黄、白芥子外，其余的药物是（ ）
   A. 熟地 鹿角霜 炮姜 桂枝 甘草
   B. 熟地 鹿角胶 姜炭 肉桂 甘草
   C. 熟地 龟板胶 干姜 肉桂 川芎
   D. 生地 真阿胶 姜炭 桂枝 细辛
   E. 熟地 鹿角胶 炮姜 细辛 甘草

3. 理中丸组成的药物中不含有（ ）
   A. 附子
   B. 干姜
   C. 人参
   D. 白术
   E. 甘草

4. 吴茱萸汤和理中丸组成中均含有的药物是（ ）
   A. 吴茱萸
   B. 人参
   C. 干姜
   D. 大枣
   E. 白术

5. 四逆汤和理中丸组成中均含有的药物是（ ）
   A. 附子
   B. 人参
   C. 桂枝
   D. 干姜
   E. 白术

6. 大建中汤和小建中汤组成中均含有的药物是（ ）
   A. 附子
   B. 蜀椒
   C. 干姜
   D. 人参
   E. 饴糖

7. 四逆汤与四逆散组成中均含有的药物是（ ）
   A. 柴胡
   B. 枳实
   C. 干姜
   D. 芍药
   E. 甘草

8. 四逆汤与当归四逆汤组成中均含有的药物是（ ）
   A. 当归
   B. 附子
   C. 桂枝
   D. 干姜
   E. 甘草

9. 理中丸的功用是（ ）
   A. 温中祛寒，补气健脾
   B. 温中祛寒，和胃止呕
   C. 健脾益气，养胃和中
   D. 健脾益气，渗湿止泻
   E. 温中健脾，和里缓急

10. 吴茱萸汤的功用是（ ）
    A. 温中补虚，和里缓急
    B. 温中祛寒，益气健脾
    C. 温中补虚，降逆止呕
    D. 温肾暖脾，涩肠止泻
    E. 温中补虚，散寒止痛

11. 当归四逆汤中通草的作用是（ ）

A. 通经脉，畅血行
B. 利水渗湿
C. 活血利水
D. 温经散寒
E. 散寒通络

12. 阳和汤的主治病证中不包括（　　）
    A. 贴骨疽
    B. 鹤膝风
    C. 大头瘟
    D. 流注
    E. 痰核

13. 不适宜吴茱萸汤所治的病证是（　　）
    A. 胃中虚冷，症见食谷欲呕者
    B. 肝寒上逆，症见头痛、干呕、吐涎沫者
    C. 肾阳不足，寒气内甚，症见吐利、手足逆冷者
    D. 肝寒犯胃，症见脘腹冷痛、呕吐酸水者
    E. 脾胃阳虚，阴寒上乘，症见胸满而痛，甚至胸痛彻背者

B1 型题

A. 温中与降逆并施，寓补益于温降之中
B. 温补并用，以温为主
C. 温阳与散寒并用，养血与通脉兼施
D. 温清消补并用，但以温经化瘀为主
E. 温补脾阳与攻下寒积并用

1. 理中丸的配伍特点（　　）
2. 当归四逆汤的配伍特点（　　）

A. 四逆汤
B. 阳和汤
C. 温脾汤
D. 大建中汤
E. 小建中汤

3. 组成中含有麻黄的方剂是（　　）
4. 组成中含有蜀椒的方剂是（　　）

A. 温中祛寒，补气健脾
B. 温中补虚，降逆止痛
C. 温中补虚，降逆止呕
D. 温中散寒，缓急止痛
E. 温中补虚，和里缓急

5. 小建中汤的功用是（　　）
6. 大建中汤的功用是（　　）

A. 桂枝　芍药
B. 干姜　甘草
C. 黄芪　桂枝
D. 白术　干姜
E. 当归　桂枝

7. 功能益气温经散寒的配伍药组是（　　）
8. 功能健脾温中祛湿的配伍药组是（　　）

A. 四逆汤
B. 四逆散
C. 阳和汤
D. 理中丸
E. 当归四逆汤

9. 方中当归与桂枝配伍以养血温经的方剂是（　　）
10. 方中附子与干姜配伍以逐寒回阳的方剂是（　　）

A. 逍遥散
B. 桂枝汤
C. 阳和汤
D. 小建中汤
E. 痛泻要方

11. 方中芍药与桂枝配伍以调和营卫的方剂是（　　）
12. 方中芍药与甘草配伍以和里缓急的方剂是（　　）

A. 肝　脾
B. 肝　胃
C. 脾　胃
D. 肝　肾

E. 脾 肾

13. 吴茱萸汤主证病机涉及的主要脏腑是（   ）

14. 理中丸主证病机涉及的主要脏腑是（   ）

参 考 答 案

A1 型题

1. D　2. B　3. A　4. B　5. D
6. E　7. E　8. E　9. A　10. C
11. A　12. C　13. E

B1 型题

1. B　2. C　3. B　4. D　5. E
6. B　7. C　8. D　9. E　10. A
11. B　12. D　13. B　14. C

第八单元　表里双解剂

A1 型题

1. 大柴胡汤的功用是（　　）
   A. 和解少阳，内泻热结
   B. 疏肝止痛，清热散结
   C. 透邪解郁，疏肝理脾
   D. 解肌疏表，清泻里实
   E. 疏肝解郁，健脾和营
2. 葛根芩连汤适应的病证是（　　）
   A. 脾虚泄泻
   B. 湿热血痢
   C. 协热下利
   D. 热毒血痢
   E. 暑湿吐泻
3. 以下哪组不是防风通圣散组成的药物（　　）
   A. 荆芥　连翘
   B. 川芎　当归
   C. 大黄　芒硝
   D. 桔梗　甘草
   E. 半夏　干姜
4. 大柴胡汤与葛根芩连汤组成的药物中均有（　　）
   A. 黄芩
   B. 黄连
   C. 生姜
   D. 大枣
   E. 芍药

B1 型题

A. 清泄肺热
B. 清热燥湿，厚肠止利
C. 清热泻火
D. 和解清热，以除少阳之邪
E. 清泄胆热

1. 大柴胡汤中配伍黄芩的意义（　　）
2. 葛根芩连汤中配伍黄芩的意义（　　）

A. 身热下利，胸脘灼热，舌红苔黄，脉数
B. 往来寒热，胸胁苦满，苔黄，脉弦数有力
C. 憎寒壮热，胸膈痞闷，舌苔黄腻，脉数有力
D. 往来寒热，胸胁苦满，舌苔薄白，脉弦
E. 寒热如疟，胸胁胀痛，舌红苔白腻，脉数右滑左弦

3. 大柴胡汤中的主治病证是（　　）
4. 防风通圣散的主治病证是（　　）

参 考 答 案

A1 型题

1. A　2. C　3. E　4. A

B1 型题

1. D　2. B　3. B　4. C

第九单元 补益剂

A1 型题

1. 参苓白术散中除人参、茯苓、白术、甘草和桔梗外，尚有（　　）
   A. 黄芪　当归　陈皮　升麻　柴胡
   B. 莲子肉　薏苡仁　砂仁　白扁豆　山药
   C. 莲子肉　薏苡仁　砂仁　当归　陈皮
   D. 黄芪　当归　砂仁　白扁豆　山药
   E. 黄芪　当归　陈皮　白扁豆　山药　大枣

2. 炙甘草汤组成的药物中含有（　　）
   A. 生地　玄参　麦冬
   B. 阿胶　当归　芍药
   C. 生地　阿胶　麦冬
   D. 麦冬　麻仁　枣仁
   E. 生姜　大枣　黄芪

3. 肾气丸和地黄饮子两方组成中均含有的药物是（　　）
   A. 炮附子　官桂
   B. 炮附子　桂枝
   C. 炮附子　山茱萸
   D. 干地黄　山茱萸
   E. 熟地黄　山茱萸

4. 不属于补中益气汤组成药物的是（　　）
   A. 人参　黄芪
   B. 白术　炙甘草
   C. 茯苓　砂仁
   D. 当归　橘皮
   E. 升麻　柴胡

5. 当归补血汤原方中，当归与黄芪的配伍用量比例是（　　）
   A. 1:1
   B. 1:2
   C. 1:5
   D. 2:1
   E. 5:1

6. 参苓白术散的功用是（　　）
   A. 健脾益气，和中养胃
   B. 健脾益气，渗湿止泻
   C. 健脾益气，升阳举陷
   D. 健脾养胃，理气化痰
   E. 健脾助运，养胃渗湿

7. 补中益气汤的功用是（　　）
   A. 健脾益气，养胃和中
   B. 益气补血，健脾温阳
   C. 补中健脾，升阳举陷
   D. 健脾养胃，渗湿和中
   E. 补中健脾，渗湿止泻

8. 归脾汤的功用是（　　）
   A. 健脾益气，宁心安神
   B. 益气补血，健脾养心
   C. 健脾养心，益气摄血
   D. 滋阴清热，补心安神
   E. 健脾升阳，渗湿止泻

9. 炙甘草汤的功用是（　　）
   A. 益气滋阴，通阳复脉
   B. 益气健脾，养阴润肺
   C. 益气健脾，养血柔肝
   D. 补脾益肺，宁嗽止血
   E. 健脾益气，补肺宁嗽

10. 左归丸的功用是（　　）
    A. 温补肾阳，填精补血
    B. 滋阴补肾，填精益髓
    C. 补益肝肾，强壮筋骨
    D. 滋阴补肾，涩精止遗
    E. 填精补髓，滋阴降火

11. 右归丸的功用是（　　）
    A. 温补肾阳，填精益髓

B. 滋阴补肾，填精益髓
C. 温肾化气，利水消肿
D. 温肾壮阳，涩精止遗
E. 温补肾阳，涩精缩尿

12. 归脾汤和补中益气汤两方均具有的作用是（ ）
   A. 升阳举陷
   B. 养心安神
   C. 补脾养心
   D. 益气养血
   E. 益气退热

13. 四物汤主治证候的病机要点是（ ）
   A. 气血不足
   B. 精血匮乏
   C. 阴血亏虚
   D. 营血虚滞
   E. 血失统摄

14. 当归补血汤重用黄芪为君，意在
   A. 补气固表
   B. 补气行血
   C. 补气生血
   D. 补气行水
   E. 补气托毒

15. 症见汗出恶风，面色㿠白，舌淡，苔薄白，脉浮虚者，宜选用（ ）
   A. 玉屏风散
   B. 桂枝汤
   C. 四君子汤
   D. 当归补血汤
   E. 八珍汤

16. 一贯煎中重用生地黄为君，意在（ ）
   A. 清热凉血
   B. 滋阴凉血
   C. 壮水制火
   D. 补益肝肾
   E. 滋养肺肾

17. 归脾汤中配伍茯苓的意义在于（ ）
   A. 健脾渗湿
   B. 渗湿止泻

C. 利水消肿
D. 宁心安神
E. 涤痰除饮

18. 主治喑痱证的方剂是（ ）
   A. 右归丸
   B. 大补阴丸
   C. 右归饮
   D. 补中益气汤
   E. 地黄饮子

19. 大补阴丸中除熟地黄、猪脊髓、白蜜外，尚有（ ）
   A. 黄连　贝母　龟板
   B. 黄柏　知母　龟板
   C. 黄芩　知母　鳖甲
   D. 黄柏　当归　龟板
   E. 黄柏　贝母　鳖甲

20. 四物汤与补中益气汤中共同的药物是（ ）
   A. 熟地
   B. 黄芪
   C. 白术
   D. 当归
   E. 白芍

B1 型 题

A. 人参　白术
B. 白术　甘草
C. 茯苓　干姜
D. 干姜　甘草
E. 甘草　生姜

1. 理中丸和四君子汤组成中均含有的药物是（ ）
2. 理中丸和归脾汤组成中均含有的药物是（ ）

A. 人参　柴胡
B. 陈皮　茯苓
C. 熟地　当归
D. 白术　茯苓

E. 黄芪　当归

3. 补中益气汤和败毒散组成的药物中均含有（　　）

4. 百合固金汤和八珍汤组成的药物中均含有（　　）

  A. 炮附子　山茱萸
  B. 炮附子　肉桂
  C. 枸杞子　菟丝子
  D. 山茱萸　牛膝
  E. 鹿角胶　龟板胶

5. 肾气丸和地黄饮子组成药物中均含有（　　）

6. 左归丸和右归丸组成药物中均含有（　　）

  A. 黄芪　人参
  B. 白术　当归
  C. 人参　麦冬
  D. 熟地　山药
  E. 远志　菖蒲

7. 六味地黄丸和左归丸组成药物中均含有（　　）

8. 炙甘草汤和生脉散组成药物中均含有（　　）

  A. 熟地　当归
  B. 山药　茯苓
  C. 熟地　泽泻
  D. 人参　当归
  E. 当归　黄芪

9. 六味地黄丸和参苓白术散组成中均含有（　　）

10. 归脾汤和当归补血汤组成药物中均含有（　　）

  A. 黄芪
  B. 茯苓
  C. 当归
  D. 白术

E. 柴胡

11. 补中益气汤组成的药物中不含有（　　）

12. 逍遥散组成的药物中不含有（　　）

  A. 滋肾填精，育阴潜阳
  B. 益气健脾，渗湿止泻
  C. 滋补肝肾，清热降火
  D. 滋阴养血，润燥疏肝
  E. 养阴补肺，宁嗽止血

13. 参苓白术散的功用是（　　）

14. 一贯煎的功用是（　　）

  A. 滋肾养肝
  B. 健脾益肺
  C. 补脾养心
  D. 温补肾阳
  E. 滋肾养心

15. 参苓白术散和炙甘草汤均具有的治疗作用是（　　）

16. 六味地黄丸和左归丸均具有的治疗作用是（　　）

  A. 黄芪
  B. 人参
  C. 麦冬
  D. 当归
  E. 炙甘草

17. 补中益气汤的君药是（　　）

18. 四君子汤的君药是（　　）

  A. 阴中求阳
  B. 填精化血
  C. 补气生血
  D. 壮水制火
  E. 滋水涵木

19. 当归补血汤的方药配伍体现（　　）

20. 金匮肾气丸的方药配伍体现（　　）

  A. 滋水涵木

B. 扶土制木
C. 培土生金
D. 清金制木
E. 补火生土

21. 一贯煎和六味地黄丸的治病机理均涉及（　　）
22. 一贯煎和痛泻要方的治病机理均涉及（　　）

A. 气血两虚
B. 气阴不足
C. 肾阳不足
D. 阴虚火旺
E. 阴虚血燥

23. 炙甘草汤和生脉散的主证病机均涉及（　　）
24. 右归丸和地黄饮子的主证病机均涉及（　　）

A. 咳嗽咯血
B. 腰膝酸软
C. 盗汗骨蒸
D. 须发早白
E. 便溏泄泻

25. 六味地黄丸和大补阴丸的主治证候中均有（　　）
26. 参苓白术散和补中益气汤的主治证候中均有（　　）

A. 牙痛齿摇
B. 骨蒸盗汗
C. 烦渴欲饮
D. 腰膝酸软
E. 食少便溏

27. 属于大补阴丸主治特征的是（　　）
28. 属于当归补血汤主治特征的是（　　）

A. 脾肺气虚，自汗易感者
B. 脾胃气虚，食少脘胀者
C. 气血不足，心悸怔忡者
D. 脾阳不足，吐衄便血者
E. 肝肾不足，腰膝酸软者

29. 炙甘草汤和归脾汤均可用治（　　）
30. 玉屏风散和补中益气汤均可用治（　　）

A. 参苓白术散
B. 归脾汤
C. 生脉散
D. 炙甘草汤
E. 玉屏风散

31. 脾虚夹湿所致便溏泄泻者，可选用的方剂是（　　）
32. 气虚自汗易感风邪者，可选用（　　）

A. 阴虚火旺，骨蒸盗汗者
B. 虚火灼金，咳嗽咯血者
C. 气阴两伤，久咳自汗者
D. 疮疡溃后，久不收口者
E. 虚劳肺痿，干咳无痰者

33. 百合固金汤所治病证为（　　）
34. 生脉散所治病证为（　　）

参考答案

A1 型题

1. B	2. C	3. C	4. C	5. C
6. B	7. C	8. B	9. A	10. B
11. A	12. D	13. D	14. C	15. A
16. D	17. D	18. E	19. B	20. D

B1 型题

1. A	2. B	3. A	4. C	5. A
6. C	7. D	8. C	9. B	10. E
11. B	12. A	13. D	14. D	15. B
16. A	17. A	18. B	19. C	20. A
21. A	22. B	23. C	24. C	25. C
26. E	27. C	28. C	29. C	30. A
31. A	32. E	33. B	34. C	

第十单元 固涩剂

A1 型题

1. 属于固湿剂适应范围的病证是（ ）
   - A. 血热崩漏
   - B. 肺虚久咳
   - C. 火动遗精
   - D. 伤食泄泻
   - E. 热病多汗

2. 九仙散组成的药物中含有（ ）
   - A. 乌药 生枳壳
   - B. 知母 密蒙花
   - C. 人参 桑白皮
   - D. 山药 五倍子
   - E. 诃子 炙黄芪

3. 桑螵蛸散组成的药物中含有（ ）
   - A. 乌药 山药
   - B. 茯苓 山药
   - C. 茯神 当归
   - D. 莲须 芡实
   - E. 龙骨 牡蛎

4. 真人养脏汤的功用是（ ）
   - A. 温中祛寒，补益脾胃
   - B. 温中补虚，降逆止呕
   - C. 益气健脾，缓急止痛
   - D. 温补脾肾，涩肠止泻
   - E. 涩肠固脱，温补脾肾

5. 四神丸的功用是（ ）
   - A. 涩肠固脱，温补脾肾
   - B. 温肾暖脾，固肠止泻
   - C. 温中涩肠，益气固脱
   - D. 健脾益气，渗湿止泻
   - E. 补气健脾，涩肠止泻

6. 固冲汤的功用是（ ）
   - A. 益气滋阴，化瘀止血
   - B. 降火坚阴，止血固经
   - C. 固冲摄血，益气健脾
   - D. 滋阴清热，止血固经
   - E. 温补肝肾，固冲止血

7. 易黄汤的功用是（ ）
   - A. 清热祛湿，收涩止带
   - B. 固肾止带，清热祛湿
   - C. 疏肝健脾，化湿止带
   - D. 补气健脾，化湿止带
   - E. 健脾益肾，收涩止带

8. 以下除何药外，均属固经丸的组成（ ）
   - A. 黄芩
   - B. 白芍
   - C. 龟板
   - D. 黄柏
   - E. 木香

9. 治疗五更泄泻的首选方剂是（ ）
   - A. 吴茱萸汤
   - B. 理中丸
   - C. 真人养脏汤
   - D. 四神丸
   - E. 金匮肾气丸

10. 牡蛎散中功专收敛止汗的药物是（ ）
    - A. 煅牡蛎
    - B. 麻黄根
    - C. 生黄芪
    - D. 小麦
    - E. 白术

B1 型题

A. 当归补血汤
B. 参苓白术散

C. 血府逐瘀汤
D. 补中益气汤
E. 补阳还五汤

1. 补气生血的代表方剂是（　　）
2. 补气行血的代表方剂是（　　）

  A. 逍遥散
  B. 真人养脏汤
  C. 易黄汤
  D. 桑螵蛸散
  E. 参苓白术散

3. 治疗脾肾虚寒，肠失固涩所致之久泻久痢，宜用（　　）
4. 治疗肾虚湿热所致之带下，宜用（　　）

  A. 六味地黄丸
  B. 知柏地黄丸
  C. 桑螵蛸散
  D. 金锁固精丸
  E. 大补阴丸

5. 心肾两虚而遗尿滑精者，可用（　　）
6. 肾虚精关不固而遗精滑泄者，可用（　　）

  A. 当归补血汤
  B. 固冲汤
  C. 玉屏风散
  D. 补中益气汤
  E. 补阳还五汤

7. 体现益气摄血法的代表方剂是（　　）
8. 体现益气升阳法的代表方剂是（　　）

  A. 止嗽散
  B. 九仙散
  C. 固经丸
  D. 一贯煎
  E. 右归丸

9. 功能敛肺止咳的方剂是（　　）
10. 功能滋阴清热，固经止血的方剂是（　　）

  A. 温经散寒
  B. 温肾暖脾
  C. 温肾纳气
  D. 温脾暖胃
  E. 温肾暖肝

11. 肉桂在真人养脏汤中的作用是（　　）
12. 肉豆蔻在四神丸中的作用是（　　）

参 考 答 案

A1 型题

1. B 2. C 3. C 4. E 5. B
6. C 7. B 8. E 9. D 10. B

B1 型题

1. A 2. E 3. B 4. C 5. C
6. D 7. B 8. D 9. B 10. C
11. B 12. D

第十一单元 安神剂

A1 型题

1. 酸枣仁汤组成的药物中含有（ ）
   A. 知母
   B. 茯神
   C. 远志
   D. 柏子仁
   E. 龙眼肉

2. 天王补心丹的辨证要点是指（ ）
   A. 失眠，惊悸，舌红苔黄，脉细数
   B. 失眠，心悸，手足心热，舌红少苔，脉细数
   C. 虚烦失眠，咽干口燥，舌红，脉弦细
   D. 精神恍惚，悲伤欲哭，舌红苔少，脉细
   E. 心悸失眠，体倦食少，舌淡，脉细弱

3. 桑螵蛸散与天王补心丹两方组成中均含有的药物是（ ）
   A. 龙骨　人参
   B. 人参　菖蒲
   C. 菖蒲　远志
   D. 远志　当归
   E. 当归　石斛

4. 以镇心安神、清热养血为主要功用的方剂是（ ）
   A. 归脾汤
   B. 酸枣仁汤
   C. 朱砂安神丸
   D. 当归六黄汤
   E. 天王补心丹

5. 以滋阴清热、养血安神为主要功用的方剂是（ ）
   A. 炙甘草汤
   B. 酸枣仁汤
   C. 甘麦大枣汤
   D. 天王补心丹
   E. 朱砂安神丸

6. 酸枣仁汤主治证候的病因病机是（ ）
   A. 心脾两虚，气血不足
   B. 心阴不足，肝气失和
   C. 心肾两亏，阴虚血少
   D. 肝血不足，虚热内扰
   E. 心阳偏亢，心肾不交

7. 天王补心丹主治证候的病因病机是（ ）
   A. 心脾两虚，气血不足
   B. 心阴不足，肝气失和
   C. 心肾两亏，阴虚血少
   D. 肝血不足，虚热内扰
   E. 心阳偏亢，心肾不交

8. 天王补心丹中配伍茯苓的意义（ ）
   A. 健脾
   B. 安神
   C. 渗湿
   D. 利水
   E. 消痰

9. 朱砂安神丸中配伍黄连的意义是（ ）
   A. 泻火解毒
   B. 清热燥湿
   C. 清心泻火
   D. 清热解毒
   E. 清胃泻火

10. 酸枣仁汤中配伍川芎的意义是（ ）
    A. 祛瘀血，止疼痛
    B. 调肝血，疏肝气
    C. 祛风邪，止头痛
    D. 行气滞，化瘀血
    E. 化瘀血，疏肝气

B1 型题

A. 清营汤
B. 天王补心丹
C. 百合固金汤
D. 清燥救肺汤
E. 朱砂安神丸

1. 方中人参、玄参、丹参同用的方剂是（　）
2. 组成中含有生地、当归、甘草的方剂是（　）

A. 补肾宁心，益智安神
B. 养血安神，清热除烦
C. 滋阴清热，养血安神
D. 镇心安神，泻火养阴
E. 养心安神，和中缓急

3. 天王补心丹的功用是（　）
4. 酸枣仁汤的功用是（　）

A. 补气摄血
B. 养血安神
C. 养血调经
D. 滋阴清热
E. 益气升阳

5. 固冲汤和归脾汤均具有的治疗作用是（　）
6. 归脾汤和天王补心丹均具有的治疗作用是（　）

A. 六味地黄丸
B. 天王补心丹
C. 桑螵蛸散
D. 金锁固精丸
E. 大补阴丸

7. 心肾两虚，虚火内扰而梦遗健忘者，治宜选用（　）
8. 心肾两虚，水火不济而尿频健忘者，治宜选用（　）

A. 天王补心丹
B. 酸枣仁汤
C. 磁朱丸
D. 甘麦大枣汤
E. 朱砂安神丸

9. 心火亢盛，阴血不足而失眠多梦、惊悸怔忡、心神烦乱者。治宜选用（　）
10. 心肝血虚，虚热内扰而虚烦失眠、眩晕心悸者。治宜选用（　）

A. 酸枣仁汤
B. 天王补心丹
C. 归脾汤
D. 磁朱丸
E. 甘麦大枣汤

11. 心肾不足而虚烦少寐者，治宜选用（　）
12. 肝血不足而虚烦不眠者，治宜选用（　）

A. 归脾汤
B. 酸枣仁汤
C. 天王补心丹
D. 朱砂安神丸
E. 甘麦大枣汤

13. 心脾两虚，气血不足而健忘失眠者，治宜选用（　）
14. 肝血不足，虚热内扰而心悸失眠者，治宜选用（　）

A. 归脾汤
B. 酸枣仁汤
C. 天王补心丹
D. 朱砂安神丸
E. 甘麦大枣汤

15. 心脾两虚，气血不足而心悸怔忡者，治宜选用（　）
16. 心肾两虚，阴亏血少而心悸怔忡者，治宜选用（　）

参 考 答 案

A1 型题

1. A   2. B   3. D   4. C   5. D
6. D   7. C   8. B   9. C   10. B

B1 型题

1. B   2. E   3. C   4. B   5. A
6. B   7. B   8. C   9. E   10. B
11. B   12. A   13. A   14. B   15. A
16. C

第十二单元　开窍剂

A1 型题

1. 下列哪项不属于安宫牛黄丸的辨证要点（　　）
   A. 高热烦躁
   B. 神昏谵语
   C. 斑疹吐衄
   D. 舌红或绛
   E. 脉数

2. 苏合香丸主治（　　）
   A. 心绞痛属痰浊气滞血瘀者
   B. 寒闭证
   C. 暑秽
   D. 热闭证
   E. 痰热内闭心包证

B1 型题

   A. 清热解毒，开窍醒神
   B. 清热解毒，开窍安神
   C. 安神定惊，化痰开窍
   D. 清热解毒，化浊开窍
   E. 辟秽解毒，化痰开窍

1. 安宫牛黄丸的功用是（　　）
2. 至宝丹的功用是（　　）

   A. 辟秽解毒，清热开窍
   B. 辟秽解毒，化痰开窍
   C. 清热开窍，息风止痉
   D. 清热开窍，化浊解毒
   E. 芳香开窍，行气止痛

3. 紫雪的功用是（　　）
4. 苏合香丸的功用是（　　）

   A. 清热解毒
   B. 息风止痉
   C. 化浊开窍
   D. 行气止痛
   E. 通便散结

5. 安宫牛黄丸长于（　　）
6. 紫雪长于（　　）

参 考 答 案

A1 型题

1. C   2. B

B1 型题

1. A   2. D   3. C   4. E   5. A
6. B

第十三单元 理气剂

A1 型题

1. 下列各项中，除哪项外均是暖肝煎组成的药物（ ）
   A. 沉香
   B. 香附
   C. 肉桂
   D. 当归
   E. 茯苓

2. 天台乌药散与暖肝煎组成中均含有的药物是（ ）
   A. 当归　枸杞子
   B. 沉香　川楝子
   C. 肉桂　青木香
   D. 乌药　小茴香
   E. 槟榔　高良姜

3. 越鞠丸组成的药物中不含有（ ）
   A. 香附
   B. 白术
   C. 神曲
   D. 川芎
   E. 栀子

4. 半夏厚朴汤组成的药物中不含有（ ）
   A. 半夏
   B. 厚朴
   C. 白术
   D. 茯苓
   E. 生姜

5. 定喘汤组成的药物中不含有（ ）
   A. 桑叶　生石膏
   B. 黄芩　桑白皮
   C. 苏子　款冬花
   D. 甘草　炒白果
   E. 杏仁　法半夏

6. 下列何药不属于天台乌药散组成的药物（ ）
   A. 木香
   B. 青皮
   C. 槟榔
   D. 香附
   E. 巴豆

7. 下列何药不属于暖肝煎组成的药物（ ）
   A. 枸杞子
   B. 沉香
   C. 小茴香
   D. 茯苓
   E. 炮附子

8. 下列不属于厚朴温中汤组成的药物是（ ）
   A. 木香　姜厚朴
   B. 陈皮　白茯苓
   C. 干姜　炙甘草
   D. 生姜　草豆蔻
   E. 白术　高良姜

9. 下列不属于苏子降气汤组成的药物是（ ）
   A. 生姜　苏叶
   B. 前胡　甘草
   C. 杏仁　白前
   D. 半夏　厚朴
   E. 当归　肉桂

10. 越鞠丸的功用是（ ）
    A. 行气散结
    B. 行气和血
    C. 行气消痞
    D. 行气解郁
    E. 行气止痛

11. 以通阳散结、行气祛痰为主要功用的方

剂是（　）
　　A. 小半夏汤
　　B. 小陷胸汤
　　C. 半夏厚朴汤
　　D. 贝母瓜蒌散
　　E. 瓜蒌薤白白酒汤
12. 以降逆化痰、益气和胃为主要功用的方剂是（　）
　　A. 半夏厚朴汤
　　B. 半夏泻心汤
　　C. 丁香柿蒂汤
　　D. 旋覆代赭汤
　　E. 橘皮竹茹汤
13. 厚朴温中汤适用于（　）
　　A. 湿滞脾胃证
　　B. 脾虚气滞证
　　C. 寒凝气滞证
　　D. 寒湿气滞证
　　E. 痰阻气逆证
14. 苏子降气汤中配伍肉桂的主要用意是（　）
　　A. 温阳散寒
　　B. 温通经脉
　　C. 鼓舞气血
　　D. 温肾纳气
　　E. 散寒止痛
15. 半夏厚朴汤配伍苏叶的意义不包括（　）
　　A. 行气
　　B. 理肺
　　C. 舒肝
　　D. 散郁
　　E. 散寒
16. 麻黄与白果在定喘汤中的配伍关系是（　）
　　A. 升降配伍
　　B. 散收配伍
　　C. 散中寓收
　　D. 收中寓散
　　E. 相须为用

B1 型 题

　　A. 干姜　茯苓
　　B. 苏叶　茯苓
　　C. 半夏　当归
　　D. 干姜　半夏
　　E. 枳实　厚朴
1. 半夏厚朴汤组成的药物中含有（　）
2. 厚朴温中汤组成的药物中含有（　）

　　A. 干姜　茯苓
　　B. 肉桂　当归
　　C. 人参　大枣
　　D. 柴胡　苏叶
　　E. 干姜　半夏
3. 旋覆代赭汤组成的药物中含有（　）
4. 苏子降气汤组成的药物中含有（　）

　　A. 木通
　　B. 当归
　　C. 厚朴
　　D. 木香
　　E. 栀子
5. 暖肝煎组成的药物中含有（　）
6. 越鞠丸组成的药物中含有（　）

　　A. 疏肝解郁，行气止痛
　　B. 行气散结，降逆化痰
　　C. 通阳散结，行气祛痰
　　D. 行气疏肝，祛寒止痛
　　E. 疏肝泄热，活血止痛
7. 瓜蒌薤白白酒汤的功用是（　）
8. 半夏厚朴汤的功用是（　）

　　A. 疏肝泄热，活血止痛
　　B. 行气疏肝，散寒止痛
　　C. 温补肝肾，行气止痛
　　D. 行气止痛，软坚散结
　　E. 行气除满，温中燥湿

9. 天台乌药散的功用是（　　）

10. 厚朴温中汤的功用是（　　）

　　A. 疏肝行气，活血止痛
　　B. 降气平喘，祛痰止咳
　　C. 降气快膈，化痰消食
　　D. 清热化痰，理气止咳
　　E. 宣肺降气，清热化痰

11. 苏子降气汤的功用是（　　）

12. 柴胡疏肝散的功用是（　　）

　　A. 止嗽散
　　B. 定喘汤
　　C. 麻杏石甘汤
　　D. 小青龙汤
　　E. 苏子降气汤

13. 主治痰涎壅肺、上实下虚之喘咳的方剂是（　　）

14. 主治风寒外束、痰热内蕴之哮喘的方剂是（　　）

　　A. 丁香柿蒂汤
　　B. 旋覆代赭汤
　　C. 半夏泻心汤
　　D. 柴胡疏肝散
　　E. 蒿芩清胆汤

15. 肝气郁滞，胁肋疼痛者，治宜选用（　　）

16. 胃虚痰阻，气逆不降而脘痞噫气者，治宜选用（　　）

参 考 答 案

A1 型题

1. B　　2. D　　3. B　　4. C　　5. A
6. D　　7. E　　8. E　　9. C　　10. D
11. E　　12. D　　13. D　　14. D　　15. E
16. B

B1 型题

1. B　　2. A　　3. C　　4. B　　5. B
6. E　　7. C　　8. B　　9. B　　10. E
11. B　　12. A　　13. E　　14. B　　15. D
16. B

第十四单元 理血剂

A1 型题

1. 血府逐瘀汤组成的药物中除"桃红四物"和甘草外，其余的药物是（ ）
   A. 官桂　干姜　蒲黄　五灵脂
   B. 乌药　香附　枳壳　延胡索
   C. 柴胡　桔梗　枳壳　牛膝
   D. 香附　牛膝　没药　五灵脂
   E. 麝香　没药　葱白　鲜生姜

2. 黄土汤组成的药物中含有（ ）
   A. 熟地黄　人参　干姜　附子
   B. 生地黄　当归　炮姜　附子
   C. 熟附子　干姜　黄芪　人参
   D. 干地黄　阿胶　附子　黄芩
   E. 熟地黄　芍药　附子　干姜

3. 温经汤组成的药物中不含有（ ）
   A. 半夏　甘草
   B. 干姜　肉桂
   C. 人参　阿胶
   D. 丹皮　麦冬
   E. 当归　芍药

4. 小蓟饮子组成的药物中不含有（ ）
   A. 当归　蒲黄
   B. 生地　滑石
   C. 藕节　木通
   D. 大黄　车前子
   E. 栀子　淡竹叶

5. 下列不属于桃核承气汤组成的药物是（ ）
   A. 大黄
   B. 枳实
   C. 芒硝
   D. 桂枝
   E. 甘草

6. 下列不属于生化汤组成的药物是（ ）
   A. 桂枝
   B. 川芎
   C. 桃仁
   D. 全当归
   E. 炙甘草

7. 大黄牡丹汤与桃核承气汤组成中均含有的药物是（ ）
   A. 大黄　桃仁　甘草
   B. 大黄　芒硝　甘草
   C. 大黄　赤芍　甘草
   D. 大黄　芒硝　桃仁
   E. 大黄　芒硝　赤芍

8. 血府逐瘀汤的功用是（ ）
   A. 活血祛瘀，养血清热
   B. 活血祛瘀，行气止痛
   C. 活血祛瘀，疏肝通络
   D. 活血祛瘀，散结止痛
   E. 活血祛瘀，温经止痛

9. 槐花散的功用是（ ）
   A. 清肠止血，疏风行气
   B. 益气健脾，养血止血
   C. 养阴清热，凉血止血
   D. 清肠止血，养阴清热
   E. 养血止血，清肠祛风

10. 黄土汤的功用是（ ）
    A. 温脾散寒，涩肠止泻
    B. 温阳健脾，养血止血
    C. 温肾暖脾，渗湿止泻
    D. 温中散寒，益气健脾
    E. 温阳健脾，益气摄血

11. 桂枝茯苓丸的功用是（ ）
    A. 活血化瘀，缓消癥块
    B. 活血祛瘀，通络止痛
    C. 活血化瘀，温经止痛

D. 活血祛瘀，散结止痛
E. 温经散寒，养血祛瘀

12. 以活血祛瘀、行气止痛为主要功用的方剂是（　　）
    A. 温经汤
    B. 失笑散
    C. 金铃子散
    D. 桂枝茯苓丸
    E. 血府逐瘀汤

13. 生化汤重用全当归为君，意在（　　）
    A. 养血补肝
    B. 养血滋燥
    C. 养血润肠
    D. 化瘀生新
    E. 和血止痛

14. 补阳还五汤重用生黄芪为君，意在（　　）
    A. 补气利水
    B. 补气行血
    C. 补气生血
    D. 补气升阳
    E. 补气固表

15. 温经汤中配伍半夏的主要用意是（　　）
    A. 燥湿化痰而和胃
    B. 和胃降逆而止呕
    C. 通降胃气而散结
    D. 降逆散结而消痞
    E. 化痰开胃而行津

16. 桂枝茯苓丸适用于（　　）
    A. 脾阳不足，聚湿成饮，咳痰稀白，胸膈不快者
    B. 中阳不足，饮停心下，胸胁支满，心悸目眩者
    C. 脾失健运，痰停中脘，流溢四肢，臂疼肢肿者
    D. 下焦虚寒，小便白浊，频数无度，凝如膏糊者
    E. 妊娠下血，血色紫黯，腹痛拒按，胎动不安者

17. 补阳还五汤的主治证中，下列哪项是错误的（　　）
    A. 半身不遂
    B. 口眼㖞斜
    C. 语言謇涩
    D. 谵语烦渴
    E. 口角流涎

18. 复元活血汤中大黄的炮制要求是（　　）
    A. 先煎
    B. 后入
    C. 炒炭
    D. 酒浸
    E. 生用

B1 型 题

A. 大黄　柴胡
B. 青黛　栀子
C. 柴胡　当归
D. 栀子　蒲黄
E. 大黄　栀子

1. 复元活血汤的君药是（　　）
2. 咳血方的君药是（　　）

A. 生姜
B. 煨姜
C. 干姜
D. 炮姜
E. 生姜皮

3. 生化汤组成的药物中含有（　　）
4. 温经汤组成的药物中含有（　　）

A. 补气活血，化瘀通络
B. 活血祛瘀，疏肝通络
C. 活血化瘀，缓消癥块
D. 活血祛瘀，散结止痛
E. 活血祛瘀，温经止痛

5. 复元活血汤的功用是（　　）
6. 补阳还五汤的功用是（　　）

A. 清热解毒，凉血散瘀
B. 凉血止血，利水通淋
C. 清肝宁肺，凉血止血
D. 清热泻火，利水通淋
E. 清热凉血，活血散瘀

7. 小蓟饮子的功用是（　　）
8. 咳血方的功用是（　　）

A. 生化汤
B. 温经汤
C. 失笑散
D. 丹参饮
E. 桂枝茯苓丸

9. 具有养血祛瘀、温经止痛功用的方剂是（　　）
10. 具有活血祛瘀、散结止痛功用的方剂是（　　）

A. 血府逐瘀汤
B. 复元活血汤
C. 桂枝茯苓丸
D. 桃核承气汤
E. 补阳还五汤

11. 主治下焦蓄血证的方剂是（　　）
12. 主治胸中血瘀证的方剂是（　　）

A. 失笑散
B. 越鞠丸
C. 柴胡疏肝散
D. 苏合香丸
E. 血府逐瘀汤

13. 治疗寒凝气滞之心腹猝痛，宜选用（　　）
14. 治疗瘀血内停之心腹刺痛，宜选用（　　）

A. 十灰散
B. 黄土汤
C. 止嗽散
D. 咳血方
E. 小蓟饮子

15. 治疗肝火犯肺所致之咳痰带血，宜选用（　　）
16. 治疗下焦瘀热所致之血淋尿血，宜选用（　　）

A. 归脾汤
B. 健脾丸
C. 槐花散
D. 黄土汤
E. 十灰散

17. 脾阳不足，统摄无权所致之便血，宜选用（　　）
18. 风热客于肠中，损伤脉络所致之便血，宜选用（　　）

参考答案

A1 型题

1. C　2. D　3. B　4. D　5. B
6. A　7. D　8. B　9. A　10. B
11. A　12. E　13. D　14. B　15. C
16. E　17. D　18. D

B1 型题

1. A　2. B　3. D　4. A　5. B
6. A　7. B　8. C　9. A　10. C
11. D　12. A　13. D　14. A　15. D
16. E　17. D　18. C

第十五单元 治风剂

A1 型题

1. 消风散组成的药物中含有（　　）
   A. 薄荷
   B. 细辛
   C. 胡麻
   D. 秦艽
   E. 桑叶

2. 川芎茶调散组成的药物中含有（　　）
   A. 苍术
   B. 牛蒡
   C. 蝉蜕
   D. 羌活
   E. 当归

3. 天麻钩藤饮组成的药物中含有（　　）
   A. 川牛膝
   B. 生牡蛎
   C. 生龟板
   D. 生鳖甲
   E. 生龙骨

4. 羚角钩藤汤与天麻钩藤饮组成的药物中均含有（　　）
   A. 霜桑叶
   B. 茯神木
   C. 桑寄生
   D. 夜交藤
   E. 益母草

5. 下列各项中除哪项外，均是大定风珠组成的药物（　　）
   A. 白芍
   B. 龟板
   C. 甘草
   D. 牡蛎
   E. 牛膝

6. 羚角钩藤汤组成的药物中不含有（　　）
   A. 霜桑叶
   B. 滁菊花
   C. 淡竹茹
   D. 茯神木
   E. 石决明

7. 消风散的功用是（　　）
   A. 疏风养血，清热除湿
   B. 祛风清热，养血活血
   C. 祛风除湿，活血止痛
   D. 祛风胜湿，益气养血
   E. 祛风化痰，通络止痉

8. 小活络丹组成的药物中，不含有（　　）
   A. 川乌
   B. 乳香
   C. 没药
   D. 半夏
   E. 地龙

9. 牵正散的功用是（　　）
   A. 祛风除湿，化痰通络
   B. 祛风化痰，通络止痉
   C. 祛风除湿，通络止痛
   D. 祛风化痰，定搐止痉
   E. 化痰通络，活血止痛

10. 大秦艽汤的功用是（　　）
    A. 疏风养血，清热除湿
    B. 祛风清热，养血活血
    C. 祛风除湿，活血止痛
    D. 祛风胜湿，益气养血
    E. 祛风化痰，通络止痉

11. 镇肝熄风汤中配伍生麦芽的用意是（　　）
    A. 消食和中
    B. 疏肝和胃
    C. 健脾化滞

D. 和胃护中
E. 疏肝理气

12. 消风散中配伍蝉蜕的用意是（　　）
    A. 明目退翳
    B. 疏散风邪
    C. 疏风清热
    D. 宣散透疹
    E. 息风止痉

13. 羚角钩藤汤中配伍霜桑叶和滁菊花的用意是（　　）
    A. 清肝明目
    B. 疏肝解郁
    C. 清热平肝
    D. 祛风解痉
    E. 息风止痉

14. 大定风珠所主证候的病因病机是（　　）
    A. 阴血不足，风自内生
    B. 邪热亢盛，热极动风
    C. 肝阳偏亢，化风上旋
    D. 真阴大亏，虚风内动
    E. 痰浊上逆，引动肝风

15. 以疏风为主，升散中寓清降的方剂是（　　）
    A. 川芎茶调散
    B. 牵正散
    C. 消风散
    D. 小活络丹
    E. 大秦艽汤

16. 症见口眼㖞斜，或面肌抽动，舌淡红，苔白者，宜用（　　）
    A. 补阳还五汤
    B. 大秦艽汤
    C. 镇肝息风汤
    D. 牵正散
    E. 小活络丹

B1 型 题

A. 荆芥　防风　牛蒡
B. 荆芥　白芷　牛蒡
C. 荆芥　薄荷　秦艽
D. 荆芥　白芷　羌活
E. 防风　薄荷　升麻

1. 消风散组成的药物中含有（　　）
2. 川芎茶调散组成的药物中含有（　　）

A. 龙骨　牡蛎　龟板
B. 鳖甲　牡蛎　龟板
C. 龙骨　牡蛎　鳖甲
D. 龙骨　龟板　鳖甲
E. 牡蛎　鳖甲　石决明

3. 大定风珠组成中含有的药物是（　　）
4. 镇肝熄风汤组成中含有的药物是（　　）

A. 镇肝息风汤
B. 天麻钩藤饮
C. 羚角钩藤汤
D. 地黄饮子
E. 大定风珠

5. 组成中含有生地、麦冬、白芍的方剂是（　　）
6. 组成中含有玄参、天冬、白芍的方剂是（　　）

A. 镇肝息风，滋阴潜阳
B. 凉肝息风，增液舒筋
C. 镇肝息风，滋阴安神
D. 滋阴养液，潜阳息风
E. 祛风除湿，化痰通络，活血止痛

7. 大定风珠的功用是（　　）
8. 小活络丹的功用是（　　）

A. 羚角钩藤汤
B. 镇肝熄风汤
C. 天麻钩藤饮
D. 大定风珠
E. 阿胶鸡子黄汤

9. 功能凉肝息风、增液舒筋的方剂是（　　）

10. 功能镇肝息风、滋阴潜阳的方剂是（ ）

   A. 活血祛瘀
   B. 补肝肾，强筋骨
   C. 利尿通淋
   D. 引血下行
   E. 排脓止痛

11. 牛膝在天麻钩藤饮中的主要作用是（ ）

12. 牛膝在镇肝熄风汤中的主要作用是（ ）

   A. 风中经络，气血痹阻
   B. 湿痰瘀血，痹阻经络
   C. 风痰阻络，筋肉失养
   D. 肝阳偏亢，化风上扰
   E. 热灼真阴，筋脉失濡

13. 小活络丹所主证候的病因病机是（ ）

14. 大秦艽汤所主证候的病因病机是（ ）

   A. 阴虚动风证
   B. 肝热生风证
   C. 血虚生风证
   D. 风痰眩晕证
   E. 痰厥头痛证

15. 羚角钩藤汤主治（ ）
16. 大定风珠主治（ ）

   A. 痰浊上逆之头痛
   B. 瘀血阻络之头痛
   C. 风邪外袭之头痛
   D. 血不上承之头痛
   E. 肝阳上亢之头痛

17. 川芎茶调散主治（ ）
18. 天麻钩藤饮主治（ ）

   A. 天麻钩藤饮
   B. 大定风珠
   C. 羚角钩藤汤
   D. 镇肝熄风汤
   E. 川芎茶调散

19. 高热不退，烦闷躁扰，手足抽搐，舌绛而干，脉弦数者。治宜选用（ ）

20. 头痛眩晕，失眠多梦，舌红苔黄，口苦面红，脉弦数者。治宜选用（ ）

参考答案

A1 型题

1. C 2. D 3. A 4. B 5. E
6. E 7. A 8. D 9. B 10. B
11. E 12. B 13. C 14. D 15. A
16. D

B1 型题

1. A 2. D 3. B 4. A 5. E
6. A 7. D 8. E 9. A 10. B
11. D 12. D 13. B 14. A 15. B
16. A 17. C 18. E 19. C 20. A

第十六单元 治燥剂

A1 型题

1. 组成药物中含有麦冬、杏仁、桑叶的方剂是（　　）
   A. 麦门冬汤
   B. 桑杏汤
   C. 清燥救肺汤
   D. 杏苏散
   E. 青蒿鳖甲汤

2. 下列除哪项外，均属杏苏散组成的药物（　　）
   A. 半夏　生姜
   B. 橘皮　前胡
   C. 荆芥　防风
   D. 枳壳　桔梗
   E. 茯苓　甘草

3. 麦门冬汤的功用是（　　）
   A. 滋阴润肺，益气补脾
   B. 养阴清肺，解毒利咽
   C. 清养肺胃，降逆下气
   D. 滋阴填精，益气壮阳
   E. 滋阴益气，固肾止渴

4. 以益气滋阴、固肾止渴为主要功用的方剂是（　　）
   A. 百合固金汤
   B. 生脉散
   C. 清燥救肺汤
   D. 麦门冬汤
   E. 玉液汤

5. 以清宣温燥、润肺止咳为主要功用的方剂是（　　）
   A. 杏苏散
   B. 桑杏汤
   C. 百合固金汤
   D. 增液汤
   E. 清燥救肺汤

6. 主治虚热肺痿的方剂是（　　）
   A. 杏苏散
   B. 百合固金汤
   C. 麦门冬汤
   D. 桑杏汤
   E. 补中益气汤

7. 阳明温病，津亏便秘者，治当首选（　　）
   A. 济川煎
   B. 增液汤
   C. 麦门冬汤
   D. 麻子仁丸
   E. 地黄饮子

8. 麦门冬汤中体现培土生金的药物是（　　）
   A. 白术　茯苓
   B. 山药　甘草
   C. 粳米　大枣
   D. 人参　大枣
   E. 白术　甘草

B1 型题

A. 2∶1
B. 3∶1
C. 5∶1
D. 6∶1
E. 7∶1

1. 麦门冬汤原方中麦冬与半夏的配伍比例是（　　）

2. 竹叶石膏汤原方中麦冬与半夏的配伍比例是（　　）

A. 百合固金汤
B. 增液汤
C. 麦门冬汤
D. 玉液汤
E. 清燥救肺汤

3. 以清养肺胃、降逆下气为主要功用的方剂是（　　）
4. 以滋润肺肾、止咳化痰为主要功用的方剂是（　　）

A. 凉燥外袭，肺失宣降
B. 温燥外袭，肺津被灼
C. 温燥伤肺，气阴两伤
D. 肺肾阴虚，虚火上炎
E. 肝肾阴虚，虚火上炎

5. 清燥救肺汤证的病因病机是（　　）
6. 桑杏汤证的病因病机是（　　）

A. 葛根　五味子
B. 山药　白术
C. 玄参　麦冬
D. 人参　麦冬
E. 黄芪　生地

7. 玉液汤的药物组成中含有（　　）
8. 增液汤的药物组成中含有（　　）

A. 玉液汤
B. 炙甘草汤
C. 麦门冬汤
D. 养阴清肺汤
E. 清燥救肺汤

9. 治疗肺胃阴虚之肺痿，宜用（　　）
10. 治疗气阴两亏之肺痿，宜用（　　）

A. 清燥救肺汤
B. 杏苏散
C. 桑杏汤
D. 麦门冬汤
E. 百合固金汤

11. 患者头微痛，恶寒无汗，咳嗽痰稀，鼻塞咽干，苔白，脉弦。治宜选用（　　）
12. 患者咳唾涎沫，短气喘促，咽喉干燥，舌干红少苔，脉虚数。治宜选用（　　）

参考答案

A1 型题

1. C　2. C　3. C　4. E　5. B
6. C　7. B　8. C

B1 型题

1. E　2. A　3. C　4. A　5. C
6. B　7. A　8. C　9. C　10. B
11. B　12. D

第十七单元　祛湿剂

A1 型题

1. 茵陈蒿汤组成的药物是（　　）
   A. 栀子　茵陈　黄柏
   B. 茵陈　炮姜　附子
   C. 茵陈　滑石　黄芩
   D. 茵陈　麦芽　川楝子
   E. 栀子　茵陈　大黄

2. 下列各项中，除哪项外均属八正散组成的药物（　　）
   A. 大黄　炙甘草
   B. 瞿麦　萹蓄
   C. 木通　栀子仁
   D. 茯苓　猪苓
   E. 滑石　车前子

3. 实脾散组成的药物中含有（　　）
   A. 草豆蔻
   B. 人参
   C. 干姜
   D. 苍术
   E. 大腹皮

4. 真武汤组成的药物中含有（　　）
   A. 桂枝
   B. 芍药
   C. 干姜
   D. 桔梗
   E. 陈皮

5. 防己黄芪汤组成的药物中含有（　　）
   A. 桂枝
   B. 芍药
   C. 干姜
   D. 桔梗
   E. 白术

6. 猪苓汤与五苓散两方组成的药物中均含有（　　）
   A. 白术　茯苓
   B. 泽泻　猪苓
   C. 滑石　甘草
   D. 茯苓　桂枝
   E. 滑石　阿胶

7. 三仁汤中有"宣上、畅中、渗下"作用的代表药物是（　　）
   A. 杏仁　半夏　滑石
   B. 杏仁　厚朴　通草
   C. 杏仁　白蔻仁　竹叶
   D. 杏仁　白蔻仁　薏苡仁
   E. 杏仁　半夏　通草

8. 羌活胜湿汤组成的药物中不含有（　　）
   A. 川芎
   B. 防风
   C. 白芷
   D. 藁本
   E. 蔓荆子

9. 下列各项中，不属于独活寄生汤组成的药物是（　　）
   A. 杜仲　牛膝　肉桂
   B. 白术　羌活　川断
   C. 细辛　防风　秦艽
   D. 杜仲　当归　地黄
   E. 人参　芍药　甘草

10. 平胃散的功用是（　　）
    A. 燥湿运脾，和中益气
    B. 燥湿运脾，行气和胃
    C. 行气化湿，和胃止呕
    D. 化湿和胃，理气健脾
    E. 疏肝和胃，益气健脾

11. 猪苓汤的功用是（　　）
    A. 利水渗湿，清热养阴
    B. 益气祛风，健脾利水

C. 利水渗湿，温阳化气
D. 利湿消肿，理气健脾
E. 温阳健脾，利水渗湿

12. 二妙散的功用是（   ）
    A. 燥湿运脾
    B. 清热解毒
    C. 清热燥湿
    D. 清热利湿
    E. 清热泻火

13. 实脾散的功用是（   ）
    A. 利水渗湿，清热养阴
    B. 益气祛风，健脾利水
    C. 利水渗湿，温阳化气
    D. 利湿消肿，理气健脾
    E. 温阳健脾，行气利水

14. 当归拈痛汤的功用是（   ）
    A. 清热养阴，和血止痛
    B. 健脾利水，祛风止痛
    C. 散寒除湿，和血止痛
    D. 利湿清热，疏风止痛
    E. 温阳健脾，和血止痛

15. 猪苓汤主治证候的病机要点是（   ）
    A. 表虚受风，水道失畅
    B. 脾虚湿盛，泛溢肌肤
    C. 中阳不足，饮停心下
    D. 气化不利，水蓄下焦
    E. 水热互结，阴伤水停

16. 猪苓汤中配伍阿胶的用意是（   ）
    A. 滋阴补血
    B. 补血止血
    C. 滋阴润燥
    D. 润肺止咳
    E. 养血益气

17. 防己黄芪汤中黄芪的主要作用是（   ）
    A. 固表止汗
    B. 实卫御风
    C. 健脾升阳
    D. 祛风行水
    E. 益气利水

B1 型 题

A. 甘草　白术
B. 川芎　防风
C. 防风　藁本
D. 当归　桂枝
E. 桂枝　茯苓

1. 羌活胜湿汤组成的药物中含有（   ）
2. 独活寄生汤组成的药物中含有（   ）

A. 发汗解表
B. 温阳化气，平冲降逆
C. 温阳化气，解表散邪
D. 温心阳，通心脉
E. 温经通脉

3. 五苓散中桂枝的作用是（   ）
4. 苓桂术甘汤中桂枝的作用是（   ）

A. 炒苍术　炒黄柏
B. 石菖蒲　飞滑石
C. 白通草　飞滑石
D. 石菖蒲　制半夏
E. 石菖蒲　益智仁

5. 连朴饮组成的药物中含有（   ）
6. 三仁汤组成的药物中含有（   ）

A. 石菖蒲　益智仁
B. 石菖蒲　飞滑石
C. 白通草　飞滑石
D. 石菖蒲　制半夏
E. 石菖蒲　草果仁

7. 甘露消毒丹组成的药物中含有（   ）
8. 萆薢分清饮组成的药物中含有（   ）

A. 当归拈痛汤
B. 藿香正气散
C. 连朴饮
D. 清暑益气汤
E. 平胃散

9. 治疗外感风寒，内伤湿滞之霍乱吐泻，宜选用（ ）

10. 治疗湿滞脾胃，脘腹胀满，舌苔厚腻，宜选用（ ）

    A. 清热化湿，理气和中
    B. 利湿化浊，清热解毒
    C. 利水渗湿，温阳化气
    D. 宣畅气机，清利湿热
    E. 清热泻火，利水通淋

11. 八正散的功用（ ）

12. 五苓散的功用（ ）

    A. 解表化湿，理气和中
    B. 宣畅气机，清利湿热
    C. 清热泻火，利水通淋
    D. 利湿消肿，理气健脾
    E. 清热化湿，理气和中

13. 藿香正气散的功用是（ ）

14. 连朴饮的功用是（ ）

    A. 燥湿运脾
    B. 发汗祛湿
    C. 健脾助运
    D. 渗湿健脾
    E. 补气健脾

15. 平胃散中配伍苍术的用意是（ ）

16. 九味羌活汤中配伍苍术的用意是（ ）

    A. 逍遥散
    B. 完带汤
    C. 易黄汤
    D. 桑螵蛸散
    E. 参苓白术散

17. 治疗脾虚肝郁，湿浊下注所致之带下，宜用（ ）

18. 治疗肾虚湿热所致之带下，宜用（ ）

    A. 泻热攻积，导积滞下行
    B. 泻热逐瘀，导瘀热下行
    C. 清热泻火，导火热下行
    D. 活血祛瘀，导蓄血下行
    E. 泻热祛湿，导湿热下行

19. 茵陈蒿汤中大黄的作用是（ ）

20. 八正散中大黄的作用是（ ）

参 考 答 案

A1 型题

1. E	2. D	3. C	4. B	5. E
6. B	7. D	8. C	9. B	10. B
11. A	12. C	13. E	14. D	15. E
16. C	17. E			

B1 型题

1. B	2. B	3. C	4. B	5. D
6. C	7. B	8. A	9. B	10. E
11. E	12. C	13. A	14. E	15. A
16. B	17. B	18. C	19. B	20. E

第十八单元 祛痰剂

A1 型 题

1. 由黄连、半夏、瓜蒌实组成的方剂是（　　）
   A. 半夏泻心汤
   B. 大陷胸汤
   C. 滚痰丸
   D. 小陷胸汤
   E. 清气化痰丸

2. 含有茯苓、细辛、干姜、五味子药物组成的方剂是（　　）
   A. 温胆汤
   B. 大陷胸汤
   C. 贝母瓜蒌散
   D. 小陷胸汤
   E. 半夏泻心汤

3. 贝母瓜蒌散组成的药物中不含（　　）
   A. 天花粉
   B. 胆星
   C. 茯苓
   D. 橘红
   E. 桔梗

4. 清气化痰丸组成的药物中不含有（　　）
   A. 陈皮　光杏仁
   B. 黄芩　炒枳实
   C. 白果　胆南星
   D. 茯苓　制半夏
   E. 瓜蒌仁

5. 二陈汤的功用是（　　）
   A. 燥湿化痰，理气和中
   B. 理气化痰，清胆和胃
   C. 清热化痰，理气止咳
   D. 清热化痰，宽胸散结
   E. 燥湿行气，软坚化痰

6. 苓甘五味姜辛汤的功用是（　　）
   A. 化痰息风
   B. 温肺化饮
   C. 利水消痰
   D. 燥湿化痰
   E. 润肺化痰

7. 三子养亲汤主治（　　）
   A. 痰壅气逆食滞证
   B. 热痰咳嗽证
   C. 燥痰咳嗽证
   D. 风痰上扰证
   E. 湿热食滞证

8. 症见眩晕头痛，胸膈痞闷，恶心呕吐，舌苔白腻，脉弦滑者，宜选用（　　）
   A. 温胆汤
   B. 柴胡疏肝散
   C. 半夏白术天麻汤
   D. 小陷胸汤
   E. 羚角钩藤汤

B1 型 题

A. 橘红　杏仁
B. 白术　甘草
C. 桔梗　半夏
D. 陈皮　半夏
E. 南星　僵蚕

1. 二陈汤组成的药物中含有（　　）
2. 温胆汤组成的药物中含有（　　）

A. 燥湿化痰，理气和中
B. 理气化痰，清胆和胃
C. 清热化痰，理气止咳
D. 清热化痰，宽胸散结
E. 燥湿行气，软坚化痰

3. 清气化痰丸的功用是（　　）
4. 小陷胸汤的功用是（　　）

  A. 化痰息风，健脾祛湿
  B. 清肺化痰，散结排脓
  C. 疏风宣肺，化痰止咳
  D. 清热化痰，平肝息风
  E. 润肺清热，理气化痰

5. 贝母瓜蒌散的功用是（　　）
6. 半夏白术天麻汤的功用是（　　）

  A. 止嗽散
  B. 泻白散
  C. 清气化痰丸
  D. 苏子降气汤
  E. 贝母瓜蒌散

7. 热痰咳嗽。症见胸膈痞闷，气急呕恶，咯痰不爽，苔黄而腻者，治宜选用（　　）
8. 燥痰咳嗽。症见呛咳气急，咯痰不爽，咽喉干燥，苔白而干者，治宜选用（　　）

参 考 答 案

A1 型题

1. D 2. C 3. B 4. C 5. A
6. B 7. A 8. C

B1 型题

1. D 2. D 3. C 4. D 5. E
6. A 7. C 8. E

第十九单元 消食剂

A1 型题

1. 下列除哪项外均是健脾丸（《证治准绳》）组成的药物（　）
   A. 白术　木香
   B. 黄连　甘草
   C. 神曲　陈皮
   D. 半夏　黄芪
   E. 人参　白茯苓

2. 枳实导滞丸组成的药物中不含有（　）
   A. 大黄　泽泻
   B. 枳实　黄芩
   C. 神曲　茯苓
   D. 黄连　白术
   E. 木香　半夏

3. 保和丸与健脾丸组成的药物中均含有（　）
   A. 木香　砂仁
   B. 山楂　神曲
   C. 半夏　茯苓
   D. 陈皮　连翘
   E. 人参　白术

4. 保和丸的功用是（　）
   A. 健脾和胃，消食止泻
   B. 健脾消痞
   C. 消痞除满，健脾和胃
   D. 消食和胃
   E. 分消酒湿，理气健脾

5. 健脾丸的功用是（　）
   A. 健脾和胃，消食止泻
   B. 健脾消痞
   C. 消痞除满，健脾和胃
   D. 消食和胃
   E. 分消酒湿，理气健脾

6. 枳实导滞丸的功用是（　）
   A. 健脾和胃，消食止泻
   B. 消导化积，清热利湿
   C. 消痞除满，健脾和胃
   D. 行气导滞，攻积泄热
   E. 分消酒湿，理气健脾

7. 保和丸中配伍莱菔子的主要用意是（　）
   A. 消食止泻
   B. 消食导滞
   C. 下气消食
   D. 化滞解酒
   E. 消积和胃

8. 健脾丸的主要配伍特点是（　）
   A. 补气健脾与渗湿止泻同用
   B. 补气健脾与涩肠止泻同用
   C. 补气健脾与消食行气同用
   D. 补气健脾与行气利湿同用
   E. 补气健脾与清热除湿同用

9. 连翘在保和丸中的作用是（　）
   A. 清热解毒
   B. 辛凉透表
   C. 透热转气
   D. 清泄胸膈之热
   E. 清热散结

10. 大黄在枳实导滞丸中的作用是（　）
    A. 泄热通便
    B. 攻下寒积
    C. 以泻代清
    D. 泄热逐瘀
    E. 攻积泻热

B1 型题

A. 保和丸

B. 健脾丸
C. 半夏泻心汤
D. 枳实导滞丸
E. 三子养亲汤

1. 饮食不节，脘腹痞胀，嗳腐吞酸，恶食呕吐，大便泄泻，舌苔厚腻，脉滑者。治宜选用（ ）

2. 食积内停，脘腹胀痛，下利泄泻，小便短赤，舌苔黄腻，脉沉而有力者。治宜选用（ ）

A. 脘腹胀满，嗳腐厌食，苔厚腻，脉滑
B. 脘腹胀满，大便失常，苔黄腻，脉沉有力
C. 脘腹痞闷，食少难消，大便溏薄，苔腻微黄，脉虚弱
D. 心下痞满，食少倦怠，苔腻微黄
E. 眩晕呕吐，胸膈痞闷，食少体倦，小便不利

3. 临证运用健脾丸的辨证要点是（ ）
4. 临证运用枳实导滞丸的辨证要点是（ ）

参 考 答 案

A1 型题

1. D 2. E 3. B 4. D 5. A
6. B 7. C 8. C 9. E 10. E

B1 型题

1. A 2. D 3. C 4. B

第二十单元 驱虫剂

A1 型题

1. 乌梅丸组成的药物中含有（ ）
   A. 黄芪 黄连
   B. 黄芩 黄连
   C. 黄芪 黄柏
   D. 黄连 黄柏
   E. 黄芩 黄柏

2. 乌梅丸具有的功用是（ ）
   A. 生津止渴
   B. 温脏安蛔
   C. 杀虫消痞
   D. 收涩止带
   E. 涩肠固脱

3. 乌梅丸重用乌梅的作用是（ ）
   A. 敛肺止咳
   B. 敛阴止汗
   C. 涩精止遗
   D. 固脬缩尿
   E. 涩肠止泻

4. 乌梅丸主治（ ）
   A. 蛔厥
   B. 痰厥
   C. 气厥
   D. 寒厥
   E. 热厥

5. 乌梅丸适用于（ ）
   A. 寒热错杂，痰热互结。症见心下疼痛，按之石硬者
   B. 胃虚痰阻，气机阻滞。症见心下痞硬，噫气不除者
   C. 寒热错杂，虚实夹杂，肠道失固。症见久泻久痢者
   D. 寒热错杂，痰湿交阻。症见心下痞满，恶食懒倦者
   E. 寒热错杂，气机阻滞。症见心下痞满，呕吐下利者

B1 型题

A. 细辛 蜀椒
B. 槟榔 半夏
C. 猪苓 泽泻
D. 当归 白术
E. 厚朴 扁豆

1. 乌梅丸组成的药物中含有（ ）
2. 香薷散组成的药物中含有（ ）

A. 干姜 蜀椒
B. 人参 半夏
C. 桂枝 附子
D. 当归 芍药
E. 细辛 生姜

3. 乌梅丸和大建中汤组成中均含有的药组是（ ）
4. 乌梅丸中含有，而大建中汤中不含有的药组是（ ）

参考答案

A1 型题

1. D　2. B　3. E　4. A　5. C

B1 型题

1. A　2. E　3. A　4. C

综合练习题

A1 型题

1. 组成药物中含有干姜的方剂是（　　）
   A. 真武汤
   B. 乌梅丸
   C. 四神丸
   D. 半夏厚朴汤
   E. 半夏白术天麻汤
2. 组成药物中含有人参的方剂是（　　）
   A. 温经汤
   B. 肾气丸
   C. 酸枣仁汤
   D. 小蓟饮子
   E. 桑杏汤
3. 组成药物中含有竹叶的方剂是（　　）
   A. 黄连解毒汤
   B. 普济消毒饮
   C. 清营汤
   D. 龙胆泻肝汤
   E. 青蒿鳖甲汤
4. 下列方剂中配伍生地黄的是（　　）
   A. 玉女煎
   B. 八珍汤
   C. 一贯煎
   D. 四物汤
   E. 阳和汤
5. 下列方剂中用炮姜的是（　　）
   A. 半夏泻心汤
   B. 温经汤
   C. 枳实导滞丸
   D. 生化汤
   E. 厚朴温中汤
6. 生地、熟地同用的方剂是（　　）
   A. 地黄饮子
   B. 一贯煎
   C. 百合固金汤
   D. 炙甘草汤
   E. 独活寄生汤
7. 大黄、桂枝同用的方剂是（　　）
   A. 复元活血汤
   B. 大黄牡丹汤
   C. 血府逐瘀汤
   D. 桂枝茯苓丸
   E. 桃核承气汤
8. 桔梗、枳壳同用的方剂是（　　）
   A. 普济消毒饮
   B. 参苓白术散
   C. 蒿芩清胆汤
   D. 血府逐瘀汤
   E. 清瘟败毒饮
9. 桑叶、菊花同用的方剂是（　　）
   A. 羚角钩藤汤
   B. 桑杏汤
   C. 清燥救肺汤
   D. 银翘散
   E. 天麻钩藤饮
10. 下列除何外，均含有白芍（　　）
    A. 羚角钩藤汤
    B. 大秦艽汤
    C. 天麻钩藤饮
    D. 大定风珠
    E. 镇肝息风汤
11. 组成药物中不含有当归的方剂是（　　）
    A. 暖肝煎
    B. 温经汤
    C. 生化汤
    D. 定喘汤
    E. 苏子降气汤

12. 组成药物中不含有当归的方剂是（　）

    A. 消风散

    B. 清胃散

    C. 一贯煎

    D. 玉女煎

    E. 黄龙汤

13. 组成药物中不含有熟地黄的方剂是（　）

    A. 六味地黄丸

    B. 地黄饮子

    C. 阳和汤

    D. 当归六黄汤

    E. 归脾汤

14. 组成药物中不含有川芎的方剂是（　）

    A. 四物汤

    B. 生化汤

    C. 归脾汤

    D. 温经汤

    E. 越鞠丸

15. 组成药物中不含有甘草的方剂是（　）

    A. 八正散

    B. 大柴胡汤

    C. 温脾汤

    D. 桃核承气汤

    E. 复元活血汤

16. 组成药物中不含有麦冬的方剂是（　）

    A. 大定风珠

    B. 清燥救肺汤

    C. 炙甘草汤

    D. 百合固金汤

    E. 羚角钩藤汤

17. 组成药物中不含有生地、玄参的方剂是（　）

    A. 增液汤

    B. 百合固金汤

    C. 大定风珠

    D. 天王补心丹

    E. 清营汤

18. 下列组成药物中不含有生姜的方剂是（　）

    A. 小青龙汤

    B. 真武汤

    C. 温经汤

    D. 炙甘草汤

    E. 吴茱萸汤

19. 下列组成药物中不含有细辛的方剂是（　）

    A. 小青龙汤

    B. 九味羌活汤

    C. 温脾汤

    D. 当归四逆汤

    E. 川芎茶调散

20. 下列组成药物中不含有生姜、大枣的方剂是（　）

    A. 理中汤

    B. 桂枝汤

    C. 吴茱萸汤

    D. 炙甘草汤

    E. 苏子降气汤

21. 以宣降肺气、清热化痰为主要功用的方剂是（　）

    A. 泻白散

    B. 桑杏汤

    C. 定喘汤

    D. 苇茎汤

    E. 清气化痰丸

22. 以疏肝解郁、行气止痛为功用的方剂是（　）

    A. 丹参饮

    B. 一贯煎

    C. 左金丸

    D. 失笑散

    E. 柴胡疏肝散

23. 配伍中寓有"培土生金"之义的方剂是（　）

    A. 健脾丸

B. 二陈汤
C. 四君子汤
D. 参苓白术散
E. 补中益气汤

24. 主治"脾约"的方剂是（　　）
    A. 温脾汤
    B. 健脾丸
    C. 归脾汤
    D. 实脾散
    E. 麻子仁丸

25. 治疗外感温燥轻证的方剂是（　　）
    A. 银翘散
    B. 桂枝汤
    C. 桑杏汤
    D. 杏苏散
    E. 桑菊饮

26. 治疗凉燥的代表方剂是（　　）
    A. 银翘散
    B. 桂枝汤
    C. 香薷散
    D. 杏苏散
    E. 小青龙汤

27. 肝郁血虚，脾失健运，两胁作痛，神疲食少，脉弦而虚者。宜选用（　　）
    A. 健脾丸
    B. 逍遥散
    C. 一贯煎
    D. 越鞠丸
    E. 保和丸

B1 型 题

A. 大黄
B. 莲子肉
C. 神曲
D. 薏苡仁
E. 厚朴

1. 温脾汤组成的药物中含有（　　）
2. 健脾丸组成的药物中含有（　　）

A. 苍术　黄柏
B. 苍术　厚朴
C. 苍术　白术
D. 苍术　羌活
E. 苍术　川芎

3. 完带汤组成的药物中含有（　　）
4. 越鞠丸组成的药物中含有（　　）

A. 清热解毒，养阴生津
B. 利湿化浊，清热解毒
C. 清暑解热，化气利湿
D. 养阴清热，除烦止渴
E. 清热解暑，生津止渴

5. 桂苓甘露散的功用是（　　）
6. 甘露消毒丹的功用是（　　）

A. 清热生津，解暑除烦
B. 清热生津，化湿和中
C. 祛暑解表，化湿和中
D. 清暑解热，化气利湿
E. 祛暑解表，清热化湿

7. 香薷散的功用是（　　）
8. 新加香薷饮的功用是（　　）

A. 解表化湿，理气和中
B. 理气化湿，和中止呕
C. 祛湿化浊，和中止泻
D. 解暑化湿，和中止泻
E. 祛暑解表，清热化湿

9. 新加香薷饮的功用是（　　）
10. 藿香正气散的功用是（　　）

A. 化痰息风，健脾祛湿
B. 祛风除湿，清热养血
C. 疏风清热，养血活血
D. 平肝息风，清热活血，补益肝肾
E. 祛风除湿，化痰通络，活血止痛

11. 半夏白术天麻汤的功用是（　　）
12. 天麻钩藤饮的功用是（　　）

A. 祛风止痉
B. 疏风止痒
C. 养血安神
D. 滋阴柔肝
E. 滋阴息风

13. 消风散的治疗作用是（　　）
14. 大定风珠的治疗作用是（　　）

A. 定喘汤
B. 止嗽散
C. 小青龙汤
D. 苓桂术甘汤
E. 苓甘五味姜辛汤

15. 以温肺化饮为主要功用的方剂是（　　）
16. 既散寒解表，又温肺化饮的方剂是（　　）

A. 清热生津润燥
B. 散结消瘀续伤
C. 涤痰散结宽胸
D. 清热生津止渴
E. 清热化痰止咳

17. 贝母瓜蒌散中配伍天花粉的主要用意是（　　）
18. 复元活血汤中配伍天花粉的主要用意是（　　）

A. 补血活血，化瘀生新
B. 养血和营，活血通络
C. 补血养肝，和血调经
D. 养血润燥，止逆下气
E. 补养心血，以安神志

19. 补阳还五汤中配伍当归的用意是（　　）
20. 苏子降气汤中配伍当归的用意是（　　）

A. 当归六黄汤
B. 当归建中汤
C. 当归补血汤
D. 黄芪建中汤
E. 补中益气汤

21. 治疗气虚发热的最佳选方是（　　）
22. 治疗血虚发热的最佳选方是（　　）

A. 十枣汤
B. 大陷胸汤
C. 苇茎汤
D. 泻白散
E. 瓜蒌薤白白酒汤

23. 主治胸痹的方剂是（　　）
24. 主治结胸的方剂是（　　）

A. 藿香正气散
B. 香薷饮
C. 参苓白术散
D. 六一散
E. 桂苓甘露散

25. 感受暑湿，身热烦渴，小便不利或大便泄泻者，治宜选用（　　）
26. 中暑受湿，发热头痛，烦渴引饮，小便不利或呕吐泄泻者，治宜选用（　　）

参 考 答 案

A1 型题

1. B　2. A　3. C　4. C　5. D
6. C　7. E　8. D　9. A　10. C
11. D　12. D　13. E　14. C　15. B
16. E　17. C　18. A　19. C　20. A
21. C　22. E　23. C　24. E　25. C
26. D　27. B

B1 型题

1. A　2. C　3. C　4. E　5. C
6. B　7. C　8. E　9. E　10. A
11. A　12. D　13. B　14. E　15. E
16. C　17. A　18. B　19. B　20. D
21. E　22. C　23. E　24. B　25. D
26. E

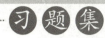

医师资格考试习题集

中西医结合执业医师

医学综合笔试部分（中册）

《医师资格考试习题集》编委会　编写

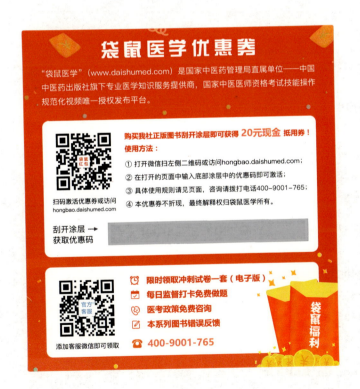

中国中医药出版社
·北 京·

图书在版编目（CIP）数据

医师资格考试习题集．中西医结合执业医师．医学综合笔试部分/《医师资格考试习题集》编委会编写．—北京：中国中医药出版社，2018.12
ISBN 978-7-5132-5372-7

Ⅰ.①医… Ⅱ.①医… Ⅲ.①中西医结合-资格考试-习题集 Ⅳ.①R-44

中国版本图书馆CIP数据核字（2018）第264051号

中国中医药出版社出版

北京市朝阳区北三环东路28号易亨大厦16层
邮政编码　100013
传真　010-64405750
三河市同力彩印有限公司印刷
各地新华书店经销

开本889×1194　1/16　印张65.5　字数1761千字
2018年12月第1版　2018年12月第1次印刷
书号　ISBN 978-7-5132-5372-7

定价　298.00元（上中下册）
网址　www.cptcm.com

社 长 热 线　010-64405720
购 书 热 线　010-89535836
维 权 打 假　010-64405753

微信服务号　zgzyycbs
微商城网址　https://kdt.im/LIdUGr
官方微博　http://e.weibo.com/cptcm
天猫旗舰店网址　https://zgzyycbs.tmall.com

如有印装质量问题请与本社出版部联系（010-64405510）
版权专有　侵权必究

编写说明

医师资格考试是行业准入考试，是评价申请医师资格者是否具备从事医师工作所必需的专业知识与技能的考试。2011年在国家中医药管理局医政司的直接指导下，国家中医药管理局中医师资格认证中心组织专家对中医（具有规定学历）执业医师、中医（具有规定学历）执业助理医师、中西医结合执业医师、中西医结合执业助理医师资格医学综合笔试大纲进行了修订，2014年又对大纲细则进行了修订。为配合大纲及大纲细则的实施，更好地帮助考生复习应考，我社组织专家编写了医师资格考试习题集。本习题集具有以下特点：

1. 编写专家皆为资深考试命题专家，他们不仅具有较高的理论及临床水平，而且长期研究考试及命题规律，是"学术"与"考试"双重专家，避免了只钻研学术不会命题的现象。这可使本书更好地符合考试规律，更适用和实用。

2. 医师资格考试习题集完全按照最新考试大纲编写，考试大纲要求的知识点能较好地通过习题表现出来。

3. 参考答案附于习题之后，以备自查自纠。

4. 医师资格考试习题集全部采用国家中医药管理局中医师资格认证中心规定的题型，即A1型题、A2型题、B1型题。A1型题是单句型最佳选择题，A2型题是病例摘要型最佳选择题，B1型题是标准配伍题。

我们希望习题集能助考生复习考试一臂之力，但是由于习题是以点的形式表达大纲，因此覆盖面有一定局限。考生在使用时一定要以大纲细则为主，习题集与大纲细则配合使用，将如虎添翼。

中国中医药出版社
2018年10月

总目录

上 册

中医基础理论 / 1
中医诊断学 / 77
中药学 / 211
方剂学 / 369

中 册

中西医结合内科学 / 425
中西医结合外科学 / 545
中西医结合妇产科学 / 599

下 册

中西医结合儿科学 / 667
针灸学 / 719
诊断学基础 / 787
药理学 / 851
传染病学 / 911
医学伦理学 / 961
卫生法规 / 981

目 录

（中册）

中西医结合内科学

第一单元　呼吸系统疾病　/ 427
第二单元　循环系统疾病　/ 442
第三单元　消化系统疾病　/ 459
第四单元　泌尿系统疾病　/ 476
第五单元　血液及造血系统疾病　/ 483
第六单元　内分泌与代谢疾病　/ 492
第七单元　风湿性疾病　/ 499
第八单元　神经系统疾病　/ 502
第九单元　理化因素所致疾病　/ 512
第十单元　内科常见危重症　/ 517
第十一单元　肺系病证　/ 520
第十二单元　心系病证　/ 522
第十三单元　脾系病证　/ 524
第十四单元　肝系病证　/ 529
第十五单元　肾系病证　/ 532
第十六单元　气血津液病证　/ 534
第十七单元　肢体经络病证　/ 541

中西医结合外科学

第一单元　中医外科证治概要　/ 547
第二单元　无菌术　/ 550
第三单元　麻醉　/ 552
第四单元　体液与营养代谢　/ 555
第五单元　输血　/ 559
第六单元　围手术期处理　/ 561
第七单元　疼痛与治疗　/ 564
第八单元　内镜与腔镜外科技术　/ 566
第九单元　外科感染　/ 567
第十单元　损伤　/ 570
第十一单元　肿瘤　/ 575
第十二单元　急腹症　/ 578
第十三单元　甲状腺疾病　/ 582
第十四单元　乳腺疾病　/ 584
第十五单元　胃、十二指肠溃疡的外科治疗　/ 586
第十六单元　门静脉高压症　/ 588
第十七单元　腹外疝　/ 589
第十八单元　泌尿、男性生殖系统疾病　/ 590
第十九单元　肛门直肠疾病　/ 592
第二十单元　周围血管疾病　/ 594
第二十一单元　皮肤及性传播疾病　/ 596

中西医结合妇产科学

第一单元　女性生殖系统解剖　/ 601
第二单元　女性生殖系统生理　/ 605
第三单元　妊娠生理　/ 607
第四单元　产前保健　/ 609
第五单元　正常分娩　/ 611
第六单元　正常产褥　/ 613
第七单元　妇产科疾病的病因与发病机制　/ 614
第八单元　妇产科疾病的中医诊断与辨证要点　/ 617
第九单元　治法概要　/ 618
第十单元　妊娠病　/ 620
第十一单元　妊娠合并疾病　/ 623
第十二单元　异常分娩　/ 624
第十三单元　胎儿窘迫与胎膜早破　/ 626
第十四单元　分娩期并发症　/ 628
第十五单元　产后病　/ 630
第十六单元　外阴上皮内非瘤样病变　/ 633
第十七单元　女性生殖系统炎症　/ 634
第十八单元　月经病　/ 635
第十九单元　女性生殖器官肿瘤　/ 645
第二十单元　妊娠滋养细胞疾病　/ 650
第二十一单元　子宫内膜异位症及子宫腺肌病　/ 653
第二十二单元　子宫脱垂　/ 656
第二十三单元　不孕症　/ 659
第二十四单元　计划生育　/ 662
第二十五单元　妇产科特殊检查与常用诊断技术　/ 665

中西医结合内科学

第一单元　呼吸系统疾病

细目一　慢性阻塞性肺疾病

A1 型题

1. 下列各项，不属于慢性阻塞性肺疾病病因的是（　　）
   A. 感染
   B. 空气污染
   C. 遗传
   D. 蛋白酶-抗蛋白酶失衡
   E. 职业粉尘和化学物质

2. 下列各项，不属于慢性阻塞性肺疾病体征的是（　　）
   A. 桶状胸
   B. 语颤增强
   C. 肺部叩诊为过清音
   D. 两肺呼吸音减弱
   E. 肝脏浊音界下降

3. 下列关于急性加重期慢性阻塞性肺疾病的治疗，错误的是（　　）
   A. 应用支气管扩张剂
   B. 对于重度及极重度患者可应用糖皮质激素
   C. 高流量吸氧
   D. 根据病原菌类型及药物敏感情况选用抗生素
   E. 根据病情严重程度决定门诊或住院治疗

4. 慢性阻塞性肺疾病肺脾气虚证，其治疗应首选方剂是（　　）
   A. 生脉散合六君子汤
   B. 金匮肾气丸合参蛤散
   C. 参附汤送服黑锡丹
   D. 五磨饮子
   E. 玉屏风散

5. 慢性阻塞性肺疾病外寒里饮，其中医治法是（　　）
   A. 解表清里，化痰平喘
   B. 清热化痰，宣肺平喘
   C. 宣肺散寒，清热化痰
   D. 温肺散寒、涤痰降逆
   E. 解表清里，化痰降逆

6. 符合慢性阻塞性肺疾病的肺功能检查结果是（　　）
   A. 吸入支气管扩张剂之后 FEV_1/FVC ＜70%
   B. 吸入支气管扩张剂之后 FEV_1/FVC ＜80%
   C. 吸入支气管扩张剂之后 FEV_1/FVC ＞60%
   D. 吸入支气管扩张剂之后 FEV_1/FVC ＞50%
   E. 吸入支气管扩张剂之后 FEV_1/FVC ＞40%

A2 型题

1. 王某，患慢性阻塞性肺疾病10余年，近日感冒后病情加重，症见呼吸浅短难续，倚息不能平卧，咳嗽痰白如沫，咳吐不利，胸满闷窒，声低气怯，心慌，形寒汗出，面色晦暗，小便清长，舌淡，苔白润。治疗应首选的方剂是（　　）
   A. 麻杏石甘汤加减

B. 麻黄汤合华盖散
C. 补虚汤合参蛤散
D. 平喘固本汤加减
E. 桑白皮汤加减

2. 某男，65岁，吸烟20余年，近3年来出现气喘、呼吸困难、咳嗽、咳痰。胸部视诊胸廓前后径增大，肋间隙增宽，两肺听诊呼吸音减弱，呼气延长。其诊断是（　　）

A. 支气管肺癌
B. 支气管哮喘
C. 支气管扩张症
D. 慢性阻塞性肺疾病
E. 肺结核

3. 老年男性，患慢性阻塞性肺疾病6年，今年入冬以来病情加重，喘咳不能平卧，咳痰清稀，胸满气憋，面浮下肢肿，腹部胀满有水，尿少，脘痞，纳差，心悸，怕冷，面唇青紫，舌胖质暗，苔白滑，脉沉细滑。其中医治法是（　　）

A. 补肺益气，养阴润肺
B. 温肾健脾，化饮利水
C. 扶阳固脱，镇摄肾气
D. 清热化痰，宣肺止咳
E. 温肺化饮，散寒止咳

B1 型题

A. 桑白皮汤
B. 小青龙汤
C. 涤痰汤、安宫牛黄丸或至宝丹
D. 二陈汤合三子养亲汤
E. 玉屏风散合六君子汤

1. 慢性阻塞性肺疾病之痰蒙神窍证，治疗应首选的方剂是（　　）

2. 慢性阻塞性肺疾病之痰浊阻肺证，治疗应首选的方剂是（　　）

A. 正虚喘脱证
B. 肾虚不纳证
C. 肺肾气虚证
D. 肺气郁闭证
E. 痰浊阻肺证

3. 患者患慢性阻塞性肺疾病5年，现喘而胸盈仰息，咳嗽，痰多黏腻色白，咳吐不利，兼有呕恶，食少，口黏作渴，舌唇白腻，脉滑。其中医辨证为（　　）

4. 患者患慢性阻塞性肺疾病8年，现呼吸浅短难续，甚则张口抬肩，倚息不能平卧，咳嗽痰白如沫，咳吐不利，胸满闷窒，声低气怯，心慌，形寒汗出，面色晦暗，舌淡，苔白润。其中医辨证为（　　）

A. 开郁降气平喘
B. 清热化痰，宣肺平喘
C. 温肺散寒，涤痰降逆
D. 清热化痰，宣肺平喘
E. 扶阳固脱，镇摄肾气

5. 患者患慢性阻塞性肺疾病20年，现咳嗽喘逆不得卧，气短气急，咳痰稀白量多，呈泡沫状，胸部膨满，口干不欲饮，面色青暗，周身酸楚，恶寒，无汗，舌体胖大，舌质暗淡，苔白滑，脉浮紧。其中医治法是（　　）

6. 某男，慢性阻塞性肺疾病10年，喘咳气涌，胸部胀痛，痰多质黏色黄，伴胸中烦闷，身热，有汗，口渴而喜冷饮，面赤，咽干，小便赤涩，大便秘结，舌质红，舌苔黄腻，脉滑数。其中医治法是（　　）

参 考 答 案

A1 型题

1. C　　2. B　　3. C　　4. A　　5. D
6. A

A2 型题

1. C　　2. D　　3. B

B1 型题

1. C　　2. D　　3. E　　4. C　　5. C
6. B

细目二 支气管哮喘

A1 型题

1. 支气管哮喘发作时的主要特征是(   )
   A. 慢性咳嗽，咳痰，喘息
   B. 发作性伴有哮鸣音的呼气性呼吸困难
   C. 发作性伴有哮鸣音的吸气性呼吸困难
   D. 混合性呼吸困难
   E. 非发作性呼吸困难

2. 目前公认的支气管哮喘最重要的发病机制是(   )
   A. 气道炎症
   B. 饮食不节
   C. 情志激动
   D. 外邪侵袭
   E. 吸烟多年

3. 哮病发病的宿根是(   )
   A. 宿痰伏肺
   B. 先天不足
   C. 饮食不当
   D. 气候变化
   E. 外邪侵袭

4. 哮病的病变脏腑是(   )
   A. 病位在肺，与脾、肾密切相关
   B. 病位在肺，与脾、肾、肝密切相关
   C. 病位在肺，与脾、肾、肝、心密切相关
   D. 病位在气道，与肺、脾、肾密切相关
   E. 病位在气道，与肺、脾、肾、肝密切相关

5. 下列各项中，关于重度支气管哮喘急性发作的治疗错误的是(   )
   A. 氧疗
   B. 速效 β_2 受体激动剂
   C. 使用大剂量抗生素
   D. 茶碱的使用
   E. 尽早使用全身激素

6. 支气管哮喘发作期寒哮证，其治疗的首选方剂是(   )
   A. 定喘汤
   B. 射干麻黄汤
   C. 六君子汤
   D. 金匮肾气丸
   E. 七味都气丸

7. 支气管哮喘发作时的 X 线表现是(   )
   A. 肺纹理增多
   B. 可见两肺透亮度增加
   C. 患侧透亮度增强，肺纹理消失
   D. 左心大，肺淤血征
   E. 肺叶实变，其中有空洞

A2 型题

1. 某女，发作性喉间痰鸣气喘多年，因受寒发作1天。现症见气粗息涌，咳呛阵作，喉中哮鸣，胸高胁胀，口渴喜饮，痰黄，咳吐不利。舌质红，苔黄腻，脉滑数。其中医证型是(   )
   A. 哮喘寒哮证
   B. 哮喘热哮证
   C. 哮喘肾虚证
   D. 寒饮伏肺证
   E. 风寒犯肺证

2. 某女，发作性喉间痰鸣气喘20年，现症见气粗息涌，咳呛阵作，喉中哮鸣，胸高胁胀，口渴喜饮，口苦，痰多，咳吐不利，舌质红，苔黄腻，脉滑数。其治疗应首选的方剂是(   )
   A. 定喘汤
   B. 射干麻黄汤
   C. 七味都气丸
   D. 苏子降气汤
   E. 小青龙汤

3. 赵某，男，45岁，阵发性呼气性呼吸困

难,烦躁不安,持续6小时,氨茶碱无效。过去有哮喘病史。查体:满肺哮鸣音,可见肺气肿征。治疗应首选的药物是(　　)

　A. 大剂量青霉素静滴
　B. 西地兰静脉推注
　C. 吗啡皮下注射
　D. 地塞米松静滴
　E. 沙丁胺醇雾化吸入

4. 张某,女,43岁,1个月来干咳,胸闷憋气,呼吸困难,夜间明显,影响睡眠,既往有类似发作病史,双肺可闻及哮鸣音。治疗应首选的药物是(　　)

　A. 口服安定
　B. 雾化吸入色甘酸钠
　C. 吸入特布他林,口服茶碱控释片
　D. 静脉滴注琥珀酸氢化可的松
　E. 氧气吸入

B1 型题

　A. 射干麻黄汤
　B. 定喘汤
　C. 六君子汤
　D. 玉屏风散
　E. 金匮肾气丸

1. 李某,男,56岁,哮喘20年病史,劳累后哮喘易发,平素息促气短,呼多吸少,动则为甚,形瘦,神疲,心悸,腰酸腿软,脑转耳鸣,舌淡红,少苔,脉细数。治疗应首选的方剂是(　　)

2. 某女,哮喘病史6年,近日复发,症见气粗息涌,咳呛阵作,喉中哮鸣,胸高胁胀,烦闷不安,汗出,口渴喜饮,面赤口苦,咳痰色黄,黏浊稠厚,咳吐不利,舌质红,苔黄腻,脉滑数。治疗应首选的方剂是(　　)

　A. 氨茶碱
　B. β_2受体激动剂
　C. 糖皮质激素
　D. 抗胆碱药物
　E. 色甘酸钠

3. 具有抑制炎症细胞趋化、细胞因子生成、炎性介质释放,增强平滑肌细胞β_2受体反应性,抑制组胺酸脱羧酶,减少组胺形成作用的药物是(　　)

4. 激动β_2受体,激活腺苷酸环化酶,使细胞内的环酸腺苷(cAMP)含量增加、游离Ca^{2+}减少,使支气管平滑肌舒张的药物是(　　)

参 考 答 案

A1 型题

1. B　　2. A　　3. A　　4. C　　5. C
6. B　　7. B

A2 型题

1. A　　2. A　　3. D　　4. C

B1 型题

1. E　　2. B　　3. C　　4. B

细目三　肺　炎

A1 型题

1. 下列各项中,不属于肺炎典型表现的是(　　)

　A. 寒战
　B. 潮热
　C. 咳嗽
　D. 咳痰

E. 胸痛及呼吸困难

2. 下列各项中，关于肺炎链球菌肺炎的体征描述正确的是（　　）
   A. 早期肺部无明显异常体征，仅有呼吸幅度减小、叩诊轻度浊音、听诊呼吸音减低和胸膜摩擦音
   B. 肺实变时叩诊呈实音
   C. 听诊语颤减弱和支气管呼吸音等典型体征
   D. 消散期不可闻及湿啰音
   E. 病变累及胸膜时无胸膜摩擦音

3. 葡萄球菌肺炎的临床表现是（　　）
   A. 寒战，高热，胸痛，咳嗽，咳铁锈色痰
   B. 早期可出现肺实变体征
   C. 低热，盗汗，病程长
   D. 高热，咳嗽，脓性痰
   E. 咳粉红色泡沫痰

4. 治疗支原体肺炎的首选药物是（　　）
   A. 氨基糖苷类
   B. 耐青霉素酶的部分合成青霉素或头孢菌素
   C. 青霉素G
   D. 氟喹诺酮类
   E. 大环内酯类

5. 下列各项中，关于肺炎中医病因病机的论述，错误的是（　　）
   A. 邪犯肺卫
   B. 痰热壅肺
   C. 阴竭阳脱
   D. 热闭心神
   E. 劳倦内伤

A2 型题

1. 某男，29岁，因寒战、高热、咳嗽、胸痛4天入院。查体：血压110/70mmHg，急性病容，呼吸急促，口唇发绀，右下肺可听到支气管呼吸音。X线示：肺段大片、均匀炎症浸润阴影。血常规：白细胞 11.9×10^9/L，中性粒细胞 0.76。其诊断是（　　）
   A. 支原体肺炎
   B. 病毒性肺炎
   C. 克雷白杆菌肺炎
   D. 葡萄球菌肺炎
   E. 肺炎球菌肺炎

2. 某男，29岁，因肺炎收入院。查体：血压110/70mmHg，T：39℃，急性病容，呼吸急促，口唇发绀，右下肺可听到支气管呼吸音。血常规：白细胞 12.9×10^9/L，中性粒细胞 0.86。治疗措施错误的是（　　）
   A. 鼓励患者多饮水
   B. 首选青霉素G
   C. 病人应卧床休息，宜食用营养而易消化的食物
   D. 剧烈胸痛者，可酌用少量镇痛药
   E. 应用大量退热剂，使体温尽快恢复正常

3. 李某，女，24岁。突发寒战高热，咳嗽咳痰，右胸痛3天，予退热剂后出现大汗淋漓，头晕，眼花，心悸，速来急诊。查体：神志清楚，血压70/45mmHg，心率130次/分，呼吸急促，口唇发绀，右下肺叩浊音，可闻及管状呼吸音。血常规：白细胞 25.6×10^9/L，中性粒细胞0.86。X线示：右下肺大片炎症浸润阴影。其诊断是（　　）
   A. 肺炎球菌肺炎
   B. 肺脓肿
   C. 感染性休克
   D. 支原体肺炎
   E. 葡萄球菌肺炎

4. 王某，男，30岁。突发寒战高热，咳吐铁锈色痰，伴胸痛、心悸。查体：心率125次/分，呼吸急促，口唇发绀，左下肺叩诊呈浊音，可闻及管状呼吸音。血常规：白细胞 1.6×10^9/L。治疗应首选的措施是（　　）
   A. 针对病原菌选用有效抗生素
   B. 畅通气道，吸氧
   C. 应用糖皮质激素
   D. 纠正水、电解质和酸碱平衡紊乱

E. 应用血管活性药物

5. 张某，突发咳嗽，咳痰黄稠，进而咳铁锈色痰，呼吸急促，高热不退，胸膈痞满，按之疼痛，口渴烦躁，小便黄赤，大便干燥，舌红苔黄，脉洪数。其中医治法是（　　）

A. 疏风清热，宣肺止咳
B. 清热化痰，宽胸止咳
C. 清热解毒，化痰开窍
D. 益气养阴，润肺化痰
E. 解表散寒，清泄里热

6. 某男，患肺炎，经抗生素治疗后好转，现症见干咳少痰，咳嗽声低，气短神疲，身热，手足心热，自汗，心胸烦闷，口渴欲饮，舌红，苔薄黄，脉细数。治疗应首选的方剂是（　　）

A. 竹叶石膏汤
B. 沙参麦冬汤
C. 清营汤
D. 生脉散
E. 补肺汤

B1 型题

A. 铁锈色痰
B. 粉红色泡沫痰
C. 砖红色胶冻状痰
D. 脓性痰
E. 粉红色乳状痰

1. 葡萄球菌肺炎可见（　　）
2. 克雷白杆菌肺炎可见（　　）

A. 青霉素 G
B. 红霉素
C. 抗病毒药物
D. 抗结核药物
E. 氨基糖苷类药物

3. 某男，27 岁，受凉两天后出现寒战，高热，咳嗽，左侧胸痛。查体：血压 120/75mmHg，急性病容，呼吸急促，左下肺可听到支气管呼吸音。X 线示：肺段大片、均匀炎症浸润阴影。血常规：白细胞 13.2×10^9/L，中性粒细胞 0.86。治疗应首选的药物是（　　）

4. 患者女性，38 岁。近半个月来渐感乏力，咽痛，阵发性刺激性咳嗽，无痰，3 日来发热，体温 38.5℃。血常规：白细胞 7.2×10^9/L，中性粒细胞 0.78。X 线示：双下肺炎症浸润阴影。治疗应首选的药物是（　　）

A. 桑菊饮或三拗汤
B. 麻杏石甘汤合苇茎汤
C. 清营汤合四逆汤
D. 生脉散合四逆汤
E. 竹叶石膏汤

5. 某女，患肺炎 3 天不见好转，高热骤降，大汗肢冷，颜面苍白，呼吸急促，四肢厥冷，唇甲青紫，神志恍惚，舌淡青紫，脉微欲绝。治疗应首选的方剂是（　　）

6. 某男，发病初起，咳嗽，咳痰不爽，痰黏稠色黄，发热重，恶寒轻，无汗，口微渴，头痛，鼻塞，舌边尖红，苔薄微黄，脉浮数。治疗应首选的方剂是（　　）

参 考 答 案

A1 型题

1. B　　2. A　　3. D　　4. E　　5. E

A2 型题

1. E　　2. E　　3. C　　4. A　　5. B
6. A

B1 型题

1. E　　2. C　　3. A　　4. B　　5. D
6. A

细目四 肺结核

A1 型题

1. 肺结核的主要传播途径是（　　）
   A. 呼吸道传染
   B. 粪口传染
   C. 血行传染
   D. 皮肤侵入
   E. 泌尿生殖系统侵入

2. 中医学认为肺结核的主要外因是（　　）
   A. 外感风寒
   B. 风热外袭
   C. 风邪犯肺
   D. 风热犯肺
   E. "瘵虫"袭肺

3. 下列各项中，关于肺结核病理变化的论述，错误的是（　　）
   A. 结核病基本病理是炎性渗出、增生和干酪样坏死
   B. 病变初起表现为炎性渗出
   C. 机体免疫力强而结核菌量少、毒力弱则表现为增殖性病变，形成结核结节
   D. 结核菌量多、毒力强而机体抵抗力低下时，形成干酪样坏死组织
   E. 结核病的三种病理变化不能同时存在，其病理演变为先后出现

4. 肺结核最常见的全身性中毒症状是（　　）
   A. 长期低热
   B. 咳嗽、咳痰
   C. 咯血
   D. 胸痛
   E. 呼吸困难

5. 下列各项，关于肺痨病变部位的论述，正确的是（　　）
   A. 病变部位主要在心，与脾、肾两脏的关系最为密切
   B. 病变部位主要在肺，与脾、肾、心三脏的关系最为密切
   C. 病变部位主要在肺，与脾、肾两脏的关系最为密切，同时也可涉及心、肝
   D. 病变部位主要在肾，与脾、肺两脏的关系最为密切
   E. 病变部位主要在肾，与脾、肺、心三脏的关系最为密切

6. 预防肺结核最有效的办法是（　　）
   A. 隔离排菌的肺结核病人
   B. 积极接种卡介苗
   C. 积极消毒
   D. 加强营养，锻炼身体
   E. 治愈排菌病人

7. 诊断肺结核最主要的依据是（　　）
   A. 结核菌素试验阳性
   B. 血沉增快
   C. X线检查
   D. 痰涂片检查结核菌阳性
   E. 全身结核中毒症状及呼吸道症状

A2 型题

1. 患者，女，43岁。近3个月来午后低热，剧烈咳嗽，痰中带血，进食少，乏力，消瘦，应用抗生素及止咳化痰药物无效，X线检查未见异常，血沉未见增快，痰中找到结核菌。应首先考虑的诊断是（　　）
   A. 急性气管-支气管炎
   B. 慢性支气管炎
   C. 肺结核
   D. 过敏性肺炎
   E. 支气管哮喘

2. 赵某，男，27岁。发热、咳嗽、咯血月余，伴身体乏力、消瘦。X线胸片示：右肺上叶

后段炎性阴影，其中可见透亮区。血沉增快，结核菌素试验阳性。应首先考虑的诊断是（　　）

A. 支气管扩张伴感染
B. 癌性空洞
C. 肺脓肿
D. 空洞型肺结核
E. 血行播散型肺结核

3. 赵某，男，27岁。发热、咳嗽、咯血月余，伴身体乏力、消瘦。X线胸片示右肺上叶后段炎性阴影，其中可见透亮区。血沉增快，结核菌素试验阳性，痰涂片结核菌阳性。其最理想的治疗方案是（　　）

A. 2HRZ/4HR
B. 2SHRZE/1HRZE/5HRE
C. 2SHRZE/6HRE$_3$
D. 2HRZE（S）/4HR
E. 1HRZ/3HR$_2$

4. 某男，57岁，3年来反复咯血，咳黏稠痰，低热，伴消瘦，活动后气短，乏力。X线胸片示：右肺上叶后段片状及条索状阴影，并有透亮区，胸廓下陷，气管右移。应首先考虑的诊断是（　　）

A. 原发性支气管肺癌
B. 浸润性肺结核
C. 干酪样肺炎
D. 纤维空洞型肺结核
E. 血行播散型肺结核

5. 某男，诊断为肺结核2年，曾予化疗药物。现症见咳呛气急，痰少黏稠，时时咯血，血色鲜红，午后潮热，五心烦热，骨蒸颧红，盗汗量多，心烦失眠，性急善怒，胁肋掣痛，形体日渐消瘦，舌红绛而干，苔黄，脉细数。其中医治法是（　　）

A. 滋阴降火
B. 益气养阴
C. 滋阴补阳
D. 滋阴润肺
E. 化痰止咳

6. 丁某，患肺结核1年有余，曾予化疗药物。现症见咳嗽无力，气短声低，咳痰清稀，色白，量较多，偶咯血，血色淡红，午后潮热，伴有畏风怕冷，自汗与盗汗并见，纳少神疲，便溏，面白，舌质光淡，边有齿印，苔薄，脉细弱而数。其中医证型是（　　）

A. 肺阴亏损证
B. 阴虚火旺证
C. 气阴耗伤证
D. 阴阳两虚证
E. 肺气亏虚证

B1型题

A. 月华丸
B. 百合固金汤
C. 保真汤
D. 补天大造丸
E. 六味地黄丸

1. 某患者，低热、干咳2个月，咳声短促，咳少量白黏痰，痰中有血丝，色鲜红，胸部隐隐闷痛，午后手足心热，皮肤干灼，口咽干燥，少量盗汗，舌边尖红少苔，脉细数。治疗应首选的方剂是（　　）

2. 某女，患肺结核1年半，咳逆喘息少气，喘促气短，动则尤甚，咳痰色白，夹血丝，血色暗淡，潮热，自汗，盗汗，面浮肢肿，心慌，唇紫肢冷，形寒，舌质光淡隐紫少津，脉微细而数。治疗应首选的方剂是（　　）

A. 异烟肼
B. 利福平
C. 链霉素
D. 吡嗪酰胺
E. 乙胺丁醇

3. 其杀灭结核菌的机制在于抑制菌体的RNA聚合酶，从而阻碍mRNA合成的是（　　）

4. 具有杀菌作用强、价格低廉、副作用少、口服等优点的最重要的治疗结核病的药物是（　　）

参考答案

A1 型题

1. A 2. E 3. E 4. A 5. C
6. B 7. D

A2 型题

1. C 2. D 3. A 4. D 5. A
6. C

B1 型题

1. A 2. D 3. B 4. A

细目五　原发性支气管肺癌

A1 型题

1. 与原发性支气管肺癌发病无关的因素是（　　）
   A. 吸烟
   B. 空气污染
   C. 职业危害
   D. 肺结核
   E. 急性上呼吸道感染

2. 下列各项中，关于中央型肺癌的论述，错误的是（　　）
   A. 发生在段支气管至主支气管
   B. 发生在段支气管以下
   C. 约占肺癌的3/4
   D. 以鳞状上皮细胞癌较多见
   E. 小细胞未分化癌多见

3. 下列各项中，不属于非小细胞肺癌的是（　　）
   A. 小细胞肺癌
   B. 鳞状上皮细胞癌
   C. 腺癌
   D. 大细胞癌
   E. 鳞腺癌

4. 下列各项中，关于肺癌的中医病因论述，错误的是（　　）
   A. 气滞血瘀
   B. 痰湿毒蕴
   C. 阴虚毒热
   D. 气阴两虚
   E. 外感邪毒

5. 下列各项中，关于肺癌的中医病机叙述，错误的是（　　）
   A. 基本病机为正气虚弱，毒恋肺脏，久成癥积
   B. 发病后期以正虚为根本，因虚致实
   C. 阴虚内热，炼液成痰，血行不畅成瘀，痰瘀互结于肺
   D. 实则不外乎气滞、血瘀、痰凝、毒聚
   E. 虚以阴虚、气阴两虚多见

6. 发现肺癌的最基本的检查是（　　）
   A. 胸部 X 线检查
   B. 痰脱落细胞学检查
   C. 放射性核素扫描检查
   D. 癌标志物检测
   E. 纤维支气管镜检查

7. 诊断原发性支气管肺癌最可靠的手段是（　　）
   A. 病史及体征
   B. 胸部影像学检查
   C. 癌标志物检测及基因诊断
   D. 痰细胞学、组织病理学检查
   E. 放射性核素扫描检查

8. 肺脓肿与癌性空洞继发感染的鉴别主要是（　　）
   A. 咳嗽，咳脓痰

B. 血的白细胞检查
C. 发热的轻重
D. 脓痰的多少
E. X线检查或痰液细胞学检查

9. 下列各项中,不以手术作为重要治疗方法的是( )

A. 非小细胞肺癌Ⅰ期
B. 非小细胞肺癌Ⅱ期
C. 非小细胞肺癌Ⅲ_A期
D. 非小细胞肺癌Ⅲ_B期
E. 局限期小细胞肺癌

A2 型 题

1. 患者,女性,63岁。有长期吸烟史,慢性咳嗽多年,近2~3个月刺激性咳嗽并持续痰中带血,抗炎、镇咳治疗后无明显疗效。X线显示右侧第二肋间有结节致密影,2.5cm×3.5cm大小,呈分叶状,边缘有短毛刺,右肺门结节增大。首先考虑的诊断是( )

A. 结核球
B. 肺门淋巴结结核
C. 炎性假瘤
D. 纵隔淋巴瘤
E. 支气管肺癌

2. 患者,男性,54岁。两个月前发现左肩胛骨及左上肢内侧疼痛,逐渐加重,伴有低热,两年前胸部X线检查正常。查体:左眼睑下垂,瞳孔缩小,眼球内陷。X线显示左前第二肋以上至肺尖部有高密度阴影。其诊断是( )

A. 肺门淋巴结结核
B. 急性粟粒型肺结核
C. 支原体肺炎
D. 支气管肺癌
E. 慢性纤维空洞型肺结核

3. 张某,男,48岁。支气管肺癌术后3个月,配合中药治疗。现症见咳嗽不畅,咳痰不爽,胸胁胀痛、刺痛,面青唇暗,大便秘结,舌质暗紫,舌下有瘀斑,脉弦。其中医治法是( )

A. 活血散瘀,行气化滞

B. 祛湿化痰,清热解毒
C. 养阴清热,解毒散结
D. 益气养阴,化痰散结
E. 行气化滞,清热解毒

4. 患者,女性,74岁。确诊支气管肺癌1个月。现症见刺激性咳嗽,痰中带血,心烦,少寐,手足心热,盗汗,口渴,大便秘结,舌质红,苔薄黄,脉细数。治疗应首选的方剂是( )

A. 生脉饮合四逆散
B. 血府逐瘀汤合射干麻黄汤
C. 导痰汤合定喘汤
D. 沙参麦冬汤合五味消毒饮
E. 沙参麦冬汤合生脉散

B1 型 题

A. 气滞血瘀证
B. 痰湿毒蕴证
C. 阴虚毒热证
D. 气阴两虚证
E. 痰瘀互结证

1. 李某,男,52岁。支气管肺癌手术及化疗后,咳嗽无力,有痰,痰中带血,神疲乏力,时有心悸,汗出气短,口干,纳呆脘胀,便干,舌质红,苔薄,脉细数无力。其中医证型是( )

2. 某女,63岁。诊断肺癌4个月,咳嗽,痰多,气憋胸闷,胸胁疼痛,纳差便溏,身热尿黄,舌质暗,苔厚腻,脉滑数。其中医证型是( )

A. 肺脓肿
B. 肺门淋巴结结核
C. 肺良性肿瘤
D. 支气管肺癌
E. 结核球

3. 某男,48岁,刺激性咳嗽两个月,伴痰中带血,X线示右上肺叶部分不张,纤维支气管镜检查见右肺上叶支气管开口处有菜花样肿物,质脆,易出血。应首先考虑的诊断是( )

4. 孙某，男，30岁。有长期吸烟史，近两个月来声音嘶哑，咳嗽，少量黏痰，痰中带血，低热，伴身体乏力。1年前曾有肺结核接触史。X线显示：右肺上叶有一2cm×3cm密度较高的球形阴影。应首先考虑的诊断是（ ）

参考答案

A1 型题

1. E 2. B 3. A 4. E 5. C 6. A 7. D 8. E 9. E

A2 型题

1. E 2. D 3. A 4. D

B1 型题

1. D 2. B 3. D 4. E

细目六　慢性肺源性心脏病

A1 型题

1. 慢性肺源性心脏病最常见的病因是（ ）
   A. 支气管、肺疾病，慢性阻塞性肺疾病
   B. 胸廓运动障碍性疾病
   C. 肺血管疾病
   D. 原发性肺泡通气不足
   E. 先天性口咽畸形

2. 下列各项中，关于慢性肺源性心脏病中医病因病机的叙述，错误的是（ ）
   A. 病因有外邪侵袭、肺脾肾虚、痰瘀互结等
   B. 属本虚标实之证
   C. 病位主要在肺
   D. 早期表现为肺、脾、肾三脏气虚，后期则为心肾阳虚
   E. 急性发作期以邪实为主，缓解期以脏腑虚损为主

3. 慢性肺源性心脏病失代偿期心功能失代偿多表现为（ ）
   A. 以右心衰为主
   B. 以左心衰为主
   C. 多为全心衰
   D. 多为肺水肿
   E. 缺氧和二氧化碳潴留

4. 下列各项中，慢性肺源性心脏病并发症不常见的是（ ）
   A. 肺性脑病
   B. 上消化道出血
   C. 酸碱平衡失调及电解质紊乱
   D. 休克
   E. 肺梗死

5. 慢性肺源性心脏病急性期治疗首要的是（ ）
   A. 控制呼吸道感染，缓解支气管痉挛，清除痰液，畅通呼吸道
   B. 持续低浓度给氧
   C. 应用呼吸兴奋剂
   D. 控制心力衰竭
   E. 纠正心律失常

6. 慢性肺源性心脏病急性期利尿的原则是（ ）
   A. 选用作用轻的利尿药，小剂量、短疗程、间歇给药、联合使用排钾和保钾利尿剂
   B. 选用作用轻的利尿药，大剂量、短疗

程、间歇给药、联合使用排钾和保钾利尿剂

C. 选用作用轻的利尿药，小剂量、长疗程、间歇给药、联合使用排钾和保钾利尿剂

D. 选用作用轻的利尿药，小剂量、短疗程、持续给药、联合使用排钾和保钾利尿剂

E. 选用作用强的利尿药，小剂量、短疗程、间歇给药、联合使用排钾和保钾利尿剂

A2 型题

1. 张某，男，63岁。患慢性肺源性心脏病30余年，近日来病情加重。症见呼吸浅短难续，声低气怯，甚则张口抬肩，倚息不能平卧，咳嗽，痰白清稀如沫，胸闷，心慌形寒，汗出，舌淡，脉沉细微无力。其中医治法是（　　）

A. 健脾益肺，化痰降气
B. 清肺化痰，降逆平喘
C. 补肺纳肾，降气平喘
D. 益气活血，止咳化痰
E. 宣肺化痰，降逆止咳

2. 韩某，男，68岁。肺心病多年，现症见喘息气粗，烦躁，胸满，咳嗽，痰黄，黏稠难咳，身热，微恶寒，有汗不多，溲黄便干，口渴，舌红，舌苔黄，边尖红，脉数。治疗应首选的方剂是（　　）

A. 苏子降气汤
B. 生脉散合血府逐瘀汤
C. 补肺汤合二陈汤
D. 越婢加半夏汤
E. 小青龙汤

3. 患者，女性，63岁。慢性咳喘病史30余年，1年来出现双下肢浮肿，1周来咳喘加重。查体：发绀明显，桶状胸，剑突下可见心尖搏动，心率119次/分，律齐，双肺可闻及干湿性啰音，肝肋下1cm，双下肢浮肿（+）。血常规：白细胞12×10^9/L。胸片显示：肺气肿征，右心室增大，肺纹理增重。应首先考虑的诊断是（　　）

A. 慢性支气管炎
B. 慢性支气管炎合并肺气肿
C. 慢性肺源性心脏病代偿期
D. 慢性肺源性心脏病失代偿期
E. 支气管哮喘

4. 患者，女性，63岁。慢性咳喘病史30余年，1年来出现双下肢浮肿，1周来咳喘加重。查体：发绀明显，桶状胸，剑突下可见心尖搏动，心率119次/分，律齐，双肺可闻及干湿性啰音，肝肋下1cm，双下肢浮肿（+）。血常规：白细胞12×10^9/L。胸片显示：肺气肿征，右心室增大，肺纹理增重。应首选的治疗措施是（　　）

A. 立即给氧，应用呼吸兴奋剂等
B. 立即予糖皮质激素和解痉平喘药物
C. 积极控制呼吸道感染，保持呼吸道通畅
D. 立即给予利尿剂、强心剂控制心力衰竭
E. 营养支持疗法

B1 型题

A. 痰浊壅肺证
B. 痰热郁肺证
C. 痰蒙神窍证
D. 阳虚水泛证
E. 气虚血瘀证

1. 患者，男，69岁。慢性肺心病30余年。症见喘咳无力，气短难续，痰吐不爽，心悸，胸闷，口干，面色晦暗，唇甲紫绀，神疲乏力，舌淡暗，脉细涩无力。其中医证型是（　　）

2. 曹某，女，76岁。症见面浮，下肢肿，腹部胀满有水，心悸，咳喘，咳痰清稀，脘痞，纳差，尿少，怕冷，面唇青紫，舌胖质暗，苔白滑，脉沉细。其中医证型是（　　）

A. 慢性支气管炎急性发作期

B. 慢支、肺气肿

C. 风湿性心脏病、心衰

D. 慢支、肺气肿、肺心病

E. 冠心病、心衰

3. 某男，63岁，慢性哮喘病史25年，近两年加重，平素室内活动，出现心悸气喘乏力，有时出现下肢浮肿，3天前受风后咳嗽，气喘心悸加重，伴有发绀、双下肢浮肿，肺部可闻及干湿啰音，心率125次/分，律齐，肝肿大，有压痛，下肢水肿（+），应首先考虑的诊断是（　　）

4. 某男，54岁，慢性咳嗽咳痰20年，近4年来心悸气短，活动后加重，1月来出现咳嗽，呼吸困难，夜间不能平卧，下肢浮肿，有腹水，既往曾有风湿性关节炎病史。查体：神清，发绀，颈静脉怒张，双肺可闻及少量干湿啰音，$P_2 > A_2$。心率120次/分，律齐，肝肋下2cm可触及，并有压痛，腹水征（+），双下肢水肿（++）。应首先考虑的诊断是（　　）

参考答案

A1型题

1. A　　2. C　　3. A　　4. E　　5. A
6. A

A2型题

1. C　　2. D　　3. D　　4. C

B1型题

1. E　　2. D　　3. D　　4. D

细目七　慢性呼吸衰竭

A1型题

1. 下列各项中，不属于慢性呼吸衰竭的发病机制是（　　）

A. 通气不足

B. 弥散障碍

C. 通气/血流比例失调

D. 氧耗量增加

E. 肺结节病

2. 下列各项中，关于慢性呼吸衰竭中医病因病机的叙述，错误的是（　　）

A. 本病的病机总属本虚标实

B. 本虚为肺、脾、肾、心虚

C. 标实为痰浊、瘀血、水饮

D. 本虚为本病的内因，感受外邪是本病的诱因，痰浊壅肺、血瘀水阻是产生变证的根源

E. 病位在肺，与脾、肾关系密切

3. 下列各项中，关于动脉血气分析的正常值，错误的是（　　）

A. 正常人的血氧饱和度正常值低限为 >95%

B. 正常动脉血 H^+ 浓度为（40±5）mmol/L

C. 正常人的氧分压（PaO_2）>60mmHg

D. pH 7.35~7.45

E. 剩余碱 BE >3mmol/L

4. 下列各项中，不属于慢性呼吸衰竭表现的是（　　）

A. 明显发绀

B. 智力或定向功能障碍

C. PaO_2 80mmHg

D. $PaCO_2$ 55mmHg

E. pH 7.25

5. 失代偿性呼吸性酸中毒表现是（　　）

A. $PaCO_2$ 升高，pH <7.35

B. $PaCO_2$ 升高，pH >7.35

C. PaO_2 降低，pH<7.35

D. PaO_2 降低，pH>7.35

E. PaO_2 升高，pH=7.35

6. 下列各项中，提示代偿性呼吸性酸中毒的是（ ）

A. $PaCO_2$ 升高，pH 降低，HCO_3^- 升高

B. $PaCO_2$ 升高，pH 正常，HCO_3^- 升高

C. $PaCO_2$ 升高，pH 增高，HCO_3^- 升高

D. $PaCO_2$ 升高，pH 正常，HCO_3^- 降低

E. $PaCO_2$ 升高，pH 正常，HCO_3^- 正常

7. Ⅱ型呼吸衰竭不宜吸高浓度氧的原因主要是（ ）

A. 缺氧不是主要因素

B. 引起氧中毒

C. 导致二氧化碳排出太快

D. 使颈动脉窦兴奋性降低

E. 使中枢化学感受器兴奋性增强

A2 型 题

1. 某患者，男性，70 岁。患咳喘病 20 年，近来加重。现症见咳喘，心悸怔忡，不能平卧，动则尤甚，腹部胀满，浮肿，肢冷尿少，面青唇绀，舌胖紫暗，苔白滑，脉沉细结代。其治疗应首选的方剂是（ ）

A. 涤痰汤

B. 独参汤

C. 补肺汤合参蛤散

D. 二陈汤合三子养亲汤

E. 真武汤合五苓散

2. 司某，男，67 岁。慢性呼吸衰竭多年，现呼吸短浅难续，张口抬肩，不能平卧，胸满气短，心悸，咳嗽，痰白如沫，咳吐不利，形寒汗出，舌淡，苔白润，脉沉细无力。其治疗应首选的方剂是（ ）

A. 补肺汤合参蛤散

B. 二陈汤合三子养亲汤

C. 苏子降气汤

D. 涤痰汤合二陈汤

E. 真武汤合五苓散

3. 某患者，女性，67 岁。慢性支气管炎合并肺气肿病史 25 年，1 周来病情加重，咳嗽，心悸，气喘，夜间不能平卧。血气分析：PaO_2 50mmHg，$PaCO_2$ 60mmHg，pH 7.30。改善缺氧，应首选的治疗措施是（ ）

A. 持续高浓度给氧

B. 持续低浓度给氧

C. 无需给氧

D. 机械通气

E. 给予呼吸兴奋剂

4. 呼吸衰竭患者，血气分析结果为：PaO_2 54mmHg，$PaCO_2$ 68mmHg，pH 7.26，BE 为 -4mmol/L，HCO_3^- 18mmol/L。其酸碱失衡诊断是（ ）

A. 代谢性酸中毒

B. 呼吸性酸中毒

C. 呼吸性酸中毒并代谢性酸中毒

D. 呼吸性酸中毒并代谢性碱中毒

E. 呼吸性碱中毒

5. 呼衰患者，经治疗后好转，2 小时前出现兴奋躁动。血气分析结果：PaO_2 52mmHg，$PaCO_2$ 60mmHg，pH 7.49，BE +19mmol/L，K^+ 2.4mmol/L，Cl^- 76mmol/L。应首选的治疗措施是（ ）

A. 吸氧

B. 补碱性药物

C. 给予镇静剂

D. 补氯化钾

E. 加大利尿剂

B1 型 题

A. 痰浊阻肺证

B. 肺肾气虚证

C. 脾肾阳虚证

D. 痰蒙神窍证

E. 阳微欲脱证

1. 肺心病患者，近日病情突然加重。症见喘逆剧甚，张口抬肩，鼻翼扇动，面色苍白，冷汗淋漓，四肢厥冷，烦躁不安，面色紫暗，舌紫

暗,脉微欲绝。其中医证型是(　　)

2. 钱某,女,68岁,患咳喘病30余年。症见呼吸急促,喉中痰鸣,痰涎黏稠,不易咳出,胸中窒闷,面色青紫,唇舌紫暗,苔白,脉滑数。中医证型是(　　)

  A. 代谢性碱中毒
  B. 呼吸性酸中毒
  C. 呼吸性碱中毒
  D. 呼吸性酸中毒并代谢性酸中毒
  E. 呼吸性酸中毒并代谢性碱中毒

3. 根据血气分析结果:PaO_2 60mmHg,$PaCO_2$ 69mmHg,pH 7.49,BE +19 mmol/L,其诊断是(　　)

4. 根据血气分析结果:PaO_2 82mmHg,$PaCO_2$ 89mmHg,pH 7.19,BE -9mmol/L,其诊断是(　　)

参 考 答 案

A1 型题

1. E   2. E   3. E   4. A   5. A
6. B   7. D

A2 型题

1. E   2. A   3. B   4. C   5. D

B1 型题

1. E   2. A   3. D   4. D

第二单元 循环系统疾病

细目一 心力衰竭

A1 型题

1. 心力衰竭最常见的诱因是（　　）
   A. 呼吸道感染
   B. 心脏负荷过重和心肌病变
   C. 摄入钠盐过多
   D. 情绪激动和过重体力劳动
   E. 严重心律失常

2. 按 NYHA 分级，Ⅱ级患者的表现为（　　）
   A. 心脏病患者体力活动明显受限，小于平时一般活动即引起疲乏、心悸、呼吸困难或心绞痛
   B. 患者患有心脏病，但日常活动量不受限制，一般活动不引起疲乏、心悸、呼吸困难或心绞痛
   C. 心脏病患者的体力活动受到轻度限制，休息时无自觉症状，但平时一般活动下可出现疲乏、心悸、呼吸困难或心绞痛
   D. 心脏病患者不能从事任何体力活动，休息状态下也出现心衰的症状，体力活动后加重
   E. 患者日常活动量受限制，一般活动引起疲乏、心悸、呼吸困难或心绞痛

3. 根据心力衰竭发生的缓急，可分类为（　　）
   A. 低排血量性心力衰竭和高排血量性心力衰竭
   B. 左心衰竭、右心衰竭和全心衰竭
   C. 左心衰竭、右心衰竭
   D. 急性心力衰竭和慢性心力衰竭
   E. 右心衰竭和全心衰竭

4. 下列各项中，不属于心肌收缩力减弱时机体代偿机制的是（　　）
   A. Frank – Starling 机制
   B. 心肌肥厚
   C. 交感神经兴奋性增强
   D. 肾素–血管紧张素–醛固酮系统（RAAS）激活
   E. 各种体液因子的改变：ANP 分泌减少

5. 下列各项中，不属于心力衰竭基本病因的是（　　）
   A. 缺血性心肌损害
   B. 心肌炎和心肌病
   C. 心肌代谢障碍性疾病
   D. 压力负荷（后负荷）过重
   E. 过度劳累与情绪激动

参 考 答 案

A1 型题

1. A　　2. C　　3. D　　4. E　　5. E

细目二 急性心力衰竭

A1 型题

1. 下列各项中，不属于急性心力衰竭发病机制的是（ ）
   A. 急性弥漫性心肌损害
   B. 心脏负荷突然加重
   C. 神经内分泌激活
   D. 心肾综合征
   E. 严重心律失常

2. 左心衰竭时最早出现的症状是（ ）
   A. 呼吸困难
   B. 咳嗽、咳痰、咯血
   C. 肝-颈静脉反流征阳性
   D. 急性肺水肿
   E. 少尿

3. 心脏排血功能减退，心排血量减少引起脑部缺血，发生短暂的意识丧失称为（ ）
   A. 心源性昏厥（阿-斯综合征）
   B. 心源性休克
   C. 心脏骤停
   D. 低氧血症
   E. 昏迷

4. 急性右心衰竭主要常见病因为（ ）
   A. 右心室梗死和急性大块肺梗死
   B. 房性期前收缩
   C. 伴2∶1房室传导比例的阵发性房性心动过速
   D. 室性期前收缩
   E. 心房颤动

5. 下列各项中，不属于急性左心衰治疗原则的是（ ）
   A. 降低左房压和（或）左室充盈压
   B. 增加左室心搏量
   C. 减少循环血量
   D. 减少肺泡内液体渗入，保证气体交换
   E. 减少左室心搏量

6. 治疗急性左心衰竭患者应选择的体位是（ ）
   A. 卧位
   B. 半卧位
   C. 坐位，双下肢下垂
   D. 平躺
   E. 右侧位

参考答案

A1 型题

1. E   2. A   3. A   4. A   5. E
6. C

细目三 慢性心力衰竭

A1 型题

1. 下列各项中，不属于慢性心力衰竭常见中医病因的是（ ）
   A. 外邪侵袭，内舍于心
   B. 心肺气虚，瘀血内阻
   C. 心肾阴虚，饮邪内停
   D. 痰饮阻肺，通调失职
   E. 脏腑病传，五脏虚损

2. 慢性心力衰竭的主要病位在（　　）
 A. 心
 B. 肺
 C. 肾
 D. 肝
 E. 脾

3. 左心衰竭最早出现的症状是（　　）
 A. 夜间阵发性呼吸困难
 B. 劳力性呼吸困难
 C. 咳嗽、咳痰、咯血
 D. 乏力、疲倦
 E. 头昏、心慌

4. 下列各项中，不属于心源性哮喘发生机制的是（　　）
 A. 膈肌上升致肺活量减少
 B. 夜间迷走神经张力增加
 C. 支气管易痉挛
 D. 睡眠平卧回心血量增加
 E. 睡眠平卧回心血量减少

A2 型题

1. 患者慢性心力衰竭5年，现症见心悸，气短，肢倦乏力，动则加剧，神疲咳喘，面色苍白，舌淡，脉沉细。其治法应选（　　）
 A. 补益心肺
 B. 益气养阴
 C. 益气活血
 D. 益气温阳
 E. 温补心肾

2. 患者老年女性，68岁，心悸，气短乏力，动则气喘，身寒肢冷，尿少浮肿，腹胀便溏，面颧暗红，舌质红少苔，脉细数无力。应首选的治疗药物是（　　）
 A. 三子养亲汤
 B. 真武汤
 C. 桂枝甘草龙骨牡蛎汤合金匮肾气丸
 D. 人参养荣汤合桃红四物汤
 E. 生脉散合酸枣仁汤

B1 型题

 A. 肝-颈静脉反流征阴性
 B. 肝肿大伴压痛
 C. 上部部位凹陷性水肿
 D. 肺动脉瓣区第二音（P_2）亢进
 E. 心尖区收缩期奔马律

1. 急性左心衰的体征是（　　）
2. 急性右心衰的体征是（　　）

 A. 心肺气虚证
 B. 气阴亏虚证
 C. 气虚血瘀证
 D. 阳虚饮停证
 E. 心肾阳虚证

3. 心力衰竭患者，症见心悸气短，胸胁满闷，胁下痞块，面色晦暗，唇青甲紫，舌质紫暗，脉细涩。其辨证为（　　）

4. 心力衰竭患者，症见心悸，喘息不能卧，颜面及肢体浮肿，脘痞腹胀，形寒肢冷，大便溏泄，小便短少，舌淡胖，苔白滑，脉沉细无力。其辨证为（　　）

参 考 答 案

A1 型题

1. C　　2. A　　3. B　　4. E

A2 型题

1. A　　2. C

B1 型题

1. D　　2. B　　3. C　　4. D

细目四 心律失常

A1 型题

1. 对诊断室上性阵发性心动过速最有意义的是（ ）
   A. 心率常在180次/分以上
   B. 心律绝对规则
   C. 颈动脉按摩能增加房室传导阻滞
   D. 颈动脉按摩能使心率突然减慢
   E. 颈动脉按摩时心率逐渐减慢，停止后心率复原

2. 下列各项关于心房颤动的治疗原则正确的是（ ）
   A. 所有心房颤动均应转为窦性心律
   B. 所有心房颤动均用电击转复心律
   C. 所有慢性心房颤动转复后，应服用药物以维持窦性心律
   D. 所有心房颤动均可用洋地黄
   E. 所有心房颤动均可选用心得安

3. 心律失常的诊断主要依靠（ ）
   A. 体格检查
   B. X线检查
   C. 超声心动图
   D. 心电图
   E. CT检查

4. 房颤伴心功能不全患者，应首选的药物是（ ）
   A. 普罗帕酮
   B. 胺碘酮
   C. 硫氮䓬酮
   D. 氯化钾
   E. 异丙肾上腺素

A2 型题

1. 患者，男性，45岁。近来出现心动过速。查体：心率为150次/分，律规则，按压颈动脉窦后，心率突然减慢至90次/分，但运动后又增快至150次/分。其应首先考虑的诊断是（ ）
   A. 阵发性室上性心动过速
   B. 阵发性室性心动过速
   C. 窦性心动过速
   D. 阵发性房性心动过速伴2：1房室传导
   E. 心房扑动，2：1房室传导

2. 男性患者，75岁。突然晕厥。查体：神志淡漠，血压85/65mmHg，心率38次/分，四肢湿冷。心电图示急性下壁心肌梗死，Ⅲ度房室传导阻滞。应首选的治疗措施是（ ）
   A. 异丙肾上腺素静脉滴注
   B. 阿托品静脉滴注
   C. 安装临时心脏起搏器
   D. 安装永久性心脏起搏器
   E. 肾上腺皮质激素

3. 男性患者，30岁。患风湿性心脏病二尖瓣狭窄伴关闭不全4年，半年前骤发心悸，心电图示快速房颤，经洋地黄治疗，心率减慢。目前心率75次/分，心律绝对不规则。血沉与抗"O"滴度正常。应首选的治疗措施是（ ）
   A. 继续用地高辛控制心室率
   B. 停用洋地黄
   C. 地高辛加用心得安治疗
   D. 药物或电击复律
   E. 地高辛加糖皮质激素

B1 型题

A. 房性期前收缩
B. 房性期前收缩未下传
C. 交界性期前收缩
D. 交界性逸搏
E. 室性期前收缩

1. 提早出现QRS波，宽0.12秒，其前无相

关 P 波，其诊断是（　　）

2. 提早出现 P 波，P-R 为 0.16 秒，QRS 形态正常，其诊断是（　　）

　　A. 阵发性房性心动过速
　　B. 阵发性交界性心动过速
　　C. 阵发性室性心动过速
　　D. 心房扑动
　　E. 心房颤动

3. QRS 波增宽，频率 190 次/分，律稍不规则，P 波频率 70 次/分，其诊断是（　　）

4. P 波消失，代之以间距、振幅不等的畸形波，频率 360 次/分，QRS 波正常，律绝对不规则，其诊断是（　　）

　　A. Ⅱ度Ⅰ型房室传导阻滞
　　B. Ⅱ度Ⅱ型房室传导阻滞
　　C. Ⅲ度房室传导阻滞
　　D. 干扰性房室分离
　　E. Ⅱ度Ⅰ型窦房传导阻滞

5. P-R 逐个延长，R-R 逐次缩短，直至 QRS 波脱落，其诊断是（　　）

6. P-P 规则，P-R 固定，QRS 波间歇性或周期性脱落，其诊断是（　　）

　　A. 镇惊定志，养心安神
　　B. 滋阴清火，养心安神
　　C. 温补心阳，安神定悸
　　D. 清热化痰，宁心安神
　　E. 补血养心，益气安神

7. 心律失常患者，症见心悸不宁，心烦少寐，头晕目眩，手足心热，耳鸣腰酸，舌质红，苔少，脉细数。其中医治法是（　　）

8. 心律失常患者，症见心悸时发时止，胸闷烦躁，失眠多梦，口干口苦，大便秘结，小便黄赤，舌苔黄腻，脉弦滑。其中医治法是（　　）

参 考 答 案

A1 型题

1. D　　2. C　　3. D　　4. B

A2 型题

1. A　　2. C　　3. A

B1 型题

1. E　　2. B　　3. C　　4. E　　5. A
6. B　　7. B　　8. D

细目五　快速性心律失常

A1 型题

1. 下列各项中，不属于室性心动过速心电图的是（　　）

　　A. 心率快而规则
　　B. 阵发性室上性心动过速心率多在 160～220 次/分，非阵发性室上性心动过速心率在 70～130 次/分
　　C. P 波形态与窦性相同，出现在 QRS 波群之后则为房室交界性心动过速
　　D. ST-T 波无变化，发作中也可以倒置
　　E. QRS 波群形态通常为室上性

2. 下列各项中，不属于房性早搏心电图表现的是（　　）

　　A. 提早出现的 P′波，形态与窦性 P 波不同
　　B. P′-R＞0.12 秒
　　C. QRS 形态正常，亦可增宽（室内差异性传导）或未下传

D. 代偿间歇不完全
E. 代偿间歇完全

3. 无血流动力学障碍的持续性室性心动过速，应首先给予（　　）
A. 索他洛尔
B. 胺碘酮
C. 利多卡因
D. 阿替洛尔
E. 美托洛尔

4. 中医治疗快速心律失常心神不宁证，应首选的方剂为（　　）
A. 归脾汤加减
B. 天王补心丹加减
C. 生脉散加减
D. 黄连温胆汤加减
E. 安神定志丸加减

A2 型题

1. 患者快速心律失常5年，现症见心悸气短，活动尤甚，眩晕乏力，失眠健忘，面色无华，纳呆食少，舌质淡，苔薄白，脉细弱。其中医治法是（　　）
A. 补血养心，益气安神
B. 益气养阴，益气安神
C. 益气活血，益气安神
D. 益气温阳，益气安神
E. 温补心肾，益气安神

2. 患者老年女性，68岁，心悸不宁，心烦少寐，头晕目眩，手足心热，盗汗，耳鸣，舌红，少苔，脉细数。应首选的治疗药物是（　　）
A. 三子养亲汤
B. 天王补心丹
C. 桂枝甘草龙骨牡蛎汤
D. 人参养荣汤
E. 生脉散

参 考 答 案

A1 型题

1. C　　2. E　　3. C　　4. E

A2 型题

1. A　　2. B

细目六　缓慢性心律失常

A1 型题

1. 下列各项中，不属于缓慢性心律失常病因的是（　　）
A. 迷走神经张力降低
B. 器质性心脏病、甲状腺功能减退、血钾过高
C. 房室传导阻滞
D. 病态窦房结综合征
E. 应用洋地黄、β受体阻滞剂等药物

2. 下列各项中，不属于病态窦房结综合征心电图表现的是（　　）
A. 持续、严重，有时是突发的窦性心动过缓
B. 发作时可见窦房阻滞或窦性停搏
C. 心动过缓与心动过速交替出现
D. 心动过速可以是阵发性室上速、阵发性房颤与房扑
E. 持续、严重的窦性心动过缓

3. 下列各项中，不属于人工心脏起搏适应证的是（　　）
A. 伴有临床症状的任何水平的完全或高度房室传导阻滞

B. 束支-分支水平阻滞,间歇发生Ⅱ度Ⅱ型房室阻滞,有症状者;在观察过程中虽无症状,但阻滞程度进展、H-V间期>100毫秒者

C. 病窦综合征或房室传导阻滞,心室率经常低于50次/分,有明确的临床症状,或间歇发生心室率>40次/分;或虽无症状,但有长达3秒的R-R间隔

D. 由于颈动脉窦过敏引起的心率减慢,心率或R-R间隔达到上述标准,伴有明确症状者

E. 有窦房结功能障碍和/或房室传导阻滞的患者,因其他情况必须采用具有减慢心率作用的药物治疗时,为保证适当的心室率,应植入起搏器

4. 中医治疗缓慢性心律失常心阳不足证,应首选的方剂为( )
A. 人参四逆汤合桂枝甘草龙骨牡蛎汤
B. 天王补心丹合四逆散
C. 生脉散合炙甘草汤
D. 黄连温胆汤合丹参饮
E. 安神定志丸合菖蒲郁金汤

参 考 答 案

A1型题

1. A   2. E   3. C   4. A

细目七 心脏性猝死

A1 型 题

1. 最常见的心脏性猝死的病因是( )
A. 冠心病
B. 肥厚梗阻型心肌病
C. 病态窦房结综合征
D. Q-T间期延长综合征
E. 高血压

2. 胸外心脏按压的频率是( )
A. 每分钟至少60次
B. 每分钟至少80次
C. 每分钟至少100次
D. 每分钟至少120次
E. 每分钟至少140次

3. 心室颤动的首选治疗措施是( )
A. 利多卡因
B. 普鲁卡因胺
C. 同步直流电击除颤
D. 非同步直流电击除颤
E. 10%葡萄糖酸钙

A2 型 题

1. 患者男性,56岁,心脏骤停后出现室性心动过速,电击后仍没有好转,应首选的药物是( )
A. 利多卡因
B. 胺碘酮
C. 阿托品
D. 洋地黄
E. 安定

B1 型 题

A. 脑复苏
B. 恢复有效心律
C. 心脏复苏
D. 建立人工循环
E. 维持血压

1. 复苏能否最后成功的关键在于( )
2. 胸外按压的目的是( )

参 考 答 案

A1 型题

1. A 2. C 3. D

A2 型题

1. B

B1 型题

1. A 2. D

细目八 原发性高血压

A1 型题

1. 治疗高血压急症的首选降压药物是( )
   A. 硝普钠
   B. 硝酸甘油
   C. 呋塞米
   D. 硝苯地平
   E. 贝那普利

2. 下列各项中，可作为肾血管性高血压主要诊断依据的是( )
   A. 近期发生的高血压
   B. 上腹部或背部肋脊角处听到血管杂音
   C. 肾动脉造影有阳性发现
   D. 出现氮质血症
   E. 出现高尿酸血症

3. 高血压伴有低血钾应首先考虑的病症是( )
   A. 皮质醇增多症
   B. 继发于慢性肾炎的高血压
   C. 原发性醛固酮增多症
   D. 肾动脉狭窄
   E. 嗜铬细胞瘤

4. 高血压脑病是指( )
   A. 血压过高引起的头痛
   B. 脑血管破裂出血
   C. 脑血栓形成
   D. 脑组织血流灌注过多引起脑水肿
   E. 肢体偏瘫，失语不可恢复

5. 大多数恶性高血压病人功能损害的脏器是( )
   A. 肾脏
   B. 肝脏
   C. 心脏
   D. 眼底
   E. 脑组织

A2 型题

1. 男性，25 岁。发现高血压两年，血压最高可达 160/120mmHg。蛋白尿（ + + ），BUN 28.6mmol/L，Scr 442μmmol/L，红细胞 2.6×10^{12}/L。应首先考虑的诊断是( )
   A. 高血压脑病
   B. 高血压危象
   C. 急进型高血压病
   D. 嗜铬细胞瘤
   E. 肾性高血压

2. 男性患者，28 岁。1 年来阵发性血压升高，发作时有剧烈头痛、面色苍白、心动过速等。平时血压正常且无症状。应首选的检查是( )
   A. 肾动脉造影

B. 测定 24 小时尿儿茶酚胺和香草基杏仁酸
C. 24 小时尿 17-羟皮质类固醇
D. 测定血浆肾素活性
E. 静脉肾盂造影

B1 型题

A. 低血钾，高血压
B. 尿中 VMA 明显增高
C. 尿中 17-羟类固醇或 17-酮类固醇增高
D. 尿中红、白细胞满视野
E. 尿中蛋白增高

1. 皮质醇增多症可见（ ）
2. 原发性醛固酮增多症可见（ ）

A. 天麻钩藤饮
B. 杞菊地黄丸
C. 半夏白术天麻汤
D. 济生肾气丸
E. 血府逐瘀汤

3. 高血压病肝阳上亢证，应首选的方剂是（ ）
4. 高血压病痰湿内盛证，应首选的方剂是（ ）

参考答案

A1 型题

1. A   2. C   3. C   4. D   5. A

A2 型题

1. E   2. B

B1 型题

1. C   2. A   3. A   4. C

细目九　冠状动脉粥样硬化性心脏病

A1 型题

1. 缺血性心脏病最常见的病因是（ ）
   A. 主动脉瓣狭窄
   B. 冠状动脉粥样硬化
   C. 心肌肥厚
   D. 主动脉瓣关闭不全
   E. 严重贫血
2. 不属于冠心病主要危险因素的是（ ）
   A. 吸烟
   B. 高血压
   C. 糖尿病
   D. 甲状腺功能低下
   E. 血脂异常
3. 非 ST 段抬高性心梗属于（ ）
   A. 急性冠脉综合征
   B. 不稳定型心绞痛
   C. 稳定型心绞痛
   D. 缺血性心肌病
   E. 慢性冠脉病变

参考答案

A1 型题

1. B   2. D   3. A

细目十 心绞痛

A1 型 题

1. 心绞痛发作时可出现( )
   A. 体温升高
   B. 血沉增快
   C. 血清酶增高
   D. 房性或室性过早搏动
   E. 肌红蛋白增高
2. 急性心肌梗死与心绞痛的临床表现,主要鉴别点是( )
   A. 疼痛的部位
   B. 疼痛持续时间长短
   C. 疼痛的性质
   D. 疼痛的程度
   E. 是否合并休克
3. 典型心绞痛发作的症状是( )
   A. 心尖部一过性刺痛
   B. 胸骨后压榨性疼痛持续15分钟
   C. 劳力时胸骨后压榨性疼痛,休息后3~5分钟内缓解
   D. 上腹部疼痛,含化硝酸甘油1分钟后消失
   E. 情绪激动后心前区不适,卧床两天后逐渐减轻
4. 变异型心绞痛的主要特征是( )
   A. 躺卧或休息时发生心绞痛
   B. 疼痛持续时间长,程度重
   C. 口含硝酸甘油不易缓解
   D. 心绞痛发作时ST段暂时性抬高
   E. 疼痛发生在一天劳累之后
5. 治疗变异型心绞痛应首选( )
   A. 钙通道阻滞剂
   B. β受体阻滞剂
   C. 抗血小板药
   D. 调脂药
   E. 硝酸酯制剂
6. 对冠心病有确诊价值的诊断方法是( )
   A. X线检查及临床化验
   B. 冠状动脉造影
   C. 超声心动图
   D. 心电图及心电图负荷试验
   E. 心功能检查
7. 心绞痛中医病机为本虚标实,其中标实不包括( )
   A. 寒凝
   B. 气滞
   C. 痰浊
   D. 血瘀
   E. 食滞
8. 诊断心绞痛最常用的检查方法是( )
   A. 心电图
   B. CT造影
   C. 冠状动脉造影
   D. 超声心动图
   E. 放射性核素检查

A2 型 题

1. 患者女性,58岁。近半年来自觉心前区阵发性疼痛,常在休息或清晨时发作,持续时间一般为20分钟或半小时,含服硝酸甘油后缓解,疼痛发作时心电图胸前导联ST段抬高,其诊断为( )
   A. 初发型心绞痛
   B. 急性心肌梗死
   C. 稳定型心绞痛
   D. 变异型心绞痛
   E. 恶化型心绞痛
2. 患者男性,56岁。高血压病3年,心前区阵发性疼痛半年,活动后发作。每次发作3~5

分钟，发作时心电图Ⅱ、Ⅲ、aVF 导联 ST 段下移。治疗应首选的药物是（ ）

A. 硝酸酯类
B. β 受体阻滞剂
C. 钙离子拮抗剂
D. 洋地黄类
E. 乙胺碘呋酮

3. 患者男性，48 岁。发作性胸痛 1 个月，遇劳则发，神疲乏力，气短懒言，心悸自汗，舌质淡暗，胖有齿痕，苔薄白，脉缓弱，每次发作含硝酸甘油后缓解，治疗应首选的方剂是（ ）

A. 血府逐瘀汤
B. 左归丸
C. 枳实薤白桂枝汤
D. 补阳还五汤
E. 右归丸

4. 患者男性，50 岁。心绞痛病史半年，近 1 周轻度活动即发作，疼痛程度加重，每次发作持续时间约 20 分钟，心电图示 ST 段下移，T 波倒置。应首先考虑的诊断是（ ）

A. 稳定型劳累性心绞痛
B. 初发型劳累性心绞痛
C. 恶化型劳累性心绞痛
D. 变异型心绞痛
E. 急性心肌梗死

5. 患者近 3 年来，反复发作性胸部疼痛、胸闷不适。昨日因与人争吵诱发胸部疼痛，痛引肩背，气喘短促，肢体沉重，休息 5 分钟后缓解。病人形体肥胖，痰多。舌淡，苔浊腻，脉滑。其病证结合诊断是（ ）

A. 稳定型劳累性心绞痛 + 痰浊闭阻证
B. 不稳定型劳累性心绞痛 + 痰浊闭阻证
C. 稳定型劳累性心绞痛 + 心血瘀阻证
D. 不稳定型劳累性心绞痛 + 心血瘀阻证
E. 心脏神经症 + 痰浊闭阻证

6. 患者女性，48 岁，胸痛部位在乳头外，为刺痛，发作数秒钟，含硝酸甘油 1~2 秒疼痛即消失，应首先考虑的诊断是（ ）

A. 心绞痛（不典型）
B. 心脏神经官能症
C. 变异型心绞痛
D. 稳定型心绞痛
E. 肋间神经痛

B1 型题

A. 扩张冠状动脉，减轻心脏的前后负荷和心肌耗氧量
B. 降低心脏前负荷，减少心肌耗氧量
C. 抑制血小板聚集
D. 减慢心率，减弱心肌收缩力，减少心肌耗氧量
E. 降低血浆肾素活性，扩张周围血管，减少心肌耗氧量

1. 硝酸甘油抗心绞痛的主要机理是（ ）
2. β 受体阻滞剂治疗心绞痛的机理是（ ）

A. 血府逐瘀汤
B. 左归丸
C. 枳实薤白桂枝汤
D. 补阳还五汤
E. 右归丸

3. 治疗心绞痛心肾阴虚证，应首选的方剂是（ ）
4. 治疗心绞痛心肾阳虚证，应首选的方剂是（ ）

参 考 答 案

A1 型题

1. D   2. B   3. C   4. D   5. A
6. B   7. E   8. A

A2 型题

1. D   2. B   3. D   4. C   5. A
6. B

B1 型题

1. A   2. D   3. B   4. E

细目十一 心肌梗死

A1 型题

1. 急性心肌梗死早期（24 小时），死亡主要由于（ ）
   A. 心力衰竭
   B. 心脏破裂
   C. 心源性休克
   D. 乳头肌断裂
   E. 心律失常

2. 心肌梗死与心绞痛心电图鉴别最有意义的是（ ）
   A. ST 段抬高
   B. ST 段抬高，伴尖耸 T 波
   C. 异常（病理）Q 波
   D. 冠状 T 波
   E. T 波高耸

3. 心肌梗死的并发症不包括（ ）
   A. 心脏破裂
   B. 心室壁瘤
   C. 乳头肌功能不全
   D. 主动脉瓣穿孔
   E. 栓塞

4. 急性心肌梗死最常见的心律失常是（ ）
   A. 窦性停搏
   B. 阵发性室上性心动过速
   C. 室性期前收缩和室性心动过速
   D. 交界性心律
   E. 心房扑动

5. 急性心肌梗死最先出现的症状是（ ）
   A. 心律失常
   B. 疼痛
   C. 低血压
   D. 休克
   E. 心力衰竭

6. 急性心肌梗死合并心源性休克的机制是（ ）
   A. 收缩期排血受阻
   B. 舒张期充盈不足
   C. 心排血量急剧下降
   D. 血容量不足
   E. 神经反射

7. 治疗急性心肌梗死气滞血瘀证，应首选的方剂是（ ）
   A. 血府逐瘀汤
   B. 瓜蒌薤白半夏汤
   C. 当归四逆汤
   D. 补阳还五汤
   E. 生脉散合左归饮

A2 型题

1. 患者男性，50 岁。急性心肌梗死过程中，突然出现心尖区粗糙响亮的收缩期杂音，此时应考虑的并发症是（ ）
   A. 瓣膜穿孔
   B. 急性乳头肌功能不全
   C. 室间隔穿孔
   D. 室壁瘤形成
   E. 急性左心功能不全致二尖瓣相对关闭不全

2. 患者男性，48 岁。诊断为急性心肌梗死，经治好转，心电图 ST 段持续抬高。此时应考虑的并发症是（ ）
   A. 左室扩大
   B. 室壁瘤形成
   C. 合并亚急性细菌性心内膜炎
   D. 室间隔穿孔
   E. 乳头肌功能失调或断裂

3. 患者男性，60岁。急性广泛前壁心肌梗死2天，晕厥2次，心室率40次/分，律齐，心电图示Ⅲ度房室传导阻滞。治疗应首选的措施是（ ）

    A. 麻黄素
    B. 人工心脏起搏器
    C. 异丙肾上腺素
    D. 阿托品
    E. 溴苯辛

4. 患者男性，60岁。患高血压病10年，1小时前胸骨后持续压榨性疼痛。心电图未见异常Q波及ST段偏移，$V_1 \sim V_6$可见高耸T波。应首先考虑的诊断是（ ）

    A. 稳定型心绞痛
    B. 急性心肌梗死超急性期
    C. 变异型心绞痛
    D. 急性心包炎
    E. 气胸

5. 患者男性，48岁。胸闷心痛，心悸不宁，气短乏力，心烦少寐，自汗盗汗，口干耳鸣，腰膝酸软，舌红，脉细数。诊断为急性心肌梗死，治疗应首选的方剂是（ ）

    A. 血府逐瘀汤
    B. 瓜蒌薤白半夏汤合桃红四物汤
    C. 当归四逆汤合苏合香丸
    D. 补阳还五汤
    E. 生脉散合左归饮

6. 急性广泛前壁心肌梗死患者，胸闷憋气明显，心率140次/分，双肺可闻及弥漫性小水泡音，应首选的措施是（ ）

    A. 给予洋地黄制剂，以增加心肌收缩力
    B. 给予β受体阻滞剂，以降低心室率
    C. 给予血管扩张剂，以降低心脏前后负荷
    D. 给予钙拮抗剂，以缓解冠状动脉痉挛
    E. 给予补液，以补充循环血容量

7. 患者男性，68岁。胸闷痛反复发作10年，加重1小时，现患者胸闷痛彻背，心慌，大汗出，四肢厥冷，面色唇甲青紫，脉沉微欲绝，应首先考虑的病证结合诊断是（ ）

    A. 急性心肌梗死+气阴两虚证
    B. 心绞痛+寒凝心脉证
    C. 急性心肌梗死+心阳欲脱证
    D. 心绞痛+心肾阳虚证
    E. 急性心肌梗死+寒凝心脉证

B1 型题

    A. 血府逐瘀汤
    B. 瓜蒌薤白半夏汤合桃红四物汤
    C. 当归四逆汤合苏合香丸
    D. 补阳还五汤
    E. 生脉散合左归饮

1. 治疗急性心肌梗死寒凝心脉证，应首选（ ）
2. 治疗急性心肌梗死痰瘀互结证，应首选（ ）

    A. 人工心脏起搏器
    B. 阿托品
    C. 电复律
    D. 利多卡因
    E. 胺碘酮

3. 急性心肌梗死出现心室颤动，治疗首选（ ）
4. 急性心肌梗死出现Ⅲ度房室传导阻滞，治疗首选（ ）

    A. ST段弓背向上抬高
    B. ST段弓背向下抬高
    C. ST段呈水平型下降
    D. ST段呈上斜型下移
    E. ST段呈鱼钩样改变

5. 急性心包炎可见（ ）
6. 急性心肌梗死可见（ ）

    A. 心电图V_1、V_2、V_3导联出现特征性改变
    B. 心电图$V_3 \sim V_5$导联出现特征性改变
    C. 心电图Ⅰ、aVL导联出现特征性改变

D. 心电图Ⅱ、Ⅲ、aVF 导联出现特征性改变

E. 心电图Ⅰ、aVL 导联出现特征性改变

7. 急性心肌梗死下壁定位是(　　)

8. 急性心肌梗死高侧壁定位是(　　)

A. 活血化瘀，通络止痛

B. 散寒宣痹，芳香温通

C. 豁痰活血，理气止痛

D. 益气活血，祛瘀止痛

E. 益气滋阴，通脉止痛

9. 患者胸痛剧烈，如割如刺，胸闷如窒，气短痰多，心悸不宁，腹胀纳呆，恶心呕吐，舌苔浊腻，脉滑。治宜(　　)

10. 患者胸中痛甚，胸闷气促，烦躁易怒，心悸不宁，脘腹胀满，唇甲青暗，舌质紫暗，脉沉弦涩。治宜(　　)

参 考 答 案

A1 型题

1. E   2. C   3. D   4. C   5. B

6. C   7. A

A2 型题

1. B   2. B   3. B   4. B   5. E

6. C   7. C

B1 型题

1. C   2. B   3. C   4. A   5. B

6. A   7. D   8. E   9. C   10. A

细目十二　心脏瓣膜病

A1 型 题

1. 风心病二尖瓣狭窄患者如听到第一心音亢进并有二尖瓣开瓣音，提示(　　)

A. 二尖瓣弥漫性钙化

B. 漏斗形二尖瓣狭窄伴有关闭不全

C. 二尖瓣瓣叶增厚

D. 二尖瓣前叶尚较柔软、活动度好

E. 二尖瓣功能丧失

2. 风湿性心脏病二尖瓣狭窄最常见的心律失常是(　　)

A. 室上性心动过速

B. 心房颤动

C. 室性期前收缩

D. 房室传导阻滞

E. 心房扑动

3. 下列各项中，与咳粉红色泡沫痰有关的是(　　)

A. 肺泡壁毛细血管破裂

B. 支气管静脉曲张破裂

C. 急性肺水肿

D. 肺梗死

E. 肺栓塞

4. 二尖瓣狭窄的 X 线检查，心影表现为(　　)

A. 梨形心

B. 烧瓶心

C. 球形心

D. 靴形心

E. 普大心

5. 下列各项中，与周围血管征有关的是(　　)

A. 左房室瓣狭窄

B. 左房室瓣关闭不全

C. 主动脉瓣狭窄

D. 主动脉瓣关闭不全

E. 三尖瓣关闭不全

6. 关于主动脉瓣狭窄的心脏听诊，正确的是（   ）
   A. 胸骨左缘第二肋间收缩期杂音
   B. 胸骨左缘第二肋间舒张期杂音
   C. 胸骨右缘第二肋间收缩期杂音
   D. 胸骨右缘第二肋间舒张期杂音
   E. 胸骨左缘第二肋间全期杂音

7. 二尖瓣狭窄并发心房纤颤易发生的并发症是（   ）
   A. 心力衰竭
   B. 栓塞
   C. 亚急性感染性心内膜炎
   D. 肺部感染
   E. 心肌梗死

8. 二尖瓣狭窄出现颈静脉怒张、肝肿大压痛是由于（   ）
   A. 体循环淤血
   B. 肺循环淤血
   C. 左心房扩大所致的压迫症状
   D. 肺动脉高压
   E. 肺梗死

9. 二尖瓣狭窄最重要的体征是（   ）
   A. 心尖区第一心音亢进
   B. 心尖区可闻及局限、低调舒张中晚期隆隆样杂音
   C. 肺动脉瓣区第二音亢进
   D. 肺动脉瓣区可闻及高调吹风样舒张早期杂音
   E. 肺动脉瓣区可闻及高调吹风样收缩早期杂音

10. 风湿性主动脉瓣狭窄的最重要体征是（   ）
    A. 胸骨左缘第三、四肋间可闻及高调舒张早期吹风样杂音
    B. 胸骨右缘第二肋间可闻及响亮、粗糙、喷射性收缩期杂音
    C. 心尖区可闻Austin-Flint杂音
    D. 主动脉瓣区第二心音增强
    E. 主动脉瓣区第二心音减弱

11. 栓塞最常见的风湿性心瓣膜病是（   ）
    A. 二尖瓣关闭不全
    B. 主动脉瓣关闭不全
    C. 二尖瓣狭窄
    D. 主动脉瓣狭窄
    E. 三尖瓣狭窄

12. 风湿性二尖瓣狭窄最常见的心律失常是（   ）
    A. 室性期前收缩
    B. 阵发性心动过速
    C. 房室传导阻滞
    D. 心房颤动
    E. 心房扑动

A2 型题

1. 风湿性心脏病人心率120次/分，伴气急，房颤，颈静脉怒张，肝大。治疗应首选的药物是（   ）
   A. 西地兰静脉注射
   B. 氨茶碱
   C. 心得安
   D. 维生素
   E. 利多卡因静脉注射

2. 患者女性，34岁。二尖瓣狭窄，呼吸困难，伴咯血3天，双肺底少许水泡音，胸部X线片可见肺淤血。应首选的治疗措施是（   ）
   A. 可待因
   B. 西地兰
   C. 硝酸甘油或硝酸异山梨醇
   D. 氨苯蝶啶
   E. 吸氧

3. 患者女性，36岁。劳累后心悸、气促12年，近年来常有心绞痛，偶有晕厥。检查：心脏叩诊向左下扩大，胸骨右缘可触及收缩期震颤并可闻及高调、粗糙的递增-递减型收缩期杂音，血压120/60mmHg。应首先考虑的诊断是（   ）
   A. 先天性心脏病，主动脉瓣狭窄伴相对性肺动脉瓣关闭不全
   B. 冠心病合并乳头肌功能不全
   C. 梅毒性心脏病，主动脉瓣关闭不全

D. 风湿性心脏病，主动脉瓣关闭不全
E. 风湿性心脏病，主动脉瓣狭窄

4. 患者女性，40岁。反复发作晕厥伴呼吸困难，紫绀，晕厥发作与体位变化有关。应首先考虑的诊断是（　　）

A. 法洛四联症
B. 梗阻型原发性心肌病
C. 短暂性心律失常
D. 左房黏液瘤
E. 主动脉瓣狭窄

5. 患者女性，33岁。劳累后心悸气促7年，气促，不能平卧伴咯血。查体：二尖瓣面容，第一心音亢进，心尖部可闻及隆隆样舒张期杂音，$P_2 > A_2$，心律规则。其治疗措施是（　　）

A. 吸氧
B. 西地兰静脉注射
C. 镇咳剂
D. 速尿静脉注射
E. 止血剂

B1 型题

A. 重脉
B. 奇脉
C. 交替脉
D. 水冲脉
E. 缺脉

1. 脉压增大可出现（　　）
2. 左室功能不全可出现（　　）

A. 心影随体位改变
B. 肺动脉圆锥显著突出
C. 心影呈梨形
D. 心影呈靴形
E. 主动脉根部扩张

3. 主动脉瓣关闭不全可见（　　）
4. 二尖瓣狭窄可见（　　）

A. 三尖瓣关闭不全
B. 主动脉瓣狭窄
C. 主动脉瓣关闭不全
D. 心包炎
E. 二尖瓣狭窄

5. 引起左心室前负荷增加的是（　　）
6. 引起右心室后负荷增加的是（　　）

A. 益气养阴，宁心复脉
B. 益气养心，活血通脉
C. 温补心肾，化气行水
D. 温肾助阳，泻肺行水
E. 补虚固摄，敛汗止脱

7. 喘促气急，痰涎上涌，咳嗽，咳粉红色泡沫痰，颜面灰白，口唇青紫，汗出肢冷，烦躁不安，舌质淡，苔薄白，脉细促。其中医治法是（　　）

8. 心悸气短，倦怠乏力，头晕目眩，面色无华，动则汗出，自汗，夜寐不宁，口干，舌质淡红，苔薄白，脉细数无力。其中医治法是（　　）

参 考 答 案

A1 型题

1. D　2. B　3. C　4. A　5. D
6. C　7. B　8. A　9. B　10. B
11. C　12. D

A2 型题

1. A　2. C　3. E　4. D　5. D

B1 型题

1. D　2. C　3. D　4. C　5. C
6. E　7. D　8. A

细目十三　病毒性心肌炎

A1 型题

1. 病毒性心肌炎最常见的病因是（　）
   A. 柯萨奇 B 组病毒
   B. 柯萨奇 A 组病毒
   C. 脊髓灰质炎病毒
   D. 孤儿（ECHO）病毒
   E. 人类腺病毒

2. 下列各项中，不属于病毒性心肌炎常见中医病因的是（　）
   A. 热毒侵心
   B. 湿毒犯心
   C. 心阴虚损
   D. 气阴两虚
   E. 气血亏虚

3. 病毒性心肌炎的心脏首发症状为（　）
   A. 心力衰竭
   B. 心律失常
   C. 心源性休克
   D. 心源性猝死
   E. 心绞痛

A2 型题

1. 患者患有病毒性心肌炎，现发热微恶寒，头身疼痛，鼻塞流涕，咽痛口渴，口干口苦，小便黄赤，心悸气短，胸闷，舌红苔薄黄，脉浮数。其治疗首选方剂是（　）
   A. 葛根芩连汤合甘露消毒丹
   B. 天王补心丹加减
   C. 炙甘草汤合生脉散
   D. 参附养荣汤
   E. 银翘散

2. 患者有病毒性心肌炎病史，现心悸怔忡，胸闷，气短乏力，失眠多梦，自汗盗汗，舌质红，苔薄，脉细数无力。其中医治法是（　）
   A. 益气养阴，宁心安神
   B. 益气温阳，滋阴通脉
   C. 清热解毒，宁心安神
   D. 解毒化湿，宁心安神
   E. 清热解表，养血宁心

参考答案

A1 型题

1. A　　2. E　　3. B

A2 型题

1. E　　2. A

第三单元 消化系统疾病

细目一 急性胃炎

A1 型 题

1. 急性胃炎相当于中医的（ ）
   A. 胃疡
   B. 胃痞
   C. 反胃
   D. 嘈杂
   E. 胃脘痛

2. 非甾体抗炎药引起急性胃炎的主要机制是（ ）
   A. 激活磷脂酶 A
   B. 抑制前弹性蛋白酶
   C. 抑制前列腺素合成
   D. 促进胃泌素合成
   E. 抑制脂肪酶

3. 急性糜烂性胃炎的确诊应依据（ ）
   A. 上消化道出血的临床表现
   B. 胃液分析
   C. X 线胃肠钡餐检查
   D. 急诊胃镜检查
   E. 腹部 B 超

4. 引起急性胃炎最主要的病因是（ ）
   A. 急性应激
   B. 化学性损伤
   C. 细菌感染
   D. 非甾体类抗炎药
   E. 刺激性食物

5. 急性胃炎的急诊胃镜检查应在上消化道出血后（ ）
   A. 1 周内进行
   B. 5 天内进行
   C. 4 天内进行
   D. 3 天内进行
   E. 1~2 天内进行

6. 治疗急性胃炎脾胃湿热证应首选（ ）
   A. 香苏散
   B. 清中汤
   C. 保和丸
   D. 柴胡疏肝散
   E. 失笑散

A2 型 题

1. 患者女性，22 岁。因服吲哚美辛数片后觉胃痛，今晨呕咖啡样胃内容物 400mL 来诊。既往无胃病史。应首先考虑的诊断是（ ）
   A. 急性胃炎
   B. 消化性溃疡
   C. 急性胆囊炎
   D. 急性胰腺炎
   E. 溃疡性结肠炎

2. 患者男性，25 岁。情绪急剧波动后，自觉胃部胀痛，痛窜胁背，气怒痛重，嗳气呕吐，嘈杂吐酸，舌苔薄白，脉弦。治疗应首选的方剂是（ ）
   A. 香苏散合良附丸
   B. 清中汤
   C. 保和丸
   D. 柴胡疏肝散
   E. 失笑散合丹参饮

3. 患者女性，22 岁。连吃几支冰激凌后胃

脘暴痛，得热痛减，喜热饮食，脘腹胀满，舌淡苔白，脉弦紧迟。应首先考虑的病证结合诊断是（　　）

A. 急性胃炎+寒邪客胃证
B. 急性胰腺炎+寒邪客胃证
C. 急性胆囊炎+食积气滞证
D. 急性胃炎+食积气滞证
E. 急性胆囊炎+脾胃虚寒证

B1 型题

A. H_2 受体拮抗剂
B. 补水
C. 纠正电解质紊乱
D. 胃复安
E. 阿莫西林

1. 治疗急性胃炎出现恶心呕吐，应首选（　　）
2. 治疗急性胃炎引起胃黏膜损伤，应首选（　　）

A. 香苏散合良附丸加减
B. 清中汤加减
C. 保和丸加减
D. 柴胡疏肝散加减
E. 失笑散合丹参饮加减

3. 治疗急性胃炎食积气滞证，应首选（　　）
4. 治疗急性胃炎胃络瘀阻证，应首选（　　）

参 考 答 案

A1 型题

1. E　　2. C　　3. D　　4. A　　5. E
6. B

A2 型题

1. A　　2. D　　3. A

B1 型题

1. D　　2. A　　3. C　　4. E

细目二　慢性胃炎

A1 型题

1. 目前诊断慢性胃炎最可靠的方法是（　　）
   A. X线钡餐检查
   B. 血清胃泌素测定
   C. 胃镜检查加活检
   D. 胃酸测定
   E. 血清抗壁细胞抗体测定

2. 下列各项中，胃镜检查所见对诊断萎缩性胃炎有意义的是（　　）
   A. 胃黏膜增厚，呈花斑状
   B. 黏膜苍白变平，黏膜下血管暴露
   C. 出血，糜烂
   D. 胃黏膜变薄，色泽变淡
   E. 病变范围为局限性

3. 引起慢性胃炎的最主要病因是（　　）
   A. 自身免疫
   B. 非甾体抗炎药
   C. 刺激性食物
   D. 幽门括约肌功能不全
   E. 幽门螺杆菌感染

4. 慢性胃炎脾胃虚弱证的治法是（　　）
   A. 温中散寒，和胃止痛
   B. 健脾益气，温中和胃

C. 养阴益胃，和中止痛

D. 清利湿热，醒脾化浊

E. 化瘀通络，和胃止痛

5. 在慢性胃炎时，属于癌前病变的是（ ）

A. 浅表性胃炎伴肠上皮化生

B. 浅表性胃炎伴脐状突起

C. 萎缩性胃炎伴肠上皮化生

D. 萎缩性胃炎伴重度不典型增生

E. 萎缩性胃炎伴幽门腺化生

6. 属于慢性萎缩性胃体炎性改变的是（ ）

A. 胃酸增高

B. 胃酸降低

C. 胃酸正常

D. 胃酸正常或降低

E. 胃酸正常或增高

7. 慢性胃炎的特异性症状是（ ）

A. 呕吐苦水

B. 饥饿时中上腹痛

C. 上消化道反复出血

D. 进食后中上腹痛

E. 无特异性症状

8. 慢性胃炎肝胃不和证，治疗应首选的方剂是（ ）

A. 逍遥散

B. 丹栀逍遥散

C. 柴胡疏肝散

D. 四磨饮子

E. 六磨汤

9. 慢性胃炎胃络瘀阻证，治疗应首选的方剂是（ ）

A. 失笑散

B. 丹参饮

C. 血府逐瘀汤

D. 桃红四物汤

E. 失笑散合丹参饮

10. 下列各项中，对于慢性胃炎的治疗错误的是（ ）

A. 有幽门螺杆菌感染者增加胃黏膜保护

B. 上腹饱胀明显者使用促胃动力药

C. 精神症状明显者可使用镇静剂

D. 有恶性贫血时可使用维生素 B_{12}、叶酸

E. 有痉挛性腹痛者可用解痉剂

11. 在慢性胃炎中，慢性胃体炎症的主要病因是（ ）

A. 幽门螺杆菌感染

B. 免疫因素

C. 理化因素

D. 十二指肠液反流

E. 慢性右心衰竭

12. 慢性胃炎的脾胃虚弱证和胃阴不足证中，相同的临床表现是（ ）

A. 胃脘嘈杂

B. 口干咽燥

C. 喜温喜按

D. 五心烦热

E. 胃脘隐痛

A2 型题

1. 男性，35 岁。上腹隐痛 1 年，饭后腹胀，食欲减退，体检一般情况尚可。测定基础胃酸排出量减少，胃镜下可见黏膜充血，粗糙不平，有出血点。其诊断是（ ）

A. 胃溃疡

B. 慢性浅表性胃炎

C. 胃癌

D. 慢性萎缩性胃炎

E. 胃黏膜脱垂症

2. 慢性胃炎患者，胃脘隐痛，嘈杂，口干咽燥，五心烦热，大便干结，舌红少津，脉细。治疗应首选的方剂是（ ）

A. 沙参麦冬汤

B. 生脉饮

C. 滋水清肝饮

D. 益胃汤

E. 玉女煎

3. 患者女性，25 岁。经常不规律饮食，食欲不佳，上腹胀痛，进食后加重，胃镜检查无明显异常。应首先考虑的诊断是（ ）

A. 功能性消化不良
B. 慢性萎缩性胃炎
C. 慢性浅表性胃炎
D. 十二指肠溃疡
E. 胃溃疡

4. 患者男性，持续性上腹隐痛 3 个月，食欲不振，消瘦。查体：面色苍白，上腹部有压痛，未触及包块，肝、脾肋下未及。对确诊有帮助的检查是（　）
A. 纤维胃镜加活检
B. 肝放射性核素扫描
C. B 型超声检查
D. 血清胃泌素测定
E. 胃酸测定

5. 患者女性，36 岁。胃脘隐痛，喜温喜按，食后胀满痞闷，纳呆，便溏，神疲乏力，舌质淡红，苔薄白，脉沉细。治疗应首选的方剂是（　）
A. 失笑散
B. 丹参饮
C. 四君子汤
D. 桃红四物汤
E. 血府逐瘀汤

6. 慢性胃炎患者，胃脘灼热胀痛，嘈杂，腹脘痞闷，口干口苦，渴不欲饮，身重肢倦，尿黄，舌质红，苔黄腻，脉滑。其治法是（　）
A. 疏肝理气，和胃止痛
B. 清利湿热，醒脾化浊
C. 化瘀通络，和胃止痛
D. 健脾益气，温中和胃
E. 养阴益胃，和中止痛

7. 男性，30 岁。无规律上腹隐痛 3 个月，喜温喜按，食后胀满痞闷，纳呆，便溏，神疲乏力，舌质淡红，苔薄白，脉沉细。胃镜下可见黏膜呈灰白色，血管暴露。其病证结合诊断是（　）
A. 慢性萎缩性胃炎 + 脾胃虚弱证
B. 慢性萎缩性胃炎 + 胃阴不足证
C. 胃溃疡 + 胃阴不足证
D. 胃溃疡 + 脾胃虚弱证
E. 慢性浅表性胃炎 + 脾胃虚弱证

B1 型题

A. 右上腹疼痛，进食油脂食物常加重
B. 上腹压痛，板样强直，肝浊音界消失
C. 发作性上腹疼痛，有周期性和节律性
D. 脐周阵痛，伴有压痛，肠鸣音亢进，有肠型
E. 上腹部胀痛，伴有胃型和振水声

1. 胆石症和急性胆囊炎可见（　）
2. 消化性溃疡可见（　）

A. 黏膜或黏膜下层有淋巴细胞浸润
B. 黏膜充血，色泽红润，边缘模糊
C. 黏膜呈淡红、灰色，呈弥散性，黏膜变薄
D. 黏膜萎缩伴有化生
E. 水肿与充血区共存，形成红白相间征象

3. 慢性浅表性胃炎的组织学可见（　）
4. 慢性萎缩性胃炎的组织学可见（　）

A. 疏肝理气，和胃止痛
B. 清利湿热，醒脾化浊
C. 化瘀通络，和胃止痛
D. 健脾益气，温中和胃
E. 养阴益胃，和中止痛

5. 胃脘疼痛如针刺，痛有定处，拒按，舌暗红，脉弦涩。其中医治法是（　）
6. 胃脘胀痛或痛窜两胁，嗳气频频，嘈杂泛酸，舌质淡红，苔薄白，脉弦。其中医治法是（　）

参 考 答 案

A1 型题

1. C　2. B　3. E　4. B　5. D
6. B　7. E　8. C　9. E　10. A

11. B 12. E

A2 型题

1. B 2. D 3. A 4. A 5. C
6. B 7. A

B1 型题

1. A 2. C 3. A 4. D 5. C
6. A

细目三 消化性溃疡

A1 型题

1. 消化性溃疡形成的直接原因是（   ）
   A. 胆汁反流
   B. 胃酸、胃蛋白酶
   C. 慢性炎症
   D. 饮食失调
   E. 血型不同

2. 关于十二指肠溃疡的治疗，最重要的是（   ）
   A. 中枢镇静
   B. 保护黏膜
   C. 抑制胃酸和根除幽门螺杆菌
   D. 早期手术
   E. 少食多餐

3. 下列各项中，关于消化性溃疡病理的叙述，错误的是（   ）
   A. 溃疡的直径一般小于2.5cm
   B. 溃疡愈合一般需要4~8周
   C. 溃疡呈圆形或椭圆形
   D. 多发性溃疡不少见
   E. 溃疡的边缘不整齐

4. 消化性溃疡的主要症状是（   ）
   A. 恶心、呕吐
   B. 呕血、黑便
   C. 上腹疼痛
   D. 厌食、消瘦
   E. 嗳气、反酸

5. 消化性溃疡所引起的疼痛表现为（   ）
   A. 饥饿样疼痛
   B. 反复发作性疼痛
   C. 长期发作性疼痛
   D. 节律性疼痛
   E. 中上腹痛

6. 空腹痛常见于（   ）
   A. 十二指肠溃疡
   B. 胆囊炎
   C. 胃溃疡
   D. 胰腺炎
   E. 慢性胃炎

7. 复合性溃疡是指（   ）
   A. 胃大、小弯溃疡
   B. 胃与十二指肠溃疡
   C. 胃体、胃窦溃疡
   D. 胃底与胃小弯溃疡
   E. 胃小弯与幽门溃疡

8. 消化性溃疡最常见的并发症是（   ）
   A. 急性穿孔
   B. 出血
   C. 穿透
   D. 癌变
   E. 幽门梗阻

9. 鉴别消化性溃疡和慢性胃炎的最好方法是（   ）
   A. 粪便隐血试验检查
   B. 幽门螺杆菌检测
   C. X线钡餐检查
   D. 胃液分析
   E. 纤维胃镜检查

10. 胃溃疡的好发部位是(　　)
    A. 胃窦部大弯侧
    B. 胃体部小弯侧
    C. 胃角部小弯侧
    D. 贲门食道联合部
    E. 胃底部大弯侧
11. 下列各项中不属消化性溃疡治疗目的的是(　　)
    A. 消除症状
    B. 防治并发症
    C. 促进溃疡愈合
    D. 尽早手术根治
    E. 预防复发
12. 消化性溃疡的命名是由于(　　)
    A. 溃疡位于消化道
    B. 溃疡影响消化功能
    C. 溃疡局限于胃和十二指肠
    D. 溃疡由消化道功能紊乱引起
    E. 溃疡的形成有胃酸和胃蛋白酶的消化作用参与
13. 治疗十二指肠溃疡之肝胃郁热证应首选(　　)
    A. 化肝煎合左金丸加减
    B. 一贯煎合芍药甘草汤加减
    C. 黄芪建中汤加减
    D. 柴胡疏肝散合五磨饮子加减
    E. 活络效灵丹合丹参饮加减
14. 确诊胃溃疡出血最可靠的方法是(　　)
    A. 胃液分析
    B. 粪便隐血试验
    C. 钡餐检查
    D. 放射性核素检测
    E. 胃镜检查
15. 溃疡病在病理上组织损害至少要深达(　　)
    A. 黏膜层
    B. 黏膜下层
    C. 黏膜肌层
    D. 肌层
    E. 浆膜层

A2 型 题

1. 某患者，男性，28 岁。经常出现规律性上腹痛 3 年，空腹发作，夜间更重，进食可缓解，服抗酸药可止痛。应首先考虑的诊断是(　　)
    A. 胃溃疡
    B. 十二指肠球部溃疡
    C. 复合性溃疡
    D. 幽门管溃疡
    E. 功能性消化不良
2. 患者男性，28 岁。上腹痛 8 个月，与饮食无明显关系，吐酸水，常腹泻，制酸药效果不佳。X 线钡餐造影发现食管、胃及十二指肠球部均有溃疡。应首先考虑的诊断是(　　)
    A. 多发性溃疡
    B. 恶性淋巴瘤
    C. 复合性溃疡
    D. 胰腺 β 细胞腺瘤
    E. 胃泌素瘤
3. 患者男性，36 岁。已诊断消化性溃疡。近期出现脱水、电解质和酸碱平衡紊乱及营养缺乏，应首先考虑的原因是(　　)
    A. 厌食
    B. 并发胃炎
    C. 出血
    D. 疼痛
    E. 幽门梗阻
4. 某患者，男性，30 岁。1 年来胃痛，无典型的周期性和节律性疼痛，反酸，餐后多出现剧烈疼痛，制酸剂疗效差，有多次上消化道出血史。应首先考虑的诊断是(　　)
    A. 浸润型胃癌
    B. 慢性胃炎
    C. 幽门管溃疡
    D. 胃泌素瘤
    E. 十二指肠球部溃疡
5. 某患者，女性，26 岁。诊断为消化性溃疡，现胃脘胀痛，痛引两胁，常因情志不遂而诱

发，嗳气，泛酸，口苦，舌淡红，苔薄白，脉弦。其中医治法是(　　)

　　A. 温中散寒，健脾和胃
　　B. 健脾养阴，益胃止痛
　　C. 清胃泄热，疏肝理气
　　D. 疏肝理气，健脾和胃
　　E. 活血化瘀，通络和胃

6. 某患者，男性，56岁。胃溃疡病10年。现胃痛隐隐，喜温喜按，畏寒肢冷，泛吐清水，腹胀便溏，舌淡胖，边有齿痕，苔白，脉迟缓。治疗应首选的方剂是(　　)

　　A. 黄芪建中汤
　　B. 活络效灵丹合丹参饮
　　C. 化肝煎合左金丸
　　D. 一贯煎合芍药甘草汤
　　E. 柴胡疏肝散合五磨饮子

7. 某患者，男性，30岁。1年来胃痛，多发生于夜间，以背部疼痛为主，内科治疗效果差。应首先考虑的诊断是(　　)

　　A. 食管溃疡
　　B. 胃大弯溃疡
　　C. 幽门管溃疡
　　D. 十二指肠球后溃疡
　　E. 胃小弯溃疡

8. 某患者，女性，56岁。有消化性溃疡病史多年，近日来胃脘隐痛，似饥而不欲食，口干而不欲饮，纳差，干呕，手足心热，大便干，舌红少津少苔，脉细数。其中医证型是(　　)

　　A. 肝胃不和证
　　B. 胃阴不足证
　　C. 脾胃虚寒证
　　D. 肝胃郁热证
　　E. 胃络瘀阻证

B1 型题

　　A. 多为上腹正中或偏右节律性疼痛
　　B. 多为剑突下正中或偏左节律性疼痛
　　C. 上腹疼痛无典型节律性，呕吐多见
　　D. 上腹持续性剧烈疼痛
　　E. 右上腹节律性疼痛，夜间痛和背痛多见且突出

1. 十二指肠球部溃疡的临床表现(　　)
2. 幽门管溃疡的临床表现(　　)

　　A. 黄芪建中汤
　　B. 活络效灵丹合丹参饮
　　C. 化肝煎合左金丸
　　D. 一贯煎合芍药甘草汤
　　E. 柴胡疏肝散合五磨饮子

3. 消化性溃疡肝胃不和证治宜(　　)
4. 消化性溃疡胃阴不足证治宜(　　)

　　A. 龛影
　　B. 胃黏膜僵直
　　C. 钡剂潴留
　　D. 痉挛性切迹
　　E. 上腹疼痛

5. 消化性溃疡的直接征象是(　　)
6. 消化性溃疡的间接征象是(　　)

　　A. 质子泵抑制剂＋羟氨苄青霉素＋铋剂
　　B. 铋剂＋克拉霉素＋甲硝唑
　　C. 质子泵抑制剂＋铋剂＋克拉霉素＋甲硝唑
　　D. 质子泵抑制剂＋铋剂＋克拉霉素
　　E. 质子泵抑制剂＋克拉霉素＋甲硝唑＋羟氨苄青霉素

7. 治疗消化性溃疡的三联疗法是(　　)
8. 治疗消化性溃疡的四联疗法是(　　)

参 考 答 案

A1 型题

1. B　　2. C　　3. E　　4. C　　5. D
6. A　　7. B　　8. B　　9. E　　10. C
11. D　　12. E　　13. A　　14. E　　15. C

A2 型题

1. B　　2. C　　3. E　　4. C　　5. D
6. A　　7. D　　8. B

B1 型题

1. A 2. C 3. E 4. D 5. A

6. D 7. B 8. C

细目四 胃 癌

A1 型题

1. 胃癌的好发部位是（ ）
   A. 贲门部
   B. 胃小弯
   C. 胃底
   D. 胃窦部
   E. 胃大弯

2. 胃癌最常见的症状是（ ）
   A. 食欲不振
   B. 消瘦
   C. 恶心、呕吐
   D. 贫血
   E. 上腹痛

3. 早期胃癌是指（ ）
   A. 仅累及黏膜层
   B. 病变直径 <1cm
   C. 无淋巴结转移
   D. 黏膜层平坦型病变
   E. 仅累及黏膜和黏膜下层

4. 诊断胃癌最可靠的手段是（ ）
   A. 胃液分析
   B. 便隐血试验
   C. 癌胚抗原测定
   D. X 线检查
   E. 胃镜 + 黏膜活检

5. 胃癌最常见的转移途径是（ ）
   A. 直接蔓延
   B. 腹腔内种植
   C. 血行转移
   D. 胃肠道播散
   E. 淋巴转移

6. 下列各项中，不是胃癌并发症的是（ ）
   A. 贲门梗阻
   B. 糜烂
   C. 幽门梗阻
   D. 出血
   E. 穿孔

7. 胃癌的伴癌综合征有（ ）
   A. 血栓性静脉炎
   B. 左锁骨上淋巴结肿大
   C. 黄疸
   D. 腹水
   E. 发热

8. 下列各项中关于胃癌诊断的叙述应高度警惕的是（ ）
   A. 40 岁以后开始出现中上腹不适或疼痛，无明显节律性，并伴明显食欲不振和消瘦者
   B. 胃溃疡患者，经严格内科治疗而症状好转者
   C. 慢性萎缩性胃炎伴有肠上皮化生及轻度不典型增生
   D. X 线检查显示胃息肉 >1cm 者
   E. 中年以上患者，出现不明原因贫血、消瘦和粪便隐血试验阳性者

9. 中医学认为，胃癌的发病多属于本虚标实，其中标实为（ ）
   A. 水饮上凌
   B. 痰湿阻滞
   C. 痰瘀互结
   D. 瘀血停留

E. 湿热壅盛

10. 治疗胃癌痰气交阻证，应首选（　　）

A. 柴胡疏肝散加减

B. 海藻玉壶汤加减

C. 开郁二陈汤加减

D. 膈下逐瘀汤加减

E. 八珍汤加减

11. 进展期胃癌最常见的分型是（　　）

A. 隆起型胃癌

B. 溃疡型胃癌

C. 溃疡浸润型胃癌

D. 弥漫浸润型胃癌

E. 肿块型胃癌

A2 型 题

1. 患者，男性，50岁。现脘膈痞闷，呕吐痰涎，进食发噎不利，口淡纳呆，大便时结时溏，舌体胖大，有齿痕，苔白厚腻，脉滑。其中医治法是（　　）

A. 疏肝和胃，降逆止痛

B. 理气化痰，消食散结

C. 燥湿健脾，消痰和胃

D. 理气活血，软坚消积

E. 理气活血，消痰和胃

2. 某患者，女性，56岁，诊断为胃癌。现脘痛剧烈，向后背放射，痛处固定，拒按，上腹肿块，肌肤甲错，眼眶黧黑，舌质紫暗，舌下脉络紫胀，脉弦涩。治疗应首选的方剂是（　　）

A. 柴胡疏肝散加减

B. 海藻玉壶汤加减

C. 开郁二陈汤加减

D. 膈下逐瘀汤加减

E. 八珍汤加减

3. 某患者，55岁，进行性厌食和上腹部胀痛，面色苍白，日益消瘦，下肢水肿，肝功能正常，大便隐血试验持续阳性，尿常规未发现异常。应首先考虑的诊断是（　　）

A. 慢性胃炎

B. 胃癌

C. 慢性肝炎

D. 胃溃疡

E. 肝癌

4. 某患者，男性，45岁。患胃溃疡已6年，近1个月来上腹痛变为无规律，恶心，腹胀，进食后为甚。胃肠钡餐X线检查，胃窦部可见黏膜增粗，并有一0.4cm×0.3cm龛影，胃酸正常。其诊断是（　　）

A. 胃溃疡恶性变

B. 胃溃疡合并慢性胃炎

C. 复合性溃疡

D. 胃溃疡合并黏膜脱垂

E. 胃溃疡合并幽门梗阻

B1 型 题

A. 直接蔓延

B. 淋巴转移

C. 血行转移

D. 种植转移

E. 上行转移

1. 胃癌早期最常见的转移方式是（　　）

2. 胃癌晚期常见的转移方式是（　　）

A. 柴胡疏肝散加减

B. 玉女煎加减

C. 开郁二陈汤加减

D. 膈下逐瘀汤加减

E. 海藻玉壶汤加减

3. 治疗胃癌肝胃不和证，应首选的方剂是（　　）

4. 治疗胃癌胃热伤阴证，应首选的方剂是（　　）

A. 吞咽困难

B. 上腹痛

C. 恶心

D. 体重下降

E. 饱胀感

5. 属于胃癌并发症引起的症状是（　　）

6. 属于胃癌溃烂引起的症状是( )

参考答案

A1型题

1. D　2. E　3. E　4. E　5. E
6. B　7. A　8. D　9. C　10. B

11. C

A2型题

1. C　2. D　3. B　4. A

B1型题

1. B　2. C　3. A　4. B　5. A
6. B

细目五　肝硬化

A1型题

1. 肝硬化患者出血倾向的最主要原因是( )
   A. 毛细血管脆性增加
   B. 凝血因子合成障碍
   C. 维生素K缺乏
   D. 肝脏解毒功能不良而致毒性反应
   E. 血小板功能不良

2. 肝硬化腹水的基本治疗方法是( )
   A. 应用大量利尿剂
   B. 腹水浓缩回输
   C. 多次抽放腹水，每次4000mL以上
   D. 限制钠、水的摄入
   E. 反复输新鲜血

3. 晚期肝硬化患者最严重的并发症和最常见的死亡原因是( )
   A. 上消化道出血
   B. 原发性肝癌
   C. 感染
   D. 肝肾综合征
   E. 肝性脑病

4. 下列各项中，不属于肝硬化诊断依据的是( )
   A. 肝活检有假小叶形成
   B. 食道钡餐X线检查示食道静脉曲张
   C. 低热、腹胀
   D. 门脉高压的临床表现
   E. 肝功能减退的临床表现

5. 诊断肝硬化的金标准是( )
   A. 肝活检有假小叶形成
   B. 食道钡餐X线检查示食道静脉曲张
   C. 低热、腹胀
   D. 门脉高压的临床表现
   E. 肝功能减退的临床表现

6. 肝硬化患者出现肾功能衰竭，最可能的原因是( )
   A. 脾功能亢进
   B. 酸碱平衡紊乱
   C. 感染
   D. 肝肾综合征
   E. 上消化道出血

7. 目前我国肝硬化最多见的病因是( )
   A. 药物中毒
   B. 工业毒物中毒
   C. 慢性酒精中毒
   D. 慢性营养不良
   E. 慢性病毒性肝炎

8. 肝硬化患者出现全血细胞减少，最主要的原因是( )
   A. 营养吸收障碍
   B. 上消化道出血
   C. 脾功能亢进

D. 血容量增加

E. 肝肾综合征

9. 男性肝硬化患者常出现性欲减退，查体见睾丸萎缩、乳房发育、蜘蛛痣，主要是由于（　　）

A. 垂体功能减低

B. 雌激素过多

C. 雄激素过多

D. 肾上腺皮质激素过多

E. 雄激素过少

10. 肝硬化患者出现血性腹水，但无腹痛及发热，应首先考虑的合并症是（　　）

A. 腹膜炎

B. 肝肾综合征

C. 原发性肝癌

D. 门静脉血栓形成

E. 结核性腹膜炎

11. 下列各项中，与肝硬化发病无明显关系的是（　　）

A. 酒食不节

B. 情志失调

C. 感染血吸虫

D. 黄疸、积聚日久

E. 感受外邪

12. 治疗肝硬化脾肾阳虚证，应首选（　　）

A. 柴胡疏肝散合胃苓汤

B. 实脾饮

C. 中满分消丸合茵陈蒿汤

D. 调营饮

E. 附子理中汤合五苓散

A2 型题

1. 男性，56岁，肝硬化腹水患者。1周来发热，腹痛，体温38℃，脉搏100次/分，呼吸26次/分，踝部可见凹性水肿。腹水检查：微黄色，微浑，比重为1.016，细胞数0.8×10^9/L，白细胞数0.5×10^9/L，中性粒细胞0.70，淋巴细胞0.30。应首先考虑的诊断是（　　）

A. 肝硬化顽固性腹水

B. 肝硬化合并肝癌

C. 肝硬化合并结核性腹膜炎

D. 肝硬化合并自发性腹膜炎

E. 肝肾综合征

2. 患者，男性，40岁，肝硬化腹水，数天大量利尿后出现嗜睡，多语，四肢有时抽搐，呼吸14次/分，血 pH 7.5，CO_2CP 30mmol/L，HCO_3^- 31mmol/L，K^+ 3mmol/L，Cl^- 90mmol/L，Na^+ 145mmol/L，Ca^{2+} 3.5mmol/L，尿 pH 5.0。应首先考虑的诊断是（　　）

A. 肝硬化并发肝性脑病前期

B. 肝硬化并发肝肾综合征

C. 肝硬化并发代谢性低钾、低氯、碱中毒

D. 肝硬化、肝昏迷并发低钙血症

E. 肝硬化并发肝癌

3. 患者，男性，42岁。不规则低热3个月，厌食，体重下降5kg，右季肋下胀痛，巩膜轻度黄染，面部有3个蜘蛛痣，肝肋下3.5cm，质硬表面不平，脾肋下1cm，肝区可闻及血管杂音，血白细胞5.8×10^9/L，中性粒细胞0.64，谷丙转氨酶130U/L，碱性磷酸酶30U/L。经中西医治疗无效。应首先考虑的诊断是（　　）

A. 慢性活动性肝炎

B. 原发性肝癌

C. 门脉性肝硬化

D. 肝脓肿

E. 肝血管瘤

4. 患者，男性，50岁。肝硬化腹水明显，1周前呕血，黑便。近日烦躁不安，经常用很多火柴点不着烟。轻度黄疸，两手举起时腕部阵发颤抖。应首先考虑的诊断是（　　）

A. 脑梗死

B. 震颤性麻痹

C. 氮质血症

D. 安眠药过量

E. 肝性脑病

5. 急诊病人，男性。昏迷，轻度黄疸，口中腥臭味，双侧肢体肌张力对称性增高，瞳孔等大。尿蛋白和尿糖均阴性。A、G分别为20g/L、

35g/L。应首先考虑的诊断是（　　）

A. 脑血管意外
B. 肝性脑病
C. 糖尿病酮症
D. 尿毒症
E. 有机磷杀虫药中毒

B1 型题

A. 脾肿大
B. 腹水
C. 腹壁静脉曲张
D. 出血倾向及贫血
E. 痔静脉曲张

1. 肝硬化代偿功能减退最突出的体征是（　　）
2. 属于肝硬化肝功能减退临床表现的是（　　）

A. 上消化道出血
B. 肝性脑病
C. 自发性腹膜炎
D. 原发性肝癌
E. 肝肾综合征

3. 肝硬化患者最常见的并发症是（　　）
4. 肝硬化患者最严重的并发症是（　　）

A. 柴胡疏肝散合胃苓汤
B. 实脾饮
C. 中满分消丸合茵陈蒿汤
D. 调营饮
E. 附子理中汤合五苓散

5. 肝硬化患者出现腹大胀满，下肢浮肿，怯寒懒动，脘腹痞胀，得热则舒，食少便溏，舌苔白滑，脉缓。治疗应首选的方剂是（　　）
6. 肝硬化患者出现腹大胀满，脉络怒张，面色晦暗黧黑，胁下癥块，口干不欲饮，大便色黑，舌质紫暗，有瘀斑，脉细涩。治疗应首选的方剂是（　　）

A. 蜘蛛痣
B. 脾肿大
C. 黄疸
D. 水肿
E. 肝肿大

7. 属于肝硬化门脉高压征的是（　　）
8. 属于肝硬化雌激素增多的是（　　）

参 考 答 案

A1 型题

1. B　2. D　3. E　4. C　5. A
6. D　7. E　8. C　9. B　10. C
11. E　12. E

A2 型题

1. D　2. C　3. B　4. E　5. B

B1 型题

1. B　2. D　3. A　4. B　5. B
6. D　7. B　8. A

细目六　原发性肝癌

A1 型题

1. 下列各项中，与原发性肝癌的发生有一定联系的是（　　）

A. 肝硬化
B. 肝囊肿
C. 肝脓肿

D. 肝结核

E. 肝血管瘤

2. 根治原发性肝癌的最好方法是(　　)

   A. 放射治疗

   B. 免疫治疗

   C. 抗癌药物局部治疗

   D. 冷冻治疗

   E. 手术治疗

3. 目前普查原发性肝癌的最好方法是(　　)

   A. 超声波检查

   B. 甲胎球蛋白放射免疫测定

   C. 放射性核素扫描

   D. 肝功能检查

   E. X线检查

4. 原发性肝癌淋巴结转移，部位最多见的是(　　)

   A. 肝门淋巴结

   B. 锁骨上淋巴结

   C. 胰腺

   D. 腋窝淋巴结

   E. 脾脏

5. 关于原发性肝癌的描述错误的是(　　)

   A. 10%的患者死于癌结节破裂

   B. 肝区疼痛是肝癌最常见的症状

   C. AFP目前是原发性肝癌特异性标记物和主要诊断指标

   D. 肝癌最早在肝内发生转移

   E. 以结节型最为多见

6. 早期原发性肝癌直径为1～2cm，诊断率最高的检查是(　　)

   A. 选择性腹腔动脉造影

   B. AFP测定

   C. 放射性核素扫描

   D. B型超声检查

   E. CT检查

7. 原发性肝癌的主要病位在(　　)

   A. 脾胃

   B. 肝脾

   C. 脾肾

   D. 肝肾

   E. 肺肝

8. 下列各项，适合局部消融治疗的是(　　)

   A. 原发性肝内单发肿瘤直径6.5cm

   B. 原发性肝内肿瘤3个，最大直径3.0cm

   C. 原发性肝内单发肿瘤直径4.5cm

   D. 原发性肝内肿瘤4个，最大直径2.3cm

   E. 原发性肝内肿瘤3个，最大直径4.5cm

A2 型题

1. 患者男性，46岁。乙型肝炎10年，现出现持续性肝区疼痛，消瘦，发热，食欲不振，乏力，营养不良。应首先考虑的诊断是(　　)

   A. 慢性迁延性肝炎

   B. 肝癌

   C. 肝硬化

   D. 肝脓肿

   E. 肝血管瘤

2. 患者女性，已确诊肝癌。1天前突然出现剧烈腹痛，休克，应首先考虑的并发症是(　　)

   A. 原发性腹膜炎

   B. 急性梗阻性化脓性胆管炎

   C. 结核性腹膜炎

   D. 原发性肝癌破裂

   E. 肝性脑病

3. 患者男性，52岁。右上腹疼痛两个月，右胁胀满，烦躁易怒，恶心纳呆，面色萎黄不荣，口苦咽干，小便黄赤，大便干黑，舌暗有瘀斑，苔薄白，脉弦涩。实验室检查：甲胎球蛋白510ng/mL，B型超声检查示：右肝占位性病变，直径5cm。其证型是(　　)

   A. 热毒伤阴

   B. 湿热瘀毒

   C. 气滞血瘀

   D. 水湿内停

E. 肝脾瘀血

B1 型题

A. 甲胎蛋白含量测定
B. 肝动脉造影
C. 肝穿刺活检
D. 磁共振检查
E. B型超声检查

1. 目前肝癌的主要诊断依据是（ ）
2. 目前肝癌筛查的首选检查方法是（ ）

A. 四苓散合四物汤
B. 逍遥散合桃红四物汤
C. 茵陈蒿汤合桃红四物汤
D. 茵陈蒿汤合鳖甲煎丸
E. 滋水清肝饮合鳖甲煎丸

3. 原发性肝癌气滞血瘀证，治疗应首选的方剂是（ ）
4. 原发性肝癌湿热瘀毒证，治疗应首选的方剂是（ ）

参 考 答 案

A1 型题

1. A 2. E 3. B 4. A 5. E
6. A 7. B 8. B

A2 型题

1. B 2. D 3. C

B1 型题

1. A 2. E 3. B 4. D

细目七　溃疡性结肠炎

A1 型题

1. 能提示溃疡性结肠炎复发先兆的检查是（ ）
   A. 白细胞计数增高及红细胞沉降率加速
   B. 凝血酶原时间延长
   C. 血清白蛋白及钾、钠、氯降低
   D. 缓解期血清 α_2 球蛋白增加
   E. 重度贫血
2. 溃疡性结肠炎湿热内蕴证的中医治法是（ ）
   A. 清热利湿
   B. 健脾利湿
   C. 疏肝健脾
   D. 健脾温肾
   E. 滋阴养血
3. 诊断溃疡性结肠炎最有价值的方法是（ ）
   A. 纤维结肠镜检查
   B. 血液检查
   C. 粪便检查
   D. 钡剂灌肠检查
   E. 黏膜组织学检查
4. 治疗轻中型溃疡性结肠炎，首选药物是（ ）
   A. 抗生素
   B. 免疫抑制剂
   C. 柳氮磺胺吡啶
   D. 强的松
   E. 促肾上腺皮质激素
5. 溃疡性结肠炎的疼痛特点是（ ）
   A. 左下腹痛，便后缓解
   B. 右下腹痛，餐后缓解
   C. 左下腹痛，便后加重
   D. 全腹痛，便后缓解

E. 右下腹痛，餐后加重

A2 型题

1. 男性，30岁。腹泻3~5次/日，便稀时带黏液及血，两年来时重时轻。近3个月来低热，腹泻，8~10次/日，时有便血，左下腹有压痛。曾用磷霉素钙治疗无效。应首先考虑的诊断是（　　）
   A. 结肠癌
   B. 细菌性痢疾
   C. 肠结核
   D. 小肠吸收不良综合征
   E. 溃疡性结肠炎

2. 患者，男性，35岁。泄泻20余年，诊断为溃疡性结肠炎。稍进油腻之品，大便次数增多，水谷不化，脘腹胀闷不舒，面色萎黄，肢倦乏力，纳食减少，舌淡苔白，脉细弱。其治疗应首选（　　）
   A. 白头翁汤
   B. 参苓白术散
   C. 胃苓汤
   D. 痛泻要方
   E. 驻车丸

3. 患者，男性，44岁，腹痛腹泻反复发作3年，症状时轻时重，每日排便4~5次，便中带脓血。便常规：WBC 5个/高倍视野，RBC 10个/高倍视野；肠镜提示：黏膜上有多发性浅溃疡，黏膜充血、水肿，附有脓血性分泌物。其诊断应首先考虑为（　　）
   A. 血吸虫病
   B. Crohn病
   C. 结肠癌
   D. 肠结核
   E. 溃疡性结肠炎

4. 患者，男性，40岁。泄泻20余年，诊断为溃疡性结肠炎。稍进生冷之品，大便次数增多，腹痛喜温喜按，腹胀，腰酸膝软，形寒肢冷，神疲懒言，舌质淡，脉沉细。应首先考虑的中医证型是（　　）
   A. 湿热内蕴证
   B. 脾胃虚弱证
   C. 脾肾阳虚证
   D. 肝郁脾虚证
   E. 阴血亏虚证

B1 型题

   A. 胃疡
   B. 胃痞
   C. 反胃
   D. 大瘕泻
   E. 胃瘅

1. 溃疡性结肠炎相当于中医的（　　）
2. 消化性溃疡相当于中医的（　　）

   A. 湿热内蕴证
   B. 脾胃虚弱证
   C. 脾肾阳虚证
   D. 肝郁脾虚证
   E. 阴血亏虚证

3. 痛泻要方可用于治疗溃疡性结肠炎的（　　）
4. 四神丸可用于治疗溃疡性结肠炎的（　　）

   A. 克隆恩病
   B. 血吸虫病
   C. 溃疡性结肠炎
   D. 慢性细菌性痢疾
   E. 阿米巴肠炎

5. 病变可累及胃肠道各部位，多呈节段性、非对称性分布的是（　　）
6. 病变可累及大肠黏膜和黏膜下层，多呈弥漫性、连续性分布的是（　　）

参考答案

A1 型题

1. D　　2. A　　3. A　　4. C　　5. A

A2 型题

1. E   2. B   3. E   4. C

B1 型题

1. D   2. A   3. D   4. C   5. A
6. C

细目八　上消化道出血

A1 型题

1. 临床怀疑患者的上消化道出血是由于胃炎所导致，为了确诊应首选的检查方法是（　　）
   A. 粪便隐血试验
   B. 急诊胃镜检查
   C. 吞线试验
   D. 剖腹探查
   E. 急诊胃肠钡餐检查

2. 上消化道大量出血伴休克时，最紧急和首要的措施是（　　）
   A. 头低位和吸氧
   B. 紧急胃镜检查以明确诊断
   C. 积极补充血容量
   D. 胃内冰水灌注止血
   E. 去甲肾上腺素胃内滴入

3. 在我国上消化道出血最常见的病因是（　　）
   A. 慢性胃炎
   B. 胃癌
   C. 曲张的食管静脉破裂
   D. 消化性溃疡
   E. 胃黏膜脱垂症

4. 下列各项中，关于上消化道出血的叙述错误的是（　　）
   A. 出血量超过 50mL，即可出现柏油样黑便
   B. 出血早期血压、血红蛋白可正常
   C. 出血 48 小时内可行急诊胃镜检查
   D. 短时间内出血量超过 1000mL，可出现周围循环衰竭表现
   E. 大量出血者就是食管静脉曲张静脉破裂出血

5. 治疗上消化道出血肝火犯胃证，应首选（　　）
   A. 泻心汤合十灰散
   B. 龙胆泻肝汤
   C. 归脾汤
   D. 独参汤
   E. 半夏泻心汤

A2 型题

1. 患者，男性，50 岁。现吐血紫暗，呈咖啡色，混有食物残渣，大便黑如漆，口干喜冷饮，胃脘胀闷灼痛，舌红苔黄，脉滑数。治疗应首选的方剂是（　　）
   A. 泻心汤合十灰散
   B. 龙胆泻肝汤
   C. 归脾汤
   D. 四味回阳饮
   E. 半夏泻心汤

2. 患者，男性，50 岁。半天来呕血 4 次，量约 1200mL，黑便 2 次，量约 600g，伴头晕心悸。查体：血压 80/60mmHg，心率 118 次/分，神志淡漠，巩膜轻度黄染，腹部膨隆，移动性浊音（＋）。应首先采取的措施是（　　）
   A. 配血，等待输血
   B. 配血，快速输血，等待输液
   C. 紧急胃镜检查明确出血部位
   D. 诊断性腹腔穿刺，明确腹水性质

E. 急查红细胞比容

3. 患者，男性，55岁。反复转氨酶升高15年，近5年出现上腹持续性隐痛，纳差，此次因呕吐鲜血及排黑便1天收入院。查体：血压90/70mmHg，肝肋下未及，Hb 70g/L。应首先考虑的诊断是(　　)

A. 出血性胃炎
B. 胃溃疡合并出血
C. 反流性食管炎合并出血
D. 胃癌并出血
E. 肝硬化食管静脉曲张破裂出血

B1型题

A. >5mL
B. 50~100mL
C. 250~300mL
D. 400~500mL
E. >1000mL

1. 上消化道出血患者出现呕血，估计其出血量为(　　)
2. 上消化道出血患者出现乏力、心慌，估计其出血量为(　　)

A. 泻心汤合十灰散
B. 龙胆泻肝汤
C. 四味回阳饮
D. 归脾汤
E. 当归补血汤

3. 患者吐血紫暗，混有食物残渣，大便黑如漆，口干喜冷饮，胃脘胀闷灼痛，舌红苔黄，脉滑数。治疗应首选的方剂是(　　)
4. 患者吐血暗淡，大便漆黑稀溏，面色苍白，头晕心悸，神疲乏力，纳少，舌淡红，苔薄白，脉细弱。治疗应首选的方剂是(　　)

参考答案

A1型题

1. B　　2. C　　3. D　　4. E　　5. B

A2型题

1. A　　2. B　　3. E

B1型题

1. C　　2. D　　3. A　　4. D

第四单元 泌尿系统疾病

细目一 慢性肾小球肾炎

A1 型题

1. 慢性肾小球肾炎，最常见的发病人群是（ ）
   A. 儿童
   B. 老年男性
   C. 老年女性
   D. 青壮年男性
   E. 青壮年女性

2. 慢性肾炎中，由急性肾炎转变而来的是（ ）
   A. 全部
   B. 少数
   C. 半数
   D. 大多数
   E. 没有

3. 中医认为，慢性肾炎发病的主要病理基础是（ ）
   A. 禀赋不足
   B. 劳倦太甚
   C. 饮食不节
   D. 情志不遂
   E. 脏腑虚损

4. 关于慢性肾小球肾炎的叙述，正确的是（ ）
   A. 慢性肾炎可发于任何年龄，但以中青年为主，女性多见
   B. 慢性肾炎多数起病隐匿，进展迅速，病程较长
   C. 以蛋白尿、血尿、高血压、水肿为主要临床表现
   D. 晚期无明显的肾功能减退
   E. 早期有不同程度的贫血

5. 慢性肾小球肾炎与慢性肾盂肾炎的鉴别，有诊断意义的是（ ）
   A. 尿比重有改变
   B. 影像学检查见双肾非对称性损害，呈肾间质性损害影像
   C. 尿常规示蛋白尿、血尿
   D. 病因
   E. 服用抗生素有效

6. 具有降压作用并能减少尿蛋白的药物是（ ）
   A. 缬沙坦
   B. 美托洛尔
   C. 氢氯噻嗪
   D. 阿替洛尔
   E. 螺内酯

A2 型题

1. 张某，男性，36岁。体检时发现蛋白尿阳性，24小时定量为1.3g，下肢轻度浮肿，血压150/96mmHg，血肌酐124μmol/L。其诊断是（ ）
   A. 慢性肾小球肾炎
   B. 急性肾小球肾炎
   C. 肾病综合征
   D. 慢性肾功能衰竭
   E. 慢性肾盂肾炎

2. 患者刘某，男性，34岁。因身体不适就

诊,全身浮肿,面色苍白,畏寒肢冷,腰脊冷痛,神疲,纳少,便溏,舌嫩淡胖,有齿痕,脉沉细。尿常规检查见尿蛋白,血压160/90mmHg。其中医证型是（　　）

A. 肺肾气虚证
B. 脾肾阳虚证
C. 脾肾气虚证
D. 肝肾阴虚证
E. 气阴两虚证

3. 患者王某,男性,45岁。慢性肾炎12年,现面浮肢肿,身热汗出,口干不欲饮,胸脘痞闷,腹部胀满,纳差,尿黄短少,便溏,舌红,苔黄腻,脉滑数。其中医治法是（　　）

A. 益气养阴
B. 活血化瘀
C. 清热利湿
D. 健脾化湿
E. 温补脾肾

B1 型题

A. 异功散
B. 玉屏风散合金匮肾气丸
C. 附子理中丸
D. 杞菊地黄丸
E. 五苓散合五皮饮

1. 慢性肾炎水湿证,治疗应首选的方剂是（　　）
2. 慢性肾炎脾肾气虚证,治疗应首选的方剂是（　　）

A. 噻嗪类利尿药
B. 血管紧张素Ⅱ受体拮抗剂
C. 糖皮质激素
D. 氨基糖苷类抗生素
E. 细胞毒药物

3. 钠水潴留容量依赖性高血压患者,治疗应首选的药物是（　　）
4. 肾素依赖性高血压患者,治疗应首选的药物是（　　）

参 考 答 案

A1 型题

1. D　　2. B　　3. E　　4. C　　5. B
6. A

A2 型题

1. A　　2. B　　3. C

B1 型题

1. E　　2. A　　3. A　　4. B

细目二　肾病综合征

A1 型题

1. 符合肾病综合征诊断的是（　　）
   A. 蛋白尿4.6g/24h,血浆白蛋白28g/L
   B. 蛋白尿2.5g/24h,血浆白蛋白27g/L
   C. 蛋白尿4.6g/24h,血浆白蛋白38g/L
   D. 蛋白尿2.5g/24h,血浆白蛋白40g/L
   E. 蛋白尿2.5g/24h,血浆总蛋白64g/L

2. 中医认为肾病综合征所表现的水肿其病变脏腑是（　　）
   A. 心、肝、肾
   B. 肺、肾、脾
   C. 肺、脾、心
   D. 肝、肾、脾
   E. 心、肝、脾

3. 确定肾组织病理类型的唯一手段是（　　）
   A. 临床表现
   B. B超
   C. 生化检查
   D. 肾活检
   E. 尿液检查
4. 糖皮质激素的使用原则是（　　）
   A. 逐渐加量，缓慢减药，长期维持
   B. 起始足量，快速减药，长期维持
   C. 起始足量，缓慢减药，短期维持
   D. 逐渐加量，快速减药，短期维持
   E. 起始足量，缓慢减药，长期维持
5. 可减少尿蛋白的药物是（　　）
   A. 噻嗪类利尿剂
   B. 血管紧张素Ⅱ受体拮抗剂
   C. 潴钾利尿剂
   D. 襻利尿剂呋塞米
   E. 血浆白蛋白
6. 关于细胞毒类药物的用法，正确的是（　　）
   A. 临床治疗肾病综合征首选
   B. 主要用于"激素敏感型"
   C. 配合糖皮质激素用于"激素依赖型"
   D. 单独用于"激素依赖型"
   E. 不能用于"激素抵抗型"

A2 型题

1. 王某，男性，6岁。1个月前出现眼睑浮肿，尿常规检查为蛋白尿，24小时定量为5.1g，血浆总蛋白为25g/L，B超提示腹水。应考虑的诊断是（　　）
   A. 急性肾炎
   B. 慢性肾炎
   C. 肾病综合征
   D. 肝硬化腹水
   E. 泌尿系感染
2. 肾病综合征患者表现为起始眼睑浮肿，继则四肢、全身亦肿，皮肤光泽，按之凹陷易恢复，伴发热、咽痛、咳嗽、小便不利等症，舌苔薄白，脉浮。其中医证型是（　　）
   A. 风水相搏证
   B. 湿毒浸淫证
   C. 水湿浸渍证
   D. 脾虚湿困证
   E. 肾阳衰微证
3. 肾病综合征患者，浮肿，按之凹陷不易恢复，腹胀纳少，面色萎黄，神疲乏力，尿少色清，大便溏，舌质淡，苔白腻，脉沉缓。治疗应首选的方剂是（　　）
   A. 疏凿饮子
   B. 越婢加术汤
   C. 参苓白术散
   D. 真武汤
   E. 实脾饮

B1 型题

A. 青年女性，发热，皮疹，关节痛，面部蝶形红斑
B. 青少年，皮肤紫癜，关节痛，腹痛，黑便，皮疹出现后1~4周出现血尿
C. 糖尿病10年，蛋白尿
D. 大量蛋白尿，低蛋白血症，水肿
E. 慢性肝炎，伴蛋白尿
1. 过敏性紫癜性肾炎的表现是（　　）
2. 肾病综合征的表现是（　　）

A. 呋塞米
B. 泼尼松
C. 环磷酰胺
D. 麦考酚吗乙酯
E. 双嘧达莫
3. 肾病综合征应首选的治疗药物是（　　）
4. 肾病综合征激素抵抗型应首选的治疗药物是（　　）

参考答案

A1 型题

1. A　2. B　3. D　4. E　5. B
6. C

A2 型题

1. C   2. A   3. E

B1 型题

1. B   2. D   3. B   4. C

细目三 尿路感染

A1 型题

1. 尿路感染最常见的细菌是（   ）
   A. 葡萄球菌
   B. 大肠杆菌
   C. 粪链球菌
   D. 变形杆菌
   E. 产气杆菌
2. 女性易患尿路感染的最主要原因是（   ）
   A. 妊娠
   B. 月经期抵抗力下降
   C. 更年期内分泌失调
   D. 解剖生理因素
   E. 饮食因素
3. 尿路感染的中医病机是（   ）
   A. 湿热蕴结中焦
   B. 瘀血阻于下焦
   C. 湿热蕴结下焦
   D. 痰浊阻于中焦
   E. 气血亏虚，卫外不固
4. 尿路感染初发者应首选的治疗药物是（   ）
   A. 红霉素
   B. 左氧氟沙星
   C. 链霉素
   D. 氯霉素
   E. 四环素
5. 尿路感染表现为膀胱湿热，应首选的治疗方剂是（   ）
   A. 知柏地黄丸
   B. 无比山药丸
   C. 八正散
   D. 丹栀逍遥散
   E. 三仁汤

A2 型题

1. 黄某，男性，28岁。劳累后出现小便不适，尿频，尿急，伴有小便后疼痛，腰痛，肾区叩击痛阳性，尿沉渣镜检5~8个白细胞/高倍视野。应首先考虑的诊断是（   ）
   A. 肾结石
   B. 肾小球肾炎
   C. 膀胱炎
   D. 肾盂肾炎
   E. 前列腺炎
2. 患者小便淋沥不已，时作时止，每于劳累后发作，尿热，时有尿痛，面色无华，神疲乏力，少气懒言，腰膝酸软，食欲不振，口干不欲饮水，舌质淡，苔薄白，脉沉细。治疗应首选的方剂是（   ）
   A. 八正散
   B. 丹栀逍遥散
   C. 无比山药丸
   D. 知柏地黄丸
   E. 补中益气汤
3. 陈某，女，32岁。劳累后出现尿频、尿急、尿痛，高热、寒战、头痛、周身酸痛、恶心、呕吐，体温39.4℃，肾区叩击痛。尿常规示潜血（+++），蛋白（+），镜检见大量红细胞、白细胞；血常规WBC明显升高，中性粒细胞82%；B超示：肾外形凹凸不平，两肾大小不等。应考虑的诊断是（   ）

A. 急性肾炎
B. 慢性肾炎
C. 急性肾盂肾炎
D. 慢性肾盂肾炎
E. 慢性肾盂肾炎急性发作

B1 型题

A. 八正散
B. 丹栀逍遥散
C. 无比山药丸
D. 知柏地黄丸
E. 小蓟饮子

1. 尿路感染为脾肾亏虚、湿热屡犯证，治疗应首选的方剂是（　）

2. 尿路感染为膀胱湿热证，治疗应首选的方剂是（　）

参考答案

A1 型题

1. B　2. D　3. C　4. B　5. C

A2 型题

1. D　2. C　3. E

B1 型题

1. C　2. A

细目四　急性肾衰竭

A1 型题

1. 下列各项中，不属于急性肾衰竭病因的是（　）
   A. 血容量增多
   B. 肾缺血
   C. 肾毒性物质损伤肾小管上皮细胞
   D. 急性尿路梗阻
   E. 肾内血流动力学改变

2. 慢性肾衰竭的中医病机是（　）
   A. 肾失气化，水湿浊瘀不能排出体外
   B. 肾元虚衰，湿浊内蕴
   C. 药毒伤肾
   D. 劳伤久病，脾肾亏虚
   E. 饮食不当

3. 急性肾衰竭病人由少尿期进入多尿期，尿量超过（　）
   A. 300mL
   B. 400mL
   C. 500mL
   D. 250mL
   E. 350mL

4. 发病前有容量不足、体液丢失等病史，体检发现皮肤和黏膜干燥、低血压、颈静脉充盈不明显者，应首先考虑（　）
   A. 慢性肾衰竭
   B. 肾前性少尿
   C. 肾后性尿路梗阻
   D. 急进性肾小球肾炎
   E. 急性间质性肾炎

参考答案

A1 型题

1. A　2. A　3. B　4. B

细目五 慢性肾衰竭

A1 型题

1. 慢性肾衰竭的中医病机是（ ）
   A. 感受外邪
   B. 肾元虚衰，湿浊内蕴
   C. 药毒伤肾
   D. 劳伤久病，脾肾亏虚
   E. 饮食不当

2. 下列各项中，与慢性肾衰竭相近的病名是（ ）
   A. 淋证
   B. 关格
   C. 水肿
   D. 中风
   E. 肾著

3. 发达国家，引起慢性肾衰竭最常见的病因是（ ）
   A. 糖尿病肾病
   B. 高血压肾病
   C. 肾小球肾炎
   D. 多囊肾
   E. IgA 肾病

4. 肾性贫血的主要原因是（ ）
   A. 叶酸缺乏
   B. 铁缺乏
   C. 失血过多
   D. 红细胞生成素减少
   E. 饮食减少

5. 氮质血症期的血肌酐值为（ ）
   A. 小于 133μmol/L
   B. 大于 707μmol/L
   C. 134～442μmol/L
   D. 134～560μmol/L
   E. 451～707μmol/L

6. 下列说法正确的是（ ）
   A. 血液透析能够代替内分泌和代谢功能
   B. 腹膜透析可以代替代谢功能，但不能代替内分泌功能
   C. 肾脏移植不能够代替内分泌和代谢功能
   D. 血液透析能代替内分泌功能，但不能代替代谢功能
   E. 肾脏移植能够代替内分泌和代谢功能

7. 下列各项中，关于慢性肾衰竭的饮食治疗，应选用的是（ ）
   A. 高蛋白饮食
   B. 低蛋白饮食
   C. 高磷饮食
   D. 高钙饮食
   E. 高盐饮食

A2 型题

1. 46 岁，男性，因乏力就诊，血红蛋白为 68g/L，血压为 156/94mmHg，血肌酐为 386μmol/L。其诊断是（ ）
   A. 贫血
   B. 高血压
   C. 慢性肾功能不全
   D. 急性肾功能不全
   E. 营养不良

2. 慢性肾功能不全患者表现为全身浮肿，有胸水、腹水，治疗应首选的方剂是（ ）
   A. 黄连温胆汤
   B. 五皮饮或五苓散
   C. 六君子汤
   D. 济生肾气丸
   E. 二妙丸

3. 谷某，男性，49 岁，因恶心、呕吐、无尿就诊，查血肌酐为 1020μmol/L。其诊断和应首选的治疗措施是（ ）

A. 肾贮备功能下降期，内科服药治疗
B. 氮质血症期，透析治疗
C. 肾衰竭期，透析治疗
D. 尿毒症期，透析治疗
E. 尿毒症期，肾脏移植

4. 边某，男，54岁，慢性肾衰竭病史两年，近两日精神萎靡，恶心，呕吐，血肌酐940μmol/L，二氧化碳结合力15 mmol/L，血钾6.8mmol/L，应首选的治疗措施是（ ）

A. 静点碳酸氢钠
B. 口服碳酸氢钠
C. 血液透析
D. 腹膜透析
E. 静脉注射利尿剂

5. 刘某，男，57岁，慢性肾衰竭5年。现头晕头痛，耳鸣眼花，两目干涩，口干咽燥，腰膝酸软，大便易干，尿少色黄，舌淡红少津，苔薄白，脉弦。血压升高达160/92mmHg。治疗应首选的方剂是（ ）

A. 六味地黄丸
B. 金匮肾气丸
C. 杞菊地黄汤
D. 龙胆泻肝汤
E. 全鹿丸

B1 型题

A. 口服血管紧张素Ⅱ受体拮抗剂
B. 注射红细胞生成素
C. 替代疗法
D. 静点或口服必需氨基酸
E. 静点抗生素

1. 尿毒症治疗应首选的措施是（ ）
2. 肾衰竭期，血红蛋白为58g/L时，治疗应首选的措施是（ ）

A. 六君子汤
B. 济生肾气丸
C. 小半夏加茯苓汤
D. 杞菊地黄汤
E. 六味地黄丸

3. 慢性肾功能不全脾肾气虚证，治疗应首选的治疗方剂是（ ）
4. 慢性肾功能不全湿浊证，治疗应首选的治疗方剂是（ ）

参 考 答 案

A1 型题

1. B 2. B 3. A 4. D 5. C
6. E 7. B

A2 型题

1. C 2. B 3. D 4. C 5. C

B1 型题

1. C 2. B 3. A 4. C

第五单元 血液及造血系统疾病

细目一 缺铁性贫血

A1 型题

1. 缺铁性贫血最常见的病因是( )
   A. 摄入不足
   B. 吸收不良
   C. 代谢障碍
   D. EPO 合成减少
   E. 损失过多

2. 贫血最常见的类型是( )
   A. 巨幼红细胞性贫血
   B. 再生障碍性贫血
   C. 缺铁性贫血
   D. 溶血性贫血
   E. 肾性贫血

3. 中医学认为，贫血病位所在及相关脏腑是( )
   A. 病位在脾、胃，与肝、胆相关
   B. 病位在肝、肾，与脾、胃相关
   C. 病位在心、肺，与肝、肾相关
   D. 病位在脾、胃，与肝、肾相关
   E. 病位在肝、肾，与心、肺相关

4. 下列各项中，不符合缺铁性贫血诊断的是( )
   A. 男性血红蛋白<120g/L，女性血红蛋白<110g/L
   B. 血清铁浓度常<8.95μmol/L，总铁结合力>64.44μmol/L
   C. 血清铁蛋白<12μg/L
   D. 红细胞内游离原卟啉>0.9μmol/L
   E. 骨髓铁染色显示骨髓小粒可染铁增加

5. 中医学认为，缺铁性贫血的基本病机是( )
   A. 饮食失调
   B. 气血生化不足
   C. 虫积日久
   D. 久病体虚
   E. 先天禀赋不足

6. 缺铁性贫血的红细胞特点是( )
   A. 正细胞正色素性贫血
   B. 大细胞低色素性贫血
   C. 小细胞低色素性贫血
   D. 巨细胞高色素性贫血
   E. 小细胞高色素性贫血

7. 治疗缺铁性贫血，应首选的是( )
   A. 注射铁剂
   B. 口服铁剂
   C. 输注全血
   D. 输注红细胞
   E. 服用维生素 E

A2 型题

1. 康某，女性，28 岁，患功能性子宫出血多年，就诊时面色萎黄，口唇色淡，爪甲无泽，神疲乏力，食少便溏，恶心呕吐，舌质淡，苔薄腻，脉细弱。血常规检查：血红蛋白102g/L，血清铁浓度为8.1μmol/L，骨髓铁染色显示：骨髓小粒可染铁消失，铁粒幼红细胞为12%。应首先考虑的病证结合诊断是( )
   A. 缺铁性贫血 + 心脾两虚证
   B. 再生障碍性贫血 + 脾胃虚弱证

C. 缺铁性贫血+脾胃虚弱证
D. 肾性贫血+脾肾阳虚证
E. 再生障碍性贫血+脾肾阳虚证

2. 6岁女童，喜食泥块，面色萎黄，血红蛋白92g/L，治疗应首选的药物是（　　）
A. 抗生素
B. 葡萄糖
C. 维生素类
D. 铁剂
E. 钙剂

3. 7岁患儿，面色无华，血常规检查血红蛋白87g/L，腹胀，善食易饥，恶心呕吐，嗜食生米、泥土、茶叶等，神疲肢软，气短头晕，舌质淡，苔白，脉虚弱。其中医治法是（　　）
A. 杀虫消积，养心安神
B. 益气补血，养心安神
C. 健脾和胃，益气养血
D. 活血化瘀，益气养阴
E. 杀虫消积，补益气血

B1 型题

A. 香砂六君子汤合当归补血汤
B. 归脾汤
C. 八珍汤合无比山药丸
D. 化虫丸合八珍汤
E. 桃红四物汤

1. 贫血虫积证，治疗应首选的方剂是（　　）
2. 贫血脾胃虚弱证，治疗应首选的方剂是（　　）

A. 注射铁剂
B. 输血或输入红细胞
C. 口服铁剂
D. 驱虫剂
E. 氨基酸

3. 缺铁性贫血，治疗应首选的药物是（　　）
4. 血红蛋白在30g/L以下，症状明显者，治疗应首选的药物是（　　）

参 考 答 案

A1 型题

1. E　　2. C　　3. D　　4. E　　5. B
6. C　　7. B

A2 型题

1. C　　2. D　　3. E

B1 型题

1. D　　2. A　　3. C　　4. B

细目二　再生障碍性贫血

A1 型题

1. 再障的临床特征是（　　）
A. 胸骨疼痛、发热、出血
B. 贫血、发热、出血
C. 出血、脾脏肿大
D. 出血、贫血、脾脏肿大
E. 胸骨疼痛、脾脏肿大、贫血

2. 再障最有诊断意义的检查方法是（　　）
A. 血常规
B. 骨髓穿刺
C. CT检查
D. 临床症状
E. 骨髓活检

3. 最常见的引起再障的发病原因是（　　）

A. 药物

B. 接触化学毒物

C. 病毒感染

D. 饮食不当

E. 电离辐射

4. 再障的骨髓表现特征是(　　)

A. 骨髓增生良好

B. 骨髓增生活跃

C. 红骨髓总量减少,脂肪组织增多

D. 红骨髓总量正常,脂肪组织增多

E. 红骨髓总量增多

5. 中医学认为,再障的发病部位和脏腑是(　　)

A. 病变部位在脑髓,发病脏腑为心、肺、脾、肾,肾为根本

B. 病变部位在骨髓,发病脏腑为心、肝、脾、肾,肾为根本

C. 病变部位在骨髓,发病脏腑为心、肝、脾、肾,肝为根本

D. 病变部位在骨髓,发病脏腑为肺、肝、脾、肾,肾为根本

E. 病变部位在脑髓,发病脏腑为心、肝、脾、肾,肾为根本

6. 再障与低增生性白血病的主要鉴别点是(　　)

A. 贫血程度

B. 骨髓增生情况

C. 外周血白细胞增多与否

D. 骨髓象原始或幼稚细胞是否增多

E. 血小板是否减少

A2 型 题

1. 魏某,女性,34岁。在服用氯霉素后出现发热、头晕、乏力、心悸、气短、食欲减退,骨髓象示增生活跃,但巨核细胞明显减少。其诊断是(　　)

A. 缺铁性贫血

B. 再生障碍性贫血

C. 白血病

D. 恶性贫血

E. 肾性贫血

2. 患者因乏力就诊,骨穿示增生减低,考虑为再障。现症见面色苍白,倦怠乏力,头晕心悸,手足心热,腰膝酸软,畏寒肢冷,齿鼻衄血,舌质淡,苔白,脉细无力。其中医治法是(　　)

A. 滋阴助阳,益气补血

B. 补肾助阳,益气养血

C. 滋阴补肾,益气养血

D. 清热凉血,解毒养阴

E. 补肾活血

3. 患者高热2周,伴乏力气短。血象检查:网织红细胞绝对值$12×10^9/L$,中性粒细胞$0.4×10^9/L$,血小板$18×10^9/L$;骨髓象示:骨髓增生广泛重度减低。应考虑的诊断是(　　)

A. 骨髓增生异常综合征

B. 非重型再障

C. 白血病

D. 恶性贫血

E. 重型再障

B1 型 题

A. 左归丸合当归补血汤

B. 清瘟败毒饮

C. 六味地黄丸合桃红四物汤

D. 八珍汤

E. 左归丸、右归丸合当归补血汤

1. 再障肾阴虚证,治疗应首选的方剂是(　　)

2. 再障肾虚血瘀证,治疗应首选的方剂是(　　)

A. 丙酸睾酮

B. 输注全血

C. 造血干细胞移植

D. 抗生素

E. 输注红细胞

3. 治疗再障应首选的药物是(　　)

4. 再障见严重贫血者应首选的措施是（　　）

参考答案

A1 型题

1. B　2. E　3. A　4. C　5. B

6. D

A2 型题

1. B　2. A　3. E

B1 型题

1. A　2. C　3. A　4. E

细目三　白细胞减少症与粒细胞缺乏症

A1 型题

1. 粒细胞缺乏症是指外周血白细胞数持续低于（　　）
   A. $5.0×10^9/L$
   B. $4.0×10^9/L$
   C. $3.0×10^9/L$
   D. $1.5×10^9/L$
   E. $0.5×10^9/L$

2. 白细胞减少指外周血白细胞数持续低于（　　）
   A. $10.0×10^9/L$
   B. $9.0×10^9/L$
   C. $7.5×10^9/L$
   D. $6.5×10^9/L$
   E. $4.0×10^9/L$

3. 下列各项中，影响白细胞成熟的因素是（　　）
   A. 细胞毒性药物
   B. 化学毒物
   C. 电离辐射
   D. 叶酸缺乏
   E. 病毒感染

4. 治疗白细胞减少症气血两虚证，应首选的方剂是（　　）
   A. 黄芪建中汤
   B. 归脾汤
   C. 右归丸
   D. 生脉散
   E. 犀角地黄汤

A2 型题

1. 患者安某，服用氯霉素后出现乏力、出汗、周身不适，外周血象粒细胞计数为 $3.0×10^9/L$。就诊时面色萎黄，头晕目眩，倦怠乏力，少寐多梦，心悸怔忡，纳呆食少，腹胀便溏，舌质淡，苔薄白，脉细弱。应首先考虑的病证结合诊断是（　　）
   A. 白血病+气血两虚证
   B. 粒细胞减少症+肝肾阴虚证
   C. 白血病+肝肾阴虚证
   D. 粒细胞减少症+外感温热证
   E. 粒细胞减少症+气血两虚证

2. 患者顾某，患粒细胞缺乏症，1周前外感后发热，服用退烧药无明显好转。现发热不退，口渴欲饮，面赤咽痛，头晕乏力，舌质红绛，苔黄，脉滑数。治疗应首选的方剂是（　　）
   A. 黄芪建中汤
   B. 麻黄汤
   C. 银翘散
   D. 生脉散
   E. 犀角地黄汤

B1 型 题

A. 生成障碍
B. 破坏或消耗过多
C. 分布紊乱
D. 释放障碍
E. 生成旺盛

1. 电离辐射对粒细胞的影响是（ ）
2. 病毒、细菌感染对粒细胞的影响是（ ）

参 考 答 案

A1 型题

1. E   2. E   3. D   4. B

A2 型题

1. E   2. E

B1 型题

1. A   2. B

细目四 急性白血病

A1 型 题

1. 下列各项中关于白血病的叙述，正确的是（ ）
   A. 骨髓和其他造血组织中白细胞大量增生积聚
   B. 外周血中白细胞大量增生积聚
   C. 骨髓和其他造血组织中白血病细胞大量增生积聚并浸润其他器官和组织
   D. 骨髓和其他造血组织中红细胞大量增生
   E. 外周血中淋巴细胞大量增多并浸润其他组织

2. 日本长崎受原子弹袭击后，幸存者中白血病发病率明显增高，其原因是（ ）
   A. 化学因素所致
   B. 遗传因素所致
   C. 病毒感染所致
   D. 电离辐射所致
   E. 其他血液病发展而来

3. 对于白血病最有诊断意义的是（ ）
   A. 血液检查
   B. CT 检查
   C. B 超检查
   D. 骨髓象检查
   E. 临床症状

4. 能完全治愈白血病的有效措施是（ ）
   A. 抗感染
   B. 化疗
   C. 输血
   D. 骨髓移植
   E. 补充维生素

5. 下列各项中，符合白血病诊断描述的是（ ）
   A. 发热，贫血，出血，外周血象正常，骨髓象增生不活跃
   B. 发热，贫血，胸骨压痛，外周血幼稚细胞增多，骨髓有核细胞增生活跃
   C. 发热，贫血，出血，骨髓象增生良好
   D. 发热，贫血，骨髓象增生活跃
   E. 发热，淋巴结肿大，血象中出现异型淋巴细胞

6. 治疗急性白血病热毒炽盛证，应首选的方剂是（ ）
   A. 温胆汤合桃红四物汤

B. 知柏地黄丸合二至丸
C. 黄连解毒汤合清营汤
D. 葛根芩连汤
E. 五阴煎

A2 型题

1. 患者因胸骨疼痛、发热就诊，血液检查见到幼稚细胞增多，骨髓检查见有核细胞增生活跃，原始细胞占 40%。应首先考虑的诊断是（　　）
   A. 再生障碍性贫血
   B. 白血病
   C. 骨髓增生异常综合征
   D. 传染性单核细胞增多症
   E. 传染性淋巴细胞增多症

2. 孙某，因发热就诊，血常规示白细胞 $70×10^9/L$，见大量幼稚细胞，骨髓象提示有核细胞增生活跃，原始细胞占 35%。患者表现为壮热，口渴多汗，烦躁，头痛面赤，咽喉肿痛，面颊肿胀疼痛，牙龈出血，舌质红绛，苔黄，脉大。应首先考虑的病证结合诊断是（　　）
   A. 白血病+痰热瘀阻证
   B. 再障+痰热瘀阻证
   C. 再障+热毒炽盛证
   D. 骨髓增生异常综合征+热毒炽盛证
   E. 白血病+热毒炽盛证

3. 刘某，因发热、淋巴结肿大就诊，骨穿诊断为急性白血病，给以化疗药物治疗。现低热，自汗，盗汗，气短，乏力，面色不华，头晕，腰膝酸软，手足心热，皮肤瘀点、瘀斑、鼻衄、齿衄，舌淡有齿痕，脉沉细。其中医治法是（　　）
   A. 益气养阴，清热解毒
   B. 清热化痰，活血散结
   C. 清热解毒，利湿化浊
   D. 清热解毒，凉血止血
   E. 益气养阴，利湿化浊

B1 型题

A. 抗生素
B. 血细胞分离机清除过多白细胞
C. 骨髓及干细胞移植
D. 浓集血小板悬液输注
E. 血液透析

1. 完全治愈白血病的有效措施是（　　）
2. 白血病有感染时，应首选的治疗措施是（　　）

A. 黄连解毒汤合清营汤
B. 知柏地黄丸合二至丸
C. 归脾汤
D. 当归补血汤
E. 温胆汤合桃红四物汤

3. 白血病阴虚火旺证，治疗应首选的方剂是（　　）
4. 白血病热毒炽盛证，治疗应首选的方剂是（　　）

参 考 答 案

A1 型题

1. C 2. D 3. D 4. D 5. B
6. C

A2 型题

1. B 2. E 3 A

B1 型题

1. C 2. A 3. B 4. A

细目五　慢性粒细胞性白血病

A1 型题

1. 慢性粒细胞性白血病的最突出体征是（　　）
   A. 肝脏肿大
   B. 淋巴结肿大
   C. 胫骨压痛
   D. 脾脏肿大
   E. 皮肤及黏膜淤点

2. 巨脾伴见白细胞数显著增高多见于（　　）
   A. 急性淋巴细胞性白血病
   B. 慢性粒细胞性白血病
   C. 血吸虫病晚期
   D. 骨髓纤维化症
   E. 肝硬化

3. 慢性粒细胞性白血病，治疗应首选的药物是（　　）
   A. 马利兰
   B. 长春新碱
   C. 干扰素
   D. 小剂量 Ara－C
   E. 羟基脲

4. 慢性粒细胞性白血病阴虚内热证，治疗应首选的方剂是（　　）
   A. 膈下逐瘀汤
   B. 青蒿鳖甲汤
   C. 八珍汤
   D. 清营汤
   E. 犀角地黄汤

A2 型题

1. 患者因腹胀就诊，查体脾脏增大至脐下，质地坚实，表面光滑，切迹明显，无压痛，血象检查白细胞为 $80\times10^9/L$，中性杆状核和晚幼粒细胞为多，骨髓象见各系细胞极度增生，以粒系为主，粒∶红比例增至 30∶1，应首先考虑的诊断是（　　）
   A. 急性淋巴细胞性白血病
   B. 慢性淋巴细胞性白血病
   C. 急性髓细胞白血病
   D. 慢性粒细胞性白血病
   E. 类白血病反应

2. 罗某，患慢性粒细胞性白血病 10 年，面色萎黄，头晕眼花，心悸，心慌，疲乏无力，气短懒言，自汗，食欲减退，舌质淡，苔薄白，脉细弱。其中医证型和应首选的方剂是（　　）
   A. 阴虚内热证，青蒿鳖甲汤
   B. 气血两虚证，膈下逐瘀汤
   C. 气血两虚证，八珍汤
   D. 热毒壅盛证，犀角地黄汤
   E. 阴虚内热证，犀角地黄汤

B1 型题

   A. 骨髓移植
   B. Ara－C
   C. 甲磺酸伊马替尼
   D. 羟基脲
   E. 干扰素

1. 周期性抑制 DNA 合成的药物是（　　）
2. 能特异性阻断 ATP 在 abl 激酶上的结合位置，从而抑制 BCR－ABL 阳性细胞增殖的药物是（　　）

参考答案

A1 型题

1. D　　2. B　　3. E　　4. B

A2 型题

1. D 2. C

B1 型题

1. D 2. C

细目六 特发性血小板减少性紫癜

A1 型题

1. 急性特发性血小板减少性紫癜多见于（　　）
   A. 老人
   B. 壮年
   C. 青年
   D. 儿童
   E. 婴儿

2. 与特发性血小板减少性紫癜发病有密切关系的是（　　）
   A. 饮食因素
   B. 环境因素
   C. 遗传因素
   D. 传染病
   E. 病毒或细菌感染

3. 下列各项中，关于特发性血小板减少性紫癜的描述，正确的是（　　）
   A. 血小板平均体积偏大
   B. 血小板平均体积偏小
   C. 出血时间缩短
   D. 血小板功能多异常
   E. 血块收缩良好

A2 型题

1. 高某，两周前患上呼吸道感染，口服药物治疗后症状减轻，但近日皮肤多处瘀点、瘀斑，牙龈出血，不伴发热。血象检查：白细胞 $0.9 \times 10^9/L$，血红蛋白 130 g/L，血小板 $38 \times 10^9/L$。应首先考虑的诊断是（　　）
   A. 上呼吸道感染
   B. 白血病
   C. 过敏性紫癜
   D. 特发性血小板减少性紫癜
   E. 再生障碍性贫血

2. 上呼吸道感染两周后出现皮肤瘀点，血小板检查为 $30 \times 10^9/L$，骨髓象示骨髓巨核细胞数量轻度增加，巨核细胞发育成熟障碍。现斑色暗淡，多散在出现，时起时消，过劳则加重，心悸，气短，头晕目眩，食欲不振，面色苍白，舌质淡，苔白，脉弱。应首先考虑的病证结合诊断是（　　）
   A. 特发性血小板减少性紫癜＋阴虚火旺证
   B. 过敏性紫癜＋阴虚火旺证
   C. 特发性血小板减少性紫癜＋气不摄血证
   D. 过敏性紫癜＋瘀血内阻证
   E. 过敏性紫癜＋气不摄血证

B1 型题

   A. 糖皮质激素
   B. 脾切除
   C. 血浆置换
   D. 血小板悬液输注
   E. 免疫抑制剂

1. 特发性血小板减少性紫癜治疗应首选的药物是（　　）

2. 糖皮质激素治疗半年效果不理想，应首选的治疗措施是（　　）

A. 犀角地黄汤
B. 玉女煎
C. 玉屏风散
D. 桃红四物汤
E. 补阳还五汤

3. 特发性血小板减少性紫癜阴虚火旺证，治疗应首选的方剂是（　　）

4. 特发性血小板减少性紫癜血热妄行证，治疗应首选的方剂是（　　）

参 考 答 案

A1 型题

1. D　　2. E　　3. A

A2 型题

1. D　　2. C

B1 型题

1. A　　2. B　　3. B　　4. A

第六单元　内分泌与代谢疾病

细目一　甲状腺功能亢进症

A1 型题

1. 临床上最常见的甲状腺功能亢进症类型是（　）
   A. 碘致甲状腺功能亢进症
   B. 弥漫性毒性甲状腺肿
   C. 甲状腺自主高功能腺瘤
   D. 多结节性毒性甲状腺肿
   E. 滤泡状甲状腺癌

2. 下列各项中，与甲状腺功能亢进无关的临床表现是（　）
   A. 怕热多汗
   B. 心动过速
   C. 低热
   D. 多食消瘦
   E. 月经增多

3. 治疗甲状腺危象，应首选的药物是（　）
   A. 丙基硫氧嘧啶
   B. 甲基硫氧嘧啶
   C. 甲巯咪唑
   D. 卡比马唑
   E. 氢化可的松

4. 既往有哮喘病史的甲状腺功能亢进症病人，不宜使用的药物是（　）
   A. 丙基硫氧嘧啶
   B. 甲基硫氧嘧啶
   C. 甲巯咪唑
   D. 心得安
   E. 卡比马唑

5. 甲状腺功能亢进症的中医基本病机是（　）
   A. 痰、热、气、瘀壅结
   B. 肺、脾、肾、膀胱等脏腑功能失调，水液转输失常
   C. 阴津亏损，燥热偏盛
   D. 肝肾阴虚，肝阳上亢，气滞血瘀
   E. 气滞痰凝，气郁化火，耗气伤阴

6. 反映甲状腺功能最有价值的指标是（　）
   A. FT_3
   B. FT_4
   C. T_3
   D. T_4
   E. TSH

A2 型题

1. 患者张某，甲状腺肿大半年，有时心悸，多汗，食欲亢进，大便次数增多，每天 2~3 次，查甲状腺Ⅱ度肿大，无触痛，可闻及血管杂音，^{131}I 摄取率 3 小时 25%，24 小时 75%，T_3 抑制试验抑制率<50%。应首选的治疗措施是（　）
   A. 立即手术治疗
   B. 普萘洛尔
   C. 他巴唑
   D. 复方碘液
   E. 放射性核素治疗

2. 王某，颈前肿胀 5 个月，伴眼突，烦躁易怒，手指颤抖，多汗，面红目赤，头晕目眩，口

苦咽干，大便秘结，舌红苔黄，脉弦数。治疗应首选的方剂是（　　）

A. 龙胆泻肝汤
B. 逍遥散
C. 天王补心丹
D. 柴胡疏肝散
E. 镇肝息风汤

3. 某女，26岁，因心悸、多食、消瘦、手抖就诊。查体：心率118次/分，律齐。双侧突眼，双甲状腺Ⅱ度肿大。应首先考虑的诊断是（　　）

A. Graves病
B. 桥本病
C. 单纯性甲状腺肿
D. 甲状腺腺瘤
E. 亚急性甲状腺炎

4. 某女，25岁，Graves患者，应用国产丙基硫氧嘧啶和心得安治疗两周，病人出现低热，乏力加重，咽痛，白细胞2.7×10^9/L，粒细胞1.5×10^9/L，最为合适的治疗措施是（　　）

A. 应用进口丙基硫氧嘧啶
B. 继续现有治疗，加用升白细胞药
C. 继续现有治疗
D. 改用同位素治疗
E. 停抗甲状腺药，加用升白细胞药，预防控制感染

B1 型 题

A. 逍遥散合二陈汤
B. 龙胆泻肝汤
C. 天王补心丹
D. 生脉散加味
E. 安神定志丸

1. 瘿气（甲亢）气滞痰凝证，治疗应首选的方剂是（　　）
2. 瘿气（甲亢）肝火旺盛证，治疗应首选的方剂是（　　）

A. 血小板减少
B. 甲状腺功能减退
C. 中毒性肝病
D. 粒细胞减少
E. 皮疹

3. 抗甲状腺药物主要的不良反应是（　　）
4. ^{131}I治疗甲亢后的主要并发症是（　　）

参 考 答 案

A1 型题

1. B　　2. E　　3. A　　4. D　　5. E
6. E

A2 型题

1. C　　2. A　　3. A　　4. E

B1 型题

1. A　　2. B　　3. D　　4. B

细目二　亚急性甲状腺炎

A1 型 题

1. 关于亚急性甲状腺炎下列说法不正确的是（　　）

A. 与病毒感染有关
B. 一般遗留甲状腺功能减退
C. 女性患者较多
D. 属于自限性甲状腺炎
E. 与HLA-B35相关

2. 下列不属于亚急性甲状腺炎早期症状的是（　　）

A. 甲状腺区疼痛
B. 食欲减退
C. 肌肉疼痛
D. 发热多汗
E. 心动过缓

3. 甲状腺摄^{131}I率和血清T_3、T_4呈特征性分离现象的疾病是（　　）

A. Graves病
B. 桥本病
C. 单纯性甲状腺肿
D. 甲状腺腺瘤
E. 亚急性甲状腺炎

A2型题

1. 王某，女，47岁。1周前曾患上呼吸道感染，现患者自觉颈前肿胀并伴有疼痛，心悸，出汗，口苦咽干，食欲减少，烦躁易怒，舌质红，苔薄黄，脉浮数。首选的中医治法是（　　）

A. 活血化瘀，软坚散结
B. 疏肝理气，消肿止痛
C. 清肝泻胆，消肿止痛
D. 滋阴降火，软坚散结
E. 益气养阴，软坚散结

2. 患者女，39岁。现患者自觉颈前肿胀并伴有疼痛，发热多汗、急躁、心悸半月。左侧甲状腺轻度肿大。心率100次/分，律齐。疑为亚急性甲状腺炎，应首先考虑的诊断是（　　）

A. Graves病
B. 桥本病
C. 单纯性甲状腺肿
D. 甲状腺腺瘤
E. 亚急性甲状腺炎

B1型题

A. 龙胆泻肝汤
B. 清骨散加减
C. 海藻玉壶汤
D. 逍遥散合二陈汤
E. 天王补心丹

1. 亚急性甲状腺炎之阴虚火旺证，治疗应首选的方剂是（　　）
2. 亚急性甲状腺炎之痰瘀互结证，治疗应首选的方剂是（　　）

参考答案

A1型题

1. B　　2. E　　3. E

A2型题

1. C　　2. E

B1型题

1. B　　2. C

细目三　糖尿病

A1型题

1. 糖尿病的基本病理生理改变是（　　）
A. 胰升血糖素分泌减少
B. 胰升血糖素分泌增多
C. 胰岛素分泌绝对或相对不足
D. 肾上腺皮质激素分泌过多
E. 生长激素分泌过多

2. 磺脲类药降糖的主要机制是（　　）
A. 加速无氧糖酵解
B. 促进外周组织摄取葡萄糖

C. 抑制肠道对葡萄糖的吸收
D. 刺激胰岛β细胞释放胰岛素
E. 促使靶细胞胰岛素受体亲和力增强

3. 糖尿病早期诊断最有意义的是(　　)
   A. 多食、消瘦
   B. 多饮、多尿
   C. 空腹血糖升高
   D. 皮肤瘙痒
   E. 尿糖阳性

4. 治疗糖尿病酮症酸中毒昏迷的主要措施是(　　)
   A. 纠正酸中毒，补充液体和电解质
   B. 纠正酸中毒，应用足量胰岛素
   C. 应用中枢兴奋剂，纠正酸中毒
   D. 补充液体和电解质，应用胰岛素
   E. 应用中枢兴奋剂、胰岛素

5. 糖尿病微血管并发症是(　　)
   A. 糖尿病肾病
   B. 糖尿病性冠心病
   C. 糖尿病足
   D. 糖尿病下肢动脉硬化闭塞症
   E. 糖尿病性脑血管病

A2 型题

1. 王某，男，18岁，多饮、多食、多尿5年，曾有酮症酸中毒史，现在空腹血糖12.0mmol/L。应首选的治疗措施是饮食疗法加(　　)
   A. 运动疗法
   B. 磺脲类降糖药
   C. 胰岛素
   D. 二甲双胍
   E. 噻唑烷二酮

2. 患者，男性，58岁，糖尿病史5年，服格列本脲血糖控制在8.6～9.6mmol/L之间。近3天尿频、尿痛、尿急，昨天出现昏迷，查空腹血糖24.0mmol/L，血钠148mmol/L，血尿素氮7.08mmol/L，尿糖(＋＋＋)，尿酮(＋＋)。应首先考虑的诊断是(　　)

   A. 糖尿病酮症酸中毒
   B. 脑血管意外
   C. 乳酸中毒昏迷
   D. 低血糖昏迷
   E. 高渗性非酮症糖尿病昏迷

3. 患者，男性，60岁，口渴欲饮6年，近半年小便频数，混浊如膏，甚则饮一溲一，面色黧黑，耳轮焦干，腰膝酸软，形寒畏冷，阳痿，舌淡苔白，脉沉细无力。治疗应首选的方剂是(　　)
   A. 七味白术散
   B. 肾气丸
   C. 六味地黄丸
   D. 玉女煎
   E. 消渴方

B1 型题

A. 清胃泻火，养阴增液
B. 滋阴固肾
C. 清热润肺，生津止渴
D. 益气健脾，生津止渴
E. 滋阴温阳，补肾固摄

1. 中消的中医治法是(　　)
2. 下消的中医治法是(　　)

A. 平胃散合桃红四物汤
B. 血府逐瘀汤
C. 肾气丸
D. 七味白术散
E. 杞菊地黄丸

3. 消渴气阴两虚证，治疗应首选的方剂是(　　)
4. 消渴脉络瘀阻证，治疗应首选的方剂是(　　)

A. 空腹血糖
B. 尿糖
C. 糖基化血红蛋白
D. 葡萄糖耐量试验

E. 胰岛素释放试验
5. 判断糖尿病控制程度的指标是（　　）
6. 鉴别1型糖尿病与2型糖尿病最有意义的检测是（　　）

参 考 答 案

A1 型题

1. C   2. D   3. C   4. D   5. A

A2 型题

1. C   2. A   3. B

B1 型题

1. A   2. B   3. D   4. B   5. C
6. E

细目四　水、电解质代谢和酸碱平衡失调

A1 型题

1. 高渗性失水早期的主要表现是（　　）
    A. 口渴
    B. 心悸
    C. 晕厥
    D. 恶心
    E. 烦躁
2. 等渗性失水多发生于（　　）
    A. 胃肠液急性丧失
    B. 水分摄入不足
    C. 大量出汗
    D. 渗透性利尿
    E. 水分丧失
3. 低渗性失水血清钠常常低于（　　）
    A. 130mmol/L
    B. 135mmol/L
    C. 140mmol/L
    D. 145mmol/L
    E. 150mmol/L
4. 反复呕吐导致电解质紊乱，丢失最多的是（　　）
    A. K^+
    B. Na^+
    C. Ca^{2+}
    D. H^+
    E. Cl^-
5. 高钾血症是指血清钾高于（　　）
    A. 3.5mmol/L
    B. 4.0mmol/L
    C. 4.5mmol/L
    D. 5.0mmol/L
    E. 5.5mmol/L
6. 等渗性失水的患者，大量输入生理盐水可导致（　　）
    A. 高钙血症
    B. 高氯血症
    C. 高钾血症
    D. 低钾血症
    E. 低氯血症
7. 诊断代谢性酸中毒的主要依据是（　　）
    A. 呼吸深而快，血浆 HCO_3^- 下降
    B. 呼吸深而快，血浆 CO_2CP 上升
    C. 呼吸困难，血浆 HCO_3^- 上升
    D. 呼吸浅而慢，血浆 CO_2CP 下降
    E. 呼吸慢，血压高，神志昏迷

A2 型题

1. 患者剧烈呕吐两天，嗜睡，感觉迟钝，呼吸深快。查体：脉搏110次/分，呼吸32次/分，血压95/60mmHg。应首选的检查项目是（ ）
   A. 血清钙测定
   B. 血气分析
   C. 血清钠测定
   D. 血清钾测定
   E. 血 CO_2CP 测定

B1 型题

A. HCO_3^- 下降，pH 下降，$PaCO_2$ 正常
B. HCO_3^- 上升，pH 上升，$PaCO_2$ 正常
C. HCO_3^- 下降，pH 上升，$PaCO_2$ 下降
D. HCO_3^- 正常，pH 下降，$PaCO_2$ 下降
E. HCO_3^- 正常，pH 下降，$PaCO_2$ 上升

1. 代谢性酸中毒的特征是（ ）
2. 代谢性碱中毒的特征是（ ）

参 考 答 案

A1 型题

1. A　2. A　3. A　4. B　5. E
6. D　7. A

A2 型题

1. B

B1 型题

1. A　2. B

细目五　痛　风

A1 型题

1. 高尿酸血症血液中血尿酸（ ）
   A. ≥416μmol/L
   B. ≥516μmol/L
   C. ≥616μmol/L
   D. ≥716μmol/L
   E. ≥816μmol/L

2. 下列是继发性高尿酸血症或痛风鉴别要点的是（ ）
   A. 儿童、青少年、女性和老年人更少见
   B. 高尿酸血症程度较轻
   C. 40%患者24小时的尿酸排出量减少
   D. 痛风性关节炎症状往往较轻或不典型
   E. 无明确的相关用药史

3. 痛风急性发作的首选药是（ ）
   A. 非甾体抗炎药
   B. 秋水仙碱
   C. 糖皮质激素
   D. 环磷酰胺
   E. 垂体后叶素

A2 型题

1. 患者，男性，56岁，凌晨关节疼痛惊醒、进行性加重、剧痛如刀割样或咬噬样，伴有发热、头痛、恶心、心悸、寒战，血液中血尿酸420μmol/L，最可能是（ ）
   A. 类风湿性关节炎
   B. 化脓性关节炎
   C. 创伤性关节炎
   D. 痛风
   E. 继发性高尿酸血症

参 考 答 案

A1 型题

1. A 2. D 3. B

A2 型题

1. D

第七单元　风湿性疾病

细目一　类风湿关节炎

A1 型 题

1. 类风湿关节炎的基本病理改变是(　　)
   A. 皮肌炎
   B. 滑膜炎
   C. 心包炎
   D. 血管炎
   E. 心肌炎

2. 下列各项中，不属于类风湿关节炎关节症状的是(　　)
   A. 晨僵
   B. 疼痛与压痛
   C. 关节肿大
   D. 皮肤红
   E. 关节畸形

3. 下列各项中，不能改善关节炎症状的药物是(　　)
   A. 甲氨蝶呤
   B. 布洛芬
   C. 萘普生
   D. 双氯芬酸
   E. 吲哚美辛

4. 下列各项中，不属于类风湿关节炎病因的是(　　)
   A. 禀赋不足，肾精亏虚
   B. 饮食不节，湿毒内蕴
   C. 阴虚内热
   D. 寒热错杂
   E. 痰瘀互结，经脉痹阻

A2 型 题

1. 某女，两手指间和掌指关节强直不舒两年，近两周病情加重，关节疼痛、肿大变形，伴活动受限。查血沉 45mm/h，类风湿因子(＋＋)。其诊断是(　　)
   A. 痛风
   B. 风湿性关节炎
   C. 类风湿关节炎
   D. 系统性红斑狼疮
   E. 骨性关节炎

2. 患者女性，发热4天，体温38℃，两膝关节肿痛，行动不便，下肢沉重酸胀，伴饮食无味，纳呆，偶有恶心呕吐，全身困乏无力，下肢浮肿，在某医院诊断为类风湿关节炎，舌苔黄腻，脉滑数。治疗应首选的方剂是(　　)
   A. 丁氏清络饮
   B. 四妙丸
   C. 桂枝芍药知母汤
   D. 独活寄生汤
   E. 身痛逐瘀汤

B1 型 题

   A. 清热利湿，祛风通络
   B. 养阴清热，祛风通络
   C. 祛风散寒，清热化湿
   D. 益肝肾，补气血，祛风湿，通经络
   E. 活血化瘀，祛痰通络

1. 活动期湿热痹阻证的中医治法是(　　)

2. 活动期寒热错杂证的中医治法是（ ）

  A. 血沉增快
  B. 类风湿因子阳性
  C. 补体 C_3 增高
  D. 白细胞计数减少
  E. 血常规正常

3. 诊断类风湿关节炎最有价值的检查是（ ）

4. 诊断风湿活动期最有价值的检查是（ ）

参考答案

A1 型题

1. B 2. D 3. A 4. B

A2 型题

1. C 2. B

B1 型题

1. A 2. C 3. B 4. A

细目二　系统性红斑狼疮

A1 型题

1. 系统性红斑狼疮脏器损害最常见于（ ）
  A. 肝
  B. 心
  C. 脾
  D. 肺
  E. 肾

2. 下列各项中，不属于系统性红斑狼疮诊断依据的是（ ）
  A. 颧部红斑
  B. 非侵蚀性关节炎
  C. 蛋白尿或细胞管型
  D. 溶血性贫血或白细胞减少
  E. 血沉加快

A2 型题

1. 患者女性，24 岁，持续发热 1 周，面部出现水肿性皮损，膝关节疼痛，下肢浮肿。血沉 90mm/h，血红蛋白 80g/L，网织红细胞 0.10（10%），Coombs 试验（＋），血小板 40×10^9/L。尿常规：蛋白（＋＋＋），红细胞 5~10/HP。其诊断是（ ）
  A. SLE
  B. 风湿热
  C. 自身免疫性溶血
  D. 慢性肾炎
  E. 类风湿关节炎

2. 患者女性，发热 5 天，现体温 39℃，肢厥，神志昏迷，谵语，舌謇，舌色鲜绛，脉细数。治疗应首选清宫汤送服（ ）
  A. 安宫牛黄丸
  B. 苏合香丸
  C. 神犀丹
  D. 玉枢丹
  E. 通关散

3. 朱某，女，高热 5 天，不恶寒，满面红赤，皮肤红斑鲜红，咽干，口渴，喜冷饮，尿赤而少，关节疼痛，舌红绛，苔黄，脉滑数。其中医证型是（ ）
  A. 气营热盛证
  B. 阴虚内热证
  C. 热郁积饮证

D. 瘀热痹阻证
E. 气分热盛证

B1 型题

A. 玉女煎合增液汤
B. 济生肾气丸
C. 八珍汤
D. 犀角地黄汤
E. 茵陈蒿汤合柴胡疏肝散

1. 瘀热痹阻证，治疗应首选的方剂是（ ）
2. 瘀热伤肝证，治疗应首选的方剂是（ ）

A. 抗核抗体（ANA）
B. 抗 dsDNA 抗体
C. 抗 RNA 抗体
D. 抗 Sm 抗体
E. 抗 SSA 抗体

3. 系统性红斑狼疮患者阳性率最高的抗体是（ ）
4. 系统性红斑狼疮患者特异性最高的抗体是（ ）

参考答案

A1 型题

1. E 2. E

A2 型题

1. A 2. A 3. A

B1 型题

1. D 2. E 3. A 4. D

第八单元 神经系统疾病

细目一 癫痫

A1 型题

1. 下列各项中，与癫痫发生无关的是（ ）
   A. 产伤
   B. 颅内肿瘤
   C. 脑炎
   D. 脑囊虫病
   E. 感冒

2. 诊断癫痫最有意义的检查是（ ）
   A. 神经系统体格检查
   B. 颅骨 X 线片
   C. 脑 CT 或脑 MRI
   D. 脑脊液检查
   E. 病史和脑电图

3. 全面性强直-阵挛发作的表现是（ ）
   A. 意识丧失，四肢强直，继之阵挛性抽搐
   B. 短暂意识不清
   C. 神志清楚，一侧肢体抽搐发作
   D. 发作性头痛，眩晕
   E. 发作性四肢抽搐，口中怪叫

4. 癫痫持续状态是指（ ）
   A. 连续单纯部分性发作
   B. 复杂部分性发作持续数天
   C. 一侧肢体间断抽搐
   D. 长期用药抽搐仍经常发作
   E. 全面性强直-阵挛发作频繁出现，间歇期仍意识不清

5. 选择抗癫痫药物的依据是（ ）
   A. 发作的诱因
   B. 发作的病因
   C. 发作的类型
   D. 发作的频率
   E. 脑电图的异常改变

6. 癫痫药物治疗的基本原则是（ ）
   A. 数种药物同时使用
   B. 控制发作后即可停药
   C. 长期规律服药
   D. 定期肌注安定
   E. 定期停药，查脑电图

7. 下列各项中，关于癫痫药物治疗的叙述，错误的是（ ）
   A. 口服药量均自常量低限开始
   B. 根据发作类型选择药物
   C. 根据病情，通常在 1～2 年逐渐减量
   D. 单药治疗无效时，应与他药合并治疗
   E. 考虑终止治疗时，可立即停药

8. 下列各项中，关于癫痫的中医分型错误的是（ ）
   A. 瘀阻脑络证
   B. 痰火扰神证
   C. 风痰闭阻证
   D. 痰湿蕴肺证
   E. 心肾亏虚证

9. 苯妥英钠的注射速度过快可引起的异常是（ ）
   A. 血压急剧下降
   B. 脑水肿
   C. 抑制呼吸
   D. 高热

E. 低钾

A2 型题

1. 男孩，突然意识短暂丧失，面色变白，双目凝视，手中的筷子掉在地下，口角出现细小颤动，持续约 15 秒后立即清醒。其诊断是（ ）

   A. 癫痫单纯部分性发作
   B. 癫痫不典型失神发作
   C. 癫痫典型失神发作
   D. 精神运动性癫痫
   E. 癫痫单纯部分性运动性发作

2. 癫痫患者，发则突然跌仆，目睛上视，口吐白沫，手足抽搐，喉间痰鸣，舌苔白腻，脉弦滑。治疗应首选的方剂是（ ）

   A. 醒脾汤
   B. 黄连温胆汤
   C. 龙胆泻肝汤
   D. 左归丸
   E. 定痫丸

3. 患者痫病久发，头晕目眩，两目干涩，心烦失眠，腰膝酸软，舌红少苔，脉细数。治疗应首选的方剂是（ ）

   A. 醒脾汤
   B. 黄连温胆汤
   C. 龙胆泻肝汤合涤痰汤
   D. 左归丸
   E. 定痫丸

B1 型题

A. 痰湿蕴肺证
B. 痰热互结证
C. 痰火扰神证
D. 肝肾阴虚证
E. 心脾两虚证

1. 癫痫患者，平素性情急躁，心烦失眠，口苦咽干，时吐痰涎，大便秘结，发则昏仆抽搐，口吐涎沫，舌红苔黄腻，脉弦滑数。其中医证型是（ ）

2. 痫病日久，神疲乏力，眩晕时作，心悸气短，失眠多梦，面色苍白，体疲纳呆，大便溏薄，舌质淡，苔白腻，脉沉细而弱。其中医证型是（ ）

A. 丙戊酸钠
B. 苯妥英钠
C. 卡马西平
D. 扑痫酮
E. 乙琥胺

3. 治疗癫痫阵挛性发作，应首选的药物是（ ）

4. 治疗癫痫部分性发作，应首选的药物是（ ）

参考答案

A1 型题

1. E   2. E   3. A   4. E   5. C
6. C   7. E   8. D   9. A

A2 型题

1. C   2. E   3. D

B1 型题

1. C   2. E   3. A   4. C

细目二　脑血管疾病

A1 型题

1. 下列各项中，关于急性脑血管病病因病理的叙述，错误的是(　　)
   A. 最常见的血管壁病变是动脉炎
   B. 心脏病及血流动力学改变如高血压
   C. 血液成分改变及血液流变学异常如高黏血症
   D. 颈椎病、肿瘤等压迫致脑供血不足
   E. 颅外形成的各种栓子进入脑血液循环

2. 下列各项中，关于急性脑血管病中医病因病机的叙述，错误的是(　　)
   A. 中风的发生，病因复杂，多相兼致病
   B. 病机归纳为虚、火、风、痰、气、血六端
   C. 以肝肾阴虚、气血衰少为致病之本，风、火、痰、气、瘀为发病之标
   D. 基本病机为阴阳失调，气血逆乱，上犯于脑
   E. 病位在心，与肝、肾、脾相关

3. 急性脑出血有脑疝形成征象，应首选的措施是(　　)
   A. 脑CT检查
   B. 脑MRI检查
   C. 腰椎穿刺
   D. 快速静脉推注利尿剂
   E. 脑血管造影

4. 短暂性脑缺血发作(TIA)的持续时间一般不超过(　　)
   A. 30分钟
   B. 40分钟
   C. 50分钟
   D. 8小时
   E. 24小时

5. 下列各项中关于脑血栓形成的叙述，错误的是(　　)
   A. 大脑中动脉闭塞发病率最高
   B. 常伴有高血压、心脏病等病史
   C. 常在安静或休息状态下发病
   D. 脑CT检查呈高密度影
   E. 大多数病人意识清楚

6. 脑血栓形成最常见的病因是(　　)
   A. 动脉瘤
   B. 脑动脉粥样硬化
   C. 血管畸形
   D. 风湿性心脏病
   E. 缺氧

7. 脑出血急性期不应采用的治疗措施是(　　)
   A. 保持安静，防止继续出血
   B. 积极抗脑水肿，降低颅压
   C. 调整血压，改善循环
   D. 加强护理，防治并发症
   E. 给予抗凝药物

8. 短暂性脑缺血发作属肝肾阴虚、风阳上扰证，治疗应首选的方剂是(　　)
   A. 黄连温胆汤
   B. 真方白丸子
   C. 镇肝息风汤
   D. 补阳还五汤
   E. 桃红四物汤

9. 蛛网膜下腔出血最有诊断意义的是(　　)
   A. 突然剧烈头痛、呕吐
   B. 脑膜刺激征阳性
   C. 偏瘫
   D. 脑CT检查呈低密度影
   E. 脑脊液检查呈均匀血性，压力增高

10. 脑栓塞最常发生的部位是(　　)
    A. 颈内动脉
    B. 大脑前动脉

C. 大脑中动脉
D. 椎动脉
E. 基底动脉

11. 下列各项中，关于脑出血的叙述，错误的是（　　）

A. 发病年龄常在50~70岁，多数有高血压病史
B. 常在安静或休息状态下发病
C. 腰穿脑脊液压力一般可增高
D. 基底节区出血最为常见
E. CT检查呈高密度出血灶

A2 型题

1. 女性患者，72岁。1天前上午发现口角右偏，左手不能持物，左下肢不能行走，说话吐字不清。下午检查发现左侧鼻唇沟浅，伸舌稍向左偏，左侧上下肢肌力4级。今晨醒来说话正常，鼻唇沟对称，伸舌居中，四肢运动灵活有力。其诊断是（　　）

A. 右侧大脑中动脉血栓形成
B. 椎-基底动脉血栓形成
C. 短暂性脑缺血发作
D. 脑出血
E. 蛛网膜下腔出血

2. 患者平素头晕头痛，耳鸣目眩，突然发生口眼㖞斜，舌强语謇，半身不遂，舌质红，苔黄，脉弦。诊断为脑血栓形成，其中医证型是（　　）

A. 风痰入络证
B. 肝阳暴亢，风火上扰证
C. 痰热腑实，风痰上扰证
D. 气虚血瘀证
E. 阴虚风动证

3. 患者突然发生神昏，半身不遂，口噤不开，四肢不温，痰涎壅盛，舌质暗淡，苔白腻，脉沉滑。西医诊断为脑出血。治疗应首选的方剂是（　　）

A. 天麻钩藤饮
B. 安宫牛黄丸合羚羊角汤

C. 涤痰汤送服苏合香丸
D. 镇肝熄风汤
E. 真方白丸子

B1 型题

A. 脑栓塞
B. 脑血栓形成
C. 脑出血
D. 短暂性脑缺血发作
E. 蛛网膜下腔出血

1. 原有风湿性心脏病，突然出现中风，应首先考虑的诊断是（　　）
2. 某男性，30岁，因在剧烈运动时，突然出现剧烈头痛，呕吐，口舌㖞斜，应首先考虑的诊断是（　　）

A. 短暂性脑缺血发作
B. 脑血栓形成
C. 脑栓塞
D. 脑出血
E. 蛛网膜下腔出血

3. 高血压及动脉硬化常导致的脑血管病变是（　　）
4. 动脉瘤、血管畸形常引发的脑血管病变是（　　）

A. 补阳还五汤
B. 镇肝熄风汤
C. 安宫牛黄丸合羚羊角汤
D. 涤痰汤送服苏合香丸
E. 星蒌承气汤

5. 脑出血痰热内闭清窍证，治疗应首选的方剂是（　　）
6. 脑出血痰湿蒙塞清窍证，治疗应首选的方剂是（　　）

参考答案

A1 型题

1. A 2. E 3. D 4. E 5. D
6. B 7. E 8. C 9. E 10. C
11. B

A2 型题

1. C 2. B 3. C

B1 型题

1. A 2. E 3. D 4. E 5. C
6. D

细目三 短暂性脑缺血发作

A1 型题

1. 短暂性脑缺血发作的中医病机是（ ）
   A. 肝肾阴虚，风阳上扰
   B. 痰瘀互结，阻滞脉络
   C. 气虚血瘀，脉络瘀阻
   D. 痰瘀互结，阻滞脉络
   E. 心阳虚衰，脉络阻塞

2. 下列各项中，不属于短暂性脑缺血发作诊断要点的是（ ）
   A. 多数在50岁以下发病
   B. 有高血压、高脂血症、糖尿病、脑动脉粥样硬化症、较严重的心脏病病史及吸烟等不良嗜好者
   C. 突然局灶性神经功能缺失发作，持续数分钟，或可达数小时，但在24小时内完全恢复
   D. 不同病人的局灶性神经功能缺失症状常按一定的血管支配区刻板地反复出现
   E. 发作间歇期无神经系统定位体征，诊断确立后需要进一步明确病因

3. TIA 最常见的临床表现是（ ）
   A. 运动障碍
   B. 麻木
   C. 头晕
   D. 眼花
   E. 恶心呕吐

4. 短暂性脑缺血发作属肝肾阴虚、风阳上扰证的中医治法是（ ）
   A. 平肝息风，育阴潜阳
   B. 补气养血，活血通络
   C. 豁痰化瘀，通经活络
   D. 养阴通脉，益气活血
   E. 化痰开窍，清热醒神

A2 型题

1. 患者短暂性脑缺血发作，头晕目眩，头重如蒙，肢体麻木，胸脘痞闷，舌质暗，苔白腻，脉滑数，其首选方剂是（ ）
   A. 补阳还五汤合生脉散加减
   B. 镇肝熄风汤合涤痰汤加减
   C. 黄连温胆汤合桃红四物汤加减
   D. 天王补心丹合血府逐瘀汤加减
   E. 通窍活血汤合四君子汤加减

参考答案

A1 型题

1. C 2. A 3. A 4. A

A2 型题

1. C

细目四 脑血栓形成

A1 型题

1. 脑血栓形成最常见的病因是（　　）
   A. 动脉粥样硬化斑导致管腔狭窄和血栓形成
   B. 常伴有高血压、心脏病等病史
   C. 常在安静或休息状态下发病
   D. 脑 CT 检查呈高密度影
   E. 大多数病人意识清楚

2. 脑血栓致病之本为（　　）
   A. 气虚血瘀，脉络不畅
   B. 肝阳暴亢，风火上扰
   C. 风痰瘀血，痹阻脉络
   D. 肝肾阴虚，气血衰少
   E. 元气败脱，心神涣散

3. 以病灶对侧完全性偏瘫、偏身感觉障碍及向病灶对侧的凝视麻痹为特点，可有头痛和意识障碍，并呈进行性加重的脑梗死为（　　）
   A. 分水岭脑梗死
   B. 多发性脑梗死
   C. 腔隙性脑梗死
   D. 出血性脑梗死
   E. 颈内动脉主干、大脑中动脉主干或皮层支的完全性卒中

4. 以"三偏征"为特征的动脉闭塞是（　　）
   A. 颈内动脉闭塞
   B. 主干闭塞
   C. 皮层支闭塞
   D. 深穿支闭塞
   E. 大脑前动脉闭塞

A2 型题

1. 患者有脑梗死病史，平素头晕头痛，耳鸣目眩，突然发生口眼㖞斜，舌强语謇，舌质红苔黄，脉弦。其治疗首选药物是（　　）
   A. 真方白丸子
   B. 天麻钩藤饮
   C. 镇肝熄风汤
   D. 龙胆泻肝汤
   E. 丹栀逍遥散

参 考 答 案

A1 型题

1. A　　2. D　　3. E　　4. B

A2 型题

1. B

细目五 脑栓塞

A1 型题

1. 脑栓塞最常发生的部位是（　　）
   A. 颈内动脉
   B. 大脑前动脉
   C. 大脑中动脉
   D. 椎动脉
   E. 基底动脉

2. 脑栓塞最多见的直接原因是( )
   A. 高血压病史
   B. 风湿性心脏病
   C. 慢性心房纤颤
   D. 肺部感染
   E. 肾病综合征高凝状态

参考答案

A1 型题

1. C   2. C

细目六　腔隙性梗死

A1 型题

1. 临床中最典型、最常见的腔隙综合征是( )
   A. 纯感觉性卒中
   B. 共济失调性轻偏瘫（AH）
   C. 构音障碍－手笨拙综合征（DCHS）
   D. 纯运动性轻偏瘫（PMH）
   E. 感觉运动性卒中（SMS）

参考答案

A1 型题

1. D

细目七　脑出血

A1 型题

1. 脑出血最常见的病因是( )
   A. 继发于脑梗死的出血
   B. 脑动脉粥样硬化
   C. 血液病
   D. 高血压合并小动脉硬化
   E. 抗凝或溶血栓治疗

2. 下列各项中，不属于脑出血临床表现的是( )
   A. 发病年龄常在50～70岁，多数有高血压史，起病常突然而有预兆
   B. 急性期常见的主要表现有头痛、头晕、呕吐、意识障碍、肢体瘫痪、失语、大小便失禁等
   C. 发病时常有显著的血压升高，一般在180/110mmHg以上
   D. 多在活动或情绪激动时发病，症状常在数小时内发展至高峰
   E. 体温升高（发病后即刻高热为丘脑体温调节中枢受损所致，体温逐渐升高并呈弛张型者多为合并感染，低热则为吸收热），尤其是脑桥出血常引起高热

3. 临床上脑出血疑诊病例的首选检查是( )
   A. 数字减影脑血管造影（DSA）
   B. 脑脊液检查
   C. CT 检查
   D. 估算出血量
   E. 磁共振检查

参 考 答 案

A1 型题

1. D 2. A 3. C

细目八 蛛网膜下腔出血

A1 型题

1. 蛛网膜下腔出血最常见的病因是（ ）
   A. 先天性动脉瘤
   B. 脑动脉粥样硬化
   C. 血液病
   D. 高血压合并小动脉硬化
   E. 脑血管畸形
2. 蛛网膜下腔出血最常见的症状是（ ）
   A. 突然剧烈头痛、恶心、呕吐
   B. 抽搐
   C. 意识不清
   D. 昏迷
   E. 脑膜刺激征
3. 确诊蛛网膜下腔出血的首选诊断方法是（ ）
   A. 数字减影脑血管造影（DSA）
   B. 脑脊液检查
   C. CT 检查
   D. 估算出血量
   E. 磁共振检查

参 考 答 案

A1 型题

1. A 2. A 3. C

细目九 血管性痴呆

A1 型题

1. 血管性痴呆最常见的类型是（ ）
   A. 多发梗死性痴呆
   B. 单发梗死性痴呆
   C. 特殊部位梗死性痴呆
   D. 皮质下动脉硬化性脑病
   E. 中毒性脑病
2. 下列各项中，不属于血管性痴呆临床表现的是（ ）
   A. 认知功能下降
   B. 情感障碍
   C. 行为障碍
   D. 性格无明显改变
   E. 具有神经功能缺损症状
3. 治疗血管性痴呆之髓海不足证首选的方剂是（ ）
   A. 洗心汤
   B. 还少丹

C. 七福饮
D. 通窍活血汤
E. 知柏地黄丸

4. 治疗血管性痴呆之痰浊阻窍证首选的方剂是( )

A. 洗心汤
B. 还少丹
C. 七福饮
D. 通窍活血汤
E. 知柏地黄丸

B1 型题

A. 洗心汤
B. 还少丹
C. 七福饮
D. 通窍活血汤
E. 知柏地黄丸

1. 治疗血管性痴呆之脾肾两虚证首选的方剂是( )
2. 治疗血管性痴呆之肝肾阴虚证首选的方剂是( )

参考答案

A1 型题

1. A　2. D　3. C　4. A

B1 型题

1. B　2. E

细目十　Alzheimer 病

A1 型题

1. 以下对 Alzheimer 病描述正确的是( )
   A. 持续性、进行性智能减退
   B. 认知障碍呈阶梯性加重
   C. Hachinski 评分 >7 分
   D. 无失语、失认和失用
   E. 有明显的神经功能缺血症状和体征

2. 治疗 Alzheimer 病心肝火旺证首选的方剂是( )
   A. 洗心汤合龙胆泻肝汤
   B. 还少丹合二陈汤
   C. 七福饮合桃红四物汤
   D. 通窍活血汤合洗心汤
   E. 天麻钩藤饮合安宫牛黄丸

B1 型题

A. AD
B. VD
C. BD
D. PD
E. ED

1. 帕金森病简称( )
2. Alzheimer 病简称( )

参考答案

A1 型题

1. A　2. E

B1 型题

1. D　2. A

细目十一 帕金森病

A1 型题

1. 晚期帕金森病的典型步态是（　　）
   A. 小步态
   B. 慌张步态
   C. 蹒跚步态
   D. 间歇跛行
   E. 拖曳步态

2. 帕金森病最多见的初发症状是（　　）
   A. 肌强直
   B. 运动迟缓
   C. 姿势步态异常
   D. 眼睑阵挛
   E. 震颤

3. 帕金森病最基本、最有效的治疗药物是（　　）
   A. 苯海索
   B. 金刚烷胺
   C. 罗匹尼罗
   D. 左旋多巴
   E. 溴隐亭

4. 帕金森病中医治疗要点是（　　）
   A. 活血通络
   B. 镇肝息风
   C. 通络止痛
   D. 滋补肝肾
   E. 息风通络

B1 型题

   A. 导痰汤
   B. 补阳还五汤
   C. 大定风珠
   D. 地黄饮子
   E. 八珍汤合天麻钩藤饮

1. 治疗帕金森病风痰阻络证首选的方剂是（　　）
2. 治疗帕金森病血瘀动风证首选的方剂是（　　）

   A. AD
   B. VD
   C. BD
   D. PD
   E. ED

3. 血管性痴呆简称（　　）
4. 帕金森病简称（　　）

参考答案

A1 型题

1. B　2. E　3. D　4. E

B1 型题

1. A　2. B　3. B　4. D

第九单元 理化因素所致疾病

细目一 急性中毒总论

A1 型题

1. 下列各项中,与急性中毒的病因无关的是( )
   A. 工业性毒物
   B. 农药
   C. 药物
   D. 有毒动、植物
   E. 饮水

2. 中毒是指( )
   A. 物理因素引起的损害
   B. 有毒化学物质引起的损害
   C. 细菌感染引起的损害
   D. 放射性物质引起的损害
   E. 药物引起的损害

3. 通过使组织缺氧产生中毒的药物是( )
   A. 镇静剂
   B. 有机磷杀虫药
   C. 一氧化碳
   D. 氰化物
   E. 乙醇

4. 氰化物所具有的气味是( )
   A. 苦杏仁味
   B. 蒜味
   C. 苯酚味
   D. 酒味
   E. 尿素味

5. 下列各项中,不引起心律失常的药物是( )
   A. 洋地黄
   B. 夹竹桃
   C. 乌头
   D. 蟾蜍
   E. 黄芪

6. 下列各项中,不属于中毒主要机理的是( )
   A. 局部刺激、腐蚀作用
   B. 缺氧
   C. 麻醉作用
   D. 抑制酶的活力
   E. 营养作用

B1 型题

A. 呼吸抑制
B. 呼出气有蒜味
C. 呼出气有烂苹果味
D. 呼出气有苦杏仁味
E. 呼出气有氨味

1. 有机磷杀虫药中毒时,有诊断意义的是( )
2. 糖尿病酮症酸中毒时,有诊断意义的是( )

参 考 答 案

A1 型题

1. E   2. B   3. C   4. A   5. E
6. E

B1 型题

1. B   2. C

细目二　急性一氧化碳中毒

A1 型题

1. 现场抢救一氧化碳中毒时，应首选的治疗措施是(　　)
   A. 迅速离开中毒现场
   B. 人工呼吸
   C. 按压合谷
   D. 甘露醇快速静脉滴注
   E. 立即给氧

2. 血碳氧血红蛋白浓度达30%～40%，属于(　　)
   A. 轻度中毒
   B. 中度中毒
   C. 重度中毒
   D. 没有中毒
   E. 不确定

3. 尽快纠正急性一氧化碳中毒组织缺氧应首选的治疗措施是(　　)
   A. 采用高浓度氧气面罩
   B. 注射呼吸兴奋剂
   C. 撤离中毒现场
   D. 人工呼吸
   E. 高压氧舱

4. 对于急性一氧化碳中毒最有诊断价值的是(　　)
   A. 血碳氧血红蛋白浓度
   B. 血气分析
   C. 脑电图检查
   D. 心电图检查
   E. 头部CT

5. 血碳氧血红蛋白浓度高于50%，属于(　　)
   A. 轻度中毒
   B. 中度中毒
   C. 重度中毒
   D. 没有中毒
   E. 不确定

6. 治疗急性一氧化碳中毒后脑水肿，应首选的药物是(　　)
   A. 甘露醇
   B. 安体舒通
   C. 皮质激素
   D. 脑细胞营养药
   E. 降血压药

7. 一氧化碳中毒时最容易遭受损害的脏器是(　　)
   A. 肺和脑
   B. 脑和心脏
   C. 肾
   D. 胰腺
   E. 肾和肺

8. 下列各项中，与一氧化碳中毒无关的临床表现是(　　)
   A. 昏迷、抽搐
   B. 皮肤、黏膜呈樱桃红色
   C. 呼吸困难
   D. 呼出气有大蒜样臭味
   E. 心律失常

9. 一氧化碳中毒的主要机理是(　　)
   A. 与含二价铁的肌球蛋白结合，损害线粒体功能
   B. 与红细胞的血红蛋白结合，引起组织缺氧

C. 抑制细胞色素氧化酶的活性
D. 产生高铁血红蛋白
E. 影响呼吸链的电子传递

A2 型题

1. 患者，30岁，煤气中毒，经过积极抢救后苏醒，2天后又出现神志不清，右侧肢体偏瘫，体温、血压正常，两肺呼吸音粗。应首选的治疗措施是（ ）
   A. 高压氧舱
   B. 地塞米松输注
   C. 甘露醇输注
   D. 维生素C输注
   E. 脑营养物质

B1 型题

A. 地西泮
B. 地塞米松

C. 胞磷胆碱
D. 甘露醇
E. 血管扩张剂

1. 一氧化碳中毒脑水肿治疗首选的药物是（ ）
2. 一氧化碳中毒患者抽搐频发治疗首选的药物是（ ）

参考答案

A1 型题

1. A   2. B   3. E   4. A   5. C
6. A   7. B   8. D   9. B

A2 型题

1. A

B1 型题

1. D   2. A

细目三 有机磷杀虫药中毒

A1 型题

1. 有机磷杀虫药中毒的主要机制是（ ）
   A. 促使乙酰胆碱水解
   B. 抑制胆碱酯酶活性
   C. 兴奋交感神经系统
   D. 抑制心血管运动中枢
   E. 抑制呼吸中枢
2. 诊断有机磷杀虫药中毒时，全血胆碱酯酶活性应是（ ）
   A. <100%
   B. ≤90%
   C. ≤80%
   D. ≤75%

   E. ≤70%
3. 中度有机磷杀虫药中毒时，全血胆碱酯酶活性应是（ ）
   A. 90%~70%
   B. 70%~50%
   C. 50%~30%
   D. 30%~10%
   E. 以上均不确切
4. 有机磷杀虫药中毒时，患者呼出气的特异气味是（ ）
   A. 烂苹果味
   B. 氨味
   C. 肝臭味
   D. 大蒜臭味
   E. 汗臭味

5. 轻度有机磷杀虫药中毒时，瞳孔的变化是（　）

A. 缩小
B. 扩大
C. 两侧大小不等
D. 形状不规则
E. 呈乳白色

6. 减轻毒蕈碱样症状应首选的药物是（　）

A. 氯解磷定
B. 阿托品
C. 碘解磷定
D. 双复磷
E. 双解磷

7. 属于胆碱酯酶复活剂的药物是（　）

A. 阿托品
B. 地塞米松
C. 双复磷
D. 西地兰
E. 尼可刹米

8. 口服有机磷杀虫药后中毒症状出现时间是（　）

A. 0.5~1 分钟
B. 2~4 分钟
C. 10~120 分钟
D. 12~24 小时
E. 6~12 小时

A2 型 题

1. 某男，被人发现时躺在公园一角落，呈半昏迷状态，遂急送医院。查体：体温37℃，血压130/70mmHg，神志不清，两侧瞳孔针尖大小，口角流涎，口唇紫绀，呼吸急促，两肺满布水泡音，心率60次/分钟，肌肉有震颤。迅速洗胃，洗出液有大蒜味。其诊断是（　）

A. 有机磷杀虫药中毒
B. 酒精中毒
C. 一氧化碳中毒
D. 中暑
E. 安定中毒

2. 女性患者，突然昏迷，抽搐，呼气有大蒜味，瞳孔明显缩小，皮肤冷汗，两肺湿啰音。下列各项中，应首先考虑的诊断是（　）

A. 一氧化碳中毒
B. 安定中毒
C. 脑出血
D. 有机磷杀虫药中毒
E. 蛛网膜下腔出血

B1 型 题

A. 1~4 分钟
B. 10~120 分钟
C. 14~24 分钟
D. 24~48 小时
E. 2~6 小时

1. 经皮肤吸收的急性有机磷杀虫药中毒，中毒症状出现的时间是（　）

2. 口服有机磷杀虫药，中毒症状出现的时间是（　）

A. 毒蕈碱样症状
B. 烟碱样症状
C. 休克
D. 心衰
E. 呼吸衰竭

3. 阿托品是对抗有机磷杀虫药中毒的（　）

4. 胆碱酯酶复活剂是解除有机磷杀虫药中毒的（　）

A. 100%
B. 90%~70%
C. 70%~50%
D. 50%~30%
E. 30%以下

5. 中度急性有机磷杀虫药中毒时，胆碱酯酶活性是（　）

6. 重度急性有机磷杀虫药中毒时，胆碱酯酶

活性是( )

参考答案

A1 型题

1. B   2. E   3. C   4. D   5. A
6. B   7. C   8. C

A2 型题

1. A   2. D

B1 型题

1. E   2. B   3. A   4. B   5. D
6. E

细目四　急性镇静催眠药中毒

A1 型题

1. 苯巴比妥致死量是( )
   A. 2~3g
   B. 1~2g
   C. 5~10g
   D. 500~1000g
   E. 100~500g

2. 苯二氮䓬类拮抗药是( )
   A. 纳洛酮
   B. 苯丙胺
   C. 苯海拉明
   D. 盐酸苯海索
   E. 氟马西尼

B1 型题

A. 5~10 倍
B. 10~20 倍
C. 2~5 倍
D. 20~30 倍
E. 1~2 倍

1. 急性巴比妥类药物中毒，轻度中毒时一般服用量为催眠剂量的( )
2. 急性巴比妥类药物中毒，重度中毒时一般服用量为催眠剂量的( )

参考答案

A1 型题

1. C   2. E

B1 型题

1. C   2. B

第十单元　内科常见危重症

细目一　休　克

A1 型题

1. 下列各项中，与休克定义不相符的是（　　）
   A. 多种强烈的致病因素作用于机体引起的急性循环功能衰竭
   B. 以生命器官缺血缺氧为主要特征
   C. 以导致微循环灌注不足和细胞功能代谢障碍为主要表现
   D. 非进行性发展
   E. 组织氧及营养物质利用障碍

2. 休克的病理特点是（　　）
   A. 有效循环血量代偿性增加
   B. 组织器官有效灌流量锐减与有效循环血量不足
   C. 有效循环血量不足
   D. 组织器官灌流量减少
   E. 组织器官有效灌流量增加

3. 下列各项中，不符合休克诊断标准的是（　　）
   A. 意识异常
   B. 末梢循环灌注不足
   C. 有诱发休克的病因
   D. 脉细数，<100 次/分
   E. 收缩压 100mmHg

4. 下列各项中，与糖皮质激素治疗脓毒症休克的作用无关的是（　　）
   A. 抑制细胞因子，并减少致炎物质的合成与释放
   B. 抑制血小板聚集
   C. 解除血管痉挛
   D. 增加心肌收缩力
   E. 增强食欲，增加抵抗力

5. 心源性休克，治疗应首选的血管活性药物是（　　）
   A. 多巴胺
   B. 心得安
   C. 肾上腺素
   D. 去甲肾上腺素
   E. 地塞米松

6. 过敏性休克，治疗应首选的药物是（　　）
   A. 地塞米松
   B. 肾上腺素
   C. 甲氰咪胍
   D. 低分子右旋糖酐
   E. 间羟胺

A2 型题

1. 患者，男，58 岁，神志淡漠，面色苍白，冷汗淋漓，四肢厥冷，息促气微，体温不升，舌淡，脉微欲绝。治疗应首选的方剂是（　　）
   A. 大承气汤
   B. 生脉散
   C. 四逆汤
   D. 三甲复脉汤加减
   E. 炙甘草汤

2. 张某，12 岁，因发热就诊，肌注青霉素后出现肢冷，汗出，血压下降。治疗应首选的药物是（　　）

A. 间羟胺
B. 氢化可的松
C. 去甲肾上腺素
D. 多巴胺
E. 肾上腺素

B1 型题

A. 肾上腺素
B. 糖皮质激素
C. 抑肽酶
D. 多巴胺
E. 维生素C

1. 感染性休克，治疗应首选的药物是( )

2. 过敏性休克，治疗应首选的药物是( )

参考答案

A1 型题

1. D　　2. B　　3. E　　4. E　　5. A
6. B

A2 型题

1. C　　2. E

B1 型题

1. B　　2. A

细目二　中　暑

A1 型题

1. 下列各项中，与中暑定义不符的是( )
   A. 中暑多发于暑热天气湿度大环境下
   B. 中暑时表现为水电解质丢失过多
   C. 中暑时主要表现中枢神经和呼吸功能障碍
   D. 中暑时体温调节中枢功能障碍
   E. 中暑时汗腺功能衰竭

2. 下列各项中，不是热衰竭临床表现的是( )
   A. 患者先有头痛、头晕、恶心
   B. 典型表现为高热、无汗、昏迷
   C. 热衰竭可有低钠、低钾血症
   D. 热衰竭可有晕厥、抽搐
   E. 热衰竭重者出现循环衰竭

3. 热射病体温调节中枢失控，下列各项描述错误的是( )
   A. 中心静脉压下降
   B. 心排血量减少
   C. 心功能减退
   D. 体温骤升
   E. 汗腺衰竭

4. 热射病理想降温速度为( )
   A. 0.1℃/min
   B. 0.3℃/min
   C. 0.2℃/min
   D. 1℃/min
   E. 0.5℃/min

5. 热衰竭应该尽量纠正时间为( )
   A. 5~6 小时
   B. 7~8 小时
   C. 12~24 小时
   D. 24~48 小时
   E. 2~3 小时

6. 下列各项中，不恰当的抢救热射病方法是( )
   A. 积极降温

B. 保证气道通畅
C. 维持呼吸和循环稳定
D. 补充胶体液体
E. 补充晶体液体

参 考 答 案

A1 型题

1. C 2. B 3. A 4. C 5. E
6. D

第十一单元 肺系病证

细目一 感冒

A1 型题

1. 感冒的多发季节是（　　）
   A. 春夏
   B. 春冬
   C. 秋冬
   D. 夏冬
   E. 春秋
2. 引起感冒的首要因素是（　　）
   A. 寒
   B. 湿
   C. 暑
   D. 风
   E. 火
3. 感冒的治疗原则是（　　）
   A. 辛凉解表
   B. 辛温解表
   C. 化湿解表
   D. 解表达邪
   E. 益气解表

A2 型题

1. 患者，男，24岁，突然恶寒重，发热轻，无汗，头痛，肢节酸疼，鼻塞声重，咽痒，咳嗽，咳痰稀薄色白，口不渴，舌苔薄白而润，脉浮。其中医治法为（　　）

   A. 辛凉解表
   B. 辛温解表
   C. 化湿解表
   D. 解表达邪
   E. 益气解表

B1 型题

A. 荆防达表汤或荆防败毒散加减
B. 银翘散或葱豉桔梗汤加减
C. 新加香薷饮加减
D. 参苏饮加减
E. 加减葳蕤汤加减

1. 气虚感冒，治疗应首选的方剂是（　　）
2. 阴虚感冒，治疗应首选的方剂是（　　）

参 考 答 案

A1 型题

1. B　　2. D　　3. D

A2 型题

1. B

B1 型题

1. D　　2. E

细目二 喘 证

A1 型题

1. 喘证的发病机理主要在（ ）
   A. 肺和肾
   B. 肺和心
   C. 心和脾
   D. 肺和脾
   E. 心和肾
2. 喘证表寒肺热证，其治疗首选方剂为（ ）
   A. 麻黄汤合华盖散
   B. 麻杏石甘汤加减
   C. 桑白皮汤加减
   D. 五磨饮子加减
   E. 生脉散合补肺汤

A2 型题

1. 患者患喘证20年，现症见喘促短气，气怯声低，喉有鼾声，咳声低弱，痰吐稀薄，自汗畏风，痰少质黏，烦热而渴，咽喉不利，面颧潮红，舌质淡红，脉细数。其中医治法是（ ）
   A. 补肾纳气
   B. 扶阳固脱，镇摄肾气
   C. 补肺益气养阴
   D. 开郁降气平喘
   E. 化痰降逆

B1 型题

A. 荆防达表汤
B. 五磨饮子
C. 生脉散合补肺汤
D. 参苏饮
E. 加减葳蕤汤

1. 喘证肺气虚耗证，治疗应首选的方剂是（ ）
2. 喘证肺气郁痹证，治疗应首选的方剂是（ ）

参 考 答 案

A1 型题

1. A 2. B

A2 型题

1. C

B1 型题

1. C 2. B

第十二单元　心系病证

细目一　不寐

A1 型题

1. 不寐的病理变化，总属（　　）
   A. 阳盛阴衰，阴阳失交
   B. 阳衰阴盛，阴阳失交
   C. 病后体虚，久病血虚
   D. 劳逸失调
   E. 情志失常

2. 不寐之痰热扰心证，其治疗首选方剂是（　　）
   A. 龙胆泻肝汤
   B. 黄连温胆汤
   C. 归脾汤
   D. 六味地黄丸合交泰丸
   E. 安神定志丸合酸枣仁汤

A2 型题

1. 心烦不寐，胸闷脘痞，泛恶嗳气，伴口苦，头重，目眩，舌红，苔黄腻，脉滑数。其中医首选方剂是（　　）
   A. 龙胆泻肝汤
   B. 黄连温胆汤
   C. 归脾汤
   D. 六味地黄丸合交泰丸
   E. 安神定志丸合酸枣仁汤

2. 不易入睡，多梦易醒，心悸健忘，神疲食少，伴头晕目眩，四肢倦怠，腹胀便溏，面色少华，舌淡苔薄，脉细无力。其中医治法是（　　）
   A. 补益心脾，养血安神
   B. 清热化痰，和中安神
   C. 滋阴降火，交通心肾
   D. 益气镇惊，安神定志
   E. 疏肝泻火，镇心安神

B1 型题

A. 大承气汤
B. 龙胆泻肝汤
C. 柴胡疏肝散
D. 安神定志丸合酸枣仁汤
E. 小建中汤

1. 不寐之肝火扰心证，治疗首选方剂是（　　）
2. 不寐之心胆气虚证，治疗首选方剂是（　　）

参 考 答 案

A1 型题

1. A　　2. B

A2 型题

1. B　　2. A

B1 型题

1. B　　2. D

细目二 厥 证

A1 型 题

1. 厥证的主要病机为（ ）
   A. 情志内伤，七情刺激
   B. 体虚劳倦，元气素虚
   C. 亡血失津
   D. 气机突然逆乱，升降乖戾
   E. 饮食不节

B1 型 题

A. 荆防达表汤或荆防败毒散加减
B. 通关散合五磨饮子
C. 生脉散合补肺汤
D. 参苏饮
E. 四味回阳饮

1. 气厥实证，治疗应首选的方剂是（ ）
2. 气厥虚证，治疗应首选的方剂是（ ）

A. 独参汤
B. 通关散合五磨饮子
C. 羚角钩藤汤或通瘀煎
D. 参苏饮加减
E. 四味回阳饮

3. 血厥实证，治疗应首选的方剂是（ ）
4. 血厥虚证，治疗应首选的方剂是（ ）

A. 独参汤
B. 通关散合五磨饮子
C. 羚角钩藤汤或通瘀煎
D. 参苏饮加减
E. 导痰汤

5. 素有咳喘宿痰，多湿多痰，剧烈咳嗽后突然昏厥，喉有痰声，呕吐涎沫，呼吸气粗，舌苔白腻，脉沉滑。治疗应首选的方剂是（ ）
6. 因急躁恼怒而发，突然昏倒，不知人事，牙关紧闭，面赤唇紫，舌暗红，脉弦有力。治疗应首选的方剂是（ ）

参 考 答 案

A1 型题

1. D

B1 型题

1. B   2. E   3. C   4. A   5. E
6. C

第十三单元 脾系病证

细目一 痞满

A1 型题

1. 下列各项中，不符合痞满定义的是（ ）
   A. 心下痞塞
   B. 胸膈胀满
   C. 按之柔软
   D. 触之有形
   E. 压之无痛

2. 痞满基本病位在（ ）
   A. 胃
   B. 肝
   C. 心
   D. 脾
   E. 肾

3. 实痞之饮食内停证，治疗首选方剂是（ ）
   A. 平胃汤
   B. 益胃汤
   C. 五磨子饮
   D. 二陈汤
   E. 保和丸

4. 虚痞之胃阴不足证，治疗首选方剂是（ ）
   A. 保和丸
   B. 二陈汤
   C. 益胃汤
   D. 越鞠丸
   E. 平胃汤

A2 型题

1. 患者女性，45岁，脘腹痞闷，胸胁胀满，心烦易怒，善太息，呕恶嗳气，大便不爽，舌质淡红，苔薄白，脉弦。治疗首选方剂是（ ）
   A. 泻心汤合连朴饮
   B. 补中益气汤
   C. 越鞠丸合枳术丸
   D. 保和丸
   E. 益胃汤

B1 型题

   A. 保和丸
   B. 二陈平胃汤
   C. 泻心汤合连朴饮
   D. 补中益气汤
   E. 益胃汤

1. 实痞之湿热阻胃证，治疗首选的方剂是（ ）

2. 实痞之痰湿中阻证，治疗首选的方剂是（ ）

参 考 答 案

A1 型题

1. D　2. A　3. E　4. C

A2 型

1. C

B1 型题

1. C   2. B

细目二 腹 痛

A1 型题

1. 少阳表里同病腹痛的表现是(　　)
   A. 腹泻或便秘
   B. 痛在少腹，常牵引睾丸疼痛
   C. 腹痛牵引前阴，小便淋沥，尿道灼痛
   D. 痛连腰背，伴恶寒发热，恶心呕吐
   E. 伴嘈杂吐涎，时作时止
2. 腹痛之寒邪内阻证，治疗首选的方剂是(　　)
   A. 良附丸合正气天香散
   B. 大承气汤
   C. 枳实导滞丸
   D. 小建中汤
   E. 柴胡疏肝散
3. 腹痛之中虚脏寒证，治疗首选的方剂是(　　)
   A. 大承气汤
   B. 少腹逐瘀汤
   C. 柴胡疏肝散
   D. 枳实导滞丸
   E. 小建中汤
4. 下列各项中，不符合中虚脏寒证表现的是(　　)
   A. 腹痛绵绵，时作时止
   B. 腹痛拒按
   C. 腹痛喜温喜按
   D. 腹痛神疲乏力，气短懒言
   E. 腹痛面色无华，大便溏薄

A2 型题

1. 患者女性，65岁，腹痛拘急，遇寒痛甚，得温痛减，口淡不渴，形寒肢冷，小便清长，大便清稀，舌质淡，苔白腻，脉沉紧。应首选的治疗方法是(　　)
   A. 消食导滞，理气止痛
   B. 温中补虚，缓急止痛
   C. 散寒温里，理气止痛
   D. 疏肝解郁，理气止痛
   E. 活血化瘀，和络止痛

B1 型题

A. 大承气汤
B. 枳实导滞丸
C. 柴胡疏肝散
D. 少腹逐瘀汤
E. 小建中汤

1. 腹痛之湿热壅滞证，治疗首选方剂是(　　)
2. 腹痛之饮食积滞证，治疗首选方剂是(　　)

参考答案

A1 型题

1. D   2. A   3. E   4. B

A2 型题

1. C

B1 型题

1. A 2. B

细目三 泄 泻

A1 型题

1. 下列各项中，不符合泄泻定义的是（ ）
   A. 排便次数增多，不带脓血
   B. 排便次数增多，里急后重
   C. 排便次数增多，大便粪质稀溏
   D. 排便次数增多，大便清稀如水
   E. 大便次数增多，完谷不化
2. 泄泻治疗法则是（ ）
   A. 运脾化湿
   B. 抑肝扶脾
   C. 温肾健脾
   D. 补中益气
   E. 滋阴补涩
3. 泄泻之寒湿内盛证，治疗首选的方剂是（ ）
   A. 葛根芩连汤
   B. 保和丸
   C. 四神丸
   D. 痛泻要方
   E. 藿香正气散加减
4. 泄泻之肾阳虚衰证，治疗首选的方剂是（ ）
   A. 葛根芩连汤
   B. 保和丸
   C. 四神丸
   D. 痛泻要方
   E. 藿香正气散加减

A2 型题

1. 患者男性，22岁，腹泻来诊，泻下粪便臭如败卵，泻后痛减，脘腹胀满，嗳腐酸臭，不思饮食，舌苔垢浊，脉滑。其中医治法是（ ）
   A. 清热燥湿，分利止泻
   B. 芳香化湿，解表散寒
   C. 抑肝扶脾
   D. 消食导滞，和中止泻
   E. 健脾益气，化湿止泻

B1 型题

   A. 葛根芩连汤
   B. 保和丸
   C. 四神丸
   D. 痛泻要方
   E. 藿香正气散加减
1. 泄泻之湿热伤中证，治疗首选的方剂是（ ）
2. 泄泻之肝气乘脾证，治疗首选的方剂是（ ）

参 考 答 案

A1 型题

1. B 2. A 3. E 4. C

A2 型题

1. D

B1 型题

1. A 2. D

细目四 便 秘

A1 型 题

1. 热秘的中医治法是（　　）
   A. 清热泻火，润肠通便
   B. 泻热导滞，润肠通便
   C. 清热软坚，泻下通便
   D. 泻火散结，清热通便
   E. 清热解毒，润肠通便

2. 治疗气秘的首选方剂是（　　）
   A. 柴胡疏肝散
   B. 五磨饮子
   C. 四磨汤
   D. 六磨汤
   E. 枳实导滞丸

3. 气虚秘的主要表现是（　　）
   A. 大便干结，面色无华，头晕目眩
   B. 大便干结，或不甚干结，欲便不得出
   C. 大便艰涩，腹痛拘急，胀满拒按
   D. 大便并不干硬，虽有便意，但排便困难
   E. 大便干结，如羊屎状，形体消瘦

4. 下列各项中，不属于虚秘治法的是（　　）
   A. 益气温阳
   B. 温阳
   C. 滋阴
   D. 养血
   E. 温散

A2 型 题

1. 男性患者，49 岁，大便不干，排出困难，小便清长，面色㿠白，四肢不温，腹中冷痛，腰膝酸冷，舌淡苔白，脉沉迟。其中医治法为（　　）
   A. 益气通便
   B. 温阳通便
   C. 补火助阳
   D. 回阳救逆
   E. 润肠通便

2. 女性患者，20 岁，大便干结，腹胀腹痛，口干口臭，面红心烦，有身热，小便短赤，舌红，苔黄燥，脉滑数。其治疗首选方剂为（　　）
   A. 黄连上清丸
   B. 麻子仁丸
   C. 大承气汤
   D. 导赤散
   E. 三黄泻心汤

B1 型 题

   A. 温脾汤
   B. 归脾汤
   C. 四物汤
   D. 当归补血汤
   E. 润肠丸

1. 血虚秘，治疗应首选的方剂是（　　）
2. 冷秘，治疗应首选的方剂是（　　）

参考答案

A1 型题

1. B   2. D   3. D   4. E

A2 型题

1. B   2. B

B1 型题

1. E   2. A

第十四单元 肝系病证

细目一 胁 痛

A1 型题

1. 下列各项中，不属于胁痛主要病因的是（　）
   A. 肝气郁结
   B. 瘀血阻络
   C. 肝经湿热
   D. 胆腑郁热
   E. 肾阴不足
2. 胁痛的病位主要在（　）
   A. 肝脾
   B. 肝胆
   C. 肝胃
   D. 肝肾
   E. 胆胃

A2 型题

1. 患者女性，40岁，现症见胁肋胀痛，口苦口黏，胸闷纳呆，恶心呕吐，小便黄赤，大便不爽，身目发黄，舌红苔黄腻，脉弦滑数。其中医辨证为（　）
   A. 肝郁气滞证
   B. 肝胆湿热证
   C. 肝阴不足证
   D. 肝胃不和证
   E. 胆郁脾虚证

B1 型题

A. 葛根芩连汤
B. 柴胡疏肝散
C. 四神丸
D. 一贯煎
E. 藿香正气散

1. 胁痛之肝郁气滞证，治疗首选的方剂是（　）
2. 胁痛之肝络失养证，治疗首选的方剂是（　）

参 考 答 案

A1 型题

1. E　2. B

A2 型题

1. B

B1 型题

1. B　2. D

细目二 积 聚

A1 型题

1. 患者女性,40 岁,腹中结块柔软,时聚时散,攻窜胀痛,脘胁胀闷不适,苔薄,脉弦。其中医辨证为( )
   A. 肝气郁结证
   B. 食滞痰阻证
   C. 气滞血阻证
   D. 瘀血内结证
   E. 正虚瘀结证

参 考 答 案

A1 型题

1. A

细目三 鼓 胀

A1 型题

1. 与鼓胀发生关系最密切的脏腑是( )
   A. 肝、脾、肾
   B. 肝、脾、肺
   C. 肝、脾、心
   D. 肺、肝、肾
   E. 肺、心、肾

A2 型题

1. 鼓胀之水湿困脾证,其治疗首选方剂为( )
   A. 柴胡疏肝散
   B. 胃苓汤
   C. 实脾饮
   D. 中满分消丸
   E. 茵陈蒿汤

2. 患者鼓胀,腹大胀满,形似蛙腹,朝宽暮急,面色苍黄,脘闷纳呆,神倦怯寒,肢冷浮肿,小便短少不利,舌体胖、质紫,苔淡白,脉沉细无力。其中医治法为( )
   A. 清热利湿,攻下逐水
   B. 温补脾肾,化气利水
   C. 活血化瘀,行气利水
   D. 温中健脾,行气利水
   E. 疏肝理气,运脾利湿

3. 患者鼓胀,骤然大量呕血,血色鲜红,大便下血,暗红。多属瘀热互结,热迫血溢,治宜( )
   A. 清热凉血,活血止血
   B. 清热活血,化瘀止痛
   C. 清热利湿,凉血活血
   D. 清热凉血,化瘀止血
   E. 清热凉血,活血化瘀

参 考 答 案

A1 型题

1. A

A2 型题

1. C   2. B   3. A

细目四　眩　晕

A1 型 题

1. 眩晕的病位在(　　)
   A. 头窍
   B. 心、肝
   C. 心、脑
   D. 心、肾
   E. 心、脾

B1 型 题

   A. 肝阳上亢证
   B. 气血亏虚证
   C. 肾精不足证
   D. 痰湿中阻证
   E. 瘀血阻窍证

1. 眩晕日久不愈，精神萎靡，腰酸膝软，少寐多梦，健忘，两目干涩，视力减退，五心烦热，舌红少苔，脉细数。其辨证为(　　)
2. 眩晕，头重昏蒙，伴视物旋转，胸闷恶心，呕吐痰涎，食少多寐，舌苔白腻，脉濡滑。其辨证为(　　)

参　考　答　案

A1 型题

1. A

B1 型题

1. C   2. D

第十五单元　肾系病证

细目　水　肿

A1 型题

1. 水肿发病病机中，为本的是（　　）
   A. 肺
   B. 脾
   C. 肾
   D. 肝
   E. 心
2. 与水肿发生关系密切的是（　　）
   A. 心、脾、肾
   B. 心、脾、肝
   C. 肺、脾、肝
   D. 肝、脾、肾
   E. 肺、脾、肾
3. 水肿的辨证论治，应首辨（　　）
   A. 风水、皮水
   B. 阴水、阳水
   C. 阴阳
   D. 表虚、表实
   E. 虚证、实证
4. 治疗水肿之风水泛滥证，首选的方剂是（　　）
   A. 越婢加术汤
   B. 麻黄连翘赤小豆汤
   C. 麻黄汤
   D. 五皮饮
   E. 胃苓汤
5. 《素问·汤液醪醴论》"开鬼门"的治法是（　　）
   A. 辛温解表
   B. 利尿
   C. 通大便
   D. 发汗
   E. 活血利水

A2 型题

1. 黎某，男性，25 岁。因颜面浮肿就诊。现眼睑头面浮肿，全身皮肤光亮，尿少色赤，身发疮痍，恶风发热，舌质红，苔薄黄，脉浮数。其中医治法是（　　）
   A. 散风清热，宣肺行水
   B. 宣肺解毒，利湿消肿
   C. 健脾化湿，通阳利水
   D. 温运脾阳，以利水湿
   E. 活血祛瘀，化气行水
2. 患者刘某，男性，34 岁。水肿反复消长不已，面浮身肿，腰以下肿甚，按之凹陷不起，腰部冷痛酸重，尿量减少，四肢厥冷，怯寒神疲，面色灰滞，舌质淡胖，苔白，脉沉细。其中医证型是（　　）
   A. 脾阳虚衰证
   B. 肾阳衰微证
   C. 脾肾气虚证
   D. 肝肾阴虚证
   E. 瘀水互结证

B1 型题

A. 越婢加术汤
B. 麻黄连翘赤小豆汤

C. 实脾饮
D. 五皮饮合胃苓汤
E. 疏凿饮子

1. 水肿之水湿浸渍证，治疗应首选的方剂是(　　)
2. 水肿之湿热壅盛证，治疗应首选的方剂是(　　)

参 考 答 案

A1 型题

1. C   2. E   3. B   4. A   5. D

A2 型题

1. B   2. B

B1 型题

1. D   2. E

第十六单元　气血津液病证

细目一　郁　证

A1 型题

1. 与郁证之虚证关系最为密切的脏腑是（　）
   A. 肝
   B. 脾
   C. 心
   D. 肾
   E. 胆

2. 治疗郁证之肝气郁结证，应首选的方剂是（　）
   A. 柴胡疏肝散
   B. 丹栀逍遥散
   C. 归脾汤
   D. 四逆散
   E. 痛泻要方

A2 型题

1. 患者精神抑郁，胸部窒闷，胁肋胀满，咽中如有物梗塞，吞之不下，咯之不出，苔白腻，脉弦滑。其治疗首选方剂为（　）
   A. 柴胡疏肝散
   B. 丹栀逍遥散
   C. 归脾汤
   D. 半夏厚朴汤
   E. 痛泻要方

2. 患者情绪不宁，心悸，健忘，失眠，多梦，五心烦热，盗汗，口咽干燥，舌红少苔，脉细数。其中医治法为（　）
   A. 健脾养心，补益气血
   B. 滋养心肾
   C. 甘润缓急，养心安神
   D. 行气开郁，化痰散结
   E. 疏肝解郁，清肝泻火

参　考　答　案

A1 型题

1. C　　2. A

A2 型题

1. D　　2. B

细目二 血 证

A1 型 题

1. 鼻衄之热邪犯肺证，其治疗首选方剂是（　）
   A. 桑菊饮
   B. 玉女煎
   C. 桑杏汤
   D. 桑白皮汤
   E. 杏苏散

2. 齿衄，血色鲜红，齿龈红肿疼痛，头痛，口臭，舌红，苔黄，脉洪数。其中医辨证为（　）
   A. 胃火炽盛证
   B. 阴虚火旺证
   C. 燥热伤肺证
   D. 风热犯肺证
   E. 肝火旺盛证

3. 咳嗽阵作，痰中带血，胸胁胀痛，烦躁易怒，口苦，舌质红，苔薄黄，脉弦数。其治疗首选方剂是（　）
   A. 桑菊饮
   B. 玉女煎
   C. 百合固金汤
   D. 泻白散合黛蛤散
   E. 杏苏散

4. 吐血之胃热壅盛证，其治疗首选方剂是（　）
   A. 泻心汤合十灰散
   B. 玉女煎
   C. 百合固金汤
   D. 泻白散合黛蛤散
   E. 杏苏散

5. 便血色红或紫暗，食少，体倦，面色萎黄，心悸，少寐，舌质淡，脉细。其中医辨证是（　）
   A. 脾肾阳虚证
   B. 脾胃虚寒证
   C. 气虚不摄证
   D. 心脾两虚证
   E. 气血亏虚证

6. 尿血之下焦湿热证，其治法为（　）
   A. 清热解毒，凉血止血
   B. 滋阴降火，凉血止血
   C. 清热利湿，凉血止血
   D. 清热利湿，活血止血
   E. 清热解毒，凉血活血

7. 皮肤出现青紫斑点伴有鼻衄，口渴，便秘，舌质红，苔黄，脉弦数。其治疗首选方剂是（　）
   A. 十灰散
   B. 玉女煎
   C. 百合固金汤
   D. 泻白散合黛蛤散
   E. 杏苏散

参 考 答 案

A1 型题

1. A　2. A　3. D　4. A　5. C
6. C　7. A

细目三 痰饮

A1 型题

1. 下列各项中，与痰饮关系最密切的一组是（ ）
    A. 肺、脾、肾
    B. 肺、脾、心
    C. 肺、脾、肝
    D. 肝、脾、胃
    E. 肺、肾、心

2. 胸胁胀满，咳唾引痛，喘促不能平卧，饮流胁下，属于（ ）
    A. 痰饮
    B. 溢饮
    C. 支饮
    D. 悬饮
    E. 水肿

A2 型题

1. 患者胸胁支满，心下痞闷，胃中有振水音，脘腹喜温畏冷，泛吐清水痰涎，饮入易吐，口渴不欲饮水，头晕目眩，心悸气短，食少，大便或溏，舌苔白滑，脉弦细而滑。其治疗应首选方剂是（ ）
    A. 甘遂半夏汤或己椒苈黄丸
    B. 苓桂术甘汤合小半夏加茯苓汤
    C. 真武汤
    D. 五皮饮
    E. 胃苓汤

2. 患者寒热往来，身热起伏，汗少，有汗而热不解，咳嗽，痰少，气急，胸胁刺痛，呼吸、转侧疼痛加重，心下痞硬，干呕，口苦，咽干，舌苔薄白，脉弦数。其治法是（ ）
    A. 和解宣利
    B. 攻下逐饮
    C. 泻肺祛饮
    D. 理气和络
    E. 滋阴清热

参考答案

A1 型题

1. A   2. D

A2 型题

1. B   2. A

细目四 自汗、盗汗

A1 型题

1. 汗证的病位在（ ）
    A. 卫表肌腠
    B. 肺
    C. 心
    D. 肾
    E. 营分

B1 型题

A. 肺卫不固证
B. 气血亏虚证
C. 心血不足证
D. 痰湿中阻证
E. 阴虚火旺证

1. 夜寐盗汗，或有自汗，五心烦热，或兼午后潮热，两颧色红，口渴，舌红少苔，脉细数。其中医证型是(   )
2. 自汗或盗汗，心悸少寐，神疲气短，面色不华，舌质淡，脉细。其中医证型是(   )

参 考 答 案

A1 型题

1. A

B1 型题

1. E   2. C

细目五 内伤发热

A1 型题

1. 内伤发热的基本病机是(   )
   A. 外邪侵袭，正邪相争
   B. 久病体虚，失于调理
   C. 饮食失调，劳倦过度
   D. 脏腑功能失调，气、血、阴、阳失衡
   E. 情志抑郁，气郁化火
2. 属内伤发热临床特点的是(   )
   A. 起病较急
   B. 病程较短
   C. 头身疼痛
   D. 自觉发热
   E. 伴有恶寒
3. 治疗阴虚发热证，应首选的方剂是(   )
   A. 清骨散
   B. 六味地黄丸
   C. 一贯煎
   D. 加减葳蕤汤
   E. 百合地黄汤
4. 因情志不畅所引起的内伤发热，其中医治法是(   )
   A. 疏肝理气，和解少阳
   B. 益气健脾，甘温除热
   C. 燥湿化痰，清热和中
   D. 滋阴清热，疏肝理气
   E. 疏肝理气，解郁泻热
5. 阳虚发热的特点是(   )
   A. 发热多为低热或潮热，热势常随情绪波动而起伏
   B. 发热而欲近衣
   C. 低热，午后热甚
   D. 发热常在劳累后发作或加剧
   E. 午后潮热或夜间发热，手足心热

A2 型题

1. 王某，女性，26岁。1个月前出现发热，热势多为低热，头晕眼花，体倦乏力，心悸不宁，面白少华，唇甲色淡，舌质淡，脉细弱。治疗应首选的方剂是(   )
   A. 清骨散
   B. 金匮肾气丸
   C. 补中益气汤

D. 丹栀逍遥散
E. 归脾汤

2. 患者低热,热势常随情绪波动而起伏,精神抑郁,胁肋胀满,烦躁易怒,口干而苦,纳食减少,舌红,苔黄,脉弦数。其中医证型是( )

A. 痰湿郁热证
B. 血瘀发热证
C. 气郁发热证
D. 阴虚发热证
E. 阳虚发热证

3. 患者低热,午后热甚,心内烦热,胸闷脘痞,不思饮食,渴不欲饮,呕恶,大便稀薄,舌苔白腻,脉濡数。其中医治法是( )

A. 燥湿化痰,清热和中
B. 疏肝理气,解郁泻热
C. 温补阳气,引火归原
D. 益气健脾,甘温除热
E. 滋阴清热,发汗解表

B1 型题

A. 发热而欲近衣,形寒怯冷,四肢不温
B. 发热多为低热或潮热,热势常随情绪波动而起伏
C. 低热,午后热甚,心内烦热,胸闷脘痞
D. 午后潮热,或夜间发热,不欲近衣,手足心热
E. 发热,热势或低或高,常在劳累后发作或加剧

1. 阴虚发热的特点是( )
2. 阳虚发热的特点是( )

A. 清骨散
B. 黄连温胆汤
C. 补中益气汤
D. 丹栀逍遥散
E. 归脾汤

3. 治疗痰湿郁热证应首选的方剂是( )
4. 治疗气郁发热证应首选的方剂是( )

参 考 答 案

A1 型题

1. D　　2. D　　3. A　　4. E　　5. B

A2 型题

1. E　　2. C　　3. A

B1 型题

1. D　　2. A　　3. B　　4. D

细目六　虚　劳

A1 型题

1. 虚劳的病理性质是( )

A. 禀赋薄弱,因虚致病
B. 饮食不节,损伤脾胃
C. 烦劳过度,损伤五脏
D. 大病久病,失于调理
E. 气、血、阴、阳亏虚

2. 虚劳的辨证论治纲领是( )

A. 以脏腑虚实为纲,病邪轻重为目
B. 以气血阴阳为纲,五脏虚候为目
C. 以感受病邪为纲,五脏病机为目
D. 以气血阴阳为纲,病邪轻重为目

E. 以脏腑经络为纲，五脏虚候为目

3. 治疗虚劳之肺气虚证，应首选的方剂是（　　）

A. 清燥救肺汤
B. 玉屏风散
C. 百合固金汤
D. 补肺汤
E. 当归补血汤

4. 治疗虚劳之心血虚证，应首选的方剂是（　　）

A. 养心汤
B. 四物汤
C. 沙参麦冬汤
D. 天王补心丹
E. 朱砂安神丸

5. 附子理中汤所治内伤发热的证型是（　　）

A. 脾阳虚证
B. 心阳虚证
C. 肾阳虚证
D. 肾阴虚证
E. 心气虚证

6. 下列选项中，与天王补心丹相吻合的治法是（　　）

A. 补血养肝
B. 益气养心
C. 养阴和胃
D. 滋阴养心
E. 滋阴养血

A2 型 题

1. 黄某，女性，28岁。心悸，失眠，烦躁，潮热，盗汗，口舌生疮，面色潮红，舌红少津，脉细数。治疗应首选的方剂是（　　）

A. 养心汤
B. 天王补心丹
C. 沙参麦冬汤
D. 四物汤
E. 朱砂安神丸

2. 患者头痛，眩晕，耳鸣，目干畏光，视物不明，急躁易怒，舌红少津，脉弦细数。治疗应首选的方剂是（　　）

A. 补肝汤
B. 丹栀逍遥散
C. 天王补心丹
D. 知柏地黄丸
E. 左归丸

3. 陈某，男，32岁。腰酸，遗精，两足软弱，眩晕，耳鸣，口干，咽痛，颧红，舌红少津，脉沉细。其中医证型是（　　）

A. 肝阴虚证
B. 肾阳虚证
C. 心阴虚证
D. 心脾两虚证
E. 肾阴虚证

4. 患者，女，43岁。面色萎黄，食少，腰背酸痛，畏寒肢冷，神倦乏力，少气懒言，大便溏薄，肠鸣腹痛，每因受寒发作，舌淡苔薄，脉沉迟。其中医证型是（　　）

A. 脾阳虚证
B. 肾阳虚证
C. 脾胃阳虚证
D. 心脾两虚证
E. 脾肾阳虚证

5. 患者，男，56岁。腰背酸痛，遗精，阳痿，多尿，面色苍白，畏寒肢冷，五更泄泻，舌质淡胖，有齿痕，脉沉迟。治疗应首选的方剂是（　　）

A. 左归饮
B. 右归丸
C. 理中汤
D. 桂枝甘草汤
E. 左归丸

B1 型 题

A. 四物汤
B. 沙参麦冬汤
C. 天王补心丹

D. 益胃汤
E. 养心汤

1. 虚劳之肝血虚证，治疗应首选的方剂是（　　）
2. 虚劳之心阴虚证，治疗应首选的方剂是（　　）

A. 滋阴养心
B. 养阴和胃
C. 健脾和胃
D. 补益肺气
E. 益气固表

3. 虚劳之胃阴虚证，其中医治法是（　　）
4. 虚劳之肺气虚证，其中医治法是（　　）

参 考 答 案

A1 型题

1. E 2. B 3. D 4. A 5. A
6. D

A2 型题

1. B 2. A 3. E 4. E 5. B

B1 型题

1. A 2. C 3. B 4. D

第十七单元 肢体经络病证

细目一 痿 证

A1 型题

1. 痿证的主要特征是( )
   A. 肢体疼痛不能随意运动
   B. 肢体痿软能随意运动
   C. 肢体痿软不能随意运动
   D. 肢体疼痛能随意运动
   E. 肢体有力能随意运动

2. 痿证的病位在( )
   A. 筋脉肌肉
   B. 筋脉关节
   C. 关节肌肉
   D. 五脏
   E. 六腑

3. 痿证与痹证的鉴别要点是( )
   A. 肢体关节肿胀与否
   B. 肢体关节疼痛与否
   C. 肌肉萎缩与否
   D. 关节变形与否
   E. 病变部位

4. 治疗痿证,采用"泻南方、补北方",其意义是( )
   A. 滋肾阴,补脾胃
   B. 清心热,养肝阴
   C. 补肝肾,清脾热
   D. 清内热,滋肾阴
   E. 补心气,清肝火

5. "治痿者独取阳明"出自于( )
   A. 《医学心悟》
   B. 《黄帝内经·素问》
   C. 《伤寒论》
   D. 《金匮要略》
   E. 《丹溪心法》

6. 治疗痿证之热毒炽盛、气血两燔证,应首选的方剂是( )
   A. 银翘散
   B. 大承气汤
   C. 黄连解毒汤
   D. 清燥救肺汤
   E. 清瘟败毒饮

7. 治疗痿证之肝肾亏损、髓枯筋痿证,应首选的方剂是( )
   A. 一贯煎
   B. 大补阴煎
   C. 右归饮
   D. 金匮肾气丸
   E. 大补元煎

A2 型题

1. 张某,男,46岁,四肢痿软,身体困重,下肢尤甚,足胫热气上腾,发热,胸痞脘闷,小便短赤涩痛,苔黄腻,脉细数。其中医诊断是( )
   A. 痿证之肝肾亏损、髓枯筋痿证
   B. 痹证之湿热痹证
   C. 痿证之湿热浸淫、气血不运证
   D. 痹证之肝肾亏虚证
   E. 痿证之脾胃亏虚、精微不运证

2. 刘某,男,34岁。热病后突然出现肢体软弱无力,皮肤枯燥,心烦口渴,咳呛少痰,咽

干不利，小便黄少，大便干燥，舌质红，苔黄，脉细数。其中医治法是( )
A. 清热利湿，通利筋脉
B. 清热润燥，养肺生津
C. 补脾益气，健运升清
D. 补益肝肾，滋阴清热
E. 清热润燥，补益肝肾

B1 型题

A. 清瘟败毒饮
B. 清燥救肺汤
C. 加味二妙散
D. 参苓白术散
E. 大补阴煎

1. 治疗痿证之湿热浸淫、气血不运证，应首选的方剂是( )
2. 治疗痿证之脾胃亏虚、精微不运证，应首选的方剂是( )

A. 清热解毒，凉血活血
B. 清热润燥，养肺生津
C. 清热利湿，通利筋脉
D. 补脾益气，健运升清
E. 补益肝肾，滋阴清热

3. 痿证之肝肾亏损、髓枯筋痿证，其治法是( )
4. 痿证之肺热津伤、筋失濡润证，其治法是( )

参 考 答 案

A1 型题

1. C 2. A 3. B 4. D 5. B
6. E 7. B

A2 型题

1. C 2. B

B1 型题

1. C 2. D 3. E 4. B

细目二 腰 痛

A1 型题

1. 腰痛的发病关键是( )
A. 感受寒湿
B. 感受湿热
C. 跌仆外伤
D. 劳累太过
E. 肾虚

2. 夹脊入腰中的经脉是( )
A. 足少阴经
B. 足太阳经
C. 足厥阴经
D. 手太阳经
E. 手少阳经

3. 腰痛辨证，应首先辨别( )
A. 外感与内伤
B. 阴阳的盛衰
C. 本虚与标实
D. 病邪的轻重
E. 部位与范围

4. 治疗寒湿腰痛，应首选的方剂是( )
A. 四妙丸
B. 实脾饮

C. 四君子汤
D. 右归丸
E. 甘姜苓术汤

5. 瘀血腰痛的临床特点是（   ）
   A. 腰痛隐隐，以酸软为主，喜揉喜按
   B. 腰部弛痛，痛处伴有热感，暑湿阴雨天加重
   C. 腰痛如刺，痛有定处，痛处拒按，昼轻夜重
   D. 腰部冷痛重着，转侧不利，逐渐加重
   E. 腰部冷痛，得温减轻，遇寒加重

6. 外感腰痛最常见的病邪是（   ）
   A. 风邪
   B. 燥邪
   C. 寒邪
   D. 湿邪
   E. 暑邪

A2 型题

1. 男性，56岁，腰部弛痛，痛处伴有热感，暑湿阴雨天加重，活动后可减轻，小便短赤，苔黄腻，脉濡数。其中医证型是（   ）
   A. 寒湿腰痛证
   B. 瘀血腰痛证
   C. 湿热腰痛证
   D. 肾阴虚腰痛证
   E. 肾阳虚腰痛证

2. 王某，男，52岁。腰痛隐隐，以酸软为主，喜揉喜按，腿膝无力，遇劳更甚，卧则减轻，常反复发作，心烦失眠，口燥咽干，面色潮红，手足心热，舌红少苔，脉弦细数。其中医治法是（   ）
   A. 温补肾阳
   B. 活血化瘀
   C. 清热利湿
   D. 散寒行湿
   E. 滋补肾阴

B1 型题

A. 腰背强直弯曲，不能屈伸，行动困难
B. 头项软弱，手足瘫痿，甚则鸡胸龟背
C. 腰部疼痛，遇阴雨天或腰部感寒后加重
D. 腰部弛痛，暑湿阴雨天加重，活动后或可减轻
E. 腰痛如刺，痛处拒按，轻者俯仰不便，重者不能转侧

1. 属肾痹临床表现的是（   ）
2. 属腰软临床表现的是（   ）

A. 散寒行湿，发汗解表
B. 清热利湿，利水通淋
C. 活血化瘀，理气止痛
D. 清热利湿，舒筋止痛
E. 散寒行湿，温经通络

3. 腰痛之湿热腰痛证，其中医治法是（   ）
4. 腰痛之寒湿腰痛证，其中医治法是（   ）

参考答案

A1 型题

1. E　2. B　3. A　4. E　5. C
6. D

A2 型题

1. C　2. E

B1 型题

1. A　2. B　3. D　4. E

中西医结合外科学

第一单元　中医外科证治概要

A1 型题

1. 中医泛指一切皮里膜外浅表部位的病理性肿块为(　　)
   A. 结核
   B. 瘤
   C. 瘿
   D. 疽
   E. 岩

2. 发于皮里膜外、筋肉骨节之间的，或软或硬、按之有囊性感的包块称为(　　)
   A. 瘤
   B. 痰
   C. 瘿
   D. 疽
   E. 岩

3. 收口期疮面红活，新肉易生，疮口易敛属(　　)
   A. 逆证
   B. 顺证
   C. 阴证
   D. 阳证
   E. 半表半里证

4. 溃后皮烂肉坚无脓，时流血水，肿痛不减属(　　)
   A. 逆证
   B. 顺证
   C. 阴证
   D. 阳证
   E. 半表半里证

5. 下列不属于"外感六淫"的是(　　)
   A. 风
   B. 寒
   C. 暑
   D. 湿
   E. 痰

6. 下列病症中属阴证的是(　　)
   A. 病发于皮肉
   B. 肿块软硬适度，溃后渐消
   C. 疼痛剧烈
   D. 不痛、隐痛或抽痛
   E. 肿胀形势高起

7. 肿势平坦，根盘散漫，常见于正虚不能托毒之疮疡的是(　　)
   A. 气肿
   B. 瘀血肿
   C. 郁结
   D. 虚肿
   E. 湿肿

8. 肿势高突，根盘收束，常见于正盛邪实之疮疡的是(　　)
   A. 热肿
   B. 风肿
   C. 虚肿
   D. 实肿
   E. 血肿

9. 沿表皮蚀烂，越腐越痒的属(　　)
   A. 风胜
   B. 湿胜
   C. 热胜
   D. 虫淫
   E. 血虚

10. 皮肤变厚、干燥、脱屑属(　　)
    A. 风胜
    B. 湿胜
    C. 热胜
    D. 虫淫
    E. 血虚

11. 中医外科中对一切外科疾病的总称

是( )

A. 痈
B. 疽
C. 疔
D. 疮
E. 疡

12. 发于身体下部的外科疾病多与下列哪种邪气有关( )

A. 风
B. 湿
C. 寒
D. 暑
E. 火

13. 外科疾病，局部焮红肿胀，疼痛剧烈，伴口干饮冷、壮热烦躁、呕恶便秘，舌苔黄糙，脉沉数有力。其治法是( )

A. 和营法
B. 清热法
C. 通里法
D. 解表法
E. 理湿法

14. 疮疡溃后脓水不净，经内服、外敷治疗无效而形成的瘘管和窦道，其治法是( )

A. 挂线法
B. 结扎法
C. 砭镰法
D. 挑治疗法
E. 针灸法

15. 疮疡初起，肿势散漫不聚，为促使疮形缩小，趋于局限，早日成脓和破溃，治疗应首选( )

A. 草药
B. 油膏
C. 箍围药
D. 掺药
E. 消散药

B1 型题

A. 疡
B. 疮疡
C. 肿疡
D. 溃疡
E. 胬肉

1. 一切外科疾患的总称是( )
2. 疮疡溃破后过度生长、高突于疮面或暴翻于疮口之外的肉芽组织是( )

A. 痈
B. 疽
C. 根盘
D. 根脚
E. 护场

3. 在疮疡的正邪交争中，正气能够约束邪气，使之不至于深陷或扩散所形成的局部肿胀范围是( )
4. 气血被毒邪阻滞而发于皮肉筋骨的疾病是( )

A. 热肿
B. 寒肿
C. 风肿
D. 湿肿
E. 痰肿

5. 皮肉重垂胀急，深按凹陷，如烂棉不起，浅则光亮如水疱，破流黄水，浸淫皮肤的是( )
6. 肿而不硬，皮色不泽，苍白或紫暗，皮肤清冷，常伴有酸痛的是( )

A. 寒痛
B. 气痛
C. 湿痛
D. 痰痛
E. 瘀血痛

7. 皮色不红、不热，酸痛，多见于脱疽的是( )
8. 疼痛轻微，或隐隐作痛，皮色不变，压之酸痛的是( )

A. 膏药
B. 油膏
C. 箍围药
D. 掺药
E. 洗剂

9. 肿疡、溃疡、皮肤病糜烂结痂渗液不多者常用( )

10. 肿疡初期为促其消散，一般常用( )

A. 心善
B. 肝善
C. 脾善
D. 肺善
E. 肾善

11. 身体轻便，不怒不惊，指甲红润，二便通利，属( )

12. 身无潮热，口和齿润，小便清长，夜卧安静，属( )

A. 肿疡
B. 根盘
C. 根脚
D. 应指
E. 护场

13. 肿疡基底部周围之坚硬区，边缘清楚，称( )

14. 肿疡之基底根部称( )

参考答案

A1 型题

1. A 2. B 3. B 4. A 5. E
6. D 7. D 8. D 9. B 10. E
11. E 12. B 13. C 14. A 15. C

B1 型题

1. A 2. E 3. E 4. B 5. D
6. B 7. A 8. D 9. B 10. C
11. B 12. E 13. B 14. C

第二单元 无菌术

A1 型题

1. 消毒法是指（ ）
   A. 用物理的方法，彻底消灭掉与手术区或伤口接触的物品上所附带的微生物
   B. 用化学的方法，彻底消灭掉与手术区或伤口接触的物品上所附带的微生物
   C. 用生物的方法，彻底消灭掉与手术区或伤口接触的物品上所附带的微生物
   D. 用免疫学的方法，彻底消灭掉与手术区或伤口接触的物品上所附带的微生物
   E. 用机械的方法，彻底消灭掉与手术区或伤口接触的物品上所附带的微生物

2. 手术区皮肤消毒的范围，应距切口周围（ ）
   A. 5cm
   B. 10cm
   C. 15cm
   D. 20cm
   E. 25cm

3. 手术时对患者手术区皮肤消毒，以下正确的是（ ）
   A. 常用消毒剂是25%碘酊和70%乙醇
   B. 消毒范围应包括手术切口周围10cm的区域
   C. 对婴儿、口腔、肛门、外生殖器、面部皮肤等处可以使用碘酊消毒
   D. 消毒步骤应该自上而下，自外周向切口中心
   E. 对感染伤口或肛门等处手术，应自手术区外周逐渐涂向感染伤口或会阴肛门处消毒

4. 穿好无菌手术衣和戴好灭菌手套以后，无菌区是（ ）
   A. 上肢和整个胸腹部
   B. 上肢、胸部和背部
   C. 肩部、上肢和胸部
   D. 肩以下的上肢，腰以上的前胸部和侧胸
   E. 胸部以上，腰部以下

5. 当情况紧急，手术人员来不及作常规洗手消毒时，应首选（ ）
   A. 普通肥皂、碘酊、酒精洗手
   B. 含碘肥皂液、聚烯吡酮碘洗手
   C. 普通肥皂、洗必泰乙醇溶液洗手
   D. 氨水洗手
   E. 肥皂、新洁尔灭洗手

6. 灭菌是指（ ）
   A. 杀灭细菌
   B. 杀灭病原微生物
   C. 杀灭有害微生物
   D. 杀灭一切活的微生物
   E. 杀灭芽胞类微生物

7. 关于煮沸灭菌，下列哪项说法不当（ ）
   A. 持续煮沸20分钟可杀灭一般细菌
   B. 要杀灭带芽胞的细菌需持续煮沸1小时
   C. 一般压力锅的最高温度可达124℃
   D. 水中加入碳酸氢钠是因为碱性化学作用有助于杀灭细菌
   E. 在2%碳酸氢钠溶液中煮沸灭菌有防止金属器械生锈的作用

8. 高压蒸汽灭菌温度能提高到（ ）
   A. 115℃～120℃
   B. 118℃～123℃
   C. 120℃～125℃
   D. 121℃～126℃

E. 122℃~128℃

9. 不能用碘酊消毒的部位是( )
   A. 头皮
   B. 面部
   C. 颈部
   D. 胸部
   E. 腹部

10. 手术区铺无菌巾至少应在手术床缘下( )
    A. 10cm
    B. 20cm
    C. 30cm
    D. 40cm
    E. 50cm

11. 乙醇用于消毒的最佳浓度是( )
    A. 60%~65%
    B. 65%~70%
    C. 70%~75%
    D. 75%~80%
    E. 85%~90%

12. 手臂消毒后的姿势是( )
    A. 双手位于胸前高于肘部
    B. 双手夹于腋下
    C. 双手搭于肩上
    D. 双手下垂
    E. 双手叉腰低于肘部

参考答案

A1 型题

1. B 2. C 3. E 4. D 5. A
6. D 7. D 8. D 9. B 10. C
11. C 12. A

第三单元 麻 醉

A1 型题

1. 下列哪项不属于麻醉方法的分类（　　）
   A. 针刺镇痛与辅助麻醉
   B. 全身麻醉
   C. 吸入麻醉
   D. 局部麻醉
   E. 复合麻醉

2. 下列哪项不属于麻醉前用药的目的（　　）
   A. 解除病人精神紧张
   B. 使麻醉过程平稳
   C. 增强麻醉效果
   D. 促进肌肉松弛
   E. 减轻病人疼痛感

3. 下列哪项不属于局部麻醉方法（　　）
   A. 表面麻醉
   B. 吸入麻醉
   C. 局部浸润麻醉
   D. 区域阻滞麻醉
   E. 神经阻滞麻醉

4. 下列哪项不属于局部麻醉药物（　　）
   A. 布比卡因
   B. 右美托咪啶
   C. 达克罗宁
   D. 利多卡因
   E. 丁卡因

5. 椎管内麻醉不适用于（　　）
   A. 甲状腺手术
   B. 下腹部手术
   C. 盆腔手术
   D. 下肢手术
   E. 肛门及会阴部手术

6. 下列哪项不属于腰麻的常见并发症（　　）
   A. 术后头痛
   B. 尿潴留
   C. 腰背痛
   D. 下肢瘫痪
   E. 四肢麻木

7. 下列不属于硬膜外麻醉禁忌证的是（　　）
   A. 糖尿病
   B. 严重休克
   C. 血液凝固障碍性疾病
   D. 低血压或严重高血压
   E. 脊柱畸形或脊柱类风湿性关节炎

8. 下列哪项不是针刺麻醉的优势（　　）
   A. 临床上可用于多种手术
   B. 病人保持清醒，以判断手术效果
   C. 经济负担小
   D. 肌肉松弛度小
   E. 操作简便，易于掌握

9. 下列不属于拔管术指征的是（　　）
   A. 病人完全清醒，呼之有明确反应
   B. 呼吸道通气量正常，肌张力完全恢复
   C. 血氧饱和度过低
   D. 吞咽反射、咳嗽反射恢复
   E. 循环功能良好

10. 拔管后病人应采取的体位是（　　）
    A. 平卧位
    B. 侧卧位
    C. 俯卧位
    D. 头高位
    E. 头转向一侧

11. 下列不是麻醉前用药目的的是（　　）
    A. 解除术前紧张和恐惧
    B. 控制不良反应
    C. 增强麻醉效果

D. 延长麻醉有效时间

E. 拮抗麻醉药副作用

12. 局麻药内加肾上腺素的主要目的是（   ）

    A. 预防过敏反应

    B. 延缓药物吸收，延长作用时间

    C. 使局部血管收缩，减少出血

    D. 预防术中血压下降

    E. 预防术中脉搏减慢

13. 关于椎管内复合麻醉，下列哪项不正确（   ）

    A. 也称硬－腰联合麻醉

    B. 能进行术后镇痛

    C. 不能用于儿童和老年患者

    D. 麻醉起效快

    E. 阻止范围广

14. 下列不属全身麻醉的是（   ）

    A. 吸入麻醉

    B. 静脉麻醉

    C. 肌肉注射麻醉

    D. 直肠灌注麻醉

    E. 蛛网膜下腔麻醉

15. 关于气管内插管的注意事项，下列错误的是（   ）

    A. 必须使口腔肌肉尽量松弛

    B. 2分钟之内仍未插入气管时，应放弃操作，予面罩加压吸氧

    C. 置入喉镜暴露声门过程中，应将喉镜以上门牙为着力点而上撬

    D. 体胖、颈短等病人显露声门困难时，可请他人协助按压喉结

    E. 显露声门困难时，可在尽量挑起会厌的情况下，根据气流吹动液体的情况进行有目的的盲插

16. 普鲁卡因局麻的一次性限量是（   ）

    A. 400mg

    B. 600mg

    C. 800mg

    D. 1000mg

    E. 1200mg

17. 椎管内麻醉最常见的并发症是（   ）

    A. 术后头痛

    B. 腰背痛

    C. 尿潴留

    D. 下肢瘫痪

    E. 低血压

18. 椎管内麻醉最严重的并发症是（   ）

    A. 神经损伤

    B. 硬膜外血肿

    C. 血压下降

    D. 全脊髓麻醉

    E. 脊髓前动脉综合征

B1 型题

A. 镇静安定药

B. 催眠药

C. 麻醉性镇痛药

D. 抗胆碱类药

E. 稳定血流动力学药

1. 芬太尼属于（   ）

2. 苯巴比妥属于（   ）

A. 经鼻盲探插管法

B. 经鼻腔明视插管法

C. 经口盲探气管内插管法

D. 清醒气管内插管法

E. 双腔支气管导管（DLT）插管术

3. 对于张口确实困难，喉镜难以置入口腔并需呼吸道管理的病人应选用（   ）

4. 对于颈部强直、颈椎骨折、脱臼等颈部活动受限者应选用（   ）

A. 苯巴比妥钠

B. 硫喷妥钠

C. 琥珀酰胆碱

D. 维库溴铵

E. 阿曲库铵

5. 使咽喉支气管敏感性增加，易引起喉痉挛及支气管痉挛的药物是（   ）

6. 局部麻醉药中毒发生中枢兴奋或惊厥时应肌肉注射的药物是（   ）

参 考 答 案

A1 型题

1. C 2. D 3. B 4. B 5. A 6. E 7. A 8. D 9. C 10. E
11. D 12. B 13. C 14. E 15. C
16. D 17. A 18. D

B1 型题

1. C 2. B 3. A 4. C 5. B
6. A

第四单元 体液与营养代谢

A1 型题

1. 关于等渗性缺水,正确的是( )
   A. 水和钠按其在血液中的正常比例丢失
   B. 外科临床中较少见
   C. 也称慢性缺水
   D. 血清钠浓度明显降低
   E. 血清钠浓度明显增高

2. 高渗性缺水是指血清钠大于( ) mmol/L的缺水
   A. 135
   B. 140
   C. 145
   D. 150
   E. 155

3. 低渗性缺水是指血清钠小于( ) mmol/L的缺水
   A. 135
   B. 140
   C. 145
   D. 150
   E. 155

4. 血清钾浓度小于( )mmol/L 为低钾血症
   A. 3.5
   B. 4
   C. 4.5
   D. 5
   E. 5.5

5. 血清钾浓度大于( )mmol/L 称高钾血症
   A. 3.5
   B. 4
   C. 4.5
   D. 5
   E. 5.5

6. 高钾血症的表现是( )
   A. 表情淡漠,倦怠嗜睡或烦躁不安
   B. 肌肉软弱无力,腱反射迟钝或消失
   C. 心悸,心动过速,心律失常,传导阻滞
   D. 心电图 P 波消失、QRS 波增宽、QT 间期延长
   E. 膀胱收缩无力而排尿困难

7. 下列哪项不是代谢性酸中毒的诊断标准( )
   A. 有严重腹泻、肠瘘等病史
   B. 血浆 pH 值大于 7.45
   C. 有深而快的呼吸等临床表现
   D. 酸中毒程度的估计可参考 CO_2CP
   E. 血气分析 pH 值下降,SB 下降,BE 呈负值,$PaCO_2$ 呈代偿性下降,CO_2CP 下降

8. 下列不属于外科营养支持适应证的是( )
   A. 胃肠道梗阻
   B. 胃肠道外瘘及短肠综合征
   C. 大手术围手术期营养
   D. 严重贫血
   E. 消化道广泛炎症性疾病

9. 下列属于外科营养支持中技术性并发症的是( )
   A. 细菌或真菌性败血症
   B. 血清电解质紊乱
   C. 胆汁淤积
   D. 胸导管损伤
   E. 高氯性代谢性酸中毒

10. 病人在不进食的情况下一般采取( )
    A. 肠内营养

B. 肠外营养

C. 外科补液

D. 静脉输液

E. 胃肠造瘘

11. 下列高钾血症的治疗原则中,哪项是错误的( )

A. 立即停止钾盐摄入

B. 积极防治心律失常

C. 降低血钾浓度

D. 恢复肾脏功能

E. 补充血容量

12. 呼吸性酸中毒应最先解决的问题是( )

A. 肺部感染,使用大量抗生素

B. 进行人工呼吸

C. 应用呼吸中枢兴奋剂

D. 解除呼吸道梗阻,改善肺换气功能

E. 给予碱性液体

13. 高渗性缺水的原因是( )

A. 大量呕吐

B. 严重腹泻

C. 肠瘘

D. 大面积烧伤

E. 高热

14. 低渗性缺水的原因是( )

A. 高热

B. 大量汗出

C. 烧伤暴露

D. 大量使用利尿剂

E. 不能进食

15. 中度缺钠是每千克体重缺氯化钠( )

A. 0.25~0.5g

B. 0.5~0.75g

C. 0.75~1.0g

D. 1.0~1.25g

E. 1.25~1.5g

16. 治疗高血钾时,多少克糖加一个单位胰岛素( )

A. 1~2g

B. 2~3g

C. 3~4g

D. 4~5g

E. 5~6g

17. 代谢性酸中毒是( )

A. 原发性HCO_3^-增多

B. 原发性HCO_3^-减少

C. 原发性CO_2增多

D. 原发性CO_2减少

E. 原发性HC_3^-增多及原发性CO_2减少

A2 型 题

1. 患者,男性,33岁,手术后出现厌食,恶心,肢体软弱无力,脉搏细快,肢端湿冷,出现休克,属( )

A. 轻度缺水

B. 中度缺水

C. 重度缺水

D. 低钾血症

E. 高钾血症

2. 患者,女性,28岁,手术后出现表情淡漠,嗜睡,烦躁,腹胀,心跳加快,心电图早期T波低平、双相倒置,继之S-T段下降、Q-T间期延长和U波出现,属( )

A. 轻度缺水

B. 中度缺水

C. 重度缺水

D. 低钾血症

E. 高钾血症

3. 患者,溃疡病史10年,反复上腹部疼痛、反酸、嗳气,近几天反复呕吐宿食,可能出现的酸碱平衡失调是( )

A. 低氯性酸中毒

B. 低氯性碱中毒

C. 高氯性酸中毒

D. 高氯性碱中毒

E. 高钾合并酸中毒

B1 型 题

A. 极度口渴,乏力,眼窝明显凹陷,唇

舌干燥，皮肤弹性差，心跳加速，尿少，尿比重增高
B. 出现烦躁、谵妄、昏迷等脑功能障碍症状，血压下降乃至休克，少尿乃至无尿，氮质血症等
C. 乏力、头昏、手足麻木，但无口渴感，尿量正常或稍多，尿钠、氯减少，尿比重低
D. 厌食、恶心、呕吐，脉搏细速，血压不稳定或下降，脉压变小，浅静脉萎陷，视力模糊，站立性晕倒
E. 肌痉挛性抽痛，腱反射减弱或消失，病人神志不清、木僵乃至昏迷，常伴有严重休克，少尿或无尿，尿素氮升高

1. 重度缺钠的症状是（　　）
2. 中度缺水的症状是（　　）

A. 消化液的急性丢失，如大量呕吐、腹泻、肠瘘等
B. 胃肠道消化液长期持续丧失，如反复呕吐、腹泻、胆胰瘘、胃肠道长期吸引或慢性肠梗阻，钠随消化液大量丧失，补液不足或仅补充水分
C. 急、慢性肾衰竭伴少尿或无尿
D. 维生素 D 缺乏、甲状旁腺功能减退、慢性肾衰竭、肠瘘、慢性腹泻和小肠吸收不良综合征
E. 甲状旁腺功能亢进

3. 属于高钾血症病因的是（　　）
4. 属于等渗性缺水病因的是（　　）

A. 急性肠梗阻
B. 感染性休克
C. 肺炎高热
D. 慢性十二指肠瘘
E. 挤压综合征

5. 低渗性缺水的常见病因是（　　）
6. 等渗性缺水的常见病因是（　　）

A. 10%葡萄糖酸钙
B. 5%碳酸氢钠
C. 10%氯化钾
D. 5%葡萄糖溶液
E. 5%葡萄糖盐水

7. 在补液时，当尿量尚未监测时，不应补充（　　）
8. 高渗性缺水最好首先采用何种液体进行纠正（　　）

A. 吸入性肺炎
B. 鳞状脱屑、脱发
C. 全身感染
D. 高渗性非酮性昏迷
E. 胆囊结石、胆汁淤积

9. 肠外营养操作不当可发生（　　）
10. 肠内营养糖代谢紊乱可发生（　　）

A. 口服
B. 管饲
C. 要素饮食
D. 经周围静脉行 TPN
E. 经中心静脉行 TPN

11. Crohn 病急性发作期宜采用（　　）
12. 脑卒中病人宜采用（　　）

A. 误吸
B. 腹胀、腹泻
C. 微量元素缺乏
D. 高渗性非酮性昏迷
E. 胆囊结石、胆汁淤积

13. 肠外营养本身可发生（　　）
14. 肠外营养糖代谢紊乱可发生（　　）

参　考　答　案

A1 型题

1. A　　2. D　　3. A　　4. A　　5. E
6. D　　7. B　　8. D　　9. D　　10. B

11. E 12. D 13. E 14. D 15. B
16. C 17. B

A2 型题

1. C 2. D 3. B

B1 型题

1. E 2. A 3. C 4. A 5. D
6. A 7. C 8. D 9. C 10. D
11. D 12. B 13. E 14. D

第五单元 输 血

A1 型 题

1. 下列哪项不属于输血适应证( )
   A. 凝血机制异常和出血性疾病
   B. 重症感染
   C. 黄疸
   D. 器官移植
   E. 低蛋白血症

2. 下列哪项不属于输血并发症( )
   A. 过敏反应
   B. 贫血
   C. 溶血反应
   D. 发热反应
   E. 细菌污染反应

3. 失血量在( )mL时，应立即输血
   A. 300
   B. 300~500
   C. 500~800
   D. 800~1000
   E. 1000

4. 下列说法中错误的是( )
   A. 输血前仔细核对供血者与受血者的姓名、血型、交叉配血报告；受血者的床号、Rh-D、梅毒、HCV、HIV、"两对半"（乙肝五项）检测报告
   B. 不可使用过期血，输血完后留袋备查
   C. 所有血袋必须外加保护袋预热（＜32℃）后输入
   D. 输血前应将血袋轻轻摇匀，不要用力震荡，以免破坏血细胞
   E. 输血过程中应认真观察病人的反应，尤其是体温、脉率、血压及尿色，发现问题应及时处理

5. 下列不属于成分输血的是( )
   A. 浓缩红细胞
   B. 浓缩血小板
   C. 冷沉淀
   D. 新鲜冰冻血浆
   E. 库存血

6. 输血的适应证是( )
   A. 失血量低于500mL
   B. 轻度感染
   C. 十二指肠溃疡穿孔
   D. 黄疸病人
   E. 失血量超过1000mL

7. 关于溶血性反应的治疗，下列哪项是错误的( )
   A. 抗休克
   B. 保护肾功能
   C. 防治弥散性血管内凝血
   D. 换血治疗
   E. 使用抗组胺药物

8. 不属慢性贫血输血适应证的是( )
   A. 心率＞100次
   B. 心绞痛发作
   C. 胸闷气短
   D. 体位性低血压
   E. 高钾血症

9. 输血出现剧烈腰背疼痛的是( )
   A. 发热反应
   B. 过敏反应
   C. 溶血反应
   D. 细菌污染反应
   E. 循环负荷加重

B1 型 题

A. 停止输血，积极抗休克，维持循环功能，保护肾功能和防治弥散性血管内

凝血

B. 保证血源质量，防止血源污染，严格无菌操作

C. 主要措施为抗休克、抗感染

D. 立即停止输血，半坐位，吸氧和利尿

E. 立即减慢输血速度，严重者停止输血

1. 针对输血后的发热反应，应采取（　　）
2. 针对输血的细菌污染反应，应采取（　　）

　A. 浓缩红细胞
　B. 冷沉淀
　C. 白蛋白液
　D. 免疫球蛋白
　E. 血小板

3. 用于治疗儿童慢性贫血的是（　　）
4. 用于抗生素不能控制感染的是（　　）

参考答案

A1 型题

1. C　　2. B　　3. E　　4. C　　5. E
6. E　　7. E　　8. E　　9. C

B1 型题

1. E　　2. C　　3. A　　4. D

第六单元 围手术期处理

A1 型题

1. 手术前准备不包括（ ）
   A. 预防感染
   B. 全身营养
   C. 心理准备
   D. 肠道准备
   E. 明确诊断

2. 对于高血压病人，其术前血压应维持在（ ）mmHg 以下
   A. 160/100
   B. 160/120
   C. 160/140
   D. 180/120
   E. 180/140

3. 对于糖尿病病人，其大手术前血糖应维持在（ ）mmol/L 左右
   A. 6
   B. 7
   C. 8
   D. 9
   E. 10

4. 经常哮喘发作者，术前可选用（ ），以减轻气管黏膜水肿
   A. 麻黄素
   B. 地塞米松
   C. 氨茶碱
   D. 抗生素
   E. 多巴胺

5. 肾上腺皮质功能不全者，应从术前（ ）天开始给予适量的激素，以提高对手术的耐受力
   A. 1
   B. 2
   C. 3
   D. 4
   E. 5

6. 术后一般监测不包括（ ）
   A. 心电监测
   B. 肾功能监测
   C. 血容量监测
   D. 呼吸功能监测
   E. 体温监测

7. 术后止痛的主要途径不包括（ ）
   A. 镇痛泵止痛
   B. 镇痛剂止痛
   C. 神经阻滞止痛
   D. 椎管内给药
   E. 吸入麻醉

8. 对于非胃肠道吻合术后的腹胀，可采用术后（ ）小时口服给药，以减轻腹胀，促使胃肠蠕动的恢复
   A. 4
   B. 5
   C. 6
   D. 7
   E. 8

9. 鼻胃管的作用不包括（ ）
   A. 减轻由于手术、麻醉、术后胃肠运动抑制所引起的胃肠胀气
   B. 促使术后胃肠蠕动的恢复
   C. 早期发现吻合口出血、急性胃黏膜病变等
   D. 辅助呼吸
   E. 补充丢失的胃肠液

10. 下列哪项不是术中导尿管的作用（ ）
    A. 预防术后尿潴留
    B. 便于术中暴露手术野，利于手术操作
    C. 术中观察尿量以监测肾功能

D. 反映全身微循环灌注状况
E. 观察有无血尿，了解判断有无输尿管、膀胱损伤

11. 胸腔闭式引流后如无排气，应于（　）小时后拔管
    A. 12
    B. 24
    C. 36
    D. 48
    E. 72

12. 手术后常见并发症不包括（　）
    A. 急性肾功能障碍
    B. 术后大出血或弥漫性血管内凝血
    C. 急性肝功能障碍
    D. 尿路感染
    E. 术后脑血栓

13. 术后常见循环系统并发症不包括（　）
    A. 高血压
    B. 心搏骤停
    C. 严重心律失常
    D. 心绞痛
    E. 低血压

14. 不属于通里攻下类药物的是（　）
    A. 巴黄丸
    B. 三物备急散
    C. 醒消丸
    D. 番泻叶浸泡液
    E. 大黄附子汤

15. 术后5日再次体温升高，最常见的原因是（　）
    A. 代谢异常
    B. 低血压
    C. 肺不张
    D. 输血反应
    E. 感染

16. 下列关于术后腹胀的处理不正确的是（　）
    A. 持续胃肠减压，放置肛管
    B. 高渗液低压灌肠
    C. 手术治疗
    D. 新斯的明作足三里封闭
    E. 胃管注入大承气汤

17. 肠道择期手术，术前肠道准备的中医治法是（　）
    A. 清热解毒
    B. 健脾益气
    C. 通里攻下
    D. 解痉止痛
    E. 利气活血

18. 手术前禁食时间为（　）
    A. 4小时
    B. 6小时
    C. 8小时
    D. 10小时
    E. 12小时

19. 属于限期手术的是（　）
    A. 溃疡病穿孔
    B. 急性阑尾炎
    C. 胃癌
    D. 脂肪瘤
    E. 腹股沟疝

20. 放置1周以上的引流应使用（　）
    A. 乳胶片
    B. 乳胶管
    C. 硅胶管
    D. 引流纱条
    E. 药物棉纱

B1型题

A. 4～5天
B. 7天
C. 7～9天
D. 10～12天
E. 14天

1. 关节或有减张缝合的在术后拆线时间是（　）
2. 下腹部、会阴部手术在术后拆线时间是（　）

A. 紧急手术
B. 急诊手术
C. 限期手术
D. 择期手术
E. 分期手术

3. 已服用碘剂作术前准备的甲亢病人的双侧甲状腺大部切除术应选择（　　）

4. 肝脾破裂出血应选择（　　）

A. 切口裂开
B. 手术后出血
C. 盆腔脓肿
D. 尿路感染
E. 切口感染

5. 患者 Miles 手术 7 天，拆线后剧烈咳嗽，突然切口疼痛，切口处流出 100mL 淡红色液体，应考虑的诊断是（　　）

6. 患者阑尾切除术后 5 天，体温一直在 38.5℃~39.2℃，并出现腹泻 10 次/日，伴里急后重，应考虑的诊断是（　　）

参 考 答 案

A1 型题

1. E　　2. A　　3. D　　4. B　　5. B
6. C　　7. E　　8. C　　9. D　　10. A
11. D　12. E　13. E　14. C　15. E
16. C　17. C　18. E　19. C　20. B

B1 型题

1. E　　2. B　　3. C　　4. A　　5. A
6. C

第七单元 疼痛与治疗

A1 型题

1. 下列哪项不属于急性疼痛（ ）
   A. 癌症
   B. 急性炎症
   C. 手术
   D. 创伤
   E. 脏器穿孔

2. 若疼痛剧烈，伴有植物神经功能紊乱，严重干扰睡眠，被动体位，必须依靠止痛治疗，按主诉分级法，属于（ ）
   A. 0级：无痛
   B. 1级：轻度疼痛
   C. 2级：中度疼痛
   D. 3级：重度疼痛
   E. 4级：严重疼痛

3. 程度积分法分为（ ）个级别
   A. 3
   B. 4
   C. 5
   D. 6
   E. 7

4. 下列哪项不属于麻醉性镇痛药（ ）
   A. 可待因
   B. 二氢埃托啡
   C. 布洛芬
   D. 哌替啶
   E. 吗啡

5. 下列属于催眠镇静药的是（ ）
   A. 双氯芬酸钠
   B. 阿米替林
   C. 吲哚美辛
   D. 丙米嗪
   E. 艾司唑仑

6. 下列属于神经破坏性药物的是（ ）
   A. 阿米替林
   B. 哌替啶
   C. 芬必得
   D. 酚甘油
   E. 地西泮

7. 下列不属于椎管内镇痛不良反应的是（ ）
   A. 心律不齐
   B. 尿潴留
   C. 皮肤瘙痒
   D. 呼吸抑制
   E. 恶心

8. 属于非阿片类止痛药的是（ ）
   A. 盐酸布桂嗪
   B. 可待因
   C. 氢考酮
   D. 阿司匹林
   E. 吗啡

B1 型题

A. 慢性腰腿痛
B. 韧带疼痛
C. 皮肤或黏膜疼痛
D. 急性炎症
E. 脏器穿孔

1. 上述属于浅表痛的是（ ）
2. 上述属于深部痛的是（ ）

A. 0度（无痛）
B. Ⅰ度（轻度疼痛）
C. Ⅱ度（中度疼痛）
D. Ⅲ度（重度疼痛）
E. Ⅳ度（严重疼痛）

3. 持续痛，影响休息的疼痛属于（ ）
4. 持续剧痛，必须用药才能缓解的疼痛属于（ ）

  A. 0 级
  B. 1 级
  C. 2 级
  D. 3 级
  E. 4 级

5. 疼痛但能忍受，能正常生活及睡眠，其程度属（ ）
6. 疼痛剧烈，伴有植物神经功能紊乱，严重干扰睡眠，被动体位，必须依靠止痛治疗，其程度属（ ）

参 考 答 案

A1 型题

1. A 2. D 3. C 4. C 5. E
6. D 7. A 8. D

B1 型题

1. C 2. B 3. C 4. D 5. B
6. D

第八单元 内镜与腔镜外科技术

A1 型题

1. 下列哪项目前不属于腹腔镜手术适应证（ ）
   A. 胆囊切除术
   B. 肝叶切除术
   C. 淋巴结清扫术
   D. 结肠切除术
   E. 疝修补术

2. 目前仍在探索的腹腔镜手术不包括（ ）
   A. 胃切除术
   B. Whipple 手术
   C. 门静脉转流术
   D. 门静脉断流术
   E. 解剖性肝切除术

3. 下列哪项为腹腔镜术后 CO_2 气腹相关并发症（ ）
   A. 肠粘连
   B. 胆漏
   C. 内出血
   D. 下肢静脉瘀血和血栓形成
   E. 腹壁血肿

B1 型题

A. 腹腔内缺血
B. 戳孔疝
C. 腹壁坏死性筋膜炎
D. 肝外胆管损伤
E. 肠系膜血管损伤

1. 属于血管损伤的是（ ）
2. 属于 CO_2 气腹相关的并发症是（ ）

参考答案

A1 型题

1. B   2. A   3. D

B1 型题

1. E   2. A

第九单元 外科感染

A1型题

1. 暑疖的常用治法为（   ）
   A. 祛风清热利湿
   B. 健脾和胃
   C. 托毒生肌
   D. 补益气血
   E. 清热利湿解毒

2. 因脾虚感染疖病的中医治法是（   ）
   A. 清热利湿解毒
   B. 托毒生肌
   C. 补益气血
   D. 祛风清热利湿
   E. 健脾和胃，清化湿热

3. 锁喉痈临床治疗宜用（   ）
   A. 五神汤
   B. 仙方活命饮
   C. 萆薢渗湿汤
   D. 清瘟败毒饮
   E. 普济消毒饮

4. 急性淋巴结炎属中医（   ）的范畴
   A. 内痈
   B. 外痈
   C. 疽
   D. 发
   E. 痰核

5. 急性淋巴管炎中医称为（   ）
   A. 蛇眼疔
   B. 红丝疔
   C. 蛇头疔
   D. 蝼蛄疔
   E. 烂疔

6. 全身感染属中医学（   ）的范畴
   A. 疔
   B. 痈
   C. 疽
   D. 疮疡
   E. 走黄

7. 气性坏疽治疗应首先采取（   ）
   A. 中医治疗
   B. 抗生素治疗
   C. 病变区先作广泛、多处切开，后用氧化剂冲洗
   D. 全身支持治疗
   E. 截除患肢

8. 发生于口底颌下的急性蜂窝织炎最严重的后果是（   ）
   A. 面部蜂窝织炎
   B. 纵隔化脓性感染
   C. 呼吸困难、窒息
   D. 吞咽困难
   E. 脓毒血症

9. 下肢丹毒易导致（   ）
   A. 组织坏死
   B. 化脓
   C. 反复发作
   D. 败血症
   E. 脓血症

10. 疮疡中期，毒盛而正气不虚，中医治法是（   ）
    A. 清热解毒
    B. 补虚扶正
    C. 透托法
    D. 活血化瘀
    E. 软坚散结

11. 痈是指（   ）
    A. 单个毛囊及其周围组织的化脓性感染
    B. 多个相邻的毛囊及其周围组织的化脓性感染

C. 多个散在的毛囊及其周围组织的化脓性感染
D. 皮下及筋膜下的化脓性感染
E. 皮肤黏膜的淋巴管网的急性感染

A2 型题

1. 患者，男性，35岁，出现局部隆起，红肿热痛明显，压之剧痛，有波动感，应首先考虑的诊断是（　）
   A. 丹毒
   B. 蜂窝织炎
   C. 脓肿
   D. 疖
   E. 痈

2. 患者，男性，33岁，伤后伤肢剧烈疼痛，局部肿胀及皮肤张力增高区超过皮肤红斑范围，出现伤口周围皮肤捻发音，应首先考虑的诊断是（　）
   A. 狂犬病
   B. 癫痫
   C. 破伤风
   D. 气性坏疽
   E. 化脓性脑膜炎

3. 患者，女性，55岁，面部出现一红肿热痛的小结节，逐渐肿大并隆起，出现脓栓，应首先考虑的诊断是（　）
   A. 疖
   B. 痈
   C. 疽
   D. 丹毒
   E. 痰核

4. 患者，男性，63岁，颈部出现片状稍隆起的紫红色浸润区，质地坚韧，界限不清，中央形成多个脓栓，应首先考虑的诊断是（　）
   A. 疖
   B. 痈
   C. 疽
   D. 丹毒
   E. 痰核

5. 患者，男性，32岁，左下肢红、肿、热、痛，边界不清，压痛明显，应首先考虑的诊断是（　）
   A. 疖
   B. 痈
   C. 疽
   D. 丹毒
   E. 急性蜂窝织炎

6. 患者，女性，64岁，右下肢出现片状红疹，边缘清楚，略为隆起，局部有烧灼样疼痛，应首先考虑的诊断是（　）
   A. 疖
   B. 痈
   C. 疽
   D. 丹毒
   E. 急性蜂窝织炎

7. 患者，男，60岁，鼻唇沟毛囊处出现红肿热痛小结节，逐渐肿大隆起3天，近两天中央部坏死，出现脓栓，红肿热痛加重。处理不当容易引起（　）
   A. 面部蜂窝织炎
   B. 化脓性海绵状静脉窦炎
   C. 脑脓肿
   D. 化脓性脑膜炎
   E. 败血症

8. 大面积烧伤用氨苄青霉素治疗7天后，骤起寒战、高热（39.5℃~40℃），病情迅速恶化，神志淡漠，嗜睡，血压下降，休克。血白细胞计数25×10^9/L，分类见中幼与晚幼粒细胞，应首先考虑的诊断是（　）
   A. 革兰阴性细菌脓毒症
   B. 革兰阳性细菌脓毒症
   C. 真菌性脓毒症
   D. 绿脓杆菌脓毒症
   E. 脓毒败血症

9. 患者，男，60岁。右足划伤3天，局部沉重疼痛，持续加重，迅速向上蔓延，伤口大量液体渗出并可见气泡冒出。应首选的抗生素是（　）
   A. 庆大霉素

B. 青霉素

C. 妥布霉素

D. 氧氟沙星

E. 甲硝唑

E. 黄连解毒汤合犀角地黄汤

5. 瘀血流注证应首选的方剂是（ ）
6. 火毒结聚证应首选的方剂是（ ）

B1 型题

A. 初起毛囊处有红肿热痛的小结节，逐渐肿大并隆起，数天后中央部组织坏死，出现脓栓，红肿热痛随之加重，中心部位变软，随后脓栓脱落，脓液排出，炎症随之消退而愈

B. 易向四周及深部浸润发展，周围有浸润性水肿，常有局部淋巴结肿大、疼痛

C. 呈片状红疹，颜色鲜红，中间较淡，边缘清楚，略为隆起

D. 红肿热痛等局部症状明显，范围扩大迅速，进而中心坏死、化脓，出现波动感

E. 局部淋巴结肿大和压痛

1. 丹毒的临床表现是（ ）
2. 急性蜂窝织炎的临床表现是（ ）

A. 柴胡清肝汤

B. 五神汤合萆薢渗湿汤

C. 犀角地黄汤

D. 清瘟败毒饮

E. 十全大补汤

3. 痈的气血两虚证，应首选的方剂是（ ）
4. 丹毒的肝胆湿热证，应首选的方剂是（ ）

A. 清暑汤

B. 托里透毒散

C. 五味消毒饮合透脓散

D. 活血散瘀汤

A. 皮肤及其网状淋巴管的急性炎症

B. 一个毛囊及其所属皮脂腺的急性化脓性感染

C. 皮下筋膜下蜂窝组织急性炎症

D. 多个相邻毛囊及其所属皮脂腺的急性化脓性感染

E. 足癣病人足背及小腿出现红色线条，轻触痛，有向近心端延长之势

7. "发"是指（ ）
8. "红丝疔"是指（ ）

A. 局部红肿明显

B. 可扪到波动

C. 局部水肿，压痛明显，穿刺有脓

D. 患处无活动障碍

E. 病程长，发展慢，无红肿热痛

9. 深部脓肿的临床表现是（ ）
10. 寒性脓肿的临床表现是（ ）

参 考 答 案

A1 型题

1. E　2. E　3. E　4. B　5. B
6. E　7. C　8. C　9. C　10. C
11. B

A2 型题

1. C　2. D　3. A　4. B　5. E
6. D　7. B　8. C　9. B

B1 型题

1. C　2. D　3. E　4. D　5. D
6. C　7. C　8. E　9. C　10. E

第十单元 损 伤

A1 型题

1. 下列哪项不属损伤的分类（　　）
   A. 神经性损伤
   B. 生物性损伤
   C. 化学性损伤
   D. 物理性损伤
   E. 机械性损伤

2. 下列哪项属开放性损伤（　　）
   A. 裂伤
   B. 挫伤
   C. 扭伤
   D. 爆震伤
   E. 挤压伤

3. 下列哪项属闭合性损伤（　　）
   A. 刺伤
   B. 挫伤
   C. 割伤
   D. 切伤
   E. 裂伤

4. 下列哪项不属于损伤的局部症状（　　）
   A. 伤口和出血
   B. 肿胀及瘀斑
   C. 疼痛
   D. 功能障碍
   E. 发热

5. 韧带、肌腱的部分撕裂属（　　）
   A. 挤压伤
   B. 扭伤
   C. 挫伤
   D. 裂伤
   E. 冲击伤

6. 挤压综合征主要是指挤压之后出现（　　）
   A. 呼吸困难
   B. 肢体坏死
   C. 昏迷
   D. 休克、急性肾衰
   E. 心衰

7. 下列哪项不属于脑震荡的诊断要点（　　）
   A. 神经系统检查无阳性体征
   B. 有一过性昏迷，不超过半小时
   C. 有头部外伤史
   D. 肢体活动障碍
   E. 近事遗忘

8. 下列哪项不属于脑挫裂伤的诊断要点（　　）
   A. 脑脊液呈血性改变
   B. 伤后昏迷在半小时以内
   C. CT检查显示脑挫伤区有点片状高密度或高低混杂密度影像
   D. 头部外伤史
   E. 出现局灶症状与体征

9. 气胸作胸腔穿刺排气，其穿刺部位是（　　）
   A. 锁骨中线第2肋间
   B. 锁骨中线第3肋间
   C. 腋中线第7肋间
   D. 腋后线第7肋间
   E. 腋后线第8肋间

10. 闭合性气胸肺压迫（　　）%以下可无症状
    A. 10
    B. 20
    C. 30
    D. 40
    E. 50

11. 下列哪项不是血胸的分类（　　）

A. 自发性血胸
B. 进行性血胸
C. 凝固性血胸
D. 非进行性血胸
E. 机化血胸

12. 下列哪项不是气胸的分类（　　）
A. 自发性气胸
B. 闭合性气胸
C. 开放性气胸
D. 高压性气胸
E. 人工气胸

13. 成人头、面、颈部全部烧伤，其面积约为全身面积的（　　）
A. 3%
B. 6%
C. 9%
D. 18%
E. 20%

14. 关于深Ⅱ度烧伤的描述正确的是（　　）
A. 伤及全部真皮及其附件
B. 愈合后留有明显瘢痕
C. 创面感觉敏锐，疼痛剧烈
D. 1周内可愈合
E. 有较小的水疱，创面浅红，拔毛有痛

15. 人体接触冰点以下的低温所造成的局部组织伤害是（　　）
A. 冻伤
B. 冻疮
C. 战壕足
D. 浸渍足
E. 非冻结性局部冷伤

16. 毒蛇咬伤后局部症状不显著，疼痛较轻或没有疼痛，仅感局部麻木或蚁行感，伤口出血很少或不出血，周围不红肿，属（　　）
A. 神经毒
B. 风毒
C. 血循毒
D. 混合毒
E. 火毒

17. 关于脑挫裂伤的临床表现，下列哪项是错误的（　　）
A. 意识障碍可有中间清醒期
B. 昏迷时间多在半小时以上
C. 有局灶性症状、体征
D. 脑脊液检查有红细胞
E. 头痛、恶心、呕吐

18. 张力性气胸最确切的诊断依据是（　　）
A. 伤侧肺呼吸音消失
B. 广泛而严重的皮下气肿
C. 胸膜腔穿刺抽出高压气体
D. 胸部X线检查见伤肺完全萎陷
E. 严重缺氧导致呼吸循环衰竭

19. 关于肾损伤，下列哪项不正确（　　）
A. 肾脏位置深，受腰肌、椎体、肋骨及腹壁和腹腔脏器保护，因而不易损伤
B. 肾实质脆弱，包膜薄，受暴力打击或牵拉会发生破裂或肾蒂损伤
C. 肾血管丰富，挫伤或轻度裂伤时易于愈合
D. 肾损伤多见于女性
E. 肾损伤应卧床休息

20. 下列关于毒蛇咬伤的临床表现正确的是（　　）
A. 神经毒潜伏期短，吸收速度慢
B. 神经毒局部症状重，易被发现
C. 血液毒潜伏期长，吸收速度快
D. 血液毒局部症状轻，全身症状出现晚
E. 混合毒造成的死亡原因为神经毒

21. 腹腔内抽出液体淀粉酶升高，其损伤部位是（　　）
A. 肝脏
B. 胆囊
C. 脾脏
D. 胰腺
E. 小肠

A2 型 题

1. 患者，男，55岁，因砖头砸伤右侧头顶部，后出现昏迷，CT检查示：右侧脑顶叶内高

密度影。应首先考虑的诊断是(　　)
- A. 脑内血肿
- B. 硬膜外血肿
- C. 硬膜下血肿
- D. 蛛网膜下腔出血
- E. 脑干出血

2. 患者，男，24岁，头部被木棒击伤昏迷半小时后转醒，左颞骨线性骨折，3小时后转入昏迷状态，出现瞳孔散大，应首先考虑的诊断是(　　)
- A. 脑震荡
- B. 脑挫伤
- C. 原发性脑干损伤
- D. 硬膜外血肿
- E. 继发性脑干损伤

3. 患者，男，20岁，跌伤后枕部着地，伤后有意识障碍约20分钟，清醒后出现头昏并呕吐多次，有逆行性遗忘，应首先考虑的诊断是(　　)
- A. 脑震荡
- B. 脑挫伤
- C. 原发性脑干损伤
- D. 硬膜外血肿
- E. 继发性脑干损伤

4. 脐周腹部闭合性损伤时出现中上腹刀割样疼痛，伴发热、呕吐，X线检查提示膈下游离气体，腹穿抽出黄绿色液体，应首先考虑的诊断是(　　)
- A. 肝破裂
- B. 右肾损伤
- C. 空肠损伤
- D. 结肠损伤
- E. 胰腺损伤

5. 患者，24岁，不慎跌入80℃热水池内，池水淹没下半身超过臀部，初步估计烫伤面积为(　　)
- A. 30%～34%
- B. 35%～39%
- C. 40%～44%
- D. 45%～50%

- E. >60%

6. 患者，男，汽油烧伤前臂，表皮剥脱，散在水疱，疱皮下创面微湿，红白相间，痛觉迟钝。烧伤深度为(　　)
- A. Ⅰ°
- B. 浅Ⅱ°
- C. 深Ⅱ°
- D. Ⅲ°
- E. Ⅳ°

7. 患者，男，25岁，右侧颞部被钝器击伤后昏迷30分钟，清醒4小时后再次出现昏迷，伴右侧瞳孔逐渐散大，出现左侧肢体瘫痪及生命体征变化。应首先考虑的诊断是(　　)
- A. 脑内血肿
- B. 脑水肿
- C. 脑挫伤
- D. 急性硬膜外血肿
- E. 急性硬膜下血肿

8. 患者，男，20岁，因施工塌方压伤右前胸引起胸痛、呼吸困难，前胸有一块胸壁软化区，并见反常呼吸运动，X线检查示右侧4～8肋骨骨折，但无血气胸。应首选的治疗措施是(　　)
- A. 给氧
- B. 固定胸壁
- C. 肋间神经阻滞及骨折处封闭
- D. 使用呼吸兴奋剂
- E. 支气管扩张剂

9. 患者，男，45岁，车祸致胸部外伤后胸痛伴胸闷5小时，胸片提示左侧胸腔积液，胸穿抽得不凝固血液。应首先考虑的诊断是(　　)
- A. 自发性气胸
- B. 外伤性气胸
- C. 外伤性血胸
- D. 乳糜胸
- E. 主动脉破裂

10. 患者，男，42岁，腹部受暴力冲击，出现持续上腹部剧烈疼痛，肩背疼痛伴恶心、呕吐、腹胀明显，有腹膜刺激征，腹腔穿刺液淀粉酶含量增高，最可能损伤的脏器是(　　)

A. 肝
B. 脾
C. 肾
D. 肠
E. 胰

11. 5岁小儿，两下肢（不包括臀部）烧伤，其烧伤面积为（ ）

A. 34%
B. 39%
C. 41%
D. 46%
E. 48%

12. 患者，男，50岁。夜间右足背蛇咬伤8小时，蛇种类不清，局部疼痛不剧烈，逐渐出现头昏、胸闷、恶心、四肢乏力、眼睑下垂、语言不利等。最可能所咬的蛇毒种类为（ ）

A. 火毒
B. 风毒
C. 风火毒
D. 热毒
E. 湿毒

B1 型 题

A. 锐利物品切割所致的损伤
B. 尖细锐利的物体刺入软组织所致的损伤
C. 高速弹片、枪弹所致的损伤
D. 钝器打击所引起的皮肤及深层软组织裂开
E. 头发被卷入高速转动的机器内，大片头皮撕脱

1. 割伤是（ ）
2. 刺伤是（ ）

A. 休息并观察
B. 胶布固定胸壁
C. 整复肋骨骨折
D. 粗针头胸穿、排气减压
E. 剖胸探查

3. 右胸外伤后稍感气促，右肺呼吸音减低，X线检查右肺压缩10%，第4右肋有骨折线，无移位，应采取的治疗措施是（ ）
4. 右侧胸部外伤，出现呼吸困难，发绀，休克，查体：右肺呼吸音消失，叩诊呈鼓音，右前胸壁皮下气肿，有骨擦音，应采取的治疗措施是（ ）

A. 单纯肋骨骨折
B. 多根多处肋骨骨折，胸廓软化内陷
C. 胸壁挫伤
D. 闭合性气胸
E. 张力性气胸

5. 反常呼吸见于（ ）
6. 定位明确的胸廓挤压痛试验（+）、骨擦感（+）见于（ ）

A. 伤后出现休克、血尿、疼痛
B. 右上腹部疼痛，X线检查显示右膈肌升高
C. 有腹部暴力损伤史，损伤后即有腹痛，早期即出现腹膜炎体征
D. 有上腹部严重挤压伤史，血清淀粉酶增高，肠鸣音减弱
E. 左上腹有外伤病史，X线腹部平片可见腰大肌阴影不清楚及左膈肌抬高

7. 胰腺损伤多表现为（ ）
8. 小肠损伤多表现为（ ）

A. Ⅰ°烧伤
B. 浅Ⅱ°烧伤
C. 深Ⅱ°烧伤
D. Ⅲ°烧伤
E. 轻度烧伤

9. 红斑性烧伤是（ ）
10. 焦痂性烧伤是（ ）

A. Ⅰ°烧伤
B. 浅Ⅱ°烧伤
C. 深Ⅱ°烧伤

D. Ⅲ°烧伤

E. 轻度烧伤

11. 伤及表皮的是（　）

12. 伤及真皮深层的是（　）

A. 静脉输注血管收缩药物

B. 补充血容量，同时立即剖腹探查

C. 迅速补充血容量，同时大剂量应用抗生素

D. 静脉输注糖皮质激素

E. 滴注利尿剂改善肾功能

13. 感染性休克首先考虑的治疗措施是（　）

14. 肝破裂首先考虑的治疗措施是（　）

A. 脑震荡

B. 脑挫裂伤

C. 原发性脑干损伤

D. 急性硬脑膜外血肿

E. 慢性硬脑膜下血肿

15. 一过性脑功能障碍，昏迷时间在半小时以内，查体及辅助检查无异常发现，应诊断为（　）

16. 出血来源主要为脑膜中动脉的是（　）

A. 肝破裂

B. 脾破裂

C. 胰腺挫伤断裂

D. 十二指肠破裂

E. 结肠破裂

17. 较大裂伤用填塞压迫止血的是（　）

18. 症状、体征发展较慢，主要表现为细菌性腹膜炎的是（　）

A. 球部尿道损伤

B. 膜部尿道损伤

C. 膀胱损伤

D. 输尿管损伤

E. 肾损伤

19. 骑跨伤多引起（　）

20. 妇科或直肠手术多引起（　）

参考答案

A1 型题

1. A	2. A	3. B	4. E	5. B
6. D	7. D	8. B	9. A	10. C
11. C	12. E	13. C	14. E	15. A
16. A	17. A	18. C	19. D	20. E
21. D				

A2 型题

1. A	2. D	3. A	4. C	5. D
6. C	7. D	8. B	9. C	10. E
11. B	12. B			

B1 型题

1. A	2. B	3. A	4. D	5. B
6. A	7. D	8. C	9. A	10. D
11. A	12. B	13. C	14. B	15. A
16. D	17. A	18. E	19. A	20. D

第十一单元 肿 瘤

A1 型题

1. 下列哪项不是恶性肿瘤的生物学行为（ ）
   A. 逆转
   B. 膨胀性生长
   C. 转移
   D. 浸润性生长
   E. 自主性生长

2. 下列哪项不是肿瘤的转移途径（ ）
   A. 血道转移
   B. 远位转移
   C. 接种转移
   D. 淋巴道转移
   E. 直接蔓延

3. 肺癌的病理分类错误的是（ ）
   A. 腺癌
   B. 鳞癌
   C. 髓样癌
   D. 细支气管肺泡细胞癌
   E. 未分化癌

4. 肺癌常见的临床症状不包括（ ）
   A. 胸痛
   B. 咳嗽
   C. 血痰
   D. 声音嘶哑
   E. 胸闷

5. 对于原发性周围型肺癌，首选的治疗方法是（ ）
   A. 中医中药治疗
   B. 免疫治疗
   C. 放射治疗
   D. 化学治疗
   E. 手术治疗

6. 胃癌的最好发部位是（ ）
   A. 胃小弯
   B. 胃大弯
   C. 胃底
   D. 胃窦
   E. 贲门

7. 胃癌的组织学分型错误的是（ ）
   A. 腺鳞癌
   B. 鳞癌
   C. 腺癌
   D. 未分化癌
   E. 髓样癌

8. 我国肝癌最常见的病因是（ ）
   A. 长期饮酒
   B. 肝炎
   C. 肝硬化
   D. 肝血管瘤
   E. 肝吸虫

9. 肝癌的首选治疗方法是（ ）
   A. 肿瘤局部放射治疗
   B. 生物治疗
   C. 中医中药治疗
   D. 手术治疗
   E. 全身化疗

10. 结肠癌的组织学分型错误的是（ ）
    A. 管状腺癌
    B. 印戒细胞癌
    C. 鳞状细胞癌
    D. 髓样癌
    E. 乳头状腺癌

11. 直肠癌的最初症状是（ ）
    A. 便血
    B. 腹痛
    C. 消瘦
    D. 大便变细或变形

E. 排便习惯改变

12. 恶性肿瘤的生物学行为错误的是(　　)
    A. 自主性生长
    B. 浸润性生长
    C. 转移
    D. 自发消退
    E. 溃疡

13. 恶性肿瘤的临床特征是(　　)
    A. 有包膜，不侵犯周围组织
    B. 膨胀性生长
    C. 易转移
    D. 活动度大
    E. 不易复发

14. 血管瘤的治疗方法错误的是(　　)
    A. 穿刺
    B. 手术
    C. 放射
    D. 硬化剂注射
    E. 冷冻

15. 预后最差的肺癌类型是(　　)
    A. 鳞状细胞癌
    B. 腺癌
    C. 大细胞癌
    D. 小细胞癌
    E. 腺鳞癌

A2 型 题

1. 患者，男，70岁，吸烟史40年，咳痰带血1个月，伴消瘦，无明显发热，应首先考虑的诊断是(　　)
    A. 肺癌
    B. 肺炎
    C. 支气管扩张症
    D. 肺结核
    E. 肺纤维瘤

2. 患者，男性，78岁，有溃疡病史，反复发作20年，近2个月来出现胃脘痛，食后呕吐，明显消瘦，伴锁骨上淋巴结肿大，应首先考虑的诊断是(　　)
    A. 消化性溃疡
    B. 反流性食管炎
    C. 胃癌
    D. 食管癌
    E. 慢性胃炎

3. 患者，男性，50岁，乙肝病史18年，近来自觉右上腹胀痛不适，伴明显消瘦。CT可见肝区肿块，应首先考虑的诊断是(　　)
    A. 肝硬化
    B. 肝炎
    C. 肝癌
    D. 肝包囊虫
    E. 肝血管瘤

4. 患者，男性，80岁，出现便血，伴贫血、腹痛、右下腹肿块1个月，无发热，伴明显消瘦、腹胀，应首先考虑的诊断是(　　)
    A. 慢性阑尾炎
    B. 阑尾类癌
    C. 结肠癌
    D. 溃疡性结肠炎
    E. 肠结核

5. 患者，男，5岁，左眼眶周围出现一直径约1cm的肿块，质较硬，切开可见囊腔内有毛发、皮样物质。应首先考虑的诊断是(　　)
    A. 皮脂腺囊肿
    B. 神经纤维瘤病
    C. 皮样囊肿
    D. 脂肪瘤
    E. 淋巴管瘤

6. 患者，男，5岁，右臂沿神经干走向出现多个肿块，质软，同时皮肤出现大小不等的咖啡色斑块。应首先考虑的诊断是(　　)
    A. 皮脂腺囊肿
    B. 神经纤维瘤病
    C. 皮样囊肿
    D. 脂肪瘤
    E. 淋巴管瘤

7. 患者，男，6岁，头皮可见蚯蚓状迂曲血管，紫红色，有波动及震颤，局部皮温稍高。应首先考虑的诊断是(　　)

A. 皮脂腺囊肿
B. 神经纤维瘤病
C. 血管瘤
D. 脂肪瘤
E. 淋巴管瘤

D. 腺癌
E. 大细胞癌

5. 中央型肺癌的病理类型多见（　　）
6. 周围型肺癌的病理类型多见（　　）

B1 型题

A. 脂肪瘤
B. 纤维瘤
C. 皮脂腺囊肿
D. 神经纤维瘤
E. 蔓状血管瘤

1. 柔软的分叶状肿物是（　　）
2. 与皮肤粘连的肿物是（　　）

A. 脂肪瘤
B. 纤维瘤
C. 皮脂腺囊肿
D. 神经纤维瘤
E. 蔓状血管瘤

3. 瘤体外观及手感呈蚯蚓状蜿蜒迂曲的是（　　）
4. 皮肤上有色素改变，质地软且多发的是（　　）

A. 鳞癌
B. 黏液癌
C. 小细胞癌

A. 四妙散合白头翁汤
B. 木香分气丸
C. 参苓白术散合吴茱萸汤
D. 导痰汤
E. 益气固本解毒汤

7. 治疗直肠癌湿热瘀毒证应首选（　　）
8. 治疗直肠癌脾肾寒湿证应首选（　　）

参 考 答 案

A1 型题

1. B   2. B   3. C   4. D   5. E
6. D   7. E   8. C   9. D   10. D
11. E   12. E   13. C   14. A   15. D

A2 型题

1. A   2. C   3. C   4. C   5. C
6. B   7. C

B1 型题

1. A   2. C   3. E   4. D   5. A
6. D   7. B   8. C

第十二单元 急腹症

A1 型题

1. 下列哪项不属于急腹症的常见中医病机( )
   A. 热蕴
   B. 血瘀
   C. 气滞
   D. 痰结
   E. 食滞

2. 急性阑尾炎热毒证者宜用( )
   A. 大黄牡丹汤合红藤煎加减
   B. 大柴胡汤
   C. 大黄牡丹汤合透脓散加减
   D. 大陷胸汤
   E. 龙胆泻肝汤

3. 下列哪项不属于急性胰腺炎的常见病因( )
   A. 肝功异常
   B. 高脂血症
   C. 暴饮暴食
   D. 过量饮酒
   E. 梗阻因素

4. 下列哪项不属于急性胰腺炎的中医病机( )
   A. 蛔虫上扰
   B. 饮食不节
   C. 创伤
   D. 手术
   E. 暴急奔走

5. 重症胰腺炎的手术治疗原则中不包括( )
   A. 胰腺穿刺
   B. 规则性胰腺切除术
   C. 坏死组织清除术
   D. 胰周引流术
   E. 三腔造瘘

6. 胆囊结石的病因病理不包括( )
   A. 肝脏损伤
   B. 代谢因素
   C. 胆道异物
   D. 胆汁淤滞
   E. 胆道感染

7. 肠梗阻的局部病理改变不包括( )
   A. 肠壁坏死穿孔
   B. 肠壁充血水肿
   C. 肠腔膨胀、积气积液
   D. 肠蠕动变化
   E. 体液丧失

8. 肠梗阻的典型临床表现不包括( )
   A. 腹痛
   B. 腹胀
   C. 腹泻
   D. 停止排气排便
   E. 呕吐

9. 机械性肠梗阻的典型表现是( )
   A. 板状腹
   B. 阵发性腹痛
   C. 膈下游离气体
   D. X线检查见阶梯样液平面
   E. 肠鸣音减弱

10. 下列哪项不是肠梗阻的手术指征( )
    A. 不完全性肠梗阻
    B. 应用非手术疗法,经6~8小时病情不见好转
    C. 有腹膜刺激征或弥漫性腹膜炎征象的各型肠梗阻
    D. 肿瘤及先天性肠道畸形等不可逆转的器质性病变引起的肠梗阻
    E. 绞窄性肠梗阻

11. 急腹症病人腹腔内穿刺液为带臭味的血性液，最可能为（　　）
    A. 肠套叠
    B. 绞窄性肠梗阻
    C. 急性胰腺炎
    D. 胃、十二指肠溃疡穿孔
    E. 胆囊穿孔

12. Charcot 三联征出现在（　　）
    A. 急性化脓性胆囊炎
    B. 急性梗阻性化脓性胆管炎
    C. 急性出血、坏死性胰腺炎
    D. 急性化脓性阑尾炎
    E. 绞窄性小肠梗阻

13. 关于胆囊结石，下列哪项不正确（　　）
    A. 阵发性右上腹绞痛可向右肩胛放射
    B. 高脂肪饮食、暴饮暴食、疲劳等可诱发胆绞痛
    C. 如同时合并急性胆囊炎，腹痛为持续性胀痛，阵发性加剧
    D. 伴有胆囊炎时常有发热
    E. 不出现黄疸

14. 下列哪项肠梗阻需要手术治疗（　　）
    A. 单纯性粘连性肠梗阻
    B. 动力性肠梗阻
    C. 蛔虫团、粪便或食物团堵塞引起的肠梗阻
    D. 肠结核等炎症引起的不完全性肠梗阻
    E. 肠套叠后期

15. 急性持续性腹痛，阵发性加剧伴休克，最大可能是（　　）
    A. 输尿管结石、肾绞痛
    B. 单纯性机械性肠梗阻
    C. 急性阑尾炎
    D. 绞窄性肠梗阻
    E. 肠扭转牵拉肠系膜

16. 急性胰腺炎血淀粉酶高峰时间是（　　）
    A. 2 小时
    B. 6 小时
    C. 8 小时
    D. 12 小时
    E. 24 小时

A2 型题

1. 患者，女性，35 岁，转移性右下腹疼痛 3 天，右下腹压痛、反跳痛、肌紧张，腰大肌试验阳性，血白细胞升高，应首先考虑的诊断是（　　）
    A. 急性阑尾炎
    B. 慢性阑尾炎
    C. 急性肠梗阻
    D. 肠系膜淋巴结炎
    E. 右侧附件炎

2. 患者，男性，33 岁，饮酒后出现上腹疼痛，伴恶心、腹胀，血、尿淀粉酶大于 1000IU，疼痛向腰背部放射，应首先考虑的诊断是（　　）
    A. 慢性阑尾炎
    B. 急性阑尾炎
    C. 慢性胰腺炎
    D. 急性胰腺炎
    E. 急性肠梗阻

3. 患者，女性，29 岁，右上腹痛反复发作 1 周，伴恶心、发热（38.5℃），莫菲征阳性，B 超显示胆囊增大，可见双边征，血白细胞升高，应诊断为（　　）
    A. 急性单纯性胆囊炎
    B. 急性化脓性胆囊炎
    C. 慢性胆囊炎
    D. 胆囊结石
    E. 急性胰腺炎

4. 患者，女性，31 岁，突然发作右上腹痛，表情淡漠，高烧寒战，黄疸，血压下降，血白细胞 20×10^9/L，应首先考虑的诊断是（　　）
    A. 化脓性胆囊炎
    B. 胆总管结石
    C. 坏疽性胆囊炎
    D. 重症胰腺炎
    E. 重症胆管炎

5. 患者，女性，65 岁，突发右上腹痛，高烧、寒战、黄疸，B 超显示胆囊增大，应首先考

虑的诊断是( )

A. 胆囊结石
B. 肝内胆管结石
C. 胆总管结石
D. 急性胰腺炎
E. 急性胆囊炎

6. 患者,女性,31岁,突发性上腹部钻顶样疼痛,阵发性,缓解期无任何症状,右上腹有轻度压痛,腹肌柔软,应首先考虑的诊断是( )

A. 慢性胆囊炎
B. 急性胆囊炎
C. 胆囊结石
D. 胆道蛔虫症
E. 单纯性胰腺炎

7. 转移性右下腹痛6小时,持续性、进行性加剧,右下腹局限性压痛、拒按,伴纳差,发热(38.5℃),苔白腻,脉弦紧。其中医治法是( )

A. 行气活血,通腑泄热
B. 通腑泄热,利湿解毒
C. 通腑排毒,养阴清热
D. 通里攻下,清热化瘀
E. 温中散寒,通里攻下

8. 右上腹痛牵涉右肩背,突发畏寒高热,巩膜皮肤黄染,应首先考虑的诊断是( )

A. 急性胆囊炎
B. 急性胰腺炎
C. 黄疸型肝炎
D. 壶腹部周围肿瘤
E. 急性化脓性梗阻性胆管炎

9. 患者,女,35岁,反复右上腹阵发性绞痛,痛连右肩背1个月,B超示胆囊大小正常,胆汁回声正常,胆总管轻度扩张,下端见直径0.5cm结石1枚,胰腺未见异常。应首选的治疗方法是( )

A. 排石疗法
B. 溶石疗法
C. 碎石疗法
D. 取石疗法
E. 外科手术

10. 患者,男,60岁,胃脘胀满疼痛,痛引两胁,情志不舒,善怒,喜太息,嗳腐吞酸,呃逆呕吐,脉弦。其中医治法是( )

A. 疏肝和胃,降逆止痛
B. 温中散寒,健脾和胃
C. 养阴清热,和胃止痛
D. 补气养血,健脾补肾
E. 健脾化湿,软坚散结

11. 患者,男,55岁,胁下积块,腹大如鼓,黄疸日深,纳呆乏力,小便短赤,腹水肢肿。应首先考虑的中医诊断是( )

A. 噎膈
B. 鼓胀
C. 伏梁
D. 肺积
E. 反胃

12. 患者,男,50岁,便下脓血,里急后重,腹部灼痛,大便黏液恶臭;舌质红,苔黄腻津少,脉洪大或滑数。治疗应首选的方剂是( )

A. 桃红四物汤
B. 八珍汤合麻仁滋脾丸
C. 益气固本解毒汤
D. 槐角地榆汤
E. 失笑散合膈下逐瘀汤

B1 型 题

A. 柴胡清肝饮
B. 大陷胸汤
C. 龙胆泻肝汤
D. 大柴胡汤
E. 乌梅汤

1. 针对胰腺炎肝郁气滞证者,应选用( )

2. 针对胰腺炎蛔虫上扰证者,应选用( )

A. 急性单纯性胆囊炎

B. 急性化脓性胆囊炎
C. 急性坏疽性胆囊炎
D. 胆囊周围脓肿
E. 胆囊穿孔

3. 侵犯胆囊壁全层，导致胆囊积脓的胆囊炎症性病理改变是(　　)

4. 胆囊腔内压升高，压迫胆囊壁或因严重感染，胆囊壁呈片状或广泛坏死的炎症是(　　)

A. 外伤性
B. 神经性
C. 血运性
D. 动力性
E. 机械性

5. 因支配肠道正常运动的神经功能发生障碍，致肠内容物不能正常运行而形成的肠梗阻属(　　)

6. 因肠系膜血管血栓形成或栓塞，引起肠管血循环障碍而发生的肠麻痹属(　　)

A. 驱蛔承气汤
B. 桃仁承气汤
C. 甘遂通结汤
D. 复方大承气汤
E. 温脾汤

7. 对于肠梗阻气滞血瘀证者，宜用(　　)

8. 对于肠梗阻肠腑热结证者，宜用(　　)

A. 桃仁承气汤
B. 复方大承气汤
C. 温脾汤
D. 甘遂通结汤
E. 驱蛔承气汤

9. 腹胀、腹痛，痞满拒按，恶心呕吐，无排气排便，发热口渴，小便黄赤，舌红苔黄燥，脉洪数。应首选(　　)

10. 腹痛阵作，胀满拒按，恶心呕吐，无排气排便，舌淡红，苔薄白，脉弦或涩。应首选(　　)

参 考 答 案

A1 型题

1. D	2. C	3. A	4. E	5. A
6. A	7. E	8. C	9. D	10. A
11. B	12. B	13. E	14. E	15. D
16. E

A2 型题

1. A	2. D	3. B	4. E	5. C
6. D	7. B	8. E	9. A	10. A
11. B	12. D

B1 型题

| 1. A | 2. E | 3. B | 4. C | 5. D |
| 6. C | 7. B | 8. D | 9. B | 10. A |

第十三单元 甲状腺疾病

A1 型题

1. 下列哪项不是甲状腺的基本生理功能( )
   A. 提高交感神经的兴奋性
   B. 调节血糖
   C. 促进蛋白质、糖类和脂肪的分解
   D. 增加全身组织细胞的氧消耗及热量产生
   E. 合成、贮存和分泌甲状腺素

2. 恶性程度最高的甲状腺癌是( )
   A. 鳞状上皮癌
   B. 滤泡状腺癌
   C. 髓样癌
   D. 未分化癌
   E. 乳头状腺癌

3. 恶性程度最低的甲状腺癌是( )
   A. 鳞状上皮癌
   B. 滤泡状腺癌
   C. 髓样癌
   D. 未分化癌
   E. 乳头状腺癌

4. 下列哪项不是甲亢的诊断要点( )
   A. 甲状腺抗体阳性
   B. 性情急躁，易激动
   C. 有突眼征
   D. 两手颤动
   E. 甲状腺肿大，常可扪及震颤或听到血管杂音

5. 下列哪项不属于结节性甲状腺肿的手术适应证( )
   A. 甲状腺肿大明显，影响外观
   B. 继发甲亢
   C. 可疑癌变
   D. 有压迫症状
   E. 甲状腺炎

6. 甲状腺借左、右两叶上极内侧的悬韧带悬吊于( )
   A. 环状软骨上
   B. 舌骨上
   C. 甲状软骨上
   D. 气管上
   E. 食管上

7. 下列哪项指标对诊断甲状腺功能亢进有较高的敏感性( )
   A. T_1
   B. T_2
   C. T_3
   D. T_4
   E. 吸碘率

A2 型题

1. 患者，女性，23岁，发现颈前区单一肿块3个月，随吞咽上下活动，边界清楚，应首先考虑的诊断是( )
   A. 甲状腺瘤
   B. 结节性甲状腺肿
   C. 甲状腺肿
   D. 甲状腺癌
   E. 甲亢

2. 患者，女性，31岁，甲状腺弥漫性肿大，可触及震颤，伴有杂音，核素扫描为热结节，吸碘率增高，应首先考虑的诊断是( )
   A. 甲状腺瘤
   B. 结节性甲状腺肿
   C. 单纯性甲状腺肿
   D. 甲状腺癌
   E. 甲状腺功能亢进症

3. 患者，女，42岁，颈部弥漫性肿大，伴四肢困乏，气短，纳呆体瘦；舌苔薄，脉弱无力。治疗应首选的方剂是（　　）

　　A. 仙方活命饮
　　B. 海藻玉壶汤
　　C. 四海舒郁丸
　　D. 柴胡疏肝散
　　E. 龙胆泻肝汤

4. 患者，女，40岁，颈部肿大，两侧对称，肿块质硬，表面光滑，甲状腺功能减退，抗甲状腺抗体阳性，病初有甲亢表现。应首先考虑的诊断是（　　）

　　A. 甲状腺功能亢进
　　B. 慢性侵袭性甲状腺炎
　　C. 慢性淋巴细胞性甲状腺炎
　　D. 甲状腺腺瘤
　　E. 甲状腺癌

5. 患者，女，38岁，颈前肿痛，胸闷不适，口苦咽干，急躁易怒，心悸多汗；苔薄黄，脉弦数。其中医证型是（　　）

　　A. 气滞痰凝
　　B. 火毒炽盛
　　C. 肝郁胃热
　　D. 胃火炽盛
　　E. 肝郁痰结

6. 患者，女，40岁，颈前弥漫性肿大，性情急躁易激动，双眼突出，双手颤动。应首先考虑的诊断是（　　）

　　A. 单纯性甲状腺肿
　　B. 甲状腺腺瘤
　　C. 甲状腺癌
　　D. 甲状腺功能亢进症
　　E. 甲状腺功能减退症

B1 型题

　　A. 甲状腺呈对称、弥漫性肿大，腺体表面光滑，质地柔软，随吞咽上下移动
　　B. 在肿大腺体的一侧或两侧可扪及单个或多个结节
　　C. 结节增大，伴有疼痛，甲状腺自身抗体滴度较高
　　D. 甲状腺常不对称肿大，质硬而表面光滑，疼痛
　　E. 单个光滑结节，不伴有甲状腺肿大

1. 甲状腺腺瘤的诊断标准是（　　）
2. 结节性甲状腺肿的诊断标准是（　　）

　　A. 四海舒郁丸
　　B. 丹栀逍遥散合普济消毒饮
　　C. 柴胡疏肝散合海藻玉壶汤
　　D. 龙胆泻肝汤合藻药散
　　E. 四海舒郁丸合右归丸

3. 治疗单纯性甲状腺肿肝郁脾虚证应首选（　　）
4. 治疗甲状腺功能亢进肝郁痰结证应首选（　　）

参 考 答 案

A1 型题

1. B　　2. D　　3. E　　4. A　　5. E
6. A　　7. E

A2 型题

1. A　　2. E　　3. C　　4. C　　5. C
6. D

B1 型题

1. E　　2. B　　3. A　　4. C

第十四单元 乳腺疾病

A1 型题

1. 单发的乳腺肿块，且无疼痛，腋窝淋巴结不大，无周期性改变，可诊断为（ ）
   A. 乳腺导管扩张症
   B. 乳腺癌
   C. 乳腺纤维腺瘤
   D. 积乳囊肿
   E. 急性乳腺炎

2. 下列乳癌分型中属高分化乳腺癌的是（ ）
   A. 硬癌
   B. 炎性乳腺癌
   C. 导管癌
   D. 髓样癌
   E. 胶样癌

3. 以下哪个不属于乳房淋巴液输出途径中的淋巴结（ ）
   A. 腋窝淋巴结
   B. 锁骨上淋巴结
   C. 颌下淋巴结
   D. 胸骨旁淋巴结
   E. 锁骨下淋巴结

4. 下列哪项不属于乳腺癌的典型表现（ ）
   A. 乳内无疼痛、单发包块
   B. 质地硬
   C. 局部皮肤橘皮样改变
   D. 表面不光滑，与周围组织粘连，不易推动
   E. 边界清楚

5. 下列除哪项外，均是低分化乳腺癌的病理类型（ ）
   A. 硬癌
   B. 髓样癌
   C. 浸润性癌
   D. 胶样癌
   E. 腺癌

A2 型题

1. 患者，女性，26岁，产后1个月双乳出现红肿热痛，可触及包块，应首先考虑的诊断是（ ）
   A. 积乳囊肿
   B. 乳腺癌
   C. 乳腺纤维腺瘤
   D. 乳腺增生症
   E. 急性乳腺炎

2. 患者，女性，36岁，乳房内多发性肿块，伴疼痛，月经后有所缩小、变软，应首先考虑的诊断是（ ）
   A. 乳腺增生病
   B. 乳腺癌
   C. 乳腺纤维腺瘤
   D. 积乳囊肿
   E. 急性乳腺炎

3. 患者，女，30岁，双乳内多发肿块，为确定肿块为实性或囊性，最好的检查方法是（ ）
   A. 钼靶 X 线摄片
   B. CT
   C. B 超
   D. 近红外线透照检查
   E. 热图像检查

4. 患者，女，35岁，乳房胀痛半年，经前加重，经后痛减；伴情绪抑郁，心烦易怒，失眠多梦，胸胁胀满；舌质淡红苔薄白，脉细涩。其中医证型是（ ）

A. 痰瘀凝结
B. 肝郁气滞
C. 气滞血瘀
D. 冲任失调
E. 毒热蕴结

5. 患者，女，18岁，左乳外上象限一黄豆大小肿块，质地坚韧，表面光滑，边缘清楚，与周围组织无粘连，极易推动，挤压无乳头溢液。应首先考虑的诊断是（   ）

A. 乳腺囊性增生症
B. 乳腺纤维腺瘤
C. 乳腺癌
D. 乳腺导管扩张症
E. 急性乳腺炎

B1 型 题

A. 腋窝处可触及柔软肿块，边界不清，无压痛
B. 乳腺皮下可触及孤立圆形肿块，边界清楚，质地较硬
C. 有乳房外伤史；局部可见红肿热痛，偶可触及边缘不清的肿块；局部穿刺吸出物为血液
D. 多有先天性乳头凹陷畸形，乳头孔有粉刺样或油脂样物溢出
E. 好发于年轻妇女，多见于妊娠期或哺乳期；局部症状显著，发病后患乳迅速增大

1. 炎性乳癌的诊断标准是（   ）
2. 乳腺纤维腺瘤的诊断标准是（   ）

A. 逍遥散加减
B. 二仙汤加味
C. 清瘟败毒饮合桃红四物汤加减
D. 人参养荣汤加减
E. 失笑散合开郁散加减

3. 针对乳腺癌肝郁气滞证者，宜用（   ）
4. 针对乳腺癌冲任失调证者，宜用（   ）

A. 逍遥散加减
B. 二仙汤加味
C. 清瘟败毒饮合桃红四物汤加减
D. 人参养荣汤加减
E. 失笑散合开郁散加减

5. 针对乳腺癌毒热蕴结证者，宜用（   ）
6. 针对乳腺癌气血两虚证者，宜用（   ）

A. 放射状切口
B. 沿皮肤自然纹理切开
C. 沿乳房下缘作弧形切口
D. 沿乳晕边缘作弧形切口
E. "S"形切口

7. 乳房深部脓肿，切开引流时应采取（   ）
8. 关节区脓肿，切开引流可采取（   ）

参 考 答 案

A1 型题

1. C   2. C   3. C   4. E   5. E

A2 型题

1. E   2. A   3. C   4. B   5. B

B1 型题

1. E   2. B   3. A   4. B   5. C
6. D   7. C   8. E

第十五单元 胃、十二指肠溃疡的外科治疗

A1 型题

1. 下列哪项不属于溃疡病的手术适应证（ ）
   A. 溃疡伴急性穿孔，保守治疗无效者
   B. 慢性溃疡，症状不明显者
   C. 溃疡伴反复消化道出血，经保守治疗出血不止者
   D. 有多年溃疡病史，且发作频繁，经内科治疗无效者
   E. 怀疑溃疡恶变者

2. 下列哪项不属于急性穿孔的诊断要点（ ）
   A. 有溃疡病史，且近期有溃疡病活动症状
   B. 突然发生的持续性上腹部剧烈疼痛，迅速发展到全腹
   C. 检查时有明显的腹膜刺激征，并多有肝浊音界缩小或消失
   D. X线检查发现膈下有游离气体
   E. 莫菲征阳性

3. 我国对胃、十二指肠溃疡外科治疗最常用的术式是（ ）
   A. 迷走神经干切断术
   B. 选择性迷走神经切断术
   C. 高选择性迷走神经切断术
   D. 鸦爪切断术
   E. 胃大部切除术

A2 型题

1. 患者，男，35岁，消化性溃疡反复发作10年，突然剧烈腹痛3小时，全腹压痛、反跳痛、肌紧张，X线检查可见膈下游离气体，应首先考虑的诊断是（ ）
   A. 胃、十二指肠溃疡急性穿孔
   B. 急性腹膜炎
   C. 急性胰腺炎
   D. 急性肠梗阻
   E. 急性胆囊炎

2. 患者，男，45岁，消化性溃疡反复发作20年，近1个月来出现食欲减退，上腹部饱胀及沉重感，呕吐频繁，呕吐量大且含有酸臭味的宿食，呕吐物中不含胆汁，吐后上腹饱胀减轻，腹痛消失，明显消瘦，可见到上腹部的胃蠕动波、胃型、胃振水音，应首先考虑的诊断是（ ）
   A. 消化性溃疡合并幽门梗阻
   B. 肠梗阻
   C. 贲门梗阻
   D. 弥漫性腹膜炎
   E. 食管癌

3. 患者，男，40岁，反复上腹饱胀、嗳气吞酸、呕吐宿食2个月，体检上腹饱满，可见胃型，未及肿块，胃有振水音。应首先考虑的诊断是（ ）
   A. 急性胃炎
   B. 胃溃疡
   C. 急性胃扩张
   D. 十二指肠憩室
   E. 十二指肠溃疡瘢痕性幽门梗阻

4. 患者，男，55岁，间歇性胃痛发作5年，近2个月发作频繁，无规律，同时体重减轻，大便隐血试验持续阳性。应首先考虑的诊断是（ ）
   A. 食管癌
   B. 胃溃疡穿孔
   C. 胃癌
   D. 十二指肠溃疡穿孔
   E. 瘢痕性幽门梗阻

B1 型题

A. 大黄黄连泻心汤加减
B. 麦门冬汤加减
C. 化肝煎加减
D. 导痰汤加减
E. 丁香散加减

1. 对于瘢痕性幽门梗阻脾胃虚寒证者,宜用( )
2. 对于瘢痕性幽门梗阻痰湿阻胃证者,宜用( )

A. 大黄黄连泻心汤加减
B. 麦门冬汤加减
C. 化肝煎加减
D. 导痰汤加减
E. 丁香散加减

3. 对于瘢痕性幽门梗阻胃中积热证者,宜用( )
4. 对于瘢痕性幽门梗阻气阴两虚证者,宜用( )

A. 胃大部切除术
B. 全胃切除术
C. 胃肠吻合术
D. 胃大部切除术加淋巴结清扫术
E. 高选择性迷走神经切断术

5. 老年人,瘢痕性幽门梗阻,全身情况差,应首选的手术方式是( )
6. 十二指肠溃疡穿孔12小时以内,既往有出血史,周围炎症水肿较轻,一般情况好,应首选的手术方式是( )

A. 突发上腹剧烈疼痛,迅速波及全腹
B. 恶心呕吐
C. 腹肌强直呈板状
D. 发热
E. 腹胀,肠鸣音消失

7. 胃、十二指肠溃疡急性穿孔的典型体征是( )
8. 胃、十二指肠溃疡穿孔最典型的症状是( )

参考答案

A1 型题

1. B   2. E   3. E

A2 型题

1. A   2. A   3. E   4. C

B1 型题

1. E   2. D   3. A   4. B   5. C
6. A   7. C   8. A

第十六单元 门静脉高压症

A1 型题

1. 门静脉压力正常值为（ ）
   A. 0.27~1.36kPa
   B. 0.36~1.27kPa
   C. 1.27~2.36kPa
   D. 1.36~2.27kPa
   E. 2.27~3.36kPa

2. 门静脉与腔静脉之间的交通支不包括（ ）
   A. 前腹壁交通支
   B. 直肠上端交通支
   C. 腹膜后交通支
   D. 直肠下端肛管交通支
   E. 胃底、食管下段交通支

3. 门脉高压时的主要病理改变不包括（ ）
   A. 门-体静脉开放，交通支扩张
   B. 腹水
   C. 脾肿大、脾功能亢进
   D. 肝脏肿大
   E. 肝性脑病

4. 门静脉高压的手术治疗方法不包括（ ）
   A. 分流术
   B. 断流术
   C. 转流术
   D. 脾切除术
   E. 肝叶切除术

5. 下列除哪项外均为门脉高压症的临床表现（ ）
   A. 外周静脉压升高
   B. 腹壁静脉扩张
   C. 腹水
   D. 食管静脉曲张
   E. 脾肿大

A2 型题

1. 患者，男，56岁，患肝病反复发作20余年，近日出现乏力、嗜睡、厌食、脾肿大、脾功能亢进、腹水，应首先考虑的诊断是（ ）
   A. 急性肝炎
   B. 肝硬化
   C. 黑热病
   D. 门脉高压症
   E. 肝性脑病

2. 患者，男，50岁，发现乙肝8年，黑便半个月，胃镜检查发现食道、胃底静脉曲张。其门脉高压阻塞部位在（ ）
   A. 窦后
   B. 窦内
   C. 窦前
   D. 肝前
   E. 肝后

3. 患者，男，46岁，慢性乙肝史8年，肝硬化，门脉高压，发生大量呕血，考虑食道胃底静脉曲张破裂出血。首选止血措施为（ ）
   A. 三腔二囊管压迫
   B. 胃内注射或口服去甲肾上腺素
   C. 胃管注入冰水
   D. 使用生长抑素
   E. 内镜治疗

参考答案

A1 型题

1. C 2. B 3. D 4. E 5. A

A2 型题

1. D 2. B 3. A

第十七单元　腹外疝

A1 型题

1. 典型的腹外疝不包括（　　）
   A. 疝环
   B. 疝囊
   C. 疝内容物
   D. 疝外被盖
   E. 疝外壁

2. 疝囊壁部分由腹内脏器构成的腹外疝属（　　）
   A. 易复性疝
   B. 难复性疝
   C. 滑动性疝
   D. 嵌顿性疝
   E. 绞窄性疝

3. 下列哪项不是腹外疝的临床类型（　　）
   A. 易复性疝
   B. 难复性疝
   C. 溃疡性疝
   D. 嵌顿性疝
   E. 绞窄性疝

A2 型题

1. 患者，男性，60岁，腹股沟部出现可复性肿物1个月，可降入阴囊，应首先考虑的诊断是（　　）
   A. 腹股沟直疝
   B. 腹股沟斜疝
   C. 股疝
   D. 难复性疝
   E. 嵌顿疝

2. 患者，男性，78岁，双侧腹股沟部出现圆形肿物，不降入阴囊，平卧时可消失，应首先考虑的诊断是（　　）
   A. 腹股沟直疝
   B. 腹股沟斜疝
   C. 股疝
   D. 难复性疝
   E. 嵌顿疝

3. 患者，男，3岁，啼哭时可见腹股沟上段内侧由外上向内下前斜行凸现一圆形囊性包块，平卧时可自行回纳。应首先考虑的诊断是（　　）
   A. 腹股沟直疝
   B. 腹股沟斜疝
   C. 股疝
   D. 脐疝
   E. 切口疝

B1 型题

A. 左方
B. 右方
C. 前方
D. 后方
E. 内部

1. 腹股沟斜疝时，精索在疝囊（　　）
2. 腹股沟直疝时，精索在疝囊（　　）

参考答案

A1 型题

1. E　　2. C　　3. C

A2 型题

1. B　　2. A　　3. B

B1 型题

1. D　　2. C

第十八单元 泌尿、男性生殖系统疾病

A1 型题

1. 急性细菌性前列腺炎，治疗应首选抗生素是（　　）
   A. 喹诺酮类抗生素
   B. 复方新诺明
   C. 青霉素
   D. 红霉素
   E. 头孢类抗生素

2. 前列腺增生症最重要的症状是（　　）
   A. 尿潴留
   B. 尿频
   C. 进行性排尿困难
   D. 血尿
   E. 尿痛

3. 膀胱结石常见的首发症状是（　　）
   A. 尿频
   B. 尿急
   C. 尿痛
   D. 排尿中断
   E. 排尿困难

A2 型题

1. 患者，男，20岁，阴囊结块，肿硬而冷，牵引睾丸疼痛，喜暖畏寒；苔白腻，脉弦紧。治疗应首选的方剂是（　　）
   A. 天台乌药散
   B. 右归丸
   C. 补中益气汤
   D. 香连化滞丸
   E. 附子理中汤

2. 患者，女，36岁，肾绞痛突然发作，尿液检查可见镜下血尿。应首先考虑的诊断是（　　）
   A. 肾结石
   B. 膀胱结石
   C. 急性睾丸炎
   D. 尿道结石
   E. 肾结核

3. 患者，男，40岁，腰痛，少腹急满，小便频数短赤，溺时涩痛难忍，淋沥不爽，口干欲饮；舌红，苔黄腻，脉弦细。治疗应首选的方剂是（　　）
   A. 石韦散
   B. 八正散
   C. 济生肾气丸
   D. 龙胆泻肝汤
   E. 仙方活命饮

4. 患者，男，50岁，腰膝酸软，手足不温，小便频数，淋沥不尽，阳痿早泄；舌淡胖，苔白，脉沉细。其中医证型是（　　）
   A. 湿热下注
   B. 脾肾气虚
   C. 脾肾阳虚
   D. 肾阳虚衰
   E. 脾胃虚弱

5. 患者，男，55岁，进行性尿频、排尿困难1年。应首先考虑的诊断是（　　）
   A. 急性前列腺炎
   B. 膀胱结石
   C. 前列腺增生症
   D. 肾结石
   E. 尿道结石

6. 患者，男，45岁，小便不畅，尿液点滴而下，小腹拘急胀痛；舌质紫暗有瘀斑，脉涩。治疗应首选的方剂是（　　）
   A. 少腹逐瘀汤
   B. 石韦散

C. 八正散
D. 沉香散
E. 天台乌药散

B1 型题

A. 排尿突然中断，并感疼痛，可放射至阴茎头部和远端尿道，改变体位后可缓解症状
B. 突发性尿线变细，排尿费力，呈点滴状，尿流中断
C. 肾绞痛、腰腹部钝痛、放射痛、血尿、梗阻
D. 尿频、尿急、尿痛，腰痛，发热
E. 尿道口滴脓

1. 属肾脏结石和输尿管结石的临床表现为（　　）
2. 属尿道结石的临床表现为（　　）

A. 排尿困难，夜尿增多
B. 会阴部胀痛，疼痛向腰骶及大腿根部放射，尿频、尿急、尿痛
C. 睾丸肿痛
D. 无痛性血尿，排尿困难
E. 尿道口滴白，性功能障碍

3. 属急性前列腺炎临床表现的是（　　）
4. 属急性睾丸炎临床表现的是（　　）
5. 属慢性前列腺炎临床表现的是（　　）
6. 属前列腺增生症临床表现的是（　　）

A. 龙胆泻肝汤
B. 滋阴除湿汤
C. 八正散
D. 暖肝煎
E. 济生肾气丸

7. 治疗睾丸炎湿热下注证应首选（　　）
8. 治疗睾丸炎寒湿凝滞证应首选（　　）

参 考 答 案

A1 型题

1. B　　2. C　　3. D

A2 型题

1. A　　2. A　　3. B　　4. D　　5. C
6. D

B1 型题

1. C　　2. B　　3. B　　4. C　　5. E
6. A　　7. A　　8. D

第十九单元　肛门直肠疾病

A1 型 题

1. 内痔好发于截石位（　　）
   A. 肛门齿线以上3、7、11点处
   B. 6、12点外
   C. 肛缘3、9点处
   D. 6、12点处
   E. 3、9点前面

2. 血栓性痔最主要的症状是（　　）
   A. 出血
   B. 便秘
   C. 疼痛
   D. 瘙痒
   E. 腹泻

3. 直肠肛管周围脓肿常见的致病菌是（　　）
   A. 金黄色葡萄球菌
   B. 溶血性链球菌
   C. 大肠杆菌
   D. 草绿色链球菌
   E. 变形杆菌

A2 型 题

1. 患者，男，45岁。便秘，疼痛，肛周肿胀，肛周有暗紫色椭圆形肿块突起，应首先考虑的诊断是（　　）
   A. 息肉脱出
   B. 内痔
   C. 内痔脱出
   D. 血栓外痔
   E. 结缔组织外痔

2. 患者，女，50岁，排便时有肿块自肛门脱出，用手可托回，应首先考虑的诊断是（　　）
   A. 血栓性外痔
   B. 直肠脱垂
   C. 肛隐窝炎
   D. 肛周脓肿
   E. 肛瘘

3. 患者，男，5岁，便血，排便时可见单个、鲜红色樱桃样肿物脱出，便后可自行回纳。应首先考虑的是（　　）
   A. 肛管直肠周围脓肿
   B. 肛瘘
   C. 内痔
   D. 直肠息肉
   E. 血栓性外痔

4. 患者，女，40岁，肛门周围突发肿块，疼痛剧烈，局部红肿灼热。应首先考虑的诊断是（　　）
   A. 肛瘘
   B. 直肠肛管周围脓肿
   C. 直肠息肉
   D. 肛隐窝炎
   E. 内痔

B1 型 题

A. 肛门齿线以上3、7、11点处
B. 6、12点外
C. 肛缘3、9点处
D. 6、12点处
E. 3、9点前面

1. 内痔好发于（　　）
2. 结缔组织外痔好发于（　　）

A. 黄连解毒汤或仙方活命饮加减
B. 大承气汤或麻仁滋脾丸加减
C. 八珍汤或十全大补汤加减

D. 萆薢渗湿汤或龙胆泻肝汤加减

E. 凉血地黄汤或槐角丸加减

3. 适用于热结肠燥便秘的方剂是( )

4. 适用于素体气血不足或久病气血虚弱的方剂是( )

A. 黄连解毒汤或仙方活命饮加减

B. 大承气汤或麻仁滋脾丸加减

C. 八珍汤或十全大补汤加减

D. 萆薢渗湿汤或龙胆泻肝汤加减

E. 凉血地黄汤或槐角丸加减

5. 适用于肛周脓肿实证的方剂是( )

6. 适用于风热肠燥便血、血栓性外痔初起的方剂是( )

A. 二妙丸合萆薢渗湿汤加减

B. 五神汤或龙胆泻肝汤加减

C. 仙方活命饮或黄连解毒汤加减

D. 五仁丸或麻仁丸加减

E. 托里消毒饮加减

7. 肛瘘湿热下注证者,应首选的方剂是( )

8. 肛门直肠周围脓肿热毒蕴结证者,应首选的方剂是( )

A. 侧卧位

B. 膝胸位

C. 截石位

D. 倒置位

E. 蹲位

9. 乙状结肠检查常用的体位是( )

10. 检查内痔脱出、脱肛和息肉脱出的常用体位是( )

参 考 答 案

A1 型题

1. A   2. C   3. C

A2 型题

1. D   2. B   3. D   4. B

B1 型题

1. A   2. B   3. B   4. C   5. D

6. E   7. A   8. C   9. B   10. E

第二十单元　周围血管疾病

A1 型题

1. 诊断下肢静脉曲张应首选（　　）
   A. B超
   B. CT
   C. X线检查
   D. 静脉造影
   E. 动脉造影

2. 下列哪项不是深静脉血栓形成的诊断方法（　　）
   A. 放射性核素检查
   B. 血流图
   C. 计算机数字减影下静脉造影检查
   D. CT
   E. 超声多普勒检查

3. 动脉硬化性闭塞症的病变部位主要是（　　）
   A. 大动脉
   B. 大、中动脉
   C. 小动脉
   D. 微动脉
   E. 主动脉

4. 动脉硬化性闭塞症的西医治疗原则主要是（　　）
   A. 应用血管扩张剂
   B. 降低血液黏稠度
   C. 治疗高血压
   D. 治疗糖尿病
   E. 降低血脂，改善血压，改善血液高凝状态

A2 型题

1. 患者，女，50岁，左下肢有蚯蚓状静脉迂曲，站立时明显，平卧时减轻，应首先考虑的诊断是（　　）
   A. 浅静脉炎
   B. 动脉硬化性闭塞症
   C. 血栓闭塞性脉管炎
   D. 下肢深静脉血栓形成
   E. 下肢静脉曲张

2. 患者，女，64岁，突发性左下肢疼痛，明显肿胀，股三角区及小腿有明显压痛，并见明显静脉曲张，患肢皮肤呈暗红色，应首先考虑的诊断是（　　）
   A. 浅静脉炎
   B. 动脉硬化性闭塞症
   C. 血栓闭塞性脉管炎
   D. 下肢深静脉血栓形成
   E. 下肢静脉曲张

3. 患者，男，30岁，有吸烟史10年，右下肢疼痛1年，逐渐加重，疼痛剧烈，伴有局部感觉异常，右足背动脉搏动消失，足尖发凉，应首先考虑的诊断是（　　）
   A. 浅静脉炎
   B. 动脉硬化性闭塞症
   C. 血栓闭塞性脉管炎
   D. 下肢深静脉血栓形成
   E. 下肢静脉曲张

4. 患者，男，65岁，出现右下肢酸痛、麻木、皮温发凉，伴间歇性跛行，夜间症状明显加重，应首先考虑的诊断是（　　）
   A. 浅静脉炎
   B. 动脉硬化性闭塞症
   C. 血栓闭塞性脉管炎
   D. 下肢深静脉血栓形成
   E. 下肢静脉曲张

5. 患者，女，50岁，教师，右下肢沉重、酸胀2年余，检查可见右下肢浅静脉隆起、迂

曲，状如蚯蚓。为确诊，应做的检查是（　　）

  A. 多普勒肢体血流图

  B. 静脉造影

  C. 红外热像仪测定

  D. 肢体光电容积描记

  E. 血液流变学检查

  6. 患者，男，52岁，左下肢发凉，间歇性跛行1年，冠心病史3年，心电图检查示冠状动脉供血不足。应首先考虑的诊断是（　　）

  A. 下肢深静脉血栓形成

  B. 动脉硬化性闭塞症

  C. 单纯性下肢静脉曲张

  D. 血栓闭塞性脉管炎

  E. 干性坏疽

B1 型题

  A. 附桂八味丸加减

  B. 十全大补汤加减

  C. 四妙勇安汤加减

  D. 桃红四物汤加减

  E. 阳和汤加减

  1. 血栓闭塞性脉管炎气血两虚证宜用（　　）

  2. 血栓闭塞性脉管炎血瘀证宜用（　　）

  A. 附桂八味丸加减

  B. 十全大补汤加减

  C. 四妙勇安汤加减

  D. 桃红四物汤加减

  E. 阳和汤加减

  3. 血栓闭塞性脉管炎肾阳虚宜用（　　）

  4. 血栓闭塞性脉管炎寒湿证宜用（　　）

  A. 阳和汤

  B. 桃红四物汤

  C. 四妙勇安汤

  D. 八珍汤合左归丸

  E. 十全大补汤

  5. 治疗动脉硬化性闭塞症寒凝血脉证应首选（　　）

  6. 治疗动脉硬化性闭塞症脾肾阳虚证应首选（　　）

参 考 答 案

A1 型题

1. D 2. D 3. B 4. E

A2 型题

1. E 2. D 3. C 4. B 5. B

6. B

B1 型题

1. B 2. D 3. A 4. E 5. A

6. D

第二十一单元 皮肤及性传播疾病

A1 型题

1. 带状疱疹的最主要的症状是（　　）
   A. 瘙痒
   B. 神经痛
   C. 乏力
   D. 寒战高热
   E. 少尿

2. 下列不属于带状疱疹局部治疗的药物的是（　　）
   A. 龙胆紫溶液
   B. 阿昔洛韦
   C. 无环鸟苷
   D. 阿糖胞苷
   E. 益康唑

3. 以下容易诱发丹毒的疾病是（　　）
   A. 带状疱疹
   B. 足癣
   C. 银屑病
   D. 梅毒
   E. 湿疹

4. 下列不属于足癣的特征的是（　　）
   A. 通过接触传染
   B. 局部瘙痒
   C. 多见于成年人
   D. 真菌培养阴性
   E. 易继发感染

5. 以下可出现苔藓样变的疾病是（　　）
   A. 急性湿疹
   B. 亚急性湿疹
   C. 慢性湿疹
   D. 带状疱疹
   E. 银屑病

6. 下列不属于局限性皮肤瘙痒症好发部位的是（　　）
   A. 肛门
   B. 阴囊
   C. 女阴
   D. 小腿
   E. 双手

7. 下列不属于银屑病临床分型的是（　　）
   A. 全身型
   B. 寻常型
   C. 脓疱型
   D. 关节病型
   E. 红皮病型

8. 有点状出血现象的疾病是（　　）
   A. 寻常型银屑病
   B. 脓疱型银屑病
   C. 急性湿疹
   D. 慢性湿疹
   E. 皮肤瘙痒症

9. 下列不属于白癜风的特征的是（　　）
   A. 皮损为局部色素脱失斑
   B. 皮损可发于任何部位
   C. 脱色斑为先天性
   D. 多无自觉症状
   E. 皮损周边有色素沉着带

10. 治疗梅毒首选抗生素为（　　）
    A. 青霉素类
    B. 万古霉素
    C. 红霉素
    D. 喹诺酮类
    E. 氨基糖甙类

A2 型题

1. 患者，男，41岁。左足底皮肤皲裂1月，伴疼痛。查体可见左足底皮肤增厚、粗糙、脱

屑、干燥，有皲裂，舌质淡红，苔薄白，脉细。诊断为足癣鳞屑角化型。其中医证型是（　　）

A. 肝经郁热证
B. 脾虚湿蕴证
C. 气滞血瘀证
D. 湿热蕴结证
E. 血虚风燥证

2. 患者，男，23岁。左侧第4、5趾间瘙痒，查体可见局部潮湿，皮肤浸渍发白，应首先考虑的诊断是（　　）

A. 皮肤瘙痒症
B. 足癣
C. 银屑病
D. 梅毒
E. 湿疹

3. 患者，女，47岁。左侧前臂皮肤破溃伴瘙痒1周，急性发病，皮损为密集的粟粒大小的丘疹、丘疱疹，基底潮红，有抓痕，有结痂。诊断为急性湿疹，应首选的方剂是（　　）

A. 清风散和四物汤加减
B. 除湿胃苓汤加减
C. 柴胡疏肝散加减
D. 萆薢渗湿汤加减
E. 清营汤加减

4. 患者，男，21岁。颈部皮肤出现白斑1年，无疼痛，无瘙痒。查体可见颈部约4cm×5cm白斑，周边有色素沉着带。应首先考虑的诊断是（　　）

A. 皮肤瘙痒症
B. 白癜风
C. 银屑病
D. 梅毒
E. 湿疹

5. 患者，男，34岁。有冶游史。胸壁、腹壁广泛多发皮疹1月，轻度瘙痒，无疼痛。梅毒螺旋体检查和梅毒血清试验阳性。应首先考虑的诊断是（　　）

A. 一期梅毒
B. 二期梅毒
C. 三期梅毒
D. 隐性梅毒
E. 先天性梅毒

B1 型题

A. 一期梅毒
B. 二期梅毒
C. 三期梅毒
D. 隐性梅毒
E. 先天性梅毒

1. 主要表现为外生殖器硬下疳的是（　　）
2. 主要表现为杨梅疮的是（　　）

A. 带状疱疹
B. 湿疹
C. 银屑病
D. 梅毒
E. 白癜风

3. 皮疹多沿某一周围神经分布，排列呈带状，发于身体一侧，不超过正中线，疼痛剧烈的是（　　）
4. 局部色素脱失斑，呈乳白色斑点或斑片，境界清楚，边缘褐色，无疼痛的是（　　）

参 考 答 案

A1 型题

1. B　2. E　3. B　4. D　5. C
6. E　7. A　8. A　9. C　10. A

A2 型题

1. E　2. B　3. D　4. B　5. B

B1 型题

1. A　2. B　3. A　4. E

中西医结合妇产科学

第一单元 女性生殖系统解剖

A1 型题

1. 下列关于骨盆的叙述,正确的是( )
   A. 骨盆由骶骨、尾骨及左右两块髂骨构成
   B. 骨盆轴为贯穿骨盆各个平面中点的假想轴线
   C. 骨盆腔是所有生殖器所在部位
   D. 骶髂关节位于骨盆的后方
   E. 妊娠期骨盆各关节活动度极度增大

2. 下列关于女性骨盆的叙述,错误的是( )
   A. 骨盆入口呈横椭圆形
   B. 入口横径长于前后径
   C. 耻骨弓较宽
   D. 坐骨棘间径小于10cm
   E. 骶骨切迹呈圆形

3. 下列关于骨盆骨骼组成的叙述,正确的是( )
   A. 骶骨、尾骨、髋骨各一块
   B. 骶骨、尾骨、左右两块髋骨
   C. 一块骶骨、两块髋骨
   D. 腰椎骨、骶骨、髋骨、尾骨各一块
   E. 尾骨、两块髋骨

4. 我国妇女最常见的骨盆类型是( )
   A. 女型
   B. 男型
   C. 扁平型
   D. 漏斗型
   E. 类人猿型

5. 下列各项,不属骨盆平面的是( )
   A. 骨盆入口平面
   B. 骨盆轴平面
   C. 中骨盆平面
   D. 骨盆最大平面
   E. 骨盆出口平面

6. 正常骨盆耻骨弓的角度是( )
   A. 45°
   B. 55°
   C. 50°
   D. 90°
   E. 70°

7. 成年女子宫体与宫颈的比例是( )
   A. 2∶1
   B. 1∶2
   C. 1∶1
   D. 3∶1
   E. 3∶2

8. 下列关于女性外生殖器解剖的叙述,正确的是( )
   A. 女性外生殖器即会阴
   B. 阴阜即耻骨联合前面隆起的脂肪垫
   C. 双侧小阴唇前端为腹股沟韧带终止点
   D. 前庭大腺称斯氏腺
   E. 阴道前庭为双侧大阴唇之间的菱形区

9. 下列各项,不属女性外阴组成的是( )
   A. 阴阜
   B. 阴道
   C. 小阴唇
   D. 前庭大腺
   E. 大阴唇

10. 维持子宫底保持前倾的主要韧带是( )
    A. 子宫圆韧带
    B. 宫颈横韧带
    C. 卵巢固有韧带
    D. 主韧带

E. 子宫骶骨韧带

11. 下列关于子宫韧带解剖的叙述，正确的是（　　）
    A. 圆韧带起于子宫角，止于腹股沟
    B. 阔韧带富有肌纤维与子宫体肌纤维相接
    C. 卵巢固有韧带使子宫倾向后方
    D. 主韧带横行于子宫颈两侧和骨盆侧壁之间
    E. 子宫骶骨韧带使子宫侧向后方

12. 下列关于输卵管解剖生理的叙述，正确的是（　　）
    A. 全长为6～8cm
    B. 伞端有腹膜遮盖
    C. 平滑肌收缩时输卵管由近端向远端蠕动
    D. 内壁为复层柱状上皮
    E. 管壁由浆膜、肌层和黏膜组成

13. 下列关于子宫解剖的叙述，错误的是（　　）
    A. 子宫位于骨盆中央，呈倒置的梨形
    B. 子宫重量约50g
    C. 子宫的容积约5～6mL
    D. 成人宫体与宫颈比例为2∶1
    E. 子宫峡部内膜与宫颈内膜相同

14. 下列关于子宫解剖的叙述，错误的是（　　）
    A. 长7～8cm，宽4～5cm，厚2～3cm
    B. 子宫峡部的上端又称组织学内口
    C. 子宫内膜分为基底层和功能层
    D. 子宫前面腹膜覆盖膀胱形成膀胱子宫凹陷返折
    E. 子宫后面腹膜向下再折向直肠形成道格拉斯陷凹

15. 下列关于阴道解剖的叙述，错误的是（　　）
    A. 阴道位于骨盆下部的中央
    B. 阴道上端较下端宽敞
    C. 阴道后壁较前壁长
    D. 阴道上端包绕宫颈，下端开口于前庭前部
    E. 阴道为复层扁平上皮所覆盖，无腺体

16. 下列关于女性生殖器解剖的叙述，错误的是（　　）
    A. 阴道上皮为复层扁平上皮，无腺体
    B. 子宫颈管黏膜上皮是高柱状上皮，有腺体
    C. 子宫内膜分为功能层与基底层
    D. 输卵管的最外端称为伞部
    E. 卵巢的表面为腹膜

17. 下列关于阴道的形态学及组织学特征的叙述，正确的是（　　）
    A. 阴道下端比上端宽
    B. 阴道黏膜受性激素影响有周期性变化
    C. 下端开口于前庭前部
    D. 黏膜覆以单层柱状上皮
    E. 阴道壁有丰富的腺体

18. 子宫最狭窄的部分是（　　）
    A. 组织学内口
    B. 解剖学内口
    C. 宫颈管
    D. 子宫峡部
    E. 子宫外口

19. 下列关于宫颈的叙述，正确的是（　　）
    A. 主要由结缔组织构成
    B. 宫颈管内膜为复层鳞状上皮
    C. 腺体能分泌少量酸性黏液
    D. 宫颈内口是宫颈癌的好发部位
    E. 宫颈黏膜无周期性的变化

20. 下列各项，不属女性生殖器邻近器官的是（　　）
    A. 膀胱
    B. 输尿管
    C. 阑尾
    D. 乙状结肠
    E. 直肠

21. 下列关于输卵管结构的叙述，正确的是（　　）
    A. 由浆膜层、肌层、黏膜下层及黏膜层四层构成

B. 内膜上皮为复层柱状上皮，有纤毛
C. 壶腹部是管腔最狭窄的部分
D. 伞部开口于腹腔
E. 平滑肌蠕动方向是自内向外

22. 下列关于输卵管的叙述，错误的是（ ）
    A. 为精子与卵子结合的场所
    B. 分间质部、峡部、壶腹部、伞部4个部分
    C. 伞端有"拾卵"作用
    D. 由浆膜层、黏膜层构成
    E. 黏膜受激素影响发生周期性变化

23. 下列关于宫颈的叙述，错误的是（ ）
    A. 宫颈主要由平滑肌纤维组成
    B. 分阴道上部和阴道部
    C. 宫颈管黏膜有腺体，分泌碱性黏液
    D. 鳞柱状上皮交界处为宫颈癌的好发部位
    E. 宫颈黏液栓有利于防止病原体侵入

24. 下列关于卵巢特征的叙述，正确的是（ ）
    A. 成年妇女卵巢重约5~6g
    B. 卵巢表面有腹膜覆盖
    C. 卵巢白膜是一层平滑肌组织
    D. 髓质内含数以万计的原始卵泡
    E. 卵巢内侧以骨盆漏斗韧带与子宫相连

25. 固定宫颈位置的主要韧带是（ ）
    A. 圆韧带
    B. 主韧带
    C. 骨盆漏斗韧带
    D. 阔韧带
    E. 宫骶韧带

26. 横行于宫颈两侧和骨盆侧壁之间的韧带是（ ）
    A. 圆韧带
    B. 阔韧带
    C. 主韧带
    D. 宫骶韧带
    E. 卵巢固有韧带

27. 自输卵管伞端延伸至盆壁的韧带是（ ）
    A. 主韧带
    B. 阔韧带
    C. 骨盆漏斗韧带
    D. 子宫骶骨韧带
    E. 圆韧带

28. 下列关于骨盆底的叙述，正确的是（ ）
    A. 外层为盆膈
    B. 中层为泌尿生殖膈
    C. 肛门外括约肌属盆膈范围
    D. 球海绵体肌有松弛阴道作用
    E. 肛提肌是组成骨盆底不大的肌肉

29. 下列各项，不属女性内生殖器的是（ ）
    A. 小阴唇
    B. 阴道
    C. 子宫
    D. 输卵管
    E. 卵巢

30. 下列关于前庭大腺的叙述，错误的是（ ）
    A. 又称巴氏腺，位于大阴唇后部
    B. 左右各一个
    C. 开口于处女膜与小阴唇之间的沟内
    D. 正常时如黄豆大小，检查时可触及
    E. 腺管堵塞，可形成前庭大腺囊肿或脓肿

31. "子门"指的是（ ）
    A. 宫颈外口
    B. 阴道口
    C. 子宫
    D. 外阴部
    E. 阴道壁

32. 下列各项，不属古籍中有关子宫的名称是（ ）
    A. 胞宫
    B. 女子胞
    C. 子处
    D. 子门

E. 血室

B1 型题

A. 大阴唇
B. 小阴唇
C. 前庭大腺
D. 阴道前庭
E. 阴蒂

1. 当外阴部受到损伤时，最易形成血肿的部位是（　　）
2. 当外阴部发生炎症时，最易形成囊肿的部位是（　　）

A. 坐骨棘
B. 髂嵴
C. 坐骨结节
D. 骶岬
E. 髂前上棘

3. 骶骨的上缘向前突出形成骨盆内测量的重要标志，称为（　　）
4. 判断中骨盆是否狭窄的重要标志是（　　）

A. 卵巢固有韧带
B. 主韧带
C. 骶韧带
D. 骨盆漏斗韧带
E. 圆韧带

5. 从输卵管伞端下方向外延伸达骨盆壁的韧带是（　　）
6. 起于子宫双角前面，止于大阴唇前端的韧带是（　　）

参考答案

A1 型题

1. B   2. D   3. B   4. A   5. B
6. D   7. A   8. B   9. B   10. A
11. D   12. E   13. E   14. B   15. D
16. E   17. B   18. D   19. A   20. D
21. D   22. D   23. A   24. A   25. B
26. C   27. C   28. B   29. A   30. D
31. A   32. D

B1 型题

1. A   2. C   3. D   4. A   5. D
6. E

第二单元　女性生殖系统生理

A1　型　题

1. 妇女的主要生理特点是（　　）
   A. 经、带、胎、产
   B. 经、孕、产、乳
   C. 经、孕、胎、产
   D. 经、孕、胎、乳
   E. 经、带、产、乳

2. 下列关于"天癸"的叙述，错误的是（　　）
   A. 天癸就是月经
   B. 先有天癸后有月经
   C. 肾气盛才能天癸至
   D. 天癸男女都有
   E. 天癸是一种阴精

3. 称为"先天之本"的脏腑是（　　）
   A. 肝
   B. 肾
   C. 肺
   D. 心
   E. 脾

4. 下列关于冲脉的叙述，错误的是（　　）
   A. 冲为十二经之海
   B. 冲为血海
   C. 是气血运行的要冲
   D. 是人体妊养之本
   E. 冲脉为月经之本

5. 称为"血海"的经脉是（　　）
   A. 冲脉
   B. 任脉
   C. 督脉
   D. 带脉
   E. 肝脉

6. "主胞胎"的经脉是（　　）
   A. 冲脉
   B. 任脉
   C. 督脉
   D. 带脉
   E. 肝脉

7. 身体无病，每三月一行经者，称为（　　）
   A. 激经
   B. 暗经
   C. 居经
   D. 避年
   E. 并月

8. 下列各项，属青春期开始的重要标志是（　　）
   A. 周期性排卵
   B. 月经初潮
   C. 卵泡开始发育
   D. 具有孕育功能
   E. 第一性征开始出现

9. 妊娠初期，仍按月行经而无损于胎儿者，称为（　　）
   A. 暗经
   B. 居经
   C. 激经
   D. 胎漏
   E. 子病

10. 子宫内膜从增生期变成分泌期，其最直接的原因是（　　）
    A. 促性腺激素释放激素的作用
    B. 促性腺激素的作用
    C. 雌激素的作用
    D. 孕激素的作用
    E. hCG 的作用

11. 子宫内膜呈周期性变化的是（　　）
    A. 子宫肌层

B. 致密层

C. 功能层

D. 海绵层

E. 基底层

12. 下列各项，属雌、孕激素协同作用的是（　　）

　　A. 宫颈黏液的变化

　　B. 输卵管蠕动强度

　　C. 阴道上皮细胞角化现象的变化

　　D. 乳腺的发育

　　E. 子宫平滑肌对缩宫素的敏感性

13. 下列关于孕激素的生理作用的叙述，正确的是（　　）

　　A. 使子宫肌肉对催产素的敏感性增强

　　B. 使阴道上皮角化，糖原增加

　　C. 使子宫内膜呈增生期变化

　　D. 使宫颈口闭合，黏液减少变稠，拉丝度减少

　　E. 促进骨中钙的沉积

14. 正常月经来潮是由于（　　）

　　A. 体内雌孕激素撤退性出血

　　B. 体内雌激素的撤退性出血

　　C. 体内孕激素的突破性出血

　　D. 体内雌孕激素的突破性出血

　　E. 体内孕激素的撤退性出血

B1 型题

A. 雌激素

B. 孕激素

C. 雄激素

D. FSH

E. LH

1. 使子宫内膜增生的激素是（　　）
2. 使子宫内膜由增生期变为分泌期的激素是（　　）

A. 藏而不泻

B. 泻而不藏

C. 亦泻亦藏

D. 主月经

E. 孕育胎儿

3. 在月经后、妊娠期胞宫的生理功能是（　　）
4. 在月经期、分娩时胞宫的生理功能是（　　）

A. 使阴道上皮细胞增生角化

B. 使阴道上皮细胞脱落加快

C. 促进阴毛和腋毛的生长

D. 直接促进窦前卵泡及窦状卵泡的生长发育

E. 抑制垂体 FSH 分泌

5. 孕激素的作用是（　　）
6. 促卵泡素的作用是（　　）

A. 月经间隔时间正常，但经期延长 9～10 天

B. 月经周期紊乱，经期长短不一，出血量时多时少

C. 月经周期缩短，月经频发

D. 月经周期正常，量少

E. 月经中期出血，量少

7. 子宫内膜脱落不全的主要表现是（　　）
8. 黄体功能不足的主要表现是（　　）

参 考 答 案

A1 型题

1. B　2. A　3. B　4. D　5. A
6. B　7. C　8. B　9. C　10. D
11. C　12. D　13. D　14. A

B1 型题

1. A　2. B　3. A　4. B　5. B
6. D　7. A　8. C

第三单元　妊娠生理

A1 型题

1. 精子和卵子受精的部位是（　　）
   A. 输卵管峡部
   B. 输卵管壶腹部与峡部连接处
   C. 输卵管伞部
   D. 输卵管间质部
   E. 子宫腔

2. 下列关于受精的叙述，正确的是（　　）
   A. 卵子停留在输卵管峡部等待受精
   B. 精子获能的主要部位是阴道
   C. 精子与卵子相遇时发生顶体反应
   D. 精子与卵子相遇，标志受精过程已开始
   E. 精原核与卵原核相融合，标志受精过程即将完成

3. 下列各项，不属受精卵着床条件的是（　　）
   A. 透明带消失
   B. 滋养细胞分化出合体滋养细胞
   C. 囊胚与子宫内膜必须同步发育
   D. 必须有足够的孕酮
   E. 子宫内膜发生蜕膜变

4. 下列关于受精卵的发育、运行及着床的叙述，正确的是（　　）
   A. 精子获能发生在宫腔及输卵管腔
   B. 卵子受精发生在输卵管的峡部
   C. 受精后第4日受精卵分裂为桑椹胚
   D. 受精卵着床时透明带尚未消失
   E. 受精卵第8日进入宫腔，第10日开始植入

5. 下列关于叶状绒毛膜的叙述，正确的是（　　）
   A. 构成胎盘的胎儿部分
   B. 是胎盘最里层
   C. 是胎盘母体部分
   D. 具有一定弹性
   E. 无血管、神经及淋巴

6. 下列各项，不属胎儿附属物的是（　　）
   A. 胎盘
   B. 胎膜
   C. 胎脂
   D. 脐带
   E. 羊水

7. 下列关于乳汁形成与分泌的机制的叙述，错误的是（　　）
   A. 雌激素促进乳腺管发育，孕激素刺激乳腺腺泡发育
   B. 大量雌激素抑制乳汁生成
   C. 雌激素在产后是促使乳汁排出的主要激素
   D. 胎盘生乳素促进乳汁生成
   E. 催乳素是产后促使乳汁排出的主要激素

8. 下列关于胎盘组成的叙述，正确的是（　　）
   A. 平滑绒毛膜＋包蜕膜＋羊膜
   B. 平滑绒毛膜＋底蜕膜＋真蜕膜
   C. 叶状绒毛膜＋包蜕膜＋真蜕膜
   D. 叶状绒毛膜＋底蜕膜＋羊膜
   E. 叶状绒毛膜＋真蜕膜＋底蜕膜

9. 下列关于妊娠期子宫变化的叙述，错误的是（　　）
   A. 孕卵着床后，子宫内膜受孕激素的影响发生蜕膜变
   B. 妊娠后期多数子宫有不同程度的右旋
   C. 足月妊娠时，子宫下段可达7~10cm
   D. 妊娠晚期，子宫呈球形且不对称
   E. 妊娠晚期，子宫肌细胞肥大，长约

500μm，宽 10μm

10. 下列关于妊娠期孕妇循环系统改变的叙述，错误的是（　　）
   A. 妊娠晚期心脏向左、向上、向前移位
   B. 心排出量妊娠 32～34 周达高峰
   C. 心率在妊娠末期增加 10～15 次/分
   D. 妊娠 20～28 周血容量的增加达高峰
   E. 孕期血红蛋白常轻度降低

11. 下列关于妊娠期血液变化的叙述，错误的是（　　）
   A. 血红蛋白下降
   B. 血浆增加多于红细胞增加
   C. 中性粒细胞降低
   D. 血细胞沉降率加快
   E. 血浆蛋白下降

参 考 答 案

A1 型题

1. B	2. C	3. E	4. A	5. A
6. C	7. C	8. D	9. D	10. D
11. C				

第四单元 产前保健

A1 型题

1. 下列各项,最简便且较准确测定胎儿安危的方法是( )
   A. 胎儿电子监护
   B. 尿雌三醇测定
   C. 胎动计数
   D. 羊膜镜检查
   E. 缩宫素激惹试验

2. 孕妇尿中与胎儿胎盘功能关系密切的激素是( )
   A. 雌二醇
   B. 雌酮
   C. 雌三醇
   D. 孕酮
   E. 睾酮

3. 目前我国采用的围生期是( )
   A. 妊娠满 20 周到产后 4 周
   B. 妊娠满 28 周到产后 1 周
   C. 妊娠满 20 周到产后 1 周
   D. 围绕分娩前后 1 周以内的阶段
   E. 分娩前 1 周到分娩后 24 小时内

4. 下列各项,不属首次产前检查内容的是( )
   A. 血、尿常规检查
   B. 心肺检查
   C. 测量基础血压
   D. 常规妇科检查
   E. 常规胸片检查

5. 下列各项,不属胎盘功能检查的是( )
   A. 孕妇尿中雌三醇值
   B. 缩宫素激惹试验
   C. 孕妇尿中 β-hCG 值
   D. 孕妇血清胎盘生乳素值
   E. 阴道脱落细胞检查

6. 下列各项,提示胎儿储备能力异常的项目是( )
   A. OCT 阴性
   B. FHR 有加速和减速的变化
   C. 胎动 30 次/12 小时
   D. NST 是宫缩时 FHR 的变化
   E. NST 出现反应型

7. 下列关于中期妊娠的诊断与监护的叙述,错误的是( )
   A. 从妊娠早期至妊娠中期,胎动随妊娠周数逐渐减少
   B. 妊娠 18~20 周起孕妇自觉胎动
   C. 妊娠 18~20 周经孕妇腹部可听到胎心音
   D. 妊娠 20 周可经腹壁触及宫内胎体
   E. 妊娠 16 周子宫底达脐耻之间

8. 下列各项,不属常用的胎盘功能检测项目的是( )
   A. HPL
   B. OCT
   C. 羊膜镜检查
   D. 尿 E_3 测定
   E. 阴道脱落细胞检查

B1 型题

A. 使胎儿第 8 对脑神经及肾受害
B. 出现灰婴综合征
C. 可引起溶血,导致发生肝损害及核黄疸
D. 可产生新生儿血小板减少症
E. 可引起青少年期发生阴道腺病及阴道与宫颈透明细胞癌

1. 孕妇用氯霉素,对胎儿的影响是( )
2. 孕妇用氨基糖苷类药,对胎儿的影响是( )

参考答案

A1 型题

1. C 2. C 3. B 4. E 5. C 6. D 7. A 8. C

B1 型题

1. B 2. A

第五单元　正常分娩

A1 型 题

1. 正常分娩时最主要的产力是(　　)
   A. 子宫收缩力
   B. 肛提肌收缩力
   C. 腹肌收缩力
   D. 膈肌收缩力
   E. 骨骼肌收缩力

2. 下列关于正常产道的叙述，正确的是(　　)
   A. 中骨盆平面的横径长而前后径短
   B. 入口平面是前后径长而横径短
   C. 出口平面是前后径短而横径长
   D. 骨盆轴的上段向下向后，中段向下，下段向下向前
   E. 骨盆倾斜度正常值为70°

3. 胎头衔接指的是(　　)
   A. 枕骨进入骨盆入口，双顶径接近或达到坐骨棘水平
   B. 顶骨进入骨盆入口，双顶径接近或达到坐骨棘水平
   C. 双顶径进入骨盆入口，颅骨最低点接近或达到坐骨棘水平
   D. 双顶径进入骨盆入口，双顶径到达坐骨棘水平
   E. 双顶径进入骨盆入口，双顶径到达坐骨结节水平

4. 下列关于正常枕先露分娩机制的叙述，正确的是(　　)
   A. 下降，衔接，内旋转，俯屈，仰伸复位，外旋转
   B. 衔接，俯屈，内旋转，下降，仰伸复位，外旋转
   C. 衔接，下降，俯屈，内旋转，仰伸复位，外旋转
   D. 下降，俯屈，衔接，内旋转，仰伸复位，外旋转
   E. 衔接，下降，内旋转，俯屈，仰伸复位，外旋转

5. 临产的主要标志是(　　)
   A. 见红，规律宫缩，胎先露下降
   B. 规律宫缩，破膜，胎先露下降
   C. 见红，破膜，宫口扩张
   D. 规律宫缩，宫口扩张，胎先露下降
   E. 见红，破膜，规律宫缩

6. 下列各项，属进入第二产程征象的是(　　)
   A. 产妇屏气向下用力
   B. 胎头部分露于阴道
   C. 产妇排尿困难
   D. 子宫颈口开全
   E. 脐带脱出于阴道口外

7. 临产后肛查了解胎头下降程度的标志是(　　)
   A. 骶岬
   B. 骶骨
   C. 坐骨结节
   D. 坐骨棘
   E. 坐骨切迹

8. 下列关于临产诊断的叙述，错误的是(　　)
   A. 胎膜破裂
   B. 有节律性的宫缩
   C. 宫颈管的消失
   D. 宫口逐渐扩张
   E. 先露部下降

9. 下列各项，不属软产道范围的是(　　)
   A. 子宫体部
   B. 子宫下段
   C. 宫颈
   D. 外阴
   E. 阴道

10. 下列关于分娩的先兆症状的叙述，错误

的是( )
A. 见红多在分娩开始前 24~48 小时
B. 见红是分娩即将开始比较可靠的征象
C. 初产妇见红血量比经产妇多
D. 假临产的特点是持续时间短且不恒定，常夜间出现，清晨消失
E. 镇静剂可抑制假临产

11. 下列各项，不属决定分娩难易的重要因素的是( )
A. 胎儿大小
B. 胎方位
C. 胎心率
D. 骨盆大小
E. 产力强弱

A2 型题

1. 初产妇，孕 39 周，近日来食欲增加，晚 11 点有腹部阵痛，一夜未睡，今晨 7 点就诊，精神疲乏，有宫缩，10~20 秒/10~35 分，宫缩时宫壁不硬。肛查：先露头，半固定，宫口开指尖，前羊水囊不明显，坐骨切迹 >2 横指。应首选的处理措施是( )
A. 肥皂水灌肠
B. 催产素静滴
C. 人工破膜
D. 杜冷丁 100mg 肌注
E. 补液纠酸

2. 产妇临产 8 小时，肛诊检查头先露，宫口已开全，先露 +4。此时产力的组成是( )
A. 子宫收缩力
B. 子宫收缩力 + 腹肌收缩力
C. 子宫收缩力 + 膈肌收缩力
D. 子宫收缩力 + 腹肌收缩力 + 膈肌收缩力
E. 子宫收缩力 + 腹肌收缩力 + 膈肌收缩力 + 肛提肌收缩力

3. 初产妇，孕 40 周临产，规则宫缩 12 小时，破膜 10 小时，肛查：宫口开大 5cm，先露 +0.5。首先应考虑的诊断是( )
A. 胎膜早破

B. 正常潜伏期
C. 正常活跃期
D. 潜伏期延长
E. 第一产程延长

4. 患者，女，24 岁。G2P0，孕 40 周，晚 11 时起宫缩为 20~30 秒/5~6 分，4 小时后 30~35 秒/4~5 分，急诊查胎心 140 次/分，宫颈消失，宫口开大 2cm，有羊膜囊感。应首选的治疗措施是( )
A. 待破膜后入院待产
B. 待宫缩加密后再入院
C. 立即收住院待产
D. 注射杜冷丁 100mg，区别真假临产
E. 暂留急诊室观察

B1 型题

A. 衔接
B. 下降
C. 俯屈
D. 内旋转
E. 仰伸

1. 胎头双顶径进入骨盆入口平面，胎头颅骨最低点接近或达到坐骨棘水平称为( )
2. 胎头沿骨盆轴前进的动作称为( )

参考答案

A1 型题

1. A 2. D 3. C 4. C 5. D
6. D 7. D 8. A 9. A 10. C
11. C

A2 型题

1. D 2. E 3. C 4. C

B1 型题

1. A 2. B

第六单元　正常产褥

A1 型题

1. 下列关于新产后和哺乳期的生理特点的叙述，错误的是(　　)
   A. 有恶露的排出，1月左右干净
   B. 体温在产后24小时内略升高
   C. 产褥早期，产妇血液处于高凝状态
   D. 12小时可开始哺乳
   E. 生理性闭经

2. 产后宫颈完全恢复至未孕形态所需要的时间是(　　)
   A. 1周
   B. 2周
   C. 3周
   D. 4周
   E. 5周

3. 下列关于初乳的叙述，错误的是(　　)
   A. 呈淡黄色，含有丰富的脂质
   B. 含蛋白质多
   C. 含乳糖较少
   D. 含β胡萝卜素多
   E. 含大量免疫抗体，如分泌型IgA

4. 下列关于产褥期的处理的叙述，错误的是(　　)
   A. 缩宫素滴鼻可帮助排乳
   B. 肝炎患者不可用大剂量雌激素退奶
   C. 产后子宫复旧不良者给予子宫收缩剂
   D. 产后排尿困难者常规导尿
   E. 每日用1∶2000高锰酸钾液冲洗阴道

A2 型题

1. 初产妇，24岁。从分娩后第3天体温在38.5℃左右，子宫收缩好，无压痛，会阴伤口无肿胀及压痛，恶露淡红色，无臭味，双乳肿胀且硬。首先应考虑的诊断是(　　)
   A. 会阴伤口感染
   B. 乳腺炎
   C. 产褥感染
   D. 上呼吸道感染
   E. 泌乳热

B1 型题

A. 产后3~4天
B. 产后7天
C. 产后10天
D. 产后21天
E. 产后42天

1. 产后子宫复旧缩小至降入骨盆腔内的时间是(　　)
2. 产后脉搏恢复正常的时间是(　　)

参考答案

A1 型题

1. D　　2. D　　3. A　　4. E

A2 型题

1. E

B1 型题

1. C　　2. B

第七单元 妇产科疾病的病因与发病机制

A1 型题

1. 引起妇科疾病的外来因素中，最常见的是（ ）
   A. 风寒湿
   B. 暑湿热
   C. 寒湿热
   D. 燥湿火
   E. 风湿热

2. 对女性生理特点的论述中不妥的是（ ）
   A. 女性生理特点主要表现在经、孕、产、乳几方面
   B. 胞宫是经、孕、产、乳的器官
   C. 气血通过经络而达到胞宫
   D. 气血是经、孕、产、乳的物质基础
   E. 气血来源于脏腑

3. 妇科常见情志致病因素是（ ）
   A. 怒思忧
   B. 怒思恐
   C. 喜怒忧
   D. 思恐惊
   E. 悲恐惊

4. 惊恐伤肾，恐则气下，导致的妇科疾病是（ ）
   A. 月经先期
   B. 月经后期
   C. 月经过多
   D. 月经过少
   E. 闭经

5. 过食寒凉，内伤阳气，气血凝滞，不会引起的妇科疾病是（ ）
   A. 痛经
   B. 闭经
   C. 带下过多
   D. 不孕
   E. 经间期出血

6. 肾阳不足，封藏失职，冲任不固，可导致的妇科疾病是（ ）
   A. 妊娠腹痛
   B. 胎萎不长
   C. 不孕
   D. 经行浮肿
   E. 崩漏

7. 肝经湿热蕴结，下注冲任，浸淫任带，可引起的妇科疾病是（ ）
   A. 带下过多
   B. 月经过少
   C. 闭经
   D. 月经过多
   E. 痛经

8. 肝气郁结，冲任血海蓄溢失常，可引起的疾病是（ ）
   A. 月经过多
   B. 月经先后无定期
   C. 月经过少
   D. 痛经
   E. 不孕

9. 脾失健运，化源不足，不易可引起的疾病是（ ）
   A. 月经过少
   B. 月经后期
   C. 闭经
   D. 胎动不安
   E. 崩漏

10. 下列各项，不属于带脉失约导致的疾病是（ ）
    A. 滑胎
    B. 带下过多

C. 胎动不安
D. 闭经
E. 子宫脱垂

11. 外湿导致的妇科疾病是（　　）
    A. 阴痒
    B. 子肿
    C. 子满
    D. 闭经
    E. 经行泄泻

12. 妇科疾病的主要病机，错误的是（　　）
    A. 脏腑功能失常
    B. 气血失调
    C. 冲任督带损伤
    D. 胞宫、胞脉、胞络受损
    E. 外感六淫

13. 生活所伤导致妇科病，不包括（　　）
    A. 跌仆损伤
    B. 劳逸失常
    C. 内伤七情
    D. 房劳多产
    E. 饮食不节

14. 肝经郁火所致妇科病不常见的是（　　）
    A. 产后乳汁自出
    B. 经期延长
    C. 经行头痛
    D. 经行吐衄
    E. 月经后期

15. 血热导致月经病，错误的是（　　）
    A. 月经先后无定期
    B. 痛经
    C. 月经先期
    D. 经间期出血
    E. 月经过多

16. 血瘀所致妇科病，错误的是（　　）
    A. 经血有块
    B. 脉象沉涩
    C. 面青色白
    D. 舌有瘀点
    E. 腹痛拒按

17. 血瘀导致月经病，错误的是（　　）
    A. 崩漏
    B. 月经过多
    C. 经期延长
    D. 月经过少
    E. 月经先期

18. 下列各项，与寒邪致病无关的疾病是（　　）
    A. 闭经
    B. 崩漏
    C. 痛经
    D. 子肿
    E. 不孕症

19. 胞宫通过胞脉、胞络直接相联的是（　　）
    A. 肝、肾
    B. 脾、肾
    C. 心、肺
    D. 心、肾
    E. 心、脾

20. 肾阴虚，精亏血少可致的疾病是（　　）
    A. 经间期出血
    B. 崩漏
    C. 闭经
    D. 月经先期
    E. 月经过多

B1 型题

A. 崩漏
B. 子肿
C. 带下病
D. 妊娠腹痛
E. 产后排便异常

1. 与气虚有关的病证是（　　）
2. 与湿热有关的病证是（　　）

A. 妊娠失音
B. 月经先后无定期
C. 产后小便异常
D. 恶阻

D. 带下病

3. 与肾阴虚有关的病证是（　　）
4. 与脾虚运化失司有关的病证是（　　）

   A. 痛重于胀
   B. 胀重于痛
   C. 胀痛并重
   D. 痛
   E. 胀

5. 经行腹痛，属气滞者多见（　　）
6. 经行腹痛，属血瘀者多见（　　）

   A. 子宫脱垂
   B. 闭经
   C. 妊娠恶阻
   D. 痛经

E. 子肿

7. 气虚升举无力可致（　　）
8. 气逆可致（　　）

参考答案

A1 型题

1. C　　2. B　　3. B　　4. C　　5. E
6. E　　7. A　　8. B　　9. E　　10. D
11. A　12. E　13. C　14. E　15. A
16. C　17. E　18. B　19. D　20. C

B1 型题

1. A　　2. C　　3. A　　4. D　　5. B
6. A　　7. A　　8. C

第八单元 妇产科疾病的中医诊断与辨证要点

A1 型题

1. 下列各项，不属生活所伤导致妇科病的是（ ）
   A. 饮食不节
   B. 劳逸失常
   C. 内伤七情
   D. 房劳多产
   E. 跌仆损伤

2. 妇科疾病的发生，主要涉及的脏腑是（ ）
   A. 肾、肝、脾
   B. 脾、肺、肾
   C. 心、肺、肾
   D. 心、肝、肾
   E. 肺、脾、心

3. 下列各项，不属热伤冲任所致病证的是（ ）
   A. 月经先期
   B. 月经过多
   C. 月经过少
   D. 崩漏
   E. 经行吐衄

参考答案

A1 型题

1. C　　2. A　　3. C

第九单元 治法概要

A1 型题

1. 下列各项，不属妇科外治法的是（　）
   A. 外阴熏洗
   B. 阴道纳药
   C. 肛门导入
   D. 体育气功
   E. 贴敷法
2. 下列各项，不属物理疗法电疗法的是（　）
   A. 直流电疗法
   B. 药物离子导入法
   C. 紫外线疗法
   D. 脉冲疗法
   E. 高频电疗法
3. 下列各项，不属中医妇科常用外治法的是（　）
   A. 电疗法
   B. 熏洗法
   C. 纳药法
   D. 灌肠法
   E. 割治法
4. 治疗盆腔炎性疾病后遗症应首选的外治法是（　）
   A. 冲洗法
   B. 坐浴法
   C. 熏洗法
   D. 中药保留灌肠
   E. 纳药法

B1 型题

A. 肾气丸
B. 举元煎
C. 真武汤
D. 六味地黄丸
E. 内补丸
1. 滋补肾阴的代表方是（　）
2. 补中益气的代表方是（　）

A. 四君子汤
B. 理中丸
C. 逍遥散
D. 天仙藤散
E. 举元煎
3. 治疗脾胃虚弱型妇产科病证的代表方是（　）
4. 治疗肝郁气滞型妇产科病证的代表方是（　）

A. 米非司酮
B. 三苯氧胺
C. 溴隐亭
D. 环磷酰胺
E. 雌二醇
5. 具有抗早孕作用的药物是（　）
6. 具有抗催乳素作用的药物是（　）

A. 外阴肿痛
B. 痛经
C. 阴道炎
D. 宫颈癌
E. 外阴炎
7. 贴敷法可用于治疗的病证是（　）
8. 热熨法可用于治疗的病证是（　）

参 考 答 案

A1 型题

1. D 2. C 3. E 4. D

B1 型题

1. D 2. B 3. A 4. C 5. A
6. C 7. A 8. B

第十单元 妊娠病

A1 型题

1. 下列各项，不属妊娠剧吐临床表现的是（ ）
   A. 择食、食欲不振
   B. 恶心呕吐频繁
   C. 呕吐物中有胆汁或咖啡渣样物
   D. 脉搏增快
   E. 体温升高

2. 下列各项，与妊娠剧吐有关的激素是（ ）
   A. 雌激素
   B. 孕激素
   C. 绒毛膜促性腺激素
   D. 促黄体生成素
   E. 催乳素

3. 下列各项，属妊娠剧吐主要发病机理的是（ ）
   A. 冲气上逆，胃失和降
   B. 痰浊上扰，胃失和降
   C. 肝胃不和，胃失和降
   D. 脾气虚弱，胃失和降
   E. 阴血下注，阳气偏亢

4. 异位妊娠最常发生的部位是（ ）
   A. 子宫颈
   B. 卵巢
   C. 阔韧带
   D. 输卵管
   E. 腹腔

5. 下列各项，属异位妊娠破裂时最主要的症状是（ ）
   A. 停经史和早孕反应
   B. 不规则阴道出血
   C. 突感一侧下腹撕裂样剧痛
   D. 晕厥与休克
   E. 急性贫血

6. 胎动不安的主要病机是（ ）
   A. 冲任不固，胎失所系
   B. 冲任损伤，胎元不固
   C. 冲任不固，胎元不健
   D. 热扰冲任，损伤胎气
   E. 瘀阻胞脉，胎失所养

7. 治疗血热型胎动不安，应首选的方剂是（ ）
   A. 保阴煎
   B. 胎元饮
   C. 清热固经汤
   D. 寿胎丸
   E. 固阴煎

8. 下列各项，属子肿临床表现的是（ ）
   A. 腹大异常，遍身浮肿，小便短少
   B. 头痛，视物不清
   C. 头面遍身浮肿，皮薄而光亮，小便短少
   D. 脚部轻度浮肿，无其他不适
   E. 自膝至脚肿，皮色不变，小便如常

9. 治疗阴虚肝旺型子晕，应首选的方剂是（ ）
   A. 一贯煎
   B. 六味地黄丸
   C. 知柏地黄丸
   D. 杞菊地黄丸
   E. 麦味地黄丸

10. 下列各项，不属寿胎丸药物组成的是（ ）
    A. 菟丝子
    B. 桑寄生
    C. 续断
    D. 旱莲草

E. 阿胶

11. 下列各项，不属子晕临床表现的是（ ）

A. 头晕目眩，头胀而痛
B. 视物昏花，甚至失明
C. 眩晕欲厥
D. 抽搐昏迷
E. 面浮肢肿

A2 型题

1. 患者，女，26 岁，已婚。孕 48 天，阴道不规则出血 5 天，突感一侧下腹撕裂样剧痛，拒按。首先应考虑的诊断是（ ）

A. 胎动不安
B. 胞阻
C. 异位妊娠
D. 堕胎
E. 小产

2. 患者，女，30 岁。妊娠 47 天，恶心呕吐，多为食物，呕不能食，或食入即吐，脘腹胀满，不思饮食，头晕乏力，倦怠思睡，舌淡，苔白，脉缓滑无力。治疗应首选的方剂是（ ）

A. 加味温胆汤
B. 香砂六君子汤
C. 小半夏加茯苓汤
D. 干姜人参半夏丸
E. 苏叶黄连汤

3. 患者，女，29 岁。妊娠 53 天，呕吐剧烈，吐出物带血丝，消瘦明显，嘴唇燥裂，口渴，大便干燥，皮肤弹性差，精神萎靡，舌红，苔花剥，脉细滑无力。其中医证型是（ ）

A. 脾胃虚弱型
B. 肝胃不和型
C. 痰湿阻滞型
D. 气阴两亏型
E. 阴虚火旺型

4. 患者，女，24 岁。停经 67 天，腹痛伴阴道流血 3 天。妇科检查：宫口见有胚胎样组织物堵塞，子宫孕 9 周大小。首先应考虑的诊断是（ ）

A. 先兆流产
B. 难免流产
C. 不全流产
D. 过期流产
E. 流产感染

5. 患者，女，24 岁，G_1P_1。现孕 36 周，"先兆子痫"入院。入院后 2 天，经治疗血压持续在 165/120mmHg，感视物模糊，现自数胎动减少，做 NST 为无反应型，再做 B 型超声生物物理评分为 4 分。应首选的治疗措施是（ ）

A. 立即终止妊娠
B. 继续治疗妊娠高血压病至妊娠 37 周
C. 次日复查 NST
D. 吸氧观察
E. 做 OCT

6. 患者，女，27 岁。孕 36 周，面浮肢肿，皮薄光亮，按之凹陷，脘腹胀满，气短懒言，食欲不振，小便短少，舌淡胖，边有齿痕，苔薄白，脉缓滑无力。治疗应首选的方剂是（ ）

A. 千金鲤鱼汤
B. 白术散
C. 五苓散
D. 真武汤
E. 天仙藤散

7. 患者，女，32 岁，G_1P_0。孕 38 周，目前已临产 10 小时，主诉头痛、胸闷，血压 160/105mmHg，宫缩持续 45 秒，间歇 2～3 分钟，强度中等，胎心率 140 次/分钟，肛门检查：宫口已开全，胎膜破裂，羊水清，胎头高位于坐骨棘水平下 2cm。应首选的治疗措施是（ ）

A. 继续观察 1 小时
B. 立即行剖宫产术
C. 缩宫素静脉滴注
D. 行产钳术
E. 预防产后出血

B1 型题

A. "有故无陨，亦无殒也"

B. 大补气血

C. 安胎

D. 照顾气血

E. 下胎益母

1. 先兆流产的治疗原则是( )
2. 胎堕难留的治疗原则是( )

A. 妊娠恶阻

B. 妊娠肿胀

C. 妊娠咳嗽

D. 胎动不安

E. 胎萎不长

3. 孕后阴血聚于下，使冲气偏盛，胃失和降，可致的妇科病证是( )
4. 素体虚弱，肾气不足，冲任不固，系胎无力，可致的妇科病证是( )

A. 当归芍药散

B. 寿胎丸

C. 黄芪建中汤

D. 胎元饮

E. 逍遥散

5. 治疗气血虚弱型胎动不安，应首选的方剂是( )
6. 治疗肾虚型胎动不安，应首选的方剂是( )

A. 白术散

B. 天仙藤散

C. 健固汤

D. 鲤鱼汤

E. 茯苓导水汤

7. 治疗脾虚型子肿，应首选的方剂是( )
8. 治疗气滞型子肿，应首选的方剂是( )

参 考 答 案

A1 型题

1. A   2. C   3. A   4. D   5. C
6. B   7. A   8. C   9. D   10. D
11. D

A2 型题

1. C   2. B   3. D   4. B   5. A
6. B   7. B

B1 型题

1. C   2. E   3. A   4. D   5. D
6. B   7. A   8. B

第十一单元 妊娠合并疾病

A1 型题

1. 妊娠合并心脏病的孕妇最危险的时期是（ ）
   A. 妊娠 35~36 周
   B. 妊娠 32~34 周
   C. 妊娠 24~27 周
   D. 妊娠 28~31 周
   E. 产褥期 7 天后

2. 妊娠合并心脏病的孕妇死亡的主要原因是（ ）
   A. 心脏病病程长
   B. 未经产前检查
   C. 孕妇年龄大
   D. 心衰与感染
   E. 孕周过大

A2 型题

1. 患者，女，33 岁。孕 2 个月，家务劳动后感心悸，气短，胸闷。心率 119 次/分，呼吸 22 次/分，心尖区有三级收缩期杂音，肺底部有湿啰音，下肢水肿（+）。应首选的治疗措施是（ ）
   A. 饮食中限制食盐的摄入
   B. 加强整个孕期监护
   C. 心衰控制后行人工流产
   D. 立即入院终止妊娠
   E. 心衰控制后，继续妊娠

B1 型题

A. 妊娠合并急性病毒性肝炎
B. 妊娠合并糖尿病
C. 尿路感染
D. 妊娠合并心脏病
E. 妊娠合并甲亢

1. 易引起静脉栓塞的疾病是（ ）
2. 易引起巨大儿的疾病是（ ）

参 考 答 案

A1 型题

1. B   2. D

A2 型题

1. C

B1 型题

1. D   2. B

第十二单元 异常分娩

A1 型 题

1. 正常的胎位是（ ）
   A. 枕前位
   B. 枕后位
   C. 枕横位
   D. 臀位
   E. 前不均倾位

2. 下列各项，属横产式的胎位是（ ）
   A. 持续性枕横位
   B. 臀位
   C. 横位
   D. 持续性枕后位
   E. 左枕前位

3. 下列关于加强子宫收缩的处理措施的叙述，属需专人监护的是（ ）
   A. 灌肠
   B. 人工破膜
   C. 针刺
   D. 缩宫素静脉滴注
   E. 排空膀胱

A2 型 题

1. 初产妇，27岁。妊娠足月，腹坠胀12小时，昨晚未入睡，今日来院就诊。骨盆外测量正常，LOT，胎心好，宫缩20秒/7~10分钟，宫口开大1cm，先露S-1，胎膜未破。应首选的治疗措施是（ ）
   A. 剖宫产
   B. 肌注哌替啶100mg
   C. 肌注缩宫素2.5U
   D. 人工破膜
   E. 等待自然分娩

2. 临产妇，28岁，G_1P_0。足月临产12小时，宫口开大6cm，产程缓慢，胎心140次/分，胎头矢状缝与坐骨棘间径一致，枕骨在母体右侧S+1。首先应考虑的诊断是（ ）
   A. 右枕前位
   B. 持续性右枕横位
   C. 持续性左枕横位
   D. 持续性右枕后位
   E. 持续性左枕后位

B1 型 题

A. 正常产程
B. 潜伏期延长
C. 活跃期延长
D. 活跃期停滞
E. 第二产程停滞

1. 临产18小时，宫口开大2cm，属于（ ）

2. 宫口开大8cm，2小时以上无进展，属于（ ）

A. 潜伏期延长
B. 活跃期延长
C. 活跃期停滞
D. 第二产程延长
E. 第二产程停滞

3. 宫口开大4cm后，10小时宫口尚未开全者，首先应考虑的是（ ）

4. 初产妇宫口开全2小时，胎儿尚未娩出者，首先应考虑的是（ ）

参考答案

A1 型题

1. A 2. C 3. D

A2 型题

1. B 2. B

B1 型题

1. B 2. D 3. B 4. D

第十三单元 胎儿窘迫与胎膜早破

A1 型题

1. 下列各项，不属胎儿窘迫临床表现的是（　　）
   A. 胎心率100次/分
   B. 胎动减弱，次数减少
   C. 头位临产后羊水有胎粪污染
   D. 臀位临产后羊水有胎粪污染
   E. 胎儿头皮血pH值7.15

2. 下列关于胎动次数的叙述，属胎儿窘迫的是（　　）
   A. 胎动<10次/12小时
   B. 胎动<15次/12小时
   C. 胎动<20次/12小时
   D. 胎动<25次/12小时
   E. 胎动<30次/12小时

3. 下列各项，属导致慢性胎儿窘迫原因的是（　　）
   A. 脐带受压
   B. 胎盘早剥
   C. 孕妇休克
   D. 胎盘功能不全
   E. 宫缩过强或持续时间过长

4. 下列各项，属胎膜早破时阴道流液pH值的是（　　）
   A. ≤4.5
   B. 4.6~5.4
   C. 5.5~6.0
   D. 6.1~6.4
   E. >6.5

A2 型题

1. 初孕妇，29岁。足月妊娠，上午8时始阵发宫缩，10时胎膜破裂，下午16时肛门检查：宫口已开全，胎头先露，胎位LOA，胎头颅骨最低点在坐骨棘水平以下3cm，胎心率100次/分，羊水呈草绿色，黏稠。首先应考虑的诊断是（　　）
   A. 滞产
   B. 宫缩乏力
   C. 胎儿窘迫
   D. 胎膜早破
   E. 可疑头盆不称

2. 初产妇，23岁。32周妊娠，阴道流水1小时入院，检查：无宫缩，胎心率130次/分，胎头先露，未入盆，阴道液pH值呈碱性，考虑胎膜早破。错误的处理措施是（　　）
   A. 卧床，抬高床尾
   B. 注意胎心率变化
   C. OCT试验
   D. 注意观察体温，测血常规
   E. 注意保持会阴部清洁

B1 型题

   A. 观察
   B. 吸氧
   C. 立即剖宫产
   D. 注射哌替啶
   E. 静滴催产素

1. 初产妇，28岁。41周妊娠，产程进展过程中因潜伏期行人工破膜术，宫口扩张2cm，胎头位于坐骨棘水平上2cm，羊水Ⅲ度混浊，量5mL，胎心率150次/分。应首选的处理措施是（　　）

2. 初产妇，30岁。38周妊娠，宫口扩张至7cm时胎膜自破，羊水Ⅱ度混浊，OCT出现频繁晚期减速，胎儿头皮血pH值7.2，应首选的处

理措施是( )

参考答案

A1 型题

1. D 2. A 3. D 4. E

A2 型题

1. C 2. C

B1 型题

1. C 2. C

第十四单元 分娩期并发症

A1 型题

1. 羊水进入母体循环最常见的途径是（ ）
   A. 子宫颈管黏膜的静脉
   B. 子宫体部内膜的静脉
   C. 不正常开放的子宫血管
   D. 胎盘附着处的血窦
   E. 剖宫产子宫切口处开放的血管

2. 下列各项，能引起胎儿在很短的时间内死亡的是（ ）
   A. 脐带过长
   B. 脐带脱垂
   C. 脐带过短
   D. 脐带假结
   E. 脐带扭转

A2 型题

1. 患者，女，35岁。新产后，突然阴道大量出血，血色鲜红，冷汗淋漓，四肢厥逆，脉微欲绝。治疗应首选的方剂是（ ）
   A. 参附汤
   B. 独参汤
   C. 生脉散
   D. 人参黄芪汤
   E. 圣愈汤

2. 初产妇，足月妊娠，胎膜已破24小时，忽略性横位，胎心率140次/分，宫口开全，下腹脐耻之间出现一凹陷。应首选的治疗措施是（ ）
   A. 立即剖宫产
   B. 立即给镇静药
   C. 立即进行内倒转术
   D. 再观察1小时
   E. 可静脉滴注小剂量缩宫素

3. 初产妇，34岁。孕39周，规律宫缩2小时，宫口开大4cm，给予肌注缩宫素3U，宫缩持续不缓解，胎心率为90～100次/分，缩复环上升达脐平，首先应考虑的诊断是（ ）
   A. 痉挛性子宫收缩
   B. 胎盘早剥
   C. 子宫收缩过强
   D. 高张性宫缩乏力
   E. 先兆子宫破裂

4. 初产妇，26岁。妊娠40周，规律宫缩3小时，胎膜破裂后突然出现烦躁不安，寒战，呼吸困难，发绀，数分钟后即死亡。首先应考虑的诊断是（ ）
   A. 羊水栓塞
   B. 先兆子宫破裂
   C. 子痫
   D. 胎盘早剥
   E. 前置胎盘

B1 型题

   A. 胎盘早剥
   B. 先兆子宫破裂
   C. 先兆早产
   D. 过期妊娠
   E. 双胎

1. 产后常规检查胎盘见其边缘有凝血块压迹者，应首先考虑的诊断是（ ）

2. 缩宫素引产中，患者突然烦躁不安，脉快，子宫缩复环平脐，应首先考虑的诊断是（ ）

   A. 脐带长＞70cm
   B. 脐带长65～70cm
   C. 脐带长50～60cm

D. 脐带长 40~45cm
E. 脐带长 <30cm
3. 足月妊娠时平均（ ）
4. 脐带过短指的是（ ）

参 考 答 案

A1 型题

1. A 2. B

A2 型题

1. A 2. A 3. E 4. A

B1 型题

1. A 2. B 3. C 4. E

第十五单元 产后病

A1 型题

1. 下列各项,属产褥感染的是( )
   A. 产褥期所发生的感染
   B. 分娩后生殖道的感染
   C. 分娩及产褥期生殖道感染
   D. 分娩后体温升高,达到或超过38℃
   E. 产后所发生的一切感染

2. 下列关于产后感染邪毒发热主证的叙述,错误的是( )
   A. 高热寒战
   B. 小腹疼痛拒按
   C. 恶露色暗如败酱
   D. 口干不欲饮
   E. 舌红,苔黄,脉数

3. 治疗暑入阳明型产褥中暑,应首选的方剂是( )
   A. 清暑益气汤
   B. 白虎汤
   C. 紫雪丹
   D. 竹叶石膏汤
   E. 清营汤

4. 下列关于产褥感染西医治疗的叙述,错误的是( )
   A. 根据药敏试验选用抗生素
   B. 缩宫剂必须与抗生素同用
   C. 会阴伤口感染化脓时要及早拆线
   D. 高热时给物理降温
   E. 平卧休息,供给足够营养

5. 下列各项,不属导致晚期产后出血直接原因的是( )
   A. 胎盘残留
   B. 胎儿过小
   C. 蜕膜残留
   D. 子宫复旧不全
   E. 剖宫产伤口裂开

6. 治疗血瘀型晚期产后出血,应首选的方剂是( )
   A. 血府逐瘀汤
   B. 膈下逐瘀汤
   C. 生化汤合失笑散
   D. 桃红四物汤
   E. 少腹逐瘀汤

7. 产后小便不通的发病机理是( )
   A. 膀胱气化不利
   B. 脾肺气虚,不能通调水道
   C. 肾阳不振,气化失司
   D. 气机阻滞,清浊升降失常
   E. 膀胱失约

8. 产后关节痛的治疗大法是( )
   A. 养血活血,通络止痛
   B. 调和营卫,通络止痛
   C. 补肾强腰,通络止痛
   D. 大补气血,调和营卫
   E. 补肾壮骨,化瘀止痛

A2 型题

1. 患者,女,34岁。产后5天,高热不退,烦渴引饮,大便燥结,恶露不畅,臭秽如脓,小腹疼痛拒按,神昏谵语,舌紫暗,苔黄而燥,脉滑数。治疗应首选的方剂是( )
   A. 解毒活血汤
   B. 大黄牡丹皮汤
   C. 清营汤
   D. 安宫牛黄丸
   E. 五味消毒饮

2. 患者,女,25岁。产后恶露过期不止,量较多,色红质稠,大便干燥,舌红,脉滑数。

其中医证型是(　　)

　　A. 血瘀型
　　B. 气虚型
　　C. 阴虚型
　　D. 血热型
　　E. 湿热型

3. 患者，女，34岁。自然分娩，产后第3天午后体温37.8℃，大小便正常。检查：子宫底脐下3指，无压痛，乳房胀硬。首先应考虑的诊断是(　　)

　　A. 产褥热
　　B. 流行性感冒
　　C. 伤口感染
　　D. 泌尿系感染
　　E. 乳汁淤积

4. 患者，女，27岁。产后2周，高热汗出，烦躁，斑疹隐隐，舌红绛，苔黄燥，脉弦细而数。化验血：白细胞：$20 \times 10^9/L$。治疗应首选的方剂是(　　)

　　A. 解毒活血汤
　　B. 荆防败毒散
　　C. 紫雪丹
　　D. 安宫牛黄丸
　　E. 清营汤

5. 初产妇，34岁。产后8小时，小便不通，小腹胀急疼痛，坐卧不宁，腰膝酸软，面色晦暗，舌淡，苔薄润，脉沉细无力，尺脉弱。治疗应首选的方剂是(　　)

　　A. 济生肾气丸
　　B. 木通散
　　C. 补气通脬饮
　　D. 黄芪当归散
　　E. 肾气丸

6. 患者，女，32岁。产后1周，昨日出现恶寒发热，肢体、关节疼痛，屈伸不利，怕冷恶风，舌淡，苔薄白，脉浮紧。治疗应首选的方剂是(　　)

　　A. 独活寄生汤
　　B. 生化汤加桂枝
　　C. 黄芪桂枝五物汤加味

　　D. 养荣壮肾汤加秦艽
　　E. 人参再造丸

B1 型题

　　A. 冲任不固，血失统摄
　　B. 冲任损伤，不能制约经血
　　C. 血热气逆，冲任失调
　　D. 热伤冲任，迫血妄行
　　E. 冲任损伤，气血运行失常

1. 产后恶露不绝的发病机理是(　　)
2. 倒经的发病机理是(　　)

　　A. 血府逐瘀汤
　　B. 少腹逐瘀汤
　　C. 生化汤合失笑散
　　D. 生化汤加味
　　E. 失笑散

3. 治疗血瘀型晚期产后出血，应首选的方剂是(　　)
4. 治疗血瘀型产后腹痛，应首选的方剂是(　　)

　　A. 解毒活血汤
　　B. 荆防败毒饮
　　C. 五味消毒饮合失笑散
　　D. 清营汤
　　E. 清瘟败毒饮

5. 产后高热，恶露不畅，有臭气，小腹痛，大便秘，舌红，苔黄，脉数。治疗应首选的方剂是(　　)
6. 产后高热，汗出，烦躁，斑疹隐隐，舌红绛，苔黄燥，脉弦细而数。治疗应首选的方剂是(　　)

　　A. 血瘀型
　　B. 气虚型
　　C. 肾虚型
　　D. 产伤型
　　E. 脾虚型

7. 产后小便不通，小腹胀满刺痛，乍寒乍热，舌暗，苔薄白，脉沉涩。其中医证型是( )

8. 产后小便频数，或失禁，夜尿尤多，头晕耳鸣，腰膝酸软，面色晦暗，舌淡，苔白滑，脉沉细无力，两尺尤弱。其中医证型是( )

A. 养血益气，温经通络
B. 养血活络，行瘀止痛
C. 养血祛风，散寒除湿
D. 补肾、强腰、壮筋骨
E. 调理气血，通络止痛

9. 产后遍身疼痛，肢体麻木，关节酸楚，面色萎黄，头晕心悸，舌淡红，少苔，脉细弱。其中医治法是( )

10. 产后遍身疼痛，或关节刺痛，按之痛甚，恶露量少、色暗，小腹疼痛拒按，舌紫暗，苔薄白，脉弦涩。其中医治法是( )

参 考 答 案

A1 型题

1. C 2. D 3. B 4. E 5. B
6. C 7. A 8. A

A2 型题

1. E 2. D 3. E 4. E 5. A
6. A

B1 型题

1. E 2. C 3. C 4. D 5. C
6. D 7. A 8. C 9. A 10. B

第十六单元 外阴上皮内非瘤样病变

A1 型题

1. 下列各项，不属肝肾阴虚型阴痒主证的是（ ）
   A. 阴部皮肤变白、干燥
   B. 阴部干涩
   C. 带下量多，色黄如脓
   D. 阴道口缩小
   E. 阴部萎缩、平坦

A2 型题

1. 患者，女，28岁。外阴奇痒，灼热疼痛，带下量多，色黄气秽，局部皮肤黏膜粗糙肥厚或破损溃疡，渗流黄水，胸闷烦躁，口苦口干，溲赤便秘；舌红，苔黄腻，脉弦数。治疗应首选的方剂是（ ）
   A. 萆薢胜湿汤
   B. 五味消毒饮
   C. 易黄汤
   D. 龙胆泻肝汤
   E. 二妙散

2. 患者，女，48岁。外阴瘙痒逐渐加重3年，抓破后伴有局部疼痛。查见大阴唇、阴唇间沟等处皮肤有抓痕，黏膜变白，皮肤变薄、干燥、失去弹性。首先应考虑的诊断是（ ）
   A. 外阴增生型营养不良
   B. 外阴硬化性苔癣
   C. 外阴白癜风
   D. 外阴银屑病
   E. 外阴湿疹

B1 型题

A. 肝肾阴虚型
B. 脾肾阳虚型
C. 湿热下注型
D. 湿虫滋生型
E. 津亏血少型

1. 阴部干涩，灼热瘙痒，五心烦热，舌红苔少，脉细数。其中医证型是（ ）

2. 阴部瘙痒，带下量多，色黄如脓，稠黏臭秽，舌苔黄腻，脉弦数。其中医证型是（ ）

参考答案

A1 型题

1. C

A2 型题

1. D 2. B

B1 型题

1. A 2. C

第十七单元　女性生殖系统炎症

A1 型题

1. 下列关于女性生殖系统炎症的叙述，错误的是（　　）
   A. 滴虫阴道炎患者其性配偶也应检查
   B. 生殖器炎症常为需氧菌及厌氧菌混合感染
   C. 衣原体支原体所致生殖器炎症属性传播疾病
   D. 滴虫阴道炎治疗一疗程后复查阴性即为治愈
   E. 外阴阴道念珠菌病久治不愈，应查血糖

2. 下列关于滴虫阴道炎的叙述，错误的是（　　）
   A. 为性传播疾病
   B. 分泌物为豆腐渣样
   C. 性伴侣应同时检查和治疗
   D. 治疗后复查为阴性并不能确诊为治愈
   E. 为感染阴道毛滴虫所引起

3. 下列各项，不属外阴阴道念珠菌病的治疗药物（　　）
   A. 制霉菌素栓
   B. 克霉唑栓
   C. 甲硝唑
   D. 伊曲康唑
   E. 达克宁栓

4. 下列各项，不属盆腔炎性疾病后遗症临床表现的是（　　）
   A. 下腹疼痛
   B. 发热恶寒
   C. 腰骶酸痛
   D. 带下量多
   E. 伴有不孕

B1 型题

   A. 膈下逐瘀汤
   B. 血府逐瘀汤
   C. 银甲丸
   D. 少腹逐瘀汤
   E. 慢盆方

1. 治疗湿热瘀阻型盆腔炎性疾病后遗症，应首选的方剂是（　　）
2. 治疗气滞血瘀型盆腔炎性疾病后遗症，应首选的方剂是（　　）

参考答案

A1 型题

1. D　　2. B　　3. C　　4. B

B1 型题

1. C　　2. A

第十八单元　月经病

A1 型题

1. 可疑黄体功能不全，应选择诊刮的时间是（　　）
   A. 经前期或月经来潮6小时内
   B. 月经来潮后12小时
   C. 月经来潮后24小时
   D. 行经第2天
   E. 行经第5天

2. 生育期无排卵性功血的治疗原则是（　　）
   A. 减少月经量，纠正贫血
   B. 调整周期，减少月经量
   C. 调整垂体与性腺功能
   D. 止血，调整周期，促排卵
   E. 促进子宫发育，调整垂体功能

3. 下列关于无排卵性功血的叙述，错误的是（　　）
   A. 多见于青春期及绝经过渡期
   B. 基础体温单相型
   C. 周期短，规律，经量多少不定
   D. 药物治疗是功血的一线治疗
   E. 月经前刮宫，内膜为增生期

4. 下述各项，不属无排卵性功血的特点是（　　）
   A. 多见于青春期与绝经过渡期
   B. 下丘脑-垂体-卵巢轴功能失调
   C. 血雌激素水平正常
   D. 子宫内膜呈早泌期改变
   E. 无排卵性最常见的，约占功血的85%

5. 下述各项，不属排卵性月经过多临床表现的是（　　）
   A. 月经周期正常
   B. 盆腔检查正常
   C. 基础体温双相
   D. 经期内膜既有增生期又有分泌期
   E. 阴道脱落细胞检查提示雌激素偏高

6. 下述各项，不属排卵期出血特点的是（　　）
   A. 月经中期出血
   B. 出血量少
   C. 基础体温双相
   D. 出血常发生在体温开始上升时
   E. 多发生在青春期

7. 下列各项，属错误治疗的是（　　）
   A. 黄体功能不全——孕激素替代疗法
   B. 绝经过渡期功血调整月经周期——孕、雌激素合并疗法
   C. 绝经过渡期功血止血——大剂量雌激素
   D. 青春期功血促排卵——小剂量雌激素周期疗法
   E. 青春期功血调整月经周期——雌、孕激素序贯疗法

8. 崩漏的治疗原则是（　　）
   A. 固气摄血，调理冲任
   B. 求因治本，正本清源
   C. 急则治标，缓则治本
   D. 益肾固冲，止血调经
   E. 辨证论治，止血为先

9. "治崩三法"指的是（　　）
   A. 止血、固脱、调经
   B. 调经、固本、善后
   C. 补肾、扶脾、调肝
   D. 塞流、澄源、复旧
   E. 塞流、固本、调经

10. 崩漏的发生机制是（　　）
    A. 冲任损伤，不能制约经血
    B. 任带损伤，不能制约经血

C. 任督损伤，不能制约经血

D. 肾虚不固，不能封藏经血

E. 瘀阻冲任胞宫，血不归经

11. 下列各项，不属血瘀型崩漏的主证的是( )

　　A. 经色淡

　　B. 血色紫暗有块

　　C. 小腹胀痛

　　D. 舌紫暗，脉涩

　　E. 经血非时而下

12. 治疗血瘀型崩漏，应首选的方剂是( )

　　A. 血府逐瘀汤

　　B. 膈下逐瘀汤

　　C. 桃红四物汤

　　D. 逐瘀止血汤

　　E. 四物汤合三七粉

13. 治疗肾阳虚型崩漏，应首选的方剂是( )

　　A. 右归丸

　　B. 六味地黄丸

　　C. 固本止崩汤

　　D. 归肾丸

　　E. 健固汤

14. 原发性闭经指的是( )

　　A. 年逾16岁，第二性征未发育，无月经来潮

　　B. 年逾15岁，第二性征已发育，无月经来潮

　　C. 年逾14岁，第二性征已发育，无月经来潮

　　D. 年逾16岁，第二性征已发育，无月经来潮

　　E. 年逾15岁，第二性征未发育，无月经来潮

15. 临床上最常见的闭经是( )

　　A. 子宫性闭经

　　B. 垂体性闭经

　　C. 下丘脑性闭经

　　D. 卵巢性闭经

E. 性腺发育不全性闭经

16. 下列各项，不属气血虚弱型闭经临床表现的是( )

　　A. 月经2月未潮

　　B. 心悸气短

　　C. 倦怠神疲

　　D. 头晕乏力

　　E. 舌淡脉沉细

17. 闭经的治疗原则是( )

　　A. 健脾除湿，调理冲任

　　B. 滋肾益精，调理冲任

　　C. 虚则补而通之，实则泻而通之

　　D. 活血祛瘀，调理冲任

　　E. 补肾养肝，调理冲任

18. 治疗阴虚血燥型闭经，应首选的方剂是( )

　　A. 两地汤

　　B. 知柏地黄丸

　　C. 左归丸

　　D. 加减一阴煎

　　E. 保阴煎

19. 下列各项，不属导致子宫性闭经原因的是( )

　　A. 子宫发育不全

　　B. 宫腔粘连

　　C. 子宫切除术后

　　D. 子宫内膜炎

　　E. 口服避孕药

20. 治疗气血虚弱型闭经，应首选的方剂是( )

　　A. 小营煎

　　B. 八珍益母汤

　　C. 人参养营汤

　　D. 四君子汤

　　E. 人参归脾汤

21. 痛经的主要病机是( )

　　A. 血海空虚，冲任失养

　　B. 阳虚内寒，冲任不足

　　C. 湿热内阻，冲任阻滞

　　D. 寒凝血瘀，冲任受阻

E. 冲任子宫阻滞或失养

22. 治疗湿热瘀阻型痛经，应首选的方剂是（　　）
   A. 龙胆泻肝汤
   B. 清热调血汤
   C. 萆薢渗湿汤
   D. 止带方
   E. 解毒活血汤

23. 下列各项，属肝肾亏虚型痛经的是（　　）
   A. 经行小腹绞痛喜暖
   B. 经行小腹隐痛空坠
   C. 经行小腹胀痛喜暖
   D. 经行小腹隐痛腰酸
   E. 经行小腹疼痛灼热

24. 治疗气血虚弱型痛经，应首选的方剂是（　　）
   A. 八珍益母汤
   B. 人参养荣汤
   C. 归脾汤
   D. 补中益气汤
   E. 滋血汤

25. 下列各项，与经行吐衄发生有关的脏腑是（　　）
   A. 肝、脾、肾
   B. 心、肝、肺
   C. 心、脾、肺
   D. 肺、肝、肾
   E. 心、肺、肾

26. 经行吐衄的治疗原则是（　　）
   A. 热者清之，引血下行
   B. 热者清之，引血归经
   C. 热者清之，逆者平之
   D. 热者清之，平肝降逆
   E. 养阴清热，引血下行

27. 治疗肝经郁火型经行吐衄，应首选的方剂是（　　）
   A. 芩连四物汤
   B. 顺经汤
   C. 清肝引经汤
   D. 两地汤
   E. 丹栀逍遥散

28. 肺肾阴虚型经行吐衄的治法是（　　）
   A. 养阴清热，凉血止血
   B. 清心泻火，降逆止血
   C. 滋肾泻火，凉血止血
   D. 滋阴润肺，清热凉血
   E. 滋阴润肺，降逆止血

29. 下列各项，不属多囊卵巢综合征临床表现的是（　　）
   A. 黑棘皮征
   B. 肥胖
   C. 月经失调
   D. 双侧卵巢正常
   E. 不孕

30. 下列关于多囊卵巢综合征的内分泌特征的叙述，错误的是（　　）
   A. 血清睾酮浓度增高
   B. 雌二醇正常或稍增高
   C. LH/FSH≥1.5～2
   D. 空腹胰岛素增高
   E. 尿17-酮类固醇正常或轻度增高

31. 药物治疗多囊卵巢综合征无效时，应首选的手术是（　　）
   A. 卵巢切除术
   B. 腹腔镜下卵巢部分切除
   C. 腹腔镜下对多囊卵巢穿刺、打孔
   D. 腹腔镜下卵巢整形手术
   E. 开腹行卵巢穿刺术

32. 下列各项，不属下丘脑功能失调而引起闭经的是（　　）
   A. 多囊卵巢综合征
   B. 闭经溢乳综合征
   C. 神经性厌食
   D. 甲状腺功能亢进
   E. 席汉综合征

33. 下列各项，不属经前期综合征治疗的是（　　）
   A. 支持及精神治疗
   B. 精神紧张激动者给予镇静剂

C. 给予雌激素治疗
D. 维生素 B_6
E. 口服螺内酯

34. 治疗肝肾阴虚型经前期综合征，应首选的方剂是（　　）
    A. 一贯煎
    B. 知柏地黄丸
    C. 加味逍遥散
    D. 加减一阴煎
    E. 二至丸

35. 下列各项，不属经前期综合征范畴的病证是（　　）
    A. 经行乳胀
    B. 经行泄泻
    C. 经行浮肿
    D. 经行头痛
    E. 经行腹痛

36. 下列各项，不属雌激素替代疗法适应证的是（　　）
    A. 绝经综合征
    B. 骨质疏松症
    C. 绝经后期
    D. 血栓性疾病
    E. 老年性阴道炎

37. 治疗肝肾阴虚型绝经综合征，应首选的方剂是（　　）
    A. 杞菊地黄丸
    B. 右归丸
    C. 肾气丸
    D. 归肾丸
    E. 大补元煎

38. 下列关于绝经过渡期病理生理变化的叙述，错误的是（　　）
    A. 肾气渐衰，天癸将绝
    B. 肾阴阳失和
    C. 卵巢功能衰退
    D. 雌激素减少
    E. 促性腺激素降低

39. 治疗肾虚肝郁型绝经综合征，应首选的方剂是（　　）

A. 六味地黄丸
B. 知柏地黄丸
C. 加减一阴煎
D. 二至丸
E. 一贯煎

40. 二仙汤的药物组成是（　　）
    A. 仙茅、仙灵脾、菟丝子、知母、黄柏、当归
    B. 仙茅、仙灵脾、巴戟天、知母、黄柏、当归
    C. 仙茅、仙灵脾、山萸肉、知母、黄柏、白芍
    D. 仙茅、仙灵脾、川续断、知母、黄柏、当归
    E. 仙茅、仙灵脾、生地黄、知母、黄柏、白芍

A2 型题

1. 患者，女，24岁，未婚。近半年经前经期吐血或衄血，量多，色鲜红，两胁胀痛，心烦易怒，口苦咽干，尿赤便结，舌红，苔黄，脉弦数。其中医治法是（　　）
    A. 滋肾润肺，降逆止血
    B. 清热泻火，降逆止血
    C. 疏肝清热，降逆止血
    D. 滋阴柔肝，降逆止血
    E. 滋肾清肝，降逆止血

2. 患者，女，31岁。月经周期不规则，周期、经期延长，量偏多，婚后4年不孕，双合诊检查子宫后倾后屈，基础体温呈单相。首先应考虑的诊断是（　　）
    A. 子宫位置异常
    B. 黄体萎缩不全
    C. 无排卵性功血
    D. 黄体发育不全
    E. 子宫内膜修复延长

3. 患者，女，45岁，已婚。月经紊乱1年，15~20/40~60天，量时多时少，此次经停50天后阴道持续出血半月。妇检阴道有多量血液，子

宫正常大小，附件（－）。血红蛋白 80g/L。应首选的治疗措施是（　　）

　　A. 雌激素
　　B. 孕激素
　　C. 雄激素
　　D. 子宫切除术
　　E. 诊刮术

4. 患者，女，47 岁。阴道不规则出血 10 个月，诊断性刮宫病理示：子宫内膜分泌早期。妇检子宫正常大小，质软，双侧附件未见异常。B 超检查示子宫 7cm×4cm×3cm，内膜厚 0.8cm，双侧卵巢正常。诊刮后仍有少量不规则出血。应首选的治疗措施是（　　）

　　A. 雌激素
　　B. 全子宫切除，保留双卵巢
　　C. 孕激素
　　D. 雄激素
　　E. 子宫内膜切除术

5. 患者，女，26 岁。结婚 3 年一直同居而未孕，月经 10/20～50 天，量时多时少，妇科检查无异常，基础体温为单相。首先应考虑的诊断是（　　）

　　A. 黄体功能不全
　　B. 子宫内膜不规则脱落
　　C. 无排卵性功血
　　D. 有排卵性功血
　　E. 排卵期出血

6. 患者，女，35 岁，G_3P_2。流产后月经 9～10/28～30 天，量中等，痛经（－），基础体温为双相但下降缓慢。首先应考虑的诊断是（　　）

　　A. 无排卵性功血
　　B. 黄体功能不全
　　C. 排卵期出血
　　D. 子宫内膜不规则脱落
　　E. 正常月经

7. 患者，女，20 岁。近半年来出现月经提前，甚则半月一行，经量时多时少，色紫红，夹有瘀块，伴胸闷胁胀，烦躁易怒，口苦咽干，舌红，苔薄，脉弦数。其中医证型是（　　）

　　A. 阳盛血热型
　　B. 气虚型
　　C. 虚热型
　　D. 血瘀型
　　E. 肝郁血热型

8. 患者，女，25 岁，未婚。近 1 年月经周期 28～50 天，量多如注，持续 10 余日不净，经色淡，质稀，神疲肢软，舌淡，苔薄，脉细弱，基础体温为单相。首先应诊断的病证是（　　）

　　A. 肾阳虚型无排卵性功血
　　B. 气虚型卵泡期出血
　　C. 脾虚型无排卵性功血
　　D. 肾虚型黄体萎缩不全
　　E. 脾虚型黄体功能不全

9. 患者，女，21 岁，未婚。月经不定期、经期延长，量时多时少已 2 年余，肛检外阴发育正常，宫体较小。前次月经约行 50 天方净。本次又值经期，已 4 天，量多如注，色鲜红，质稍稠，腰膝酸软，头晕耳鸣，心烦口干，舌红，少苔，脉细数。应首选的方剂是（　　）

　　A. 固本止崩汤
　　B. 左归丸合二至丸
　　C. 清热固经汤
　　D. 固经丸
　　E. 保阴煎

10. 患者，女，39 岁。3 年前临产曾因胎盘早剥大出血，休克经抢救成功，但此后一直闭经至今，现生殖器萎缩、脱发、全身无力。首先应考虑的诊断是（　　）

　　A. 下丘脑性闭经
　　B. 垂体性闭经
　　C. 卵巢性闭经
　　D. 子宫性闭经
　　E. 营养不良性闭经

11. 患者，女，32 岁。1 年前人流后，至今闭经，测基础体温为双相型，诊刮宫内无组织刮出。首先应考虑的诊断是（　　）

　　A. 下丘脑性闭经
　　B. 垂体性闭经
　　C. 卵巢性闭经
　　D. 子宫性闭经

E. 原发性闭经

12. 患者，女，25岁，未婚。初潮晚，月经后期，量少、色淡，渐至闭经，头晕耳鸣，腰酸腿软，舌淡红，少苔，脉沉弱。治疗应首选的方剂是（   ）

　　A. 右归丸
　　B. 寿胎丸
　　C. 人参养荣汤
　　D. 归肾丸
　　E. 当归地黄饮

13. 患者，女，28岁，G_3P_1。以往月经尚规律，量中等，近2年月经开始渐渐后错，量少，现已半年余月经未潮，尿妊娠试验（-），小腹隐隐作痛，喜温喜按，舌淡，苔薄白，脉沉细。首先应考虑的诊断是（   ）

　　A. 月经后期
　　B. 月经过少
　　C. 原发性闭经
　　D. 继发性闭经
　　E. Turner综合征

14. 患者，女，21岁，未婚。月经17岁初潮，量少、色淡红，渐至闭经1年余，头晕耳鸣，腰膝酸软，舌淡红，少苔，脉细涩。其中医证型是（   ）

　　A. 肾气虚损型
　　B. 气血虚弱型
　　C. 肝肾不足型
　　D. 脾气不足型
　　E. 阴虚血燥型

15. 患者，女，34岁，已婚。近3年月经量少，渐至停闭，五心烦热，两颧潮红，骨蒸劳热，舌红，少苔，脉细数。治疗应首选的方剂是（   ）

　　A. 保阴煎
　　B. 加减一阴煎
　　C. 两地汤
　　D. 人参养营汤
　　E. 左归丸

16. 患者，女，41岁，已婚。月经逐渐后延，量少、色淡、质稀，继而停闭不行，心悸气短，神疲肢倦，食欲不振，毛发不泽，舌淡，苔薄白，脉沉缓，尿妊娠试验（-）。治疗应首选的方剂是（   ）

　　A. 八珍汤
　　B. 举元煎
　　C. 人参滋血汤
　　D. 圣愈汤
　　E. 人参养营汤

17. 患者，女，20岁。1年来经行后小腹隐隐作痛，喜按，月经量少，色淡、质稀，头晕耳鸣，腰膝酸软，舌淡红，脉沉细。治疗应首选的方剂是（   ）

　　A. 肾气丸
　　B. 调肝汤
　　C. 八珍益母丸
　　D. 归肾丸
　　E. 当归地黄饮

18. 患者，女，16岁。1年来每逢月经来潮时下腹冷痛，拒按，得热痛减，经血量少，色暗有块，畏寒，舌淡暗，苔白腻，脉沉紧。治疗应首选的方剂是（   ）

　　A. 理冲汤
　　B. 膈下逐瘀汤
　　C. 少腹逐瘀汤
　　D. 血府逐瘀汤
　　E. 艾附暖宫丸

19. 患者，女，25岁。经前、经期小腹胀痛拒按，胸胁、乳房胀痛，经行不畅，经色紫暗有块，块下痛减，舌暗，脉弦滑。治疗应首选的方剂是（   ）

　　A. 血府逐瘀汤
　　B. 少腹逐瘀汤
　　C. 膈下逐瘀汤
　　D. 桃红四物汤
　　E. 柴胡疏肝散

20. 患者，女，35岁。经前小腹灼痛拒按，痛连腰骶，经色紫暗、有块，平素少腹疼痛，带下量多，色黄、质稠，有臭味，舌红，苔黄腻，脉弦数。治疗应首选的方剂是（   ）

　　A. 清热调血汤

B. 解毒活血汤
C. 止带方
D. 血府逐瘀汤
E. 红藤败酱解毒汤

21. 患者，女，32岁。经后小腹隐痛，经量少、色淡，腰腿酸软，头晕耳鸣，舌淡红，脉沉细。其中医证型是（　　）
   A. 气血虚弱型
   B. 肝肾亏虚型
   C. 阳虚内寒型
   D. 脾肾阳虚型
   E. 肾阴不足型

22. 患者，女，18岁，经行腹痛4年余，每次行经前2～3日即感小腹疼痛拒按，胸胁及乳房作胀，经行不畅，经色紫暗、有血块，血块排出后痛减，经净后疼痛消失，舌紫暗，脉弦。其中医治法是（　　）
   A. 疏肝理气，散寒止痛
   B. 养血活血，逐瘀止痛
   C. 理气行滞，逐瘀止痛
   D. 疏肝解郁，活血止痛
   E. 理气暖宫，活血止痛

23. 患者，女，38岁。月经数月不行，形体肥胖，胸脘满闷，呕恶痰多，带下量多，舌苔白腻，脉滑，尿妊娠试验（-）。其中医治法是（　　）
   A. 燥湿祛痰，行气通经
   B. 健脾祛湿，活血调经
   C. 燥湿祛痰，理气活血
   D. 燥湿健脾，活血通经
   E. 燥湿化痰，活血通经

24. 患者，女，38岁。停经8个月，小腹胀痛拒按，精神抑郁，烦躁易怒，胸胁胀满，舌紫暗，边有瘀点，脉沉弦，尿妊娠试验（-）。治疗应首选的方剂是（　　）
   A. 逍遥散
   B. 柴胡疏肝散
   C. 加味乌药散
   D. 血府逐瘀汤
   E. 少腹逐瘀汤

25. 患者，女，46岁。月经紊乱近1年，头晕耳鸣，腰膝酸软，时有烘热汗出，舌红，少苔，脉细数。治疗应首选的方剂是（　　）
   A. 右归丸
   B. 杞菊地黄丸
   C. 右归丸合二至丸
   D. 丹栀逍遥丸
   E. 二仙汤合二至丸

26. 患者，女，48岁。月经先后不定期，潮热汗出，五心烦热，头晕耳鸣，腰酸腿软，失眠多梦，舌质红，少苔，脉细数。其中医治法是（　　）
   A. 益肾养阴，佐以潜阳
   B. 滋肾降火，养心安神
   C. 滋阴清热，养血活血
   D. 育阴潜阳，养肝补肾
   E. 滋阴清热，宁心安神

27. 患者，女，48岁。停经7个月，阴道流血3天。自觉烘热汗出，头晕耳鸣，心悸失眠，焦虑，烦躁，盆腔检查未见异常。首先应考虑的诊断是（　　）
   A. 经断复来
   B. 月经不调
   C. 绝经综合征
   D. 崩漏
   E. 绝经过渡期功血

28. 患者，女，50岁。经断前后，潮热汗出，头晕耳鸣，腰酸膝软，时有畏寒，便溏浮肿，时有烘热汗出，舌淡，苔薄，脉沉细。其中医证型是（　　）
   A. 肾阴虚型
   B. 肾阳虚型
   C. 肾阴阳两虚型
   D. 心肾两虚型
   E. 脾肾两虚型

29. 患者，女，51岁。月经紊乱，潮热汗出，头晕耳鸣，腰酸膝软，时有畏寒，时有烘热汗出，舌淡，苔薄，脉沉细。治疗应首选的方剂是（　　）
   A. 右归丸

B. 右归饮
C. 二仙汤
D. 二仙汤合二至丸
E. 右归丸合二至丸

30. 患者，女，50岁，丧偶。近1年月经紊乱，现阴道流血3个月余，量时多时少，伴有烘热汗出，心烦不寐。应首选的治疗措施是（　　）
A. 药物止血
B. 激素替代疗法
C. 中医辨证治疗
D. 药物性刮宫
E. 诊断性刮宫

B1 型 题

A. 四物汤
B. 举元煎
C. 补中益气汤
D. 固本止崩汤
E. 保阴煎

1. 治疗脾气虚弱型黄体功能不足，应首选的方剂是（　　）
2. 治疗气虚型子宫内膜不规则脱落，应首选的方剂是（　　）

A. 保阴煎
B. 两地汤合二至丸
C. 左归丸合二至丸
D. 清经散
E. 清热固经汤

3. 治疗肾阴虚型无排卵性功血，应首选的方剂是（　　）
4. 治疗阴虚血热型有排卵性功血，应首选的方剂是（　　）

A. 止血，调整周期，促进排卵
B. 止血，调整周期，减少血量，防内膜病变
C. 促进黄体功能恢复
D. 止血，抗感染，调整周期

E. 塞流、澄源、复旧

5. 青春期无排卵性功血的治疗原则是（　　）
6. 绝经过渡期无排卵性功血的治疗原则是（　　）

A. 雄激素
B. 孕激素
C. 雌激素
D. 三合激素
E. 甲状腺素

7. 治疗青春期无排卵性功血大量出血者，应首选的药物是（　　）
8. 能起到药物刮宫作用的激素是（　　）

A. 清经散
B. 清热调血汤
C. 保阴煎
D. 丹栀逍遥散
E. 清热固经汤

9. 治疗实热型无排卵性功血，应首选的方剂是（　　）
10. 治疗阳盛血热型排卵性功血，应首选的方剂是（　　）

A. 崩漏
B. 月经过多
C. 经期延长
D. 月经先期
E. 月经后期

11. 属黄体功能不全的病证是（　　）
12. 属子宫内膜脱落不全的病证是（　　）

A. 子宫性闭经
B. 卵巢性闭经
C. 垂体性闭经
D. 下丘脑性闭经
E. 原发性闭经

13. 年逾16岁，第二性征已发育，无月经来潮，首先应考虑的诊断是（　　）

14. 人流后7个月无月经来潮，有周期性下腹痛。首先应考虑的诊断是（ ）

    A. 气滞血瘀型
    B. 肝肾不足型
    C. 痰湿阻滞型
    D. 气血虚弱型
    E. 阴虚血燥型

15. 闭经，伴头晕耳鸣，腰膝酸软，舌淡，少苔，脉沉细。其中医证型是（ ）

16. 闭经，伴头晕眼花，心悸气短，苔薄白，脉沉细。其中医证型是（ ）

    A. 肾气丸
    B. 调肝汤
    C. 固阴煎
    D. 归肾丸
    E. 六味地黄丸

17. 治疗肝肾不足型闭经，应首选的方剂是（ ）

18. 治疗肝肾亏虚型痛经，应首选的方剂是（ ）

    A. 苍附导痰丸
    B. 小半夏加茯苓汤
    C. 启宫丸
    D. 温胆汤
    E. 半夏白术天麻汤

19. 治疗痰湿阻滞型闭经，应首选的方剂是（ ）

20. 治疗痰湿阻滞型妊娠剧吐，应首选的方剂是（ ）

    A. 肝郁气滞型
    B. 气血虚弱型
    C. 湿热瘀阻型
    D. 寒湿凝滞型
    E. 气滞血瘀型

21. 经行小腹疼痛，拒按，得热痛减者，辨证多属于（ ）

22. 经行小腹隐痛，喜揉喜按者，辨证多属于（ ）

    A. 身痛逐瘀汤
    B. 血府逐瘀汤
    C. 膈下逐瘀汤
    D. 少腹逐瘀汤
    E. 桃红四物汤

23. 治疗气滞血瘀型痛经，应首选的方剂是（ ）

24. 治疗寒湿凝滞型痛经，应首选的方剂是（ ）

    A. 杞菊地黄丸
    B. 丹栀逍遥散
    C. 六味地黄丸
    D. 知柏地黄丸
    E. 二仙汤合二至丸

25. 治疗肝肾阴虚型绝经综合征，应首选的方剂是（ ）

26. 治疗肾阴阳两虚型绝经综合征，应首选的方剂是（ ）

参考答案

A1 型题

1. A	2. D	3. C	4. D	5. D
6. E	7. C	8. C	9. D	10. A
11. A	12. D	13. A	14. D	15. C
16. A	17. C	18. D	19. E	20. C
21. E	22. B	23. A	24. A	25. D
26. C	27. C	28. E	29. D	30. C
31. C	32. E	33. A	34. B	35. E
36. D	37. A	38. E	39. E	40. B

A2 型题

1. C	2. C	3. E	4. C	5. C
6. D	7. E	8. C	9. B	10. B
11. D	12. D	13. D	14. C	15. B

16. E	17. B	18. C	19. C	20. A	6. B	7. C	8. B	9. E	10. A
21. B	22. C	23. E	24. D	25. B	11. D	12. C	13. E	14. A	15. B
26. A	27. C	28. C	29. D	30. E	16. D	17. D	18. B	19. A	20. B
					21. D	22. B	23. C	24. D	25. A
					26. E				

B1 型题

1. C   2. B   3. C   4. B   5. A

第十九单元 女性生殖器官肿瘤

A1 型题

1. 下列各项，属宫颈癌中病理类型所占比例最多的是（ ）
   A. 腺癌
   B. 鳞状细胞癌
   C. 鳞腺癌
   D. 黏液腺癌
   E. 宫颈恶性腺癌

2. 下列各项，属确诊宫颈癌最可靠的方法是（ ）
   A. 宫颈刮片细胞学检查
   B. 阴道镜检查
   C. 宫颈锥切术
   D. 宫颈活组织检查
   E. 碘试验检查

3. 下列各项，属宫颈癌好发部位的是（ ）
   A. 宫颈鳞状上皮
   B. 宫颈柱状上皮
   C. 宫颈鳞状上皮化生区
   D. 宫颈鳞－柱状上皮交界处
   E. 宫颈鳞状上皮化生区

4. 宫颈癌的临床分期是根据（ ）
   A. 有无淋巴结转移
   B. 术后所见修订分期
   C. 肉眼所见病灶大小
   D. 病灶累及的范围
   E. 临床症状严重程度

5. 下列关于宫颈癌转移途径的叙述，错误的是（ ）
   A. 主要为直接蔓延及淋巴转移
   B. 直接蔓延最常见
   C. 血行转移最少见
   D. 淋巴转移最常见
   E. 包括直接蔓延、淋巴转移和血行转移

6. 下列各项，对宫颈癌确诊最可靠的方法是（ ）
   A. 阴道细胞涂片
   B. 宫颈多点活检病理检查
   C. 妇科检查宫颈组织硬、脆、易出血
   D. 宫颈刮片细胞学检查
   E. 阴道镜检查

7. 下列各项，属适用于各期宫颈癌治疗措施的是（ ）
   A. 手术治疗
   B. 放射治疗
   C. 化学治疗
   D. 手术及放射综合治疗
   E. 放疗及化疗综合治疗

8. 下列各项，属宫颈癌早期临床特点的是（ ）
   A. 不规则阴道出血
   B. 接触性出血
   C. 大量脓血性恶臭白带
   D. 下肢肿痛
   E. 输尿管上段扩张

9. 下列各项，属女性生殖器最常见的良性肿瘤是（ ）
   A. 子宫肌瘤
   B. 阴道腺病
   C. 输卵管内膜异位病灶
   D. 卵巢皮样囊肿
   E. 卵巢浆液性囊腺瘤

10. 下列各项，属子宫肌瘤与经血量增多关系密切的是（ ）
    A. 肌瘤的大小
    B. 肌瘤的数目
    C. 肌瘤生长的部位

D. 肌瘤与子宫肌层的关系
E. 肌瘤发生的年龄

11. 浆膜下子宫肌瘤的主要临床表现是（ ）
    A. 阴道不规则出血
    B. 白带增多
    C. 下腹坠痛
    D. 下腹部包块
    E. 贫血

12. 下列各项，属子宫肌瘤生成的主要因素的是（ ）
    A. 肾上腺皮质激素
    B. 雄激素
    C. 雌激素
    D. 孕激素
    E. 甲状腺素

13. 子宫肌瘤主要生长的部位是（ ）
    A. 子宫黏膜下
    B. 子宫肌壁间
    C. 子宫阔韧带
    D. 子宫浆膜下
    E. 子宫颈部

14. 子宫肌瘤临床分类的依据是（ ）
    A. 按妇科检查子宫肌瘤大小分类
    B. 按临床症状严重程度分类
    C. 按子宫大小分类
    D. 按子宫肌瘤与子宫内膜的关系分类
    E. 按子宫肌瘤与子宫肌壁的关系分类

15. 下列各项，不属子宫肌瘤变性的是（ ）
    A. 玻璃样变
    B. 囊性变
    C. 红色样变
    D. 肉瘤样变
    E. 白色样变

16. 下列各项，属较大的子宫肌壁间肌瘤主要症状的是（ ）
    A. 月经间隔时间长，持续时间短
    B. 绝经后出血
    C. 月经过多

D. 阴道不规则出血
E. 接触性出血

17. 下列各项，不属子宫肌瘤手术指征的是（ ）
    A. 子宫肌瘤如孕3个月大小
    B. 月经过多，继发贫血
    C. 经过较长时间药物治疗无效
    D. 32岁已婚未生育
    E. 肌瘤有恶变可能

18. 下列各项，不属子宫肌瘤药物治疗适应证的是（ ）
    A. 年轻要求生育者
    B. 症状较轻
    C. 身体虚弱不能手术者
    D. 有手术禁忌证
    E. 子宫肌瘤如孕4月大小

19. 治疗寒湿凝滞型子宫肌瘤，应首选的方剂是（ ）
    A. 血府逐瘀汤
    B. 抵当汤
    C. 桂枝茯苓丸
    D. 桃红四物汤
    E. 少腹逐瘀汤

20. 治疗气滞血瘀型子宫肌瘤，应首选的方剂是（ ）
    A. 血府逐瘀汤
    B. 抵当汤
    C. 膈下逐瘀汤
    D. 清宫消癥汤
    E. 少腹逐瘀汤

21. 桂枝茯苓丸的药物组成是（ ）
    A. 桂枝、茯苓、赤芍、桃仁、丹参
    B. 桂枝、茯苓、红花、桃仁、丹参
    C. 桂枝、茯苓、丹皮、赤芍、桃仁
    D. 桂枝、茯苓、赤芍、白术、丹参
    E. 桂枝、茯苓、白芍、桃仁、丹参

22. 卵巢肿瘤最常见的并发症是（ ）
    A. 蒂扭转
    B. 破裂
    C. 感染

D. 出血

E. 恶性变

23. 下列关于卵巢恶性肿瘤的叙述,错误的是(　　)

　　A. 未孕、少育者,发病危险性增高

　　B. 是女性生殖器三大恶性肿瘤之一

　　C. 5年生存率仅为25%~30%

　　D. 主要是血行转移

　　E. 其治疗是手术为主

24. 下列关于成熟畸胎瘤叙述,正确的是(　　)

　　A. 切面为多房

　　B. 多含有牙齿

　　C. 又称皮样囊肿

　　D. 有时引起甲亢

　　E. 其恶变多发生于儿童

25. 下列关于卵巢浆液性囊腺瘤的叙述,错误的是(　　)

　　A. 单侧多见

　　B. 球形、表面光滑

　　C. 内充满混浊血性液体

　　D. 恶变率为5%~10%

　　E. 少见细胞异型及核分裂

26. 下列各项,不属良性肿瘤特点的是(　　)

　　A. 生长缓慢

　　B. 多为囊性

　　C. 双侧多见

　　D. 表面光滑

　　E. 单侧多见

27. 下列关于卵巢肿瘤蒂扭转处理的叙述,错误的是(　　)

　　A. 一旦确诊,立即剖腹手术

　　B. 急症手术,先钳夹肿瘤蒂部后切除肿瘤和蒂

　　C. 急症手术,回复扭转的肿瘤

　　D. 行患侧肿瘤剥除术

　　E. 行全子宫和患侧附件切除

A2 型 题

1. 患者,女,50岁。因阴道不规则流血诊断为宫颈癌Ⅱa期,其病变应累及的范围是(　　)

　　A. 宫颈、阴道上1/3处,无明显宫旁浸润

　　B. 宫颈、阴道上1/3处及宫旁浸润

　　C. 宫颈、阴道上2/3范围内,无明显宫旁浸润

　　D. 宫颈、宫旁浸润,但未达盆壁

　　E. 宫颈、阴道下1/3浸润但无宫旁浸润

2. 患者,女,40岁。月经规律,性生活后阴道有少量流血2个月,无腹痛等其他不适症状。首先应考虑的诊断是(　　)

　　A. 子宫内膜癌

　　B. 宫颈癌

　　C. 卵巢肿瘤

　　D. 输卵管癌

　　E. 子宫肌瘤

3. 患者,女,35岁。性交后阴道流血2个月,妇科检查见宫颈中度糜烂,宫颈活组织检查示异型细胞占据上皮层的下1/3~2/3。应首选的治疗措施是(　　)

　　A. 暂时按炎症处理

　　B. 行子宫全切除术

　　C. 行激光、冷凝等治疗,术后定期随访

　　D. 行子宫全切及双侧附件切除术

　　E. 暂不需处理,随访观察

4. 患者,女,49岁。宫颈鳞癌Ⅲ级,宫旁浸润达盆壁。应首选的治疗措施是(　　)

　　A. 子宫全切除术

　　B. 扩大性子宫全切除术

　　C. 子宫根治术+盆腔淋巴结清扫术

　　D. 放射治疗

　　E. 化学药物治疗

5. 患者,女,48岁。月经周期正常,月经量多5年,子宫如孕2个半月大小,表面不平,宫体左侧可扪及直径约为5cm大小包块,质硬,

与子宫体分不开,无压痛。首先应考虑的诊断是( )

A. 多发性子宫肌瘤
B. 卵巢实质性肿瘤
C. 子宫腺肌瘤
D. 盆腔炎性包块
E. 子宫内膜异位囊肿

6. 患者,女,41岁,G_1P_1。月经量多,经期延长,血色素 78g/L。妇检宫颈中糜、肥大、子宫后位,如孕 3 个月大小,表面不平,质硬,无压痛,附件(-),盆腔 B 超示子宫有多个低回声结节。应首选的治疗措施是( )

A. 子宫次全切除术
B. 子宫颈部分切除术
C. 子宫全切术
D. 肌瘤剜除术
E. 介入疗法

7. 患者,女,48岁。月经量多 1 年,妇检子宫增大如孕 6 周大小,质较硬,表面凹凸不平。应首选的治疗措施是( )

A. 雄激素治疗
B. 手术治疗剔除肌瘤
C. 雌激素治疗
D. 中药治疗
E. 孕激素治疗

8. 患者,女,35 岁。近半年感下腹部有一包块,固定不移,胀痛拒按,面色晦暗,舌边有瘀点,脉沉涩。B超示:子宫肌瘤。治疗应首选的方剂是( )

A. 银甲丸
B. 膈下逐瘀汤
C. 失笑散
D. 温经汤
E. 桂枝茯苓丸

9. 患者,女,45岁。月经量多 4 年,血红蛋白 60g/L。妇科检查子宫增大如孕 12 周大小,质软硬不均,表面不平,部分有囊性感。盆腔 B 超示:子宫肌瘤。应首选的治疗措施是( )

A. 子宫切除
B. 手术剔除子宫肌瘤
C. 雄激素治疗
D. 宫腔镜治疗
E. 孕激素治疗

10. 患者,女,20 岁,未婚。发现下腹部肿块 1 年,突发下腹部疼痛伴恶心、呕吐 6 小时。肛检子宫前位,大小正常,左侧盆腔扪及 7cm×8cm×8cm 肿块,边界清楚,压痛明显。首先应考虑的诊断是( )

A. 卵巢肿瘤出血
B. 卵巢肿瘤蒂扭转
C. 卵巢肿瘤破裂
D. 卵巢巧克力囊肿破裂
E. 卵巢肿瘤变性

B1 型题

A. 宫颈黏液结晶
B. 阴道脱落细胞检查
C. 分段诊刮
D. 宫颈刮片
E. 阴道镜检查+活检

1. 绝经期妇女阴道不规则流血,应首选的检查方法是( )
2. 确诊宫颈癌,应首选的检查方法是( )

A. 鳞状上皮化生
B. 鳞状上皮化
C. 移行带区
D. 宫颈上皮内瘤样病变
E. 生理鳞-柱交界部

3. 宫颈癌的癌前病变指的是( )
4. 宫颈癌的好发部位是( )

A. 移行带区
B. 原始鳞-柱交界部
C. 宫颈管柱状上皮
D. 宫颈上皮内瘤样病变
E. 鳞状上皮化

5. 多见于宫颈糜烂愈合过程中的是( )

6. 具有分化或增生潜能的是( )

   A. 定期检查、随访

   B. 经阴道肌瘤摘除术

   C. 经腹肌瘤切除术

   D. 子宫全切

   E. 子宫＋双附件切除术

7. 患者，女，32岁，未育。患单个较大肌壁间肌瘤，经量明显增多。应首选的治疗措施是( )

8. 患者，女，40岁。患子宫肌瘤数年，肌瘤大小直径3cm，无症状。应首选的治疗措施是( )

   A. 桂枝茯苓丸

   B. 开郁二陈汤

   C. 苍附导痰丸

   D. 开郁种玉汤

   E. 启宫丸

9. 治疗痰湿瘀阻型子宫肌瘤，应首选的方剂是( )

10. 治疗痰湿阻滞型闭经，应首选的方剂是( )

   A. 肌壁间肌瘤

   B. 黏膜下肌瘤

   C. 浆膜下肌瘤

   D. 游离性肌瘤

   E. 阔韧带肌瘤

11. 临床最常见的肌瘤类型是( )

12. 可脱出于宫颈口或阴道内的是( )

   A. 脂肪性变

   B. 囊性变

   C. 红色样变

   D. 肉瘤样变

   E. 钙化

13. 子宫肌瘤于妊娠期或产褥期容易出现的是( )

14. 绝经后妇女的子宫肌瘤常见的是( )

   A. 月经过多

   B. 尿潴留

   C. 下腹部可触及包块

   D. 下腹坠胀不适

   E. 经行腹痛

15. 子宫黏膜下肌瘤最常见的症状是( )

16. 子宫浆膜下肌瘤最常见的症状是( )

   A. 浆液性囊腺瘤

   B. 黏液性囊腺瘤

   C. 内胚窦瘤

   D. 纤维瘤

   E. 颗粒细胞瘤

17. 卵巢肿瘤中最常见的是( )

18. 多见于儿童及年轻妇女的是( )

参 考 答 案

A1型题

1. B	2. D	3. D	4. D	5. D
6. B	7. B	8. B	9. A	10. C
11. D	12. C	13. B	14. E	15. E
16. C	17. D	18. E	19. E	20. C
21. C	22. A	23. C	24. C	25. C
26. C	27. C			

A2型题

1. C	2. B	3. C	4. D	5. A
6. C	7. D	8. B	9. A	10. B

B1型题

1. C	2. E	3. D	4. C	5. E
6. C	7. C	8. A	9. B	10. C
11. A	12. B	13. C	14. D	15. A
16. C	17. A	18. C		

第二十单元　妊娠滋养细胞疾病

A1 型题

1. 下列各项，属葡萄胎最重要的组织学特征是（　　）
   A. 黄素化囊肿
   B. 绒毛构型完好
   C. 滋养细胞增生
   D. 绒毛间质水肿
   E. 间质内胚源性血管消失

2. 下列各项，对诊断葡萄胎最有意义的是（　　）
   A. 子宫妊娠 5 个月大小，摸不到胎体
   B. 盆腔 B 超示落雪状影像
   C. 血 hCG > 100kIU/L
   D. 下腹疼痛
   E. 停经后阴道流血

3. 下列关于葡萄胎确诊后治疗措施的叙述，错误的是（　　）
   A. 尽快采用吸宫术，迅速排空宫腔
   B. 术前不应用缩宫素，以防肺栓塞或转移
   C. 术中静脉滴注缩宫素，但需在宫口扩大后
   D. 为减少出血及子宫穿孔，术前静脉滴注缩宫素
   E. 第 1 次吸刮后 1 周行第 2 次刮宫

4. 下列关于部分性葡萄胎的叙述，错误的是（　　）
   A. 停经后阴道流血
   B. 子宫小于停经月份多见
   C. 常出现黄素化囊肿
   D. 易与不全流产相混淆
   E. 较完全性葡萄胎少见

5. 下列各项，属良性葡萄胎追踪的主要目的是（　　）
   A. 及早发现妊娠
   B. 及早发现恶变
   C. 指导避孕
   D. 了解盆腔恢复情况
   E. 了解腹痛情况

6. 下列各项，不属良性葡萄胎临床表现的是（　　）
   A. 阴道流血
   B. 痰中带血
   C. 贫血
   D. 妊高征
   E. 甲亢

7. 下列各项，不属葡萄胎排出后随访内容的是（　　）
   A. 定期做妇科检查
   B. 至少避孕 1 年
   C. 定期做 HCG 定量测定
   D. 定期做阴道细胞学检查
   E. 定期做胸部 X 线摄片

8. 下列各项，属侵蚀性葡萄胎及绒癌最常见的转移部位是（　　）
   A. 盆腔转移
   B. 阴道转移
   C. 肺内转移
   D. 脑转移
   E. 肝转移

9. 下列各项，不属妊娠滋养细胞疾病临床表现的是（　　）
   A. 闭经
   B. 不规则阴道流血
   C. 黄素囊肿
   D. 甲亢
   E. 糖尿病

10. 下列关于良性葡萄胎之处理的叙述，错

误的是( )

A. 嘱患者术后避孕1年
B. 随访有困难者宜行预防性化疗
C. 有高危因素者宜行预防性化疗
D. 术后严密追访至妊免试验阴性为止
E. 一经确诊，应尽快清宫

11. 下述各项，对诊断葡萄胎的价值最大的是( )

A. 出现卵巢黄素化囊肿
B. 妊娠试验
C. 盆腔B超诊断
D. 子宫大于孕月
E. 停经后阴道出血

12. 葡萄胎经诊断明确后，应首选的治疗措施是( )

A. 先止血再清宫
B. 服补益肝肾中药
C. 行清宫术并送病检
D. 行全子宫切除术
E. 服活血化瘀中药

13. 下列各项，属葡萄胎化疗适应证的是( )

A. 30岁以上的患者
B. 刮出的水疱较大
C. 双侧黄素囊肿较大
D. 刮宫术后出血
E. 病理报告为滋养细胞高度增生者

14. 葡萄胎随访期间最好的避孕方法是( )

A. 安全期
B. 避孕套
C. 宫内节育器
D. 避孕药
E. 绝育术

15. 葡萄胎的随访时间是( )

A. 3个月
B. 6个月
C. 1年
D. 2年
E. 3年

16. 侵蚀性葡萄胎多数发生在( )

A. 流产以后
B. 足月产以后
C. 葡萄胎以后
D. 异位妊娠后
E. 过期流产后

17. 绒癌最常见的转移部位依次是( )

A. 肺、脑、肝、阴道
B. 阴道、肺、肝、脑
C. 肺、阴道、脑、肝
D. 肝、脑、阴道、肺
E. 肝、肺、阴道、脑

18. 下列各项，不属绒癌常用化疗药物的是( )

A. 5-FU
B. 甲氨蝶呤
C. 环磷酰胺
D. 泰素
E. 顺铂

A2型题

1. 患者，女，27岁，已婚。停经3个月，不规则阴道流血10天，近日有恶心、呕吐，宫底高度平脐，未闻及胎心。应首选的检查是( )

A. 血HCG定量测定
B. 妇科检查
C. 多普勒检测
D. X线腹部平片
E. 盆腔B超检查

2. 患者，女，24岁，已婚。停经35日，阴道流血1日，血HCG>100kIU/L。首先应考虑的诊断是( )

A. 早期妊娠
B. 多胎妊娠
C. 先兆流产
D. 异位妊娠
E. 葡萄胎

3. 患者，女，25岁。足月分娩后2个月，

阴道持续少量流血,血 β-HCG 持续阳性,但 < 3000IU/L。首先应考虑的诊断是( )

　　A. 葡萄胎
　　B. 侵蚀性葡萄胎
　　C. 绒癌
　　D. 胎盘残留
　　E. 胎盘部位滋养细胞肿瘤

4. 患者,女,31 岁。葡萄胎 2 次清宫后 2 个月,阴道不规则流血持续存在,尿 HCG(+),B 超检查示:子宫肌层呈蜂窝样改变。首先应考虑的诊断是( )

　　A. 持续性葡萄胎
　　B. 侵蚀性葡萄胎
　　C. 绒癌
　　D. 胎盘部位滋养细胞肿瘤
　　E. 子宫内膜癌

5. 患者,女,41 岁,G_2P_1。诊断为葡萄胎,子宫超过孕 14 周大。应首选的治疗措施是( )

　　A. 清除宫腔内容物
　　B. 手术切除子宫
　　C. 先清宫再切除子宫
　　D. 化疗
　　E. 先化疗再清宫

6. 患者,女,29 岁。诊断为绒癌。应首选的治疗措施是( )

　　A. 化疗
　　B. 放疗
　　C. 手术治疗
　　D. 先化疗后手术
　　E. 先手术后化疗

B1 型题

　　A. 早孕
　　B. 流产
　　C. 葡萄胎
　　D. 侵蚀性葡萄胎
　　E. 绒毛膜癌

1. 不规则阴道流血,子宫内容物组织学检查为成团的滋养细胞,未见绒毛结构。首先应考虑的诊断是( )

2. 葡萄胎清宫术后 4 个月,血 HCG 持续阳性,咯血。首先应考虑的诊断是( )

参考答案

A1 型题

1. C　2. B　3. D　4. B　5. B
6. B　7. D　8. C　9. E　10. D
11. C　12. C　13. E　14. B　15. D
16. C　17. C　18. D

A2 型题

1. E　2. E　3. E　4. B　5. C
6. A

B1 型题

1. E　2. D

第二十一单元　子宫内膜异位症及子宫腺肌病

A1 型题

1. 下列各项，不属子宫内膜异位症好发部位的是（　　）
   A. 卵巢
   B. 子宫颈
   C. 子宫骶骨韧带
   D. 子宫后壁
   E. 子宫直肠窝

2. 下列关于子宫腺肌病治疗的叙述，错误的是（　　）
   A. 已近绝经期的患者可保守治疗
   B. 长期剧烈痛经者应行子宫全切术
   C. 年轻患者可用高效孕激素治疗
   D. GnRH-a 可导致人工绝经和缓解症状
   E. 服用布洛芬仅为对症治疗

3. 继发性痛经伴月经失调常见的疾病是（　　）
   A. 卵巢囊肿
   B. 子宫肌瘤
   C. 子宫内膜异位症
   D. 多囊卵巢综合征
   E. 功血

4. 下列各项，不属盆腔子宫内膜异位症主症的是（　　）
   A. 痛经
   B. 性交痛
   C. 白带量多，色黄
   D. 不孕
   E. 月经不调

5. 下列各项，属诊断子宫内膜异位症金标准的是（　　）
   A. 盆腔 B 超检查
   B. 病理检查
   C. 妇科检查
   D. 腹腔镜检查
   E. 盆腔 CT 检查

6. 最易被子宫内膜异位症侵犯的器官是（　　）
   A. 卵巢
   B. 输卵管
   C. 肠管
   D. 输尿管
   E. 膀胱

7. 下列各项，属子宫内膜异位症根治性手术的是（　　）
   A. 切除子宫及双附件
   B. 切除子宫、双附件及清除盆腔内所有病灶
   C. 清除双附件及盆腔内所有内膜异位病灶
   D. 子宫、双附件及盆腔淋巴结清扫
   E. 清除子宫、双附件及盆腔内所有内膜异位病灶

8. 下列关于子宫内膜异位症的叙述，错误的是（　　）
   A. 常发生于育龄期妇女
   B. 以手术治疗为主
   C. 腹腔镜是最佳辅助检查方法
   D. 最常发生的部位是卵巢
   E. 可合并子宫肌瘤

9. 达那唑治疗子宫内膜异位症，其服药时间是（　　）
   A. 月经周期第 1 天
   B. 月经周期第 3 天
   C. 月经周期第 5 天
   D. 月经周期第 6 天
   E. 月经周期第 7 天

10. 下列各项，属子宫内膜异位症临床特点的是（　　）
    A. 多发生在 40~50 岁

B. 病变局限在生殖系统

C. 不影响受孕

D. 继发性和进行性加重的痛经

E. 痛经发生在月经第1~2天

11. 下列关于子宫腺肌病的叙述，正确的是（　　）

A. 多发生在初产妇

B. 大部分合并有外在性子宫内膜异位症

C. 异位于子宫肌层的内膜组织对孕激素敏感

D. 子宫呈均匀性增大，硬而压痛，经期尤甚

E. 子宫内病灶多累及前壁

12. 治疗气滞血瘀型子宫内膜异位症，应首选的方剂是（　　）

A. 少腹逐瘀汤

B. 膈下逐瘀汤

C. 血府逐瘀汤

D. 桃红四物汤

E. 理冲汤

13. 下列各项，不属诊刮适应证的是（　　）

A. 子宫内膜癌

B. 闭经

C. 子宫内膜异位症

D. 无排卵性功血

E. 子宫内膜结核

A2 型题

1. 患者，女，31岁。近2年经期或经后腹痛，喜温喜按，月经色淡、质稀，神疲乏力，舌淡暗，苔薄白，脉细无力，诊断为子宫内膜异位症。治疗应首选的方剂是（　　）

A. 少腹逐瘀汤

B. 膈下逐瘀汤

C. 血府逐瘀汤

D. 桃红四物汤

E. 理冲汤

2. 患者，女，30岁。婚后5年不孕，近6年开始痛经，进行性加重，曾做子宫输卵管碘油造影提示双侧输卵管通而不畅。妇科检查：阴道后穹隆扪及触痛结节，子宫大小正常，右附件区扪及4cm×4cm×3cm大小不活动的囊性包块。为明确诊断，应首选的检查是（　　）

A. 腹腔镜检查

B. 宫腔镜检查

C. 盆腔B超检查

D. 剖腹探查

E. 盆腔CT检查

3. 患者，女，33岁。2年前剖宫产，近1年腹部瘢痕处肿块，伴周期性疼痛。检查：腹部手术瘢痕处下段扪及直径为4cm肿块，质硬，经期触痛明显。首先应考虑的诊断是（　　）

A. 腹部瘢痕感染

B. 腹部脂肪瘤感染

C. 腹部缝线异物反应

D. 腹部瘢痕子宫内膜异位症

E. 腹部瘢痕疙瘩

4. 患者，女，30岁，G_2P_0。痛经5年。妇科检查：阴道后穹隆可扪及触痛结节，宫体后壁有多个小结节，右附件可扪及5cm×4cm×4cm大小囊肿，欠活动，压痛，诊断为子宫内膜异位症。下列的处理错误的是（　　）

A. 达那唑治疗

B. 孕三烯酮治疗

C. 子宫及右附件切除术

D. 雷诺德治疗

E. 腹腔镜手术

5. 患者，女，36岁。痛经3年，进行性加重。妇科检查：子宫偏大，后壁触及硬结，触痛明显，人工流产3次，近1年夫妇同居，未避孕而未孕。首先应考虑的诊断是（　　）

A. 子宫肌瘤

B. 不孕症

C. 盆腔炎

D. 子宫内膜异位症

E. 子宫腺肌病

6. 患者，女，38岁。痛经6年，每于经前小腹冷痛，经血色暗、有块，形寒肢冷，面色苍白，舌紫暗，苔薄白，脉沉紧。治疗应首选的方

剂是( )

A. 少腹逐瘀汤
B. 膈下逐瘀汤
C. 血府逐瘀汤
D. 桃红四物汤
E. 艾附暖宫丸

7. 患者,女,29岁。近4年经行后腹痛,痛引腰骶,月经量少,色淡暗、质稀,头晕耳鸣,舌有瘀点,苔薄白,脉沉细涩,腹腔镜检查为子宫内膜异位症。治疗应首选的方剂是( )

A. 五子衍宗丸合失笑散
B. 归肾丸合桃红四物汤
C. 右归丸合失笑散
D. 六味地黄丸合桃红四物汤
E. 肾气丸合桃红四物汤

8. 患者,女,30岁。因痛经行腹腔镜检查示:子宫大小正常,子宫后壁下段颗粒状散在结节。首先应考虑的诊断是( )

A. 盆腔结核
B. 子宫内膜异位症
C. 慢性盆腔炎
D. 盆腔淤血综合征
E. 子宫腺肌病

B1 型题

A. 开郁二陈汤
B. 桂枝茯苓丸
C. 苍附导痰丸合佛手散
D. 理冲汤合佛手散
E. 桃红四物汤合丹溪痰湿方

1. 治疗痰瘀互结型子宫内膜异位症,应首选的方剂是( )
2. 治疗痰湿凝滞型多囊卵巢综合征,应首选的方剂是( )

A. 月经周期第6天
B. 月经周期第5天
C. 月经周期第3天
D. 月经周期第1天
E. 月经周期第4天

3. GnRH-a的给药时间是( )
4. 达那唑的服药时间是( )

A. 根治性手术
B. 半根治性手术
C. 切除病灶,保留生育功能
D. 中药治疗
E. 假孕疗法

5. 子宫内膜异位症,症状轻微者,应首选的治疗是( )
6. 子宫内膜异位症,要求生育者,应首选的治疗是( )

A. 理冲汤
B. 血府逐瘀汤
C. 清经散
D. 桂枝茯苓丸
E. 清热调血汤

7. 治疗湿热瘀结型子宫内膜异位症,应首选的方剂是( )
8. 治疗气虚血瘀型子宫内膜异位症,应首选的方剂是( )

参 考 答 案

A1 型题

1. B 2. C 3. C 4. C 5. D
6. A 7. E 8. B 9. A 10. D
11. D 12. B 13. C

A2 型题

1. E 2. A 3. D 4. C 5. D
6A 7. B 8. B

B1 型题

1. E 2. C 3. D 4. D 5. D
6. C 7. E 8. A

第二十二单元　子宫脱垂

A1 型题

1. 下列各项，不属引起子宫脱垂原因的是（　　）
   A. 第二产程延长
   B. 产后过早过重劳动
   C. 慢性咳嗽
   D. 便秘
   E. 剖宫产

2. 下列关于预防子宫脱垂措施的叙述，错误的是（　　）
   A. 严密观察产程，避免滞产和第二产程延长
   B. 产后绝对卧床休息，避免劳动
   C. 对头盆不称者应及早剖宫产
   D. 预防加重腹压的慢性疾病
   E. 加强营养

3. 下列各项，不属阴道前壁脱垂临床表现的是（　　）
   A. 阴道口中肿物脱出
   B. 尿潴留
   C. 张力性尿失禁
   D. 便秘
   E. 腰酸、下坠感

4. 下列各项，属Ⅱ度重型子宫脱垂临床表现的是（　　）
   A. 下坠感
   B. 外阴部有肿物脱出
   C. 排尿困难
   D. 排便困难
   E. 张力性尿失禁

5. 下列关于子宫脱垂临床特点的叙述，错误的是（　　）
   A. 长期摩擦导致宫颈溃疡，出血
   B. 继发感染，有脓性分泌物渗出
   C. 有尿潴留出现
   D. 可发生张力性尿失禁
   E. 合并妊娠时，子宫脱垂程度加重

6. 预防子宫脱垂的最关键的措施是（　　）
   A. 积极开展计划生育
   B. 防治慢性气管炎和便秘
   C. 推行科学接生和做好产褥期保健
   D. 对老年人适当补充雌激素
   E. 加强营养，增强体质

7. 下列各项，不属子宫脱垂的非手术治疗的是（　　）
   A. 增强体质，加强营养
   B. 保持大便通畅
   C. 治疗慢性疾病
   D. 使用子宫托
   E. 脱垂子宫悬吊

8. 下列关于子宫脱垂使用子宫托的原则的叙述，错误的是（　　）
   A. 适用于Ⅰ度重Ⅱ度轻型及老年体弱，不能耐受手术者
   B. 生殖道急慢性炎症或宫颈有恶性可疑者禁用
   C. 子宫托的大小应适宜
   D. 子宫托只需要月经期取出
   E. 上托定期检查

9. 下列各项，与子宫脱垂发病有关的脏腑是（　　）
   A. 脾、肾
   B. 肺、肾
   C. 肝、肾
   D. 心、肾
   E. 肝、脾

10. 下列关于子宫脱垂症状的叙述，错误的是（　　）

A. 带下量多
B. 小腹下坠
C. 月经量多
D. 尿频
E. 排便困难

11. 中医对子宫脱垂的称谓，错误的是（　　）
A. 阴挺
B. 阴㿗
C. 阴菌
D. 阴䘓
E. 阴茧

12. 下列关于阴道前壁膨出的叙述，错误的是（　　）
A. 与产伤有关
B. 与产褥期过早参加体力劳动有关
C. 咳嗽或用力屏气时有块状物排出
D. 不需要手术治疗
E. 可练习缩肛运动

13. 子宫脱垂最主要的原因是（　　）
A. 圆韧带松弛
B. 阔韧带松弛
C. 骨盆漏斗韧带松弛
D. 主韧带松弛
E. 盆底松弛

A2 型 题

1. 患者，女，39岁。阴道脱出一物3年。查：宫颈已脱出至阴道口外，宫体在阴道内，双附件无异常，诊断为子宫脱垂。其程度应属于（　　）
A. Ⅰ度轻
B. Ⅰ度重
C. Ⅱ度轻
D. Ⅱ度重
E. Ⅲ度

2. 患者，女，62岁。外阴脱出肿物1年。妇科检查：部分宫体脱出阴道。首先应考虑的诊断和治疗是（　　）

A. 子宫Ⅱ度脱垂轻——手术
B. 子宫Ⅱ度脱垂重——手术
C. 子宫Ⅲ度脱垂——手术
D. 子宫Ⅰ度脱垂轻——子宫托
E. 子宫Ⅰ度脱垂重——子宫托

3. 患者，女，62岁。近2年劳动、行走或咳嗽时阴道内有物脱出，小腹坠痛，四肢无力，少气懒言，面色无华，小便频数，舌淡，苔薄，脉虚细。诊断为轻度子宫脱垂，治疗应首选的方剂是（　　）
A. 归脾汤
B. 补中益气汤
C. 大补元煎
D. 八珍汤
E. 举元煎

4. 患者，女，56岁。阴道内有物脱出，咳嗽、劳动时加重，伴有带下增多，小腹下坠。检查：宫颈达处女膜缘，用力向下屏气时宫颈脱出阴道口，但宫体仍在阴道内。首先应考虑的诊断是（　　）
A. 子宫脱垂Ⅰ度轻
B. 子宫脱垂Ⅰ度重
C. 子宫脱垂Ⅱ度轻
D. 子宫脱垂Ⅱ度重
E. 膀胱膨出

5. 患者，女，57岁。子宫颈脱出阴道口外近1周，红肿疼痛，发热口渴，小便黄赤，舌质红，苔黄腻，脉弦滑。治疗应首选的方剂是（　　）
A. 萆薢渗湿汤合五苓散
B. 止带方加生薏苡仁、野菊花
C. 龙胆泻肝汤合五味消毒饮
D. 知柏地黄汤合易黄汤
E. 五味消毒饮合大黄牡丹皮汤

6. 患者，女，36岁，G_3P_2。产后阴道脱出物3年且逐渐加重。妇检用力时全宫颈及部分宫体脱出阴道口外，宫颈长4cm，阴道前后壁膨出。应首选的治疗措施是（　　）
A. 使用子宫托
B. 经腹子宫悬吊术

C. 经腹子宫全切术
D. 行 Manchester 手术
E. 行 Le. Fort 手术

B1 型题

A. 子宫脱垂Ⅰ度轻型
B. 子宫脱垂Ⅰ度重型
C. 子宫脱垂Ⅱ度轻型
D. 子宫脱垂Ⅱ度重型
E. 子宫脱垂Ⅲ度

1. 子宫颈及子宫体全部脱出阴道口外，应诊断的是（　）
2. 宫颈及部分宫体脱出阴道口外，应诊断的是（　）

A. 补中益气，升提举陷
B. 健脾利湿，升举阳气
C. 补肾固脱，益气升提
D. 温肾纳气，升阳举陷
E. 收涩固脱，升举阳气

3. 患者子宫下垂，劳则加剧，下腹下坠，纳差腹胀，小便频数，大便溏，舌淡，苔薄白，脉虚细。其中医治法是（　）
4. 患者子宫下垂，腰酸腿软，小腹下坠，夜尿多，头晕耳鸣，舌质淡，苔薄白，脉沉细。其中医治法是（　）

A. 中药治疗
B. 子宫托
C. 阴道纵隔形成术
D. 经阴道子宫全切术
E. 一般支持疗法

5. 患者，50岁。用力后子宫颈及部分宫体脱出阴道口外。应首选的治疗措施是（　）
6. 患者，70岁。有高血压病，用力后子宫颈及部分宫体脱出阴道口外。应首选的治疗措施是（　）

A. 大补元煎
B. 归脾汤
C. 八珍汤
D. 举元煎
E. 补中益气汤

7. 治疗气虚型子宫脱垂，应首选的方剂是（　）
8. 治疗肾虚型子宫脱垂，应首选的方剂是（　）

参考答案

A1 型题

1. E 2. B 3. D 4. B 5. E
6. C 7. E 8. D 9. A 10. C
11. E 12. D 13. E

A2 型题

1. C 2. B 3. B 4. C 5. C
6. D

B1 型题

1. E 2. D 3. A 4. C 5. D
6. C 7. E 8. A

第二十三单元 不孕症

A1 型题

1. 女子婚后同居1年,未避孕而从未受孕,应诊断为( )
   A. 断绪
   B. 断产
   C. 五不女
   D. 全不产
   E. 暗产

2. 区分原发性不孕和继发性不孕的主要依据是( )
   A. 结婚2年以上未孕
   B. 夫妻同居
   C. 未采取避孕措施
   D. 是否孕育过
   E. 有正常性生活

3. 下列各项,不属不孕症的必查项目的是( )
   A. 体格检查
   B. 妇科检查
   C. 卵巢功能测定
   D. 盆腔CT检查
   E. 精液常规检查

4. 下列关于输卵管碘油造影的叙述,错误的是( )
   A. 了解输卵管通与不通
   B. 了解子宫腔的形态
   C. 了解卵巢有无排卵
   D. 同时可起到治疗的作用
   E. 明确输卵管的形态

5. 下列各项,属不孕症伴有痛经患者常见于的疾病是( )
   A. 子宫内膜异位症
   B. 多囊卵巢综合征
   C. 子宫肌瘤
   D. 皮样囊肿
   E. 生殖器结核

6. 下列各项,属使用避孕套疗法适应证的是( )
   A. 性传播疾病
   B. 免疫性不孕
   C. 男方精液异常
   D. 女性阴道炎症
   E. 女性排卵障碍

7. 治疗肝郁型不孕症,应首选的方剂是( )
   A. 逍遥散
   B. 乌药汤
   C. 五子衍宗丸
   D. 开郁种玉汤
   E. 柴胡疏肝散

8. 治疗痰湿内阻型不孕症,应首选的方剂是( )
   A. 二陈汤
   B. 乌药汤
   C. 启宫丸
   D. 开郁二陈汤
   E. 苍附导痰汤

9. 治疗瘀血阻滞型不孕症,应首选的方剂是( )
   A. 桃红四物汤
   B. 桂枝茯苓丸
   C. 失笑散
   D. 开郁种玉汤
   E. 少腹逐瘀汤

10. 输卵管不通不孕症患者常配合的疗法是( )
    A. 中药人工周期疗法
    B. 西药人工周期

C. 针灸疗法

D. 气功疗法

E. 中药灌肠疗法

11. 下列各项，属导致女性不孕的最常见的原因是（　　）

A. 输卵管炎症

B. 子宫肌瘤

C. 阴道炎

D. 宫颈息肉

E. 子宫畸形

A2 型 题

1. 患者，女，26岁。3年前行人工流产，术后夫妇同居，未避孕，至今未再受孕。首先应考虑的诊断是（　　）

A. 断绪

B. 无子

C. 五不女

D. 全不产

E. 全无子

2. 患者，女，29岁。结婚4年未孕，月经38～50天一行，量少色淡，面色晦暗，腰酸腿软，性欲淡漠，舌淡，苔白滑，脉沉细。其中医治法是（　　）

A. 滋阴养血，调冲益精

B. 温肾助阳，化湿固精

C. 疏肝解郁，养血调经

D. 燥湿化痰，理气调经

E. 活血化瘀，调经助孕

3. 患者，女，31岁。结婚3年未孕，月经50～60天一行，量少色淡，腰痛如折，小便频数，舌淡，苔白滑，脉沉迟无力。首先应考虑的诊断是（　　）

A. 肾阳虚型无子

B. 肾气虚型无子

C. 肾阴虚型无子

D. 肾阳虚型断续

E. 肾气虚型断续

4. 患者，女，27岁。结婚2年未孕，月经2～3月一行，量或多或少，头晕耳鸣，腰酸腿软，舌淡，苔薄，脉沉细。治疗应首选的方剂是（　　）

A. 开郁种玉汤

B. 养精种玉汤

C. 归肾丸

D. 毓麟珠

E. 温胞饮

5. 患者，女，29岁。结婚4年未孕，月经周期不规律，经来腹痛，月经量少，色暗有小血块，经前乳胀，烦躁易怒，舌红，苔白，脉弦。治疗应首选的方剂是（　　）

A. 启宫丸

B. 养精种玉汤

C. 开郁种玉汤

D. 柴胡疏肝散

E. 逍遥散

6. 患者，女，35岁。结婚6年未孕，月经先后不定期，经来腹痛，月经量少，经行不畅，有小血块，经前乳胀，胸闷不舒，舌红，苔薄，脉弦。其中医治法是（　　）

A. 滋阴养血，调冲益精

B. 温肾养血，调补冲任

C. 疏肝解郁，养血理脾

D. 燥湿化痰，理气调经

E. 活血化瘀，理气调经

7. 患者，女，28岁。药物流产后2年未再孕，形体肥胖，月经2～6月一行，胸闷纳呆，白带增多，苔白腻，脉滑。治疗应首选的方剂是（　　）

A. 启宫丸

B. 完带汤

C. 开郁种玉汤

D. 二妙丸

E. 温胞饮

8. 患者，女，30岁。婚后5年不孕，幼时患过结核性胸膜炎，已愈，月经规则，妇检无异常，经前诊刮为分泌期子宫内膜，未见结核，输卵管碘油造影示双侧输卵管通畅，男方精液检查正常。应首选的检查是（　　）

A. 腹腔镜检查
B. 子宫镜检查
C. 内分泌检测
D. 免疫试验
E. 腹部平片

B1 型题

A. 月经干净后 3~7 天
B. 排卵期
C. 月经期
D. 加减苁蓉菟丝子丸
E. 月经干净 1~2 天

1. 子宫输卵管碘油造影检查的时间是（　）
2. 宫腔镜检查的时间是（　）

参考答案

A1 型题

1. D　　2. D　　3. D　　4. C　　5. A
6. B　　7. D　　8. E　　9. E　　10. E
11. A

A2 型题

1. A　　2. B　　3. A　　4. D　　5. C
6. C　　7. A　　8. D

B1 型题

1. A　　2. A

第二十四单元　计划生育

A1 型题

1. 下列各项，不属宫内节育器的禁忌证的是（　）
   A. 月经过多过频
   B. 生殖器急性炎症
   C. 正常产后6个月
   D. 子宫畸形
   E. 重度宫颈糜烂

2. 人工流产后感染，其中医治法是（　）
   A. 清热利湿，解毒活血
   B. 益气滋阴，清热解毒
   C. 活血化瘀，益气补肾
   D. 清热解毒，凉血化瘀
   E. 活血化瘀，清热解毒

3. 人工流产后宫颈口粘连的临床表现是（　）
   A. 月经失调
   B. 周期性腹痛，闭经
   C. 基础体温单相
   D. 子宫稍大，压痛
   E. 带下增多

4. 下列关于人工流产并发症的叙述，错误的是（　）
   A. 术后感染多由吸宫不全或术后过早性交引起
   B. 人流综合征主要是由于心脏病引起的
   C. 术后出血停止后又有较多量的出血，应考虑为吸宫不全
   D. 漏吸多因胎囊过小，子宫过度屈曲或子宫畸形引起
   E. 发生子宫穿孔时应停止手术，给予催产素或抗生素

5. 下列各项，不属药物抗早孕禁忌证的是（　）
   A. 高危人流对象
   B. 高血压
   C. 哮喘
   D. 带器妊娠
   E. 可疑宫外孕

6. 下列各项，不属避孕方法的是（　）
   A. 输卵管结扎术
   B. 人工流产
   C. 安全期避孕
   D. 宫内节育器的放置
   E. 药物避孕

A2 型题

1. 患者，女，27岁。负压吸宫术后突然出现心动过缓、血压下降、面色苍白、出汗、头晕、胸闷。首先考虑的诊断是（　）
   A. 子宫穿孔
   B. 栓塞
   C. 人流综合征
   D. 休克
   E. 心衰

2. 患者，女，31岁。人工流产术后3周，阴道出血时多时少，色暗红，有时夹血块，腹痛。B超提示：宫腔内回声不均。首先应考虑的诊断是（　）
   A. 子宫穿孔
   B. 术后子宫内膜炎
   C. 子宫收缩欠佳
   D. 吸宫不全
   E. 漏吸

3. 患者，女，27岁。人工流产术后4天，寒战、高热，小腹疼痛拒按，阴道出血时多时少，色暗如败酱，气味臭秽，口干喜饮，舌质

红，苔黄腻，脉弦数。治疗应首选的方剂是（　　）

  A. 五味消毒饮合失笑散
  B. 生化汤
  C. 清经散
  D. 清热调血汤
  E. 仙方活命饮

4. 患者，女，30 岁。人工流产术后 2 月余，月经未潮，每月有周期性的下腹疼痛，伴肛门坠胀，尿妊娠试验阴性。首先应考虑的诊断是（　　）

  A. 闭经
  B. 宫外孕
  C. 宫腔或宫颈内口粘连
  D. 盆腔感染
  E. 子宫内膜异位症

5. 患者，女，23 岁。新婚，想半年后要孩子，应首选的避孕方法是（　　）

  A. 宫内节育器
  B. 口服避孕药
  C. 避孕套
  D. 皮下埋植避孕
  E. 紧急避孕药

B1 型题

  A. 妊娠 5 周以内
  B. 妊娠 10 周以内
  C. 妊娠 11 周
  D. 妊娠 12 周
  E. 妊娠 7 周以内

1. 负压吸宫术的适应证是（　　）
2. 药物流产的适应证是（　　）

  A. 吸宫不全
  B. 人流综合征
  C. 宫外孕
  D. 子宫穿孔
  E. 葡萄胎

3. 人工流产时，宫腔深度超过检查时子宫的大小，未吸出组织，患者腹痛剧烈，出冷汗，面色苍白。应首先考虑的诊断是（　　）

4. 人工流产术中，吸出大量的蜕膜组织，未见绒毛或胚胎组织。应首先考虑的诊断是（　　）

  A. 内分泌紊乱
  B. 术后感染
  C. 子宫收缩不良
  D. 胎漏
  E. 吸宫不全

5. 人工流产术后 1 周，下腹疼痛，阴道少量出血，臭秽，发热，双合诊时子宫或双附件区压痛。首先应考虑的诊断是（　　）

6. 人工流产术后 2 周，下腹阵发性疼痛，阴道出血量时多时少，有血块，B 超检查时宫腔内回声不均。首先应考虑的诊断是（　　）

  A. 八珍汤
  B. 清经散
  C. 丹栀逍遥散
  D. 两地汤合二至丸
  E. 固冲汤

7. 人流术后阴道出血量少，淋沥不尽，色鲜红，质稀，口干心烦，手足心热，腰酸膝软，舌红，少苔，脉细数。治疗应首选的方剂是（　　）

8. 人流术后阴道出血量多，持续不尽，色淡红，质稀，头晕乏力，小腹空坠，舌淡，苔薄白，脉沉细。治疗应首选的方剂是（　　）

  A. 人工流产术
  B. 钳刮术
  C. 药物引产术
  D. 中期引产术
  E. 人工取胎术

9. 孕 45 天，要求终止妊娠，但惧怕手术。应首选的方法是（　　）

10. 孕 45 天，要求终止妊娠，有哮喘病史。应首选的方法是（　　）

  A. 药物引产术

B. 卡孕栓配伍丙酸睾丸酮
C. 人工流产术
D. 中期引产术
E. 人工取胎术

11. 孕50天，要求终止妊娠，无其他禁忌证。应首选的方法是（ ）

12. 孕60天，要求终止妊娠，B超：宫内见胎芽及胎心。应首选的方法是（ ）

参 考 答 案

A1 型题

1. C   2. D   3. B   4. B   5. A

6. B

A2 型题

1. C   2. D   3. A   4. C   5. C

B1 型题

1. B   2. E   3. D   4. C   5. B
6. E   7. D   8. A   9. C   10. A
11. A   12. C

第二十五单元 妇产科特殊检查与常用诊断技术

A1 型题

1. 下列各项，不属 hCG 检测能协助诊断的疾病是（　　）
   A. 异位妊娠
   B. 葡萄胎
   C. 子宫内膜异位症
   D. 原发性卵巢绒癌
   E. 绒癌

2. 下列关于基础体温的叙述，错误的是（　　）
   A. 基础体温上升超过 3 周，提示妊娠可能
   B. 基础体温上升 4 天后可肯定排卵
   C. 基础体温上升前后 4~5 天称易孕期
   D. 基础体温上升小于 0.3℃，提示黄体发育不良
   E. 基础体温下降缓慢，提示黄体萎缩过程延长

3. 下列关于宫颈黏液的特点的叙述，错误的是（　　）
   A. 无机盐和黏蛋白是宫颈黏液结晶形成的物质条件
   B. 孕激素的作用使宫颈黏液量多、质稀、拉丝度大
   C. 排卵期呈典型羊齿状结晶
   D. 在月经周期第 22 天左右转为排列成行的椭圆体
   E. 镜下宫颈黏液Ⅰ型提示见到典型羊齿状结晶

4. 下列各项，不属宫腔镜检查适应证的是（　　）
   A. 不明原因的子宫出血
   B. 不孕、不育的子宫内原因
   C. 宫内异物的取出
   D. 子宫浆膜下肌瘤
   E. 子宫内膜息肉

5. 下列关于诊断性刮宫手术操作的叙述，错误的是（　　）
   A. 刮出的组织全部送病理学检查
   B. 疑子宫内膜结核，尤注意刮取子宫角部内膜
   C. 疑子宫内膜癌行诊刮时先探宫腔深度，以便明确临床分期
   D. 刮出物肉眼未见明显癌组织时，应全面刮宫，以免漏诊
   E. 反复刮宫，可造成宫腔粘连，甚至闭经

6. 下列各项，不属剖宫产的适应证的是（　　）
   A. 胎儿窘迫
   B. 珍贵儿
   C. 宫缩乏力
   D. 产妇要求
   E. 前置胎盘

A2 型题

1. 患者，女，26 岁，已婚。平时月经规则，4~5 天/28~30 天，现停经 38 天，为确诊，应首选的检查是（　　）
   A. 盆腔 B 超
   B. 腹平片
   C. 尿妊娠试验
   D. 血液常规检查
   E. 腹腔镜检查

2. 患者，女，30 岁，已婚，G_2P_1。末次月经为 40 天前，10 天前开始阴道少量流血，淋漓至今未断，伴下腹痛 2 小时。查体：下腹压痛、

反跳痛，后穹隆饱满，触痛，盆腔触诊不满意。应首选的检查是(　　)

  A. 宫腔镜

  B. 动态观察

  C. 诊断性刮宫术

  D. 阴道后穹隆穿刺

  E. 血常规

B1 型题

  A. BBT

  B. HCG

  C. LH

  D. FSH

  E. PRL

1. 绒毛膜促性腺激素指的是(　　)
2. 黄体生成激素指的是(　　)

  A. BBT

  B. HCG

  C. LH

  D. FSH

  E. PRL

3. 促卵泡激素指的是(　　)
4. 催乳素指的是(　　)

参 考 答 案

A1 型题

1. C 2. C 3. B 4. D 5. C

6. D

A2 型题

1. C 2. D

B1 型题

1. B 2. C 3. D 4. E

医师资格考试习题集

中西医结合执业医师

医学综合笔试部分（下册）

《医师资格考试习题集》编委会 编写

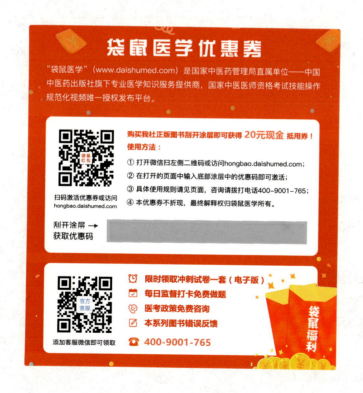

中国中医药出版社
·北京·

图书在版编目（CIP）数据

医师资格考试习题集．中西医结合执业医师．医学综合笔试部分/《医师资格考试习题集》编委会编写．—北京：中国中医药出版社，2018.12

ISBN 978-7-5132-5372-7

Ⅰ．①医…　Ⅱ．①医…　Ⅲ．①中西医结合-资格考试-习题集　Ⅳ．①R-44

中国版本图书馆 CIP 数据核字（2018）第 264051 号

中国中医药出版社出版

北京市朝阳区北三环东路 28 号易亨大厦 16 层
邮政编码　100013
传真　010-64405750
三河市同力彩印有限公司印刷
各地新华书店经销

开本 889×1194　1/16　印张 65.5　字数 1761 千字
2018 年 12 月第 1 版　2018 年 12 月第 1 次印刷
书号　ISBN 978-7-5132-5372-7
定价　298.00 元（上中下册）
网址　www.cptcm.com

社 长 热 线　010-64405720
购 书 热 线　010-89535836
维 权 打 假　010-64405753

微信服务号　zgzyycbs
微商城网址　https://kdt.im/LIdUGr
官 方 微 博　http://e.weibo.com/cptcm
天猫旗舰店网址　https://zgzyycbs.tmall.com

如有印装质量问题请与本社出版部联系（010-64405510）
版权专有　侵权必究

编 写 说 明

医师资格考试是行业准入考试,是评价申请医师资格者是否具备从事医师工作所必需的专业知识与技能的考试。2011年在国家中医药管理局医政司的直接指导下,国家中医药管理局中医师资格认证中心组织专家对中医(具有规定学历)执业医师、中医(具有规定学历)执业助理医师、中西医结合执业医师、中西医结合执业助理医师资格医学综合笔试大纲进行了修订,2014年又对大纲细则进行了修订。为配合大纲及大纲细则的实施,更好地帮助考生复习应考,我社组织专家编写了医师资格考试习题集。本习题集具有以下特点:

1. 编写专家皆为资深考试命题专家,他们不仅具有较高的理论及临床水平,而且长期研究考试及命题规律,是"学术"与"考试"双重专家,避免了只钻研学术不会命题的现象。这可使本书更好地符合考试规律,更适用和实用。

2. 医师资格考试习题集完全按照最新考试大纲编写,考试大纲要求的知识点能较好地通过习题表现出来。

3. 参考答案附于习题之后,以备自查自纠。

4. 医师资格考试习题集全部采用国家中医药管理局中医师资格认证中心规定的题型,即A1型题、A2型题、B1型题。A1型题是单句型最佳选择题,A2型题是病例摘要型最佳选择题,B1型题是标准配伍题。

我们希望习题集能助考生复习考试一臂之力,但是由于习题是以点的形式表达大纲,因此覆盖面有一定局限。考生在使用时一定要以大纲细则为主,习题集与大纲细则配合使用,将如虎添翼。

中国中医药出版社
2018年10月

总 目 录

上 册

中医基础理论 / 1
中医诊断学 / 77
中药学 / 211
方剂学 / 369

中 册

中西医结合内科学 / 425
中西医结合外科学 / 545
中西医结合妇产科学 / 599

下 册

中西医结合儿科学 / 667
针灸学 / 719
诊断学基础 / 787
药理学 / 851
传染病学 / 911
医学伦理学 / 961
卫生法规 / 981

目 录

（下册）

中西医结合儿科学

第一单元　儿科学基础　/ 669
第二单元　新生儿疾病　/ 672
第三单元　呼吸系统疾病　/ 674
第四单元　循环系统疾病　/ 678
第五单元　消化系统疾病　/ 681
第六单元　泌尿系统疾病　/ 685
第七单元　神经肌肉系统疾病　/ 689
第八单元　小儿常见心理障碍　/ 692

第九单元　造血系统疾病　/ 695
第十单元　内分泌疾病　/ 698
第十一单元　变态反应、结缔组织病　/ 700
第十二单元　营养性疾病　/ 704
第十三单元　感染性疾病　/ 707
第十四单元　寄生虫病　/ 711
第十五单元　小儿危重症的处理　/ 713
第十六单元　中医相关病证　/ 715

针 灸 学

第一单元　经络系统　/ 721
第二单元　经络的作用和经络学说的临床应用　/ 724
第三单元　腧穴的分类　/ 725
第四单元　腧穴的主治特点和规律　/ 726
第五单元　特定穴　/ 728
第六单元　腧穴的定位方法　/ 737
第七单元　手太阴肺经、穴　/ 739
第八单元　手阳明大肠经、穴　/ 740
第九单元　足阳明胃经、穴　/ 742
第十单元　足太阴脾经、穴　/ 744
第十一单元　手少阴心经、穴　/ 745
第十二单元　手太阳小肠经、穴　/ 746
第十三单元　足太阳膀胱经、穴　/ 748
第十四单元　足少阴肾经、穴　/ 750
第十五单元　手厥阴心包经、穴　/ 751

第十六单元　手少阳三焦经、穴　/ 752
第十七单元　足少阳胆经、穴　/ 753
第十八单元　足厥阴肝经、穴　/ 755
第十九单元　督脉、穴　/ 757
第二十单元　任脉、穴　/ 758
第二十一单元　奇穴　/ 760
第二十二单元　毫针刺法　/ 761
第二十三单元　灸法　/ 763
第二十四单元　拔罐法　/ 765
第二十五单元　其他针法　/ 767
第二十六单元　治疗总论　/ 768
第二十七单元　内科病证的针灸治疗　/ 770
第二十八单元　妇儿病证的针灸治疗　/ 776
第二十九单元　皮外骨伤科病证的针灸治疗　/ 778
第三十单元　五官科病证的针灸治疗　/ 781

第三十一单元　急症的针灸治疗　/ 784

诊断学基础

第一单元　症状学　/ 789
第二单元　问诊　/ 799
第三单元　检体诊断　/ 801
第四单元　实验室诊断　/ 817
第五单元　心电图诊断　/ 833
第六单元　影像诊断　/ 837
第七单元　病历与诊断方法　/ 849

药理学

第一单元　药物作用的基本原理　/ 853
第二单元　拟胆碱药　/ 856
第三单元　有机磷酸酯类中毒与解救　/ 858
第四单元　抗胆碱药　/ 860
第五单元　拟肾上腺素药　/ 862
第六单元　抗肾上腺素药　/ 864
第七单元　镇静催眠药　/ 866
第八单元　抗癫痫药　/ 867
第九单元　抗精神失常药　/ 868
第十单元　抗帕金森病药　/ 870
第十一单元　镇痛药　/ 871
第十二单元　解热镇痛抗炎药　/ 873
第十三单元　抗组胺药　/ 874
第十四单元　利尿药与脱水药　/ 875
第十五单元　抗高血压药　/ 877
第十六单元　抗心律失常药　/ 880
第十七单元　抗慢性心功能不全药　/ 883
第十八单元　抗心绞痛药　/ 886
第十九单元　血液系统药　/ 888
第二十单元　消化系统药　/ 891
第二十一单元　呼吸系统药　/ 893
第二十二单元　糖皮质激素　/ 895
第二十三单元　抗甲状腺药　/ 897
第二十四单元　降血糖药　/ 899
第二十五单元　合成抗菌药　/ 901
第二十六单元　抗生素　/ 903
第二十七单元　抗真菌药与抗病毒药　/ 906
第二十八单元　抗菌药物的耐药性　/ 907
第二十九单元　抗结核病药　/ 908
第三十单元　抗恶性肿瘤药　/ 909

传染病学

第一单元　传染病学总论　/ 913
第二单元　病毒感染　/ 917
第三单元　细菌感染　/ 944
第四单元　消毒与隔离　/ 958

医学伦理学

第一单元　概述　/ 963
第二单元　医学伦理学的历史发展　/ 965
第三单元　医学伦理学的理论基础　/ 967
第四单元　医学道德的规范体系　/ 969
第五单元　医患关系道德　/ 971
第六单元　临床诊疗工作中的道德　/ 973
第七单元　医学科研工作的道德　/ 975
第八单元　医学道德的评价、教育和修养　/ 977
第九单元　生命伦理学　/ 979

卫生法规

第一单元　卫生法概述　/ 983
第二单元　卫生法律责任　/ 987
第三单元　《中华人民共和国执业医师法》　/ 991
第四单元　《中华人民共和国药品管理法》　/ 995
第五单元　《中华人民共和国传染病防治法》　/ 1000
第六单元　《突发公共卫生事件应急条例》　/ 1004
第七单元　《医疗事故处理条例》　/ 1007
第八单元　《中华人民共和国中医药条例》　/ 1010
第九单元　医疗机构从业人员行为规范　/ 1014

中西医结合儿科学

第一单元　儿科学基础

A1 型 题

1. 小儿时期最常见的两脏疾病是(　　)
   A. 肝肾
   B. 心肾
   C. 肺脾
   D. 肝肺
   E. 肝脾

2. 小儿体格发育最快的时期是(　　)
   A. 新生儿期
   B. 婴儿期
   C. 幼儿期
   D. 学龄前期
   E. 学龄期

3. 小儿前囟闭合的正常时间是(　　)
   A. 6～7个月
   B. 8～9个月
   C. 9～11个月
   D. 12～18个月
   E. 19～20个月

4. 小儿开始更换恒牙的年龄是(　　)
   A. 2～3岁
   B. 4～5岁
   C. 6～7岁
   D. 8～9岁
   E. 10岁以后

5. 幼儿应用中药的比例是(　　)
   A. 成人量的1/6
   B. 成人量的1/3
   C. 成人量的1/2
   E. 成人量的2/3
   D. 接近成人量

6. 下列各项，不属"三有余，四不足"小儿生理病理学说的是(　　)
   A. 肺常不足
   B. 脾常不足
   C. 心常不足
   D. 阴常不足
   E. 肾常不足

7. 下列各项，不属小儿生理特点的是(　　)
   A. 脏腑娇嫩
   B. 形气未充
   C. 生机蓬勃
   D. 发育迅速
   E. 发病容易

8. 中医诊断小儿疾病最重要的诊法是(　　)
   A. 望诊
   B. 闻诊
   C. 按诊
   D. 问诊
   E. 切诊

9. 下列各项，不属小儿体格生长发育规律的是(　　)
   A. 由初级到高级
   B. 由上到下
   C. 由粗到细
   D. 由简单到复杂
   E. 由远及近

10. 3岁以下小儿正常指纹是(　　)
    A. 淡紫隐显于风关之下
    B. 色泽鲜红显于风关
    C. 淡紫隐隐显于风关
    D. 淡紫隐隐显于气关
    E. 色泽青紫显于风关

11. 小儿的舒张压正常值应为收缩压的(　　)
    A. 1/4

B. 1/3

C. 1/5

D. 2/3

E. 1/6

12. 婴幼儿腹泻低钾血症时补钾原则中错误的是( )

A. 第2天补液不必再给钾

B. 滴注速度不宜过快

C. 静脉补钾的浓度不超过0.3%

D. 轻度低钾者可口服补钾

E. 有尿后补钾

13. 中度脱水时患儿失水量约为体重的( )

A. 5%~10%

B. 10%左右

C. 5%左右

D. 5%以下

E. 10%以上

14. 下列关于母乳喂养优点的叙述,错误的是( )

A. 含优质蛋白质、必需氨基酸多

B. 含饱和脂肪酸多,利于消化吸收

C. 钙磷比例适宜,较少发生低钙血症

D. 有促进婴儿免疫力的作用

E. 哺乳可促进子宫收缩,利于母亲早日康复

15. 卫气营血辨证与三焦辨证常用于治疗的疾病是( )

A. 心理性疾病

B. 急性传染病

C. 营养性疾病

D. 结缔组织病

E. 肠寄生虫病

16. 小儿喜伏卧者,其病因多是( )

A. 乳食内积

B. 盘肠吊痛

C. 痰饮内伏

D. 久病体虚

E. 胸胁疼痛

17. 符合幼儿期特点的是( )

A. 体格发育最快

B. 识别危险的能力强

C. 语言思维和交往能力增强

D. 不易发生营养缺乏和消化紊乱

E. 自身免疫力增强,传染病发生率低

18. 除去下列哪一项其他均为中度脱水的临床表现( )

A. 烦躁不安或精神萎靡

B. 眼窝及前囟明显凹陷

C. 皮肤弹性差

D. 四肢厥冷

E. 尿量明显减少

A2 型 题

1. 患儿,2岁。生后至今不会站立与行走,头项歪斜。其病变脏腑主要是( )

A. 心肝

B. 心肾

C. 肺脾

D. 心肺

E. 脾肾

2. 患儿,1岁。轻咳流涕,伴有喷嚏,心肺正常,指纹淡紫于风关。其病情判断是( )

A. 邪浅病轻

B. 病情较重

C. 邪入气营

D. 病情凶险

E. 病邪入里

3. 新生儿,15天。生后母乳喂养。每次哺乳后易溢乳,应采取的措施是( )

A. 哺乳后轻拍其背

B. 两次喂哺时间相隔3小时

C. 每次哺乳时间1小时

D. 减少每次哺乳量

E. 定时喂哺,每日6~8次

4. 患儿,10个月。指纹淡紫,其证候是( )

A. 气血不足

B. 邪热郁结

C. 体虚有寒

D. 寒湿阻滞

E. 体虚有热

5.患儿,6个月。每闻声响则啼哭不安。其病位是(　　)

A. 肝

B. 脾

C. 心

D. 肺

E. 肾

6.患儿,5岁。舌苔花剥,状如地图,经久不愈。其病机是(　　)

A. 脾之气阳不足

B. 肺之气阴亏虚

C. 乳食积滞不化

D. 胃之气阴不足

E. 脾之运化失健

7.6个月男婴,呕吐腹泻3天,无尿12小时,体温37.8℃,嗜睡与烦躁交替,双眼凹陷,口唇樱红干燥,皮肤弹性差,四肢冷,脉细弱,呼吸60次/分,心率160次/分,心音低钝,腹胀,肠鸣音减少,血象:Hb150g/L,WBC13×10^9/L,N 0.40,L 0.60。初步诊断婴儿腹泻伴(　　)

A. 重度脱水、代谢性酸中毒

B. 中度低渗性脱水、代谢性酸中毒

C. 重度脱水、低钾血症、代谢性酸中毒

D. 败血症、感染性休克、代谢性酸中毒

E. 重度高渗性脱水、代谢性酸中毒

B1 型题

A. 纯阳之体

B. 体秉纯阳

C. 稚阳之体

D. 稚阴之体

E. 稚阴稚阳之体

1."脏腑娇嫩,形体未充"表明小儿是(　　)

2."生机蓬勃,发育迅速"表明小儿是(　　)

A. 42cm

B. 46cm

C. 48cm

D. 50cm

E. 54cm

3.2岁小儿的头围大约是(　　)

4.5岁小儿的头围大约是(　　)

A. 4

B. 5

C. 6

D. 7

E. 8

5.正常小儿会爬行的月龄是(　　)

6.正常小儿会独坐的月龄是(　　)

A. 肺常不足

B. 脾常不足

C. 心常有余

D. 肾常虚

E. 阴常不足

7.小儿易患泄泻、疳证,主要是(　　)

8.小儿易患解颅、五迟五软,主要是(　　)

参 考 答 案

A1 型题

1. C　　2. B　　3. D　　4. C　　5. C
6. C　　7. E　　8. A　　9. E　　10. A
11. D　12. A　13. B　14. B　15. B
16. A　17. C　18. D

A2 型题

1. E　　2. A　　3. A　　4. E　　5. C
6. D　　7. C

B1 型题

1. E　　2. A　　3. D　　4. D　　5. E
6. C　　7. B　　8. D

第二单元 新生儿疾病

A1 型题

1. 新生儿寒冷损伤综合征应首先辨别的是（ ）
   A. 虚与实
   B. 气与血
   C. 表与里
   D. 阴与阳
   E. 寒与热

2. 下列描述，不属新生儿黄疸寒湿阻滞证特征的是（ ）
   A. 神疲倦怠
   B. 目黄身黄
   C. 四肢欠温
   D. 黄色鲜明
   E. 舌淡苔白腻

3. 关于病理性黄疸叙述，错误的是（ ）
   A. 黄疸出现时间不定
   B. 黄疸持续时间较短
   C. 黄疸程度较重
   D. 黄疸进展快
   E. 有伴随症状

4. 下列属于早产儿生理性黄疸特点的是（ ）
   A. 生后5~6天出现，30~35天完全消退
   B. 生后1~2天出现，3~7天完全消退
   C. 生后3~4天出现，15~20天完全消退
   D. 生后3~4天出现，21~28天完全消退
   E. 生后2~3天出现，10~14天完全消退

5. 新生儿寒冷损伤综合征寒凝血滞证治疗首选方剂是（ ）
   A. 四逆汤
   B. 参附汤
   C. 金匮肾气丸
   D. 当归四逆汤
   E. 血府逐瘀汤

6. 寒湿阻滞型新生儿黄疸的中医治法是（ ）
   A. 清热利湿退黄
   B. 活血化瘀退黄
   C. 温中化湿退黄
   D. 清肝利胆退黄
   E. 温阳健脾退黄

A2 型题

1. 患儿，出生7天。全身冰冷，皮肤暗红，僵卧少动，反应极差，气息微弱，哭声低弱，口吐白沫，呼吸不匀，肌肤板硬而肿，范围波及全身，少尿。唇舌色淡，指纹淡红。治疗首选方剂是（ ）
   A. 参附汤
   B. 黄芪建中汤
   C. 理中汤
   D. 附子理中汤
   E. 四逆汤

2. 患儿，出生7天。面目皮肤发黄，色泽晦暗精神差，吮乳少，四肢欠温，腹胀便溏，舌淡苔白腻，指纹色淡。其诊断是（ ）
   A. 新生儿黄疸瘀积发黄证
   B. 新生儿黄疸湿热熏蒸证
   C. 新生儿生理性黄疸
   D. 新生儿寒冷损伤综合征
   E. 新生儿黄疸寒湿阻滞证

3. 足月男婴，出生后6小时即出现身黄、目

黄，颜色鲜明，哭闹不安、呕吐、尿黄，舌质红，苔黄，指纹紫滞。治疗首选方剂是（　　）

  A. 茵陈理中汤加减

  B. 茵陈蒿汤加减

  C. 黄连解毒汤加减

  D. 羚角钩藤汤加减

  E. 膈下逐瘀汤加减

  4. 足月男婴，生后4天出现目珠发黄，全身发黄，逐日加重，伴腹部胀满，右胁下痞块，神疲纳呆，小便短黄，大便灰白，舌紫暗，舌苔白。其治疗首选方剂是（　　）

  A. 血府逐瘀汤加减

  B. 茵陈理中汤加减

  C. 茵陈蒿汤加减

  D. 羚角钩藤汤加减

  E. 茵陈四苓散加减

B1 型题

  A. 出生后2周

  B. 出生后2~3天

  C. 出生后6~7天

  D. 出生后24小时内

  E. 出生后4~5天

  1. 生理性胎黄，黄疸出现的时间是（　　）

  2. 病理性胎黄，黄疸出现的时间是（　　）

  A. 生理性黄疸

  B. 母乳性黄疸

  C. 病理性黄疸

  D. 新生儿败血症

  E. 胆道闭锁

  3. 生后24小时内出现黄疸（　　）

  4. 大便色白，肝大明显（　　）

  5. 结合胆红素增高为主（　　）

  A. 茵陈蒿汤

  B. 茵陈四苓散

  C. 羚角钩藤汤合茵陈蒿汤

  D. 血府逐瘀汤

  E. 膈下逐瘀汤

  6. 治疗新生儿黄疸湿热熏蒸证应首选的方剂是（　　）

  7. 治疗新生儿黄疸瘀积发黄证应首选的方剂是（　　）

参 考 答 案

A1 型题

1. A 2. D 3. B 4. D 5. D

6. C

A2 型题

1. A 2. E 3. B 4. A

B1 型题

1. B 2. D 3. C 4. E 5. E

6. A 7. D

第三单元 呼吸系统疾病

A1 型题

1. 小儿感冒主要的病原体是（ ）
   A. 病毒
   B. 肺炎支原体
   C. 衣原体
   D. 葡萄球菌
   E. 立克次体

2. 治疗小儿暑邪感冒，应首选的方剂是（ ）
   A. 新加香薷饮
   B. 荆防败毒散
   C. 三拗汤
   D. 银翘散
   E. 桑菊饮

3. 肺炎喘嗽痰热闭肺证的首选方剂是（ ）
   A. 沙参麦冬汤
   B. 麻杏石甘汤
   C. 五虎汤合葶苈大枣泻肺汤
   D. 定喘汤
   E. 银翘散合麻杏石甘汤

4. 诊断急性支气管炎，主要的肺部体征是（ ）
   A. 双肺可及捻发音
   B. 双肺呼吸音增粗
   C. 双肺呼吸音减弱
   D. 双肺可有不固定的干湿啰音，体位改变可减少或消失
   E. 双下肺可闻及固定湿啰音

5. 肺炎喘嗽毒热闭肺证首选方剂是（ ）
   A. 银翘散
   B. 黄连解毒汤合麻杏石甘汤
   C. 麻杏石甘汤
   D. 羚角钩藤汤
   E. 葶苈大枣泻肺汤

6. 小儿急性支气管炎痰湿咳嗽证的临床特点是（ ）
   A. 喉间痰声辘辘，痰稀色白
   B. 干咳痰少不易咯出，痰中带有血丝
   C. 咳嗽不爽，吐黄色黏稠痰，不易咯出
   D. 咳嗽频作，咳声较急、重浊，有少量白色稀痰
   E. 音哑、口干、咽痛

7. 小儿肺炎风寒闭肺证的首选方剂是（ ）
   A. 二陈汤
   B. 华盖散
   C. 小青龙汤
   D. 三拗汤
   E. 麻黄汤

8. 支气管肺炎与支气管炎的主要区别是（ ）
   A. 固定的细湿啰音
   B. 白细胞增高
   C. 呼吸音减弱
   D. 气促
   E. 发热、频咳

9. 下列各项，不属肺炎合并心力衰竭诊断要点的是（ ）
   A. 心率突然超过180次/分
   B. 呼吸突然加快，超过60次/分
   C. 突然极度烦躁不安，发绀
   D. 心音低钝，颈静脉怒张
   E. 左肋缘下可扪及脾脏

10. 肺炎喘嗽痰热闭肺证的治则是（ ）
    A. 清热涤痰 开肺定喘
    B. 辛凉开肺 清热化痰
    C. 清心开肺 化痰止咳

D. 清热解毒 泻肺开闭

E. 宣肺化痰 止咳平喘

11. 小儿反复呼吸系统感染的可能原因不包括（　　）

A. 先天性免疫功能缺陷

B. 维生素 A 缺乏

C. 抵抗力差

D. 照顾不周

E. 过敏

12. 小儿肺炎按病因分类，下列错误的是（　　）

A. 大叶性肺炎

B. 过敏性肺炎

C. 病毒性肺炎

D. 霉菌性肺炎

E. 细菌性肺炎

13. 小儿上呼吸道感染的中医治疗，应以何法为主（　　）

A. 清法

B. 分利

C. 解表

D. 宣肺

E. 通腑

14. 小儿肺炎喘嗽的中医病机是（　　）

A. 肺气失宣

B. 肺失肃降

C. 肺气闭郁

D. 邪客肺卫

E. 外邪触动伏痰

A2 型 题

1. 患儿，1岁。发热4天，咳嗽气急，心率增快，双肺底部湿啰音固定。症见频咳不已，喉间痰鸣，声如拽锯，气急鼻扇，面赤口渴，苔薄黄，脉滑数。其诊断是（　　）

A. 支气管肺炎，痰热闭肺证

B. 支气管肺炎，风热闭肺证

C. 支气管肺炎，心阳虚衰证

D. 大叶性肺炎，风热闭肺证

E. 支气管肺炎，阴虚肺热证

2. 患儿，3岁。咳嗽3天，先为干咳，渐有黏痰，双肺听诊呼吸音粗，可闻干啰音，血象正常。其可能的诊断是（　　）

A. 支气管肺炎

B. 急性喉炎

C. 急性支气管炎

D. 上呼吸道感染

E. 支气管哮喘

3. 患儿，3岁8个月。症见口渴咽痛，鼻塞流涕，咳嗽不爽，痰稠难咯，汗出恶风，舌红苔薄黄，脉浮数。治疗首选方剂是（　　）

A. 桑菊饮

B. 荆防败毒散

C. 沙参麦冬汤

D. 二陈汤

E. 杏苏饮

4. 患儿，4岁。发热咽痛，咽部充血，软腭上有2～4mm大小的疱疹，疱疹周围有红晕。心肺听诊正常。其可能的诊断是（　　）

A. 咽结合膜热

B. 疱疹性咽峡炎

C. 急性化脓性扁桃体炎

D. 支气管炎

E. 支气管肺炎

5. 患儿，2岁。鼻塞流涕，咽部充血，兼见咳嗽较剧，咳声重浊，喉中痰鸣，舌苔厚腻。其诊断是（　　）

A. 感冒夹痰

B. 时行感冒

C. 感冒夹惊

D. 风寒感冒

E. 感冒夹滞

6. 患儿，8岁。发热2天，咳嗽1天，伴咽痛流浊涕，头痛，易出汗，咳痰黄。查体：体温37.8℃，咽充血，舌质红，舌苔薄黄，脉浮数。其诊断是（　　）

A. 痰热咳嗽

B. 阴虚燥咳

C. 风热咳嗽

D. 风寒咳嗽

E. 痰湿咳嗽

7. 患儿，5岁。咳喘反复发作2年余。昨日突发咳喘，喉间痰鸣，声高息涌，张口抬肩，呼气延长。临床诊断最可能是（　　）

A. 咳嗽

B. 肺炎喘嗽

C. 哮喘

D. 感冒挟痰

E. 顿咳

8. 患儿，2岁。患肺炎喘嗽反复不愈2周余，低热起伏，咳嗽无力，多汗、四肢欠温，面色白，纳呆便溏，舌质偏淡，舌苔白滑，指纹淡红而滞，在风关，治疗应首选的方剂是（　　）

A. 桂枝汤

B. 人参五味子汤

C. 四君子汤

D. 补中益气汤

E. 泻白散

9. 患儿，7岁。哮喘病史2年。2天前出现发热，鼻流浊涕，今日突然咳喘哮鸣，痰稠色黄，胸闷膈满，声高息涌，呼气延长，面红口渴，大便干燥，小便黄赤，舌苔薄黄，脉滑数。治疗首选方剂是（　　）

A. 定喘汤合猴枣散

B. 银翘散合礞石滚痰丸

C. 清气化痰丸

D. 麻杏石甘汤合苏葶丸

E. 清宁散

10. 9岁患儿，男，哮喘病史三年余，现症见咳嗽痰多，食少脘痞，面色欠华，大便不实，肌肉瘦弱，倦怠乏力，舌淡苔白，脉缓无力。治疗首选方剂是（　　）

A. 补中益气汤

B. 六君子汤

C. 健脾丸

D. 理中汤

E. 参苓白术散

11. 2岁女孩，发热、咳嗽、气促1周，查体：精神不振，面色苍白，呼吸困难，皮肤可见荨麻疹样皮疹，双肺可闻及细湿啰音，X线检查显示多发性小脓肿，易变。根据本病例诊断最大可能性是（　　）

A. 葡萄球菌肺炎

B. 肺炎支原体肺炎

C. 腺病毒肺炎

D. 革兰阴性杆菌肺炎

E. 呼吸道合胞病毒肺炎

12. 患儿，6岁。突发咳喘哮鸣气促，喉间痰鸣，咳痰清稀色白，形寒无汗，面色青灰，张口抬肩。舌苔薄白或白腻，脉浮滑。治疗首选方剂是（　　）

A. 小青龙汤合黑锡丹

B. 小青龙汤合三子养亲汤

C. 华盖散

D. 三拗汤合河车大造丸

E. 苏子降气汤

13. 患儿，男，2岁。发热、咳嗽5天，口渴，小便短赤，舌红苔黄。检查：听诊双下肺固定中细湿啰音，血白细胞总数及中性粒细胞增高。治疗应首选（　　）

A. 病毒唑加二陈汤

B. 红霉素加三拗汤

C. 红霉素加二陈汤

D. 青霉素加麻杏石甘汤

E. 病毒唑加银翘散

14. 患儿，4岁。发热咳嗽流涕1天，伴腹胀恶心，口气秽浊，大便酸臭，小便短少，舌红，苔厚腻，脉滑，其证候是（　　）

A. 风热感冒

B. 风寒感冒

C. 暑邪感冒

D. 时邪感冒

E. 感冒夹滞

15. 患儿，7岁。咳喘2天。症见咳嗽喘息，声高息涌，喉间痰鸣，咯痰黄稠，大便秘结，舌红苔黄，脉滑数。其证候是（　　）

A. 寒性哮喘

B. 热性哮喘

C. 外寒内热

D. 肺实肾虚

E. 肺肾阴虚

B1 型 题

A. 参附汤

B. 银翘散

C. 羚角钩藤汤

D. 麻杏石甘汤合银翘散

E. 参附龙牡救逆汤

1. 支气管肺炎（肺炎喘嗽），心阳虚衰的首选方剂是（　　）
2. 支气管肺炎（肺炎喘嗽），邪陷厥阴的首选方剂是（　　）

A. 呼吸道合胞病毒

B. 肺炎双球菌

C. 柯萨奇病毒

D. 肺炎支原体

E. 疱疹病毒

3. 急性毛细支气管炎（喘憋性肺炎）的主要病原体是（　　）
4. 急性支气管肺炎的主要病原体是（　　）

A. 镇静剂

B. 强心剂

C. 镇咳剂

D. 化痰剂

E. 激素

5. 支气管肺炎（肺炎喘嗽）合并心力衰竭应及时选用的药物是（　　）
6. 支气管肺炎（肺炎喘嗽）合并惊厥应及时选用的药物是（　　）

A. 三拗汤

B. 都气丸

C. 大青龙汤

D. 麻杏石甘汤合苏葶丸

E. 小青龙汤合三子养亲汤

7. 治疗寒性哮喘的首选方剂是（　　）
8. 治疗热性哮喘的首选方剂是（　　）

A. 肺脾

B. 心肝

C. 肺肝

D. 肺肾

E. 肺心

9. 感冒夹滞的病位在（　　）
10. 感冒夹惊的病位在（　　）

A. 上呼吸道感染每年8次，下呼吸道感染每年3次

B. 上呼吸道感染每年7次，下呼吸道感染每年3次

C. 上呼吸道感染每年6次，下呼吸道感染每年3次

D. 上呼吸道感染每年6次，下呼吸道感染每年2次

E. 上呼吸道感染每年5次，下呼吸道感染每年2次

11. 0～2岁小儿反复呼吸道感染的诊断标准是（　　）
12. 3～5岁小儿反复呼吸道感染的诊断标准是（　　）

参 考 答 案

A1 型题

1. A　　2. A　　3. C　　4. D　　5. B
6. A　　7. B　　8. A　　9. E　　10. A
11. E　　12. A　　13. D　　14. C

A2 型题

1. A　　2. C　　3. A　　4. B　　5. A
6. C　　7. C　　8. B　　9. D　　10. B
11. A　　12. B　　13. D　　14. E　　15. B

B1 型题

1. E　　2. C　　3. A　　4. B　　5. B
6. A　　7. E　　8. D　　9. A　　10. B
11. B　　12. D

第四单元 循环系统疾病

A1 型题

1. 治疗病毒性心肌炎湿热侵心证的首选方剂是（ ）
   A. 葛根黄芩黄连汤
   B. 生脉散
   C. 银翘散
   D. 复脉汤
   E. 甘麦大枣汤

2. 下列各项，不属病毒性心肌炎诊断指标的是（ ）
   A. 心脏同位素扫描发现心室扩大
   B. 有心脏扩大、心包炎表现之一
   C. 多汗、心悸、胸闷
   D. 奔马律或心包摩擦音
   E. 急慢性心功能不全或心脑综合征

3. 病毒性心肌炎的主要病原体是（ ）
   A. 肠道病毒
   B. 柯萨奇乙组病毒
   C. 埃可病毒
   D. 呼吸道合胞病毒
   E. 流感病毒

4. 治疗充血性心力衰竭心阳虚弱证的首选方剂是（ ）
   A. 真武汤合苓桂术甘汤
   B. 桂枝甘草龙骨牡蛎汤
   C. 五皮饮
   D. 五苓散
   E. 参苓白术散

5. 下列各项，不属心力衰竭诊断标准的是（ ）
   A. 安静时心率增快，婴儿>180次/分，幼儿>160次/分，不能用发热或缺氧解释
   B. 呼吸困难，青紫突然加重，安静时呼吸达60次/分以上
   C. 突然烦躁不安，面色苍白或发灰
   D. 心音明显低钝，或出现奔马律
   E. 尿量增加

6. 诊断病毒性心肌炎最常作的检查是（ ）
   A. 心电图
   B. 心电向量
   C. 螺旋CT
   D. 胸部X线摄片
   E. 心脏彩色多普勒检查

7. 治疗充血性心力衰竭气阴两虚证的首选方剂是（ ）
   A. 真武汤
   B. 独参汤
   C. 苓桂术甘汤
   D. 桃红四物汤
   E. 生脉散合炙甘草汤

8. 小儿病毒性心肌炎痰瘀阻络证的治法是（ ）
   A. 清热化湿，宁心安神
   B. 豁痰活血，化瘀通络
   C. 清热化湿，解毒达邪
   D. 温振心阳，豁痰活血
   E. 益气养阴，化瘀通络

9. 治疗小儿病毒性心肌炎，主张大量使用的维生素是（ ）
   A. 维生素A
   B. 维生素B
   C. 维生素C
   D. 维生素D
   E. 维生素E

10. 病毒性心肌炎病变过程中的病理产物是（ ）
    A. 风热邪毒

B. 瘀血痰浊
C. 湿热邪毒
D. 痰瘀湿阻
E. 痰湿内热

A2 型题

1. 患儿，着凉后述胸闷气短，乏力，低热，恶心呕吐，心率快，心音低钝，心肌酶升高，心电图示 ST 段抬高，低电压，下列处置方法错误的是（   ）

    A. 加强体育锻炼，增加运动量
    B. 避免情绪波动
    C. 安静卧床
    D. 易消化富营养饮食
    E. 营养心肌，改善心肌代谢，稳定心功能

2. 患儿，5岁。2周前曾患感冒，现觉乏力，时有胸痛，间见憋气，纳差便调，咽红咳嗽，苔黄，脉数。治疗应首选的方剂是（   ）

    A. 生脉散
    B. 银翘散
    C. 失笑散
    D. 桂枝甘草龙骨牡蛎汤
    E. 葛根黄芩黄连汤

3. 患儿，7岁。神疲乏力、心悸不适2周，现发热咳嗽，就诊时突然面色苍白，呼吸急促，额汗不温，四肢厥冷，唇指发青，脉沉细微弱。其证候是（   ）

    A. 心阳暴脱
    B. 心脉瘀阻
    C. 风热犯心
    D. 心阳虚弱
    E. 气阴亏虚

4. 患儿，4岁。胸闷憋气，神疲乏力，时觉心前区疼痛，活动后诸症加重。2周前患流行性腮腺炎。查心电图：二度Ⅱ型房室传导阻滞。为明确诊断，应首选的实验室检查是（   ）

    A. 血心肌酶
    B. 血沉

    C. 血常规
    D. 血培养
    E. 血病毒分离

5. 患儿，9岁。患心肌炎2周，寒热起伏，胸闷憋气，肌肉酸痛，腹满欲吐，舌质红，苔黄腻，脉濡数。其病机是（   ）

    A. 风热犯心
    B. 湿热侵心
    C. 热实结胸
    D. 心脉痹阻
    E. 痰火扰心

B1 型题

A. 心悸不宁，憋气乏力，少气懒言，烦热口渴，舌红少苔，脉细数
B. 心悸不宁，胸闷憋气，心前区痛如针刺，舌质紫暗，脉结代
C. 心悸怔忡，神疲乏力，畏寒肢冷，舌质淡胖，脉缓无力
D. 寒热起伏，心悸胸闷，肌肉酸痛，腹痛泄泻，舌质红，苔黄腻，脉濡数
E. 心悸气短，胸闷胸痛，发热咳嗽，咽红肿痛，舌红脉数

1. 病毒性心肌炎湿热侵心证的证候是（   ）
2. 病毒性心肌炎痰瘀阻络证的证候是（   ）

A. 炙甘草汤合生脉散
B. 炙甘草汤
C. 黄芪桂枝五物汤
D. 桂枝甘草龙骨牡蛎汤
E. 参附汤

3. 病毒性心肌炎气阴亏虚证治疗首选方剂是（   ）
4. 病毒性心肌炎心阳虚弱证治疗首选方剂是（   ）

参 考 答 案

A1 型题

1. A 2. E 3. B 4. B 5. E
6. A 7. E 8. B 9. C 10. B

A2 型题

1. A 2. B 3. D 4. A 5. B

B1 型题

1. D 2. B 3. A 4. D

第五单元 消化系统疾病

A1 型 题

1. 疱疹性口炎心火上炎证的治则是（　　）
   A. 清心泻火
   B. 疏风清热
   C. 清热解毒
   D. 滋阴降火
   E. 引火归原
2. 鹅口疮的病位是（　　）
   A. 肝胆脾
   B. 肝脾胃
   C. 脾肝肾
   D. 心肺肾
   E. 心脾肾
3. 小儿腹泻重度脱水伴低血容量性休克，应首选的液体是（　　）
   A. 2/3 张含钠液
   B. 2∶1 等张含钠液
   C. 1/3 张含钠液
   D. 1/4 张含钠液
   E. 1/2 张含钠液
4. 小儿鹅口疮口腔局部的临床特征是（　　）
   A. 口腔黏膜出现单个或成簇的小疱疹
   B. 口腔黏膜充血，水肿，可有疱疹
   C. 口腔创面有纤维素渗出物形成或灰白色假膜，易擦去
   D. 口腔黏膜表面覆盖白色乳凝块样片状物，不易擦去
   E. 口腔黏膜出现大小不等的糜烂或溃疡
5. 鹅口疮的病原体是（　　）
   A. 白色念珠菌
   B. 柯萨奇病毒
   C. 葡萄球菌
   D. 链球菌
   E. 流感杆菌
6. 婴幼儿腹泻错误的治法是（　　）
   A. 调整饮食
   B. 固涩止泻
   C. 合理用药
   D. 预防脱水
   E. 纠正脱水
7. 小儿湿热泄泻证的首选方剂是（　　）
   A. 芍药汤
   B. 藿香正气散
   C. 香连丸
   D. 白头翁汤
   E. 葛根黄芩黄连汤
8. 鹅口疮心脾积热证的首选方剂是（　　）
   A. 导赤散
   B. 泻心汤
   C. 泻黄散
   D. 清热泻脾散
   E. 清胃散
9. 婴儿腹泻，重度脱水，重度酸中毒，静脉补液宜先给（　　）
   A. 1/2 张含钠液
   B. 2/3 张含钠液
   C. 5% 碳酸氢钠 6mL/kg
   D. 1.4% 碳酸氢钠 20mL/kg
   E. 1.87% 乳酸钠 20mL/kg
10. 下列哪项不符合严重低钾血症的临床表现（　　）
    A. 腹胀明显、肠鸣音减少
    B. 四肢软弱、腱反射消失
    C. CO_2CP 可升高
    D. 心电图 T 波低平，出现 U 波，Q－T 间期缩短
    E. 心音低钝，严重者可出现心律失常

11. 婴儿急性腹泻所致中度脱水,判断脱水性质有困难时,补充累积损失量应选用( )

　　A. 1/2 张含钠液

　　B. 1/3 张含钠液

　　C. 2/3 张含钠液

　　D. 生理维持液

　　E. 1/4 张含钠液

12. 下列各项,不属鹅口疮常见病因的是( )

　　A. 营养不良

　　B. 慢性腹泻

　　C. 恣食肥甘

　　D. 长期使用抗生素

　　E. 乳具污染

A2 型 题

1. 患儿,18 个月。腹泻时轻时重,已经 3 个月,大便清稀无臭,夹不消化食物,有时便后脱肛,形寒肢冷,面色㿠白,精神萎靡,睡时露睛,舌淡苔白,指纹色淡。治疗应首选的方剂是( )

　　A. 附子理中汤合四神丸

　　B. 保和丸合二陈汤

　　C. 金匮肾气丸合人参乌梅汤

　　D. 参苓白术散合理中丸

　　E. 异功散合平胃散

2. 患儿,9 个月。腹泻时曾服用抗生素 1 周,现症见满口白屑,状如雪花。应首先考虑的诊断是( )

　　A. 幼儿急疹

　　B. 乳垢

　　C. 正常

　　D. 鹅口疮

　　E. 麻疹

3. 患儿,8 个月。腹泻 3 天,每天 10 余次黄色稀水便。查体:体重 6.8 kg,精神萎靡,皮肤弹性极差,前囟及眼窝明显凹陷,四肢发凉,口唇按红口渴不明显,尿量极少,血清钠 125mmol/L。其诊断是( )

　　A. 中度脱水、等渗性

　　B. 重度脱水、等渗性

　　C. 中度脱水、低渗性

　　D. 重度脱水、低渗性

　　E. 轻度脱水、等渗性

4. 患儿,5 个月。腹泻水样便,每日 10 余次,尿量少。查体:昏睡,呼吸深快,皮肤弹性极差,前囟及眼窝明显凹陷,四肢凉,口唇樱红。实验室检查:二氧化碳结合力 10mmol/L。应首先考虑的是( )

　　A. 重度脱水,酸中毒

　　B. 中度脱水,酸中毒

　　C. 重度脱水

　　D. 中度脱水

　　E. 轻度脱水

5. 患儿,6 个月。母乳喂养,腹泻已两个半月,大便每日 6~7 次,便中含有奶瓣,曾服用妈咪爱无效。查体:神志清,体重 6.3 kg,化验:大便偶见脂肪滴。应首先考虑的诊断是( )

　　A. 生理性腹泻

　　B. 大肠杆菌性肠炎

　　C. 霉菌性肠炎

　　D. 病毒性肠炎

　　E. 过敏性肠炎

6. 患儿,5 个月。急性腹泻,频繁呕吐 2 天,检查头颅,可能发现的体征是( )

　　A. 囟门逾期不闭

　　B. 囟门高凸

　　C. 囟门凹陷

　　D. 囟门宽大,头缝开解

　　E. 囟门早闭

7. 患儿,女,3 个月。口腔、舌面满布白屑,面赤唇红,烦躁不宁,吮乳啼哭,大便干结,小便短黄。治疗首选制霉菌素应加用的药物是( )

　　A. 清胃散

　　B. 泻黄散

　　C. 六味地黄丸

　　D. 导赤散

E. 清热泻脾散

8. 患儿，2岁。体重11kg。盛夏就诊，腹泻2天，量多次频，泻下急迫，大便呈黄色蛋花样，有少许黏液，精神稍差，皮肤弹性尚可，哭时有泪，尿黄量少。舌质红，苔黄腻，指纹紫。大便常规：WBC 4~6/HP，RBC 1~2/HP。应首先考虑的诊断是（　　）

A. 大肠杆菌肠炎，轻度脱水
B. 大肠杆菌肠炎，中度脱水
C. 轮状病毒性肠炎，轻度脱水
D. 轮状病毒性肠炎，中度脱水
E. 急性细菌性痢疾，轻度脱水

9. 患儿，10个月。腹泻3天，鼻塞流涕，每日大便10余次，呈稀水样，臭味不甚，尿黄。查体：体温38℃，皮肤弹性尚好，前囟平，哭时有泪。听诊心肺正常，肠鸣音亢进，舌苔薄白，指纹红，达于风关。大便镜检无异常。应首先考虑的是（　　）

A. 细菌性肠炎风寒证
B. 细菌性肠炎湿热证
C. 病毒性肠炎风寒证
D. 病毒性肠炎湿热证
E. 霉菌性肠炎风寒证

10. 患儿，1岁半。发热腹泻半天就诊。泻下稀薄，水分较多，粪色深黄而臭，微见黏液，腹部时觉疼痛，食欲不振，伴泛恶，口渴，小便短黄，肛门灼热发红，舌苔黄腻，其治法是（　　）

A. 消食化积
B. 清热利湿
C. 健脾益气
D. 疏风散寒
E. 补脾温肾

11. 患儿，6个月。近两天见口腔黏膜白屑散在。患儿形体怯弱，面白颧红，五心烦热，口干不渴，或低热盗汗等，舌质红，少苔。治疗首选方剂是（　　）

A. 六味地黄汤加肉桂
B. 玉女煎
C. 知柏地黄汤
D. 沙参麦冬汤
E. 一贯煎

12. 患儿，3岁，口腔溃疡2天，疼痛拒食、烦躁，流口水，小便黄，大便干。查体：口腔口舌面及舌尖多处溃疡，周围红赤，口臭，舌尖红苔黄，脉滑数。其诊断是（　　）

A. 口疮（心火上炎）
B. 口疮（虚火上浮）
C. 口疮（脾胃积热）
D. 口疮（心肝火旺）
E. 口疮（肝胃同病）

B1 型题

A. 清热泻脾汤
B. 清胃散
C. 参苓白术散
D. 黄连解毒汤
E. 知柏地黄丸

1. 鹅口疮心脾积热证，应首选的方剂是（　　）

2. 鹅口疮虚火上炎证，应首选的方剂是（　　）

A. 每日50~90mL/kg
B. 每日90~120mL/kg
C. 每日120~150mL/kg
D. 每日150~180mL/kg
E. 每日180~250mL/kg

3. 婴儿腹泻中度脱水，第一天补液总量是（　　）

4. 婴儿腹泻重度脱水，第一天补液总量是（　　）

A. 轮状病毒
B. 产毒性大肠杆菌
C. 致病性大肠杆菌
D. 侵袭性大肠杆菌
E. 白色念珠菌

5. 能产生肠毒素，对肠黏膜组织无损伤，大

便镜检偶见白细胞(　　)

6. 大肠绒毛被破坏，大便呈水样或蛋花汤样，镜检阴性或脂肪球较多(　　)

7. 大便含脓血，镜检类似菌痢样改变(　　)

参考答案

A1 型题

1. A　　2. E　　3. B　　4. D　　5. A
6. B　　7. E　　8. D　　9. D　　10. D
11. A　　12. C

A2 型题

1. A　　2. D　　3. D　　4. A　　5. A
6. C　　7. E　　8. A　　9. C　　10. B
11. C　　12. A

B1 型题

1. A　　2. E　　3. C　　4. D　　5. B
6. A　　7. D

第六单元 泌尿系统疾病

A1 型题

1. 急性肾小球肾炎的病位是（　　）
   A. 心肝肾
   B. 肺脾肾
   C. 心肺肾
   D. 脾肾膀胱
   E. 心脾肝

2. 对急性肾炎诊断和鉴别诊断最有价值的血液化验是（　　）
   A. 抗链球菌溶血素O增高（ASO）
   B. 4~8周内总补体及C3下降
   C. 轻度贫血
   D. 白细胞总数增高
   E. 血沉增快

3. 急性肾炎（阳水）水肿最先出现的部位是（　　）
   A. 眼睑
   B. 面部
   C. 腰部
   D. 胫骨前
   E. 踝部

4. 下列各项，不属急性肾炎临床特征的是（　　）
   A. 多数病人都有血尿
   B. 病程早期常有高血压
   C. 浮肿为可凹性、上行性
   D. 血压急剧升高时可出现高血压脑病
   E. 部分病例可出现急性肾功能不全

5. 急性肾炎使用青霉素的目的是（　　）
   A. 控制肾脏炎症
   B. 清除体内残存的链球菌
   C. 预防感染
   D. 防止并发症
   E. 消除水肿

6. 多数急性肾小球肾炎患儿镜下血尿消失的时间是（　　）
   A. 1~2周内
   B. 2~4周内
   C. 1~2个月
   D. 2~3个月
   E. 3~6个月

7. 下列各证，属急性肾小球肾炎急性期常证的是（　　）
   A. 水凌心肺
   B. 肺脾气虚
   C. 水毒内闭
   D. 湿热内侵
   E. 气虚邪恋

8. 小儿急性肾小球肾炎（阳水）风水相搏证应首选的方剂是（　　）
   A. 实脾饮
   B. 八正散
   C. 银翘散
   D. 麻黄连翘赤小豆汤合五苓散
   E. 五味消毒饮

9. 小儿急性肾小球肾炎邪陷心肝证的治法是（　　）
   A. 清热解毒，活血化瘀
   B. 泻肺逐水，疏风利水
   C. 平肝泻火，清心利水
   D. 疏风利水，清热解毒
   E. 疏风利水，活血化瘀

10. 小儿肾病综合征大量蛋白尿的定量标准是（　　）
    A. >50mg/kg/24小时
    B. >25mg/kg/24小时
    C. >70mg/kg/24小时
    D. >75mg/kg/24小时

E. >60mg/kg/24小时

11. 下列各项，不属单纯型肾病诊断标准的是( )
   A. 低白蛋白血症
   B. 尿量减少
   C. 高脂血症
   D. 大量蛋白尿
   E. 明显水肿

12. 急性链球菌感染后肾炎补体C3及总补体恢复正常的时间是( )
   A. 1周以内
   B. 2周以内
   C. 4周以内
   D. 6周以内
   E. 8周以内

13. 小儿肾病综合征中脾肾阳虚证偏肾阳虚的首选方剂是( )
   A. 右归丸
   B. 实脾饮
   C. 真武汤合黄芪桂枝五物汤
   D. 六味地黄丸
   E. 五苓散

14. 下列各项，不属肾病综合征常见并发症的是( )
   A. 感染
   B. 电解质紊乱
   C. 肾静脉血栓
   D. 高血压脑病
   E. 生长迟缓

15. 小儿原发性肾病综合征肺脾气虚证的首选方剂是( )
   A. 黄芪桂枝五物汤
   B. 五皮饮
   C. 真武汤
   D. 杞菊地黄丸
   E. 防己黄芪汤

16. 诊断单纯性肾病综合征必备的条件是( )
   A. 大量蛋白尿、低白蛋白血症
   B. 不同程度的水肿
   C. 血沉明显增快
   D. 血胆固醇增高
   E. 血清补体正常

17. 小儿肾病综合征脾肾阳虚证的治则是( )
   A. 清热解毒
   B. 化气利水
   C. 温阳利水
   D. 健脾利水
   E. 活血化瘀

18. 小儿肺、脾、肾三脏功能失调可引起的常见疾病是( )
   A. 感冒
   B. 哮喘
   C. 水肿
   D. 厌食
   E. 积滞

A2 型 题

1. 患儿，10岁。患急性肾小球肾炎。症见眼睑先肿，继而四肢，皮肤光亮，指压不显，小便短黄，镜下血尿，体温38℃，间有咳嗽，苔薄白，脉浮数。其证型是( )
   A. 水气上凌心肺
   B. 气虚邪恋
   C. 湿热内侵
   D. 邪陷厥阴
   E. 风水相搏

2. 患儿，6岁。患急性肾小球肾炎1周，症见肢体浮肿，尿少，咳嗽气急，喘息不得平卧，心悸胸闷，口唇青紫，脉细无力。其证型是( )
   A. 水凌心肺
   B. 湿热内侵
   C. 邪陷厥阴
   D. 风水相搏
   E. 水毒内闭

3. 患儿，8岁。诊为急性肾小球肾炎已10天，症见全身浮肿，尿闭，头晕头痛，恶心呕

吐，口中气秽，苔腻脉弦。其证型是( )
- A. 风水相搏
- B. 湿热内侵
- C. 水气上逆心肺
- D. 邪陷厥阴
- E. 水毒内闭

4. 患儿，3岁。反复浮肿2月余。尿蛋白（++++），镜检（-），尿蛋白定量>100mg/（kg·d），血清白蛋白25g/L，胆固醇10.4mmol/L（400mg/dl），血压正常。尿素氮正常。首先考虑的诊断是( )
- A. 急性肾炎
- B. 单纯性肾病综合征
- C. 尿路感染
- D. 肾盂肾炎
- E. 急进性肾炎

5. 患儿，6岁。浮肿4天，小便量少色赤，烦热口渴，头身困重，尿蛋白（+），红细胞20个/HP，舌质红，苔黄腻，脉滑数。其首选方剂是( )
- A. 五苓散
- B. 龙胆泻肝汤
- C. 五味消毒饮
- D. 温胆汤
- E. 麻黄连翘赤小豆汤

6. 患儿，2岁。反复浮肿3个月。尿蛋白定量（+++），镜检（-），尿蛋白定量>250mg/（kg·d），血白蛋白20g/L，胆固醇>5.7mmol/L。症见五心烦热，面色潮红，口干唇赤，腰膝酸软，汗多便干，脉弦细数。其诊断是( )
- A. 急性肾炎，湿热内侵证
- B. 急性肾炎，风水相搏证
- C. 肾炎性肾病，脾肾阳虚证
- D. 单纯性肾病，肝肾阴虚证
- E. 单纯性肾病，脾虚湿困证

7. 患儿，4岁。反复浮肿5个月，面色萎黄，神疲乏力，畏寒肢冷，肢体浮肿，晚间腹胀，纳少便溏。查体：全身浮肿呈凹陷性，舌淡苔白滑，脉沉缓。实验室检查：尿蛋白明显增高，血浆蛋白降低，血清胆固醇5.97mmol/L。诊断为肾病综合征，其证型是( )
- A. 风水相搏
- B. 脾肾阳虚
- C. 肝肾阴虚
- D. 脾虚湿困
- E. 湿热内侵

8. 患儿，8岁。颜面眼睑浮肿，小便短赤而少，下肢疮毒，舌红苔黄腻，脉滑数。实验室检查：尿蛋白（++），镜下红细胞20~30/HP，白细胞5~6/HP，血清补体明显下降。治疗首选青霉素，应加用的药物是( )
- A. 麻黄连翘赤小豆汤
- B. 五味消毒饮合小蓟饮子
- C. 五苓散
- D. 真武汤
- E. 八正散

B1 型题

- A. 酸中毒
- B. 严重循环充血和急性心力衰竭
- C. 营养不良
- D. 血液高凝状态和血栓形成
- E. 中毒性脑病

1. 肾病综合征的常见并发症是( )
2. 急性肾小球肾炎的常见并发症是( )

- A. 五味消毒饮合五皮饮
- B. 参苓白术散合玉屏风散
- C. 麻黄连翘赤小豆汤
- D. 温胆汤合附子泻心汤
- E. 龙胆泻肝汤合羚角钩藤汤

3. 急性肾炎变证水毒内闭证应首选的方剂是( )
4. 急性肾炎变证邪陷心肝证应首选的方剂是( )

- A. 大量蛋白尿，低白蛋白血症，高胆固醇血症，明显浮肿

B. 血尿，低白蛋白血症

C. 血尿，水肿，高血压，程度不等的肾功能损害

D. 高血压，大量蛋白尿

E. 高血压，低白蛋白血症

5. 急性肾炎的临床特征是( )

6. 肾病综合征的临床特征是( )

A. 肾上腺皮质激素，加活血化瘀

B. 肾上腺皮质激素，加清热解毒

C. 肾上腺皮质激素，加健脾利水

D. 肾上腺皮质激素，加温肾健脾

E. 环磷酰胺，加清热解毒

7. 小儿肾病综合征血瘀证，其治法是( )

8. 小儿肾病综合征脾肾阳虚证，其治法是( )

参 考 答 案

A1 型题

1. B	2. B	3. A	4. C	5. B
6. E	7. D	8. D	9. C	10. A
11. B	12. E	13. C	14. D	15. E
16. A	17. B	18. C		

A2 型题

| 1. E | 2. A | 3. E | 4. B | 5. C |
| 6. D | 7. B | 8. B | | |

B1 型题

| 1. D | 2. B | 3. D | 4. E | 5. C |
| 6. A | 7. A | 8. D | | |

第七单元 神经肌肉系统疾病

A1 型题

1. 中医认为病毒性脑炎的病情演变总不离热、痰、风的相互转化，其始动因素是（　　）
   A. 风
   B. 痰
   C. 热
   D. 瘀
   E. 寒

2. 化脓性脑膜炎急性期抗生素用药方法错误的是（　　）
   A. 口服用药
   B. 早期用药
   C. 足疗程用药
   D. 足量用药
   E. 急性期静脉用药

3. 典型化脓性脑膜炎脑脊液外观特点是（　　）
   A. 清澈透明
   B. 外观混浊，压力增高
   C. 混浊但压力不高
   D. 血性，有时可见血凝块
   E. 毛玻璃样

4. 治疗化脓性脑膜炎邪在卫气证，其首选方剂是（　　）
   A. 银翘散合白虎汤
   B. 清瘟败毒饮
   C. 清营汤
   D. 涤痰汤
   E. 桑菊饮

5. 下列各项，不属病毒性脑炎脑脊液特点的是（　　）
   A. 脑脊液压力正常或增高，外观清亮或微浊
   B. 白细胞数轻度增多，先以中性为主，后以淋巴为主
   C. 蛋白质轻中度升高，糖含量正常
   D. 涂片和培养无细菌发现
   E. 脑脊液外观浑浊有薄膜

6. 治疗病毒性脑炎错误的方法是（　　）
   A. 注意营养供给，维持水和电解质平衡
   B. 使用广谱抗生素
   C. 积极控制脑水肿和颅内高压
   D. 重症患儿应注意呼吸道和心功能的监护与支持
   E. 控制惊厥发作

7. 治疗病毒性脑炎痰瘀阻络证的首选方剂是（　　）
   A. 八珍汤
   B. 玉屏风散
   C. 指迷茯苓丸合桃红四物汤
   D. 补阳还五汤
   E. 四物汤

8. 治疗病毒性脑炎痰热壅盛证的首选方剂是（　　）
   A. 涤痰汤
   B. 清营汤
   C. 银翘散合白虎汤
   D. 清瘟败毒饮
   E. 犀角地黄汤

9. 癫痫持续状态的首选药物是（　　）
   A. 水合氯醛
   B. 甘露醇
   C. 苯巴比妥钠
   D. 苯妥英钠
   E. 地西泮

10. 癫痫持续状态的特点是（　　）
    A. 癫痫发作或反复发作10分钟

B. 癫痫发作或反复发作15分钟
C. 癫痫发作或反复发作20分钟
D. 癫痫发作或反复发作25分钟
E. 癫痫发作或反复发作30分钟

11. 下列各项，不属癫痫主要病因的是（　　）
    A. 先天因素
    B. 顽痰内伏
    C. 暴受惊恐
    D. 外感风热
    E. 颅脑外伤

12. 癫痫的病位是（　　）
    A. 心、脑、肾、肝
    B. 心、肝、脾、肾
    C. 心、肺、肝、肾
    D. 脑、肝、肾、肺
    E. 心、脾、肾、脑

A2 型题

1. 患儿，9个月。烦躁不安，易激惹，偶尔呕吐，大便稀，2~3次/日，查体：嗜睡，前囟稍紧张，颈抵抗可疑，心肺腹无异常，布氏征（+），巴氏征（+）。最有鉴别诊断意义的检查是（　　）
    A. 大便常规
    B. 白细胞总数+分类
    C. 脑脊液检查
    D. 结核菌素试验
    E. X线胸片

2. 患儿，5岁。突然出现全身肢体抽搐，伴神志丧失，持续约5分钟，自行缓解。无发热，大便稀溏。查大便常规：未见异常。查脑电图：可见棘、尖慢波，呈爆发现象。有高热惊厥史3次。其诊断是（　　）
    A. 疫毒痢
    B. 癫痫
    C. 急惊风
    D. 暑温
    E. 慢惊风

3. 患儿，3岁。发作性瞪目直视，神志恍惚，痰涎壅盛，喉间痰鸣，发作后玩耍如常。舌苔白腻，脉滑。其治法是（　　）
    A. 涤痰开窍
    B. 健脾化痰
    C. 化瘀通窍
    D. 息风止痉
    E. 镇惊安神

4. 患儿，女，2岁。高热，面红气粗，频繁呕吐，神昏谵语，惊厥3次，舌红绛苔黄干，脉弦有力。检查：颈抵抗（+），腰穿示脑脊液压力增高，外观混浊，白细胞 $5.2 \times 10^9/L$，多核0.83。应首先考虑的是（　　）
    A. 化脓性脑膜炎，毒邪内闭证
    B. 化脓性脑膜炎，气营两燔证
    C. 结核性脑膜炎，热甚伤阴证
    D. 病毒性脑膜炎，痰热壅盛证
    E. 结核性脑膜炎，热入心包证

5. 患儿，1岁。发热3天，频繁呕吐1天，伴惊厥3次。查体：精神萎靡，前囟1cm×1cm隆起，颈项强直。布氏征（+），脑脊液外观混浊，白细胞 $3.0 \times 10^9/L$，多核0.8，蛋白300 mg/L，糖1.4mmol/L。最可能的诊断是（　　）
    A. 新型隐性球菌脑膜炎
    B. 结核性脑膜炎
    C. 瑞氏综合征
    D. 化脓性脑膜炎
    E. 病毒性脑膜炎

6. 患儿，5岁。癫痫病史5个月，发作时惊叫急啼，精神恐惧，面色时红时白，惊惕不安，四肢抽搐，舌淡红，苔薄白，脉弦滑。其病证是（　　）
    A. 风痫
    B. 虚痫
    C. 痰痫
    D. 瘀血痫
    E. 惊痫

7. 患儿，9岁。反复发作性腹痛2年余。发作时腹痛剧烈，面色苍白，大汗淋漓并伴呕吐，止后如常。舌红苔白腻，脉弦滑。查脑电图有痫

性放电。其病证是(　　)

　　A. 风痫

　　B. 惊痫

　　C. 痰痫

　　D. 瘀血痫

　　E. 虚痫

8. 患儿,4岁。发作性神志恍惚,瞪目直视,喉间痰鸣,止后如常人。舌质淡,舌苔白腻,脉滑。其治法是(　　)

　　A. 镇静安神

　　B. 豁痰开窍

　　C. 息风止惊

　　D. 化瘀开窍

　　E. 健脾化痰

B1 型题

　　A. 镇惊丸

　　B. 涤痰汤

　　C. 六君子汤

　　D. 定痫丸

　　E. 医痫丸

1. 痰痫治疗首选方剂是(　　)
2. 风痫治疗首选方剂是(　　)

　　A. 涤痰活血,化瘀通络

　　B. 清热解毒,宁心安神

　　C. 益气养血,化瘀通络

　　D. 辛凉解表,清气泄热

　　E. 养阴清热

3. 化脓性脑膜炎邪在卫气证的治法是(　　)

4. 病毒性脑炎痰瘀阻络证的治法是(　　)

　　A. 糖正常,氯化物降低,蛋白质升高,细胞数升高,中性粒细胞为主

　　B. 糖明显降低,氯化物降低,蛋白质明显升高,细胞数升高,中性粒细胞为主

　　C. 糖明显降低,氯化物降低,蛋白质明显升高,细胞数升高,淋巴细胞为主

　　D. 糖正常,氯化物正常,蛋白质升高,细胞数升高,淋巴细胞为主

　　E. 糖正常,氯化物正常,蛋白质正常,细胞数正常

下列疾病的脑脊液检查结果是上述哪项?

5. 化脓性脑膜炎(　　)
6. 病毒性脑炎(　　)

参 考 答 案

A1 型题

1. C　　2. A　　3. B　　4. A　　5. E
6. B　　7. C　　8. A　　9. E　　10. E
11. D　　12. B

A2 型题

1. C　　2. B　　3. A　　4. A　　5. D
6. E　　7. C　　8. B

B1 型题

1. B　　2. D　　3. D　　4. A　　5. B
6. D

第八单元 小儿常见心理障碍

A1 型题

1. 小儿多发性抽动症的主要病位是（ ）
   A. 肝
   B. 心
   C. 肺
   D. 肾
   E. 脾

2. 小儿多发性抽动症的基本病理改变是（ ）
   A. 瘀血阻窍
   B. 肝风痰火胶结成疾
   C. 痰瘀互阻
   D. 肝风内动
   E. 痰蒙清窍

3. 多发性抽动症痰火扰心证的治则是（ ）
   A. 泻火涤痰，清心安神
   B. 清肝泻火，息风镇惊
   C. 益气健脾，平肝息风
   D. 滋肾平肝，调和阴阳
   E. 滋阴潜阳，柔肝息风

4. 儿童多发性抽动症脾虚肝旺证治疗应首选的方剂是（ ）
   A. 醒脾散
   B. 炙甘草汤
   C. 六味地黄丸
   D. 人参归脾汤
   E. 黄连温胆汤

5. 多发性抽动症阴虚风动证治疗应的首选方剂是（ ）
   A. 当归龙荟丸
   B. 青蒿鳖甲汤
   C. 生脉饮
   D. 大定风珠
   E. 温胆汤

6. 注意力缺陷多动障碍的好发年龄是（ ）
   A. 新生儿期
   B. 婴儿期
   C. 幼儿期
   D. 学龄前期
   E. 学龄期

7. 注意力缺陷多动障碍的治疗原则是（ ）
   A. 调和阴阳
   B. 补益心脾
   C. 滋肾平肝
   D. 补益心脾
   E. 清心化痰

8. 下列各项，不属注意力缺陷多动障碍临床特征的是（ ）
   A. 男孩多于女孩
   B. 注意力不集中
   C. 智力低下
   D. 做事马虎
   E. 冲动任性

9. 注意力缺陷多动障碍的主要发病机制是（ ）
   A. 痰热互结
   B. 肾精亏虚
   C. 肝亢无制
   D. 阴阳失衡
   E. 痰瘀胶结

A2 型题

1. 患儿，7岁。头面四肢抽动明显，喉中痰鸣，口出秽语，肢体震颤，大便干结，烦躁口

渴，睡眠不安，舌质红，舌苔黄腻，脉滑数。治疗应首选的方剂是（　　）

  A. 十味温胆汤加减
  B. 清肝达郁汤
  C. 千金龙胆汤加减
  D. 大定风珠加减
  E. 孔圣枕中丹加减

2. 患儿，10岁。经常挤眉眨眼，耸肩摇头，口出秽语，肢体震颤，大便干结，五心烦热，两颧潮红，形体消瘦，舌质红绛，舌苔光剥，脉细数无力。治疗应首选的方剂是（　　）

  A. 醒脾散
  B. 大定风珠
  C. 川芎茶调散
  D. 礞石滚痰丸
  E. 千金龙胆汤

3. 患儿，7岁。摇头耸肩，挤眉眨眼，噘嘴喊叫，发作频繁，烦躁易怒，大便秘结，舌红苔黄，脉弦数。其证候是（　　）

  A. 痰火扰心
  B. 气郁化炎
  C. 脾虚肝亢
  D. 阴虚风动
  E. 肝亢风动

4. 患儿，11岁。面色萎黄，精神疲惫，食欲不振，喉中作声，四肢肌肉抽动，时轻时重，舌质淡红，舌苔白腻，脉沉弦无力。治疗应首选的方剂是（　　）

  A. 清肝达郁汤
  B. 礞石滚痰丸加减
  C. 醒脾散加减
  D. 大定风珠加减
  E. 《千金》龙胆汤加减

5. 患儿，8岁。上课注意力不集中，多动难静，急躁易怒，任性冲动，五心烦热，记忆力欠佳。舌质红，脉细弦。治疗应首选的方剂是（　　）

  A. 归脾汤
  B. 甘麦大枣汤
  C. 黄连温胆汤
  D. 杞菊地黄丸
  E. 参苓白术散

6. 患儿，7岁。多动多语，烦躁难宁，兴趣多变，注意力不集中，烦热口苦，舌质红，苔黄腻，脉滑数。其病机是（　　）

  A. 阴虚火旺
  B. 肝肾阴虚
  C. 气郁化火
  D. 心脾两虚
  E. 痰火内扰

B1 型题

  A. 《千金》龙胆汤加减
  B. 礞石滚痰丸加减
  C. 醒脾散加减
  D. 知柏地黄汤
  E. 大定风珠加减

1. 儿童多发性抽动症肝亢风动证首选方剂是（　　）
2. 儿童多发性抽动症阴虚风动证首选方剂是（　　）

  A. 急躁易怒，冲动任性，五心烦热，难以自控。
  B. 神思涣散，多动而不暴躁，记忆力差，神疲乏力。
  C. 多动多语，烦躁不宁，注意力不集中，胸中烦热。
  D. 面黄体瘦，精神不振，喜怒不定，睡眠不安。
  E. 形体消瘦，两颧潮红，性情急躁，口出秽语。

3. 注意力缺陷多动障碍肾虚肝亢证的临床特征是（　　）
4. 注意力缺陷多动障碍痰火内扰证的临床特征是（　　）

参考答案

A1 型题

1. A 2. B 3. A 4. A 5. D
6. E 7. A 8. C 9. D

A2 型题

1. C 2. B 3. E 4. C 5. D
6. E

B1 型题

1. A 2. E 3. A 4. C

第九单元 造血系统疾病

A1 型题

1. 小儿缺铁性贫血的主要病位是:( )
   A. 肺脾肝肾
   B. 心肝脾肾
   C. 心肝脾肺
   D. 心脾肺肾
   E. 脾胃心肝

2. 营养性缺铁性贫血,铁剂治疗后停药的指征是( )
   A. 血清铁恢复正常
   B. 血红蛋白及红细胞恢复正常
   C. 面色转红,精神及食欲好转
   D. 网织红细胞升高后再用 1～2 个月
   E. 血红蛋白及红细胞恢复正常后再用 6～8 周

3. 治疗特发性血小板减少性紫癜气不摄血证的首选方剂是( )
   A. 归脾汤
   B. 八珍汤
   C. 四物汤
   D. 生脉散
   E. 桃仁汤

4. 营养性缺铁性贫血,使用铁剂治疗不正确的方法是( )
   A. 同时加用维生素 C 可促进铁的吸收
   B. 二价铁比三价铁容易吸收,最好用硫酸亚铁
   C. 最好与牛奶同服
   D. 铁剂注射易致不良反应,故应慎用
   E. 铁剂应用至血红蛋白正常后 6～8 周

5. 特发性血小板减少性紫癜血热伤络证的治法是( )
   A. 清热解毒,凉血止血
   B. 清热解毒,凉血宁络
   C. 滋阴清热,凉血宁络
   D. 益气健脾,摄血养血
   E. 活血化瘀,理气止血

6. 特发性血小板减少性紫癜慢性型的病程是( )
   A. 病程 >1 个月
   B. 病程 >2 个月
   C. 病程 >3 个月
   D. 病程 >5 个月
   E. 病程 >6 个月

7. 小儿缺铁性贫血的主要病理基础是( )
   A. 生化乏源
   B. 血虚不荣
   C. 肌肤失养
   D. 阴虚火旺
   E. 脾胃失调

8. 诊断 3～6 个月小儿贫血,其末梢血血红蛋白值应是( )
   A. <90g/L
   B. <100g/L
   C. <110g/L
   D. <120g/L
   E. <130g/L

9. 小儿缺铁性贫血的治疗原则是( )
   A. 健脾益气,滋生化源
   B. 健运脾胃,益气养血
   C. 补血养心,益气生血
   D. 滋养肝肾,益精生血
   E. 培补脾肾,化生气血

A2 型题

1. 患儿,2 岁。起病急骤,皮肤出现瘀斑瘀

点,色红鲜明,伴有齿衄鼻衄,偶见尿血,面红目赤,心烦口渴,便秘尿少,舌红,苔黄,脉数。其首选方剂是( )

  A. 参苓白术散
  B. 桃仁汤
  C. 犀角地黄汤
  D. 大补阴丸合茜根散
  E. 归脾汤

2. 患儿,7个月。母乳喂养,未加辅食,食欲不振,皮肤黏膜渐苍白,肝肋下3cm,脾肋下1.5cm,血红蛋白70g/L,红细胞 $3.5 \times 10^{12}/L$。其诊断是( )

  A. 营养性大细胞性贫血
  B. 营养性缺铁性贫血
  C. 营养性感染性贫血
  D. 生理性贫血
  E. 先天性再生障碍性贫血

3. 患儿,3岁。营养性缺铁性贫血,症见面色萎黄,唇甲淡白,发黄枯燥,容易脱落,心悸气短,头晕目眩,夜寐欠安,语声低微,精神萎靡,食欲不振,舌淡红,苔薄白,脉细弱,指纹淡红。其首选方剂是( )

  A. 左归丸
  B. 右归丸
  C. 参苓白术散
  D. 归脾汤
  E. 异功散

4. 患儿,5岁。面色不华,已逾3个月,指甲苍白,纳食不佳,四肢乏力,大便溏泻,舌淡苔薄白,脉细无力。血常规示小细胞低色素性贫血。治疗应首选的方剂是( )

  A. 补中益气汤
  B. 保和丸
  C. 参苓白术散
  D. 大补元煎
  E. 八珍汤

5. 患儿,男,4岁。一向偏食,不吃鱼肉蛋,仅食蔬菜,近日面色渐苍白,不愿活动,时而腹泻,心肺正常,肝脏于肋下3cm触及,脾未及,血红蛋白60g/L,红细胞 $2.90 \times 10^{12}/L$,血涂片示红细胞大小不等,以小细胞为主,中心淡染区扩大。最可能诊断是( )

  A. 溶血性贫血
  B. 营养性混合性贫血
  C. 巨幼红细胞性贫血
  D. 再生障碍性贫血
  E. 缺铁性贫血

6. 患儿,9个月。体重9kg。近有食欲不振,面色萎黄,唇甲色淡,形体消瘦,大便偏稀,舌淡苔白,指纹淡红。血常规示:HGB:90g/L,RBC:$3.3 \times 10^{12}/L$,诊断应为营养性缺铁性贫血,其证型是( )

  A. 脾胃虚弱
  B. 气血亏虚
  C. 脾肾阳虚
  D. 心脾两虚
  E. 肝肾阴虚

7. 患儿,3岁。皮肤瘀点瘀斑1月,下肢尤甚,颜色鲜红,伴齿衄,手足心热,心烦,口干咽燥,舌红少苔,脉细。治疗应首选方剂是( )

  A. 大补阴丸合茜根散
  B. 知柏地黄丸合小蓟饮子
  C. 知柏地黄丸合茜根散
  D. 六味地黄丸
  E. 左归丸合茜根散

8. 患儿,3岁。肠套叠术后1年,生长发育缓慢,近半年来皮肤口唇苍白,毛发枯黄,指甲色淡,颧红盗汗,舌红苔薄,脉细数。查血:HGB:60g/L,RBC:$3.1 \times 10^{12}/L$。治疗应首选方剂是( )

  A. 八珍汤
  B. 归脾汤
  C. 一贯煎
  D. 左归丸
  E. 右归丸

B1 型 题

  A. 健运脾胃,益气养血

B. 补脾养心，益气养血
C. 扶正固本，温补脾胃
D. 温补脾肾，益精生血
E. 滋养肝肾，益精生血

1. 营养性缺铁性贫血脾胃虚弱证的治法是（ ）
2. 营养性缺铁性贫血肝肾阴虚证的治法是（ ）

A. 营养性缺铁性贫血
B. 血小板减少性紫癜
C. 营养性巨幼红细胞性贫血
D. 再生障碍性贫血
E. 混合性贫血

3. 患儿周围血常规检查：MCV：79fl/dL，MCHC：30%，HGB：90g/L，PLT：150×10^9/L，WBC：9×10^9/L。其诊断是（ ）
4. 患儿周围血常规检查：MCH：28pg/L，HGB：60g/L，PLT：80×10^9/L，WBC：3.2×10^9/L。其诊断是（ ）

A. RBC 大小不等，小细胞为多，中央苍白区大
B. RBC 较小，呈球形
C. RBC 大小不等，大细胞为多，中央苍白区不明显
D. RBC 大小不等，可见异型、靶形和有核红细胞
E. RBC 大小不等，大红细胞苍白区明显

5. 营养性缺铁性贫血（ ）
6. 营养性巨幼细胞性贫血（ ）

A. 智力及动作发育落后有倒退现象
B. 兴奋、多动
C. 注意力不集中，记忆力减退
D. 腱反射减弱
E. 感觉异常

7. 缺铁性贫血神经系统表现（ ）
8. 营养性巨幼红细胞性贫血神经系统表现（ ）

参考答案

A1 型题

1. B　　2. E　　3. A　　4. C　　5. A
6. E　　7. B　　8. C　　9. B

A2 型题

1. C　　2. B　　3. D　　4. C　　5. E
6. A　　7. A　　8. D

B1 型题

1. A　　2. E　　3. A　　4. D　　5. A
6. C　　7. C　　8. A

第十单元　内分泌疾病

A1 型题

1. 一般认为女孩在（　　）岁，男孩（　　）岁以前出现性发育征象，临床可判断为性早熟？（　　）

  A. 7，8
  B. 8，9
  C. 9，10
  D. 9，8
  E. 10，9

2. 真性与假性性早熟最有意义的诊断标准是（　　）

  A. 生长加速
  B. 骨龄提前
  C. GnRH 激发试验
  D. 乳房发育
  E. 月经来潮

3. 由于下丘脑对性激素的负反馈敏感性下降，使促性腺素释放激素过早分泌所致的性早熟叫做（　　）性早熟。

  A. 外周性
  B. 继发性
  C. 特发性
  D. 假性
  E. 部分性

4. 肝经郁热型性早熟首选方剂是（　　）

  A. 丹栀逍遥散
  B. 龙胆泻肝汤
  C. 泻青丸
  D. 柴胡疏肝散
  E. 清肝达郁汤

5. 阴虚火旺型性早熟首选方剂是（　　）

  A. 二至丸
  B. 左归丸
  C. 一贯煎
  D. 知柏地黄丸
  E. 补肾地黄丸

A2 型题

1. 女孩，6岁，因"乳房增大，身高增长加速近1年，阴道出血3天"来院就诊。查体：身高120cm，手腕X片示：骨龄9岁，乳房B4期，阴毛P2期，最可能的诊断是（　　）

  A. 单纯性乳房早发育
  B. 特发性性早熟
  C. McCune－Albright 综合征
  D. 先天性肾上腺皮质增生
  E. 原发性甲减伴性早熟

B1 型题

  A. 同性性早熟
  B. 异性性早熟
  C. 真性性早熟
  D. 假性性早熟
  E. 特发性性早熟

1. 性别与真实性别一致者为（　　）
2. 性别与真实性别不一致者为（　　）
3. 内源性或外源性激素导致第二性征提前出现者为（　　）
4. 下丘脑－垂体－性激素提前发动，功能亢进者为（　　）
5. 真性性早熟中无特殊原因查明者为（　　）

参考答案

A1 型题

1. B 2. C 3. C 4. A 5. D

A2 型题

1. B

B1 型题

1. A 2. B 3. D 4. C 5. E

第十一单元 变态反应、结缔组织病

A1 型题

1. 对诊断小儿支气管哮喘最有意义的肺部体征是(   )
   A. 两肺满布哮鸣音，呼气延长
   B. 双肺呼吸音减弱
   C. 双下肺中细湿啰音
   D. 双肺呼吸音增粗
   E. 右肺中湿啰音，随体位改变

2. 治疗哮喘肾虚不纳证的首选方剂是(   )
   A. 右归饮
   B. 金匮肾气丸
   C. 左归饮
   D. 六味地黄丸
   E. 人参大补丸

3. 治疗哮喘缓解期肺气虚弱证的首选方剂是(   )
   A. 六味地黄汤
   B. 玉屏风散
   C. 百合固金汤
   D. 定喘汤
   E. 四君子汤

4. 哮喘患者外周血白细胞分类特征是(   )
   A. 嗜中性粒细胞增高
   B. 淋巴细胞增高
   C. 嗜酸性粒细胞增高
   D. 嗜碱性粒细胞增高
   E. 异型淋巴细胞增高

5. 风湿热感染的病原体是(   )
   A. 衣原体
   B. A组乙型溶血性链球菌
   C. 葡萄球菌
   D. 大肠杆菌
   E. 立克次体

6. 咳嗽变异性哮喘（过敏性咳嗽）的诊断依据之一是(   )
   A. 咳嗽持续或反复发作＞1周
   B. 咳嗽持续或反复发作＞15天
   C. 咳嗽持续或反复发作＞1月
   D. 咳嗽持续或反复发作＞2月
   E. 咳嗽持续或反复发作＞3月

7. 风湿热患者以发热或关节炎为主症时，治疗首选的药物是(   )
   A. 阿司匹林
   B. 强的松
   C. 地塞米松
   D. 青霉素
   E. 复方新诺明

8. 风湿热的主要病变部位是(   )
   A. 皮肤及血管
   B. 皮肤及浆膜
   C. 心脏及皮肤
   D. 关节及血管
   E. 心脏及关节

9. 风湿性心内膜炎最常受累的瓣膜是(   )
   A. 肺动脉瓣
   B. 主动脉瓣
   C. 二尖瓣及三尖瓣
   D. 三尖瓣
   E. 二尖瓣

10. 风湿热气虚血瘀证的治法是(   )
    A. 益气补血，通络止痛
    B. 养血活血，益气通脉
    C. 祛风除湿，通脉止痛
    D. 清热利湿，祛风通络
    E. 散寒除湿，祛风养血

11. 风湿热风湿淫心证的首选方剂是（ ）
    A. 大秦艽汤
    B. 宣痹汤
    C. 蠲痹汤
    D. 独活寄生汤
    E. 补阳还五汤
12. 幼年类风湿性关节炎发作期中医主要辨证方法是（ ）
    A. 八纲辨证
    B. 六淫辨证
    C. 脏腑辨证
    D. 疫疠痰食辨证
    E. 卫气营血辨证
13. 过敏性紫癜患儿最易出现的内脏损害是（ ）
    A. 心
    B. 肝
    C. 肺
    D. 肾
    E. 脾
14. 过敏性紫癜最常见的首发症状是（ ）
    A. 皮肤紫癜
    B. 腹痛
    C. 发热
    D. 肾脏症状
    E. 关节炎
15. 过敏性紫癜与血小板减少性紫癜鉴别最简便的实验室检查是（ ）
    A. 血沉
    B. 血常规
    C. 大便常规
    D. 尿常规
    E. 骨髓检查
16. 过敏性紫癜血热妄行证的首选方剂是（ ）
    A. 茜根散
    B. 葛根黄芩黄连汤合小承气汤
    C. 四妙散
    D. 犀角地黄汤
    E. 银翘散
17. 皮肤黏膜淋巴结综合征最早出现的症状是（ ）
    A. 淋巴结肿大
    B. 出疹
    C. 发热
    D. 杨梅舌
    E. 结膜充血
18. 过敏性紫癜风热伤络证的首选方剂是（ ）
    A. 大蓟饮子
    B. 小蓟饮子
    C. 四妙散
    D. 银翘散
    E. 清营汤
19. 下列各项，不属皮肤黏膜淋巴结综合征临床表现的是（ ）
    A. 发热
    B. 咽部红肿溃烂
    C. 球结膜充血
    D. 手足硬性水肿
    E. 多形性皮疹

A2 型题

1. 患儿，3岁。喘息发作4次。现喘息症状突然发作，肺部出现哮鸣音，父有哮喘病史。症见身热面赤，声高息涌，吐痰黄稠，口渴喜饮，尿少便秘，舌红苔黄。其诊断是（ ）
    A. 热性哮喘
    B. 寒性哮喘
    C. 风寒咳嗽
    D. 风热咳嗽
    E. 肺炎喘嗽
2. 患儿，2岁。发热7天，壮热，体温40℃，昼轻夜重，唇干赤裂，烦躁不宁，肌肤斑疹鲜红，手足肿胀潮红，杨梅舌，指纹紫。诊断为皮肤黏膜淋巴结综合征，其病机是（ ）
    A. 邪在肺胃
    B. 卫气同病
    C. 气营两燔

D. 邪在太阳

E. 邪在少阴

3. 患儿，5岁。反复咳嗽2个月，咳嗽呈发作性，干咳痰少，夜间加剧，用抗生素治疗无效，口服氨茶碱能明显减轻症状。应首先考虑的诊断是（　　）

A. 咳嗽变异性哮喘

B. 急性支气管炎

C. 急性上呼吸道感染

D. 热性哮喘

E. 寒性哮喘

4. 患儿，8岁。四肢关节游走性疼痛2周。现症见：膝及肘关节红肿疼痛，局部灼热，呈游走性，伴发热恶风，汗出不解，口渴欲饮，小便黄赤，大便秘结，舌质红，苔黄厚腻，脉滑数。其首选方剂是（　　）

A. 独活寄生汤

B. 乌头汤

C. 大秦艽汤

D. 宣痹汤

E. 九味羌活汤

5. 患儿，4岁。有哮喘病史1年，此次喘促迁延不愈月余，动则喘甚，面白少华，形寒肢冷，小便清长，伴见咳嗽痰多，喉间痰鸣，舌质淡，苔白腻，脉细弱。其证候是（　　）

A. 肺气虚弱

B. 脾气虚弱

C. 肺脾气虚

D. 肾虚不纳

E. 虚实夹杂

6. 患儿，5岁。双下肢反复出现瘀点、瘀斑，色淡紫，面色少华，神疲气短，头晕心悸，舌质淡，苔薄黄，脉细无力。治疗应首选方剂是（　　）

A. 小建中汤

B. 大建中汤

C. 八珍汤

D. 归脾汤

E. 四物汤

7. 患儿，8岁。紫癜时发时止，低热盗汗，心烦少寐，小便黄赤，大便干燥，舌光红，苔少，脉细数。其证候是（　　）

A. 阴虚火旺

B. 气滞血瘀

C. 风热伤络

D. 血热妄行

E. 气不摄血

8. 患儿，9岁。双下肢及臀部突发红色瘀点、瘀斑，色泽鲜艳，压之不退色伴有鼻衄、腹痛，舌质红，苔黄，脉数有力。治疗应首选方剂是（　　）

A. 当归六黄汤

B. 归脾汤

C. 大补阴丸

D. 犀角地黄汤

E. 四物汤

B1 型题

A. 银翘散加减

B. 犀角地黄汤加减

C. 四妙散加味

D. 葛根黄芩黄连汤加味

E. 茜根散加减

1. 过敏性紫癜风热伤络证的首选方剂是（　　）

2. 过敏性紫癜湿热痹阻证的首选方剂是（　　）

A. 辛温辟秽，清热解毒

B. 清热解毒，辛凉透表

C. 养阴润燥，清肺凉营

D. 清热解毒，凉营化瘀

E. 清热解毒，活血化瘀

3. 皮肤黏膜淋巴结综合征卫气同病的治法是（　　）

4. 皮肤黏膜淋巴结综合征气营两燔的治法是（　　）

A. 温肺散寒

B. 清热化痰
C. 健脾化痰
D. 补肺固表
E. 补肾固本

5. 哮喘脾气虚弱证的治则是（ ）
6. 哮喘肾虚不纳证的治则是（ ）

参考答案

A1 型题

1. A   2. B   3. B   4. C   5. B
6. C   7. A   8. E   9. E   10. B
11. A   12. E   13. D   14. A   15. B
16. D   17. C   18. D   19. B

A2 型题

1. A   2. C   3. A   4. D   5. E
6. D   7. A   8. D

B1 型题

1. A   2. C   3. B   4. D   5. C
6. E

第十二单元 营养性疾病

A1 型题

1. 蛋白质-能量营养不良的最主要病因是（ ）
   A. 久吐久泻
   B. 喂养不当
   C. 反复外感
   D. 早产
   E. 各种虫证

2. 蛋白质-能量营养不良实验室检查最敏感的指标改变是（ ）
   A. 血清白蛋白浓度降低
   B. 血沉加快
   C. 贫血
   D. 血清碱性磷酸酶降低
   E. 血清淀粉酶下降

3. 蛋白质-能量营养不良的发病年龄是（ ）
   A. 主要见于3岁以下
   B. 主要见于3~4岁
   C. 主要见于4~5岁
   D. 主要见于5~6岁
   E. 青春期

4. 蛋白质-能量营养不良主要病变部位是（ ）
   A. 心脾
   B. 肝脾
   C. 脾肺
   D. 脾胃
   E. 心肝

5. 下列各项，蛋白质-能量营养不良治则错误的是（ ）
   A. 使用糖皮质激素
   B. 积极治疗原发病
   C. 调整饮食
   D. 促进消化及改善代谢
   E. 补充营养物质

6. 蛋白质-能量营养不良最为常见的并发症是（ ）
   A. 感染
   B. 佝偻病
   C. 微量元素缺乏
   D. 自发性低血糖
   E. 营养性贫血

7. 早期诊断佝偻病的实验室依据是（ ）
   A. 血常规
   B. 血清中 $25-(OH)D_3$ 和 $1,25-(OH)_2D_3$
   C. 血清磷
   D. 血清钙
   E. 尿常规

8. 佝偻病后遗症期的最主要表现是（ ）
   A. 骨骼畸形
   B. 睡眠不安及多汗
   C. X线长骨骺端呈毛刷样改变
   D. 血磷下降，血钙正常
   E. 肌肉韧带松弛

9. 佝偻病肾虚骨弱证的治法是（ ）
   A. 补肾壮骨
   B. 补肾填精，佐以健脾益气
   C. 平肝潜阳
   D. 健脾补肾，填精补髓
   E. 温脾助运

10. 主因骨质疏松和膈肌牵拉引起的佝偻病体征是（ ）
    A. 颅骨软化
    B. 方颅
    C. 郝氏沟
    D. 肋骨串珠

E. 前囟大

11. 维生素缺乏性佝偻病的主要病机是（ ）
    A. 肺脾不足
    B. 心肝火旺
    C. 脾肾两虚
    D. 肝肾不足
    E. 心肾两虚

12. 维生素缺乏性佝偻病的主要病治则是（ ）
    A. 健脾养血
    B. 益气温阳
    C. 调补脾肾
    D. 平肝潜阳
    E. 滋补肝肾

13. 蛋白质-能量营养不良患儿皮下脂肪减少首先出现于（ ）
    A. 颜面部
    B. 躯干部
    C. 四肢部
    D. 臀部
    E. 腹部

14. 下列各项，不属维生素D缺乏性手足搐搦症临床表现的是（ ）
    A. 惊厥
    B. 肌张力降低
    C. 手足搐搦
    D. 喉痉挛
    E. 多汗易惊

A2 型题

1. 患儿，1岁半。夜间烦吵，多汗半年余，查体：前囟2cm×2cm，方颅，肋串珠明显。血钙磷乘积下降，碱性磷酸酶升高。其诊断是（ ）
    A. 佝偻病活动初期
    B. 佝偻病激期
    C. 佝偻病恢复期
    D. 佝偻病后遗症期
    E. 健康儿童

2. 患儿，2个月。足月顺产，母乳喂养，为预防佝偻病服用维生素D，每日补充的合理剂量是（ ）
    A. 200IU
    B. 400IU
    C. 2000IU
    D. 5000IU
    E. 10000IU

3. 患儿，6个月。夜惊多汗，烦躁不安，面色不华，纳食不佳，枕秃，舌淡苔白，指纹淡。实验室检查：血钙磷乘积稍低，血碱性磷酸酶升高。诊断为佝偻病，其分期及证型是（ ）
    A. 活动早期，脾气虚弱
    B. 活动早期，肾虚骨弱
    C. 活动早期，肾精亏损
    D. 活动期，肾精亏损
    E. 活动期，肾虚骨弱

4. 患儿，4个月。牛乳喂养，突发惊厥3次，每次发作约半分钟，确诊为婴儿手足搐搦症。患儿在就诊中又出现全身性抽搐。应立即采取的急救措施是（ ）
    A. 20%甘露醇静脉推入
    B. 25%葡萄糖静脉推入
    C. 苯巴比妥钠肌注或水合氯醛灌肠
    D. 维生素D 240万IU肌肉注射
    E. 10%葡萄糖酸钙5~10mL稀释后静脉缓注

5. 患儿，20个月。曾患维生素缺乏性佝偻病，经治疗后症状已改善，但方颅，肋串珠仍明显。X线片提示临时钙化带重现，血生化指标已正常。其诊断是（ ）
    A. 佝偻病活动初期
    B. 佝偻病激期
    C. 佝偻病恢复期
    D. 佝偻病后遗症期
    E. 健康儿童

6. 患儿，11个月。头部多汗，发稀枕秃，易惊多惕，坐立无力。其证候是（ ）
    A. 肾阴不足

B. 脾虚肝旺
C. 心肝火旺
D. 肺脾阴虚
E. 肝阴不足

7. 患儿，5个月。多汗夜惊，烦躁易哭，方颅，前囟2cm×2cm，方颅，形体虚胖，肌肉松软。其治疗首选方剂是（　　）

A. 玉屏风散
B. 人参五味子汤
C. 牡蛎散
D. 四君子汤
E. 八珍汤

8. 患儿，3个月。出生体重2500g，近日夜寐不安，汗出较多。为预防维生素缺乏性佝偻病，每日需补充的维生素D剂量是（　　）

A. 100IU
B. 400IU
C. 600IU
D. 800IU
E. 1200IU

9. 患儿，2岁。体重9.5kg，腹部膨大，面色萎黄，毛发稀疏，烦躁不宁，纳呆，舌淡苔白腻。其治法是（　　）

A. 健脾助运
B. 健脾消积
C. 健脾益气
D. 消积理脾
E. 补益气血

B1 型题

A. 补肾壮骨
B. 健脾益肺，调和营卫
C. 健脾助运，平肝息风
D. 平肝潜阳
E. 温脾助运

1. 佝偻病活动初期肺脾气虚证治则是（　　）
2. 佝偻病激期脾虚肝旺证的治则是（　　）

A. 手足搐搦
B. 郝氏沟
C. 蛙腹
D. 肌肉韧带松弛
E. 肋骨串珠

3. 骨骺端骨样组织增生形成的体征是（　　）
4. 婴幼儿血钙降低导致的病证是（　　）

A. 轻度营养不良
B. 中度营养不良
C. 重度营养不良
D. 恶性营养不良
E. 正常儿

5. 1岁女婴，体重5kg，身高71cm，极度消瘦，神情呆滞，肌张力低下（　　）
6. 6个月男婴，体重7kg，身高68cm，皮肤红润，腹壁皮下脂肪1cm，肌张力正常（　　）
7. 8个月女婴，体重6kg，身高69cm，活泼，皮肤红润，腹壁皮下脂肪0.8cm，肌张力正常（　　）
8. 2岁6个月男婴，体重8.5kg，身高80cm，明显消瘦，喜哭吵，皮肤苍白，腹壁皮下脂肪0.3cm（　　）

参 考 答 案

A1 型题

1. B 2. A 3. A 4. D 5. A
6. E 7. B 8. A 9. D 10. C
11. C 12. C 13. E 14. B

A2 型题

1. B 2. B 3. A 4. C 5. C
6. B 7. D 8. B 9. D

B1 型题

1. B 2. C 3. E 4. A 5. C
6. E 7. A 8. B

第十三单元 感染性疾病

A1 型题

1. 对麻疹早期诊断最有价值的特征性依据是（ ）
   A. 目泪汪汪，畏光红赤
   B. 麻疹黏膜斑
   C. 咳嗽频繁
   D. 玫瑰色斑丘疹
   E. 高热起伏

2. 麻疹发热与出疹的关系是（ ）
   A. 发热数小时~1天出疹
   B. 发热1~2天出疹
   C. 发热3~4天出疹，疹出热退
   D. 发热3~4天出疹，出疹时发热更高
   E. 发热与出疹无明显关系

3. 麻疹的病原体是（ ）
   A. 风疹病毒
   B. 水痘-带状疱疹病毒
   C. 麻疹病毒
   D. 溶血性链球菌
   E. 腺病毒

4. 下列关于麻疹皮疹的特点，错误的是（ ）
   A. 疹间有正常皮肤
   B. 发热3~4天出疹
   C. 发疹有一定顺序
   D. 暗红色斑丘疹
   E. 疹退后四肢有大片状脱皮

5. 治疗麻疹，中医历代医家最推崇的治法是（ ）
   A. 透
   B. 散
   C. 升
   D. 清
   E. 和

6. 降低麻疹发病率的关键措施是（ ）
   A. 早发现，早隔离，早治疗
   B. 易感者按时注射麻疹减毒活疫苗
   C. 注射丙种球蛋白
   D. 易感儿不到人群密集场所
   E. 病人停留过的房间应开窗通风半小时

7. 风疹，邪入气营证的治法是（ ）
   A. 清热利咽
   B. 泻火解毒
   C. 清热解毒，凉血透疹
   D. 清胃解毒
   E. 疏风清热，解表透疹

8. 风疹的病原体是（ ）
   A. 轮状病毒
   B. 腺病毒
   C. 柯萨奇病毒
   D. 风疹病毒
   E. 水痘-带状疱疹病毒

9. 幼儿急疹最主要的临床特点是（ ）
   A. 发热3~4天，热退疹出
   B. 发热3~4天高热出疹，疹退后有麦麸样脱屑及色素沉着
   C. 发热1~2天后出疹，疹间无正常皮肤，疹退后有片状脱皮
   D. 发热2~3天后出疹，伴疱疹性咽峡炎，肌痛
   E. 发热1~2天后出疹，伴枕后淋巴结肿大

10. 幼儿急疹最多见的发病年龄是（ ）
    A. 小于6个月
    B. 6~18个月
    C. 1~3岁
    D. 3~5岁
    E. 5~7岁

11. 流行性腮腺炎的病因是（ ）
    A. 暑温邪毒

B. 麻毒时邪
C. 风温时邪
D. 风热之邪
E. 风寒之邪

12. 流行性腮腺炎的临床特征是（   ）
    A. 发热，头痛，睾丸肿胀、疼痛
    B. 发热，颈部胀痛
    C. 发热，耳后肿胀疼痛，咀嚼困难
    D. 腮腺非化脓性肿胀，疼痛，发热
    E. 腮腺化脓性肿胀，疼痛，发热

13. 流行性腮腺炎的主要病位是（   ）
    A. 少阳经脉
    B. 阳明经脉
    C. 太阳经脉
    D. 太阴经脉
    E. 少阴经脉

14. 流行性腮腺炎的肿胀部位是（   ）
    A. 耳后
    B. 颈下
    C. 颌下
    D. 面颊部
    E. 以耳垂为中心的漫肿

15. 水痘，邪郁肺卫证的首选方剂是（   ）
    A. 解肌透痧汤
    B. 清营汤
    C. 银翘散加减
    D. 白虎汤
    E. 桑菊饮

16. 下列各项，不属猩红热的特殊体征是（   ）
    A. 杨梅舌
    B. 咽峡炎
    C. 舌系带溃疡
    D. 环口苍白圈
    E. 帕氏线

17. 下列各项，不属猩红热临床表现的是（   ）
    A. 发热数小时至一天出疹的
    B. 初起发热，咽喉红肿糜烂
    C. 皮疹呈鲜红点状
    D. 恢复期皮肤有色素沉着
    E. 有环口苍白圈，杨梅舌，皮肤皱褶处可见线状疹

18. 猩红热的致病菌是（   ）
    A. 风疹病毒
    B. 溶血性链球菌
    C. 大肠杆菌
    D. 麻疹病毒
    E. 柯萨奇病毒

19. 传染性单核细胞增多症与皮肤黏膜淋巴结综合征的鉴别要点是（   ）
    A. 皮疹
    B. 发热
    C. 淋巴结肿大
    D. 舌质红，苔黄
    E. 外周血异常淋巴细胞达10%以上

20. 手足口病的病变部位是（   ）
    A. 肝脾
    B. 心肺
    C. 肺脾
    D. 心肝
    E. 脾肾

21. 中毒型细菌性痢疾的主要病变位于（   ）
    A. 肠腑
    B. 脾胃
    C. 肝胆
    D. 胃肠
    E. 脾肝

A2 型题

1. 患儿，3岁。低热恶寒，鼻塞流涕，全身皮肤成批出疹，为红色斑疹和斑丘疹，继有疱疹，疱浆清亮，头面、躯干多见，舌红，苔薄白，脉浮数。其诊断是（   ）
    A. 猩红热，邪侵肺胃证
    B. 麻疹，见形期
    C. 水痘，风热轻证
    D. 风疹，邪郁肺卫证
    E. 幼儿急疹，肺卫蕴热证

2. 患儿，3岁。麻疹见疹已6日，现高热不

退，咳嗽气急，鼻翼扇动，口渴烦躁，疹点密集色暗，舌红苔黄，脉数。其证型是（　　）

A. 麻疹逆证，麻毒闭肺
B. 麻疹逆证，热毒攻喉
C. 麻疹逆证，邪陷心肝
D. 麻疹顺证，初热期
E. 麻疹顺证，见形期

3. 患儿，3岁。发热3天，鼻塞流涕，眼睑红赤，泪水汪汪，口腔颊黏膜见一细小白色疹点，周围红晕，舌苔薄黄。治疗应首选（　　）

A. 银翘散
B. 宣毒发表汤
C. 清解透表汤
D. 透疹发表汤
E. 桑菊饮

4. 患儿，5岁。发热一天，颜面，躯干见丘疹及水疱疹。现低热恶寒，鼻塞流涕，疹色红润，疱浆清亮，点粒稀疏，舌质红，苔薄白，脉浮数。其病证诊断是（　　）

A. 风疹，邪郁肺卫
B. 麻疹，初热期
C. 幼儿急疹，肺卫蕴热
D. 猩红热，毒在气营
E. 水痘，邪郁肺卫

5. 患儿，9岁。发热，双侧腮腺肿大9天。现头痛，呕吐。查体：体温39℃，嗜睡，颈项强直。实验室检查：脑脊液蛋白定量20mg/dl，细胞数160×10^6/L，以淋巴细胞为主。首先应考虑的诊断是（　　）

A. 化脓性脑膜炎
B. 化脓性腮腺炎并发脑膜脑炎
C. 流行性腮腺炎并发脑膜脑炎
D. 流行性腮腺炎并发胰腺炎
E. 结核性脑膜炎

6. 患儿，8岁。诊断为猩红热。现身热渐退，咽喉糜烂，疼痛减轻，皮疹渐消，唇口干燥，食欲不振，舌红少津，脉细。其证型是（　　）

A. 邪侵肺卫
B. 疹后伤阴
C. 毒在气营

D. 阴虚火旺
E. 肺脾气虚

7. 患儿，4岁。轻微发热1天，流涕咳嗽，口腔内及手掌、足心可见米粒大斑丘疹，疹色红润，根盘红晕不著，疱浆清亮，舌质红，苔薄黄，脉浮数。其诊断是（　　）

A. 手足口病
B. 水痘
C. 荨麻疹
D. 口疮
E. 幼儿急疹

8. 患儿，4岁。发热咳嗽1天，流涕喷嚏，全身皮肤可见细小丘疹，疹色淡红，稍痒，耳后及枕后淋巴结肿大，舌质红，苔薄黄，脉浮数。其治法是（　　）

A. 辛温解表
B. 辛凉解表
C. 解表清里
D. 疏风解表
E. 清心解热

9. 患儿，3岁。发热咳嗽1天，壮热口渴，烦躁哭闹，全身皮肤可见红色皮疹，疹色鲜红，部分紫暗，皮疹融合成片，枕后淋巴结肿大，小便短赤，大便2天未解，舌红苔黄，脉数有力。其病机是（　　）

A. 邪犯肺胃
B. 邪入气营
C. 邪热入血
D. 血瘀阻络
E. 血热妄行

10. 患儿，6岁。轻微发热恶寒1天，左侧耳根部肿痛，咀嚼不便，咽部红肿，舌质红，苔薄白，脉浮数。其治疗应首选方剂是（　　）

A. 普济消毒饮
B. 五味消毒饮
C. 荆防败毒散
D. 柴胡葛根汤
E. 桑菊饮

11. 患儿，8岁。持续高热不退2天，双侧腮部肿大疼痛，坚硬拒按，舌质红，苔黄，脉数。其病机是（　　）

A. 邪犯少阳
B. 热毒壅盛
C. 邪陷心肝
D. 邪陷厥阴
E. 气血凝滞

12. 患儿,6岁。双侧腮腺漫肿已5天。近日热退腮肿渐消退,现又出现睾丸肿痛,痛引睾腹,治疗应首选方剂是( )
A. 银翘散
B. 导赤散
C. 温胆汤
D. 龙胆泻肝汤
E. 丹栀逍遥丸

13. 患儿,5岁。高热5天,体温波动于39℃左右,头痛乏力,咽红肿痛,躯干多发红色斑丘疹,两侧颈部淋巴结肿大,肝脾肋下可触及,便秘尿赤,舌红苔黄腻,脉数。其诊断是( )
A. 麻疹
B. 风疹
C. 猩红热
D. 水痘
E. 传染性单核细胞增多症

B1 型题

A. 辛凉宣透,清热利咽
B. 清气凉营,泻火解毒
C. 清热解毒,软坚消肿
D. 养阴生津,清热润喉
E. 辛凉透表,清宣肺卫

1. 猩红热疹后阴伤证治则是( )
2. 猩红热邪侵肺卫证治则是( )

A. 透疹凉解汤
B. 银翘散
C. 桑菊饮
D. 清胃解毒汤
E. 清解透表汤

3. 治疗风疹邪郁肺卫证,应首选的方剂是( )

4. 治疗水痘风热轻证,应首选的方剂是( )
A. 宣毒发表汤
B. 解肌透痧汤
C. 透疹凉解汤
D. 银翘散
E. 清解透表汤

5. 幼儿急疹邪郁肺卫证首选的方剂是( )
6. 麻疹见形期首选的方剂是( )
A. 甘露消毒丹
B. 紫雪丹
C. 导赤丹
D. 清瘟败毒饮
E. 清解透表汤

7. 手足口病邪犯肺脾证的首选方剂是( )
8. 手足口病湿热蒸盛证的首选方剂是( )

参 考 答 案

A1 型题

1. B   2. D   3. C   4. E   5. A
6. B   7. C   8. D   9. A   10. B
11. C   12. D   13. A   14. E   15. C
16. C   17. D   18. B   19. E   20. C
21. A

A2 型题

1. C   2. A   3. B   4. E   5. C
6. B   7. A   8. D   9. A   10. D
11. B   12. D   13. E

B1 型题

1. D   2. A   3. B   4. B   5. D
6. E   7. A   8. D

第十四单元 寄生虫病

A1 型题

1. 蛔虫病的发病原因是（ ）
   A. 饮食不洁
   B. 饮食不节
   C. 过食肥甘
   D. 过食生冷
   E. 素体脾虚

2. 蛔虫病主要疼痛部位是（ ）
   A. 痛无定处
   B. 胃脘部
   C. 左下腹
   D. 右下腹
   E. 脐周部

3. 蛔虫病的治疗方法主要是（ ）
   A. 驱蛔杀虫
   B. 安蛔止痛
   C. 通腹驱蛔
   D. 散结止痛
   E. 暖腹安蛔

4. 下列各项，对蛔虫的诊断最有意义的症状是（ ）
   A. 饮食不洁
   B. 反复腹痛
   C. 吐蛔、排蛔
   D. 肛周瘙痒
   E. 夜间磨牙

5. 蛲虫的主要临床表现是（ ）
   A. 腹痛
   B. 腹泻
   C. 贫血
   D. 便血
   E. 肛门瘙痒

6. 治疗蛔虫证的首选方剂是（ ）
   A. 化虫丸
   B. 使君子散
   C. 乌梅丸
   D. 驱虫粉
   E. 驱蛔承气汤

A2 型题

1. 患儿，6岁。腹痛剧烈，以右上腹为主，疼痛时全身冷汗，恶心呕吐，并吐出蛔虫1条。其可能的诊断是（ ）
   A. 呕吐
   B. 腹痛
   C. 虫瘕证
   D. 蛔厥证
   E. 肠虫证

2. 患儿，4岁。脐周腹痛，时作时止，面色萎黄，日渐消瘦，恶心呕吐，大便排出蛔虫1条。寐中磨牙，其治疗首选的方剂是（ ）
   A. 化食丸加减
   B. 乌梅丸加减
   C. 舟车丸加减
   D. 保和丸加减
   E. 使君子散加减

3. 患儿，6岁。反复脐周疼痛半年，突然右上腹绞痛，辗转不安，恶心呕吐，肢冷汗出，舌苔黄腻。治疗首选的方剂是（ ）
   A. 保和丸
   B. 小承气汤
   C. 使君子散
   D. 乌梅丸
   E. 调胃承气汤

B1 型题

A. 驱蛔杀虫
B. 散结下虫

C. 安蛔定痛
D. 调理脾胃
E. 通腑排蛔

1. 治疗蛔厥证的主要方法是（　　）
2. 治疗肠蛔虫病的主要方法是（　　）

参考答案

A1 型题

1. A 2. E 3. A 4. C 5. E 6. B

A2 型题

1. D 2. E 3. D

B1 型题

1. C 2. A

第十五单元 小儿危重症的处理

A1 型题

1. 心肺复苏治疗中首选的药物是( )
   A. 阿托品
   B. 肾上腺素
   C. 碳酸氢钠
   D. 钙剂
   E. 葡萄糖

2. 下列各项，不属心脏呼吸骤停临床表现的是( )
   A. 突然昏迷
   B. 忽然失语
   C. 心音消失或心跳过缓
   D. 大动脉搏动消失
   E. 瞳孔扩大

3. 下列关于休克的叙述中，错误的是( )
   A. 失血性休克的治疗是扩容
   B. 感染性休克时可大剂量使用氢化考的松
   C. 失血性休克时，止血是不可忽视的主要手段
   D. 感染性休克时，应首先使用升压药
   E. 感染性休克时应恢复有效循环血量

4. 心肺复苏过程中首先要( )
   A. 建立有效的血液循环
   B. 通畅气道
   C. 建立呼吸
   D. 恢复意识
   E. 纠正酸碱失衡

A2 型题

1. 患儿，9岁。发热1天，突发抽搐，神志不清，面色苍白，呼吸促而弱，皮肤干燥，尿少口干，四肢厥冷，唇舌干绛，苔少而干，脉细数而无力。诊断为感染性休克。其首选方剂是( )
   A. 生脉饮加减
   B. 小承气汤加减
   C. 清瘟败毒散加减
   D. 人参养荣丸加减
   E. 参附汤加减

2. 患儿，7岁。诊断为感染性休克。症见高热，烦躁，精神萎靡，神志昏迷，强直抽搐，喉中痰鸣，胸腹灼热，面色苍白，手足厥冷，口渴喜饮，小便短赤，大便秘结，色红，苔黄燥，脉细数。其中医证型是( )
   A. 阴竭阳脱
   B. 肝肾阴虚
   C. 热毒内闭
   D. 气阴亏竭
   E. 心阳虚衰

B1 型题

   A. 生脉散加减
   B. 清瘟败毒饮合小承气汤
   C. 独参汤
   D. 参附龙牡救逆汤
   E. 参附汤

1. 感染性休克热毒内闭证的首选方剂是( )

2. 感染性休克气阴亏竭证的首选方剂是( )

参考答案

A1 型题

1. B   2. B   3. D   4. A

A2 型题

1. A   2. C

B1 型题

1. B   2. A

第十六单元 中医相关病证

A1 型题

1. 干咳少痰,咽干喉痒,手足心热,午后潮热,舌红少苔,脉细数。其证候是( )
   A. 阴虚咳嗽
   B. 风热咳嗽
   C. 风寒咳嗽
   D. 痰湿咳嗽
   E. 痰热咳嗽

2. 小儿痰湿咳嗽的临床特点是( )
   A. 发病缓慢,咳声低沉,病程较长,往往虚实夹杂
   B. 咳嗽痰黄黏稠,咽红,舌苔黄腻
   C. 咳嗽重浊,痰多壅盛,色白而稀,喉间痰声辘辘
   D. 干咳无痰,声哑喉痒
   E. 咳嗽不爽,吐黄色黏稠痰,不易咯出

3. 厌食的主要病机是( )
   A. 肝郁气滞,乘脾犯胃
   B. 脾胃虚弱,纳化无权
   C. 暑湿内伤,脾为湿困
   D. 脾胃失健,纳化不和
   E. 脾失健运,乳食不化

4. 气滞血瘀腹痛的临床特点是( )
   A. 疼痛喜按
   B. 腹痛绵绵
   C. 痛处喜暖
   D. 痛如锥刺
   E. 脘腹胀满

5. 厌食的病位是( )
   A. 肝胆
   B. 肺与大肠
   C. 心与小肠
   D. 肾与膀胱
   E. 脾胃

6. 治疗厌食脾胃气虚证的首选方剂是( )
   A. 保和丸
   B. 补中益气汤
   C. 四君子汤
   D. 异功散
   E. 不换金正气散

7. 积滞的主要临床表现是( )
   A. 腹胀
   B. 便秘
   C. 腹痛
   D. 消瘦
   E. 腹泻

8. 积滞脾虚夹积证的首选药物是( )
   A. 肥儿丸
   B. 乳酶生
   C. 健脾丸
   D. 乳酸菌素片
   E. 酵母片

9. 积滞乳食内积证的治疗首选方剂是( )
   A. 枳实导滞丸
   B. 消乳丸或保和丸
   C. 健脾丸
   D. 肥儿丸或疳积散
   E. 七味白术散

10. 厌食的基本治法是( )
    A. 运脾开胃
    B. 养胃育阴
    C. 健脾助运
    D. 理气醒脾
    E. 消食导滞

11. 下列各项中,不属于惊风八候的是( )

A. 搐

B. 搦

C. 引

D. 反

E. 摇

12. 控制急惊风最简单易行的紧急措施是（   ）

A. 立即使用呼吸机

B. 立即注射抗菌素

C. 立即针刺人中、合谷

D. 立即气管切开

E. 立即用冷盐水灌肠

13. 急惊风的主要病因是（   ）

A. 外感时邪

B. 内蕴痰热

C. 暴受惊恐

D. 乳食内积

E. 热病伤阴

14. 厌食与积滞的主要区别是（   ）

A. 食欲不振

B. 形体消瘦

C. 精神萎靡

D. 腹部疼痛

E. 脘腹胀满

15. 急惊风的病位主要是（   ）

A. 肺脾

B. 心肝

C. 肝脾

D. 肝肾

E. 心脾

16. 下列各项，不属惊风四证的是（   ）

A. 痰

B. 热

C. 滞

D. 惊

E. 风

17. 小儿遗尿的主要病因不包括（   ）

A. 下元虚寒

B. 肺脾气虚

C. 心肾失交

D. 气滞血瘀

E. 肝经湿热

18. 治疗小儿汗证营卫失调的首选方剂是（   ）

A. 玉屏风散

B. 黄芪桂枝五物汤

C. 生脉散

D. 牡蛎散

E. 泻黄散

A2 型 题

1. 患儿，3岁。近2个月来食欲不振，厌恶进食，食而乏味，嗳气无酸腐，大便不调，但无酸臭，形体尚可，精神正常，舌质淡红，苔薄白，脉尚无力。其证候是（   ）

A. 脾胃阴虚

B. 脾胃气虚

C. 脾失健运

D. 脾胃虚寒

E. 积滞化热

2. 患儿，4岁。两天前出现腹痛，症见脘腹胀满，疼痛拒按，不思乳食，矢气频作，腹痛欲泻，泻完痛减，粪便秽臭，夜卧不安，舌质淡红，苔厚腻，脉象沉滑。其证型是（   ）

A. 腹部中寒

B. 乳食积滞

C. 气滞血瘀

D. 脾胃虚寒

E. 胃肠积热

3. 患儿，3岁，体重13kg。近一个月来食欲不振，面色少华，倦怠乏力，大便偏稀，夹有不消化食物，舌质淡，苔薄白。应首先考虑的诊断是（   ）

A. 小儿腹泻，伤食泻

B. 积滞，脾虚夹积证

C. 营养性缺铁性贫血，脾胃虚弱证

D. 蛋白质-能量营养不良，疳气证

E. 厌食，脾胃气虚证

4. 患儿，5岁。腹痛绵绵2天，时作时止，

痛时喜按，面白少华，神疲乏力，手足不温，食后腹胀，大便偏稀。唇舌较淡，脉沉。治疗应首选的方剂是（　　）

A. 少腹逐瘀汤
B. 小建中汤
C. 大承气汤
D. 香砂平胃散
E. 养脏散

5. 患儿，4岁。高热持续3天，神昏谵语，突然颈项强直，两目上视，口吐白沫，手足抽动，四肢厥冷。其宜选方剂是（　　）

A. 羚角钩藤汤
B. 清营汤
C. 清瘟败毒饮
D. 犀角地黄汤
E. 镇惊丸

6. 患儿，女，2岁。形体消瘦，面色少华纳差，大便溏，每日2～3次，舌淡苔少。查体：体重9kg，皮肤黏膜苍白，心、肺（-），腹壁皮下脂肪0.45cm。诊断为营养不良，其程度及证型是（　　）

A. Ⅰ度，疳证
B. Ⅱ度，疳证
C. Ⅰ度，疳积
D. Ⅱ度，疳积
E. Ⅲ度，干疳

7. 患儿，5岁，面色少华，不思纳食，形体偏瘦，肢倦乏力，精神无异常，二便正常，舌苔白，脉缓无力，治疗应首选的方剂是（　　）

A. 健脾丸
B. 木香大安丸
C. 香砂六君子汤
D. 曲麦枳术丸
E. 异功散

8. 患儿，10个月。发热，咳嗽半天，突然痉厥昏迷，舌红，苔薄黄，指纹浮紫，其治法是（　　）

A. 镇惊安神，平肝息风
B. 清热化湿，解毒息风
C. 清气凉营，息风开窍
D. 平肝息风，清心开窍
E. 疏风清热，息风定惊

9. 患儿，3岁，长期见食不贪，食欲不振，形体消瘦，但精神尚好，好动贪玩，其诊断是（　　）

A. 厌食
B. 积滞
C. 伤食
D. 疳积
E. 干疳

10. 患儿，9个月，面色萎黄，夜睡不安，不思饮食，食则饱胀，腹满喜按，呕吐酸馊乳食，大便溏薄酸臭，唇舌色淡，舌苔白腻，指纹青淡，治疗首选方剂是（　　）

A. 香砂六君子汤
B. 理中丸
C. 枳术丸
D. 健脾丸
E. 保和丸

11. 患儿，3岁。面色萎黄，厌食月余，进食稍多则大便夹有残渣，入睡出汗多，舌苔薄白，脉无力，其治法是（　　）

A. 养胃育阴
B. 调脾助运
C. 健脾益气
D. 和脾消积
E. 补益气血

12. 患儿，5岁。突发高热，频繁抽搐，神昏谵语，考虑为惊风湿热疫毒证。确诊需依靠的主要证候是（　　）

A. 腹部疼痛
B. 里急后重
C. 恶心呕吐
D. 脓血便
E. 舌红苔腻

13. 患儿，2岁。体重11kg，近来食欲不振，食而不化，倦怠乏力，面黄少华，大便偏稀，夹不消化食物。其诊断是（　　）

A. 厌食
B. 积滞

C. 疳证
D. 疰夏
E. 泄泻

14. 患儿，6岁。食欲不振3个月，食而乏味，多食则胸脘痞闷，嗳气泛恶，精神如常。二便调，舌淡红，苔薄腻。其病机是（　　）

A. 脾胃气虚
B. 脾虚湿困
C. 乳食积滞
D. 脾失健运
E. 肝胃失和

15. 患儿，2岁。素喜肉食，2天前过食海鲜后出现腹胀嗳气，食欲减退，口中秽气重，大便3天未行，舌质红，苔黄腻。其治法是（　　）

A. 消食导滞
B. 健脾化积
C. 清肝理脾
D. 通腹泄热
E. 理气和中

B1 型题

A. 食少饮多，便干尿黄，苔花剥
B. 食少形瘦，嗜睡懒言，苔黄厚
C. 食欲不振，泻下酸臭，苔黄腻
D. 食少汗多，大便不消化，脉无力
E. 食少便秘，烦躁低热，脉洪数

1. 脾胃阴虚型厌食的证候表现是（　　）
2. 脾胃气虚型厌食的证候表现是（　　）

A. 清气凉营，息风开窍
B. 疏风清热，息风定惊
C. 镇惊安神，平肝息风
D. 平肝息风，清心开窍
E. 清热化湿，解毒息风

3. 小儿急惊风，感受风邪证的治则是（　　）
4. 小儿急惊风，邪陷心肝证的治则是（　　）

A. 小建中汤合理中丸加减
B. 少腹逐瘀汤加减
C. 大承气汤加减
D. 香砂平胃散加减
E. 养脏散加减

5. 小儿腹痛乳食积滞证其首选方剂是（　　）
6. 小儿腹痛脾胃虚寒证其首选方剂是（　　）

A. 阴虚肺燥
B. 外感风寒
C. 外感风热
D. 风湿犯肺
E. 外感暑热

7. 咳声清扬，鼻流清涕者，应首先考虑的是（　　）
8. 咳声重浊，痰黄者，应首先考虑的是（　　）

参考答案

A1 型题

1. A   2. C   3. D   4. D   5. E
6. D   7. A   8. C   9. B   10. A
11. E   12. C   13. A   14. E   15. B
16. C   17. D   18. B

A2 型题

1. C   2. B   3. E   4. B   5. A
6. A   7. E   8. E   9. A   10. D
11. C   12. D   13. A   14. D   15. A

B1 型题

1. A   2. D   3. B   4. D   5. D
6. A   7. B   8. C

针灸学

第一单元　经络系统

A1 型 题

1. 手足三阳经在四肢的分布规律是(　　)
   A. 太阳在前，少阳在中，阳明在后
   B. 太阳在前，阳明在中，少阳在后
   C. 阳明在前，太阳在中，少阳在后
   D. 阳明在前，少阳在中，太阳在后
   E. 少阳在前，阳明在中，太阳在后

2. 足三阳经在下肢的分布规律是(　　)
   A. 太阳在前，阳明在中，少阳在后
   B. 太阳在前，少阳在中，阳明在后
   C. 少阳在前，太阳在中，阳明在后
   D. 阳明在前，太阳在中，少阳在后
   E. 阳明在前，少阳在中，太阳在后

3. 足三阴经在内踝上8寸以下的分布规律是(　　)
   A. 厥阴在前，太阴在中，少阴在后
   B. 少阴在前，厥阴在中，太阴在后
   C. 厥阴在前，少阴在中，太阴在后
   D. 太阴在前，厥阴在中，少阴在后
   E. 太阴在前，少阴在中，厥阴在后

4. 下列各组经脉中，不属于表里关系的是(　　)
   A. 手太阴肺经、手阳明大肠经
   B. 足少阴肾经、足太阳膀胱经
   C. 手少阴心经、手少阳三焦经
   D. 足太阴脾经、足阳明胃经
   E. 足厥阴肝经、足少阳胆经

5. 相表里的阴经与阳经的循行交接部位是(　　)
   A. 心中
   B. 胸中
   C. 腹中
   D. 头面部
   E. 手足末端

6. 相互衔接的阴经与阴经的循行交接部位是(　　)
   A. 头面部
   B. 肘膝部
   C. 胸部
   D. 腹部
   E. 手足末端

7. 手少阳三焦经与足少阳胆经的循行交接部位是(　　)
   A. 鼻旁
   B. 目外眦
   C. 目内眦
   D. 无名指端
   E. 足小趾端

8. 足太阴脾经与手少阴心经的循行交接部位是(　　)
   A. 心中
   B. 肺中
   C. 胸中
   D. 手小指端
   E. 足大趾内端

9. 足少阴肾经与手厥阴心包经的循行交接部位是(　　)
   A. 肺内
   B. 腹中
   C. 胸中
   D. 心中
   E. 目旁

10. 足三阳经的循行规律是(　　)
    A. 从胸走手
    B. 从足走头
    C. 从头走足
    D. 从足走胸
    E. 从胸走足

11. 下列各项中,被称为"一源三歧"的是( )

A. 任脉、督脉、带脉

B. 任脉、督脉、冲脉

C. 任脉、冲脉、带脉

D. 任脉、督脉、阴跷脉

E. 任脉、督脉、阴维脉

12. 对奇经八脉的叙述中,错误的是( )

A. 阳维脉总督六阳

B. 阳跷脉调节肢体运动

C. 冲脉涵蓄十二经气血

D. 任脉总任六阴经

E. 阴跷脉司眼睑开合

13. 被称为"十二经之海"的是( )

A. 任脉

B. 冲脉

C. 督脉

D. 带脉

E. 阴维脉

14. 被称为"阳脉之海"的是( )

A. 带脉

B. 督脉

C. 冲脉

D. 阳维脉

E. 阳跷脉

15. 十二经脉的别络从本经分出的部位是( )

A. 腕踝关节以下

B. 肘膝关节以下

C. 肘膝关节以上

D. 肩关节、髀枢周围

E. 四肢末端的指、趾部

16. 属于十五络脉的是( )

A. 带脉之络、冲脉之络、脾之大络

B. 带脉之络、冲脉之络、胃之大络

C. 任脉络、督脉络、脾之大络

D. 任脉络、督脉络、胃之大络

E. 任脉络、督脉络、冲脉之络

17. 下列各项中,叙述错误的是( )

A. 任脉别络散布于腹部

B. 督脉别络散布于头部

C. 脾之大络散布于全身

D. 大肠经之络脉走向肺经

E. 心经络脉走向小肠经

18. 下列对于经筋的叙述中,不正确的是( )

A. 循行均起始于四肢末端

B. 行于体表,不入内脏

C. 有刚筋、柔筋之分

D. 手三阴经筋起于贲

E. 足三阴经筋起于足趾

19. 属于脏,循行分布于上肢内侧和胸腹的是( )

A. 奇经八脉

B. 手三阴经

C. 手三阳经

D. 足三阴经

E. 足三阳经

B1 型 题

A. 厥阴在前,太阴在中,少阴在后

B. 少阴在前,厥阴在中,太阴在后

C. 厥阴在前,少阴在中,太阴在后

D. 太阴在前,厥阴在中,少阴在后

E. 太阴在前,少阴在中,厥阴在后

1. 足三阴经在内踝上8寸以下的分布规律是( )

2. 足三阴经在内踝上8寸以上肢体部的分布规律是( )

A. 从胸走手

B. 从手走胸

C. 从手走头

D. 从头走足

E. 从胸腹走足

3. 手三阴经的循行走向规律是( )

4. 足三阳经的循行走向规律是( )

A. 任脉

B. 冲脉

C. 带脉

D. 阴跷脉

E. 阴维脉

5. 具有调节全身阴经经气作用的是(   )
6. 具有调节六阴经经气作用的是(   )

A. 调节全身阴经经气

B. 涵蓄十二经气血

C. 调节六阴经经气

D. 调节肢体运动

E. 约束纵行躯干的诸条经脉

7. 带脉的功能是(   )
8. 冲脉的功能是(   )

A. 手少阳三焦经

B. 十二经筋

C. 十二皮部

D. 十五络脉

E. 阴维脉

9. 属于奇经的是(   )
10. 属于正经的是(   )

A. 从鸠尾分出散布于背部

B. 从鸠尾分出散布于腹部

C. 从鸠尾分出散布于胸部

D. 从长强分出散布于头部

E. 从长强分出散布于腹部

11. 任脉别络的分布部位是(   )
12. 督脉别络的分布部位是(   )

参 考 答 案

A1 型题

1. D	2. E	3. A	4. C	5. E
6. C	7. B	8. A	9. C	10. C
11. B	12. A	13. B	14. B	15. B
16. C	17. C	18. D	19. B	

B1 型题

1. A	2. D	3. A	4. D	5. A
6. E	7. E	8. B	9. E	10. A
11. B	12. D			

第二单元 经络的作用和经络学说的临床应用

A1 型 题

1. 不属于经络生理功能的是（　　）
   A. 联系脏腑
   B. 沟通内外
   C. 营养全身
   D. 抗御病邪
   E. 蓄积渗灌气血
2. 不属于经络学说临床应用的是（　　）
   A. 通过经络望诊帮助诊断疾病
   B. 依据经络学说指导针灸临床选穴
   C. 依据经络学说指导刺灸方法的选用
   D. 经络可以运行气血，濡养周身
   E. 指导药物归经
3. 经络按诊最常用的部位是（　　）
   A. 交会穴
   B. 五输穴
   C. 背俞穴
   D. 八会穴
   E. 八脉交会穴

参 考 答 案

A1 型题

1. E　　2. D　　3. C

第三单元　腧穴的分类

A1 型题

1. 腧穴的分类是（　　）
   A. 十四经穴、奇穴、特定穴
   B. 十四经穴、奇穴、阿是穴
   C. 十二经穴、奇穴、特定穴
   D. 十二经穴、奇穴、阿是穴
   E. 十二经穴、奇穴、五输穴

2. 最新国家标准规定的经穴数是（　　）
   A. 354 个
   B. 359 个
   C. 361 个
   D. 362 个
   E. 365 个

3. 下列关于奇穴的描述，错误的是（　　）
   A. 有固定名称和位置
   B. 某些奇穴是多个穴点的组合
   C. 分布都不在十四经循行路线上
   D. 对某些病证有特殊疗效
   E. 是在"阿是穴"的基础上发展起来

B1 型题

   A. 无固定位置
   B. 无固定名称
   C. 又称为压痛点
   D. 又称为天应穴
   E. 多数对某些病证有特殊疗效

1. 有关奇穴，叙述正确的是（　　）
2. 有关阿是穴，叙述不正确的是（　　）

   A. 以痛为腧
   B. 是经验效穴
   C. 主治病证较多
   D. 归属于十四经脉
   E. 是腧穴的主要组成部分

3. 以上选项中，属于阿是穴特性的是（　　）
4. 以上选项中，属于奇穴特性的是（　　）

参考答案

A1 型题

1. B　　2. D　　3. C

B1 型题

1. E　　2. E　　3. A　　4. B

第四单元 腧穴的主治特点和规律

A1 型题

1. 手阳明大肠经的主治特点是（　　）
   A. 后头、神志病
   B. 侧头、胁肋病
   C. 侧头、耳病，胁肋病
   D. 前头、鼻、口齿病
   E. 前头、咽喉病、胃肠病

2. 手厥阴心包经的主治特点是（　　）
   A. 心病
   B. 心、胃病
   C. 肺、喉病
   D. 肝病、脾胃病
   E. 肾、肺、咽喉病

3. 手少阳三焦经的主治特点是（　　）
   A. 前头、鼻、口齿病
   B. 前头、口齿、胃肠病
   C. 侧头、胁肋病
   D. 后头、肩胛病、神志病
   E. 后头、背腰病

4. 足太阳膀胱经的主治特点是（　　）
   A. 后头、肩胛病，神志病
   B. 后头、背腰病，脏腑病
   C. 侧头、耳病，胁肋病
   D. 前头、鼻、口齿病
   E. 前头、口齿、胃肠病

5. 属于腧穴特殊作用的是（　　）
   A. 养老治疗肩背痛
   B. 三阴交治疗下肢不遂
   C. 中脘治疗胃痛、呕吐
   D. 天枢既可治泄泻，又可治便秘
   E. 合谷可以治疗痛证和头面部病证

6. 属于腧穴远治作用的是（　　）
   A. 气病胸闷取膻中
   B. 头项强痛取昆仑
   C. 腰痛取大肠俞
   D. 失眠多梦取神门
   E. 皮肤瘙痒取膈俞

7. 属于腧穴近治作用的是（　　）
   A. 气病取膻中
   B. 血病取膈俞
   C. 膝痛取梁丘
   D. 头痛取列缺
   E. 呕吐取公孙

B1 型题

A. 胸部病、神志病
B. 咽喉病、热病
C. 神志病、热病
D. 前阴病、妇科
E. 神志病、脏腑病、妇科病

1. 手三阳经主治相同的是（　　）
2. 足三阳经主治相同的是（　　）

A. 肝、脾、肾病
B. 目病、咽喉病、热病
C. 后头、肩胛病，神志病
D. 中风、昏迷、热病、头面病
E. 前头、口齿、咽喉病，胃肠病

3. 任脉的主治是（　　）
4. 督脉的主治是（　　）

A. 睛明治疗眼病
B. 下脘治疗胃痛
C. 大椎退热
D. 合谷治疗五官病
E. 听宫治疗耳鸣

5. 属于腧穴特殊作用的是（　　）

6. 属于腧穴远治作用的是(   )

参考答案

A1 型题

1. D   2. B   3. C   4. B   5. D

6. B   7. C

B1 型题

1. B   2. C   3. B   4. D   5. C

6. D

第五单元 特定穴

A1 型题

1. 下列特定穴中，不位于肘膝关节以下部位的是（ ）
   A. 原穴
   B. 十二经脉络穴
   C. 八脉交会穴
   D. 五输穴
   E. 八会穴

2. 下列各项中，叙述不正确的是（ ）
   A. 所根为井
   B. 所溜为荥
   C. 所注为输
   D. 所行为经
   E. 所入为合

3. 合穴多位于（ ）
   A. 指、趾末端
   B. 肘膝关节附近
   C. 掌指、跖趾关节附近
   D. 掌指、跖趾关节之前
   E. 掌指、跖趾关节之后

4. 六阴经中，与原穴为同一腧穴的是（ ）
   A. 井穴
   B. 荥穴
   C. 输穴
   D. 经穴
   E. 合穴

5. 督脉之络穴位于（ ）
   A. 头项部
   B. 上腹部
   C. 下腹部
   D. 胸胁部
   E. 尾骶部

6. 脏腑之气汇聚于胸腹部的腧穴称为（ ）
   A. 原穴
   B. 络穴
   C. 募穴
   D. 五输穴
   E. 八会穴

7. 主客原络配穴指的是（ ）
   A. 先病经脉的原穴与后病的相表里经脉的络穴相配合
   B. 后病经脉的原穴与先病的相表里经脉的络穴相配合
   C. 阴经的原穴与后病的相表里阳经的络穴相配合
   D. 阳经的原穴与后病的相表里阴经的络穴相配合
   E. 同一条经脉的原穴与络穴相配合

8. 手太阴肺经的输土穴是（ ）
   A. 少商
   B. 鱼际
   C. 太渊
   D. 列缺
   E. 孔最

9. 手阳明大肠经的络穴是（ ）
   A. 商阳
   B. 合谷
   C. 阳池
   D. 偏历
   E. 温溜

10. 手阳明大肠经的合穴是（ ）
    A. 合谷
    B. 曲池
    C. 天枢
    D. 偏历
    E. 手三里

11. 大肠的募穴是( )
    A. 下脘
    B. 中脘
    C. 梁门
    D. 水道
    E. 天枢
12. 治疗急性胃痛应首选的腧穴是( )
    A. 梁门
    B. 梁丘
    C. 内庭
    D. 天枢
    E. 内关
13. 解溪穴的特定穴属性是( )
    A. 原穴
    B. 输穴
    C. 经穴
    D. 郄穴
    E. 络穴
14. 不属于足阳明胃经五输穴的是( )
    A. 厉兑
    B. 解溪
    C. 内庭
    D. 陷谷
    E. 丰隆
15. 不属于足太阴脾经五输穴的是( )
    A. 大都
    B. 地机
    C. 商丘
    D. 太白
    E. 隐白
16. 既为脾经络穴又属于八脉交会穴的是( )
    A. 公孙
    B. 丰隆
    C. 后溪
    D. 列缺
    E. 阴陵泉
17. 手少阴心经的合穴是( )
    A. 曲池
    B. 曲泽
    C. 尺泽
    D. 小海
    E. 少海
18. 心的募穴是( )
    A. 极泉
    B. 膻中
    C. 巨阙
    D. 鸠尾
    E. 天池
19. 后溪穴的特定穴属性是( )
    A. 荥穴
    B. 输穴
    C. 经穴
    D. 络穴
    E. 郄穴
20. 下列腧穴中,小肠的募穴是( )
    A. 中极
    B. 关元
    C. 气海
    D. 神阙
    E. 中脘
21. 手太阳小肠经的郄穴是( )
    A. 后溪
    B. 支正
    C. 养老
    D. 小海
    E. 阴郄
22. 足太阳膀胱经的输穴是( )
    A. 昆仑
    B. 委阳
    C. 申脉
    D. 飞扬
    E. 束骨
23. 足少阴肾经的络穴是( )
    A. 涌泉
    B. 然谷
    C. 太溪
    D. 复溜
    E. 大钟
24. 阴谷穴的特定穴属性是( )

A. 原穴
B. 络穴
C. 经穴
D. 郄穴
E. 合穴

25. 手厥阴心包经的原穴是（　　）
A. 巨阙
B. 神门
C. 劳宫
D. 大陵
E. 曲泽

26. 手厥阴心包经的经穴是（　　）
A. 神门
B. 郄门
C. 大陵
D. 内关
E. 间使

27. 手厥阴心包经的郄穴是（　　）
A. 阴郄
B. 郄门
C. 孔最
D. 温溜
E. 间使

28. 手少阳三焦经的合穴是（　　）
A. 天池
B. 曲池
C. 天井
D. 肩井
E. 阳池

29. 足少阳胆经的井穴是（　　）
A. 足窍阴
B. 大敦
C. 厉兑
D. 侠溪
E. 足临泣

30. 以下腧穴中，胆的募穴是（　　）
A. 胆俞
B. 阳陵泉
C. 章门
D. 期门
E. 日月

31. 足厥阴肝经的合穴是（　　）
A. 水泉
B. 曲泉
C. 曲泽
D. 阴陵泉
E. 大敦

32. 《灵枢·邪气脏腑病形》中记载治疗外经病的是（　　）
A. 井穴和荥穴
B. 荥穴和输穴
C. 输穴和经穴
D. 经穴和合穴
E. 井穴和合穴

33. 下列各穴中，不是荥水穴的是（　　）
A. 二间
B. 前谷
C. 侠溪
D. 鱼际
E. 内庭

34. 不属于本经母穴的是（　　）
A. 太渊
B. 复溜
C. 解溪
D. 侠溪
E. 厉兑

35. 属于足太阳膀胱经之子经子穴的是（　　）
A. 足通谷
B. 涌泉
C. 足临泣
D. 侠溪
E. 束骨

36. 属于手太阴肺经之母经母穴的是（　　）
A. 太渊
B. 太冲
C. 太白
D. 太溪
E. 阳溪

37. 根据他经子母补泻取穴法，大肠经实证

应选用的是( )
- A. 足临泣
- B. 足通谷
- C. 束骨
- D. 京骨
- E. 二间

38. 根据本经子母补泻取穴法，大肠经实证应选用的是( )
- A. 二间
- B. 厉兑
- C. 曲池
- D. 商阳
- E. 足通谷

39. 根据他经子母补泻取穴法，心经虚证应选用的是( )
- A. 神门
- B. 少府
- C. 太白
- D. 太冲
- E. 大敦

40. 募穴指的是( )
- A. 脏腑之气输注于背腰部的腧穴
- B. 脏腑之气汇聚于胸腹部的腧穴
- C. 十二经脉与奇经八脉相通的8个输穴
- D. 六腑之气下合于足三阳经的腧穴
- E. 两经或数经相交会的腧穴

41. 中极属于募穴，与其相应的脏腑是( )
- A. 大肠
- B. 小肠
- C. 膀胱
- D. 肾
- E. 肝

42. 下列各组中，不属于同一脏腑俞穴、募穴的是( )
- A. 肺俞、中府
- B. 胃俞、中脘
- C. 肝俞、章门
- D. 膀胱俞、中极
- E. 大肠俞、天枢

43. 八脉交会穴中通于阴维脉的是( )
- A. 列缺
- B. 内关
- C. 照海
- D. 公孙
- E. 大陵

44. 八脉交会穴中通于督脉的是( )
- A. 照海
- B. 后溪
- C. 申脉
- D. 外关
- E. 足临泣

45. 八脉交会穴中通于冲脉的是( )
- A. 内关
- B. 太白
- C. 公孙
- D. 照海
- E. 列缺

46. 下列八脉交会穴所通奇经错误的是( )
- A. 后溪——督脉
- B. 外关——阳维脉
- C. 足临泣——阳跷脉
- D. 内关——阴维脉
- E. 照海——阴跷脉

47. 下列腧穴中，不属于八会穴的是( )
- A. 阳陵泉
- B. 阴陵泉
- C. 悬钟
- D. 大杼
- E. 章门

48. 治疗急症宜选用( )
- A. 原穴
- B. 络穴
- C. 郄穴
- D. 募穴
- E. 八会穴

49. 下列腧穴中，不属于合穴的是( )
- A. 阴陵泉
- B. 阳陵泉

C. 足三里

D. 三阴交

E. 委中

50. 善于治疗体重节痛的是（　　）

A. 背俞穴

B. 八会穴

C. 下合穴

D. 输穴

E. 合穴

51. 治疗肺系、咽喉、胸膈疾病宜选用（　　）

A. 鱼际、曲池

B. 外关、足临泣

C. 照海、列缺

D. 后溪、申脉

E. 内关、公孙

52. 治疗腑病多选用（　　）

A. 背俞穴

B. 五输穴

C. 原穴

D. 募穴

E. 郄穴

53. 特定穴中，多用于治疗急性病的是（　　）

A. 募穴

B. 原穴

C. 郄穴

D. 络穴

E. 输穴

54. 八会穴之髓会是（　　）

A. 太渊

B. 绝骨

C. 中脘

D. 章门

E. 膈俞

55. 既属于八会穴又属于合穴的是（　　）

A. 委中

B. 委阳

C. 阳陵泉

D. 足三里

E. 太渊

56. 治疗表里经疾病，常与络穴配伍的是（　　）

A. 郄穴

B. 原穴

C. 俞穴

D. 募穴

E. 合穴

57. 常用于治疗血证的腧穴是（　　）

A. 膈俞

B. 太渊

C. 悬钟

D. 章门

E. 中脘

58. 治疗耳聋，应首选的背俞穴是（　　）

A. 肺俞

B. 肝俞

C. 脾俞

D. 肾俞

E. 三焦俞

59. 下列腧穴中，五行属火的是（　　）

A. 少府

B. 大陵

C. 后溪

D. 曲泉

E. 经渠

60. 阳经郄穴主要用于治疗（　　）

A. 脏病

B. 腑病

C. 血证

D. 痛证

E. 经脉病

61. 八脉交会穴中，主治目内眦、项、耳、肩疾患的是（　　）

A. 照海、阳陵泉

B. 后溪、申脉

C. 列缺、照海

D. 外关、足临泣

E. 内关、公孙

62. 下列有关募穴概念的叙述，错误的

是( )
- A. 均位于胸腹部
- B. 是脏腑经气汇聚的地方
- C. 位于相关脏腑的附近
- D. 在各脏腑所属的经脉循行线上
- E. 腑病取之,有"阳病引阴"之意

63. 根据子母补泻法,治疗胆经实证应首选( )
- A. 足临泣
- B. 足窍阴
- C. 阳辅
- D. 侠溪
- E. 丘墟

64. 治疗腰脊强痛应首选( )
- A. 列缺
- B. 足临泣
- C. 公孙
- D. 照海
- E. 后溪

65. 根据俞募配穴法,治疗胃痛应选用( )
- A. 中脘、足三里
- B. 太冲、三阴交
- C. 中脘、胃俞
- D. 章门、胃俞
- E. 中脘、脾俞

66. 根据主客原络配穴法,治疗咳嗽兼便秘应选用( )
- A. 太渊、列缺
- B. 合谷、偏历
- C. 太渊、偏历
- D. 合谷、列缺
- E. 支沟、照海

67. 治疗肝胆两经病证应首选( )
- A. 蠡沟
- B. 公孙
- C. 大钟
- D. 飞扬
- E. 丰隆

68. 八会穴之脏会所在的经脉是( )
- A. 任脉
- B. 足太阳膀胱经
- C. 手太阴肺经
- D. 足少阳胆经
- E. 足厥阴肝经

B1 型 题

- A. 脏腑之气输注于背腰部的腧穴
- B. 脏腑之气汇聚于胸腹部的腧穴
- C. 经脉从本经别出部位的腧穴
- D. 十二经脉与奇经八脉相通的8个腧穴
- E. 脏、腑、气、血、筋、脉、骨、髓等精气聚会的8个腧穴

1. 八会穴所指的是( )
2. 八脉交会穴所指的是( )

- A. 井穴
- B. 荥穴
- C. 输穴
- D. 经穴
- E. 合穴

3. 急救时宜选用( )
4. 治疗热证时宜选用( )

- A. 少商
- B. 太渊
- C. 鱼际
- D. 列缺
- E. 孔最

5. 手太阴肺经的原穴是( )
6. 手太阴肺经的输穴是( )

- A. 中脘
- B. 内庭
- C. 足三里
- D. 解溪
- E. 梁丘

7. 胃经的合穴是( )
8. 胃的郄穴是( )

A. 隐白
B. 太白
C. 公孙
D. 三阴交
E. 地机

9. 足太阴脾经的原穴是（　　）
10. 足太阴脾经的郄穴是（　　）

A. 后溪
B. 腕骨
C. 养老
D. 小海
E. 支正

11. 手太阳小肠经的原穴是（　　）
12. 手太阳小肠经的郄穴是（　　）

A. 委中
B. 至阴
C. 昆仑
D. 京骨
E. 承山

13. 膀胱的原穴是（　　）
14. 膀胱经的合穴是（　　）

A. 曲泽
B. 间使
C. 内关
D. 大陵
E. 劳宫

15. 手厥阴心包经的原穴是（　　）
16. 手厥阴心包经的输穴是（　　）

A. 阳池
B. 关冲
C. 中渚
D. 外关
E. 支沟

17. 手少阳三焦经的原穴是（　　）
18. 手少阳三焦经的输穴是（　　）

A. 大敦
B. 行间
C. 曲泉
D. 太冲
E. 中都

19. 足厥阴肝经的荥穴是（　　）
20. 足厥阴肝经的输穴是（　　）

A. 少冲
B. 中冲
C. 太渊
D. 太白
E. 太冲

21. 根据子母补泻取穴法，心经实证应选用（　　）
22. 根据子母补泻取穴法，心包经虚证应选用（　　）

A. 膈俞
B. 石门
C. 章门
D. 期门
E. 血海

23. 三焦的募穴是（　　）
24. 八会穴之血会是（　　）

A. 井
B. 荥
C. 输
D. 经
E. 合

25. 根据《灵枢·顺气一日分为四时》记载，病变于音者，取之（　　）
26. 根据《灵枢·顺气一日分为四时》记载，病在脏者，取之（　　）

A. 原穴
B. 络穴
C. 郄穴
D. 下合穴

E. 背俞穴

27. 治疗六腑病常选（　）
28. 治疗表里经同病宜选（　）

    A. 太溪
    B. 侠溪
    C. 少府
    D. 中府
    E. 阴陵泉

29. 五行属水，又为合穴的是（　）
30. 五行属火，又为荥穴的是（　）

    A. 悬钟
    B. 太渊
    C. 太白
    D. 公孙
    E. 足临泣

31. 既是原穴又是八会穴的穴是（　）
32. 既是络穴又是八脉交会穴的是（　）

    A. 丘墟
    B. 悬钟
    C. 血海
    D. 膈俞
    E. 阳陵泉

33. 八会穴中的髓会是（　）
34. 八会穴中的血会是（　）

    A. 气海
    B. 中脘
    C. 膻中
    D. 关元
    E. 太渊

35. 心包的募穴是（　）
36. 八会穴之气会是（　）

    A. 郄门
    B. 地机
    C. 阳交
    D. 跗阳
    E. 养老

37. 治疗痛经、崩漏，常选用（　）
38. 治疗急性肩背疼痛，常选用（　）

    A. 太渊
    B. 血海
    C. 膈俞
    D. 章门
    E. 中脘

39. 八会穴中的血会是（　）
40. 八会穴中的脉会是（　）

    A. 木
    B. 火
    C. 土
    D. 金
    E. 水

41. 根据五输穴与五行相配规律，大敦属（　）
42. 根据五输穴与五行相配规律，太白属（　）

    A. 太渊
    B. 阳池
    C. 后溪
    D. 内关
    E. 合谷

43. 既属于原穴，又属于八会穴的是（　）
44. 既属于络穴，又属于八脉交会穴的是（　）

    A. 八脉交会穴
    B. 下合穴
    C. 原穴
    D. 络穴
    E. 郄穴

45. 病在腑者，治疗应首选的是（　）
46. 表里两经同病者，治疗应首选的是（　）

    A. 脏病

B. 腑病
C. 血病
D. 髓病
E. 筋病

47. 俞穴偏于治疗（ ）
48. 募穴偏于治疗（ ）

A. 期门
B. 章门
C. 中脘
D. 膻中
E. 膈俞

49. 治疗脾病，宜选用的腧穴是（ ）
50. 治疗肝病，宜选用的腧穴是（ ）

A. 外关
B. 公孙
C. 列缺
D. 太渊
E. 后溪

51. 与任脉脉气相通的八脉交会穴是（ ）
52. 与督脉脉气相通的八脉交会穴是（ ）

参考答案

A1 型题

1. E 2. A 3. B 4. C 5. E
6. C 7. A 8. C 9. D 10. B
11. E 12. B 13. C 14. E 15. B
16. A 17. E 18. C 19. D 20. B
21. C 22. E 23. E 24. E 25. D
26. E 27. B 28. C 29. A 30. E
31. B 32. B 33. D 34. E 35. C
36. C 37. B 38. A 39. E 40. B
41. C 42. C 43. B 44. B 45. C
46. C 47. B 48. C 49. D 50. D
51. C 52. D 53. C 54. E 55. C
56. B 57. A 58. D 59. A 60. D
61. B 62. D 63. C 64. E 65. C
66. C 67. A 68. E

B1 型题

1. E 2. D 3. A 4. B 5. B
6. B 7. C 8. E 9. B 10. E
11. B 12. C 13. D 14. A 15. D
16. D 17. A 18. C 19. B 20. D
21. D 22. B 23. B 24. A 25. D
26. A 27. D 28. E 29. E 30. C
31. B 32. D 33. D 34. D 35. E
36. C 37. B 38. E 39. C 40. A
41. A 42. C 43. A 44. D 45. B
46. D 47. A 48. B 49. B 50. A
51. C 52. E

第六单元　腧穴的定位方法

A1 型题

1. 眉间至后发际正中的骨度分寸是(　　)
   A. 12 寸
   B. 13 寸
   C. 14 寸
   D. 15 寸
   E. 16 寸

2. 耳后两乳突之间的骨度分寸是(　　)
   A. 4 寸
   B. 6 寸
   C. 8 寸
   D. 9 寸
   E. 12 寸

3. 肩胛骨内缘（近脊柱侧）至后正中线的骨度分寸是(　　)
   A. 3 寸
   B. 4 寸
   C. 5 寸
   D. 6 寸
   E. 8 寸

4. 耻骨联合上缘至股骨内上髁上缘的骨度分寸是(　　)
   A. 13 寸
   B. 14 寸
   C. 16 寸
   D. 18 寸
   E. 19 寸

5. 腋前、后纹头至肘横纹（平肘尖）的骨度分寸是(　　)
   A. 6 寸
   B. 8 寸
   C. 9 寸
   D. 12 寸
   E. 13 寸

6. 属于横指同身寸法量取规定的是(　　)
   A. 中指中节横纹
   B. 食指中节横纹
   C. 无名指中节横纹
   D. 小指中节横纹
   E. 小指末节横纹

7. 下列各项中，叙述错误的是(　　)
   A. 股骨大转子至腘横纹 19 寸
   B. 耻骨联合上缘至股骨内上髁上缘 18 寸
   C. 腘横纹至外踝尖 16 寸
   D. 两肩胛骨喙突内侧缘之间 12 寸
   E. 胫骨内侧髁下方至内踝尖 12 寸

B1 型题

A. 6 寸
B. 8 寸
C. 9 寸
D. 12 寸
E. 13 寸

1. 胫骨内侧髁下方至内踝尖的骨度分寸是(　　)

2. 肘横纹（平肘尖）至腕掌（背）侧横纹的骨度分寸是(　　)

A. 13 寸
B. 14 寸
C. 16 寸
D. 18 寸
E. 19 寸

3. 腘横纹至外踝尖的骨度分寸是(　　)

4. 股骨大转子至腘横纹的骨度分寸是(　　)

A. 6寸
B. 8寸
C. 9寸
D. 12寸
E. 13寸

5. 前额两发角（头维）之间的骨度分寸是(　　)

6. 前发际正中至后发际正中的骨度分寸是(　　)

参 考 答 案

A1 型题

1. D　2. D　3. A　4. D　5. C
6. A　7. E

B1 型题

1. E　2. D　3. C　4. E　5. C
6. D

第七单元 手太阴肺经、穴

A1 型题

1. 既治疗咳嗽、气喘，又治疗头项疾患的是（　）
   A. 鱼际
   B. 尺泽
   C. 列缺
   D. 太渊
   E. 少商

2. 肺的募穴所属的经脉是（　）
   A. 肺经
   B. 任脉
   C. 胃经
   D. 脾经
   E. 肾经

3. 手太阴肺经的终止穴是（　）
   A. 少商
   B. 少泽
   C. 少冲
   D. 商阳
   E. 至阴

4. 不属于尺泽穴主治病证的是（　）
   A. 咯血、咽痛
   B. 咳嗽、气喘
   C. 急性吐泻
   D. 中暑、小儿惊风
   E. 齿痛、口眼㖞斜

B1 型题

   A. 大陵
   B. 太渊
   C. 合谷
   D. 鱼际
   E. 后溪

1. 在腕前区，桡骨茎突与舟状骨之间，拇长展肌腱尺侧凹陷中的穴位是（　）
2. 在手外侧，第1掌骨桡侧中点赤白肉际处的穴位是（　）

   A. 鱼际
   B. 太渊
   C. 列缺
   D. 尺泽
   E. 少商

3. 治疗咽痛、掌中热首选的是（　）
4. 治疗齿痛、项强首选的是（　）

参 考 答 案

A1 型题

1. C   2. A   3. A   4. E

B1 型题

1. B   2. D   3. A   4. C

第八单元 手阳明大肠经、穴

A1 型题

1. 循行"入下齿中"的经脉是（　　）
   A. 小肠经
   B. 大肠经
   C. 胃经
   D. 脾经
   E. 肝经

2. 下列各项中，不正确的是（　　）
   A. 肩髎属于手少阳三焦经
   B. 养老属于手太阳小肠经
   C. 肩髃属于手阳明大肠经
   D. 支沟属于手太阳小肠经
   E. 后溪属于手太阳小肠经

3. 下列腧穴中，治疗高血压首选（　　）
   A. 曲泽
   B. 尺泽
   C. 曲池
   D. 中渚
   E. 列缺

4. 下列腧穴中，可以治疗胆道蛔虫症的是（　　）
   A. 商阳
   B. 合谷
   C. 曲池
   D. 手三里
   E. 迎香

5. 经脉循行中，不与目内眦或目外眦发生联系的是（　　）
   A. 手少阳三焦经
   B. 手太阳小肠经
   C. 手阳明大肠经
   D. 足阳明胃经
   E. 足少阳胆经

6. 下列各项中，不属于手阳明大肠经腧穴的主治病证的是（　　）
   A. 热病
   B. 神志病
   C. 皮肤病
   D. 胸胁病
   E. 头面五官疾患

7. 手太阴肺经与手阳明大肠经的循行交接部位是（　　）
   A. 拇指
   B. 食指
   C. 中指
   D. 无名指
   E. 小指

8. 位于肘横纹中，肱二头肌腱桡侧缘的腧穴是（　　）
   A. 神门
   B. 曲泽
   C. 尺泽
   D. 曲池
   E. 列缺

9. 应注意避开血管针刺的是（　　）
   A. 列缺
   B. 合谷
   C. 血海
   D. 太渊
   E. 鱼际

10. 下列腧穴中，治疗头项强痛应首选（　　）
    A. 少泽
    B. 尺泽
    C. 列缺
    D. 太渊
    E. 鱼际

11. 既可治疗咳嗽，又可治疗中风昏迷的

是(　　)

  A. 少商
  B. 鱼际
  C. 尺泽
  D. 太渊
  E. 列缺

B1 型题

  A. 商阳
  B. 曲池
  C. 合谷
  D. 尺泽
  E. 手三里

1. 位于肘区，屈肘成直角，在尺泽与肱骨外上髁连线中点凹陷处的腧穴是(　　)
2. 位于手指，食指末节桡侧，指甲根角侧上方0.1寸处的腧穴是(　　)

  A. 商阳
  B. 合谷
  C. 阳池
  D. 偏历
  E. 阳溪

3. 手阳明大肠经的原穴是(　　)
4. 手阳明大肠经的经穴是(　　)

  A. 咳喘，口㖞
  B. 咳嗽，无脉症
  C. 瘾疹，湿疹
  D. 无汗，多汗
  E. 惊悸，怔忡

5. 曲池穴主治的病证是(　　)
6. 太渊穴主治的病证是(　　)

参 考 答 案

A1 型题

1. B 2. D 3. C 4. E 5. C
6. D 7. B 8. C 9. D 10. C
11. A

B1 型题

1. B 2. A 3. B 4. E 5. C
6. B

第九单元 足阳明胃经、穴

A1 型题

1. 胃的募穴所属的经脉是（ ）
   A. 肺经
   B. 任脉
   C. 胃经
   D. 脾经
   E. 肾经

2. 头维穴所属的经脉是（ ）
   A. 足少阳胆经
   B. 足阳明胃经
   C. 足太阳膀胱经
   D. 手阳明大肠经
   E. 手少阳三焦经

3. 在胸部，距前正中线4寸循行的经脉是（ ）
   A. 足少阴肾经
   B. 足阳明胃经
   C. 手太阴肺经
   D. 足太阴脾经
   E. 手厥阴心包经

4. 在小腿外侧，外踝尖上8寸，胫骨前肌外缘，条口旁开1寸处的穴位是（ ）
   A. 丰隆
   B. 地机
   C. 解溪
   D. 上巨虚
   E. 足三里

5. 以下各项中，不属于天枢穴主治病证的是（ ）
   A. 疝气
   B. 痛经
   C. 月经不调
   D. 腹痛、腹胀
   E. 便秘、腹泻

6. 胃经循行未至的部位是（ ）
   A. 口
   B. 目
   C. 鼻
   D. 膈
   E. 下齿

7. 循行至第3趾的经脉是（ ）
   A. 足太阴脾经
   B. 足厥阴肝经
   C. 足阳明胃经
   D. 足少阳胆经
   E. 足太阳膀胱经

8. 可治疗齿痛、牙关不利、颊肿、口角㖞斜等病证的腧穴是（ ）
   A. 迎香
   B. 听宫
   C. 地仓
   D. 颊车
   E. 攒竹

9. 位于足背第2、3趾间，趾蹼缘后方赤白肉际处的腧穴是（ ）
   A. 内庭
   B. 中渚
   C. 丘墟
   D. 公孙
   E. 照海

10. 位于下腹部，脐中下4寸，前正中线旁开2寸的腧穴是（ ）
    A. 带脉
    B. 中极
    C. 期门
    D. 归来
    E. 中脘

11. 位于面部，颧弓下缘中央与下颌切迹之

间凹陷中的腧穴是(　　)

A. 下关
B. 太阳
C. 颊车
D. 耳门
E. 听宫

B1 型题

A. 足三里
B. 上巨虚
C. 下巨虚
D. 条口
E. 丰隆

1. 用于强壮保健的要穴是(　　)
2. 治疗痰饮病证的要穴是(　　)

A. 解溪
B. 梁丘
C. 大横
D. 归来
E. 太白

3. 可治疗头痛、眩晕、癫狂的是(　　)
4. 可治疗带下、阴挺、闭经的是(　　)

A. 梁丘
B. 归来
C. 梁门
D. 丰隆
E. 归来

5. 治疗便秘的腧穴是(　　)
6. 治疗痛经的腧穴是(　　)

参 考 答 案

A1 型题

1. B　2. B　3. B　4. A　5. A
6. E　7. C　8. D　9. A　10. D
11. A

B1 型题

1. A　2. E　3. A　4. D　5. D
6. E

第十单元 足太阴脾经、穴

A1 型题

1. 在足趾，大趾末节内侧，趾甲根角侧后方 0.1 寸的穴位是（　）

    A. 隐白
    B. 大敦
    C. 太冲
    D. 至阴
    E. 足临泣

2. 下列各项中，不属于三阴交穴主治病证的是（　）

    A. 脾胃虚弱证
    B. 妇产科病证
    C. 生殖泌尿系统病证
    D. 心悸、失眠
    E. 阳虚诸证

3. "起于大指之端……夹咽，连舌本，散舌下"的经脉是（　）

    A. 手少阴心经
    B. 足厥阴肝经
    C. 足太阴脾经
    D. 足少阴肾经
    E. 手厥阴心包经

4. 位于小腿内侧，胫骨内侧髁下缘与胫骨内侧缘之间的凹陷中的腧穴是（　）

    A. 复溜
    B. 悬钟
    C. 阳陵泉
    D. 足三里
    E. 阴陵泉

B1 型题

    A. 隐白
    B. 公孙
    C. 阳陵泉
    D. 三阴交
    E. 阴陵泉

1. 善治水湿病证的腧穴是（　）
2. 善治慢性出血证的腧穴是（　）

    A. 乳痈
    B. 逆气里急
    C. 瘾疹
    D. 四肢疼痛
    E. 全身疼痛

3. 常用公孙穴治疗的是（　）
4. 常用血海穴治疗的是（　）

    A. 血海
    B. 阴陵泉
    C. 三阴交
    D. 悬钟
    E. 公孙

5. 位于小腿内侧，内踝尖上 3 寸，胫骨内侧缘后际的腧穴是（　）

6. 位于股前区，髌底内侧端上 2 寸，股内侧肌隆起处的腧穴是（　）

参 考 答 案

A1 型题

1. A　2. E　3. E　4. E

B1 型题

1. E　2. A　3. B　4. C　5. C
6. A

第十一单元　手少阴心经、穴

A1 型题

1. 不属于手少阴心经的腧穴是(　　)
   A. 少冲
   B. 少泽
   C. 神门
   D. 少海
   E. 通里

2. 在手指，小指末节桡侧，指甲根角侧上方0.1寸的腧穴是(　　)
   A. 少冲
   B. 劳宫
   C. 少泽
   D. 少商
   E. 商阳

3. 阴郄穴位于尺侧腕屈肌腱的桡侧缘，腕掌侧远端横纹上(　　)
   A. 0.5寸
   B. 1寸
   C. 1.5寸
   D. 2寸
   E. 2.5寸

4. 在胸部没有穴位的经脉是(　　)
   A. 手太阴肺经
   B. 手少阴心经
   C. 手厥阴心包经
   D. 足少阴肾经
   E. 足太阴脾经

B1 型题

   A. 神门
   B. 少海
   C. 通里
   D. 阴郄
   E. 少冲

1. 常用于治疗心痛、昏迷、热病的腧穴是(　　)
2. 常用于治疗吐血、衄血等血证的腧穴是(　　)

   A. 少海
   B. 神门
   C. 通里
   D. 少冲
   E. 阴郄

3. 在腕前区，腕掌侧远端横纹尺侧端，尺侧腕屈肌腱的桡侧凹陷处的腧穴是(　　)
4. 在前臂前区，腕掌侧远端横纹上1寸，尺侧腕屈肌腱的桡侧缘的腧穴是(　　)

参考答案

A1 型题

1. B　2. A　3. A　4. B

B1 型题

1. E　2. D　3. B　4. C

第十二单元 手太阳小肠经、穴

A1 型题

1. 循行"绕肩胛"的经脉是（　　）
   A. 手阳明大肠经
   B. 足太阳膀胱经
   C. 手太阳小肠经
   D. 手少阳三焦经
   E. 足少阳胆经

2. 属于手太阳小肠经的腧穴是（　　）
   A. 听会
   B. 听宫
   C. 耳门
   D. 神门
   E. 下关

3. 按对应顺序，耳门、听宫、听会所属的经脉分别是（　　）
   A. 胆经、三焦经、小肠经
   B. 三焦经、胆经、小肠经
   C. 三焦经、小肠经、胆经
   D. 胆经、小肠经、三焦经
   E. 小肠经、胆经、三焦经

4. 下列经脉中，经穴数目最少的是（　　）
   A. 足阳明胃经
   B. 足太阴脾经
   C. 手阳明大肠经
   D. 手太阳小肠经
   E. 手少阳三焦经

5. 在面部，耳屏正中与下颌骨髁突之间的凹陷中的腧穴是（　　）
   A. 后溪
   B. 听宫
   C. 养老
   D. 阳池
   E. 下关

6. 循行既到目内眦又到目外眦的经脉是（　　）
   A. 手阳明大肠经
   B. 手太阳小肠经
   C. 手少阳三焦经
   D. 足太阳膀胱经
   E. 足少阳胆经

7. 养老穴的主治病证是（　　）
   A. 目视不明
   B. 疣症
   C. 乳痈
   D. 疟疾
   E. 聤耳

8. 可治疗热病、头痛、咽喉肿痛的腧穴是（　　）
   A. 后溪
   B. 少泽
   C. 养老
   D. 列缺
   E. 听宫

B1 型题

A. 肺
B. 脾
C. 肾
D. 胃
E. 胆

1. 手少阴心经循行联络的脏腑有（　　）
2. 手太阳小肠循行联络的脏腑有（　　）

A. 后溪
B. 内关
C. 外关
D. 养老

E. 支沟

3. 位于前臂后区,腕背横纹上1寸,尺骨头桡侧凹陷中的腧穴是(   )

4. 位于手内侧,第5掌指关节尺侧近端赤白肉际凹陷中的腧穴是(   )

  A. 乳痈
  B. 气喘
  C. 癫狂痫
  D. 目视不明
  E. 齿痛

5. 后溪的主治病证是(   )

6. 听宫的主治病证是(   )

参考答案

A1 型题

1. C   2. B   3. C   4. D   5. B
6. B   7. A   8. B

B1 型题

1. A   2. D   3. D   4. A   5. C
6. E

第十三单元 足太阳膀胱经、穴

A1 型题

1. 循行至头顶并入络脑的经脉是（ ）
   A. 足厥阴肝经
   B. 足太阳膀胱经
   C. 手少阳三焦经
   D. 足少阳胆经
   E. 手太阳小肠经
2. 下列腧穴中，常用于治疗呃逆的是（ ）
   A. 睛明
   B. 攒竹
   C. 下关
   D. 颊车
   E. 印堂
3. 下列经脉中，腧穴数最多的是（ ）
   A. 督脉
   B. 足太阳膀胱经
   C. 足阳明胃经
   D. 足少阳胆经
   E. 手太阳小肠经
4. 治疗急性吐泻有速效的腧穴是（ ）
   A. 太溪
   B. 委中
   C. 承山
   D. 内关
   E. 昆仑
5. 下列有关睛明穴针刺操作的叙述，不正确的是（ ）
   A. 遇到阻力时，可继续进针
   B. 不捻转，不提插
   C. 出针后按压针孔片刻
   D. 针具宜细，消毒宜严
   E. 禁灸
6. 与腰阳关穴在同一水平线上的腧穴是（ ）
   A. 脾俞
   B. 大肠俞
   C. 肝俞
   D. 膈俞
   E. 肾俞
7. 常用于治疗皮肤瘙痒等皮肤病证的腧穴是（ ）
   A. 心俞
   B. 肝俞
   C. 脾俞
   D. 肾俞
   E. 膈俞

B1 型题

A. 在脊柱区，第 3 胸椎棘突下，后正中线旁开 1.5 寸
B. 在脊柱区，第 5 胸椎棘突下，后正中线旁开 1.5 寸
C. 在脊柱区，第 6 胸椎棘突下，后正中线旁开 1.5 寸
D. 在脊柱区，第 7 胸椎棘突下，后正中线旁开 1.5 寸
E. 在脊柱区，第 9 胸椎棘突下，后正中线旁开 1.5 寸
1. 心俞穴的定位是（ ）
2. 肝俞穴的定位是（ ）

A. 手阳明大肠经
B. 足阳明胃经
C. 足太阳膀胱经
D. 手太阳小肠经
E. 足少阳胆经

3. 起于目内眦的经脉是(　　)
4. 起于目锐眦的经脉是(　　)

   A. 滞产
   B. 痛经
   C. 丹毒
   D. 呃逆
   E. 便秘

5. 次髎穴的主治病证是(　　)
6. 委中穴的主治病证是(　　)

   A. 攒竹
   B. 承山
   C. 太溪
   D. 外关
   E. 照海

7. 善于治疗呃逆的腧穴是(　　)
8. 善于治疗急性腰扭伤的腧穴是(　　)

参 考 答 案

A1 型题

1. B　　2. B　　3. B　　4. B　　5. A
6. B　　7. E

B1 型题

1. B　　2. E　　3. C　　4. E　　5. B
6. C　　7. A　　8. A

第十四单元　足少阴肾经、穴

A1 型题

1. 下列经脉中，在大腿部没有经穴分布的是（　　）
   A. 足阳明胃经
   B. 足少阳胆经
   C. 足太阴脾经
   D. 足厥阴肝经
   E. 足少阴肾经

2. 下列腧穴中，治疗汗证首选的是（　　）
   A. 复溜
   B. 然谷
   C. 太溪
   D. 涌泉
   E. 照海

3. 下列各项中，不属于照海穴主治病证的是（　　）
   A. 失眠、癫痫
   B. 呕吐涎沫、吐舌
   C. 月经不调、带下
   D. 小便频数、癃闭
   E. 咽喉干痛、目赤肿痛

4. 循行中"贯脊"的经脉是（　　）
   A. 督脉
   B. 带脉
   C. 足少阴肾经
   D. 足太阳膀胱经
   E. 足少阳胆经

5. 肾经循行中，未发生联系的脏腑是（　　）
   A. 肝
   B. 肺
   C. 心
   D. 膀胱
   E. 心包

B1 型题

A. 血海
B. 昆仑
C. 照海
D. 申脉
E. 太溪

1. 在踝区，外踝尖直下，外踝下缘与跟骨之间凹陷中的腧穴是（　　）
2. 在踝区，内踝尖下 1 寸，内踝下缘边际凹陷中的腧穴是（　　）

A. 内关
B. 复溜
C. 太溪
D. 阴谷
E. 太冲

3. 以上腧穴中，治疗汗证首选的是（　　）
4. 以上腧穴中，善于治疗口㖞的是（　　）

参考答案

A1 型题

1. E　2. A　3. B　4. C　5. E

B1 型题

1. D　2. C　3. B　4. E

第十五单元 手厥阴心包经、穴

A1 型 题

1. 在肘前区，肘横纹上，肱二头肌腱的尺侧缘凹陷中的腧穴是（　　）
  A. 少海
  B. 照海
  C. 曲泽
  D. 曲池
  E. 尺泽

2. 除心、心包、胸、神志病外，手厥阴经腧穴还可用于治疗的病证是（　　）
  A. 胃病
  B. 肾病
  C. 肝病
  D. 胆病
  E. 脾病

3. 下列不属于曲泽穴主治病证的是（　　）
  A. 心痛、善惊
  B. 胃痛、呕血
  C. 咳嗽、胸满
  D. 暑热病
  E. 肘臂挛痛

4. 用于治疗心痛、心悸、呕血、咯血、疔疮的腧穴是（　　）
  A. 内关
  B. 孔最
  C. 间使
  D. 外关
  E. 郄门

B1 型 题

  A. 5 寸
  B. 4 寸
  C. 3 寸
  D. 2 寸
  E. 1 寸

1. 通里穴位于前臂前区，尺侧腕屈肌腱桡侧缘，腕掌侧远端横纹上（　　）

2. 内关穴位于前臂前区，掌长肌腱与桡侧腕屈肌腱之间，腕掌侧远端横纹上（　　）

  A. 内关
  B. 劳宫
  C. 间使
  D. 外关
  E. 曲泽

3. 善于治疗心痛、烦闷、口疮、口臭的腧穴是（　　）

4. 善于治疗胃痛、呕血、呕吐、暑热病的腧穴是（　　）

参 考 答 案

A1 型题

1. C 2. A 3. C 4. E

B1 型题

1. E 2. D 3. B 4. E

第十六单元 手少阳三焦经、穴

A1 型题

1. 下列腧穴中，治疗便秘效果较好的是（　）
   A. 关冲
   B. 中渚
   C. 阳池
   D. 支沟
   E. 外关

2. 下列腧穴中，属于手少阳三焦经的是（　）
   A. 肩髎
   B. 肩髃
   C. 次髎
   D. 内关
   E. 颊车

3. 位于颈部，耳垂后方，乳突下端前方凹陷中的腧穴是（　）
   A. 角孙
   B. 翳风
   C. 听宫
   D. 听会
   E. 头临泣

4. 下列不属于支沟穴主治病证的是（　）
   A. 失眠、癫狂痫
   B. 便秘、热病
   C. 耳鸣、耳聋
   D. 暴喑、瘰疬
   E. 胁肋疼痛

5. 循行"从耳后入耳中，出走耳前，过客主人，前交颊，至目锐眦"的经脉是（　）
   A. 足少阳胆经
   B. 足少阴肾经
   C. 手阳明大肠经
   D. 手少阳三焦经
   E. 手太阳小肠经

B1 型题

   A. 鱼际
   B. 阳池
   C. 照海
   D. 中渚
   E. 后溪

1. 常用于治疗消渴、口干、腕部疼痛的腧穴是（　）

2. 常用于治疗耳鸣、耳聋、肩肘臂酸痛的腧穴是（　）

   A. 目上
   B. 目下
   C. 鼻旁
   D. 目内眦
   E. 目外眦

3. 手少阳经与足少阳经相交接的部位是（　）

4. 手太阳经与足太阳经相交接的部位是（　）

参考答案

A1 型题

1. D　2. A　3. B　4. A　5. D

B1 型题

1. B　2. D　3. E　4. D

第十七单元 足少阳胆经、穴

A1 型题

1. "其支者，从耳后入耳中，出走耳前，至目锐眦后"的经脉是（　　）
   A. 足太阳膀胱经
   B. 手太阳小肠经
   C. 足阳明胃经
   D. 手阳明大肠经
   E. 足少阳胆经

2. 不属于足少阳胆经的腧穴是（　　）
   A. 风市
   B. 阴陵泉
   C. 风池
   D. 足临泣
   E. 悬钟

3. 针刺环跳穴的最佳体位是（　　）
   A. 坐位
   B. 站位
   C. 仰卧位
   D. 俯卧位
   E. 侧卧位

4. 下列各项中，不属于阳陵泉主治病证的是（　　）
   A. 黄疸、胁痛、口苦
   B. 腹泻、水肿、小便不利
   C. 呕吐、吞酸
   D. 膝肿痛、下肢痿痹
   E. 小儿惊风

5. 位于头部，眉上1寸，瞳孔直上的腧穴是（　　）
   A. 承泣
   B. 阳白
   C. 睛明
   D. 四白
   E. 隐白

B1 型题

A. 手太阳、足少阳、手少阳经
B. 手阳明、足太阳、足少阳经
C. 手太阴、手阳明、足少阳经
D. 手少阴、足厥阴、足少阴经
E. 手太阴、足厥阴、手太阳经

1. 以上各组经脉中，皆通于耳的是（　　）
2. 以上各组经脉中，皆与肺联系的是（　　）

A. 在足背，第4、5趾间，趾蹼缘后方赤白肉际处
B. 在踝区，外踝的前下方，趾长伸肌腱的外侧凹陷中
C. 在小腿外侧，外踝尖上3寸，腓骨前缘
D. 在足趾，第4趾末节外侧，趾甲根角侧后方0.1寸
E. 在足背，第4、5跖骨底结合部的前方，第5趾长伸肌腱外侧凹陷中

3. 丘墟穴的定位是（　　）
4. 悬钟穴的定位是（　　）

A. 23个
B. 28个
C. 44个
D. 45个
E. 67个

5. 手少阳三焦经的穴数是（　　）
6. 足少阳胆经的穴数是（　　）

A. 丘墟

B. 翳风

C. 悬钟

D. 风市

E. 风池

7. 常用于治疗内外风证的腧穴是(　　)
8. 常用于中风、痴呆治疗的腧穴是(　　)

参 考 答 案

A1 型题

1. E   2. B   3. E   4. B   5. B

B1 型题

1. A   2. D   3. B   4. C   5. A
6. C   7. E   8. C

第十八单元 足厥阴肝经、穴

A1 型 题

1. 循行"环阴器"的经脉是（　）
   A. 足太阴脾经
   B. 足阳明胃经
   C. 足太阳膀胱经
   D. 足厥阴肝经
   E. 足少阳胆经

2. 下列各项中，不属于期门穴主治病证的是（　）
   A. 胸胁胀痛
   B. 呕吐、腹胀
   C. 奔豚气
   D. 乳痈
   E. 癃闭、遗尿

3. 肝经循行中未发生联系的部位是（　）
   A. 喉咙
   B. 唇内
   C. 耳中
   D. 目系
   E. 颊部

4. "循喉咙之后，上入颃颡，连目系，上出额"的经脉是（　）
   A. 足厥阴肝经
   B. 手太阴肺经
   C. 足阳明胃经
   D. 手阳明大肠经
   E. 手少阴心经

5. 足厥阴肝经的起始穴是（　）
   A. 大敦
   B. 涌泉
   C. 隐白
   D. 章门
   E. 期门

6. 期门穴位于胸部，前正中线旁开 4 寸（　）
   A. 第 3 肋间隙
   B. 第 4 肋间隙
   C. 第 5 肋间隙
   D. 第 6 肋间隙
   E. 第 7 肋间隙

B1 型 题

A. 足厥阴、足少阳、足少阴经
B. 手太阴、足阳明、手厥阴经
C. 足太阴、手阳明、足厥阴经
D. 足阳明、手阳明、手厥阴经
E. 足厥阴、手太阳、足太阴经

1. 以上各组经脉中，皆与肝相联系的是（　）

2. 以上各组经脉中，皆与胃相联系的是（　）

A. 期门
B. 大敦
C. 隐白
D. 中脘
E. 太冲

3. 常用于治疗疝气、阴中痛的腧穴是（　）

4. 常用于治疗口歪、痛经、小便不利的腧穴是（　）

A. 昆仑
B. 悬钟
C. 丘墟
D. 承山
E. 足临泣

5. 常用于治疗痴呆、中风、半身不遂的腧穴是（ ）

6. 常用于治疗目赤肿痛、足内翻的腧穴是（ ）

参 考 答 案

A1型题

1. D 2. E 3. C 4. A 5. A

6. D

B1型题

1. A 2. E 3. B 4. E 4. B

6. C

第十九单元 督脉、穴

A1 型题

1. 下列对百会穴的描述，不正确的是（　　）
   A. 位于头部，前发际正中直上7寸
   B. 可治疗神志病证
   C. 可治疗头面病证
   D. 可治疗气虚下陷证
   E. 可用灸法

2. 下列各项中，不属于大椎穴主治病证的是（　　）
   A. 热病、疟疾
   B. 项强、脊痛
   C. 癫狂、惊风
   D. 痢疾、脱肛
   E. 风疹、痤疮

3. 位于颈后区，第2颈椎棘突上际凹陷中，后正中线上的腧穴是（　　）
   A. 风池
   B. 哑门
   C. 头维
   D. 大椎
   E. 定喘

B1 型题

A. 身柱
B. 腰阳关
C. 风府
D. 陶道
E. 大椎

1. 以上腧穴中，退热的要穴是（　　）
2. 以上腧穴中，治疗疔疮的要穴是（　　）

A. 印堂
B. 大椎
C. 素髎
D. 水沟
E. 百会

3. 既治疗骨蒸潮热，又治疗癫狂痫证的腧穴是（　　）
4. 既治疗急危重症，又治疗闪挫腰痛的腧穴是（　　）

参考答案

A1 型题

1. A　　2. D　　3. B

B1 型题

1. E　　2. A　　3. C　　4. D

第二十单元 任脉、穴

A1 型题

1. 气海穴的定位是在下腹部，前正中线上（　　）
   A. 脐中下 0.5 寸
   B. 脐中下 1 寸
   C. 脐中下 1.5 寸
   D. 脐中下 2 寸
   E. 脐中下 2.5 寸

2. 下列各组腧穴中，相距 1 寸的是（　　）
   A. 中极、关元
   B. 气海、关元
   C. 气海、神阙
   D. 列缺、太渊
   E. 曲池、手三里

3. 下列腧穴中，不属于任脉的是（　　）
   A. 廉泉
   B. 中极
   C. 水沟
   D. 承浆
   E. 膻中

4. 任脉循行未至的部位是（　　）
   A. 口唇
   B. 面部
   C. 咽喉
   D. 鼻
   E. 目

5. 位于面部，颏唇沟的正中凹陷处的腧穴是（　　）
   A. 承浆
   B. 迎香
   C. 廉泉
   D. 地仓
   E. 牵正

6. 不属于神阙穴主治病证的是（　　）
   A. 虚脱、中风脱证
   B. 便秘、脱肛
   C. 水肿、小便不利
   D. 身体虚弱
   E. 食谷不化

B1 型题

A. 阴陵泉
B. 膻中
C. 中极
D. 气海
E. 关元

1. 善于治疗形体羸瘦、脏气衰惫、乏力等气虚病证的腧穴是（　　）
2. 善于治疗遗尿、小便不利、癃闭等泌尿系病证的腧穴是（　　）

A. 关元
B. 气海
C. 膻中
D. 中脘
E. 中极

3. 位于上腹部，脐中上 4 寸，前正中线上的腧穴是（　　）
4. 位于下腹部，脐中下 4 寸，前正中线上的腧穴是（　　）

A. 气海
B. 中极
C. 关元
D. 膻中
E. 肾俞

5. 善于治疗气虚病证的腧穴是（　　）

6. 善于治疗阳虚病证的腧穴是(　　)

6. E

参 考 答 案

B1 型题

1. D　　2. C　　3. D　　4. E　　5. A

6. C

A1 型题

1. C　　2. A　　3. C　　4. D　　5. A

第二十一单元 奇 穴

A1 型 题

1. 夹脊穴位于脊柱区，后正中线旁开0.5寸( )
   A. 第1颈椎至第12胸椎棘突下两侧
   B. 第7颈椎至第5腰椎棘突下两侧
   C. 第1胸椎至第5腰椎棘突下两侧
   D. 第1胸椎至第12胸椎棘突下两侧
   E. 第1胸椎至骶管裂孔棘突下两侧

2. 定喘穴的定位是在脊柱区( )
   A. 横平第6颈椎棘突下，后正中线旁开0.5寸
   B. 横平第6颈椎棘突下，后正中线旁开1寸
   C. 横平第7颈椎棘突下，后正中线旁开0.5寸
   D. 横平第7颈椎棘突下，后正中线旁开1寸
   E. 横平第7颈椎棘突下，后正中线旁开1.5寸

3. 胆囊穴位于小腿外侧，腓骨小头直下( )
   A. 1寸
   B. 1.5寸
   C. 2寸
   D. 2.5寸
   E. 3寸

4. 不属于十宣穴主治病证的是( )
   A. 昏迷
   B. 癫痫
   C. 高热
   D. 手指麻木
   E. 牙松龈痛

5. 不属于四神聪穴主治病证的是( )
   A. 头痛，眩晕
   B. 失眠，健忘
   C. 癫痫
   D. 目疾
   E. 脱肛

B1 型 题

A. 在膝上部，髌底的中点上方2寸处
B. 在小腿外侧，腓骨小头直下2寸
C. 屈膝，在髌韧带两侧凹陷处
D. 在小腿内侧，内踝尖上5寸，胫骨内侧面的中央
E. 在小腿前侧上部，当犊鼻下5寸，胫骨前缘旁开一横指

1. 膝眼穴的定位是( )
2. 阑尾穴的定位是( )

A. 哑门
B. 太阳
C. 定喘
D. 腰痛点
E. 夹脊穴

3. 在脊柱区，横平第7颈椎棘突下，后正中线旁开0.5寸的腧穴是( )
4. 位于头部，当眉梢与目外眦之间，向后约一横指的凹陷处的腧穴是( )

参 考 答 案

A1 型题

1. C   2. C   3. C   4. E   5. E

B1 型题

1. C   2. E   3. C   4. B

第二十二单元 毫针刺法

A1 型题

1. 适宜仰靠坐位针刺的腧穴是（ ）
   A. 头、面、胸部腧穴和上、下肢部分腧穴
   B. 身体侧面腧穴和上、下肢部分腧穴
   C. 头、项、脊背、腰骶部的腧穴
   D. 前头、颜面和颈前等部位的腧穴
   E. 后头和项、背部的腧穴

2. 下列腧穴中，不适宜俯卧位针刺的是（ ）
   A. 天柱
   B. 天枢
   C. 天宗
   D. 风门
   E. 风市

3. 下列各组腧穴中，宜取仰卧位的是（ ）
   A. 攒竹、命门、昆仑
   B. 血海、照海、臑俞
   C. 气海、大包、阳陵泉
   D. 隐白、次髎、中极
   E. 天柱、委中、申脉

4. 适用于皮肤松弛部位腧穴的进针方法是（ ）
   A. 单手进针法
   B. 舒张进针法
   C. 提捏进针法
   D. 夹持进针法
   E. 指切进针法

5. 下列有关针刺深度的叙述，错误的是（ ）
   A. 年老体弱者宜浅刺
   B. 形瘦体弱者宜浅刺
   C. 阳证宜浅刺
   D. 久病宜浅刺
   E. 头面、胸背的腧穴宜浅刺

6. 下列有关风府穴针刺操作的叙述，正确的是（ ）
   A. 正坐位，头微后倾，项部放松
   B. 向下颌方向缓慢刺入0.5~1寸
   C. 向鼻尖方向缓慢刺入0.5~1寸
   D. 向上缓慢刺入0.5~1寸
   E. 向上缓慢刺入1~1.5寸

7. 属于行针基本手法的是（ ）
   A. 循法
   B. 弹法
   C. 刮法
   D. 提插法
   E. 震颤法

8. 下列有关提插法的叙述，不正确的是（ ）
   A. 将针刺入腧穴一定深度后，施以上提下插的操作
   B. 幅度不宜过大，一般以3~5分为宜
   C. 指力一定要均匀一致
   D. 频率应较快，每分钟100次左右
   E. 保持针身垂直

9. 以下各项中，不属于得气感觉或反应的是（ ）
   A. 针刺部位有酸胀、麻重感
   B. 针刺部位出现热、凉、痒、痛、抽搐、蚁行等感觉
   C. 患者出现循经性肌肤瞤动、震颤
   D. 医者刺手体会到针下空松、虚滑
   E. 医者刺手体会到针体颤动

10. 下列有关捻转补泻中补法的叙述，错误的是（ ）
    A. 捻转角度小

B. 用力重

C. 频率慢

D. 操作时间短

E. 拇指向前，食指向后（左转用力为主）

11. 下列有关捻转补泻中泻法的叙述，错误的是( )

A. 捻转角度小

B. 用力重

C. 频率快

D. 操作时间长

E. 拇指向后，食指向前（右转用力为主）

12. 下列有关提插补泻中补法的叙述，错误的是( )

A. 先深后浅

B. 重插轻提

C. 提插幅度小，频率慢

D. 操作时间短

E. 以下插用力为主

13. 属于捻转补泻中补法的操作是( )

A. 捻转角度小，用力轻，频率慢，操作时间短

B. 捻转角度小，用力重，频率慢，操作时间短

C. 捻转角度大，用力轻，频率快，操作时间短

D. 捻转角度小，用力轻，频率慢，操作时间长

E. 捻转角度大，用力轻，频率慢，操作时间短

14. 有关晕针处理方法的叙述，不正确的是( )

A. 立即停止针刺，将针全部起出

B. 使患者平卧，头部抬高

C. 宽衣解带，注意保暖

D. 予以饮温开水或糖水

E. 重者可刺人中、素髎、内关、足三里等穴

15. 有关妊娠妇女针刺注意事项的叙述，不正确的是( )

A. 孕期不可以针刺三阴交、合谷

B. 怀孕 3 个月以内者，不宜针刺小腹部的腧穴

C. 怀孕 3 个月以上者，腹部腧穴不宜针刺

D. 怀孕 3 个月以上者，腰骶部腧穴不宜针刺

E. 可用昆仑、至阴保胎

B1 型题

A. 仰卧位

B. 侧卧位

C. 俯卧位

D. 仰靠坐位

E. 俯伏坐位

1. 针刺肾俞、环跳、足临泣，宜采用( )

2. 针刺人迎、廉泉、通里，宜采用( )

A. 短针

B. 长针

C. 皮肤松弛部位的腧穴

D. 皮肤紧张部位的腧穴

E. 皮肉浅薄部位的腧穴

3. 指切进针法适宜于( )

4. 舒张进针法适宜于( )

参 考 答 案

A1 型题

1. D　2. B　3. C　4. B　5. D
6. B　7. D　8. D　9. D　10. B
11. A　12. A　13. A　14. B　15. E

B1 型题

1. B　2. D　3. A　4. C

第二十三单元 灸 法

A1 型 题

1. 下列各项中，不属于灸法治疗作用的是（ ）
   A. 温经散寒
   B. 扶阳固脱
   C. 开窍泻热
   D. 消瘀散结
   E. 防病保健

2. 隔蒜灸治疗的病证是（ ）
   A. 阳痿早泄
   B. 呕吐腹痛
   C. 未溃疮疡
   D. 腹痛泄泻
   E. 疮疡久溃

3. 瘢痕灸治疗的病证是（ ）
   A. 肺痨瘰疬
   B. 虚寒病证
   C. 风寒痹痛
   D. 阳痿早泄
   E. 疮疡久溃不敛

4. 有关瘢痕灸的叙述，不正确的是（ ）
   A. 选用大小适宜的艾炷
   B. 施灸前先在所灸腧穴部位涂以少量大蒜汁
   C. 每壮艾炷不必燃尽，燃剩1/4时应易炷再灸
   D. 灸后1周左右，施灸部位化脓形成灸疮
   E. 常用于治疗哮喘、肺痨、瘰疬等慢性顽疾

5. 有关灸法注意事项的叙述，不正确的是（ ）
   A. 先灸上部，后灸下部
   B. 先灸阴部，后灸阳部
   C. 壮数应先少后多
   D. 艾炷应先小后大
   E. 施灸也应注意补泻的操作方法

6. 下列各项中，施灸的禁忌证是（ ）
   A. 泄泻
   B. 脱肛
   C. 瘿瘤
   D. 乳痈初起
   E. 阴虚发热证

B1 型 题

A. 瘰疬、初起的肿疡
B. 哮喘、肺痨、瘰疬
C. 吐泻并作、中风脱证
D. 因寒而致的呕吐、腹痛
E. 命门火衰而致的阳痿、早泄

1. 隔蒜灸的适应证是（ ）
2. 隔姜灸的适应证是（ ）

A. 瘰疬、初起的肿疡
B. 风寒痹痛、呕吐
C. 吐泻并作、中风脱证
D. 因寒而致的呕吐、腹痛
E. 疮疡久溃不敛

3. 隔盐灸的适应证是（ ）
4. 隔附子饼灸的适应证是（ ）

A. 隔姜灸
B. 隔蒜灸
C. 隔盐灸
D. 隔附子饼灸
E. 瘢痕灸

5. 有温补肾阳作用的灸法是（ ）

6. 有温胃止呕作用的灸法是（ ）

参考答案

A1 型题

1. C   2. C   3. A   4. C   5. B

6. E

B1 型题

1. A   2. D   3. C   4. E   5. D
6. A

第二十四单元 拔罐法

A1 型题

1. 留罐法的留置时间一般为（ ）
   A. 3~5 分钟
   B. 5~10 分钟
   C. 10~15 分钟
   D. 15~20 分钟
   E. 20~30 分钟

2. 以下各项中，不属于拔罐治疗作用的是（ ）
   A. 通经活络
   B. 祛风散寒
   C. 行气活血
   D. 消肿止痛
   E. 解毒杀虫

3. 以下各项中，不属于走罐法适宜施术部位的是（ ）
   A. 脊背
   B. 头部
   C. 腰臀
   D. 大腿
   E. 肩胛

4. 将罐吸附在体表后，使罐子吸拔留置于施术部位一定时间的操作方法，称为（ ）
   A. 闪罐法
   B. 留罐法
   C. 走罐法
   D. 刺血拔罐法
   E. 留针拔罐法

5. 治疗热证、实证、瘀血证时宜选用的拔罐法是（ ）
   A. 闪罐法
   B. 留罐法
   C. 走罐法
   D. 留针拔罐法
   E. 刺血拔罐法

6. 治疗局部皮肤麻木、疼痛或功能减退等疾患时宜选用的拔罐法是（ ）
   A. 闪罐法
   B. 留罐法
   C. 走罐法
   D. 留针拔罐法
   E. 刺血拔罐法

7. 不可进行拔罐的病证是（ ）
   A. 中风
   B. 腹痛
   C. 头痛
   D. 抽搐
   E. 失眠

8. 不宜进行拔罐的病证是（ ）
   A. 伤风感冒
   B. 溃疡患处
   C. 瘀血痹阻
   D. 体弱疲劳
   E. 闪挫扭伤

9. 有关拔罐，操作不当的是（ ）
   A. 动作要稳准轻快
   B. 起罐时旋转罐具
   C. 拔罐起小疱无需处理
   D. 留针拔罐时应避免碰压针柄
   E. 留罐过程中出现疼痛可减压放气

B1 型题

A. 闪罐法
B. 留罐法
C. 走罐法
D. 刺血拔罐法
E. 留针拔罐法

1. 治疗丹毒、扭伤常选用(　　)
2. 治疗局部皮肤麻木或功能减退常选用(　　)

  A. 留罐法
  B. 走罐法
  C. 闪罐法
  D. 留针拔罐法
  E. 刺血拔罐法

3. 在肌肉松弛部位拔罐时,多选用(　　)
4. 在面积较大、肌肉丰厚处拔罐时,多选用(　　)

参 考 答 案

A1 型题

1. C 2. E 3. B 4. B 5. E
6. A 7. D 8. B 9. B

B1 型题

1. D 2. A 3. C 4. B

第二十五单元 其他针法

A1 型题

1. 电针取穴应选用（　　）
   A. 身体左右两侧腧穴组成1对，选1~3对穴位为宜
   B. 身体左右两侧腧穴组成1对，选5~6对穴位为宜
   C. 身体同侧腧穴组成1对，选1~3对穴位为宜
   D. 身体同侧腧穴组成1对，选5~6对穴位为宜
   E. 根据病情选择腧穴，不拘左右，穴数不限

2. 具有镇静、止痛、缓解肌肉痉挛作用的电针波型是（　　）
   A. 疏波
   B. 密波
   C. 疏密波
   D. 断续波
   E. 锯齿波

3. 治疗痿证、瘫痪宜选用的电针波型是（　　）
   A. 疏密波
   B. 断续波
   C. 锯齿波
   D. 密波
   E. 疏波

4. 下列各项中，不属于三棱针操作方法的是（　　）
   A. 点刺法
   B. 散刺法
   C. 透刺法
   D. 刺络法
   E. 挑刺法

5. 三棱针散刺法治疗的病证是（　　）
   A. 昏厥
   B. 中暑
   C. 发热
   D. 局限性顽癣
   E. 急性吐泻

B1 型题

A. 疏密波
B. 断续波
C. 锯齿波
D. 密波
E. 疏波

1. 对横纹肌有良好的刺激收缩作用的是（　　）
2. 能促进气血循环，消除炎性水肿的是（　　）

A. 十宣、井穴
B. 曲泽、委中
C. 肺俞、胃俞
D. 合谷、太冲
E. 列缺、照海

3. 三棱针刺络法常取的腧穴是（　　）
4. 三棱针点刺法常取的腧穴是（　　）

参考答案

A1 型题

1. C　　2. B　　3. B　　4. C　　5. D

B1 型题

1. B　　2. A　　3. B　　4. A

第二十六单元 治疗总论

A1 型题

1. 属于针灸治疗作用的是（　　）
   A. 扶正祛邪
   B. 联系脏腑
   C. 运行气血
   D. 抗御病邪
   E. 沟通内外

2. 不属于针灸选穴原则的是（　　）
   A. 辨证选穴
   B. 对症选穴
   C. 近部取穴
   D. 远部取穴
   E. 上下取穴

3. 下列各项中，属于近部选穴的是（　　）
   A. 头痛取膈俞
   B. 脱肛取百会
   C. 咳嗽取列缺
   D. 鼻病选迎香
   E. 鼻病选合谷

4. 下列各项中，不属于对症选穴的是（　　）
   A. 落枕取外劳宫
   B. 目赤取耳尖
   C. 发热取大椎
   D. 痛经取次髎
   E. 肝阳上亢者取太冲

5. 下列各项中，属于远部选穴的是（　　）
   A. 面瘫选风池
   B. 胃痛选中脘
   C. 耳聋选听宫
   D. 扭伤取阿是穴
   E. 头痛选至阴

6. 下列各项中，不属于远部选穴的是（　　）
   A. 目赤选关冲
   B. 胃痛选足三里
   C. 耳聋选中渚
   D. 咳嗽取中府
   E. 头痛选至阴

7. 下列各项中，属于对证选穴的是（　　）
   A. 前额痛选合谷、内庭
   B. 肾阴不足选肾俞、太溪
   C. 面瘫选风池、地仓
   D. 落枕选外劳宫
   E. 发热选大椎

8. 下列各项中，不属于对证选穴的是（　　）
   A. 胃火牙痛选合谷、内庭
   B. 肾阴不足选肾俞、太溪
   C. 风火牙痛选风池、地仓
   D. 中气不足取百会
   E. 腰痛取委中

9. 下列各项中，属于表里经配穴的是（　　）
   A. 咳嗽取尺泽、鱼际
   B. 感冒取列缺、合谷
   C. 膝痛取阳陵泉、阴陵泉
   D. 胃痛取中脘、内庭
   E. 痛经取地机、隐白

10. 下列各项中，不属于同名经配穴的是（　　）
    A. 耳鸣取中渚、足临泣
    B. 头痛取外关、阳陵泉
    C. 失眠取神门、三阴交
    D. 牙痛取合谷、内庭
    E. 便秘取天枢、曲池

11. 下列各组取穴中，不属于前后配穴的是（　　）

A. 中府、肺俞

B. 中脘、膈俞

C. 期门、外关

D. 天枢、肾俞

E. 中极、次髎

12. 下列各组取穴中，属于俞募配穴的是(　　)

A. 厥阴俞、巨阙

B. 三焦俞、京门

C. 肝俞、章门

D. 心俞、膻中

E. 胆俞、日月

B1 型题

A. 头痛取率谷、太冲

B. 头痛取头维、丰隆

C. 牙痛取合谷、内庭

D. 腰痛取命门、肾俞

E. 腹泻取天枢、尺泽

1. 属于本经配穴的是(　　)
2. 属于同名经配穴的是(　　)

A. 感冒取列缺、合谷

B. 牙痛取合谷、内庭

C. 耳鸣取耳门、中渚

D. 胃痛取双侧梁丘

E. 头痛取头临泣、足临泣

3. 属于左右配穴的是(　　)
4. 属于表里经配穴的是(　　)

参 考 答 案

A1 型题

1. A 2. E 3. D 4. E 5. E

6. D 7. B 8. E 9. B 10. C

11. C 12. E

B1 型题

1. B 2. C 3. D 4. A

第二十七单元 内科病证的针灸治疗

A1 型题

1. 治疗肝阳上亢头痛应配用的是（ ）
   A. 风门、列缺
   B. 太溪、太冲
   C. 中脘、丰隆
   D. 血海、膈俞
   E. 印堂、内庭

2. 治疗太阳头痛应配用的是（ ）
   A. 天柱、后溪、昆仑
   B. 率谷、外关、足临泣
   C. 印堂、内庭、偏历
   D. 太冲、内关、四神聪
   E. 血海、膈俞、内关

3. 治疗血虚头痛应配用的是（ ）
   A. 风门、列缺
   B. 脾俞、足三里
   C. 血海、膈俞
   D. 太冲、太溪
   E. 中脘、丰隆

4. 风池善于治疗外感头痛，其主要依据是（ ）
   A. 穴居头部，近治作用突出
   B. 穴属胆经，肝胆经相表里
   C. 是足少阳与阳维脉的交会穴
   D. 具有较强的活血通经的作用
   E. 具有较强的清利头目的作用

5. 痛在腰脊中部，与之相关的经脉是（ ）
   A. 足太阳膀胱经
   B. 足少阴肾经
   C. 足少阳胆经
   D. 带脉
   E. 督脉

6. 针灸治疗腰痛，应主取的是（ ）
   A. 督脉、足少阴经穴
   B. 局部阿是穴、足少阴经穴
   C. 局部阿是穴、足少阳经穴
   D. 局部阿是穴、足太阳经穴
   E. 督脉、足太阳经穴

7. 针灸治疗腰痛的主穴是（ ）
   A. 阿是穴、肾俞、太溪
   B. 腰眼、委中、太溪
   C. 阿是穴、大肠俞、委中
   D. 阿是穴、背俞穴、太溪
   E. 肾俞、昆仑、委中

8. 肾虚腰痛除主穴外，应加取（ ）
   A. 命门、腰阳关
   B. 膈俞、次髎
   C. 太冲、肝俞
   D. 肾俞、太溪
   E. 关元、后溪

9. 辨证为痛痹者，治疗应加用（ ）
   A. 肾俞、关元
   B. 大椎、曲池
   C. 肝俞、太冲
   D. 膈俞、血海
   E. 阴陵泉、足三里

10. 辨证为热痹者，治疗应加用（ ）
    A. 肝俞、太冲
    B. 膈俞、血海
    C. 肾俞、关元
    D. 大椎、曲池
    E. 合谷、内庭

11. 下列各项中，不属于中风病因的是（ ）
    A. 风
    B. 火
    C. 痰

D. 湿

E. 瘀

12. 治疗中风中脏腑闭证，除十二井穴外，应主取的是(　　)

　　A. 督脉、手厥阴经穴

　　B. 任脉、手厥阴经穴

　　C. 督脉、足厥阴经穴

　　D. 任脉、足厥阴经穴

　　E. 任脉、手足厥阴经穴

13. 治疗眩晕实证的主穴是(　　)

　　A. 风池、百会、太阳、列缺

　　B. 风池、头维、太阳、百会

　　C. 风池、百会、内关、太冲

　　D. 风池、百会、肝俞、肾俞

　　E. 百会、内关、后溪、水沟

14. 取百会治疗眩晕虚证，因本穴具有(　　)

　　A. 醒神定眩作用

　　B. 安神定志作用

　　C. 清利脑窍作用

　　D. 升提气血作用

　　E. 清泻肝胆作用

15. 与面瘫主要相关的是(　　)

　　A. 手太阳、足阳明经筋

　　B. 手阳明、足太阳经筋

　　C. 足少阳、足太阳经筋

　　D. 手阳明、足厥阴经筋

　　E. 手少阳、足太阳经筋

16. 与瘾瘕关系密切的经脉是(　　)

　　A. 心经、阳维脉

　　B. 心经、阴维脉

　　C. 阳维脉、阴维脉

　　D. 阳跷脉、阴跷脉

　　E. 督脉、脾经

17. 治疗感冒的主穴是(　　)

　　A. 列缺、合谷、肺俞、太渊、大椎

　　B. 太渊、肺俞、合谷、鱼际、三阴交

　　C. 列缺、合谷、大椎、太阳、风池

　　D. 鱼际、尺泽、膻中、肺俞、定喘

　　E. 尺泽、肺俞、膏肓、太溪、足三里

18. 呕吐的基本病机是(　　)

　　A. 胃气不和

　　B. 胃气上逆

　　C. 脾气不升

　　D. 肝胃不和

　　E. 胃失濡养

19. 治疗饮食伤胃型胃痛，除主穴外，还应加用(　　)

　　A. 三阴交、内庭

　　B. 膈俞、三阴交

　　C. 胃俞、脾俞

　　D. 天枢、梁门

　　E. 期门、太冲

20. 治疗便秘的主穴，除天枢外，还有(　　)

　　A. 神阙、足三里、公孙

　　B. 支沟、大肠俞、上巨虚

　　C. 上巨虚、阴陵泉、水分

　　D. 支沟、下脘、关元

　　E. 支沟、足三里、中脘

A2 型题

1. 患者3日来头痛如裹，痛无休止，肢体困重，苔白腻，脉濡。针灸治疗除主穴外，宜取(　　)

　　A. 风门、列缺

　　B. 曲池、大椎

　　C. 丰隆、中脘

　　D. 阴陵泉、头维

　　E. 足临泣、太冲

2. 患者一侧头痛反复发作，并常伴恶心、呕吐，对光及声音过敏者，针灸治疗除局部穴外，宜主取的是(　　)

　　A. 督脉及手、足太阳经穴

　　B. 督脉及手、足少阳经穴

　　C. 督脉及手、足阳明经穴

　　D. 足厥阴及手、足阳明经穴

　　E. 足厥阴及手、足少阳经穴

3. 患者头部空痛10年，头痛隐隐，遇劳发

作,兼头晕,神疲乏力,面色不华,舌淡,脉细弱。其辨证为(   )

A. 风湿头痛
B. 血虚头痛
C. 痰浊头痛
D. 瘀血头痛
E. 肝阳上亢头痛

4. 患者腰部冷痛重着,拘挛不可俯仰,舌淡,苔白,脉紧,针灸治疗除阿是穴、大肠俞、委中外,还应选取(   )

A. 膈俞、次髎
B. 命门、腰阳关
C. 肾俞、足三里
D. 肾俞、太溪
E. 悬钟、申脉

5. 患者3年来腰部时常酸痛,腰部肌肉僵硬,久坐加重,舌质淡暗,边有瘀点。针灸治疗除主穴外,应加取(   )

A. 膈俞、次髎
B. 肾俞、足三里
C. 命门、腰阳关
D. 悬钟、太冲
E. 肾俞、太溪

6. 患者肘关节肌肉酸痛重着不移2个月,伴有肿胀,肌肤麻木不仁,阴雨天加重,苔白腻,脉濡缓。针灸治疗除主穴外,应加取(   )

A. 膈俞、血海
B. 曲池、尺泽
C. 曲池、大椎
D. 肾俞、关元
E. 足三里、阴陵泉

7. 患者突然出现右半身活动不利,舌强语謇,兼眩晕头痛,烦躁,舌红,苔黄,脉弦而有力。针灸治疗除主穴外,应加用(   )

A. 丰隆、合谷
B. 曲池、内庭
C. 太冲、太溪
D. 足三里、气海
E. 太溪、风池

8. 患者头晕目眩,昏眩欲仆,伴耳鸣,腰膝酸软,舌淡,脉沉细。除主穴外,应选用(   )

A. 行间、侠溪、太溪
B. 头维、丰隆、中脘
C. 气海、脾俞、胃俞
D. 太溪、悬钟、三阴交
E. 血海、膈俞、内关

9. 患者2天前受凉后出现右侧面部肌肉板滞,额纹消失,眼裂变大,鼻唇沟变浅,口角歪向左侧,舌淡,苔薄白,脉浮紧。治疗除面部穴位、合谷外,还应取(   )

A. 外关、关冲
B. 风府、风池
C. 太冲、曲池
D. 列缺、风池
E. 内庭、足三里

10. 患者2天前受风后出现左侧面部麻木,额纹变浅,眼裂变大,鼻唇沟变浅,舌淡,苔薄白。针刺面部穴位应采用(   )

A. 直刺深刺
B. 多穴重刺
C. 轻刺浅刺
D. 提插泻法
E. 电针强刺激

11. 患者寐而易醒,头晕耳鸣,腰膝酸软,五心烦热,舌红,脉细数。除主穴外,还应选取(   )

A. 行间、侠溪
B. 心俞、脾俞
C. 心俞、胆俞
D. 太溪、肾俞
E. 足三里、内关

12. 患者经常寐而易醒,伴心悸健忘,面色无华,纳差倦怠,舌淡,脉细弱。针灸治疗除主穴外,应加取(   )

A. 行间、侠溪
B. 心俞、脾俞
C. 心俞、胆俞
D. 太溪、肾俞
E. 足三里、内关

13. 患者因吵架出现性情急躁易怒,口苦而

干,头痛,目赤,大便秘结,舌红,苔黄,脉弦数。其辨证为(　　)
  A. 肝气郁结
  B. 气郁化火
  C. 痰气郁结
  D. 心神惑乱
  E. 肝肾阴虚

14. 患者微恶风寒,发热重,浊涕,痰稠或黄,咽喉肿痛,苔薄黄,脉浮数。治疗取大椎穴,宜采用的刺灸法是(　　)
  A. 刺络拔罐法
  B. 毫针捻转补法
  C. 毫针提插补法
  D. 毫针平补平泻法
  E. 温针灸

15. 患者哮喘多年,喘促气短,动则喘甚,汗出肢冷,舌淡,脉沉细。治疗除手太阴经穴外,还应选取的是(　　)
  A. 足太阴、任脉穴
  B. 足太阴、足少阴经穴
  C. 足厥阴、督脉穴
  D. 足少阴、背俞穴
  E. 足少阴、督脉穴

16. 患者体质素弱,近半年来,呕吐时作时止,倦怠乏力,舌苔薄白,脉弱。治疗除主穴外,应选用(　　)
  A. 丰隆、公孙
  B. 上脘、胃俞
  C. 梁门、天枢
  D. 期门、太冲
  E. 脾俞、胃俞

17. 患者胃脘隐痛,喜按喜暖,兼泛吐清水,便溏,舌淡苔薄,脉虚弱,治疗除主穴外,应加取(　　)
  A. 梁门、下脘
  B. 期门、太冲
  C. 膈俞、三阴交
  D. 胃俞、三阴交、内庭
  E. 关元、脾俞、胃俞

18. 患者胃脘疼痛,时胀痛或刺痛,针灸治疗应取的腧穴是(　　)
  A. 胃俞、脾俞、太冲
  B. 期门、阳陵泉、中脘
  C. 三阴交、膈俞、中脘
  D. 足三里、内关、中脘
  E. 合谷、太冲、中脘

19. 患者大便不通1周,伴腹中胀痛,胸胁痞满,苔薄腻,脉弦,治疗应选(　　)
  A. 大肠的募穴、足阳明、足少阳经穴
  B. 大肠的背俞穴、手阳明经穴
  C. 大肠的背俞穴、募穴及下合穴
  D. 大肠的下合穴、足阳明经穴
  E. 大肠的募穴、足阳明、足太阴经穴

20. 患者大便排出困难,腹中冷痛,面色㿠白,畏寒喜暖,小便清长,舌淡苔白,脉沉迟。治疗除主穴外,还应加用(　　)
  A. 合谷、内庭
  B. 太冲、中脘
  C. 脾俞、气海
  D. 神阙、关元
  E. 足三里、气海

B1 型题

  A. 风门、列缺
  B. 印堂、内庭
  C. 曲池、大椎
  D. 太溪、太冲
  E. 中脘、丰隆

1. 治疗风寒头痛宜取(　　)
2. 治疗风热头痛宜取(　　)

  A. 太冲、太溪
  B. 太溪、悬钟
  C. 中脘、丰隆
  D. 血海、膈俞
  E. 脾俞、足三里

3. 治疗痰浊头痛,除主穴外应配合(　　)
4. 治疗血虚头痛,除主穴外应配合(　　)

A. 印堂、内庭、后溪
B. 率谷、外关、足临泣
C. 血海、膈俞、内关
D. 天柱、后溪、昆仑
E. 太冲、内关、四神聪

5. 治疗太阳头痛，除主穴外应配用（　　）
6. 治疗厥阴头痛，除主穴外应配用（　　）

A. 大肠俞、膈俞、次髎
B. 大肠俞、志室、腰夹脊
C. 肾俞、志室、申脉
D. 大肠俞、命门、腰阳关
E. 肾俞、太溪、后溪

7. 腰痛固定不移，触之僵硬，舌暗，除阿是穴、委中外，应选取（　　）
8. 腰部冷痛重着，俯仰受限，舌淡红，除阿是穴、委中外，应选取（　　）

A. 肾俞、关元
B. 膈俞、血海
C. 肝俞、太冲
D. 大椎、曲池
E. 阴陵泉、足三里

9. 治疗行痹，应对证选用（　　）
10. 治疗痛痹，应对证选用（　　）

A. 太冲、太溪
B. 丰隆、合谷
C. 曲池、丰隆、内庭
D. 足三里、气海、血海
E. 太溪、风池

11. 治疗中经络之痰热腑实证，应配用（　　）
12. 治疗中经络之阴虚风动证，应配用（　　）

A. 太溪、中封
B. 商丘、解溪
C. 丘墟透照海
D. 颊车、合谷、太冲
E. 廉泉、通里、哑门

13. 治疗中风足内翻者，宜加用（　　）
14. 治疗中风语言謇涩者，宜加用（　　）

A. 风池、百会、内关、太冲
B. 百会、行间、侠溪、太冲
C. 风池、气海、脾俞、胃俞
D. 风池、太溪、悬钟、三阴交
E. 风池、百会、肝俞、足三里

15. 治疗眩晕实证，应选取（　　）
16. 治疗眩晕虚证，应选取（　　）

A. 风池、风府
B. 足三里、气海
C. 外关、关冲
D. 列缺、风池
E. 太溪、太冲

17. 治疗风热侵袭型面瘫，宜加用（　　）
18. 治疗气血不足型面瘫，宜加用（　　）

A. 行间、侠溪
B. 心俞、胆俞
C. 心俞、脾俞
D. 足三里、内关
E. 太溪、肾俞

19. 治疗脾胃不和型不寐，应配合（　　）
20. 治疗心胆气虚型不寐，应配合（　　）

A. 毫针补法
B. 毫针泻法
C. 毫针平补平泻法
D. 温和灸
E. 点刺出血

21. 治疗失眠取照海穴，宜用（　　）
22. 治疗失眠取申脉穴，宜用（　　）

A. 阴陵泉
B. 太冲
C. 委中
D. 尺泽

E. 足三里

23. 治疗感冒夹暑者，宜加用（　　）
24. 治疗体虚感冒者，宜加用（　　）

  A. 阴谷、关元
  B. 气海、膻中
  C. 丰隆、曲池
  D. 天突、神阙
  E. 风门、合谷

25. 治疗哮喘风寒外袭者，除主穴外，宜配用（　　）
26. 治疗哮喘痰热阻肺者，除主穴外，宜配用（　　）

  A. 上脘、胃俞
  B. 合谷、金津、玉液
  C. 脾俞、胃俞
  D. 期门、太冲
  E. 丰隆、公孙

27. 治疗呕吐之寒吐者，应配用（　　）
28. 治疗呕吐脾胃虚寒证，应配用（　　）

  A. 胃俞、三阴交、内庭
  B. 膈俞、三阴交
  C. 梁门、下脘
  D. 期门、太冲
  E. 气海、关元

29. 治疗胃阴不足型胃痛，应加用（　　）
30. 治疗瘀血停胃型胃痛，应加用（　　）

  A. 合谷、曲池

B. 太冲、中脘
C. 照海、太溪
D. 足三里、气海
E. 神阙、关元

31. 治疗便秘之气秘，应加用（　　）
32. 治疗便秘之虚秘，应加用（　　）

参 考 答 案

A1 型题

1. B	2. A	3. B	4. C	5. E
6. D	7. C	8. D	9. A	10. D
11. D	12. A	13. C	14. D	15. A
16. D	17. C	18. B	19. D	20. B

A2 型题

1. D	2. E	3. B	4. C	5. A
6. E	7. C	8. D	9. B	10. C
11. D	12. B	13. D	14. A	15. D
16. E	17. E	18. D	19. C	20. D

B1 型题

1. A	2. C	3. C	4. E	5. D
6. E	7. A	8. D	9. B	10. A
11. C	12. E	13. C	14. E	15. A
16. E	17. C	18. B	19. D	20. B
21. A	22. B	23. C	24. E	25. E
26. C	27. A	28. C	29. A	30. B
31. B	32. D			

第二十八单元　妇儿病证的针灸治疗

A1 型题

1. 治疗经乱应主取的是（　　）
   A. 任脉、足太阴经穴
   B. 任脉、足厥阴经穴
   C. 任脉、足少阴经穴
   D. 带脉、冲脉、任脉穴
   E. 任脉、督脉、冲脉穴

2. 针灸治疗实证痛经应主取的是（　　）
   A. 任脉、足少阴经穴
   B. 任脉、足厥阴经穴
   C. 任脉、足太阴经穴
   D. 冲脉、足厥阴经穴
   E. 督脉、足厥阴经穴

3. 针灸治疗气血不足型痛经应主取的是（　　）
   A. 带脉、中极、阴陵泉
   B. 三阴交、足三里、次髎
   C. 足三里、肝俞、脾俞
   D. 三阴交、足三里、关元
   E. 关元、三阴交、肾俞

4. 与崩漏的发生密切相关的经脉是（　　）
   A. 肝经、肾经
   B. 肝经、脾经
   C. 任脉、带脉
   D. 任脉、冲脉
   E. 任脉、督脉

5. 针灸治疗遗尿，常选的耳穴是（　　）
   A. 肾、膀胱、尿道、皮质下、脑点
   B. 膀胱、三焦、脾、肺、肾
   C. 尿道、肾、三焦、肺、交感
   D. 内分泌、膀胱、脾、肺、三焦
   E. 肾、脾、肺、尿道、脑点

6. 针灸治疗绝经前后诸症的主穴，除气海、三阴交外，还包括（　　）
   A. 肝俞、脾俞、太冲
   B. 肾俞、肝俞、太溪
   C. 脾俞、带脉、中极
   D. 肝俞、地机、足三里
   E. 肾俞、归来、命门

A2 型题

1. 某女，23岁。经期提前半年余，每次提前10天左右，月经量多，色深红，质黏稠，伴心胸烦热，小便短赤，舌红苔黄，脉数。除关元、三阴交、血海外，应加用（　　）
   A. 行间
   B. 太溪
   C. 脾俞、足三里
   D. 命门、关元
   E. 气海、归来

2. 治疗月经周期不规律，经量少，色淡，腰骶酸痛，头晕，舌淡苔白，脉沉弱，针灸治疗应主选的经脉是（　　）
   A. 任脉、足少阴经
   B. 任脉、足厥阴经
   C. 任脉、足太阴经
   D. 带脉、冲脉、任脉
   E. 任脉、督脉、冲脉

3. 某女，26岁。每至经期出现腹痛，痛势绵绵，月经色淡，量少，伴面色苍白，倦怠无力，舌淡，脉细弱。治疗除三阴交、关元、足三里外，宜选取（　　）
   A. 太冲、血海
   B. 关元、归来
   C. 太冲、气海
   D. 太溪、肾俞
   E. 气海、脾俞

4. 某女，36岁。经血淋漓不净30天，血色淡，质稀薄，伴面色萎黄，神疲肢倦，舌淡，苔白，脉沉细无力。除气海、三阴交、足三里、肾俞外，应加取(　　)
   A. 肾俞、太溪
   B. 然谷、太溪
   C. 百会、脾俞
   D. 隐白、血海
   E. 隐白、地机

5. 治疗睡中遗尿，精神疲乏，肢冷畏寒，舌淡，脉沉细。除膀胱的背俞穴、募穴外，应主选的是(　　)
   A. 足太阳、足少阴经穴
   B. 足太阳、手太阴经穴
   C. 足太阳、手少阳经穴
   D. 任脉、足太阴经穴
   E. 任脉、足太阳经穴

6. 患儿，女，6岁。白天小便频而量少，夜晚睡中遗尿，面白，气短，大便溏，舌淡苔白，脉细。针灸治疗除主穴外，应加取(　　)
   A. 百会、神门
   B. 阳陵泉、行间
   C. 肾俞、命门、太溪
   D. 脾俞、肾俞、足三里
   E. 气海、肺俞、足三里

B1 型题

   A. 太溪
   B. 行间
   C. 足三里、脾俞
   D. 肾俞、太溪
   E. 命门、关元

1. 经早虚热证，宜加用(　　)
2. 经迟寒凝证，宜加用(　　)

   A. 太溪、肾俞
   B. 阴陵泉、外关
   C. 太冲、血海
   D. 气海、脾俞
   E. 关元、归来

3. 针灸治疗气血虚弱痛经，宜加用(　　)
4. 针灸治疗肾气亏损痛经，宜加用(　　)

   A. 中极、血海
   B. 膈俞、血海
   C. 中极、阴陵泉
   D. 阴陵泉、太冲
   E. 膻中、太冲

5. 治疗湿热型崩漏，宜配用(　　)
6. 治疗气郁型崩漏，宜配用(　　)

   A. 三阴交、足三里、气海、肾俞
   B. 隐白、血海、阴陵泉、关元
   C. 三阴交、肝俞、气海
   D. 关元、隐白、三阴交
   E. 三阴交、足三里、气海

7. 针灸治疗崩漏实证应选取(　　)
8. 针灸治疗崩漏虚证应选取(　　)

   A. 肾俞、命门、太溪
   B. 行间、阳陵泉
   C. 四神聪、列缺
   D. 肺俞、气海、足三里
   E. 百会、命门、阴陵泉

9. 遗尿脾肺气虚者，宜加用(　　)
10. 遗尿肾气不足者，宜加用(　　)

参 考 答 案

A1 型题

1. A　2. C　3. D　4. D　5. A
6. B

A2 型题

1. A　2. C　3. E　4. C　5. D
6. E

B1 型题

1. A　2. E　3. D　4. A　5. C
6. E　7. D　8. A　9. D　10. A

第二十九单元 皮外骨伤科病证的针灸治疗

A1 型题

1. 治疗瘾疹的主穴是（ ）
   A. 曲池、合谷、血海、膈俞、三阴交
   B. 曲池、太冲、大椎、风池、中脘
   C. 大椎、太冲、血海、内庭、三阴交
   D. 血海、内庭、气海、天枢、足三里
   E. 外关、风池、大椎、膈俞、三阴交

2. 有关针灸治疗蛇串疮，叙述不正确的是（ ）
   A. 以局部阿是穴、相应夹脊穴为主
   B. 毫针刺，泻法，强刺激
   C. 疱疹局部阿是穴用围刺法
   D. 出现的疱疹不能用三棱针点刺
   E. 后遗神经痛者可在局部用皮肤针叩刺

3. 治疗落枕的主穴是（ ）
   A. 天柱、肩井、天髎、肩贞、合谷
   B. 天柱、养老、后溪、阳池、合谷
   C. 阿是穴、外关、天髎、肩井、合谷
   D. 阿是穴、外劳宫、后溪、悬钟、天柱
   E. 后溪、外劳宫、外关、束骨、昆仑

4. 与漏肩风相关的经脉是（ ）
   A. 手三阳、足太阳
   B. 手三阴、手太阳
   C. 手三阳、手太阴
   D. 手三阴、足少阳
   E. 手三阴、足阳明

5. 下列有关扭伤的针灸辨证论治的叙述，不正确的是（ ）
   A. 扭伤多为关节伤筋，属经筋病
   B. 以受伤局部腧穴为主
   C. 可配合循经远取
   D. 可在扭伤部位上下循经邻近取穴
   E. 陈旧性损伤不宜用灸法

6. 有关肘劳针灸辨证论治的叙述，不正确的是（ ）
   A. 属于络脉病证
   B. 治疗以舒筋通络为法
   C. 以阿是穴为主穴
   D. 阿是穴采用多向透刺，或做多针齐刺
   E. 病变局部可加温和灸或电针

7. 针灸治疗颈椎病，除颈夹脊、天柱、阿是穴外，还包括（ ）
   A. 曲池、合谷、申脉
   B. 肩髃、外关、养老
   C. 风池、曲池、悬钟
   D. 肩髃、风府、太溪
   E. 曲池、合谷、列缺

A2 型题

1. 某女，20岁。食海鲜后皮肤出现大小不等、形状不一的风团，高起皮肤，边界清楚，色红，瘙痒，伴恶心，肠鸣泄泻，舌红，苔黄腻，脉滑数。除主穴外，应加取（ ）
   A. 大椎、风门
   B. 足三里、天枢
   C. 风门、肺俞
   D. 足三里、脾俞
   E. 三阴交、风池

2. 患者胁部皮肤灼热疼痛2天后患部皮肤出现簇集粟粒大小丘状疱疹，呈带状排列，疱壁紧张，口苦，心烦，脉弦数。治疗本病除局部阿是穴、夹脊外，宜选取（ ）
   A. 神门、大陵
   B. 合谷、列缺
   C. 血海、三阴交
   D. 阴陵泉、内庭
   E. 行间、侠溪

3. 患者因夜吹风扇，晨起出现右颈项痛，转动受限，并向同侧肩部放射。针灸治疗除主穴外，宜选取（　　）

　　A. 血海、膈俞、肩髃
　　B. 合谷、曲池、大椎
　　C. 风池、内关、肩井
　　D. 风池、合谷、肩髃
　　E. 大椎、束骨、天宗

4. 患者腰部扭伤，痛在腰部正中，舌质淡红，脉弦。针灸治疗除阿是穴、腰痛点、委中外，宜选取（　　）

　　A. 太冲
　　B. 阳陵泉
　　C. 太溪
　　D. 手三里
　　E. 后溪

5. 治疗肩周疼痛，以肩后部为重，疼痛拒按，除肩部穴外，还应选取的是（　　）

　　A. 手太阳小肠经穴
　　B. 手阳明大肠经穴
　　C. 手少阳三焦经穴
　　D. 足少阳胆经穴
　　E. 足太阳膀胱经穴

B1 型 题

　　A. 风门、肺俞
　　B. 曲池、内关
　　C. 天枢、足三里
　　D. 脾俞、足三里
　　E. 大椎、风门

1. 治疗风热犯表型瘾疹，应加用（　　）
2. 治疗风寒束表型瘾疹，应加用（　　）

　　A. 足阳明、足厥阴经
　　B. 足太阴、足太阳经
　　C. 手阳明、足阳明经
　　D. 手阳明、足太阴经
　　E. 局部穴、相应夹脊穴

3. 针灸治疗瘾疹，应主选的经穴是（　　）

4. 针灸治疗蛇串疮，应主选的经穴是（　　）

　　A. 风池、合谷
　　B. 大椎、束骨
　　C. 内关、合谷
　　D. 风池、肩井
　　E. 血海、肩井

5. 风寒袭络型落枕，除主穴外应配用（　　）
6. 气血瘀滞型落枕，除主穴外应配用（　　）

　　A. 申脉、丘墟、解溪
　　B. 膝眼、梁丘、膝阳关
　　C. 曲池、小海、天井
　　D. 阳溪、阳池、阳谷
　　E. 环跳、秩边、居髎

7. 治疗肘部扭伤，除阿是穴外，宜选用（　　）
8. 治疗髋部扭伤，除阿是穴外，宜选用（　　）

　　A. 风池
　　B. 肩髃
　　C. 大椎
　　D. 天宗
　　E. 至阳

9. 落枕兼肩痛者，宜配用（　　）
10 落枕兼背痛者，宜配用（　　）

　　A. 合谷
　　B. 足三里
　　C. 外关
　　D. 三阴交
　　E. 后溪

11. 漏肩风肩后部压痛明显者，应配用（　　）
12. 漏肩风肩外侧压痛明显者，应配用（　　）

参考答案

A1 型题

1. A 2. D 3. D 4. C 5. E
6. A 7. C

A2 型题

1. B 2. E 3. D 4. E 5. A

B1 型题

1. E 2. A 3. D 4. E 5. A
6. C 7. C 8. E 9. B 10. D
11. E 12. C

第三十单元　五官科病证的针灸治疗

A1 型题

1. 目赤肿痛属外感风热者，可配用（　　）
   A. 少商、外关
   B. 列缺、上星
   C. 行间、侠溪
   D. 血海、膈俞
   E. 列缺、照海

2. 治疗耳聋实证，应主选的是（　　）
   A. 足少阴、手太阳经穴
   B. 足少阳、手少阳经穴
   C. 足少阴、手少阴经穴
   D. 足少阳、手少阴经穴
   E. 足少阴、手少阳经穴

3. 治疗耳聋虚证，应主选的是听宫、翳风以及（　　）
   A. 合谷、神门
   B. 百会、风池
   C. 太溪、肾俞
   D. 中渚、侠溪
   E. 太冲、太溪

4. 治疗耳鸣实证，应主选的是听会、翳风以及（　　）
   A. 合谷、风池
   B. 百会、风池
   C. 太溪、肾俞
   D. 中渚、侠溪
   E. 太冲、阳陵泉

5. 与目赤肿痛的发生密切相关的经脉是（　　）
   A. 足厥阴、足少阳经
   B. 足太阴、足阳明经
   C. 手厥阴、手少阳经
   D. 足少阴、足太阳经
   E. 手太阴、手阳明经

6. 与上牙痛关系最密切的经脉是（　　）
   A. 手阳明大肠经
   B. 手太阳小肠经
   C. 足少阳胆经
   D. 足阳明胃经
   E. 手少阳三焦经

7. 治疗牙痛的主穴是（　　）
   A. 合谷、地仓、上关
   B. 合谷、颊车、上关
   C. 太冲、地仓、下关
   D. 合谷、颊车、下关
   E. 外关、颊车、下关

8. 治疗咽喉肿痛阴虚火旺者，应主选的是（　　）
   A. 手太阴经穴
   B. 足厥阴经穴
   C. 足少阴经穴
   D. 手阳明经穴
   E. 足阳明经穴

9. 治疗咽喉肿痛肺胃热盛者，应主选的是（　　）
   A. 中渚、风池
   B. 风池、外关
   C. 太渊、曲池
   D. 列缺、照海
   E. 内庭、鱼际

A2 型题

1. 患者两眼红肿疼痛，眵多，畏光，流泪，兼见头痛，发热，脉浮数。针灸治疗宜（　　）
   A. 少商、太阳点刺出血
   B. 行间、侠溪点刺出血
   C. 外关、中渚点刺出血

D. 少商、上星毫针泻法

E. 内庭、曲池毫针泻法

2. 某男，65岁。耳中如蝉鸣，时作时止，按之鸣声减弱，听力亦下降，同时伴神疲乏力，食少腹胀，便溏，脉细弱。治疗宜在听宫、翳风、太溪、肾俞基础上，加用（　　）

A. 行间、丘墟

B. 外关、合谷

C. 丰隆、阴陵泉

D. 气海、足三里

E. 肾俞、肝俞

3. 患者暴病耳聋1周，鸣声隆隆，伴畏寒，发热，脉浮，宜在听会、翳风、中渚、侠溪基础上，加取（　　）

A. 外关、合谷

B. 行间、丘墟

C. 丰隆、阴陵泉

D. 气海、足三里

E. 肾俞、肝俞

4. 患者初起眼有异物感，视物不清，继而目赤肿痛，羞明，流泪，眵多，口苦咽干，苔黄，脉弦数。治疗除主穴外，还应选取（　　）

A. 少商、外关

B. 侠溪、行间

C. 太冲、外关

D. 合谷、太冲

E. 太阳、行间

5. 患者右上齿痛半年，隐隐作痛，时作时止，脉沉。针灸治疗在合谷、颊车、下关的基础上，应加取（　　）

A. 外关、风池

B. 内庭、二间

C. 太溪、行间

D. 风池、侠溪

E. 风池、太冲

6. 患者咽喉肿痛，咽干，口渴，便秘，尿黄，舌红，苔黄，脉洪大。除少商、合谷、尺泽、关冲外，应加取（　　）

A. 内庭、关冲

B. 厉兑、天突

C. 内庭、鱼际

D. 列缺、照海

E. 曲池、鱼际

7. 患者咽痛2年，微痛干涩，色暗红，入夜尤甚。针灸治疗的主穴是（　　）

A. 尺泽、合谷、少商、照海

B. 关冲、合谷、少商、行间

C. 关冲、厉兑、鱼际、侠溪

D. 少商、合谷、尺泽、关冲

E. 太溪、照海、列缺、鱼际

B1 型 题

A. 鱼腰、球后

B. 血海、膈俞

C. 少商、外关

D. 行间、侠溪

E. 列缺、照海

1. 治疗目赤肿痛外感风热者，可配用（　　）

2. 治疗目赤肿痛肝胆火盛者，可配用（　　）

A. 翳风、中渚

B. 听宫、中渚

C. 行间、丘墟

D. 中渚、侠溪

E. 外关、合谷

3. 治疗耳鸣的处方中，属于同名经配穴的是（　　）

4. 治疗耳鸣的处方中，属于本经配穴的是（　　）

A. 肾俞、太溪

B. 太溪、行间

C. 内庭、二间

D. 外关、风池

E. 大杼、束骨

5. 治疗胃火牙痛，宜加用（　　）

6. 治疗阴虚牙痛，宜加用（　　）

A. 内庭、鱼际

B. 风池、外关
C. 列缺、照海
D. 太溪、鱼际
E. 行间、侠溪

7. 治疗咽喉肿痛外感风热证，应配用的腧穴是（　　）

8. 治疗咽喉肿痛肺胃热盛证，应配用的腧穴是（　　）

参 考 答 案

A1 型题

1. A　2. B　3. C　4. D　5. A
6. D　7. D　8. C　9. E

A2 型题

1. A　2. D　3. A　4. B　5. C
6. C　7. E

B1 型题

1. C　2. D　3. D　4. A　5. C
6. B　7. B　8. A

第三十一单元 急症的针灸治疗

A1 型 题

1. 治疗因体质虚弱所致的虚性晕厥，除主穴外应选用（ ）
   A. 气海、关元
   B. 风池、肾俞
   C. 合谷、太冲
   D. 合谷、内关
   E. 素髎、内关

2. 有关针灸治疗胆道蛔虫症，叙述不正确的是（ ）
   A. 治疗以足少阳经穴、胆的俞募穴为主
   B. 毫针刺，用泻法
   C. 可以选用针刺迎香透四白
   D. 耳针治疗可取肝、胰胆、交感、神门、耳迷根等
   E. 胆囊穴只用于治疗胆囊炎不用于治疗胆道蛔虫症

3. 治疗心绞痛的主穴是（ ）
   A. 内关、血海、太冲、膻中
   B. 内关、郄门、阴郄、膻中
   C. 外关、郄门、阴郄、膻中
   D. 外关、血海、太冲、神门
   E. 心俞、血海、膻中、神门

4. 治疗肾绞痛，主穴除肾俞、中极外，还包括（ ）
   A. 膀胱俞、阴陵泉、委阳
   B. 三焦俞、三阴交、委阳
   C. 三焦俞、三阴交、阳陵泉
   D. 膀胱俞、三阴交、阴陵泉
   E. 三焦俞、阴陵泉、委中

A2 型 题

1. 某男，40岁。突然眼前发黑，昏倒不省人事，呼吸急促，牙关紧闭，舌淡，苔薄，脉沉弦。治疗应选用的腧穴是（ ）
   A. 水沟、曲池、合谷、足三里
   B. 水沟、素髎、内关、三阴交
   C. 水沟、百会、内关、足三里
   D. 素髎、厉兑、太冲、足三里
   E. 素髎、厉兑、太冲、三阴交

2. 某女，45岁。突然头晕乏力，泛泛欲吐，昏倒不省人事，牙关紧闭，脉沉弦。治疗宜选用的是（ ）
   A. 手厥阴经穴
   B. 手少阴经穴
   C. 足厥阴经穴
   D. 督脉穴
   E. 任脉穴

3. 患者突然心前区刺痛，心痛彻背，心慌汗出，面色晦暗，唇甲青紫，舌有瘀斑，脉涩。针灸取穴是内关、郄门、阴郄、膻中以及（ ）
   A. 神阙、关元
   B. 血海、太冲
   C. 中脘、丰隆
   D. 心俞、至阳
   E. 心俞、脾俞

4. 患者右上腹痛，阵发性加剧，并向右肩部放射，伴有恶心、呕吐、黄疸，舌苔黄腻，脉滑数，针灸取穴除阳陵泉、胆囊穴、胆俞、日月外，应对证加用（ ）
   A. 内庭、阴陵泉
   B. 太冲、丘墟
   C. 肩井、内关
   D. 中脘、天枢

E. 梁丘、太冲

B1 型题

A. 关元、气海
B. 合谷、太冲
C. 十宣、气海
D. 内关、百会
E. 十二井穴

1. 治疗晕厥虚证者，宜加用（ ）
2. 治疗晕厥实证者，宜加用（ ）

A. 内关、足三里
B. 内庭、阴陵泉
C. 曲池、足三里
D. 委阳、合谷
E. 胃俞、阴陵泉

3. 肾绞痛属于下焦湿热者，宜加用（ ）
4. 胆绞痛属于肝胆湿热者，宜加用（ ）

参 考 答 案

A1 型题

1. A   2. E   3. B   4. D

A2 型题

1. C   2. D   3. B   4. A

B1 型题

1. A   2. B   3. D   4. B

诊断学基础

第一单元 症状学

A1 型题

1. 可被患者自行感知的体征是（　　）
   A. 肝肿大
   B. 心脏杂音
   C. 水肿
   D. 肺部啰音
   E. 病理反射阳性

2. 表现为典型弛张热的疾病是（　　）
   A. 风湿热
   B. 渗出性胸膜炎
   C. 疟疾
   D. 布鲁杆菌病
   E. 肺炎球菌性肺炎

3. 体温上升期的临床表现是（　　）
   A. 皮肤潮红而灼热
   B. 畏寒或寒战，皮肤苍白无汗
   C. 呼吸加快、加强
   D. 心率减慢，脉搏有力
   E. 可有出汗，尿少色黄

4. 体温下降呈渐降形式的是（　　）
   A. 疟疾
   B. 输液反应
   C. 风湿热
   D. 肺炎球菌性肺炎
   E. 急性肾盂肾炎

5. 脑出血引起发热的主要原因是（　　）
   A. 植物神经功能紊乱
   B. 体温调节中枢的功能失常
   C. 无菌性坏死物质的吸收
   D. 皮肤散热量的减少
   E. 感染性发热

6. 属感染性发热的疾病是（　　）
   A. 肝癌
   B. 斑疹伤寒
   C. 白血病
   D. 风湿热
   E. 广泛性皮炎

7. 甲状腺功能亢进引起发热的主要原因是（　　）
   A. 产热过多
   B. 散热过少
   C. 抗原－抗体反应
   D. 坏死物质吸收
   E. 植物神经功能紊乱

8. 下列可引起反射性呕吐的是（　　）
   A. 晕动病
   B. 脑膜炎
   C. 幽门梗阻
   D. 休克
   E. 有机磷中毒

9. 引起心绞痛疼痛的原因是（　　）
   A. 挤压
   B. 出血
   C. 坏死
   D. 扩张
   E. 缺血

10. 下列可引起头痛伴剧烈眩晕的是（　　）
    A. 颅内高压症
    B. 小脑肿瘤
    C. 蛛网膜下腔出血
    D. 脑膜炎
    E. 中暑

11. 血管性头痛的特点多是（　　）
    A. 胀痛
    B. 电击痛
    C. 重压感
    D. 牵拉痛
    E. 紧箍感

12. 头痛常在夜间发作的是（ ）
    A. 颅内占位性病变所致头痛
    B. 高血压性头痛
    C. 丛集性头痛
    D. 眼源性头痛
    E. 副鼻窦炎所引起的头痛
13. 昏睡的主要临床表现是（ ）
    A. 呼唤和推动身体不能使其清醒
    B. 对强烈疼痛刺激可唤醒
    C. 角膜、对光反射消失
    D. 腱反射消失
    E. 能正确回答问题
14. 浅昏迷的主要临床特点是（ ）
    A. 对声、光刺激仍有反应
    B. 对强烈疼痛刺激无反应
    C. 意识完全丧失，有较少无意识自发动作
    D. 角膜、对光反射消失
    E. 吞咽反射消失
15. 嗜睡的主要临床表现是（ ）
    A. 对强烈刺激才有反应
    B. 呼唤或推动肢体可使其清醒
    C. 不能正确简单对话
    D. 不能执行一些命令
    E. 可有运动性震颤、肌肉粗大抽动
16. 典型心绞痛的疼痛性质是（ ）
    A. 灼痛
    B. 刺痛
    C. 闷痛
    D. 压榨样痛
    E. 酸痛
17. 下列各项，可引起腹痛伴急性高热、寒战的是（ ）
    A. 急性化脓性胆管炎
    B. 结缔组织病
    C. 急性腹腔内出血
    D. 肠梗阻
    E. 结核性腹膜炎
18. 下列各项，可引起腹痛伴休克的是（ ）

    A. 溃疡性结肠炎
    B. 肝破裂
    C. 慢性胰腺炎
    D. 胃癌
    E. 急性阑尾炎
19. 可引起持续性广泛性剧烈腹痛的是（ ）
    A. 消化性溃疡
    B. 胆道蛔虫梗阻
    C. 肾结石
    D. 肠梗阻
    E. 急性弥漫性腹膜炎
20. 急性喉头水肿的主要临床表现是（ ）
    A. 体温38℃以上
    B. 心率加快
    C. 烦躁不安
    D. 饮水呛咳
    E. 吸气时出现"三凹征"
21. 吗啡中毒引起呼吸困难的主要原因是（ ）
    A. 兴奋呼吸中枢
    B. 使支气管痉挛
    C. 使肺淤血
    D. 肺泡弹性减弱
    E. 呼吸中枢受抑制
22. 肺气肿时，呼吸困难的主要特点是（ ）
    A. 呼吸深快
    B. 吸气费力
    C. 呼吸深慢
    D. 呼气费力
    E. 吸气和呼气均感费力
23. 心源性哮喘最主要的临床表现是（ ）
    A. 气闷、气促
    B. 心率加快
    C. 发绀、出汗
    D. 端坐呼吸
    E. 两肺哮鸣音及湿啰音
24. 夜间阵发性呼吸困难，夜间发作的原因主要是（ ）

A. 迷走神经兴奋性增高
B. 呼吸中枢被抑制
C. 代谢性酸中毒
D. 压力感受器受刺激
E. 肺通气、换气功能不良

25. 支气管哮喘发作时的主要临床表现是(　　)
A. 胸闷、咳嗽
B. 出汗、微绀
C. 鼻痒、喷嚏
D. 双肩耸起
E. 呼气延长伴哮鸣音

26. 支气管扩张的典型症状是(　　)
A. 发热、盗汗
B. 消瘦、贫血
C. 刺激性干咳
D. 胸痛
E. 慢性咳嗽、咯脓性痰

27. 可引起混合性呼吸困难的疾病是(　　)
A. 肺气肿
B. 支气管哮喘
C. 急性喉炎
D. 重症肺炎
E. 支气管异物

28. 咳嗽伴杵状指的疾病是(　　)
A. 支气管炎
B. 支气管扩张症
C. 肺结核
D. 肺炎球菌性肺炎
E. 胸膜炎

29. 主动脉瘤引起嘶哑样咳嗽的主要原因是(　　)
A. 压迫喉返神经
B. 气管受压
C. 刺激胸膜
D. 刺激支气管黏膜
E. 引起急性肺水肿

30. 引起痰分层现象的疾病是(　　)
A. 慢性支气管炎
B. 肺脓肿

C. 肺结核
D. 肺炎链球菌肺炎
E. 心源性哮喘

31. 引起咯血最常见的疾病是(　　)
A. 肺结核
B. 肺淤血
C. 肺部恶性肿瘤
D. 肺炎球菌性肺炎
E. 肺梗死

32. 大咯血的日咯血量应是(　　)
A. 100~200mL
B. 200~300mL
C. 300~400mL
D. 400~500mL
E. >500mL

33. 可引起咯血伴黄疸的疾病是(　　)
A. 流行性出血热
B. 肺炎支原体肺炎
C. 钩端螺旋体病
D. 支气管肺癌
E. 肺吸虫病

34. 咯血量较大而能骤然停止的疾病是(　　)
A. 支气管扩张症
B. 肺结核空洞
C. 肺脓肿
D. 二尖瓣狭窄
E. 肺炎球菌性肺炎

35. 发生妊娠呕吐,最可能的原因是(　　)
A. 精神因素
B. HCG 增加
C. 维生素 B_6 缺乏
D. 前庭功能障碍
E. 颅内压增高

36. 呕吐与头部位置改变有密切关系的疾病是(　　)
A. 颅内高压症
B. 甲状腺危象
C. Addison 病危象
D. 迷路炎

E. 脑疝形成

37. 幽门梗阻时，呕吐物的特点是（　）
   A. 含血液
   B. 隔夜食物
   C. 大量黏液
   D. 咖啡色
   E. 黄绿色稀薄液

38. 引起上消化道出血最常见的疾病是（　）
   A. 胃癌
   B. 胃炎
   C. 急性胆囊炎
   D. 消化性溃疡
   E. 肝硬化

39. 导致大量出血后24小时内低热的原因是（　）
   A. 坏死物质吸收
   B. 继发感染
   C. 失血导致体温调节中枢功能障碍
   D. 代谢障碍
   E. 植物神经功能紊乱

40. 过敏性紫癜患者皮肤、黏膜出血的基本病因是（　）
   A. 毛细血管壁缺陷
   B. 血小板功能异常
   C. 凝血功能障碍
   D. 血小板减少
   E. 血液中抗凝物增多

41. 四肢对称性紫癜伴关节痛、腹痛、血尿者，首先考虑的疾病是（　）
   A. 特发性血小板减少性紫癜
   B. 过敏性紫癜
   C. 白血病
   D. 肝硬化
   E. 血友病

42. 血管壁异常所致的出血的特点是（　）
   A. 男性多见
   B. 多有家族史
   C. 多有内脏出血
   D. 关节腔出血罕见
   E. 多有皮肤大瘀斑、血肿

43. 表现为慢性、周期性、节律性上腹部疼痛的疾病是（　）
   A. 慢性胃炎
   B. 胃癌
   C. 消化性溃疡
   D. 慢性胆囊炎
   E. 慢性胰腺炎

44. 符合溶血性黄疸表现的是（　）
   A. 网织红细胞减少
   B. 尿中尿胆原减少
   C. 尿中有胆红素
   D. 大便色浅
   E. 结合胆红素与总胆红素比值＜20%

45. 符合阻塞性黄疸表现的是（　）
   A. 粪便颜色加深
   B. 尿中胆红素阴性
   C. 尿中尿胆原增加
   D. 心率增快
   E. 血清碱性磷酸酶明显增高

46. 可引起阻塞性黄疸的疾病是（　）
   A. 原发性胆汁性肝硬化
   B. 系统性红斑狼疮
   C. 毒蕈中毒
   D. 蚕豆病
   E. 病毒性肝炎

47. 可引起黄疸持续性加重的疾病是（　）
   A. 胆石症
   B. 肝炎
   C. 肝癌
   D. 急性胰腺炎
   E. 胆道蛔虫症

48. 可引起黄疸伴寒战、高热的疾病是（　）
   A. 病毒性肝炎
   B. 肝硬化
   C. 胆石症
   D. 急性胆囊炎
   E. 壶腹癌

49. 引起黄疸伴持续性右上腹部痛的疾病

是( )
- A. 肝脓肿
- B. 病毒性肝炎
- C. 中毒性肝炎
- D. 胆道结石
- E. 胆道蛔虫症

50. 正常人血中胆红素主要来自( )
- A. 骨髓内血红蛋白分解
- B. 骨髓内在红细胞成熟前血红素分解
- C. 骨髓内新生红细胞分解
- D. 由肝、肾内铁卟啉蛋白产生
- E. 周围血中红细胞被裂解

51. 病毒性肝炎时出现黄疸的主要原因是( )
- A. 非结合胆红素生成增加
- B. 胆红素转化过程障碍
- C. 胆红素排泄障碍
- D. 骨髓内新生红细胞破坏
- E. 肝、肾内铁卟啉蛋白增加

52. 显性黄疸的诊断标准是( )
- A. 超过 1.7μmol/L
- B. 超过 8.55μmol/L
- C. 超过 17.1μmol/L
- D. 超过 34.2μmol/L
- E. 超过 51.3μmol/L

53. 溶血性黄疸的主要特点是( )
- A. 血中结合胆红素增高
- B. 血中非结合胆红素增高
- C. 血中两种胆红素均增高
- D. 尿胆红素阳性
- E. 尿胆原阴性

54. 阻塞性黄疸的主要特点是( )
- A. 血中非结合胆红素增高
- B. 血中两种胆红素均增高
- C. 血中结合胆红素增高
- D. 尿胆红素阴性
- E. 尿胆原阳性

55. 下列各项，属内因性中毒引起抽搐的是( )
- A. 一氧化碳
- B. 有机磷农药
- C. 阿托品
- D. 尿毒症
- E. 乙醇

56. 先有体温升高后有意识障碍的疾病是( )
- A. 脑出血
- B. 病毒性脑炎
- C. 蛛网膜下腔出血
- D. 巴比妥中毒
- E. 冬眠灵中毒

57. 意识障碍伴呼吸缓慢的疾病是( )
- A. 代谢性酸中毒
- B. 肝昏迷
- C. 吗啡中毒
- D. 尿毒症
- E. 脑型疟疾

58. 下列各项，引起意识障碍伴瞳孔缩小的是( )
- A. 乌头碱中毒
- B. 吗啡中毒
- C. 乙醇中毒
- D. 氰化物中毒
- E. 颠茄类中毒

59. 意识障碍伴瞳孔散大的是( )
- A. 巴比妥类中毒
- B. 吗啡类中毒
- C. 颠茄类中毒
- D. 有机磷农药中毒
- E. 毒蕈类中毒

60. 以夜间阵发性呼吸困难为突出表现的是( )
- A. 喉头水肿
- B. 左心衰竭
- C. 右心衰竭
- D. 支气管哮喘
- E. 胸腔积液

61. 下列关于咯血与呕血的鉴别要点，正确的是( )
- A. 咯血多为暗红色

B. 呕血多为鲜红色

C. 呕血中常伴有泡沫

D. 咯血患者可有黑便

E. 咯血多为酸性

62. 可引起胸痛并向左肩、左前臂放射的是（　　）

　　A. 急性心包炎

　　B. 纵隔疾病

　　C. 急性胸膜炎

　　D. 心绞痛

　　E. 食管炎

63. 腹痛位于右上腹部，并向右肩部放射的是（　　）

　　A. 肠炎

　　B. 阿米巴痢疾

　　C. 胃炎

　　D. 胆囊炎

　　E. 胰腺炎

64. 头面部阵发性电击样疼痛的是（　　）

　　A. 脑供血不足

　　B. 三叉神经痛

　　C. 偏头痛

　　D. 紧张性头痛

　　E. 高血压病

65. 服用麦角胺可使头痛迅速缓解的是（　　）

　　A. 紧张性头痛

　　B. 神经性头痛

　　C. 偏头痛

　　D. 颈肌急性炎症

　　E. 脑肿瘤

66. 表现为慢性头痛的疾病是（　　）

　　A. 蛛网膜下腔出血

　　B. 血管性头痛

　　C. 脑膜炎

　　D. 脑出血

　　E. 脑外伤

67. 可引起咳嗽带鸡鸣样吼声的是（　　）

　　A. 纵隔肿瘤

　　B. 声带炎

　　C. 喉头水肿

　　D. 百日咳

　　E. 支气管肺癌

68. 水肿多表现为局部性的是（　　）

　　A. 心性水肿

　　B. 肝性水肿

　　C. 营养不良性水肿

　　D. 肾性水肿

　　E. 血管神经性水肿

69. 心源性水肿最常见的病因是（　　）

　　A. 左心衰竭

　　B. 右心衰竭

　　C. 渗出性心包炎

　　D. 缩窄性心包炎

　　E. 心绞痛

70. 营养不良性水肿主要的发病机理是（　　）

　　A. 淋巴回流受阻

　　B. 血浆胶体渗透压降低

　　C. 毛细血管壁通透性增加

　　D. 毛细血管内滤过压升高

　　E. 肾血流量减少

71. 可表现为非凹陷性水肿的疾病是（　　）

　　A. 急性肾炎

　　B. 肾病综合征

　　C. 右心衰竭

　　D. 肝硬化

　　E. 甲状腺功能减退症

72. 肾源性水肿者，其水肿常先出现的部位是（　　）

　　A. 下肢

　　B. 上肢

　　C. 眼睑

　　D. 胸腔

　　E. 腹腔

73. 可出现水肿伴肝掌、蜘蛛痣的疾病是（　　）

　　A. 右心衰竭

　　B. 肾病综合征

　　C. 肝硬化

D. 甲状腺功能减退症

E. 原发性醛固酮增多症

74. 可出现水肿伴颈静脉怒张、肝颈静脉反流征阳性的是（　　）

　　A. 右心衰竭

　　B. 肾小球肾炎

　　C. 肝硬化

　　D. 甲状腺功能减退症

　　E. 肾病综合征

B1 型题

　　A. 寄生虫

　　B. 甲状腺功能亢进

　　C. 广泛皮炎

　　D. 风湿热

　　E. 白血病

1. 属感染性发热的疾病是（　　）
2. 属无菌坏死物质吸收而发热的疾病是（　　）
3. 属抗原-抗体反应而发热的疾病是（　　）

　　A. 重症脱水

　　B. 慢性心功能不全

　　C. 内出血

　　D. 溶血反应

　　E. 脑出血

4. 内分泌与代谢障碍引起发热的疾病是（　　）
5. 体温调节中枢功能失常引起发热的疾病是（　　）
6. 皮肤散热减少引起发热的疾病是（　　）

　　A. 败血症

　　B. 结核病

　　C. 伤寒

　　D. 霍奇金病

　　E. 急性肾盂肾炎

7. 热型呈稽留热的是（　　）
8. 热型呈弛张热的是（　　）
9. 热型呈间歇热的是（　　）

　　A. 稽留热

　　B. 弛张热

　　C. 间歇热

　　D. 回归热

　　E. 波状热

10. 疟疾常出现的热型是（　　）
11. 伤寒常出现的热型是（　　）
12. 肺炎链球菌肺炎的热型是（　　）

　　A. 偏头痛

　　B. 三叉神经痛

　　C. 神经衰弱

　　D. 癔症

　　E. 中暑

13. 头痛病因中属颅内疾病的是（　　）
14. 头痛病因中属颅外疾病的是（　　）
15. 头痛病因中属全身疾病的是（　　）

　　A. 椎-基底动脉供血不足

　　B. 鼻源性头痛

　　C. 肌收缩性头痛

　　D. 偏头痛

　　E. 急性青光眼

16. 急性头痛伴单眼痛的是（　　）
17. 急性头痛伴眩晕的是（　　）
18. 呈慢性复发性头痛的是（　　）

　　A. 偏头痛发作

　　B. 椎-基底动脉供血不足

　　C. 小脑肿瘤

　　D. 一氧化碳中毒

　　E. 癔症性头痛

19. 头痛伴短暂视力减退的是（　　）
20. 急性头痛后出现体温升高的是（　　）
21. 头痛伴呕吐后明显减轻的是（　　）

　　A. 刀割样痛

B. 烧灼样痛
C. 压榨样痛
D. 绞痛
E. 胀痛

22. 消化性溃疡的疼痛性质是( )
23. 胆道蛔虫症梗阻的疼痛性质是( )
24. 肾结石的疼痛性质是( )

A. 丛集性头痛
B. 腰椎穿刺后头痛
C. 颈肌急性炎症
D. 神经官能症
E. 脑肿瘤

25. 摇头、咳嗽、打喷嚏使头痛加剧的是( )
26. 因颈部运动而加重的是( )
27. 因取直立位可使头痛加重的是( )

A. 带状疱疹
B. 自发性气胸
C. 非化脓性肋软骨炎
D. 食道疾患
E. 流行性胸痛

28. 胸痛常位于胸骨后的是( )
29. 多侵犯第1、2肋软骨的疾病是( )
30. 可引起患侧剧烈胸痛的是( )

A. 血pH值测定
B. 肌酸激酶（CK）
C. 血性胸腔积液
D. 淀粉酶（AMP）
E. 胆碱酯酶（CHE）

31. 有助诊断过度换气综合征的是( )
32. 有助诊断急性心肌梗死的是( )
33. 可能为恶性肿瘤引起的是( )

A. 中毒性心肌炎
B. 脾破裂
C. 化脓性胆管炎
D. 慢性肠炎
E. 绞窄性肠梗阻

34. 腹痛伴高热、寒战的是( )
35. 腹痛伴黄疸的是( )
36. 腹痛伴血便的是( )

A. 高山病
B. 糖尿病酮症酸中毒
C. 中毒型细菌性痢疾
D. 原发性癫痫
E. 阵发性室性心动过速

37. 物理性损害引起意识障碍的是( )
38. 可引起 Adams – Stokes 综合征的是( )
39. 属颅脑疾病引起意识障碍的是( )

A. 肺栓塞
B. 肺气肿
C. 肺结核
D. 急性肺水肿
E. 肺纤维化

40. 呼吸困难伴大量咯血者的是( )
41. 呼吸困难伴窒息感的是( )
42. 呼吸困难伴一侧胸痛的是( )

A. 肺炎链球菌肺炎
B. 支气管扩张
C. 支气管哮喘
D. 肺癌
E. 急性肺水肿

43. 咳嗽伴大量脓痰的是( )
44. 咳嗽伴铁锈色痰的是( )
45. 咳嗽伴粉红色泡沫痰的是( )

A. 脑肿瘤
B. 大量胸腔积液
C. 左心衰竭
D. 尿毒症
E. 败血症

46. 能导致库斯莫尔呼吸（Kussmaul呼吸）的是( )

47. 能导致中枢性呼吸困难的是(   )
48. 能导致混合性呼吸困难的是(   )

   A. 百日咳
   B. 急性肺水肿
   C. 支气管扩张
   D. 主动脉瘤
   E. 胸膜炎

49. 可引起长期慢性咳嗽的是(   )
50. 可引起声音嘶哑的咳嗽的是(   )
51. 可引起金属音调咳嗽的是(   )

   A. 肺脓肿
   B. 胸膜炎
   C. 气管异物
   D. 急性咽炎
   E. 大片肺不张

52. 咳嗽、咯痰伴杵状指（趾）的是(   )
53. 咳嗽伴哮鸣音的是(   )
54. 清晨起床或夜间卧下时咳嗽加剧的是(   )

   A. 浸润型肺结核
   B. 支气管扩张症
   C. 肺囊肿
   D. 急性肺水肿
   E. 风湿性二尖瓣狭窄

55. 可引起大量咯血的是(   )
56. 可引起粉红色泡沫样痰的是(   )
57. 引起痰中带血最多见的是(   )

   A. 肺结核
   B. 咽炎
   C. 急性支气管炎
   D. 慢性支气管炎
   E. 自发性气胸

58. 咳嗽伴明显呼吸困难的是(   )
59. 胸膜疾病引起的咳嗽是(   )
60. 咳嗽伴体重减轻的是(   )

   A. 肺炎球菌性肺炎
   B. 急性肺水肿
   C. 胸腔积液
   D. 肺结核
   E. 支气管扩张症

61. 双肺满布有大、中、小水泡音的是(   )
62. 局限性持久性肺下部湿啰音的是(   )
63. 一侧肺尖部局限性响性水泡音的是(   )

   A. 钩端螺旋体病
   B. 肺癌
   C. 肺炎
   D. 肺吸虫病
   E. 鼻咽癌

64. 咯血伴皮肤黏膜出血的疾病是(   )
65. 不属咯血范围的疾病是(   )
66. 多次反复少量咯血的疾病是(   )

   A. 伴眩晕及眼球震颤
   B. 吐后即感舒适
   C. 呕吐物有酸臭味
   D. 呕吐物呈咖啡色
   E. 呕吐物有粪臭味

67. 胃及十二指肠溃疡的呕吐特点是(   )
68. 梅尼埃病的呕吐特点是(   )
69. 低位肠梗阻的呕吐特点是(   )

   A. 破伤风
   B. 铅中毒
   C. 癫痫
   D. 癔症性抽搐
   E. 蛛网膜下腔出血

70. 抽搐前伴剧烈头痛的是(   )
71. 抽搐伴瞳孔散大、意识丧失的是(   )
72. 抽搐伴苦笑面容的是(   )

参 考 答 案

A1 型题

1. C	2. A	3. B	4. C	5. B
6. B	7. A	8. C	9. E	10. B
11. A	12. C	13. B	14. C	15. B
16. D	17. A	18. B	19. E	20. E
21. E	22. D	23. E	24. A	25. E
26. E	27. D	28. B	29. A	30. B
31. A	32. E	33. C	34. A	35. B
36. D	37. B	38. D	39. A	40. A
41. B	42. D	43. C	44. E	45. E
46. A	47. C	48. D	49. A	50. E
51. B	52. D	53. B	54. C	55. D
56. B	57. C	58. B	59. C	60. B
61. D	62. D	63. D	64. B	65. C
66. B	67. D	68. E	69. B	70. B
71. E	72. C	73. C	74. A	

B1 型题

1. A	2. E	3. D	4. A	5. E
6. B	7. C	8. A	9. E	10. C
11. A	12. A	13. A	14. B	15. E
16. E	17. A	18. D	19. B	20. D
21. A	22. B	23. D	24. D	25. E
26. C	27. B	28. D	29. C	30. B
31. A	32. B	33. C	34. D	35. B
36. E	37. A	38. E	39. D	40. C
41. D	42. A	43. B	44. A	45. E
46. D	47. B	48. B	49. C	50. D
51. D	52. A	53. C	54. A	55. B
56. D	57. B	58. E	59. E	60. A
61. B	62. E	63. D	64. A	65. E
66. B	67. B	68. A	69. E	70. E
71. C	72. A			

第二单元 问 诊

A1 型 题

1. 正确诊断的第一步是（　　）
   A. 体格检查
   B. 问诊
   C. 实验室检查
   D. CT 检查
   E. 心电图检查
2. 问诊即可基本确定诊断的疾病是（　　）
   A. 肺炎球菌性肺炎
   B. 风湿性心脏病
   C. 慢性支气管炎
   D. 肝硬化
   E. 肺结核
3. 医师正确的询问方法应是（　　）
   A. "你心前区疼痛向左肩、左前臂内侧放射吗？"
   B. "你是不是下午发热？"
   C. "发热前有寒战吗？"
   D. "你腹痛时还有别的什么不舒服吗？"
   E. "你头痛时伴有呕吐吗？"
4. 符合书写要求的主诉是（　　）
   A. 寒战、高热、咳嗽、右胸痛两天
   B. 风心病5年
   C. 2年前开始多饮、多食、多尿
   D. 已患高血压3年
   E. 因慢性腹泻全身乏力1个月
5. 对危重病人正确的做法是（　　）
   A. 必须仔细问诊，以免误诊
   B. 简要问诊，重点体检，迅速抢救
   C. 全面体检，收集完整资料
   D. 等待化验结果，然后治疗
   E. 立即转院
6. 下列属"个人史"内容的是（　　）
   A. 过敏史
   B. 习惯与嗜好
   C. 预防接种
   D. 生育史
   E. 手术史
7. 下列属于"既往史"内容的是（　　）
   A. 发病时间
   B. 预防接种
   C. 疫水接触史
   D. 病因与诱因
   E. 工业毒物接触史

B1 型 题

A. 心绞痛
B. 风湿性关节炎
C. 颈静脉怒张
D. 甲状腺功能亢进
E. 焦虑

1. 属症状的是（　　）
2. 问诊即可基本确定诊断的疾病是（　　）
3. 属体征的是（　　）

A. 月经情况
B. 生育情况
C. 冶游史
D. 家族遗传病史
E. 预防接种史

4. 属于既往史的是（　　）
5. 属于个人史的是（　　）

参考答案

A1 型题

1. B   2. C   3. D   4. A   5. B

6. B   7. B

B1 型题

1. E   2. A   3. C   4. E   5. C

第三单元 检体诊断

A1 型题

1. 下列各项，不属于门脉高压症的是（　）
   A. 腹水
   B. 脾大
   C. 肝大
   D. 痔核形成
   E. 食管和胃底静脉曲张

2. 下列各项，不属机械性肠梗阻表现的是（　）
   A. 腹部绞痛
   B. 频繁呕吐
   C. 无排气、排便
   D. 肠蠕动波
   E. 肠鸣音减弱或消失

3. 下列各项，属麻痹性肠梗阻表现的是（　）
   A. 腹部胀痛
   B. 腹部绞痛
   C. 肠形及蠕动波
   D. 肠鸣音呈金属音调
   E. 频繁排气、排便

4. 下列各项，对急性阑尾炎最有诊断意义的体征是（　）
   A. 发热
   B. 腰大肌试验阳性
   C. 结肠充气试验阳性
   D. 腹肌紧张
   E. 阑尾点固定性压痛

5. 幽门梗阻的体征有（　）
   A. 肠形
   B. 移动性浊音
   C. 液波震颤
   D. 振水音
   E. 全腹膨隆

6. 可引起胆囊肿大、无压痛，伴显著黄疸的疾病是（　）
   A. 胆囊炎
   B. 胆管炎
   C. 胰头癌
   D. 胆囊结石
   E. 胆总管结石

7. 脑性瘫痪患者常采取的步态是（　）
   A. 醉酒步态
   B. 慌张步态
   C. 剪刀步态
   D. 跨阈步态
   E. 共济失调步态

8. 可引起胆囊肿大伴有压痛的疾病是（　）
   A. 急性胆囊炎
   B. 慢性胆囊炎
   C. 胆囊癌
   D. 胰头癌
   E. 肝癌

9. 可引起肝浊音界消失的疾病是（　）
   A. 急性胃炎
   B. 急性胆囊炎
   C. 急性胰腺炎
   D. 急性阑尾炎
   E. 胃溃疡穿孔

10. 腹部反跳痛发生的病理机制是（　）
    A. 空腔脏器扩张
    B. 内脏肿大与肿瘤压迫
    C. 腹膜后淋巴结肿大压迫
    D. 腹腔脏器炎症累及壁层腹膜
    E. 腹腔脏器炎症累及脏层腹膜

11. 下列关于正常脾脏大小的描述，正确的

是( )
- A. 在左腋中线第6~9肋之间叩到脾浊音
- B. 在左腋前线第9~11肋之间叩到脾浊音
- C. 其长度为7~9cm
- D. 其长度为9~11cm
- E. 前方不超过腋前线

12. 腹部叩诊鼓音范围缩小见于( )
- A. 肝、脾极度肿大
- B. 胃肠穿孔
- C. 肠梗阻
- D. 胃肠高度胀气
- E. 人工气腹

13. 肿大的脾触诊时的显著特征是( )
- A. 形态不规则,表面凸凹不平
- B. 质软,有压痛
- C. 质硬,有压痛
- D. 摩擦感
- E. 有明显切迹

14. 下列各项,可引起紫纹的是( )
- A. 肥胖者
- B. 经产妇
- C. 皮质醇增多症
- D. Addison病
- E. 流行性出血热

15. 下列各项,可引起腹式呼吸增强的是( )
- A. 急性腹膜炎
- B. 膈肌麻痹
- C. 腹水
- D. 腹腔内巨大肿物
- E. 胸腔疾病

16. 诊断主动脉瓣关闭不全最重要的体征是( )
- A. 靴形心
- B. 水冲脉
- C. 心尖区第一心音减弱
- D. 心尖部柔和收缩期杂音
- E. 主动脉瓣区舒张期杂音

17. 不属于阻塞性肺气肿体征的是( )
- A. 桶状胸
- B. 触觉语颤增强
- C. 叩诊呈过清音,心浊音界缩小
- D. 肺下界和肝浊音界下降
- E. 肺泡呼吸音降低,呼气明显延长

18. 胸廓前后径与横径之比为1∶1,肋骨与脊柱夹角大于45°,此种胸廓为( )
- A. 正常胸廓
- B. 扁平胸
- C. 桶状胸
- D. 漏斗胸
- E. 鸡胸

19. 触诊肠管或索条状包块最适用的是( )
- A. 浅部滑行触诊法
- B. 深部滑行触诊法
- C. 深压触诊法
- D. 双手触诊法
- E. 冲击触诊法

20. 当实质性器官被含气组织覆盖时,其叩诊音为( )
- A. 清音
- B. 浊音
- C. 实音
- D. 鼓音
- E. 过清音

21. 下列关于腋测法体温测量的描述,正确的是( )
- A. 放置腋窝深处,测量5分钟读数
- B. 寒冷季节可以隔薄衣测量
- C. 正常值为35℃~37℃
- D. 优点是安全、方便,不易交叉感染
- E. 因是测量体外温度,因此结果不可靠

22. 伤寒患者可见的面容是( )
- A. 无欲貌
- B. 水肿面容
- C. 面具面容
- D. 急性热病容
- E. 慢性病容

23. 甲状腺功能减退病人可见的面容为( )
    A. 无欲貌
    B. 苦笑面容
    C. 面具面容
    D. 肢端肥大面容
    E. 黏液水肿面容

24. 患者因病不能自行改变自己的体位是( )
    A. 自动体位
    B. 被动体位
    C. 强迫体位
    D. 角弓反张位
    E. 辗转体位

25. 震颤麻痹患者常采取的步态是( )
    A. 蹒跚步态
    B. 醉酒步态
    C. 慌张步态
    D. 剪刀步态
    E. 跨阈步态

26. 长期服用肾上腺糖皮质激素的病人会出现的面容是( )
    A. 黏液性水肿病容
    B. 满月面容
    C. 二尖瓣面容
    D. 无欲貌
    E. 苦笑面容

27. 引起身体外露部分皮肤色素沉着增加的疾病是( )
    A. 库兴综合征
    B. 阿狄森病
    C. 糖尿病
    D. 帕金森病
    E. 黏液性水肿

28. 下列各项，不属于皮肤黏膜出血的是( )
    A. 瘀点
    B. 瘀斑
    C. 紫癜
    D. 蜘蛛痣
    E. 血肿

29. 下列可以引起全身淋巴结肿大的疾病是( )
    A. 急性化脓性扁桃体炎
    B. 肺炎球菌性肺炎
    C. 肺癌
    D. 再生障碍性贫血
    E. 系统性红斑狼疮

30. 胃癌常引起淋巴结转移的部位是( )
    A. 颈部
    B. 左锁骨上窝
    C. 右锁骨上窝
    D. 腋窝
    E. 滑车上

31. 可出现草莓舌的疾病是( )
    A. 贫血
    B. 结核
    C. 猩红热
    D. 维生素 A 缺乏
    E. 慢性萎缩性胃炎

32. 蜘蛛痣罕见的部位是( )
    A. 面颊部
    B. 前胸
    C. 上臂
    D. 手背
    E. 下肢

33. 可引起心室收缩时颈静脉搏动的疾病是( )
    A. 高血压性心脏病
    B. 三尖瓣关闭不全
    C. 主动脉瓣关闭不全
    D. 甲状腺功能亢进症
    E. 严重贫血

34. 提示左心衰竭的体征是( )
    A. 脉搏过缓
    B. 脉搏有力
    C. 奇脉
    D. 舒张早期奔马律
    E. 脉搏绝对不齐

35. 下列各项，叩诊不出现浊音的是( )

A. 胸壁水肿
B. 肺空洞
C. 肺不张
D. 胸膜肥厚粘连
E. 胸腔积液

36. 对脾脏肿大与腹腔肿块的鉴别，最有意义的是（　　）
A. 质地
B. 大小
C. 活动度
D. 有无压痛
E. 有无切迹

37. 空腹听诊，可出现振水音的疾病是（　　）
A. 肝硬化腹水
B. 结核性腹膜炎
C. 急性肠炎
D. 幽门梗阻
E. 肾病综合征

38. 下列关于中枢性瘫痪的描述，正确的是（　　）
A. 肌张力降低
B. 肌肉萎缩明显
C. 深反射消失
D. 不出现病理反射
E. 肌张力增强

39. 查体出现"三偏"征，常见的病变部位是（　　）
A. 脑干
B. 脊髓
C. 内囊
D. 基底节
E. 脑皮质

40. 病理性的持续睡眠状态，可被唤醒，并能正确回答问题称为（　　）
A. 意识模糊
B. 嗜睡
C. 昏睡
D. 昏迷
E. 谵妄

41. 呼吸有烂苹果味最常见于（　　）
A. 糖尿病酮症酸中毒
B. 尿毒症
C. 酒精中毒
D. 有机磷农药中毒
E. 昏迷

42. 乳腺炎时常出现淋巴结肿大的部位是（　　）
A. 右锁骨上淋巴结
B. 左锁骨上淋巴结
C. 滑车上淋巴结
D. 腋窝淋巴结
E. 腹股沟淋巴结

43. 肾绞痛病人常采取的体位是（　　）
A. 强迫侧卧位
B. 强迫俯卧位
C. 强迫坐位
D. 辗转体位
E. 角弓反张位

44. 可见匙状甲的疾病是（　　）
A. 发绀型先天性心脏病
B. 缺铁性贫血
C. 支气管扩张
D. 肝硬化
E. 支气管扩张症

45. 可引起球结膜水肿的疾病是（　　）
A. 沙眼
B. 虹膜炎
C. 肝豆状核变性
D. 甲状腺功能亢进症
E. 颅内高压

46. 不出现肝颈静脉回流征的疾病是（　　）
A. 上腔静脉阻塞综合征
B. 右心衰竭
C. 心包积液
D. 缩窄性心包炎
E. 肺心病

47. 正常肺泡呼吸音最明显的听诊部位在（　　）
A. 喉部

B. 胸骨角附近

C. 右肺尖

D. 肩胛下部

E. 肩胛上部

48. 肺气肿时，心脏浊音界的改变多为( )

A. 心浊音界向左扩大

B. 心浊音界向右扩大

C. 心底部扩大

D. 心浊音界向两侧扩大

E. 心浊音界缩小

49. 容易闻及二尖瓣狭窄杂音的体位是( )

A. 平卧位

B. 左侧卧位

C. 右侧卧位

D. 坐位

E. 立位

50. 在胸骨左缘第3、4肋间触及收缩期震颤，应考虑的疾病是( )

A. 二尖瓣狭窄

B. 主动脉瓣关闭不全

C. 三尖瓣狭窄

D. 肺动脉瓣狭窄

E. 室间隔缺损

51. 高血压性心脏病左心室增大，其心脏浊音界呈( )

A. 梨形

B. 靴形

C. 烧瓶形

D. 普大型

E. 右位心

52. 风湿性心脏瓣膜病二尖瓣狭窄的特有体征是( )

A. 心尖部第一心音亢进

B. 胸骨左缘第2肋间隙第二心音亢进伴分裂

C. 心尖部舒张期隆隆样杂音

D. 心尖部收缩期吹风样杂音

E. 开瓣音

53. 听诊心包摩擦音最清楚的部位是( )

A. 心尖部

B. 胸骨左缘第3、4肋间

C. 胸骨右缘第3、4肋间

D. 左侧腋前线第3、4肋间

E. 心底部

54. 上肢锥体束征是( )

A. Babinski（巴宾斯基征）

B. Chaddock（查多克征）

C. Hoffmann（霍夫曼征）

D. Gordon（戈登征）

E. Oppenheim（奥本海姆征）

55. 肛门与直肠的检查，错误的体位是( )

A. 仰卧位

B. 俯卧位

C. 左侧卧位

D. 蹲位

E. 肘膝位

56. 多发生脊柱前凸的部位是( )

A. 颈段

B. 颈胸段

C. 胸段

D. 腰椎

E. 骶椎

57. 下列各项，不出现胸壁压痛的是( )

A. 肋间神经炎

B. 肋骨骨折

C. 肋软骨炎

D. 胸壁带状疱疹

E. 胸膜炎

58. 乳腺皮肤呈"橘皮样"改变伴有乳头血性分泌物，最可能的疾病是( )

A. 急性乳腺炎

B. 乳腺增生

C. 乳腺结核

D. 乳腺囊肿

E. 乳腺癌

59. 严重的代谢性酸中毒常出现的呼吸类型为( )

A. Biots 呼吸

B. 间停呼吸

C. Cheyne–Stokes 呼吸

D. 叹息样呼吸

E. Kussmaul 呼吸

60. 正常人触诊语音震颤较强的部位是（　　）

A. 左胸上部

B. 右胸上部

C. 右胸下部

D. 乳房下部

E. 肩胛间区

61. 胸部触诊时语音震颤增强常见于（　　）

A. 大叶性肺炎

B. 胸腔积液

C. 胸壁皮下气肿

D. 支气管哮喘发作时

E. 阻塞性肺不张

62. 触诊胸膜摩擦感最明显的部位是（　　）

A. 两肺尖

B. 锁骨中线第 3~5 肋间隙

C. 腋中线第 5~7 肋间隙

D. 肩胛线第 7~9 肋间隙

E. 双侧前胸下部

63. 不使肺泡呼吸音减弱的疾病是（　　）

A. 胸腔积液

B. 贫血

C. 支气管哮喘

D. 重症肌无力

E. 慢性支气管炎

64. 下列各项，最常出现病理性支气管呼吸音的是（　　）

A. 气胸

B. 支气管哮喘

C. 慢性支气管炎

D. 大叶性肺炎实变期

E. 慢性阻塞性肺气肿

65. 下列各项，可引起听觉语音增强的是（　　）

A. 气管异物

B. 阻塞性肺气肿

C. 胸腔积液

D. 肺实变

E. 胸膜增厚粘连

66. 鉴别胸膜摩擦音和心包摩擦音主要依靠的是（　　）

A. 声音发出的部位

B. 声音粗糙的程度

C. 屏住呼吸看声音是否存在

D. 声音持续的时间长短

E. 伴有啰音还是杂音

67. 慢性阻塞性肺气肿时不会出现的体征是（　　）

A. 桶状胸

B. 触觉语颤减弱

C. 肺下界下移

D. 肺下界移动度减小

E. 吸气期明显延长

68. 引起青少年脊柱后凸"成角畸形"的是（　　）

A. 佝偻病

B. 胸椎骨折

C. 强直性脊柱炎

D. 胸椎结核

E. 胸椎肿瘤

69. 下列各项，属脊柱器质性侧凸特点的是（　　）

A. 可见于正常人

B. 平卧时可消失

C. 向前弯腰时可消失

D. 改变体位不能使侧弯得到纠正

E. 俗称驼背

70. 下列疾病，不出现杵状指（趾）的是（　　）

A. 发绀型先天性心脏病

B. 佝偻病

C. 肺间质纤维化

D. 支气管扩张

E. 肺癌

71. 引起手足搐搦的常见疾病是（　　）

A. 低钙血症
B. 小脑疾患
C. 肝性脑病
D. 帕金森病
E. 儿童的脑风湿病

72. 下列关于周围性面瘫的叙述，正确的是( )
A. 病灶对侧颜面肌麻痹
B. 病灶同侧颜面肌麻痹
C. 能够皱额、皱眉
D. 面部无汗
E. 多因脑血管病引起

73. 肢体可做水平移动但不能抬起，此时的肌力为( )
A. 1级
B. 2级
C. 3级
D. 4级
E. 5级

74. 腰椎间盘脱出所致的坐骨神经痛的体征是( )
A. 戈登征阳性
B. 布鲁津斯基征阳性
C. 查多克征阳性
D. 拉塞格征阳性
E. 霍夫曼征阳性

75. 帕金森病常出现的体征是( )
A. 铅管样强直
B. 折刀样肌张力增强
C. 肌张力降低
D. 交叉瘫
E. 三偏征

76. 属脑膜刺激征的体征是( )
A. Babinski征
B. Oppenheim征
C. Hoffmann征
D. Chaddock征
E. Kernig征

77. 震颤麻痹的病人不随意运动的特点是( )
A. 静止性震颤
B. 动作性震颤
C. 细微震颤
D. 扑翼样震颤
E. 老年性震颤

78. 下列各项，呈抬举样心尖搏动的是( )
A. 左心室肥大
B. 右心室肥大
C. 肺源性心脏病
D. 病毒性心肌炎
E. 心包积液

79. 第二心音产生的机理主要是( )
A. 两个房室瓣关闭时的震动
B. 两个半月瓣关闭时的震动
C. 心室壁的震动
D. 血液流动的声音
E. 乳头肌拉紧时的震动

80. 主动脉瓣狭窄，可出现的体征是( )
A. 心尖部舒张期震颤
B. 胸骨左缘第2肋间收缩期震颤
C. 胸骨左缘第2肋间舒张期震颤
D. 胸骨右缘第2肋间收缩期震颤
E. 胸骨右缘第2肋间舒张期震颤

81. 下列各项，最易触及心包摩擦感的是( )
A. 坐位，胸骨左缘第4肋间处，深吸气末
B. 坐位，胸骨左缘第4肋间处，深呼气末
C. 卧位，胸骨左缘第2肋间处，深呼气末
D. 卧位，胸骨左缘第2肋间处，深吸气末
E. 卧位，剑突下，屏住呼吸时

82. 心包摩擦音和胸膜摩擦音的鉴别要点是( )
A. 有无心脏病史
B. 呼吸是否增快
C. 改变体位后摩擦音是否消失

D. 咳嗽后摩擦音是否消失

E. 屏住呼吸后摩擦音是否消失

83. 下列各项，可见剑突下异常搏动的是( )
   A. 左心室肥大
   B. 右心室肥大
   C. 大量腹水
   D. 右位心
   E. 门静脉高压

84. 下列各项，可引起心尖区出现舒张期震颤的是( )
   A. 二尖瓣狭窄
   B. 主动脉瓣狭窄
   C. 肺动脉瓣狭窄
   D. 室间隔缺损
   E. 动脉导管未闭

85. 下列各项，心浊音界呈三角形的是( )
   A. 左、右心室增大
   B. 左、右心房增大
   C. 心包积液
   D. 大量腹腔积液
   E. 左心房显著增大

86. 单纯二尖瓣狭窄时，第一心音亢进的原因是( )
   A. 心脏收缩时，二尖瓣前叶处于低位置
   B. 二尖瓣及腱索增厚
   C. 心脏收缩时，二尖瓣后叶关闭延迟
   D. 心肌收缩力提高
   E. 心室收缩时间延长

87. 闻及开瓣音提示的是( )
   A. 二尖瓣轻、中度狭窄，瓣膜弹性和活动性较好
   B. 二尖瓣严重狭窄，瓣膜钙化
   C. 二尖瓣狭窄伴二尖瓣关闭不全
   D. 二尖瓣狭窄伴左心衰竭
   E. 二尖瓣狭窄分离术的禁忌证

88. 下列各项，不出现第一心音强弱不等的是( )
   A. 频发室性早搏
   B. 室性心动过速
   C. Ⅰ度房室传导阻滞
   D. Ⅲ度房室传导阻滞
   E. 心房颤动

89. 下列各项，不出现水冲脉的是( )
   A. 贫血
   B. 高热
   C. 甲状腺功能亢进症
   D. 主动脉瓣狭窄
   E. 主动脉瓣关闭不全

90. 下列关于奇脉的描述，正确的是( )
   A. 脉律不规则
   B. 吸气时脉搏增加
   C. 吸气时脉搏明显减弱或消失
   D. 常见于主动脉瓣关闭不全
   E. 常见于主动脉瓣狭窄

91. 下列各项，不属周围血管征的是( )
   A. 水冲脉
   B. 枪击音
   C. Duroziez 双重杂音
   D. 颈静脉搏动
   E. 毛细血管搏动征

92. 下列关于主动脉瓣区器质性收缩期杂音的特点的描述，错误的是( )
   A. 粗糙
   B. 向颈部传导
   C. 常伴震颤
   D. 常有 A_2 亢进
   E. 主要见于主动脉瓣狭窄

93. 触诊心尖搏动在心浊音界内侧的疾病是( )
   A. 高血压性心脏病
   B. 风湿性心脏病
   C. 扩张性心肌病
   D. 冠状动脉粥样硬化性心脏病
   E. 心包积液

94. 可在胸骨左缘第1、2肋间及其附近区域听到连续性杂音的疾病是( )
   A. 二尖瓣狭窄
   B. 二尖瓣关闭不全

C. 主动脉瓣狭窄
D. 主动脉瓣关闭不全
E. 动脉导管未闭

95. 剑突下出现心脏搏动,吸气时加强,提示的是( )
    A. 左心房扩大
    B. 右心房扩大
    C. 左心室扩大
    D. 右心室扩大
    E. 脉压增大

96. 周围血管征的发生机理是( )
    A. 收缩压升高
    B. 舒张压升高
    C. 脉压增大
    D. 右心室肥大
    E. 左心室肥大

97. 叩诊发现心影呈梨形的是( )
    A. 二尖瓣狭窄
    B. 二尖瓣关闭不全
    C. 主动脉瓣狭窄
    D. 主动脉瓣关闭不全
    E. 室间隔缺损

98. 老年人听到第三心音,常提示的是( )
    A. 高血压
    B. 动脉粥样硬化
    C. 健康人
    D. 贫血
    E. 心功能不全

99. 心尖区触及舒张期震颤,可提示的疾病是( )
    A. 二尖瓣狭窄
    B. 二尖瓣关闭不全
    C. 肺动脉瓣狭窄
    D. 主动脉瓣狭窄
    E. 室间隔缺损

100. 下列疾病,不会出现脉搏强而大的是( )
    A. 甲亢
    B. 发热

C. 主动脉瓣狭窄
D. 主动脉瓣关闭不全
E. 高血压病

101. 心房颤动时可出现的体征是( )
    A. 奇脉
    B. 重搏脉
    C. 交替脉
    D. 水冲脉
    E. 短绌脉

102. 下列各项,引起心尖搏动向左下移位的是( )
    A. 左心房增大
    B. 左心室增大
    C. 右心房增大
    D. 右心室增大
    E. 心包积液

103. 下列器质性心脏病中,不易触及震颤的是( )
    A. 二尖瓣狭窄
    B. 主动脉瓣关闭不全
    C. 肺动脉瓣狭窄
    D. 动脉导管未闭
    E. 室间隔缺损

104. 急性纤维蛋白性心包炎最具特征的体征是( )
    A. 颈静脉怒张
    B. 心尖搏动减弱
    C. 心包叩击音
    D. 心包摩擦音
    E. 腹水

105. 引起肺动脉瓣第二心音亢进的疾病是( )
    A. 二尖瓣狭窄
    B. 肺动脉瓣狭窄
    C. 主动脉瓣狭窄
    D. 主动脉瓣关闭不全
    E. 病毒性心肌炎

106. 毛细血管搏动征最常见于( )
    A. 甲亢
    B. 贫血

C. 二尖瓣关闭不全

D. 主动脉瓣狭窄

E. 主动脉瓣关闭不全

107. 下列疾病可见脉压减低的是（　　）

　　A. 贫血

　　B. 甲亢

　　C. 缩窄性心包炎

　　D. 动脉导管未闭

　　E. 主动脉瓣关闭不全

108. 可见颈外静脉怒张伴收缩期搏动的是（　　）

　　A. 二尖瓣狭窄

　　B. 二尖瓣关闭不全

　　C. 三尖瓣狭窄

　　D. 三尖瓣关闭不全

　　E. 主动脉瓣关闭不全

109. 可出现单侧上眼睑下垂的疾病是（　　）

　　A. 动眼神经麻痹

　　B. 面神经麻痹

　　C. 重症肌无力

　　D. 营养不良

　　E. 先天性上眼睑下垂

110. 大骨节病的患者可出现的异常步态是（　　）

　　A. 偏瘫步态

　　B. 蹒跚步态

　　C. 慌张步态

　　D. 醉酒步态

　　E. 剪刀步态

111. 关于体温，正确的是（　　）

　　A. 腋下温度正常值是36.5℃～37.5℃

　　B. 正常人24小时内体温恒定不变

　　C. 妇女在月经前期或妊娠期体温略低

　　D. 体温在39.1℃～41℃为超高热

　　E. 体温过低可见于甲状腺功能减退症

112. 下列可引起血压增高的疾病是（　　）

　　A. 肾动脉狭窄

　　B. 甲状腺功能减退症

C. 肾上腺皮质功能减退症

D. 心包填塞

E. 休克

113. 可引起第二磨牙的颊黏膜处针头大小白色斑点周围绕以红晕的是（　　）

　　A. 风疹

　　B. 麻疹

　　C. 带状疱疹

　　D. 幼儿急疹

　　E. 伤寒

114. 淋巴结结核常发生的部位是（　　）

　　A. 颌下

　　B. 颈部血管周围

　　C. 腋窝

　　D. 滑车上

　　E. 腹股沟

115. 可引起颈静脉怒张的疾病是（　　）

　　A. 严重贫血

　　B. 缩窄性心包炎

　　C. 二尖瓣关闭不全

　　D. 主动脉瓣关闭不全

　　E. 左心衰竭

116. 诊断甲状腺功能亢进，最有意义的体征是（　　）

　　A. 甲状腺肿大，质地柔软

　　B. 甲状腺弥漫、对称性肿大

　　C. 甲状腺结节性肿大

　　D. 甲状腺可随吞咽上下移动

　　E. 甲状腺可触及震颤或能听到连续性血管杂音

117. 检查发现某患者呼吸由浅慢逐渐变深快，然后由深快转为浅慢，随之出现短时暂停，周而复始。其呼吸变化是（　　）

　　A. 间停呼吸

　　B. 叹息样呼吸

　　C. 潮式呼吸

　　D. 库斯莫尔呼吸

　　E. 抽泣样呼吸

118. 正常支气管呼吸音的部位是（　　）

　　A. 胸骨上窝、喉部

B. 背部第3、4胸椎附近
C. 乳房下部
D. 肩胛下区
E. 胸骨角附近

119. 可出现第一心音增强的是（   ）
    A. 心肌炎
    B. 二尖瓣狭窄
    C. 主动脉瓣狭窄
    D. 二尖瓣关闭不全
    E. 主动脉瓣关闭不全

120. 正常心尖搏动的位置是（   ）
    A. 左侧第5肋间锁骨中线内0.5～1.0cm处
    B. 左侧第5肋间锁骨中线外0.5～1.5cm处
    C. 左侧第5肋间锁骨中线内1.5～2.0cm处
    D. 左侧第5肋间锁骨中线外1.5～2.0cm处
    E. 左侧第5肋间锁骨中线内2.0～2.5cm处

121. 主动脉听诊区的位置是（   ）
    A. 胸骨左缘第2肋间
    B. 胸骨右缘第2肋间
    C. 胸骨左缘第3、4肋间
    D. 心尖部
    E. 剑突下偏左、偏右处

122. 完全性房室传导阻滞时，可出现的心音改变是（   ）
    A. 开瓣音
    B. 喷射音
    C. 大炮音
    D. 喀喇音
    E. 枪击音

123. 动脉导管未闭时杂音性质是（   ）
    A. 机器样
    B. 吹风样
    C. 隆隆样
    D. 叹气样
    E. 乐音样

124. 正常成人的脉压的范围是（   ）
    A. 11～15mmHg
    B. 20～26mmHg
    C. 30～40mmHg
    D. 40～49mmHg
    E. 45～55mmHg

125. 触诊腹壁呈揉面感的是（   ）
    A. 胃肠穿孔
    B. 肝脾破裂
    C. 结核性腹膜炎
    D. 急性胆囊炎
    E. 急性胰腺炎

126. 叩出移动性浊音阳性，腹水量至少是（   ）
    A. 100mL
    B. 300mL
    C. 500mL
    D. 1000mL
    E. 3000mL

127. 下列属于湿啰音的听诊特点的是（   ）
    A. 是气流冲击管腔内黏稠分泌物引起震动所致
    B. 是气流通过狭窄的气道时发生漩涡所致
    C. 性质多变
    D. 部位较恒定
    E. 呼气时更加清楚

B1 型 题

A. 舟状腹
B. 尖腹
C. 气腹
D. 蛙腹
E. 球状腹

1. 肝硬化腹水的腹部外形常呈（   ）
2. 结核性腹膜炎的腹部外形常呈（   ）

A. 腹壁静脉血流方向脐以上向上，脐以

下向下

B. 腹壁静脉血流方向脐以上向上，脐以下向上

C. 腹壁静脉血流方向脐以上向下，脐以下向下

D. 腹壁静脉血流方向脐以上向下，脐以下向上

E. 胸壁静脉血流方向向下

3. 门静脉阻塞有门脉高压时血流方向是（   ）

4. 下腔静脉阻塞时血流方向是（   ）

　A. 腹壁柔软
　B. 腹部饱满
　C. 板状腹
　D. 揉面感
　E. 腹肌紧张度降低

5. 结核性腹膜炎时腹部触诊的表现为（   ）

6. 癌性腹膜炎时腹部触诊的表现为（   ）

　A. 急性肝炎
　B. 肝淤血
　C. 脂肪肝
　D. 肝硬化
　E. 肝癌

7. 可引起肝脏轻度肿大，表面光滑，边缘钝，质稍韧，有压痛的疾病是（   ）

8. 可引起肝脏明显肿大，表面光滑，边缘钝，质韧，有压痛，肝颈静脉反流征阳性的疾病是（   ）

　A. 脾脏轻度肿大，质地柔软
　B. 脾脏中度肿大，质地较硬
　C. 脾脏高度肿大
　D. 脾脏压痛，有摩擦感
　E. 脾脏有囊性感

9. 脾梗死时脾脏触诊的表现为（   ）

10. 慢性粒细胞白血病时触诊脾脏的表现为（   ）

　A. 胆囊不肿大，明显黄疸
　B. 胆囊不肿大，墨菲征阴性
　C. 胆囊肿大、实性感
　D. 胆囊肿大、囊性感、有压痛
　E. 胆囊肿大、囊性感、无压痛，黄疸渐进性加深

11. 急性胆囊炎时触诊胆囊的表现为（   ）

12. 胰头癌时触诊胆囊的表现为（   ）

　A. 胃肠胀气
　B. 急性肝炎
　C. 急性胃肠穿孔
　D. 右下肺不张
　E. 肺气肿

13. 肝浊音界消失见于（   ）

14. 肝浊音界上移见于（   ）

　A. 右锁骨中线与肋缘交界处
　B. 脐与髂前上棘连线的中外 1/3 交界处
　C. 脐水平线上腹直肌外缘
　D. 髂前上棘水平腹直肌外缘
　E. 第 12 肋与腰肌外缘交角的顶点

15. 胆囊点位于（   ）

16. 上输尿管压痛点位于（   ）

　A. 匙状甲
　B. 杵状指（趾）
　C. 肢端肥大症
　D. 爪形手
　E. 指间关节梭形

17. 类风湿性关节炎常出现的体征是（   ）

18. 支气管扩张常出现的体征是（   ）

　A. 匙状甲
　B. 指间关节梭形
　C. 肢端肥大症
　D. 爪形手
　E. 杵状指

19. 尺神经损伤常出现的体征是（   ）

20. 垂体前叶肿瘤常出现的体征是(　　)

   A. 老年性震颤
   B. 静止性震颤
   C. 动作性震颤
   D. 扑翼样震颤
   E. 细微震颤

21. 肝昏迷常出现的体征是(　　)
22. 甲状腺功能亢进症常出现的体征是(　　)

   A. 静止性震颤
   B. 动作性震颤
   C. 扑翼样震颤
   D. 老年性震颤
   E. 小舞蹈症

23. 儿童脑风湿病变常出现的体征是(　　)
24. 震颤麻痹常出现的体征是(　　)

   A. 呼气时更加清楚，性质多变，部位变换不定
   B. 呼气时更加清楚，性质多变，部位较恒定
   C. 吸气终末时多而清楚，性质多变，部位较恒定
   D. 呼气时更加清楚，性质不易改变，部位变换不定
   E. 吸气终末时多而清楚，性质不易改变，部位较恒定

25. 湿啰音的听诊特点是(　　)
26. 干啰音的听诊特点是(　　)

   A. 两肺散在哮鸣音
   B. 局限性湿啰音
   C. 两肺散在湿啰音
   D. 局限性哮鸣音
   E. 胸膜摩擦音

27. 支气管肺癌的体征是(　　)
28. 支气管扩张症的体征是(　　)

   A. 气管异物
   B. 支气管哮喘
   C. 肺癌早期
   D. 胸腔积液
   E. 大叶性肺炎

29. 双肺满布哮鸣音常见于(　　)
30. 肺部局部而持久的干啰音常见于(　　)

   A. 呼吸音增强
   B. 呼吸音断续
   C. 呼吸音正常
   D. 呼吸音减弱
   E. 呼吸音消失

31. 甲状腺功能亢进症的体征是(　　)
32. 肺气肿的体征是(　　)

   A. 清音
   B. 过清音
   C. 实音
   D. 浊音
   E. 鼓音

33. 气胸患者病变部位的叩诊音为(　　)
34. 大量胸腔积液患者病变部位的叩诊音为(　　)

   A. 桶状胸
   B. 扁平胸
   C. 鸡胸
   D. 漏斗胸
   E. 肋骨串珠

35. 胸廓前后径常不到横径的一半，此种胸廓称为(　　)
36. 胸骨下部显著前凸，两侧肋骨凹陷，此种胸廓称为(　　)

   A. 直肠周围脓肿
   B. 直肠息肉
   C. 直肠癌
   D. 肛裂
   E. 直肠炎

37. 直肠触诊触及柔软光滑而有弹性的包块，应考虑的是（ ）

38. 直肠触诊触及质地坚硬，表面凸凹不平的包块，应考虑的是（ ）

A. 皮下气肿
B. 胸骨压痛
C. 吸气时肋间隙回缩
D. 上腔静脉阻塞
E. 肋间隙膨隆

39. 大量胸腔积液时可见（ ）

40. 白血病可见（ ）

A. 心源性哮喘
B. 支气管哮喘
C. 支气管扩张
D. 慢性支气管炎
E. 肺炎球菌性肺炎

41. 两肺散在干、湿啰音，其多少及部位不固定者，见于（ ）

42. 患侧呼吸运动减弱，叩诊浊音，可闻及支气管呼吸音者，见于（ ）

A. 肺脓肿
B. 肺气肿
C. 阻塞性肺不张
D. 气胸
E. 肺实变

43. 患侧呼吸活动度减弱伴叩诊为浊音，呼吸音消失者，见于（ ）

44. 患侧呼吸活动度减弱伴叩诊为鼓音，呼吸音消失者，见于（ ）

A. 肺气肿
B. 大量胸腔积液
C. 气胸
D. 支气管肺炎
E. 肺不张

45. 肺部叩诊呈过清音的是（ ）

46. 胸部叩诊呈鼓音的是（ ）

A. 交替脉
B. 水冲脉
C. 奇脉
D. 颈静脉搏动
E. 脉搏短绌

47. 主动脉瓣关闭不全多表现为（ ）

48. 缩窄性心包炎多表现为（ ）

A. 双颊暗红，口唇紫绀
B. 表情淡漠，反应迟钝，呈无欲状态
C. 面色苍白，颜面浮肿
D. 眼裂增大，眼球突出，目光闪烁，呈惊恐貌
E. 面色潮红，兴奋不安，口唇干燥

49. 典型二尖瓣面容的特点是（ ）

50. 典型伤寒面容的特点是（ ）

A. 左侧卧位
B. 右侧卧位
C. 坐位体前倾
D. 仰卧位深吸气
E. 俯卧位

51. 听诊二尖瓣狭窄的舒张期杂音时应选取的体位是（ ）

52. 听诊主动脉瓣关闭不全的舒张期杂音时应选取的体位是（ ）

A. 麦氏点压痛
B. 墨菲征阳性
C. 库瓦济埃征阳性
D. 库瓦济埃征阴性
E. 板状腹

53. 胰头癌的体征是（ ）

54. 急性胆囊炎的体征是（ ）

A. 收缩期吹风样杂音
B. 舒张期隆隆样杂音
C. 舒张期叹气样杂音
D. 连续性机器样杂音

E. 乐音样杂音

55. 二尖瓣狭窄的杂音是（　）
56. 主动脉瓣关闭不全的杂音是（　）

A. 胸骨左缘第5肋间锁骨中线内搏动
B. 负性心尖搏动
C. 抬举性搏动
D. 剑突下搏动
E. 胸骨右缘第2肋间搏动

57. 粘连性心包炎的体征是（　）
58. 高血压性心脏病的体征是（　）

A. 二尖瓣狭窄
B. 二尖瓣关闭不全
C. 肺动脉瓣狭窄
D. 主动脉瓣狭窄
E. 主动脉瓣关闭不全

59. S_1亢进，P_2亢进的疾病是（　）
60. 出现周围血管征的疾病是（　）

A. 水冲脉
B. 交替脉
C. 重搏脉
D. 奇脉
E. 无脉

61. 符合左心功能不全的体征是（　）
62. 符合甲状腺功能亢进症的体征是（　）

A. 半月瓣关闭
B. 半月瓣开放
C. 心肌收缩
D. 房室瓣开放
E. 房室瓣关闭

63. 第一心音产生的主要构成成分是（　）
64. 第二心音产生的主要构成成分是（　）

A. 梨形心
B. 靴形心
C. 三角烧瓶状心
D. 心底部浊音界增宽
E. 心浊音界明显缩小

65. 二尖瓣狭窄时心脏叩诊可见到的体征是（　）
66. 心包积液时坐位心脏叩诊可见到的体征是（　）

A. 氨味
B. 腥臭味
C. 血腥味
D. 刺激性蒜味
E. 烂苹果味

67. 糖尿病酮症酸中毒的患者可出现的呼气味是（　）
68. 尿毒症的患者可出现的呼气味是（　）

参 考 答 案

A1 型题

1. C	2. E	3. A	4. E	5. D
6. C	7. C	8. A	9. E	10. D
11. E	12. A	13. E	14. C	15. E
16. E	17. B	18. C	19. A	20. B
21. D	22. B	23. E	24. B	25. C
26. B	27. B	28. D	29. E	30. B
31. C	32. E	33. B	34. B	35. B
36. E	37. D	38. B	39. C	40. B
41. A	42. D	43. D	44. B	45. C
46. A	47. D	48. B	49. D	50. E
51. B	52. C	53. B	54. C	55. B
56. D	57. B	58. B	59. E	60. B
61. A	62. C	63. B	64. D	65. D
66. C	67. E	68. D	69. D	70. B
71. A	72. B	73. B	74. D	75. A
76. E	77. A	78. A	79. B	80. D
81. B	82. D	83. B	84. A	85. C
86. A	87. A	88. D	89. D	90. C
91. D	92. D	93. D	94. D	95. D
96. C	97. A	98. E	99. A	100. C
101. E	102. B	103. B	104. D	105. A

106. E | 107. C | 108. D | 109. A | 110. B | 21. D | 22. E | 23. E | 24. A | 25. E
111. E | 112. A | 113. B | 114. B | 115. B | 26. A | 27. D | 28. B | 29. B | 30. C
116. E | 117. C | 118. A | 119. B | 120. A | 31. A | 32. D | 33. E | 34. C | 35. B
121. B | 122. C | 123. A | 124. C | 125. C | 36. C | 37. B | 38. C | 39. E | 40. B
126. D | 127. D | | | | 41. D | 42. E | 43. C | 44. D | 45. A

46. C　47. B　48. C　49. A　50. B
51. A　52. C　53. C　54. B　55. C

B1 型题

1. D　2. B　3. A　4. B　5. D
6. D　7. A　8. B　9. D　10. C
11. D　12. E　13. C　14. D　15. A
16. C　17. E　18. B　19. D　20. C

56. C　57. B　58. C　59. A　60. E
61. B　62. A　63. E　64. A　65. A
66. C　67. E　68. A

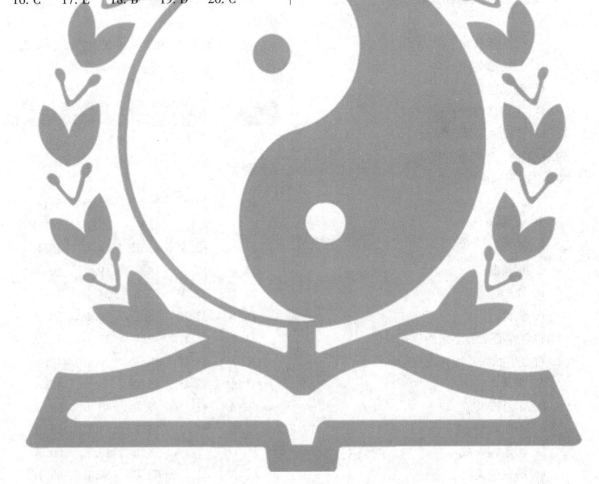

第四单元 实验室诊断

A1 型题

1. 判断成年女性贫血的血红蛋白含量应低于（ ）
   A. 120g/L
   B. 110g/L
   C. 105g/L
   D. 100g/L
   E. 90g/L

2. 引起红细胞相对性增多的疾病是（ ）
   A. 脾功能亢进
   B. 真性红细胞增多症
   C. 肺源性心脏病
   D. 紫绀型先心病
   E. 大面积烧伤

3. 引起红细胞病理性绝对性增多的疾病是（ ）
   A. 系统性红斑狼疮
   B. 大面积烧伤
   C. 肺源性心脏病
   D. 脾功能亢进
   E. 严重腹泻

4. 由于维生素 B_{12} 缺乏所引起的贫血是（ ）
   A. 缺铁性贫血
   B. 巨幼细胞贫血
   C. 再生障碍性贫血
   D. 溶血性贫血
   E. 失血性贫血

5. 由于红细胞破坏过多所引起的贫血是（ ）
   A. 失血性贫血
   B. 再生障碍性贫血
   C. 缺铁性贫血
   D. 溶血性贫血
   E. 巨幼细胞贫血

6. 出现小细胞低色素性贫血的常见疾病是（ ）
   A. 缺铁性贫血
   B. 巨幼细胞贫血
   C. 失血性贫血
   D. 溶血性贫血
   E. 再生障碍性贫血

7. 正常情况下，白细胞分类计数正常时，淋巴细胞所占的百分比是（ ）
   A. 0~1%
   B. 1%~5%
   C. 3%~8%
   D. 20%~40%
   E. 50%~70%

8. 白细胞分类计数正常时，单核细胞所占的百分比是（ ）
   A. 0%~1%
   B. 1%~5%
   C. 3%~8%
   D. 20%~40%
   E. 50%~70%

9. 引起白细胞总数及中性粒细胞增多的疾病是（ ）
   A. 伤寒
   B. 流行性感冒
   C. 化脓性感染
   D. 脾功能亢进
   E. 系统性红斑狼疮

10. 引起中性粒细胞增多的疾病是（ ）
    A. 脾功能亢进
    B. 伤寒
    C. 麻疹
    D. 流行性感冒

E. 急性大失血

11. 引起中性粒细胞减少的疾病是(　　)
    A. 脾功能亢进
    B. 尿毒症
    C. 肺炎链球菌肺炎
    D. 急性心肌梗死
    E. 急性溶血

12. 外周血象检查出现核右移的疾病是(　　)
    A. 急性大失血
    B. 巨幼细胞贫血
    C. 化脓性感染
    D. 急性中毒
    E. 急性溶血

13. 引起嗜酸性粒细胞增多的原因是(　　)
    A. 伤寒
    B. 应激状态
    C. 库欣综合征
    D. 寄生虫病
    E. 应用皮质激素后

14. 引起淋巴细胞比例相对增高的疾病是(　　)
    A. 风疹
    B. 流行性腮腺炎
    C. 传染性单核细胞增多症
    D. 病毒性肝炎
    E. 再生障碍性贫血

15. 下列各项，不引起淋巴细胞增多的疾病是(　　)
    A. 百日咳
    B. 流行性腮腺炎
    C. 肾综合征出血热
    D. 免疫缺陷性疾病
    E. 结核病

16. 引起网织红细胞减少的贫血是(　　)
    A. 巨幼细胞贫血
    B. 缺铁性贫血
    C. 再生障碍性贫血
    D. 溶血性贫血
    E. 失血性贫血

17. 引起网织红细胞明显增多的贫血是(　　)
    A. 缺铁性贫血
    B. 溶血性贫血
    C. 巨幼细胞贫血
    D. 再生障碍性贫血
    E. 骨髓病性贫血

18. 引起血小板增多的疾病是(　　)
    A. 再生障碍性贫血
    B. 急性放射病
    C. 慢性粒细胞白血病
    D. 急性白血病
    E. 脾功能亢进

19. 下列各项，不属血小板减少的疾病是(　　)
    A. 脾功能亢进
    B. 急性白血病
    C. 再生障碍性贫血
    D. 急性放射病
    E. 急性大失血

20. 引起血小板减少的疾病是(　　)
    A. 急性白血病
    B. 真性红细胞增多症
    C. 慢性粒细胞白血病
    D. 急性大失血
    E. 急性溶血

21. 下列各项，不引起血沉增快的疾病是(　　)
    A. 活动性结核病
    B. 恶性肿瘤
    C. 多发性骨髓瘤
    D. 心绞痛
    E. 严重贫血

22. 下列各项，不引起血沉增快的疾病是(　　)
    A. 细菌性急性炎症
    B. 良性肿瘤
    C. 慢性肾炎
    D. 急性心肌梗死
    E. 系统性红斑狼疮

23. 监测肝素治疗的首选指标是（   ）
    A. 活化部分凝血活酶时间（APTT）测定
    B. 血浆纤维蛋白原（Fg）测定
    C. 血浆 D–二聚体测定
    D. 血浆凝血酶原时间（PT）测定
    E. 出血时间（BT）测定

24. 引起血浆凝血酶原时间延长的疾病是（   ）
    A. 心肌梗死
    B. 多发性骨髓瘤
    C. 严重肝病
    D. 脑血栓形成
    E. 深静脉血栓形成

25. 引起血浆纤维蛋白原增高的疾病是（   ）
    A. DIC
    B. 原发性纤溶症
    C. 重症肝炎
    D. 肝硬化
    E. 多发性骨髓瘤

26. 下列各项，不属血浆纤维蛋白原减少的疾病是（   ）
    A. 糖尿病
    B. 肝硬化
    C. 重症肝炎
    D. DIC
    E. 原发性纤溶症

27. 成熟红细胞：有核细胞为 20：1，有核细胞占 1%～10%，骨髓的增生程度是（   ）
    A. 极度活跃
    B. 明显活跃
    C. 活跃
    D. 减低
    E. 极度减低

28. 急性型再障患者的骨髓增生程度是（   ）
    A. 极度活跃
    B. 明显活跃
    C. 活跃
    D. 减低
    E. 极度减低

29. 正常人血清白蛋白/球蛋白（A/G）的比值是（   ）
    A. （0.5～1.0）：1
    B. （1.0～1.5）：1
    C. （1.5～2.0）：1
    D. （1.5～2.5）：1
    E. （3.0～4.5）：1

30. 引起血清总蛋白及白蛋白减少的疾病是（   ）
    A. 急性肝炎
    B. 疟疾
    C. 肾病综合征
    D. 多发性骨髓瘤
    E. 黑热病

31. 导致血清白蛋白减少，γ 球蛋白增多的疾病是（   ）
    A. 肾病综合征
    B. 肝硬化
    C. 急性肝炎
    D. 糖尿病肾病
    E. 多发性骨髓瘤

32. 引起白蛋白/球蛋白（A/G）降低的疾病是（   ）
    A. 肾上腺皮质功能减退症
    B. 急性肝炎
    C. 阻塞性黄疸
    D. 甲状腺功能亢进症
    E. 慢性肝炎

33. 血清蛋白电泳时，α_2 及 β 球蛋白增高，白蛋白及 γ 球蛋白减低的疾病是（   ）
    A. 多发性骨髓瘤
    B. 肾病综合征
    C. 肝硬化
    D. 肝癌
    E. 原发性巨球蛋白血症

34. 以非结合胆红素增加为主的疾病是（   ）
    A. 病毒性肝炎

B. 胆石症

C. 中毒性肝炎

D. 蚕豆病

E. 胰头癌

35. 下列各项，不属肝细胞性黄疸实验室检查结果的是（　　）

A. 总胆红素增高

B. 非结合胆红素增高

C. 结合胆红素增高

D. 尿胆原增高

E. 尿胆红素阴性

36. 尿胆原减低或缺如，尿胆红素强阳性的疾病是（　　）

A. 胰头癌

B. 溶血性贫血

C. 蚕豆病

D. 中毒性肝炎

E. 病毒性肝炎

37. 血清中 LDH_1 和 LDH_2 均增高，且 $LDH_1/LDH_2 > 1$。考虑的诊断是（　　）

A. 急性心肌梗死

B. 心肌炎

C. 急性肝炎

D. 阻塞性黄疸

E. 肝硬化

38. 急性病毒性肝炎时明显增高的酶是（　　）

A. 肌酸激酶（CK）

B. 乳酸脱氢酶（LDH）

C. 碱性磷酸酶（ALP）

D. 天门冬氨酸氨基转移酶（AST）

E. 丙氨酸氨基转移酶（ALT）

39. 丙氨酸氨基转移酶（ALT）增高最明显的疾病是（　　）

A. 急性心肌梗死

B. 肝硬化

C. 急性病毒性肝炎

D. 肝癌

E. 急性重症肝炎

40. ALT 基本正常，AST 显著增高，ALT/AST < 1 的疾病是（　　）

A. 肝硬化

B. 酒精性肝病

C. 脂肪肝

D. 急性病毒性肝炎

E. 慢性病毒性肝炎

41. 碱性磷酸酶明显增高的疾病是（　　）

A. 骨软化症

B. 阻塞性黄疸

C. 纤维性骨炎

D. 甲亢

E. 佝偻病

42. 提示既往感染过甲型肝炎病毒，已获得免疫力，并可作为流行病学调查指标的是（　　）

A. HAVAg 阳性

B. HAV-RNA 阳性

C. 抗 HAV-IgM 阳性

D. 抗 HAV-IgA 阳性

E. 抗 HAV-IgG 阳性

43. 下列各项，属于保护性抗体的是（　　）

A. 抗 HBc-IgA 阳性

B. 抗-HBs 阳性

C. 抗-HBe 阳性

D. 抗 HBc-IgG 阳性

E. 抗 HBc-IgM 阳性

44. 提示病毒复制，传染性强，持续阳性，表明肝细胞损害较重，且可转为慢性乙型肝炎的指标是（　　）

A. HBsAg

B. HBeAg

C. HBcAg

D. 抗-HBs

E. 抗 HBc

45. 一般情况下血液中测不到，但其阳性提示病人感染 HBV，传染性强的是（　　）

A. HBsAg

B. HBeAg

C. 抗-HBs

D. HBcAg

E. 抗 HBc

46. 当内生肌酐清除率（Ccr）为15mL/min时，肾功能的分期是（ ）
    A. 肾功能正常
    B. 肾衰竭代偿期
    C. 肾衰竭失代偿期
    D. 肾衰竭期
    E. 肾衰竭终末期

47. 血肌酐（Cr）测定反映的功能是（ ）
    A. 肾小球滤过功能
    B. 肾小管排泌功能
    C. 肾小管重吸收功能
    D. 肾脏调节水液平衡功能
    E. 肾脏调节酸碱平衡功能

48. 因肾后性因素引起血尿素氮增高的疾病是（ ）
    A. 尿毒症
    B. 上消化道出血
    C. 尿路结石
    D. 甲状腺功能亢进症
    E. 大面积烧伤

49. 反映远端肾小管和集合管稀释-浓缩功能的敏感试验是（ ）
    A. 血肌酐
    B. 昼夜尿比密试验
    C. 血 β_2-微球蛋白（β_2-MG）测定
    D. 血尿酸（UA）测定
    E. 尿 β_2-微球蛋白（β_2-MG）测定

50. 作为诊断痛风主要依据的试验是（ ）
    A. 内生肌酐清除率测定
    B. 昼夜尿比密试验
    C. 血 β_2-微球蛋白测定
    D. 血尿酸测定
    E. 血清尿素氮测定

51. 昼夜尿比密试验结果为：尿量明显增多，而各次尿比密均明显降低的疾病是（ ）
    A. 急性肾盂肾炎
    B. 肾病综合征
    C. 急性肾小球肾炎
    D. 尿崩症
    E. 糖尿病

52. 下列各项，不引起空腹血糖增高的疾病是（ ）
    A. 胰高血糖素瘤
    B. 急性脑血管病
    C. 甲状腺功能亢进症
    D. 颅脑外伤
    E. 急性酒精中毒

53. 下列各项，不引起空腹血糖降低的是（ ）
    A. 胰岛 β 细胞肿瘤
    B. 严重营养不良
    C. 甲状腺功能亢进症
    D. 肾上腺皮质激素缺乏
    E. 急性酒精中毒

54. 引起血清总胆固醇增高的疾病是（ ）
    A. 肝硬化
    B. 甲状腺功能亢进症
    C. 严重贫血
    D. 严重营养不良
    E. 肾病综合征

55. 下列各项，不引起血清总胆固醇增高的疾病是（ ）
    A. 阻塞性黄疸
    B. 肝硬化
    C. 高脂蛋白血症
    D. 肾病综合征
    E. 糖尿病

56. 可防止动脉粥样硬化的发生，与冠心病发病呈负相关的试验是（ ）
    A. 高密度脂蛋白（HDL）测定
    B. 低密度脂蛋白（LDL）测定
    C. 血清总胆固醇（TC）测定
    D. 血清糖化血红蛋白（GHb）测定
    E. 血清甘油三酯（TG）测定

57. 下列各项，不引起高钾血症的疾病是（ ）
    A. 急性肾功能衰竭
    B. 严重溶血
    C. 缺铁性贫血
    D. 挤压综合征

E. 代谢性酸中毒
58. 引起高钾血症的疾病是（　　）
    A. 急性肾衰多尿期
    B. 醛固酮增多症
    C. 心功能不全
    D. 肾上腺皮质功能减退症
    E. 代谢性碱中毒
59. 引起高钠血症的疾病是（　　）
    A. 醛固酮增多症
    B. 幽门梗阻
    C. 肺结核
    D. 尿崩症
    E. 大面积烧伤
60. 因抗利尿激素分泌过多而引起血钠减低的疾病是（　　）
    A. 醛固酮增多症
    B. 尿崩症
    C. 幽门梗阻
    D. 肺结核
    E. 大面积烧伤
61. 引起低氯血症的疾病是（　　）
    A. 尿路梗阻
    B. 肾上腺皮质功能亢进症
    C. 急性肾衰竭
    D. 充血性心力衰竭
    E. 呼吸性酸中毒
62. 引起高钙血症的疾病是（　　）
    A. 甲状旁腺功能亢进症
    B. 维生素 D 缺乏症
    C. 骨质软化症
    D. 阻塞性黄疸
    E. 佝偻病
63. 引起低钙血症的原因是（　　）
    A. 甲状旁腺功能亢进症
    B. 多发性骨髓瘤
    C. 骨质软化症
    D. 应用维生素 D
    E. 急性肾衰竭
64. 血清铁及血清铁蛋白均增高的疾病是（　　）

A. 维生素 C 缺乏症
B. 消化性溃疡
C. 缺铁性贫血
D. 再生障碍性贫血
E. 恶性肿瘤
65. 作为诊断血色病的可靠指标，血清转铁蛋白饱和度（Tfs）应大于的数值是（　　）
    A. 20%
    B. 33%
    C. 55%
    D. 60%
    E. 70%
66. 引起尿淀粉酶明显增高的疾病是（　　）
    A. 急性胆囊炎
    B. 胰腺癌
    C. 流行性腮腺炎
    D. 急性胃肠炎
    E. 急性胰腺炎
67. 对急性胰腺炎有诊断价值的血清淀粉酶的数值应大于（　　）
    A. 800U/L
    B. 1800U/L
    C. 3500U/L
    D. 5000U/L
    E. 6000U/L
68. 怀疑急性胰腺炎时，血清淀粉酶的数值应大于（　　）
    A. 800U/L
    B. 1800U/L
    C. 3500U/L
    D. 5000U/L
    E. 6000U/L
69. 下列各项，不属急性心肌梗死检测指标的是（　　）
    A. 天门冬氨酸氨基转移酶（AST）
    B. 碱性磷酸酶（ALP）
    C. 乳酸脱氢酶（LDH）
    D. 肌酸激酶（CK）
    E. 心肌肌钙蛋白 T（cTnT）
70. 用于急性心肌梗死早期诊断的敏感指标

是(　　)
    A. 丙氨酸氨基转移酶（ALT）
    B. 碱性磷酸酶（ALP）
    C. 肌酸激酶（CK）
    D. 乳酸脱氢酶（LDH）
    E. γ-谷氨酰转移酶（γ-GT）

71. 原发性巨球蛋白血症时，明显增高的Ig是(　　)
    A. IgG
    B. IgA
    C. IgM
    D. IgD
    E. IgE

72. 支气管哮喘时，增高的Ig是(　　)
    A. IgG
    B. IgA
    C. IgM
    D. IgD
    E. IgE

73. 多发性骨髓瘤可分别有4种Ig增高，并以此分型，应除外的是(　　)
    A. IgG
    B. IgA
    C. IgM
    D. IgD
    E. IgE

74. 表现为IgG、IgA、IgM均增高的疾病是(　　)
    A. 类风湿性关节炎
    B. 原发性巨球蛋白血症
    C. 多发性骨髓瘤
    D. 支气管哮喘
    E. 过敏性鼻炎

75. 血清免疫球蛋白测定中，不属多克隆增高的疾病是(　　)
    A. 类风湿性关节炎
    B. 系统性红斑狼疮
    C. 淋巴瘤
    D. 慢性肝病
    E. 寄生虫感染

76. 可引起总补体溶血活性（CH50）增高的疾病是(　　)
    A. 肾小球肾炎
    B. 类风湿性关节炎
    C. 慢性肝炎
    D. 系统性红斑狼疮
    E. 恶性肿瘤

77. 下列各项，不引起总补体溶血活性（CH50）减低的疾病是(　　)
    A. 慢性肝炎
    B. 系统性红斑狼疮
    C. 类风湿性关节炎
    D. 急性炎症
    E. 肾小球肾炎

78. 可引起补体C_3增高的疾病是(　　)
    A. 急性炎症
    B. 急性肾炎
    C. 狼疮性肾炎
    D. 系统性红斑狼疮
    E. 类风湿性关节炎

79. 可引起补体C_3减低的原因是(　　)
    A. 急性炎症
    B. 狼疮性肾炎
    C. 传染病早期
    D. 恶性肿瘤
    E. 排斥反应

80. 血清抗体效价O＞1∶80及H＞1∶160时，考虑的诊断是(　　)
    A. 副伤寒
    B. 伤寒
    C. 狼疮性肾炎
    D. 风湿热
    E. 风湿性关节炎

81. 血清甲胎蛋白阳性最常见的疾病是(　　)
    A. 生殖腺胚胎肿瘤
    B. 原发性肝癌
    C. 肝硬化
    D. 转移性肝癌
    E. 卵巢癌

82. 导致抗核抗体（ANA）阳性的主要疾病是（　　）
    A. 多发性骨髓瘤
    B. 原发性肝癌
    C. 肝硬化
    D. 系统性红斑狼疮
    E. 甲状腺功能亢进症

83. 下列各项免疫学检查，系统性红斑狼疮患者常呈阳性，但应除外的是（　　）
    A. 类风湿因子（RF）
    B. 抗核抗体（ANA）
    C. 抗双链DNA（dsDNA）
    D. 狼疮细胞（LE细胞）
    E. 抗甲状腺球蛋白抗体（ATG）

84. 引起病理性尿量增多的疾病是（　　）
    A. 休克
    B. 水肿
    C. 高热
    D. 糖尿病
    E. 急性肾炎

85. 少尿时24小时尿量应低于的数值是（　　）
    A. 100mL
    B. 200mL
    C. 300mL
    D. 400mL
    E. 500mL

86. 下列各项，不属尿量减少的疾病是（　　）
    A. 尿路梗阻
    B. 休克
    C. 急性肾炎
    D. 心功能不全
    E. 尿崩症

87. 肉眼血尿时，每升尿液中的含血量至少应该是（　　）
    A. 1mL
    B. 2mL
    C. 3mL
    D. 4mL
    E. 5mL

88. 引起血红蛋白尿的疾病是（　　）
    A. 急性肾小球肾炎
    B. 溶血性贫血
    C. 阻塞性黄疸
    D. 肾盂肾炎
    E. 血小板减少性紫癜

89. 阵发性睡眠性血红蛋白尿患者，尿液改变的特点是（　　）
    A. 肉眼血尿
    B. 镜下血尿
    C. 酱油色尿
    D. 胆红素尿
    E. 乳糜尿

90. 尿液呈浓茶色，镜检无红细胞，隐血试验阳性。考虑的疾病是（　　）
    A. 急性肾小球肾炎
    B. 丝虫病
    C. 血小板减少性紫癜
    D. 膀胱炎
    E. 蚕豆病

91. 引起脓尿和菌尿的疾病是（　　）
    A. 急性肾小球肾炎
    B. 丝虫病
    C. 肾结石
    D. 肾盂肾炎
    E. 恶性疟疾

92. 引起病理性尿比重减低的疾病是（　　）
    A. 急性肾小球肾炎
    B. 慢性肾衰竭
    C. 糖尿病
    D. 心功能不全
    E. 脱水

93. 蛋白尿阳性时，24小时尿蛋白量应大于的数值是（　　）
    A. 50mg
    B. 100mg
    C. 150mg
    D. 200mg
    E. 250mg

94. 巨球蛋白血症患者出现蛋白尿的类型是( )
    A. 肾小球性蛋白尿
    B. 肾小管性蛋白尿
    C. 溢出性蛋白尿
    D. 组织性蛋白尿
    E. 混合性蛋白尿

95. 出现尿酮体阳性的疾病是( )
    A. 糖尿病酮症酸中毒
    B. 恶性疟疾
    C. 阵发性睡眠性血红蛋白尿
    D. 肾盂肾炎
    E. 急性肾小球肾炎

96. 引起应激性糖尿的疾病是( )
    A. 糖尿病
    B. 慢性肾炎
    C. 甲状腺功能亢进症
    D. 肝硬化
    E. 颅脑外伤

97. 尿中出现大量白细胞的疾病是( )
    A. 急性肾炎
    B. 慢性肾炎急性发作
    C. 肾病综合征
    D. 泌尿系统感染
    E. 肾动脉硬化

98. 尿中出现尾形上皮细胞的疾病是( )
    A. 急性肾小球肾炎
    B. 尿道炎
    C. 肾结核
    D. 肾病综合征
    E. 输尿管炎

99. 正常人尿中可出现的管型是( )
    A. 细胞管型
    B. 颗粒管型
    C. 透明管型
    D. 蜡样管型
    E. 脂肪管型

100. 尿中出现红细胞管型的疾病是( )
    A. 狼疮性肾炎
    B. 间质性肾炎
    C. 肾盂肾炎
    D. 肾动脉硬化
    E. 膀胱炎

101. 出现脂肪管型的疾病是( )
    A. 尿道炎
    B. 急性膀胱炎
    C. 肾盂肾炎
    D. 肾病综合征
    E. 肾结石

102. 尿菌阳性提示尿路感染时，尿菌落计数的数值应大于( )
    A. $10^4/mL$
    B. $10^5/mL$
    C. $10^6/mL$
    D. $10^7/mL$
    E. $10^8/mL$

103. 霍乱患者的粪便性状是( )
    A. 米泔样便
    B. 粥样稀便
    C. 鲜血便
    D. 冻状便
    E. 柏油样便

104. 粪便显微镜检查出现巨噬细胞的疾病是( )
    A. 急性胃肠炎
    B. 阿米巴痢疾
    C. 直肠癌
    D. 溃疡性结肠炎
    E. 直肠息肉

105. 粪便隐血试验呈持续阳性的疾病是( )
    A. 消化性溃疡
    B. 急性胃肠炎
    C. 阿米巴痢疾
    D. 钩虫病
    E. 消化道癌症

106. 急性肺水肿患者痰液的特征是( )
    A. 红色痰
    B. 粉红色泡沫样痰
    C. 铁锈色痰

D. 棕褐色痰

E. 黄绿色痰

107. 出现脓性痰的疾病是（　　）

A. 支气管扩张症

B. 支气管哮喘

C. 肺结核

D. 支气管炎

E. 急性肺水肿

108. 出现黏液性痰的疾病是（　　）

A. 肺脓肿

B. 肺水肿

C. 肺结核

D. 支气管炎

E. 支气管扩张症

109. 痰液直接涂片镜检出现嗜酸性粒细胞增多的疾病是（　　）

A. 肺结核

B. 肺水肿

C. 支气管哮喘

D. 支气管炎

E. 支气管扩张症

110. 痰液直接涂片镜检出现淋巴细胞增多的疾病是（　　）

A. 肺结核

B. 肺水肿

C. 支气管哮喘

D. 支气管炎

E. 肺炎链球菌肺炎

111. 支气管炎患者痰液直接涂片镜检发现增多的细胞是（　　）

A. 鳞状上皮细胞

B. 中性粒细胞

C. 脓细胞

D. 红细胞

E. 柱状上皮细胞

112. 急性喉炎患者痰液直接涂片镜检发现增多的细胞是（　　）

A. 鳞状上皮细胞

B. 中性粒细胞

C. 脓细胞

D. 红细胞

E. 柱状上皮细胞

113. 痰液直接涂片镜检出现嗜酸性粒细胞及柱状上皮细胞均增多的疾病是（　　）

A. 肺结核

B. 肺水肿

C. 支气管哮喘

D. 急性喉炎

E. 肺炎链球菌肺炎

114. 下列各项，不引起渗出液的疾病是（　　）

A. 胸膜炎

B. 恶性肿瘤

C. 结核性腹膜炎

D. 心包炎

E. 肾病综合征

115. 下列各项，不引起漏出液的疾病是（　　）

A. 重度营养不良

B. 恶性肿瘤

C. 肝硬化

D. 慢性心功能不全

E. 肾病综合征

116. 漏出液的特点是（　　）

A. 外观脓性

B. 能自凝

C. 比重＜1.018

D. 黏蛋白定性阳性

E. 可找到致病菌

117. 渗出液的特点是（　　）

A. 外观淡黄色

B. 不能自凝

C. 比重＜1.018

D. 黏蛋白定性阳性

E. 无致病菌

118. 浆膜腔积液化验结果为：混浊，黄色，比重为1.020，黏蛋白定性阳性，细胞数为600×10^6/L。考虑的疾病是（　　）

A. 结核性腹膜炎

B. 重度营养不良

C. 肝硬化

D. 慢性心功能不全

E. 肾病综合征

119. 浆膜腔积液化验结果为：淡黄色，比重为1.016，黏蛋白定性阴性，细胞数为 80×10^6/L。考虑的疾病是（　　）

A. 胸膜炎

B. 恶性肿瘤

C. 结核性腹膜炎

D. 肝硬化

E. 心包炎

120. 脑脊液外观呈毛玻璃样混浊的疾病是（　　）

A. 化脓性脑膜炎

B. 结核性脑膜炎

C. 病毒性脑膜炎

D. 蛛网膜下腔出血

E. 流行性乙型脑炎

121. 脑脊液检查蛋白质定量显著增加的疾病是（　　）

A. 化脓性脑膜炎

B. 结核性脑膜炎

C. 病毒性脑膜炎

D. 蛛网膜下腔出血

E. 脑肿瘤

122. 脑脊液检查结果：蛋白质定性（+++），葡萄糖（-），氯化物96mmol/L。最可能的疾病是（　　）

A. 流行性乙型脑炎

B. 病毒性脑膜炎

C. 脑膜白血病

D. 化脓性脑膜炎

E. 结核性脑膜炎

123. 关于化脓性脑膜炎脑脊液特点的叙述，错误的是（　　）

A. 外观呈毛玻璃样混浊

B. 压力显著增高

C. 细胞数显著增加

D. 可发现致病菌

E. 细胞分类以中性粒细胞为主

A2 型题

1. 腹泻患者，粪便以黏液和脓血为主，镜检发现大量白细胞。最可能的诊断是（　　）

A. 急性胃肠炎

B. 阿米巴痢疾

C. 细菌性痢疾

D. 急性阑尾炎

E. 甲状腺功能亢进症

2. 患者烦渴多饮，多尿达8L/24h，尿比重为1.003。最可能的疾病是（　　）

A. 糖尿病

B. 尿崩症

C. 慢性肾炎

D. 心功能不全

E. 肾病综合征

3. 患者尿量为3000mL/24h，尿比重为1.035。应考虑的原因是（　　）

A. 大量饮水后

B. 肾功能不全

C. 糖尿病

D. 尿崩症

E. 精神性多尿

B1 型题

A. 巨幼细胞贫血

B. 缺铁性贫血

C. 再生障碍性贫血

D. 溶血性贫血

E. 失血性贫血

1. 维生素 B_{12} 或叶酸缺乏引起的贫血是（　　）

2. 红细胞破坏过多引起的贫血是（　　）

A. 血红蛋白S病

B. 缺铁性贫血

C. 乙醇中毒

D. 骨髓纤维化

E. 自身免疫性溶血性贫血

3. 出现球形红细胞的疾病是（　　）
4. 出现镰形红细胞的疾病是（　　）

  A. 镰形红细胞
  B. 口形红细胞
  C. 球形红细胞
  D. 椭圆形红细胞
  E. 靶形红细胞

5. 珠蛋白生成障碍性贫血患者红细胞的形态改变是（　　）
6. 乙醇中毒患者可出现的红细胞形态改变是（　　）

  A. 中性粒细胞
  B. 嗜酸性粒细胞
  C. 嗜碱性粒细胞
  D. 淋巴细胞
  E. 单核细胞

7. 脾功能亢进时主要减少的细胞是（　　）
8. 支气管哮喘时增多的细胞是（　　）

  A. 真性红细胞增多症
  B. 大面积烧伤
  C. 急性白血病
  D. 急性失血性贫血
  E. 糖尿病酮症酸中毒

9. 引起网织红细胞减少的疾病是（　　）
10. 引起网织红细胞明显增多的疾病是（　　）

  A. 1∶1
  B. 10∶1
  C. 20∶1
  D. 50∶1
  E. 200∶1

11. 骨髓增生明显活跃时，成熟红细胞与有核细胞的比值是（　　）
12. 骨髓增生减低时，成熟红细胞与有核细胞的比值是（　　）

  A. 糖尿病肾病
  B. 原发性巨球蛋白血症
  C. 阻塞性黄疸
  D. 多发性骨髓瘤
  E. 慢性肝炎

13. 引起血清白蛋白减少，γ球蛋白增多的疾病是（　　）
14. 引起血清白蛋白减少，γ球蛋白减少的疾病是（　　）

	STB	CB	UCB	尿胆原	尿胆红素
A	↑↑	正常	↑↑	(+)	(-)
B	↑↑	↑↑	正常	(-)	(+)
C	↑↑	↑↑	↑↑	(-)	(-)
D	↑↑	正常	↑↑	(-)	(-)
E	↑↑	↑	↑	(+)	(+)

15. 溶血性黄疸的实验室检查结果是（　　）
16. 阻塞性黄疸的实验室检查结果是（　　）

  A. 丙氨酸氨基转移酶（ALT）
  B. 碱性磷酸酶（ALP）
  C. 天门冬氨酸氨基转移酶（AST）
  D. γ-谷氨酰转移酶（γ-GT）
  E. 淀粉酶（AMS）

17. 急性病毒性肝炎时明显增高的酶是（　　）
18. 急性心肌梗死时明显增高的酶是（　　）

  A. ALT
  B. AMS
  C. ALP
  D. AST
  E. AFP

19. 肝癌时明显增高的酶是（　　）
20. 阻塞性黄疸时明显增高的酶是（　　）

	HBsAg	抗-HBs	HBeAg	抗-HBe	抗-HBc
A	+	+	+	-	-
B	-	+	+	+	-
C	+	-	+	-	+
D	-	+	-	-	+
E	+	-	-	+	+

21. 乙型肝炎病毒检测中"大三阳"指的是（　）
22. 乙型肝炎病毒检测中"小三阳"指的是（　）

  A. 肾功能正常
  B. 肾衰竭代偿期
  C. 肾衰竭失代偿期
  D. 肾衰竭期
  E. 肾衰竭终末期

23. 当Ccr为51~80mL/min时，肾功能的分期是（　）
24. 当Ccr为50~20mL/min时，肾功能的分期是（　）

  A. 肾脏调节酸碱平衡功能
  B. 肾小管排泌功能
  C. 肾小管重吸收功能
  D. 肾脏调节水液平衡功能
  E. 肾小球滤过功能

25. 尿 β_2-微球蛋白测定反映的功能是（　）
26. 血 β_2-微球蛋白测定反映的功能是（　）

  A. 肾功能正常
  B. 肾衰竭代偿期
  C. 肾衰竭失代偿期
  D. 肾衰竭期
  E. 肾衰竭终末期

27. 当血Cr<178μmol/L时，肾功能的分期是（　）
28. 当血Cr为178~445μmol/L时，肾功能的分期是（　）

  A. 丙氨酸氨基转移酶（ALT）
  B. 碱性磷酸酶（ALP）
  C. γ-谷氨酰转移酶（γ-GT）
  D. 肌酸激酶（CK）
  E. 淀粉酶（AMS）

29. 急性胰腺炎时明显增高的酶是（　）
30. 急性心肌梗死时明显增高的酶是（　）

  A. 天门冬氨酸氨基转移酶（AST）
  B. 肌酸激酶同工酶（CK-MB）
  C. 乳酸脱氢酶（LDH）
  D. 肌酸激酶（CK）
  E. 心肌肌钙蛋白T（cTnT）

31. 对急性心肌梗死早期诊断最灵敏，且具有高度特异性的指标是（　）
32. 用于判断微小心肌损伤的指标是（　）

  A. 血清铁增高、血清铁蛋白正常
  B. 血清铁、铁蛋白均降低
  C. 血清铁增高、血清铁蛋白降低
  D. 血清铁、铁蛋白均增高
  E. 血清铁降低、血清铁蛋白增高

33. 符合溶血性贫血改变的指标是（　）
34. 符合缺铁性贫血改变的指标是（　）

  A. 血清前列腺特异抗原（PSA）
  B. 血清甲胎蛋白（AFP）
  C. 血清癌抗原125（CA125）
  D. 血清癌胚抗原（CEA）
  E. 血清糖链抗原19-9（CA19-9）

35. 诊断原发性肝癌首选的检验项目是（　）
36. 诊断卵巢癌首选的检验项目是（　）

  A. 血清前列腺特异抗原（PSA）
  B. 血清甲胎蛋白（AFP）
  C. 血清癌抗原125（CA125）
  D. 血清癌胚抗原（CEA）

E. 血清糖链抗原 19-9（CA19-9）

37. 对诊断胰腺癌敏感性和特异性均较高的检验项目是（　）

38. 转移性肝癌时明显增高且阳性率达 90% 的检验项目是（　）

　A. 风湿热
　B. 伤寒
　C. 艾滋病
　D. 梅毒
　E. 肾综合征出血热

39. 表现为稽留热，肥达反应阳性的疾病是（　）

40. 表现为弛张热，抗链球菌溶血素"O"增高的疾病是（　）

　A. 大量蛋白尿
　B. 尿酮体阳性
　C. 血红蛋白尿
　D. 乳糜尿
　E. 胆红素尿

41. 肾病综合征主要的尿液改变是（　）

42. 丝虫病患者尿液改变的特点是（　）

　A. 溶血性黄疸
　B. 肝细胞性黄疸
　C. 急性肾小球肾炎
　D. 泌尿系结石
　E. 膀胱炎

43. 出现胆红素尿的疾病是（　）

44. 出现脓尿和菌尿的疾病是（　）

　A. 血尿
　B. 蛋白尿
　C. 血红蛋白尿
　D. 胆红素尿
　E. 乳糜尿

45. 恶性疟疾患者尿液改变的特点是（　）

46. 阻塞性黄疸患者尿液改变的特点是（　）

　A. 肾小球性蛋白尿
　B. 肾小管性蛋白尿
　C. 溢出性蛋白尿
　D. 组织性蛋白尿
　E. 混合性蛋白尿

47. 肾病综合征患者出现蛋白尿的类型是（　）

48. 多发性骨髓瘤患者出现蛋白尿的类型是（　）

　A. 肾小球性蛋白尿
　B. 肾小管性蛋白尿
　C. 溢出性蛋白尿
　D. 组织性蛋白尿
　E. 假性蛋白尿

49. 间质性肾炎患者出现蛋白尿的类型是（　）

50. 膀胱炎患者出现蛋白尿的类型是（　）

　A. 小圆上皮细胞
　B. 大圆上皮细胞
　C. 扁平上皮细胞
　D. 尾形上皮细胞
　E. 脂肪颗粒细胞

51. 膀胱炎患者尿中大量出现的细胞是（　）

52. 成年女性尿中可出现的细胞是（　）

　A. 小圆上皮细胞
　B. 大圆上皮细胞
　C. 扁平上皮细胞
　D. 尾形上皮细胞
　E. 脂肪颗粒细胞

53. 尿道炎患者尿中大量出现的细胞是（　）

54. 肾盂肾炎患者尿中可出现的细胞是（　）

　A. 透明管型

B. 蜡样管型
C. 白细胞管型
D. 红细胞管型
E. 脂肪管型

55. 肾盂肾炎患者尿中常出现的管型是（　　）
56. 急性肾炎患者尿中常出现的管型是（　　）

A. 透明管型
B. 蜡样管型
C. 白细胞管型
D. 红细胞管型
E. 脂肪管型

57. 提示肾小管病变严重的管型是（　　）
58. 间质性肾炎患者尿中常出现的管型是（　　）

A. 灰白色便
B. 粥样稀便
C. 米泔样便
D. 细条状便
E. 柏油样便

59. 急性胃肠炎患者粪便的性状是（　　）
60. 直肠癌患者粪便的性状是（　　）

A. 冻状便
B. 灰白色便
C. 绿色便
D. 鲜血便
E. 暗红色果酱样便

61. 阻塞性黄疸患者粪便的性状是（　　）
62. 阿米巴痢疾患者粪便的性状是（　　）

A. 冻状便
B. 灰白色便
C. 绿色便
D. 鲜血便
E. 暗红色果酱样便

63. 消化不良患者粪便的性状是（　　）
64. 肠易激综合征患者粪便的性状是（　　）

A. 冻状便
B. 柏油样便
C. 绿色便
D. 鲜血便
E. 暗红色果酱样便

65. 上消化道出血患者粪便的性状是（　　）
66. 肛裂患者粪便的性状是（　　）

A. 红色痰
B. 黄色痰
C. 铁锈色痰
D. 棕褐色痰
E. 黄绿色痰

67. 肺炎链球菌肺炎患者痰液的颜色是（　　）
68. 呼吸道化脓性感染患者痰液的颜色是（　　）

A. 粉红色泡沫样痰
B. 红色痰
C. 棕褐色痰
D. 铁锈色痰
E. 黄绿色痰

69. 阿米巴肺脓肿患者痰液的颜色是（　　）
70. 干酪性肺炎患者痰液的颜色是（　　）

A. 中性粒细胞
B. 鳞状上皮细胞
C. 红细胞
D. 嗜酸性粒细胞
E. 柱状上皮细胞

71. 急性咽炎患者痰液直接涂片镜检发现增多的细胞是（　　）
72. 肺吸虫病患者痰液直接涂片镜检发现增多的细胞是（　　）

参 考 答 案

A1 型题

1. B	2. E	3. C	4. B	5. D
6. A	7. D	8. C	9. C	10. E
11. A	12. B	13. D	14. E	15. D
16. C	17. B	18. C	19. E	20. A
21. D	22. B	23. A	24. C	25. E
26. A	27. C	28. E	29. D	30. C
31. B	32. E	33. B	34. D	35. E
36. A	37. A	38. E	39. C	40. B
41. B	42. E	43. B	44. B	45. D
46. D	47. A	48. C	49. B	50. D
51. D	52. E	53. C	54. E	55. B
56. A	57. C	58. D	59. A	60. B
61. E	62. A	63. C	64. D	65. E
66. E	67. D	68. C	69. B	70. C
71. C	72. E	73. C	74. A	75. E
76. E	77. D	78. A	79. B	80. B
81. B	82. D	83. E	84. D	85. D
86. E	87. A	88. B	89. D	90. E
91. D	92. B	93. C	94. C	95. A
96. E	97. D	98. E	99. C	100. A
101. D	102. B	103. A	104. D	105. E
106. B	107. A	108. D	109. C	110. A
111. E	112. A	113. C	114. E	115. B
116. C	117. D	118. A	119. D	120. B
121. A	122. D	123. A		

A2 型题

1. C	2. B	3. C

B1 型题

1. A	2. D	3. E	4. A	5. E
6. B	7. A	8. B	9. C	10. D
11. B	12. D	13. E	14. A	15. A
16. B	17. A	18. C	19. E	20. C
21. C	22. E	23. B	24. C	25. C
26. E	27. B	28. C	29. E	30. D
31. B	32. E	33. D	34. B	35. B
36. C	37. D	38. D	39. B	40. A
41. A	42. D	43. B	44. E	45. C
46. D	47. A	48. C	49. B	50. E
51. B	52. C	53. C	54. D	55. C
56. D	57. C	58. C	59. B	60. D
61. B	62. E	63. C	64. A	65. B
66. D	67. C	68. B	69. C	70. E
71. B	72. D			

第五单元 心电图诊断

A1 型题

1. 反映左、右心房电激动过程的是（   ）
   A. P波
   B. P-R段
   C. QRS波群
   D. ST段
   E. T波

2. 前间壁心肌梗死特征性心电图改变出现的导联是（   ）
   A. V_1、V_2、V_3
   B. V_1、V_2、V_3、V_4、V_5
   C. V_3、V_4、V_5
   D. V_5、Ⅰ、aVL
   E. Ⅱ、Ⅲ、aVF

3. 典型心绞痛发作时，心电图的改变是（   ）
   A. P波高尖
   B. 异常Q波
   C. ST段水平压低0.1mV以上
   D. P-R间期延长
   E. 完全性右束支传导阻滞

4. 下列各项，对急性心肌梗死最有诊断意义的是（   ）
   A. 心电图+血清酶
   B. 测中心静脉压
   C. X线胸片
   D. 测定血压及脉搏
   E. 心音图

5. 下列最不符合Ⅲ度房室传导阻滞的是（   ）
   A. P与QRS无传导关系
   B. 心房率快于心室率
   C. 心房率慢于心室率
   D. 心室率40~60次/分时，QRS波群形态正常
   E. 心室率40次/分以下时，QRS波群宽大、畸形

6. 下列各项，可引起U波增高的是（   ）
   A. 低血钙
   B. 低血钾
   C. 高血压
   D. 冠心病
   E. 高血钠

7. 左心室肥大的心电图诊断标准是（   ）
   A. $R_{V5}+S_{V1}>4.0mV$
   B. $R_{V1}+S_{V5}>3.5mV$
   C. $R_{V5}+S_{V1}>1.2mV$
   D. $R_{V1}+S_{V5}>1.2mV$
   E. 心电轴正常

8. QRS波群代表的是（   ）
   A. 心室肌除极过程
   B. 心房肌除极过程
   C. 心室肌复极过程
   D. 心房肌复极过程
   E. 房室交界区的兴奋性

9. 慢性冠状动脉供血不足的心电图表现是（   ）
   A. 频发早搏
   B. ST段明显下降，T波倒置
   C. ST段上抬
   D. 病理性Q波
   E. 窦性心动过缓

10. Ⅰ度房室传导阻滞时的心电图改变是（   ）
    A. P波增宽>0.12s
    B. QRS增宽>0.12s
    C. P-R间期≥0.21s
    D. P-R间期<0.21s

E. P－R 间期逐渐延长

11. 下壁心肌梗死的心电图表现是(　　)
    A. Ⅱ、Ⅲ、aVF 导联有病理性 Q 波
    B. V_1、V_2、V_3 有病理性 Q 波
    C. V_4、V_5、V_6 有病理性 Q 波
    D. V_7、V_8 有病理性 Q 波
    E. Ⅰ、aVL 导联有病理性 Q 波

12. 下列关于右心室肥厚的描述，错误的是(　　)
    A. $R_{V1} \geq 1.0$ mV
    B. V_1、V_2 呈 R、RS 及 QR 型
    C. V_1 导联 R/S＞1
    D. 心电轴右偏
    E. $R_{V5} \geq 2.5$ mV

13. 下列关于胸导联电极的安放，错误的是(　　)
    A. V_1 导联在胸骨右缘第 4 肋间处
    B. V_2 导联在胸骨左缘第 4 肋间处
    C. V_3 导联在 V_2 导联与 V_4 导联连线的中点处
    D. V_4 导联在左锁骨中线第 5 肋间处
    E. V_5 导联在左腋中线第 5 肋间处

14. 下列关于心电图价值的描述，错误的是(　　)
    A. 能反映心功能
    B. 能确诊心律失常
    C. 诊断心肌梗死
    D. 辅助诊断房室肥大
    E. 辅助诊断电解质紊乱

15. 下列关于心电轴的描述，错误的是(　　)
    A. Ⅰ导联主波向上，Ⅲ导联主波向下，电轴左偏
    B. Ⅰ、Ⅲ导联主波向上，电轴不偏
    C. Ⅰ导联主波向下，Ⅲ导联主波向上，电轴右偏
    D. 正常心电轴在 0°～90°之间
    E. －30°～－90°为电轴显著右偏

16. 右房肥大的心电图表现为(　　)
    A. P 波呈双峰状
    B. P 波增宽
    C. P 波出现切迹
    D. P 波尖锐高耸
    E. P 波低平

17. 心肌梗死的"损伤型"心电图改变的主要表现为(　　)
    A. R 波电压降低
    B. 异常 Q 波
    C. T 波直立高耸
    D. ST 段抬高
    E. T 波对称性倒置

18. 下列各项提示 P 波异常的是(　　)
    A. Ⅱ导联 P 波直立
    B. Ⅲ导联 P 波双向
    C. aVR 导联 P 波倒置
    D. aVL 导联 P 波低平
    E. V_5 导联 P 波倒置

19. 下列各项，不属室性早搏心电图特点的是(　　)
    A. 提前出现宽大的 QRS 波
    B. 宽大 QRS 波前无 P 波
    C. QRS 波时间＞0.12s
    D. 其 T 波方向与 QRS 主波方向相反
    E. 代偿间期不完全

20. 下列关于阵发性房性心动过速的心电图特点描述，正确的是(　　)
    A. 连续 3 个以上的房性早搏
    B. 心率 140～160 次/分
    C. 心律整齐
    D. QRS 波型正常
    E. ST 段可下移，T 波倒置

21. 心电图示心率 180 次/分，QRS 波时间为 0.10s，R－R 绝对整齐，心电图诊断是(　　)
    A. 窦性心动过速
    B. 阵发性室上性心动过速
    C. 阵发性室性心动过速
    D. 心房纤颤
    E. 心室颤动

22. Ⅱ度Ⅰ型房室传导阻滞的心电图特征是(　　)

A. P-R 间期进行性缩短

B. R-R 间距进行性延长

C. 房室传导比例 3∶1 下传多见

D. P-R 间期进行性延长，伴 QRS 波脱漏

E. QRS 波宽大畸形

23. 下列各项，不出现心电轴左偏的是（ ）

A. 左后分支传导阻滞

B. 左心室肥厚

C. 左心室起源的室性心动过速

D. 横位心脏

E. 肥胖

24. 下列各项，不符合心房纤颤的心电图特征的是（ ）

A. P 波消失，代之以一系列大小、形态及间距均不等的心房纤颤波（f 波）

B. f 波频率为 250~350 次/分

C. R-R 间期绝对不规则

D. QRS 波群与窦性 QRS 波群相同

E. 伴Ⅲ度房室传导阻滞时，心室率可规整

25. 不符合Ⅲ度房室传导阻滞心电图特征的是（ ）

A. 心房率 < 心室率

B. 心房率 > 心室率

C. P-P 间期相等

D. R-R 间期相等

E. QRS 波群形态可正常，也可呈宽大畸形

26. 引起心电图 ST 段上抬超过正常范围且弓背向上的疾病是（ ）

A. 急性心肌梗死

B. 急性心包炎

C. 陈旧性心肌梗死

D. 慢性心包炎

E. 心室肥厚

27. ST 段下移在各导联均应不超过（ ）

A. -0.05mV

B. -0.1mV

C. -0.2mV

D. -0.3mV

E. -0.5mV

28. 典型心绞痛发作时，面对缺血区的导联 ST 段的改变为（ ）

A. 延长

B. 缩短

C. 不变

D. 下移

E. 抬高

29. 诊断左心室肥大的最基本条件是（ ）

A. 电轴左偏

B. 左室高电压

C. V_5、V_6 导联 VAT > 0.05s

D. ST-T 改变

E. QRS 波群时间延长达 0.10~0.11s

30. 下列各项，符合正常 Q 波的是（ ）

A. V_1、V_2 导联可有 Q 波

B. Q 波振幅大于同导联 R 波的 1/4

C. Q 波时间 > 0.04s

D. aVR 导联常出现 Q 波

E. Q 波常见于 V_5、V_6 导联

B1 型题

A. P 波

B. QRS 波群

C. ST 段

D. T 波

E. Q-T 间期

1. 代表心室除极和复极总时间的是（ ）
2. 代表心房除极波形的是（ ）

A. 0°~+90°

B. +30°~+90°

C. -30°~-90°

D. +120°~+180°

E. +90°~+120°

3. 心电轴显著右偏的是（ ）
4. 心电轴显著左偏的是（ ）

A. aVR

B. aVL

C. aVF

D. V_1

E. V_2

5. 正常P波一定倒置的导联是( )

6. 正常P波一定直立的导联是( )

A. ST段下垂型压低

B. ST段上抬型压低

C. ST段抬高，对应导联ST段压低

D. ST段弓背向上抬高

E. ST段弓背向下抬高

7. 典型心绞痛( )

8. 变异型心绞痛( )

A. V_1、V_2、V_3

B. Ⅰ、Ⅱ、Ⅲ

C. Ⅰ、aVL、V_6

D. Ⅱ、Ⅲ、aVF

E. V_7、V_8、V_9

9. 反映侧壁心肌梗死的导联是( )

10. 反映下壁心肌梗死的导联是( )

A. 时间

B. 速度

C. 振幅

D. 电压

E. 频率

11. 心电图纸上横向距离代表( )

12. 心电图纸上纵向距离代表( )

A. $R_{V1} > 1.0mV$、$R_{V1} + S_{V5} > 1.2mV$

B. V_3、V_4导联呈RS型，R/S接近于1

C. V_5、V_6导联以R波为主，R/S > 1，$R_{V5} < 2.5mV$

D. V_1至V_5，R波逐渐增大，而S波逐渐变小

E. $R_{V5} > 2.5mV$，V_1或$R_{V5} + S_{V1} > 3.5 \sim 4.0mV$

13. 左心室肥大的心电图可表现为( )

14. 右心室肥大的心电图可表现为( )

A. 急性心肌梗死

B. 心绞痛

C. 急性心包炎

D. 主动脉夹层动脉瘤

E. 室壁瘤

15. 可引起ST段下移0.07mV的疾病是( )

16. 可引起ST段弓背向下抬高的疾病是( )

A. P波时间 = 0.15s

B. P波时间 = 0.10s

C. Ⅰ导联P波振幅 = 0.1mV

D. aVL导联P波振幅 = 0.22mV

E. Ⅱ导联P波振幅 = 0.3mV

17. 符合左心房肥大心电图特点的是( )

18. 符合右心房肥大心电图特点的是( )

参考答案

A1型题

1. A 2. A 3. C 4. A 5. C
6. B 7. A 8. A 9. B 10. C
11. A 12. E 13. E 14. A 15. E
16. D 17. D 18. E 19. E 20. B
21. B 22. D 23. A 24. B 25. A
26. A 27. B 28. D 29. B 30. E

B1型题

1. E 2. A 3. D 4. C 5. A
6. C 7. A 8. C 9. C 10. D
11. A 12. D 13. C 14. A 15. B
16. C 17. A 18. E

第六单元 影像诊断

A1 型题

1. X线的成像基础主要应用X线的特性是( )
   A. 电离效应
   B. 荧光效应
   C. 感光效应
   D. 穿透性
   E. 生物效应

2. 胸部X线透视检查主要应用X线的特性是( )
   A. 穿透性
   B. 荧光效应
   C. 感光效应
   D. 电离效应
   E. 生物效应

3. X线摄影的基础主要应用X线的特性是( )
   A. 穿透性
   B. 荧光效应
   C. 感光效应
   D. 电离效应
   E. 生物效应

4. 放射防护学和放射治疗学的基础主要应用X线的特性是( )
   A. 摄影效应
   B. 荧光效应
   C. 生物效应
   D. 电离效应
   E. 穿透性

5. 人体内产生自然对比最明显的部位是( )
   A. 胸部
   B. 腹部
   C. 躯干
   D. 四肢
   E. 头部

6. 婴幼儿咳嗽、发烧，首选的X线检查方法是( )
   A. 摄胸片正位
   B. 摄胸片侧位
   C. 摄胸片正侧位
   D. 胸部透视
   E. 支气管造影

7. 消化道造影检查常用的造影剂是( )
   A. 碘化油
   B. 硫酸钡
   C. 胆影葡胺
   D. 泛影葡胺
   E. 气体

8. 下列关于CT临床应用优点的描述，错误的是( )
   A. CT对癌症及微小病变的早期发现和诊断有重要意义
   B. CT对头颅病变、脊椎与脊髓及盆部器官的疾病诊断都有良好的运用价值
   C. 双源CT下的冠脉造影，可以帮助判断冠状动脉有无狭窄及狭窄程度
   D. CT检查具有无X线辐射、无痛苦、无骨性伪影的特点
   E. CT对中枢神经系统疾病的诊断价值更高

9. 下列关于MRI诊断的临床应用的描述，错误的是( )
   A. MRI检查具有无X线辐射、无痛苦、无骨性伪影的特点
   B. MRI具有高度的软组织分辨能力
   C. MRI对肺癌的早期发现和诊断有重要意义

D. MRI 对钙化与颅骨病变的诊断能力较差

E. MRI 检查时间长，容易产生运动伪影

10. 慢性支气管炎的常见并发症是（　　）
    A. 肺气肿
    B. 肺不张
    C. 肺空洞
    D. 胸膜炎
    E. 肺钙化灶

11. 支气管肺炎的基本病变是（　　）
    A. 渗出
    B. 增殖
    C. 纤维化
    D. 钙化
    E. 肺水肿

12. 肺结核的干酪性病灶液化的基本 X 线表现是（　　）
    A. 渗出
    B. 增殖
    C. 纤维化
    D. 钙化
    E. 空洞

13. 肺结核早期病变的 X 线表现是（　　）
    A. 渗出
    B. 增殖
    C. 纤维化
    D. 钙化
    E. 空洞

14. 肺结核的治愈阶段的 X 线表现是（　　）
    A. 渗出
    B. 增殖
    C. 纤维化及钙化
    D. 干酪性病灶
    E. 空洞

15. 急性肺脓肿的典型 X 线表现是（　　）
    A. 两上肺多发纤维空洞，周围纤维索条，斑片状密度较高的阴影
    B. 中下野大团片状致密阴影内见液平呈厚壁空洞
    C. 肺野边缘部见甚细的薄壁空洞
    D. 团块边缘有毛刺或呈分叶状，中心有空洞，内壁不光整，有结节
    E. 大片状密度均匀、边缘模糊的阴影

16. 肺结核原发综合征的原发灶早期是（　　）
    A. 渗出性病变
    B. 纤维索条
    C. 肿块
    D. 增殖性病变
    E. 钙化

17. 胸部肿块的 X 线平片的检查方法是（　　）
    A. 胸部正位片
    B. 胸部双斜位片
    C. 胸部前弓位片
    D. 胸部侧位片
    E. 胸部正侧位片

18. 大叶性肺炎出现典型的 X 线表现是在（　　）
    A. 充血期
    B. 实变期
    C. 消散期
    D. 实变期与消散期之间
    E. 潜伏期

19. 支气管肺炎发生在小儿，主要表现是（　　）
    A. 可出现三角形的肺不张，尖端指向肺门
    B. 脊柱旁及心脏边缘部病变较多
    C. 肺门增大、模糊，伴局限性肺气肿改变
    D. 不局限于一个肺野或肺段的密度增高阴影
    E. 两肺中下部内、外带，沿肺纹理分布的病变

20. 原发综合征的典型表现为（　　）
    A. 通常位于上野的片状阴影，中央密度较深，周围逐淡
    B. 条状边缘模糊阴影，由病变区伸向肺门

C. 肺门及气管、支气管淋巴结肿大

D. 原发病灶、肺门淋巴结及结核性淋巴管炎组成的哑铃状影

E. 两肺散在斑点状密度增高影

21. Ⅱ型肺结核是指（　　）

    A. 浸润型肺结核

    B. 原发型肺结核

    C. 血型播散型肺结核

    D. 慢性纤维空洞型肺结核

    E. 结核性胸膜炎

22. 原发性支气管肺癌的最常见组织类型为（　　）

    A. 鳞状细胞癌

    B. 腺癌

    C. 小细胞未分化癌

    D. 混合癌

    E. 大细胞未分化癌

23. 周围型肺癌是指肿瘤发生在（　　）

    A. 主支气管

    B. 肺叶支气管

    C. 肺段支气管

    D. 肺段以下、细支气管以上

    E. 细支气管以下

24. 中央型肺癌最早出现的征象是（　　）

    A. 黏液嵌塞征

    B. 局限性肺气肿

    C. 段或叶的肺不张

    D. 阻塞性肺炎

    E. 肺门阴影增浓

25. 最常见的支气管扩张类型是（　　）

    A. 囊状扩张

    B. 柱状扩张

    C. 囊状或柱状扩张混合存在

    D. 局限性梭形扩张

    E. 球状扩张

26. 肺癌空洞常发生于（　　）

    A. 鳞状上皮癌

    B. 腺癌

    C. 大细胞未分化癌

    D. 小细胞未分化癌

    E. 细支气管-肺泡癌

27. 右上肺中心型肺癌的典型X线表现为（　　）

    A. 两上肺锁骨下区的片状阴影

    B. 左心缘影呈直线状斜向外下方

    C. 肺门肿块和右肺上叶不张连在一起形成横行"S"状的下缘

    D. 肺内有多发的薄壁空洞

    E. 肺内有多发的肿块影

28. 胸膜粘连最常见的是（　　）

    A. 肺尖部胸膜

    B. 肋膈角处

    C. 心膈角处

    D. 纵隔胸膜

    E. 叶间胸膜

29. 心包积液的最佳投照位置是（　　）

    A. 心脏正位像

    B. 心脏右前斜位像

    C. 心脏左前斜位像

    D. 心脏立、卧位像

    E. 胸部左侧位像

30. 高血压型心脏病的心脏形状是（　　）

    A. 二尖瓣型

    B. 主动脉型

    C. 梨形

    D. 普大型

    E. 三角形

31. 正常成人右下肺动脉主干的直径一般为（　　）

    A. 不超过15mm

    B. 不超过16mm

    C. 不超过17mm

    D. 不超过18mm

    E. 不超过20mm

32. 慢性肺源性心脏病的心脏形态是（　　）

    A. 靴形

    B. 主动脉型

    C. 二尖瓣型

    D. 球形

    E. 三角形

33. 胃肠道穿孔应采用的检查方法是(　　)
    A. 卧位腹平片
    B. 立位腹平片
    C. 卧位腹透
    D. 盆腔像
    E. 全消化道造影
34. 十二指肠溃疡的好发部位是(　　)
    A. 降部
    B. 升部
    C. 水平部
    D. 球部
    E. 壶腹部
35. 食管内非金属异物的X线检查方法是(　　)
    A. 硫酸钡造影法
    B. 钡棉造影法
    C. 胸部正侧位像
    D. 断层像
    E. 碘剂造影法
36. 消化道X线诊断目前常用的最佳检查方法是(　　)
    A. 腹部平片像
    B. 硫酸钡造影检查
    C. 双重对比造影检查
    D. 碘化油造影检查
    E. 腹部透视
37. 胃癌的好发部位是(　　)
    A. 胃体前壁
    B. 胃体大弯侧
    C. 胃底部
    D. 胃窦部幽门前区
    E. 胃体后壁
38. 胃溃疡的好发部位是(　　)
    A. 胃体小弯、胃窦部
    B. 胃体后壁
    C. 胃底部
    D. 胃体大弯侧
    E. 胃体前壁
39. 下列食管癌的分型，错误的是(　　)
    A. 浸润型食管癌
    B. 增生型食管癌
    C. 狭窄型食管癌
    D. 溃疡型食管癌
    E. 混合型食管癌
40. 下列关于十二指肠球部溃疡的间接征象描述，错误的是(　　)
    A. 激惹征
    B. 幽门痉挛，开放延迟
    C. 胃分泌增多和胃张力及蠕动方面的改变
    D. 十二指肠球部狭窄，通过缓慢、受阻
    E. 球部固定压痛
41. 下列关于胃癌的描述，错误的是(　　)
    A. 胃内形态不规则的充盈缺损，多见于蕈伞型癌
    B. 胃腔狭窄，胃壁僵硬，多见于浸润型癌
    C. 形状不规则、位于胃轮廓之内的龛影，多见于增生型癌
    D. 黏膜皱襞破坏、消失或中断
    E. 肿瘤区蠕动消失
42. 盆腔内病变X线平片最佳的检查方法是(　　)
    A. 照腹平片
    B. 照骨盆像
    C. 照盆腔像
    D. 照骶骨像
    E. 照腹部侧位像
43. 临床怀疑泌尿系结石，应首选的检查方法是(　　)
    A. 卧位腹平片
    B. 立位腹平片
    C. 体层检查
    D. 上消化道造影检查
    E. 腹部侧位片
44. 为观察肾的分泌、排泄功能，应做的检查是(　　)
    A. 逆行肾盂造影
    B. 静脉肾盂造影
    C. 口服胆囊造影

D. 静脉胆道造影

E. "T"管造影

45. 肠结核的好发部位是(　　)

   A. 回盲部和升结肠

   B. 横结肠

   C. 空肠

   D. 回肠

   E. 直肠和乙状结肠

46. 胃溃疡的主要X线表现是(　　)

   A. 黏膜破坏

   B. 黏膜中断

   C. 龛影

   D. 充盈缺损

   E. 痉挛性切迹

47. 充盈缺损的主要X线表现是(　　)

   A. 向腔内突出的轮廓缺损

   B. 黏膜消失

   C. 向腔外突出的乳头状影

   D. 蠕动减弱

   E. 管腔狭窄

48. 龛影的主要X线表现是(　　)

   A. 切线位圆形钡斑

   B. 钡斑周围环绕透明带

   C. 胃黏膜溃烂

   D. 切线位见向腔外突出的钡斑阴影

   E. 胃壁僵直

49. 骨及关节病变X线检查的首选方法是(　　)

   A. 透视检查

   B. 摄片检查

   C. 放大摄影

   D. 体层检查

   E. 关节造影

50. 腰椎椎体不易除外骨破坏病变时,须做的检查是(　　)

   A. 腰椎正位像

   B. 腰椎侧位像

   C. 腰椎双斜位

   D. 腰椎CT

   E. 高千伏像

51. 周围型类风湿性关节炎的骨骼早期X线改变常规最佳的投照位置是(　　)

   A. 双手正位像(包括腕关节)

   B. 双手正斜位像

   C. 双膝关节正位像

   D. 双手正侧位像

   E. 双骶髂关节正位像

52. 慢性化脓性骨髓炎,显示死骨的最佳检查方法是(　　)

   A. 平片检查

   B. 透视检查

   C. CT检查

   D. 造影检查

   E. 放大像检查

53. 正常骨骼中,下列组织在X线平片不能显示的是(　　)

   A. 骨膜

   B. 骨皮质

   C. 骨髓腔

   D. 骨松质

   E. 骨骺线

54. 慢性化脓性骨髓炎的骨膜反应的X线表现为(　　)

   A. 与骨皮质表面平行的线状阴影

   B. 花边状

   C. 葱皮样

   D. 放射状

   E. 袖口状

55. 儿童骨折的特点是(　　)

   A. 青枝骨折

   B. 与成人骨折一样

   C. 易见骨折线

   D. 不易发生骨骺分离

   E. 多数为完全骨折

56. 科勒斯骨折是指(　　)

   A. 桡骨近端骨折

   B. 桡骨远端骨折

   C. 尺骨远端骨折

   D. 尺骨近端骨折

   E. 肱骨骨折

57. 急性化脓性骨髓炎骨改变的 X 线表现在发病多长时间可出现（　　）
    A. 即刻 2 周
    B. 3 天内
    C. 3~7 天
    D. 1~2 周
    E. 2 周以上

58. 急性化脓性骨髓炎的主要 X 线表现是（　　）
    A. 骨膜增生
    B. 新生骨形成
    C. 骨质破坏
    D. 死骨形成
    E. 骨质增生

59. 慢性化脓性骨髓炎的主要 X 线表现是（　　）
    A. 骨干增粗
    B. 骨膜增厚
    C. 骨皮质增厚
    D. 骨质硬化增生
    E. 骨质破坏

60. 长骨结核与化脓性骨髓炎的明显不同点是（　　）
    A. 病变区骨膜反应轻微
    B. 常破坏关节
    C. 易向骨干发展
    D. 弥漫性骨质破坏
    E. 病变部位软组织肿胀

61. 关于骨关节结核叙述错误的是（　　）
    A. 好发于骺和干骺端，可见骨质疏松；骨质破坏区有时可见"泥沙"状死骨
    B. 骨膜反应轻微，病变发展破坏骺可侵入关节
    C. 脊椎结核好发于腰椎，可累及相邻的两个椎体，附件较少受累
    D. 脊椎结核发生塌陷变形或呈楔形改变，椎间隙变窄或消失，无冷脓肿
    E. 滑膜型结核以髋关节和膝关节常见，早期关节间隙正常或增宽，周围骨骼骨质疏松

62. 椎间盘突出最常见于（　　）
    A. $L_{4~5}$ 和 $L_5~S_1$
    B. $C_{5~6}$
    C. $T_{10~11}$
    D. 骶椎
    E. $L_{1~2}$

63. 骨肉瘤的好发部位是（　　）
    A. 扁骨
    B. 短骨干骺端
    C. 长骨干骺端
    D. 长骨骨干
    E. 关节面软骨

64. 骨巨细胞瘤的好发部位是（　　）
    A. 长骨骨端
    B. 长骨干骺端
    C. 短骨干骺端
    D. 长骨骨干
    E. 扁骨

65. 骨软骨瘤的好发部位是（　　）
    A. 长骨骨干
    B. 长骨干骺端
    C. 短骨干骺端
    D. 长骨骨端
    E. 扁骨

66. 骨肉瘤主要的 X 线表现为（　　）
    A. 骨质破坏
    B. 软组织肿块
    C. 骨膜反应
    D. 瘤骨形成
    E. 骨质增生

67. 退行性骨关节病主要的病变部位是（　　）
    A. 关节软骨
    B. 骨皮质
    C. 关节韧带
    D. 滑膜组织
    E. 骨膜

68. 下列关于颈椎病的描述，错误的是（　　）
    A. 颈椎生理曲度变直或向后反向成角

B. 椎体前缘唇样骨质增生或后缘骨质增生、后翘

C. 椎间隙变窄，椎间孔变小

D. CT、MRI对颈椎病的诊断不一定优于普通X线平片

E. 前、后纵韧带及项韧带钙化

69. 脑血管病的影像检查方法目前最常用的是（　　）

A. 头颅平片

B. 体层摄影

C. CT检查

D. 造影检查

E. 核磁共振检查

70. 下列各项，不属急性粟粒性肺结核的X线表现的是（　　）

A. 密度均匀

B. 大小均匀

C. 分布均匀

D. 边缘清楚

E. 厚壁空洞

71. 浸润型肺结核不常发生的部位是（　　）

A. 肺尖

B. 锁骨下区

C. 下叶背段

D. 肺底

E. 肺上叶后段

72. 下列各项，不属周围型肺癌的典型X线表现的是（　　）

A. 肺野中外带见一团块状致密阴影

B. 边缘不规则

C. 呈分叶状

D. 可伴有细小毛刺样影

E. 肺门影明显增大

73. 下列关于结肠癌的描述，错误的是（　　）

A. 好发于降结肠

B. 绝大多数结肠癌是腺癌

C. 浸润型表现为肠腔狭窄

D. 增生型表现为腔内充盈缺损

E. 混合型多是晚期表现

74. 下列关于骨肉瘤的描述，错误的是（　　）

A. 好发于长骨的干骺端

B. 在股骨远端、胫骨近端、肱骨近端多见

C. 多见于10~25岁的青少年，男性比女性多1倍

D. 均为溶骨性破坏

E. 疼痛肿块是最常见的临床症状

75. 下列关于脊柱结核的描述，错误的是（　　）

A. 好发于青年

B. 以腰椎最多

C. 椎体骨质破坏

D. 椎间隙变窄

E. 不形成椎旁冷脓肿

76. 下列关于脑出血的描述，错误的是（　　）

A. 急性期血肿呈圆形、椭圆形或不规则形的均匀密度增高影

B. 周围有环形密度减低影（水肿带）

C. 囊变期与脑梗死软化灶不难鉴别

D. 血液进入脑室或蛛网膜下腔时，可见脑室或蛛网膜下腔内有积血影

E. 吸收期可见血肿缩小、密度降低，水肿带增宽

77. 颅内肿瘤的X线检查方法目前最常用的是（　　）

A. 头颅平片

B. 体层摄影

C. CT检查

D. 造影检查

E. 核磁共振检查

78. 小儿右髋部摔伤，首选的X线检查方法是（　　）

A. 透视检查

B. 摄右髋关节正位片

C. 摄右髋关节侧位片

D. 摄右髋关节正侧位片

E. 摄骨盆正位片，包括两侧髋关节

79. 患者上腹痛1月余，伴恶心呕吐，首选的X线检查方法是（　　）
   A. 腹部透视
   B. 摄腹部平片
   C. 胃肠道造影
   D. 食管造影
   E. 钡剂灌肠

80. 胸片后前位右上肺野呈大片状密度增高阴影，下缘整齐，以水平裂为界，上缘模糊不清，在实变的阴影中间见到支气管气像。应考虑的疾病是（　　）
   A. 大叶性肺炎
   B. 支气管肺炎
   C. 右上肺不张
   D. 肺结核
   E. 中心性肺癌

81. 胸片后前位两侧肺野透亮度减低，可见大小相等、密度一致、分布均匀的小结节状阴影。应考虑的疾病是（　　）
   A. 支气管肺炎
   B. 过敏性肺炎
   C. 浸润性肺结核
   D. 粟粒性肺结核
   E. 肺水肿

82. 胸片后前位示左肺门肿块影约3cm大小，边缘有分叶征，伴有左上叶肺不张。应考虑的疾病是（　　）
   A. 肺结核
   B. 肺炎
   C. 结节病
   D. 肺癌
   E. 肺脓肿

83. 胸片示左侧全胸呈均匀的致密增高阴影，与纵隔连成一片，患侧肋间隙增宽，膈肌下降，气管纵隔移向右侧。应考虑的疾病是（　　）
   A. 左侧肺结核
   B. 左侧肺炎
   C. 左侧胸腔积液
   D. 左侧肺癌
   E. 左侧肺不张

84. 胸片示左侧全胸呈均匀的致密增高阴影，与纵隔连成一片，患侧肋间隙变窄，气管纵隔移向左侧。应考虑的疾病是（　　）
   A. 左侧肺结核
   B. 左侧肺炎
   C. 左侧胸腔积液
   D. 左侧肺不张
   E. 左侧肺癌

85. 心脏后前位X线片示心脏阴影向两侧增大，心缘弧度消失呈烧瓶状。应考虑的疾病是（　　）
   A. 二尖瓣狭窄
   B. 心包积液
   C. 心肌病
   D. 高血压性心脏病
   E. 肺源性心脏病

86. 消化道造影所示食管中、下段的黏膜皱襞明显增宽、迂曲，呈蚯蚓状或串珠状充盈缺损，管壁边缘呈锯齿状。应考虑的疾病是（　　）
   A. 食管癌
   B. 食管静脉曲张
   C. 反流性食管炎
   D. 正常食管影像
   E. 食管异物

87. 结肠气钡双重对比造影检查可见肠管从下向上呈连续性的向心性狭窄，边缘僵直，同时肠管明显缩短，肠腔舒张或收缩受限，形如硬管状。应考虑的疾病是（　　）
   A. 结肠炎症
   B. 结肠憩室
   C. 结肠多发息肉病
   D. 结肠癌
   E. 溃疡性结肠炎

88. X线表现为：肠管扩张，积气、积液，立位或侧位水平摄片可见肠管扩张，呈阶梯状气液平。应考虑的疾病是（　　）
   A. 消化道穿孔
   B. 消化道溃疡
   C. 肠梗阻
   D. 消化道肿瘤

E. 消化道结核

89. X线平片脊柱旁双肾区可见圆形、卵圆形致密影，密度高而均匀。应考虑的疾病是（　　）

    A. 肾结核
    B. 肾结石
    C. 胆囊结石
    D. 肾癌
    E. 肾囊肿

90. 尿路造影可见肾盏伸长、狭窄、受压变形；CT可见肾实质内密度略高于周围肾实质的类圆形影，突向肾外。应考虑的疾病是（　　）

    A. 肾癌
    B. 肾囊肿
    C. 肾结核
    D. 肾结石
    E. 肾错构瘤

91. X线平片在长骨干骺端可见到偏侧性的膨胀性骨质破坏透亮区，其内可见数量不等的骨嵴；CT平扫可见骨端的囊性膨胀性骨破坏区，骨壳基本完整，骨破坏与正常骨小梁的交界处多没有骨增生硬化带。应考虑的疾病是（　　）

    A. 溶骨型骨肉瘤
    B. 成骨型骨肉瘤
    C. 混合型骨肉瘤
    D. 骨巨细胞瘤
    E. 骨软骨瘤

92. X线表现可见大片致密的骨质硬化改变，骨膜增生明显，软组织肿块中有肿瘤骨形成。应考虑的疾病是（　　）

    A. 溶骨型骨肉瘤
    B. 成骨型骨肉瘤
    C. 混合型骨肉瘤
    D. 骨巨细胞瘤
    E. 骨软骨瘤

93. 双手X线可见多发对称性梭形软组织肿胀，关节间隙变窄，发生在关节边缘的关节面骨质侵蚀（边缘性侵蚀）。应考虑的疾病是（　　）

    A. 类风湿性关节炎
    B. 双手退行性改变
    C. 内生骨软骨瘤
    D. 双手结核
    E. 双手恶性骨肿瘤

94. X线可见双膝关节间隙变窄，关节面变平，边缘有骨赘突出，软骨下骨质致密，关节面下方骨内呈不规整形透明区。应考虑的疾病是（　　）

    A. 双膝关节结核
    B. 双膝关节骨质增生
    C. 双膝关节囊肿
    D. 双膝关节肿瘤
    E. 双膝关节退行性改变

95. CT可见颅内圆形、椭圆形的均匀密度增高影，边界清楚，周围有环形密度减低影，局部脑室受压移位，中线移位。应考虑的疾病是（　　）

    A. 脑梗死
    B. 蛛网膜下腔出血
    C. 脑出血
    D. 脑挫裂伤
    E. 腔隙性脑梗死

B1型题

A. X线穿透性
B. X线荧光效应
C. X线摄影效应
D. X线电离效应
E. X线生物效应

1. X线成像的基础是（　　）
2. 放射治疗的基础是（　　）

A. X线穿透性
B. X线荧光效应
C. X线感光效应
D. X线电离效应
E. X线生物效应

3. X线照像的基础是（　　）
4. 胸部透视的基础是（　　）

A. 上消化道钡餐造影
B. 小肠导管造影
C. 钡剂灌肠
D. 立位腹平片
E. 断层摄影

5. 胃肠道穿孔应做的检查是(　　)
6. 小肠梗阻应做的检查是(　　)

A. 上消化道钡餐造影
B. 小肠导管造影
C. 钡剂灌肠
D. 腹部透视
E. 断层摄影

7. 胃溃疡应做的检查是(　　)
8. 结肠癌应做的检查是(　　)

A. 两肺锁骨下区的片状阴影
B. 左上缘影呈直线状斜向外下方
C. 右上肺与肺门部形成"S"状影
D. 肺内有多发的薄壁空腔
E. 肺内有多发的肿块影

9. 右上中心型肺癌的X线表现是(　　)
10. 浸润型肺结核的典型征象是(　　)

A. 渗出
B. 增殖
C. 空洞
D. 钙化
E. 纤维化

11. 肺部大范围炎症破坏,坏死组织液化并经支气管排出形成的是(　　)
12. 肺部慢性炎症的通常表现是(　　)
13. 肺部炎症破坏后发生坏死、出血、机化,钙盐沉着最终导致的结果是(　　)

A. 厚壁空洞
B. 薄壁空洞
C. 空洞壁厚伴有液平
D. 不规则偏心空洞
E. 虫蚀样空洞

14. 在原发性周围型肺癌中可出现的X线表现是(　　)
15. 肺脓肿通常形成的空洞特点是(　　)
16. 肺大疱表现为(　　)

A. 肺气肿
B. 肺不张
C. 黏液嵌塞征
D. 阻塞性肺炎
E. 肺门区及纵隔肿块

17. 中央型肺癌的直接X线征象是(　　)
18. 中央型肺癌常规胸部X线片不易被发现的征象是(　　)

A. 肺野大片致密,胸廓塌陷,纵隔向患侧移位
B. 肺野大片致密,肋间隙增宽,纵隔向健侧移位
C. 肺纹理增多、增粗、紊乱
D. 肺野透亮度增加
E. 一侧肺野团块状阴影

19. 一侧胸腔积液的表现是(　　)
20. 一侧肺不张的表现是(　　)

A. 梨形心
B. 靴形心
C. 主动脉型心脏
D. 横位心
E. 悬滴状心

21. 正常肥胖人的心影呈(　　)
22. 风湿性心脏病二尖瓣狭窄时的心影呈(　　)

A. 结肠充盈良好,管壁光滑,结肠袋规则整齐
B. 结肠内充盈缺损,与肠壁不固定,随肠内容物活动
C. 结肠局限性不规则充盈缺损,结肠袋消失,管腔变窄,与正常肠壁分界清楚

D. 结肠有痉挛，可见向心性狭窄，肠袋变浅，肠壁见小毛刺状突出龛影
E. 结肠黏膜呈蚯蚓状或串珠状

23. 结肠癌的 X 线表现是（   ）
24. 结肠炎的 X 线表现是（   ）

A. 小肠扩张，大量积气、积液
B. 两膈下可见新月形透亮气体影
C. 内积气
D. 结肠内可见气体
E. 腹部均致密，腰大肌清晰

25. 小肠机械性肠梗阻的 X 线表现（   ）
26. 胃肠道穿孔的 X 线表现（   ）

A. 颅内圆形均匀密度增高影，边界清楚，周围有环形密度减低影，中线移位
B. 基底节区可见多发点状低密度影，边缘清晰
C. 右额叶低密度区内散在斑点状高密度出血灶，中线向左移位
D. 脑沟、脑池、脑裂内密度增高影
E. 颅板下见梭形高密度影

27. 脑挫裂伤的 X 线表现（   ）
28. 蛛网膜下腔出血的 X 线表现（   ）

A. 椎体可见栅栏样高密度影
B. 椎体密度不均，边缘可见高密度影
C. 椎体楔形改变，密度稍高，有帽檐征，椎间隙正常
D. 椎体楔形改变，可见溶骨性破坏累及附件，椎间隙正常
E. 椎体后缘唇样肥大增生

29. 椎体压缩骨折的 X 线表现（   ）
30. 椎体转移癌（溶骨转移）的 X 线表现（   ）

A. 摄正侧位片
B. 摄切线位片
C. 摄正斜位片
D. 摄侧轴位片
E. 摄肋骨正位片

31. 胫腓骨骨折需做的检查是（   ）
32. 跟骨骨折需做的检查是（   ）
33. 外生骨疣需做的检查是（   ）

A. 正侧双斜位片
B. 正位片
C. 双手正位片（包括腕关节）
D. 正斜位片
E. 侧轴位片

34. 掌骨、趾骨骨折需做的检查是（   ）
35. 腰椎峡部裂需做的检查是（   ）
36. 类风湿性关节炎（周围型）需做的检查是（   ）

A. 由长骨干骺端向外突出的类圆形或圆形骨质阴影，基底与骨体相连，又称外生骨疣
B. 在长骨干骺端可见偏心性膨胀性的骨质破坏透亮区，呈圆形、分叶状或椭圆形，边界清楚
C. 在骨骺与干骺端间可见一透亮带
D. 在骨端可见一条或数条横行致密影
E. 病灶区磨玻璃样斑片状骨质硬化改变

37. 骨巨细胞瘤的 X 线表现是（   ）
38. 骨软骨瘤的 X 线表现是（   ）

参 考 答 案

A1 型题

1. D	2. B	3. C	4. C	5. A
6. C	7. B	8. D	9. C	10. A
11. A	12. E	13. A	14. C	15. B
16. A	17. E	18. B	19. C	20. D
21. C	22. A	23. D	24. E	25. A
26. A	27. C	28. B	29. D	30. B
31. A	32. C	33. B	34. D	35. B
36. C	37. D	38. A	39. C	40. D

41. C	42. C	43. A	44. B	45. A
46. C	47. A	48. D	49. B	50. D
51. A	52. C	53. A	54. B	55. A
56. B	57. E	58. C	59. D	60. B
61. D	62. A	63. C	64. A	65. B
66. D	67. A	68. D	69. C	70. E
71. D	72. E	73. A	74. D	75. E
76. C	77. C	78. E	79. C	80. A
81. D	82. D	83. C	84. D	85. B
86. B	87. E	88. C	89. B	90. A
91. D	92. B	93. A	94. E	95. C

B1 型题

1. A	2. E	3. C	4. B	5. D
6. D	7. A	8. C	9. C	10. A
11. C	12. B	13. D	14. D	15. C
16. A	17. E	18. A	19. B	20. A
21. D	22. A	23. C	24. D	25. A
26. B	27. C	28. D	29. C	30. D
31. A	32. D	33. B	34. D	35. A
36. C	37. B	38. A		

第七单元 病历与诊断方法

A1 型题

1. 属病因诊断的是（　　）
   A. 肺炎球菌性肺炎
   B. 休克
   C. 呼吸衰竭
   D. 肝硬化
   E. 上消化道出血

2. 二尖瓣狭窄时的最主要的临床表现是（　　）
   A. 二尖瓣面容
   B. 心脏呈"梨形"
   C. 二尖瓣区收缩期杂音
   D. 心尖区隆隆样舒张中晚期杂音
   E. 肺动脉区第二心音增强

3. 肝颈静脉回流征阳性主要见于（　　）
   A. 左心衰
   B. 肝硬化
   C. 心包积液
   D. 急性心肌梗死
   E. 肾功能不全

B1 型题

   A. 二尖瓣关闭不全
   B. 主动脉瓣关闭不全
   C. 纤维蛋白性心包炎
   D. 左侧胸膜炎
   E. 二尖瓣狭窄

1. 查体发现胸骨左缘第3、4肋间听到屏气后仍存在的摩擦音的是（　　）
2. 查体发现心尖部听到隆隆样舒张中晚期杂音的是（　　）
3. 查体发现周围血管征的是（　　）

   A. 肺炎球菌性肺炎
   B. 肝硬化
   C. 慢性肾小球肾炎
   D. 支气管扩张
   E. 右心功能不全

4. 寒战、咳嗽、咯血痰及肺实变体征的疾病是（　　）
5. 肝颈静脉回流征阳性，颈静脉怒张的疾病是（　　）
6. 慢性咳嗽、咯脓性痰、痰中带血的疾病是（　　）

   A. 主要疾病
   B. 曾患过的疾病
   C. 家族主要成员所患的疾病
   D. 并发症
   E. 伴发病

7. 在诊断中排在第一位的应是（　　）
8. 在诊断中排在第二位的应是（　　）
9. 在诊断中排在第三位的应是（　　）

   A. 心房颤动
   B. 心慌气短
   C. 下肢浮肿
   D. 二尖瓣狭窄
   E. 风湿性心脏病

10. 属病因诊断的是（　　）
11. 属病理解剖诊断的是（　　）
12. 属病理生理诊断的是（　　）

    A. 会诊记录
    B. 入院记录
    C. 病程记录
    D. 出院记录
    E. 死亡记录

13. 病人住院期间的全部病情经过应记录

在( )

14. 内容同住院病历，但重点更突出、更简要的是( )

参 考 答 案

A1 型题

1. A 2. D 3. C

B1 型题

1. C 2. E 3. B 4. A 5. E
6. D 7. A 8. D 9. E 10. E
11. D 12. A 13. C 14. B

药理学

第一单元 药物作用的基本原理

A1 型 题

1. 药物的副作用是(　　)
   A. 与治疗目的无关的作用
   B. 用药量过大或用药时间过久引起的反应
   C. 用药后给病人带来的不舒适的反应
   D. 停药后，残存药物引起的反应
   E. 在治疗剂量时产生的与治疗目的无关的作用

2. 停药后血药浓度已降至阈浓度以下仍残存的药理效应是(　　)
   A. 停药反应
   B. 过敏反应
   C. 后遗效应
   D. 耐受性
   E. 毒性反应

3. 存在首过效应的给药途径是(　　)
   A. 口服
   B. 静脉注射
   C. 皮肤给药
   D. 肌内注射
   E. 舌下给药

4. 药物自给药部位进入血液循环的过程是(　　)
   A. 分布
   B. 吸收
   C. 排泄
   D. 转化
   E. 消除

5. 酸性药物过量中毒，为加速排泄，可以采用的方法是(　　)
   A. 碱化尿液，减少肾小管重吸收
   B. 酸化尿液，促进肾小管重吸收
   C. 碱化尿液，促进肾小管重吸收
   D. 酸化尿液，减少肾小管重吸收
   E. 酸化尿液，促进肾小球滤过

6. 血浆药物浓度下降一半所需的时间指的是(　　)
   A. 生物利用度
   B. 血浆半衰期
   C. 稳态血浓度
   D. 治疗指数
   E. 坪值

7. 药物转化酶系统中属于非专一性的酶是(　　)
   A. 胆碱酯酶
   B. 单胺氧化酶
   C. 过氧化物歧化酶
   D. 肝脏微粒体细胞色素 P450 酶系
   E. 胃蛋白酶

8. 半数有效量是(　　)
   A. 引起 50% 动物产生阳性反应的剂量
   B. 刚达到 50% 有效血浓度的剂量
   C. 引起 50% 动物死亡的剂量
   D. 使 50% 以上患者产生效应的剂量
   E. 引起 50% 动物中毒的剂量

9. 根据药物在体内的相互作用，其中不属于拮抗作用的是(　　)
   A. 药理性拮抗
   B. 生理性拮抗
   C. 生化性拮抗
   D. 化学性拮抗
   E. 无关性拮抗

10. 关于影响药物分布的因素叙述错误的是(　　)
    A. 不同药物的血浆蛋白结合率差异较大
    B. 只有游离型的药物才有药理活性
    C. 药物与血浆蛋白结合后，不能透出血

管到达靶器官

D. 药物与血浆蛋白的结合是非特异性的

E. 药物与血浆蛋白的结合是不可逆的

11. 首次剂量加倍的目的是（　　）

A. 为了使血药浓度维持高水平

B. 为了使血药浓度迅速达到 C_{ss}

C. 为了药理作用加倍

D. 为了延长半衰期

E. 为了提高生物利用度

12. 某药 $t_{1/2}$ 为 12 小时，每天给药两次，每次固定剂量，血药浓度大于稳态血药浓度 98% 所需要的最短时间是（　　）

A. 1 天

B. 1.5 天

C. 3 天

D. 4 天

E. 7 天

13. 下列关于药物体内过程的叙述正确的是（　　）

A. 只有排出体外才能消除其活性

B. 药物代谢后会增加脂溶性

C. 药物代谢后肯定会减弱其药理活性

D. 肾脏排泄和肝脏代谢是两种主要消除途径

E. 药物只有分布到血液外才会消除效应

14. 下列叙述错误的是（　　）

A. 剂量是决定血药浓度和药物效应的主要因素

B. 药物效应是指药物原发作用所引起的机体机能或形态的改变

C. 最大有效量指引起最大效应而刚中毒的剂量

D. 效能指药物产生的最大效应

E. 阈剂量指刚引起药理效应的剂量

15. 下列关于注射给药，叙述错误的是（　　）

A. 吸收迅速而完全

B. 皮下注射、肌内注射是常用的两种注射给药途径

C. 药物效应的产生比口服更快

D. 适用于肝脏首过消除明显的药物

E. 适用于在胃肠中易破坏或易吸收的药物

16. 反映心理依赖性的特征是（　　）

A. 也称躯体依赖性或成瘾性

B. 可出现强烈的戒断症状

C. 不产生明显的戒断症状

D. 机体有生理生化改变

E. 可出现身体多处不舒服的感觉，不能自制

17. 关于药物在体内的相互作用叙述错误的是（　　）

A. 包括药动学和药效学两个方面

B. 竞争血浆蛋白结合

C. 影响生物转化

D. 用药种数越多，不良反应发生率也越低

E. 影响药物排泄

18. 可以通过血脑屏障的药物是（　　）

A. 脂溶性高、分子量较小

B. 脂溶性低、分子量较小

C. 脂溶性低、分子量较大

D. 水溶性高、分子量较大

E. 脂溶性高、分子量较大

19. 关于药物的转化，下列叙述错误的是（　　）

A. 转化的器官主要是肝脏

B. 药物经转化后有可能会活化或灭活

C. 转化过程第Ⅰ时相是氧化、还原、水解过程

D. 所有药物经过转化后药理活性都减弱或消失

E. 药物在体内的转化必须在酶的催化下才能进行

20. 下列选项中不属于妨碍药物吸收的是（　　）

A. 吸附、络合或结合

B. 与血浆蛋白结合

C. 影响胃排空和肠蠕动

D. 改变肠壁功能

E. 改变胃肠道 pH

B1 型题

A. 副作用
B. 毒性反应
C. 停药反应
D. 后遗效应
E. 变态反应

1. 因腹痛服用硫酸阿托品后出现口干、便秘，属于的不良反应种类是（　）
2. 因失眠，睡前服用苯巴比妥钠，第二天上午呈现宿醉现象，属于的不良反应种类是（　）

A. 效能
B. 效价强度
C. 治疗指数
D. 药物量效曲线
E. 曲线的斜率

3. 反映药物安全性的参数是（　）
4. 反映药物量效变化速度的是（　）

A. 致畸作用
B. 继发反应
C. 致突变作用
D. 变态反应
E. 后遗效应

5. 发生于少数过敏体质者的病理性免疫反应是（　）
6. 长期服用广谱抗生素后的肠道菌群平衡紊乱是（　）

A. 对药酶活性无影响
B. 对药酶含量无影响
C. 能够增强药酶活性
D. 能够增强或减弱药酶活性
E. 能够减弱药酶活性

7. 药酶诱导药是（　）
8. 药酶抑制药是（　）

A. 阿片类
B. 镇静催眠药
C. 烟草
D. 水杨酸类
E. 酒精

9. 属于麻醉药品的是（　）
10. 属于精神药品的是（　）

参 考 答 案

A1 型题

1. E 2. C 3. A 4. B 5. A
6. B 7. D 8. A 9. E 10. E
11. B 12. C 13. D 14. C 15. E
16. C 17. D 18. A 19. D 20. B

B1 型题

1. A 2. D 3. C 4. E 5. D
6. B 7. C 8. E 9. A 10. B

第二单元 拟胆碱药

A1 型题

1. 毛果芸香碱滴眼后产生的作用是（   ）
   A. 扩瞳、降眼压，调节痉挛
   B. 扩瞳、升眼压，调节麻痹
   C. 缩瞳、升眼压，调节痉挛
   D. 缩瞳、降眼压，调节痉挛
   E. 缩瞳、升眼压，调节麻痹

2. 毛果芸香碱治疗虹膜睫状体炎应采用的方法是（   ）
   A. 与缩瞳药同时应用
   B. 单独使用
   C. 与扩瞳药交替使用
   D. 与缩瞳药交替使用
   E. 与扩瞳药同时使用

3. 有关毛果芸香碱的叙述，错误的是（   ）
   A. 可使眼内压升高
   B. 可使汗腺和唾液腺的分泌明显增加
   C. 常用制剂为1%~2%滴眼液
   D. 可用于治疗青光眼
   E. 能直接激动M受体，产生M样作用

4. 毛果芸香碱全身给药可用于下列哪种药中毒的抢救（   ）
   A. 烟碱
   B. 毒扁豆碱
   C. 氯解磷定
   D. 新斯的明
   E. 阿托品

5. 关于新斯的明临床应用的叙述，错误的是（   ）
   A. 重症肌无力
   B. 支气管哮喘
   C. 解救筒箭毒碱过量引起的中毒
   D. 手术后腹气胀和尿潴留
   E. 阵发性室上性心动过速

6. 新斯的明作用最强的是（   ）
   A. 血管平滑肌
   B. 胃肠平滑肌
   C. 支气管平滑肌
   D. 膀胱平滑肌
   E. 骨骼肌

7. 不属于新斯的明的不良反应的是（   ）
   A. 严重便秘
   B. 心动过缓
   C. 肌肉震颤
   D. 可引起"胆碱能危象"
   E. 肌无力加重

8. 支气管哮喘或有尿路梗阻的病人应禁用的药物是（   ）
   A. 阿托品
   B. 东莨菪碱
   C. 山莨菪碱
   D. 后马托品
   E. 新斯的明

9. 关于毛果芸香碱对眼的调节药理作用，错误的是（   ）
   A. 瞳孔括约肌收缩
   B. 悬韧带松弛
   C. 作用于睫状肌M受体
   D. 瞳孔括约肌松弛
   E. 环状肌向瞳孔中心方向收缩

10. 重症肌无力病人应选用的药物是（   ）
    A. 山莨菪碱
    B. 氯解磷定
    C. 新斯的明
    D. 阿托品
    E. 毛果芸香碱

B1 型题

A. 直接作用于受体
B. 影响递质的储存
C. 影响代谢酶
D. 影响递质的释放
E. 影响递质的生物合成

1. 新斯的明对胃肠、膀胱的作用是( )
2. 毛果芸香碱的作用是( )

A. 度冷丁
B. 新斯的明
C. 阿托品
D. 毛果芸香碱
E. 吗啡

3. 过量时可引起"胆碱能危象"的药物是( )
4. 可用于治疗青光眼的药物是( )

参考答案

A1 型题

1. D   2. C   3. A   4. E   5. B
6. E   7. A   8. E   9. D   10. C

B1 型题

1. C   2. A   3. B   4. D

第三单元 有机磷酸酯类中毒与解救

A1 型题

1. 抢救有机磷农药中度中毒的药物是（ ）
   A. 阿托品 + AchE 复活药
   B. 毛果芸香碱 + AchE 抑制药
   C. 阿托品 + AchE 抑制药
   D. 毛果芸香碱 + AchE 复活药
   E. 单用阿托品

2. 关于抢救有机磷酸酯类中毒的方法，错误的是（ ）
   A. 及时带离中毒现场
   B. 配合注射新斯的明
   C. 及早、足量注射阿托品
   D. 清洗皮肤
   E. 使用胆碱酯酶复活药

3. 可使磷酰化胆碱酯酶复活的药物是（ ）
   A. 阿托品
   B. 毒扁豆碱
   C. 毛果芸香碱
   D. 新斯的明
   E. 氯解磷定

4. 关于氯解磷定作用，正确的是（ ）
   A. 不需与阿托品合用
   B. 对中毒过久"老化"的磷酰化胆碱酯酶解毒效果差
   C. 能直接对抗体内已积聚的 Ach
   D. 在骨骼肌的神经肌肉接头处最不明显
   E. 易透过血脑屏障

5. 关于有机磷酸酯类农药中毒，正确的是（ ）
   A. 皮肤吸收是唯一的中毒途径
   B. 与胆碱酯酶结合牢固，易水解
   C. 造成体内 Ach 大量、持久地堆积
   D. 酶的活性可逆性恢复
   E. 不易挥发，脂溶性高

6. 关于氯解磷定用于中重度有机磷酸酯类中毒的解救，错误的是（ ）
   A. 是胆碱酯酶复活药的首选药
   B. 制成注射剂供肌内或静脉注射
   C. 剂量过大会加剧中毒程度
   D. 能直接对抗体内 Ach
   E. 需较大剂量才对中枢中毒症状有一定疗效

7. 下列属于胆碱酯酶复活药的是（ ）
   A. 马拉硫磷
   B. 对硫磷
   C. 内吸磷
   D. 双复磷
   E. 对氧磷

8. 最早应用的 AchE 复活药的是（ ）
   A. 碘解磷定
   B. 氯解磷定
   C. 双复磷
   D. 阿托品
   E. 毛果芸香碱

B1 型题

A. 以 M 样症状为主
B. 以 N 样症状为主
C. M 样症状加重，出现 N 样症状
D. M 样症状加重，出现中枢神经系统症状
E. M、N 样症状加重，出现中枢神经系统症状

1. 有机磷酸酯类轻度中毒的症状是（ ）
2. 有机磷酸酯类严重中毒的症状是（ ）

A. 乐果、敌百虫
B. 内吸磷、敌敌畏
C. 内吸磷、马拉硫磷、对硫磷
D. 乐果
E. 敌百虫、敌敌畏

3. 氯解磷定用于解救有机磷酸酯类中毒疗效较好的是（　　）

4. 氯解磷定用于解救有机磷酸酯类中毒无效的是（　　）

参 考 答 案

A1 型题

1. A 2. B 3. E 4. B 5. C
6. D 7. D 8. A

B1 型题

1. A 2. E 3. C 4. D

第四单元 抗胆碱药

A1 型题

1. 阿托品对眼睛的作用是（　　）
   A. 扩瞳、降低眼内压和调节麻痹
   B. 扩瞳、升高眼内压和调节麻痹
   C. 扩瞳、升高眼内压和调节痉挛
   D. 缩瞳、降低眼内压和调节痉挛
   E. 缩瞳、升高眼内压和调节痉挛

2. 下列疾病禁用阿托品的是（　　）
   A. 青光眼
   B. 肠绞痛
   C. 有机磷农药中毒
   D. 流涎症
   E. 腺体分泌亢进

3. 有关阿托品的应用各项叙述，错误的是（　　）
   A. 可用于各种内脏绞痛
   B. 能解救有机磷酸酯类中毒
   C. 用于缓慢型心律失常
   D. 可用于全麻前给药以抑制腺体分泌
   E. 可用于治疗前列腺肥大

4. 全身麻醉前给药，应选用的药物是（　　）
   A. 毛果芸香碱
   B. 新斯的明
   C. 毒扁豆碱
   D. 阿托品
   E. 安定

5. 具有中枢性抗胆碱作用的药物是（　　）
   A. 山莨菪碱
   B. 后马托品
   C. 阿托品
   D. 东莨菪碱
   E. 优卡托品

6. 治疗量的阿托品的作用是（　　）
   A. 腺体分泌增加
   B. 胃肠平滑肌松弛
   C. 瞳孔散大，眼内压降低
   D. 心率减慢
   E. 中枢抑制

7. 选用于缓慢型心律失常的药物是（　　）
   A. 樟柳碱
   B. 山莨菪碱
   C. 阿托品
   D. 新斯的明
   E. 东莨菪碱

8. 下列不属于山莨菪碱的是（　　）
   A. 用于感染性休克
   B. 人工合成品654-2
   C. 用于内脏平滑肌绞痛
   D. 用于血管神经性头痛
   E. 合成扩瞳药

9. 关于阿托品常见的不良反应，错误的是（　　）
   A. 皮肤苍白、体温升高
   B. 便秘
   C. 口干
   D. 视力模糊
   E. 心悸、眩晕

10. 关于后马托品的描述，错误的是（　　）
    A. 扩瞳作用比阿托品快
    B. 调节麻痹作用比阿托品短暂
    C. 调节麻痹作用比阿托品持久
    D. 不良反应比阿托品轻微
    E. 用于一般眼科检查、验光

B1 型题

A. 毛果芸香碱

B. 毒扁豆碱
C. 新斯的明
D. 后马托品
E. 溴化丙胺太林

1. 合成扩瞳药是(　　)
2. 用于胃、十二指肠溃疡及妊娠呕吐的药物是(　　)

A. 阿托品
B. 山莨菪碱
C. 东莨菪碱
D. 毛果芸香碱
E. 溴丙胺太林

3. 兴奋中枢的抗胆碱药是(　　)
4. 抑制中枢的抗胆碱药是(　　)

参 考 答 案

A1 型题

1. B　　2. A　　3. E　　4. D　　5. D
6. B　　7. C　　8. E　　9. A　　10. C

B1 型题

1. D　　2. E　　3. A　　4. C

第五单元　拟肾上腺素药

A1 型题

1. 关于去甲肾上腺素的临床应用，错误的是（　　）
   A. 在短时间内保证重要脏器的血液供应
   B. 用于药物中毒引起的低血压
   C. 用于出血性休克早期血压骤降时
   D. 用于上消化道出血
   E. 用于胃出血

2. 去甲肾上腺素的主要不良反应是（　　）
   A. 高血糖
   B. 过敏
   C. 脑溢血
   D. 支气管哮喘
   E. 急性肾功能衰竭

3. 不属于肾上腺素的临床应用是（　　）
   A. 甲状腺功能亢进
   B. 心脏骤停
   C. 与局麻药配伍及局部止血
   D. 过敏性休克
   E. 支气管哮喘

4. 首选异丙肾上腺素的是（　　）
   A. 药物中毒引起心脏骤停
   B. 溺水引起心脏骤停
   C. 麻醉意外引起心脏骤停
   D. 窦房结功能衰竭而并发的心脏骤停
   E. 传染病引起心脏骤停

5. 抢救中枢抑制药中毒致低血压的首选药物是（　　）
   A. 肾上腺素
   B. 异丙肾上腺素
   C. 酚妥拉明
   D. 多巴胺
   E. 去甲肾上腺素

6. 抢救血容量已补足但有心收缩力减弱及尿量减少的休克病人，采用的药物是（　　）
   A. 麻黄碱
   B. 多巴胺
   C. 去甲肾上腺素
   D. 肾上腺素
   E. 异丙肾上腺素

7. 口服用于上消化道出血的药物是（　　）
   A. 去甲肾上腺素
   B. 麻黄碱
   C. 肾上腺素
   D. 异丙肾上腺素
   E. 多巴胺

8. 与利尿药合用治疗急性肾功能衰竭的药物是（　　）
   A. 多巴胺
   B. 去甲肾上腺素
   C. 异丙肾上腺素
   D. 麻黄碱
   E. 肾上腺素

9. 可延长局麻药的局麻作用时间的药物是（　　）
   A. 去甲肾上腺素
   B. 肾上腺素
   C. 异丙肾上腺素
   D. 甲状腺素
   E. 多巴胺

10. 关于异丙肾上腺素的作用叙述错误的是（　　）
    A. 正性肌力和正性频率作用
    B. 禁用于甲状腺功能亢进者
    C. 激动支气管平滑肌的 β_2 受体
    D. 激动血管平滑肌的 β_2 受体
    E. 升高血糖作用比肾上腺素强

11. 过量易致心动过速、心室颤动的药物

是( )

A. 去甲肾上腺素
B. 多巴胺
C. 麻黄碱
D. 间羟胺
E. 肾上腺素

12. 对α受体和β受体均有强大激动作用的药物是( )

A. 去甲肾上腺素
B. 可乐定
C. 异丙肾上腺素
D. 肾上腺素
E. 多巴酚丁胺

13. 下列受体与其激动剂搭配正确的是( )

A. M受体－烟碱
B. β受体－可乐定
C. α受体－去甲肾上腺素
D. N受体－毛果芸香碱
E. $α_1$受体－异丙肾上腺素

14. 临床上可代替去甲肾上腺素用于各种休克早期的药物是( )

A. 麻黄碱
B. 肾上腺素
C. 间羟胺
D. 异丙肾上腺素
E. 毛果芸香碱

15. 以皮肤黏膜血管收缩最为强烈的药物是( )

A. 异丙肾上腺素
B. 多巴胺
C. 乙酰胆碱
D. 肾上腺素
E. 麻黄碱

16. 下列选项属于异丙肾上腺素适应证的是( )

A. 冠心病
B. 支气管哮喘
C. 糖尿病
D. 甲状腺功能亢进
E. 心肌炎

B1 型题

A. 5-羟色胺
B. 去甲肾上腺素
C. 多巴胺
D. 乙酰胆碱
E. 肾上腺素

1. 与利尿药合用治疗急性肾功能衰竭的药物是( )
2. 能产生严重过敏反应的物质是( )

A. 多巴胺
B. 肾上腺素
C. 间羟胺
D. 去甲肾上腺素
E. 异丙肾上腺素

3. 用于氯丙嗪中毒时的药物是( )
4. 用于过敏性休克抢救的首选药物是( )

参考答案

A1 型题

1. C   2. E   3. A   4. D   5. E
6. B   7. A   8. A   9. B   10. E
11. E   12. D   13. C   14. C   15. D
16. B

B1 型题

1. C   2. A   3. D   4. B

第六单元 抗肾上腺素药

A1 型题

1. 关于β受体阻滞药的禁忌证，错误的是（ ）
   A. 严重心功能不全
   B. 支气管哮喘
   C. 高血压
   D. 重度房室传导阻滞
   E. 窦性心动过缓

2. 下列受体和受体阻滞药的搭配正确的是（ ）
   A. α_1受体－酚妥拉明
   B. α_1、α_2受体－哌唑嗪
   C. β_1受体－普萘洛尔
   D. α_1、α_2受体－酚苄明
   E. β_1、β_2受体－美托洛尔

3. 关于酚妥拉明的适应证，正确的是（ ）
   A. 支气管哮喘
   B. 外周血管痉挛性疾病
   C. 慢性心肌梗死
   D. 肾功能衰竭
   E. Ⅰ、Ⅱ级高血压

4. 关于β受体阻滞药的适应证，错误的是（ ）
   A. 心律失常
   B. 支气管哮喘
   C. 心肌梗死
   D. 高血压
   E. 心绞痛

5. β受体阻滞药的主要药理作用是（ ）
   A. 促进肾素释放
   B. 松弛支气管平滑肌
   C. 促进代谢
   D. 阻断β_1受体，抑制心脏
   E. 直接扩张外周血管

6. β受体阻滞药对心脏的影响是（ ）
   A. 降低心肌收缩力
   B. 加快心率
   C. 增加心输出量
   D. 增加心肌耗氧量
   E. 加快心房传导

7. 关于酚妥拉明的应用，叙述错误的是（ ）
   A. 外周血管痉挛性疾病
   B. 急性心肌梗死
   C. 心律失常
   D. 顽固性充血性心力衰竭
   E. 肾上腺嗜铬细胞瘤

8. 不属于β受体阻滞药的作用的是（ ）
   A. 抑制心脏
   B. 膜稳定作用
   C. 减慢代谢
   D. 内在拟交感活性
   E. 扩张支气管

9. 酚妥拉明抗休克，合用的是（ ）
   A. 去甲肾上腺素
   B. 肾上腺素
   C. 异丙肾上腺素
   D. 普萘洛尔
   E. 酚苄明

10. 关于酚妥拉明的药理作用，错误的是（ ）
    A. 舒张血管
    B. 拟组胺样作用
    C. 拟胆碱作用
    D. 增加胃肠平滑肌张力
    E. 抑制心脏

B1 型题

A. 美托洛尔
B. 哌唑嗪
C. 普萘洛尔
D. 酚妥拉明
E. 酚苄明

1. 属于长效类的α受体阻滞药是（　　）
2. 属于短效类的α受体阻滞药是（　　）

A. 普萘洛尔
B. 哌唑嗪
C. 酚妥拉明
D. 肾上腺素
E. 利血平

3. 用于急性心肌梗死和顽固性充血性心力衰竭的α受体阻滞药是（　　）
4. 用于心绞痛和心肌梗死的β受体阻滞药是（　　）

参考答案

A1 型题

1. C　　2. D　　3. B　　4. B　　5. D
6. A　　7. C　　8. E　　9. A　　10. E

B1 型题

1. E　　2. D　　3. C　　4. A

第七单元 镇静催眠药

A1 型题

1. 治疗失眠宜选用的药物是（ ）
   A. 氯丙嗪
   B. 地西泮
   C. 苯巴比妥
   D. 苯妥英钠
   E. 硫喷妥钠

2. 下列有关地西泮的应用，错误的是（ ）
   A. 焦虑症
   B. 持续睡眠障碍
   C. 癫痫小发作
   D. 中枢性肌痉挛
   E. 破伤风

3. 下列关于苯二氮䓬类镇静催眠特点的叙述，错误的是（ ）
   A. 无肝药酶诱导作用
   B. 安全范围大
   C. 依赖性轻
   D. 无明显后遗效应
   E. 对REMS影响大

4. 地西泮的药理作用是（ ）
   A. 抗老年痴呆
   B. 抗焦虑
   C. 抗抑郁
   D. 抗精神失常
   E. 抗帕金森病

5. 属于中效苯二氮䓬类的药物是（ ）
   A. 地西泮
   B. 奥沙西泮
   C. 艾司唑仑
   D. 三唑仑
   E. 氟西泮

6. 下列关于地西泮不良反应的描述，错误的是（ ）
   A. 长期使用出现耐受性
   B. 长期使用有依赖性
   C. 服药次日有宿醉现象
   D. 常规剂量可以造成呼吸抑制
   E. 突然停药有"反跳"现象

7. 地西泮过量中毒的特效拮抗药是（ ）
   A. 纳洛酮
   B. 氟西泮
   C. 利多卡因
   D. 苯妥英钠
   E. 氟马西尼

B1 型题

A. 三唑仑
B. 艾司唑仑
C. 地西泮
D. 劳拉西泮
E. 硝西泮

1. 短效苯二氮䓬类药物是（ ）
2. 长效苯二氮䓬类药物是（ ）

参考答案

A1 型题

1. B   2. C   3. E   4. B   5. C
6. D   7. E

B1 型题

1. A   2. C

第八单元 抗癫痫药

A1 型题

1. 对各种类型癫痫均有治疗作用的药物是（ ）
   A. 苯妥英钠
   B. 地西泮
   C. 乙琥胺
   D. 苯巴比妥
   E. 丙戊酸钠

2. 对癫痫持续状态无效的药物是（ ）
   A. 苯巴比妥
   B. 乙琥胺
   C. 丙戊酸钠
   D. 氯硝西泮
   E. 地西泮

3. 除癫痫外，苯妥英钠还可用于（ ）
   A. 尿崩症
   B. 心律失常
   C. 帕金森病
   D. 心绞痛
   E. 失眠

B1 型题

A. 乙琥胺
B. 苯妥英钠
C. 硝西泮
D. 地西泮
E. 丙戊酸钠

1. 治疗失神发作的首选药是（ ）
2. 治疗癫痫持续状态的首选药是（ ）

A. 丙戊酸钠
B. 乙琥胺
C. 苯巴比妥
D. 丙戊酸钠
E. 卡马西平

3. 中枢抑制作用明显的药物是（ ）
4. 治疗外周神经痛的药物是（ ）

参考答案

A1 型题

1. E   2. B   3. B

B1 型题

1. A   2. D   3. C   4. E

第九单元 抗精神失常药

A1 型题

1. 下列有关氯丙嗪的药理作用,错误的是( )
   A. 抗精神病
   B. 镇静催眠
   C. 镇吐
   D. 加强中枢抑制药的作用
   E. 调节体温

2. 下列关于氯丙嗪的临床应用,错误的是( )
   A. 精神分裂症
   B. 抑郁症
   C. 放射治疗引起的呕吐
   D. 严重创伤和感染的辅助治疗
   E. 顽固性呃逆

3. 氯丙嗪对体温的影响是( )
   A. 不需要配合物理降温可使体温下降
   B. 使体温随环境温度变化而升降
   C. 降低发烧体温,对正常体温无影响
   D. 降低正常体温,对发热者无效
   E. 在高温环境中,对体温无影响

4. 下列属于氯丙嗪药理作用的是( )
   A. 激动M受体
   B. 减少催乳素分泌
   C. 收缩血管升压
   D. 肾上腺素翻转
   E. 抗帕金森病

5. 5-HT再摄取抑制剂是( )
   A. 丙咪嗪
   B. 阿米替林
   C. 马普替林
   D. 氟西汀
   E. 吗氯贝胺

B1 型题

   A. 阻断结节-漏斗通路 D_2 受体
   B. 阻断黑质-纹状体通路 D_2 受体
   C. 阻断中脑-边缘系统和中脑-皮层通路的 D_2 受体
   D. 阻断脑干网状结构上行激活系统 α 受体
   E. 阻断M胆碱受体

1. 氯丙嗪引起的乳房肿大、泌乳的原因是( )
2. 氯丙嗪引起口干、便秘、视力模糊的原因是( )

   A. 帕金森综合征
   B. 静坐不能
   C. 迟发性运动障碍
   D. 急性肌张力障碍
   E. 中枢抑制

3. 氯丙嗪引起肌张力增高、面容呆板、动作迟缓、肌肉震颤属于( )
4. 氯丙嗪引起强迫性张口、伸舌、斜颈属于( )

   A. 氟西汀
   B. 丙咪嗪
   C. 氯丙嗪
   D. 吗啡
   E. 左旋多巴

5. 能同时阻断 α 受体、M受体、D_2 样受体的药物是( )
6. 能同时阻断组胺受体、M受体及 α_1 受体的药物是( )

参 考 答 案

A1 型题

1. B 2. B 3. B 4. D 5. D

B1 型题

1. A 2. E 3. A 4. D 5. C
6. B

第十单元 抗帕金森病药

A1 型 题

1. 左旋多巴的临床应用是（　　）
   A. 脑膜炎后遗症
   B. 乙型肝炎
   C. 失眠
   D. 脑血栓
   E. 肝昏迷
2. 下列关于苯海索的作用，错误的是（　　）
   A. 阻断胆碱受体
   B. 抗震颤效果好
   C. 外周抗胆碱作用弱
   D. 在脑内生成 DA
   E. 用于氯丙嗪引起的帕金森综合征
3. 左旋多巴抗帕金森病的特点是（　　）
   A. 1～2 周起效
   B. 对重症帕金森病疗效好
   C. 对肌肉强直效果好
   D. 对震颤疗效好
   E. 用于氯丙嗪引起的锥体外系症状

B1 型 题

A. 在脑内多巴胺脱羧酶的作用下生成 DA
B. 阻断黑质-纹状体通路 D_2 受体
C. 抑制 NA 再摄取
D. 阻断 M 受体
E. 抑制多巴脱羧酶

1. 左旋多巴的作用是（　　）
2. 卡比多巴的作用是（　　）

参 考 答 案

A1 型题

1. E　　2. D　　3. C

B1 型题

1. A　　2. E

第十一单元 镇痛药

A1 型题

1. 吗啡的药理作用是（　）
   A. 扩瞳
   B. 镇咳平喘
   C. 提高胃肠平滑肌张力
   D. 兴奋呼吸
   E. 降低颅内压

2. 吗啡的临床应用的是（　）
   A. 失眠
   B. 心源性哮喘
   C. 心源性休克
   D. 抑郁症
   E. 成瘾替代治疗

3. 吗啡急性中毒致死的主要原因是（　）
   A. 欣快
   B. 抑制呼吸
   C. 胆绞痛
   D. 免疫抑制
   E. 升高颅内压

4. 与吗啡治疗心源性哮喘有关的作用是（　）
   A. 欣快
   B. 抑制呼吸中枢
   C. 镇痛
   D. 收缩支气管
   E. 扩张脑血管

5. 阿片受体的特异性拮抗药是（　）
   A. 纳洛酮
   B. 美沙酮
   C. 芬太尼
   D. 吗啡
   E. 烯丙吗啡

6. 吗啡治疗胆绞痛需要合用的药物是（　）
   A. 阿托品
   B. 哌替啶
   C. 阿司匹林
   D. 对乙酰氨基酚
   E. 可待因

7. 吗啡的作用是（　）
   A. 降低肠道张力
   B. 增加胆道和胆囊压力
   C. 收缩血管
   D. 增加分娩子宫张力
   E. 松弛支气管

8. 吗啡的临床应用是（　）
   A. 颅脑损伤
   B. 分娩止痛
   C. 支气管哮喘
   D. 休克
   E. 血压正常的心肌梗死剧痛

9. 下列关于哌替啶应用的叙述，错误的是（　）
   A. 咳嗽
   B. 麻醉前给药
   C. 各种剧痛
   D. 与氯丙嗪、异丙嗪组成冬眠合剂
   E. 配合阿托品用于内脏绞痛

10. 用于吗啡成瘾替代治疗的药物是（　）
    A. 哌替啶
    B. 美沙酮
    C. 芬太尼
    D. 二氢埃托菲
    E. 喷他佐辛

B1 型题

A. 哌替啶

B. 喷他佐辛
C. 美沙酮
D. 纳洛酮
E. 吲哚美辛

1. 镇痛强度为吗啡的 1/10，可代替吗啡使用的药物是（　）

2. 镇痛强度与吗啡相近，但成瘾性发生慢，戒断症状相对减轻的药物是（　）

A. 呕吐
B. 便秘
C. 针尖样瞳孔
D. 依赖性
E. 耐受性

3. 吗啡急性中毒的表现是（　）

4. 吗啡造成强迫性觅药行为的原因是（　）

参 考 答 案

A1 型题

1. C 2. B 3. B 4. B 5. A
6. A 7. B 8. E 9. A 10. B

B1 型题

1. A 2. C 3. C 4. D

第十二单元　解热镇痛抗炎药

A1 型题

1. 阿司匹林的作用是(　　)
   A. 抗炎、免疫抑制
   B. 镇痛、镇静
   C. 镇痛、抗炎
   D. 解热、镇静
   E. 抗炎、抗休克

2. 小剂量阿司匹林临床用于(　　)
   A. 风湿性关节炎
   B. 头痛
   C. 发热
   D. 神经痛
   E. 预防血栓形成

3. 阿司匹林的不良反应是(　　)
   A. 成瘾性
   B. 凝血障碍
   C. 锥体外系反应
   D. 免疫抑制
   E. 降低正常体温

4. 下列关于对乙酰氨基酚的叙述，错误的是(　　)
   A. 镇痛作用较强
   B. 解热作用较强
   C. 抗炎作用与阿司匹林相近
   D. 用于神经痛、关节痛、肌肉痛
   E. 用于感冒发热

5. 选择性抑制 COX-2 的药物是(　　)
   A. 阿司匹林
   B. 塞来昔布
   C. 对乙酰氨基酚
   D. 布洛芬
   E. 保泰松

6. 阿司匹林的禁忌证不包括(　　)
   A. 胃溃疡
   B. 手术前1周
   C. 哮喘
   D. 病毒性感染
   E. 脑血栓形成

B1 型题

A. 阿司匹林
B. 布洛芬
C. 塞来昔布
D. 保泰松
E. 对乙酰氨基酚

1. 主要用于解热镇痛，抗炎作用较弱的药物是(　　)
2. 选择性抑制 COX-2，主要用于类风湿性关节炎、骨关节炎的药物是(　　)

A. 直接刺激作用
B. 水杨酸中毒
C. 白三烯等脂氧酶代谢产物增多
D. 能抑制血小板聚集、凝血酶原形成
E. 抑制胃黏膜 PG 合成

3. 阿司匹林哮喘形成的原因是(　　)
4. 阿司匹林引起凝血障碍的原因是(　　)

参 考 答 案

A1 型题

1. C　2. E　3. B　4. C　5. B
6. E

B1 型题

1. E　2. C　3. C　4. D

第十三单元 抗组胺药

A1 型题

1. H_1 受体阻滞药的药理作用是( )
   A. 收缩支气管平滑肌
   B. 降低毛细血管通透性
   C. 收缩胃肠平滑肌
   D. 扩张血管
   E. 降低血压

2. 首选 H_1 受体阻滞药治疗的疾病是( )
   A. 荨麻疹
   B. 过敏性休克
   C. 过敏性支气管哮喘
   D. 红斑狼疮
   E. 类风湿性关节炎

3. 中枢抑制作用较强的 H_1 受体阻滞药物是( )
   A. 氯丙嗪
   B. 异丙嗪
   C. 西替利嗪
   D. 氯雷他定
   E. 阿司咪唑

4. H_1 受体阻滞药的临床应用不包括( )
   A. 过敏性支气管哮喘的预防性治疗
   B. 晕动病
   C. 荨麻疹
   D. 过敏性鼻炎
   E. 过敏性休克

5. H_1、H_2 受体阻滞药共同的作用是( )
   A. 对抗组胺引起的支气管平滑肌收缩
   B. 抑制中枢
   C. 拮抗组胺引起的胃酸分泌
   D. 逆转组胺的免疫抑制作用
   E. 阻断组胺对心血管系统的作用

6. H_2 受体阻滞药物的应用是( )
   A. 晕动病呕吐
   B. 胃十二指肠溃疡
   C. 皮肤瘙痒和水肿
   D. 支气管哮喘
   E. 过敏性鼻炎

B1 型题

   A. 苯海拉明
   B. 氯雷他定
   C. 西替利嗪
   D. 雷尼替丁
   E. 酮替芬

1. 治疗晕动病的药物是( )
2. 预防性治疗支气管哮喘的药物是( )

   A. 阿司匹林
   B. 肾上腺素
   C. 西替利嗪
   D. 雷尼替丁
   E. 阿托品

3. 用于治疗皮肤黏膜变态反应性疾病的药物是( )
4. 用于治疗胃酸分泌过多症和反流性食管炎的药物是( )

参考答案

A1 型题

1. B 2. A 3. B 4. E 5. E
6. B

B1 型题

1. A 2. E 3. C 4. D

第十四单元　利尿药与脱水药

A1 型题

1. 利尿药分类和相应的代表药，正确的是（　　）
   A. 高效利尿药——氢氯噻嗪
   B. 高效利尿药——氢氟噻嗪
   C. 低效利尿药——呋塞米
   D. 中效利尿药——布美他尼
   E. 低效利尿药——螺内酯

2. 呋塞米的利尿作用特点是（　　）
   A. 迅速、强大而持久
   B. 迅速、强大而短暂
   C. 迅速、微弱而短暂
   D. 缓慢、强大而持久
   E. 缓慢、微弱而短暂

3. 氢氯噻嗪增加钙重吸收的部位是（　　）
   A. 近曲小管
   B. 远曲小管
   C. 髓袢升支
   D. 髓袢升支粗段
   E. 集合管

4. 用于脑水肿最安全有效的药物是（　　）
   A. 山梨醇低渗液
   B. 低渗葡萄糖
   C. 呋塞米
   D. 甘露醇
   E. 氢氯噻嗪

5. 呋塞米利尿作用的机制是（　　）
   A. 抑制肾脏的稀释功能
   B. 抑制肾脏的浓缩功能
   C. 阻滞 Na^+ 重吸收
   D. 对抗醛固酮的作用
   E. 抑制肾脏的稀释和浓缩功能

6. 关于氢氯噻嗪的适应证，不适合的是（　　）
   A. 尿崩症
   B. Ⅰ级高血压
   C. 心源性水肿
   D. 糖尿病伴Ⅰ级高血压
   E. 特发性高尿钙

7. 高血钾症病人禁用的利尿药是（　　）
   A. 氢氯噻嗪
   B. 苄氟噻嗪
   C. 布美他尼
   D. 氨苯蝶啶
   E. 呋塞米

8. 关于呋塞米的不良反应，错误的是（　　）
   A. 血尿酸浓度降低
   B. 低钾血症
   C. 低钠血症
   D. 耳毒性
   E. 低氯性碱中毒

9. 关于氢氯噻嗪的不良反应，错误的是（　　）
   A. 低血镁症
   B. 高尿酸血症
   C. 高血糖症
   D. 高脂血症
   E. 高血钾症

10. 联合用药时，与高效利尿药合用增加耳毒性的药物是（　　）
    A. 解热镇痛药
    B. 氨基糖苷类抗生素
    C. 第三代头孢菌素
    D. 多巴胺
    E. 青霉素

11. 关于脱水药特点的叙述，错误的是（　　）
    A. 易经肾小球滤过
    B. 不易从血管透入组织液

C. 易被肾小管重吸收
D. 不易透过毛细血管
E. 在体内不易被代谢

12. 长期应用易使血钾升高的药物是（　　）
    A. 氢氯噻嗪
    B. 呋塞米
    C. 螺内酯
    D. 乙酰唑胺
    E. 氯噻嗪

13. 关于脱水药的适应证，错误的是（　　）
    A. 慢性心功能不全
    B. 青光眼
    C. 脑水肿
    D. 急性肾功能衰竭
    E. 肾间质水肿

14. 不属于呋塞米的临床应用的是（　　）
    A. 严重水肿
    B. 尿崩症
    C. 药物中毒
    D. 急慢性肾功能衰竭
    E. 高血钙症

15. 属于螺内酯的不良反应的是（　　）
    A. 低血钾症
    B. 女性多毛
    C. 血小板减少
    D. 过敏性皮炎
    E. 粒细胞减少

16. 关于氨苯蝶啶的叙述，错误的是（　　）
    A. 肝硬化者可发生巨幼红细胞性贫血
    B. 容易引起高钾血症
    C. 保钾利尿作用受醛固酮水平影响
    D. 与排钾利尿药合用治疗顽固性水肿
    E. 引起叶酸缺乏

B1 型题

A. 作用于髓袢升支粗段的髓质和皮质部，抑制 $Na^+-K^+-2Cl^-$ 共同转运系统
B. 作用于髓袢升支粗段皮质部，抑制 Na^+-Cl^- 共同转运系统
C. 作用于远曲小管和集合管，竞争醛固酮受体，对抗醛固酮的作用
D. 作用于远曲小管和集合管，阻滞 Na^+ 通道，减少 Na^+ 的重吸收
E. 作用于近曲小管，抑制碳酸酐酶，减少 H^+-Na^+ 交换

1. 呋塞米利尿作用的机制是（　　）
2. 螺内酯利尿作用的机制是（　　）

A. 氨苯蝶啶
B. 甘露醇
C. 螺内酯
D. 氢氯噻嗪
E. 高渗葡萄糖

3. 尿崩症病人宜选用的利尿药是（　　）
4. 肾上腺切除病人宜选用的利尿药是（　　）

A. 呋塞米
B. 氨苯蝶啶
C. 螺内酯
D. 氢氯噻嗪
E. 甘露醇

5. 颅脑外伤引起的脑水肿宜选用的药物是（　　）
6. 醛固酮增高性水肿病人宜选用的药物是（　　）

参 考 答 案

A1 型题

1. E   2. B   3. B   4. D   5. E
6. D   7. D   8. A   9. E   10. B
11. C   12. C   13. A   14. B   15. B
16. C

B1 型题

1. A   2. C   3. D   4. A   5. E
6. C

第十五单元 抗高血压药

A1 型题

1. 关于哌唑嗪作用的描述，错误的是( )

    A. α_1 受体阻滞药

    B. 对突触前膜 α_2 受体也有影响

    C. 降压作用中等偏强

    D. 出现"首剂现象"

    E. 长期应用致水钠潴留

2. 高血压伴有心力衰竭者不宜用的药物是( )

    A. 哌唑嗪

    B. 氢氯噻嗪

    C. 普萘洛尔

    D. 卡托普利

    E. 依那普利

3. 高血压合并消化性溃疡者宜选用的药物是( )

    A. 可乐定

    B. 甲基多巴

    C. 肼屈嗪

    D. 利血平

    E. 胍乙啶

4. 普萘洛尔具有的作用是( )

    A. 减少心输出量

    B. 促进肾素分泌

    C. 不引起支气管收缩

    D. 引起血管收缩

    E. 增强心肌收缩力

5. 关于可乐定的叙述，错误的是( )

    A. 属于中枢性降压药

    B. 单用于Ⅲ级高血压

    C. 用于Ⅱ级高血压

    D. 适用于兼有溃疡病的高血压患者

    E. 有镇静作用

6. 高肾素型高血压病宜选用的药物是( )

    A. 氢氯噻嗪

    B. 卡托普利

    C. 肼屈嗪

    D. 硝苯地平

    E. 尼群地平

7. 硝普钠的临床应用是( )

    A. 高血压急症

    B. Ⅰ级高血压

    C. Ⅱ级高血压

    D. Ⅰ、Ⅱ级高血压

    E. Ⅱ级高血压伴肾功能不全

8. 下列药物的降压作用不是通过影响 Ca^{2+} 的是( )

    A. 硝苯地平

    B. 利血平

    C. 尼卡地平

    D. 尼莫地平

    E. 地尔硫䓬

9. 关于血管紧张素转化酶抑制药（ACEI）的叙述，错误的是( )

    A. 增加醛固酮的生成

    B. 抑制缓激肽降解

    C. 抑制 ACE

    D. 减少血管紧张素Ⅱ的生成

    E. 降低循环与血管组织 RAS 活性

10. 降压药分类和相应的代表药正确的是( )

    A. 中枢降压药——利血平

    B. 交感神经末梢阻滞药——肼屈嗪

    C. 血管扩张药——硝苯地平

    D. 利尿降压药——氢氯噻嗪

    E. 钙通道阻滞药——可乐定

11. 硝苯地平与普萘洛尔合用可拮抗的副作用是（　　）
   A. 反射性心率加快
   B. 心搏出量减少
   C. 血浆肾素活性增高
   D. 反射性心率加快和心搏出量减少
   E. 反射性心率加快和血浆肾素活性增高

12. 关于可乐定的降压机制，错误的是（　　）
   A. 激动血管运动中枢突触后膜 α_2 受体
   B. 激动延髓的 I_1-咪唑啉受体
   C. 激动脑内阿片受体
   D. 激动外周交感神经突触前膜 α_2 受体
   E. 激动外周交感神经突触前膜 α_1 受体

13. 禁用于消化性胃溃疡患者的降压药是（　　）
   A. 可乐定
   B. 卡托普利
   C. 硝普钠
   D. 利血平
   E. 硝苯地平

14. 第一个用于临床的非肽类 AngⅡ受体拮抗药的是（　　）
   A. 缬沙坦
   B. 卡托普利
   C. 赖诺普利
   D. 伊白沙坦
   E. 氯沙坦

15. 属于硝苯地平的不良反应是（　　）
   A. 踝部水肿
   B. 水钠潴留
   C. 支气管痉挛
   D. 反射性心动过缓
   E. 高尿酸血症

16. 关于抗高血压药物的合理应用，错误的是（　　）
   A. Ⅱ级高血压可采用一线降压药的任何两类联用
   B. Ⅲ级高血压在联合用药基础上可加用直接血管扩张药
   C. 高血压危象宜采用静脉滴注或肌注快速起效
   D. 同类药物联合用药
   E. 联合用药可从不同环节协同降压

B1 型 题

A. 硝苯地平
B. 哌唑嗪
C. 利血平
D. 氢氯噻嗪
E. 普萘洛尔

1. 高血压伴精神抑郁者，不宜选用的药物是（　　）
2. 高血压伴有糖尿病及痛风者，不宜选用的药物是（　　）

A. 硝苯地平
B. 哌唑嗪
C. 利血平
D. 普萘洛尔
E. 氢氯噻嗪

3. 低肾素性高血压者，宜选用的药物是（　　）
4. 高血压伴血浆肾素活性增高者，宜选用的药物是（　　）

A. 氢氯噻嗪
B. 普萘洛尔
C. 肼屈嗪
D. 哌唑嗪
E. 卡托普利

5. 可诱发哮喘的降压药物是（　　）
6. 可引起咳嗽的降压药物是（　　）

A. 氢氯噻嗪
B. 普萘洛尔
C. 肼屈嗪
D. 哌唑嗪
E. 卡托普利

7. 可引起高血钾、血管神经性水肿的降压药物是( )

8. 可引起红斑狼疮样综合征的降压药物是( )

参考答案

A1 型题

1. B 2. C 3. A 4. A 5. B
6. B 7. A 8. B 9. A 10. D
11. E 12. E 13. D 14. E 15. A
16. D

B1 型题

1. C 2. D 3. A 4. D 5. B
6. E 7. E 8. C

第十六单元　抗心律失常药

A1 型题

1. 治疗阵发性室上性心动过速的药物是(　　)
   A. 螺内酯
   B. 维拉帕米
   C. 苯妥英钠
   D. 普罗帕酮
   E. 利多卡因

2. 治疗危及生命的室性心律失常的药物是(　　)
   A. 苯妥英钠
   B. 胺碘酮
   C. 美托洛尔
   D. 普萘洛尔
   E. 普罗帕酮

3. 使用奎尼丁治疗心房纤颤时，常先用强心苷的原因是(　　)
   A. 强心苷提高奎尼丁的血药浓度
   B. 强心苷拮抗奎尼丁的血管扩张作用
   C. 强心苷能抑制房室传导，从而控制心室率
   D. 强心苷能促进房室传导，从而控制心室率
   E. 强心苷拮抗奎尼丁对心脏的兴奋作用

4. 关于利多卡因的应用，错误的是(　　)
   A. 心肌梗死致室性心律失常
   B. 强心苷中毒致室性心律失常
   C. 室性心律失常
   D. 室性早搏
   E. 心房纤颤

5. 无抗心律失常作用的药物是(　　)
   A. 奎尼丁
   B. 呋塞米
   C. 维拉帕米
   D. 普萘洛尔
   E. 胺碘酮

6. 关于普萘洛尔抗心律失常的叙述，错误的是(　　)
   A. 用于运动和情绪激动引起的室性心律失常
   B. 阻滞心脏的 β_1 受体
   C. 减慢房室传导
   D. 用于窦性心动过速
   E. 加快浦肯野纤维的传导速度

7. 奎尼丁的药理作用的叙述，正确的是(　　)
   A. 适度抑制 Na^+ 内流，降低心肌自律性
   B. 可使正常窦房结自律性明显降低
   C. 竞争性阻断 β 受体，有抗胆碱作用
   D. 可缩短动作电位时程
   E. 可加快心脏传导速度

8. 可治疗室上性和室性心律失常的药物是(　　)
   A. 利多卡因
   B. 苯妥英钠
   C. 普罗帕酮
   D. 胺碘酮
   E. 强心苷

9. 关于抗心律失常药的叙述，错误的是(　　)
   A. 普萘洛尔不宜用于室性心律失常
   B. 奎尼丁久用引起金鸡纳反应
   C. 普罗帕酮属于ⅠC类抗心律失常药
   D. 利多卡因可引起窦性停搏
   E. 胺碘酮是广谱抗心律失常药

10. 抗心律失常药分类和相应药物，不正确的是(　　)
    A. ⅠA类：适度阻滞钠通道——奎尼丁

B. ⅠB类：轻度阻滞钠通道——利多卡因

C. ⅠC类：高度阻滞钠通道——苯妥英钠

D. Ⅲ类：延长动作电位时程药——胺碘酮

E. Ⅳ类：钙通道阻滞药——维拉帕米

11. 奎尼丁出现不良反应的停药指征是（　　）

    A. 心率减慢<60次/分钟、收缩压<90mmHg、Q-T间期延长>30%

    B. 心率减慢>60次/分钟、收缩压<90mmHg、Q-T间期延长>30%

    C. 心率减慢>60次/分钟、舒张压<90mmHg、Q-T间期延长<30%

    D. 心率减慢<60次/分钟、收缩压>90mmHg、Q-T间期延长>30%

    E. 心率减慢<60次/分钟、舒张压>90mmHg、Q-T间期延长>30%

12. 与利多卡因相比，苯妥英钠不同的是（　　）

    A. 用于室性心律失常

    B. 是癫痫强直-阵挛发作和局限性发作的首选药

    C. 用于强心苷中毒所致室性心律失常

    D. 会出现窦性心动过缓的不良反应

    E. 会出现窦性停搏的不良反应

13. 关于胺碘酮的叙述，错误的是（　　）

    A. 阻滞心肌细胞膜钾通道，阻滞钠通道和钙通道

    B. 适用于冠心病并发的心律失常

    C. 收缩血管

    D. 广谱抗心律失常药

    E. 拮抗 T_3、T_4 与受体结合

14. 关于奎尼丁不良反应，错误的是（　　）

    A. 胃肠道反应

    B. 金鸡纳反应

    C. 低血压

    D. 心房颤动而致猝死

    E. 血栓栓塞

15. 关于维拉帕米的叙述，正确的是（　　）

    A. 阻滞心肌细胞膜的 Na^+ 通道，促进 Ca^{2+} 内流

    B. 升高自律性

    C. 作用于慢反应细胞的窦房结和房室结

    D. 加快传导

    E. 用于强心苷中毒引起的房性早搏

16. 关于利多卡因的作用错误的是（　　）

    A. 抑制4相 Na^+ 内流

    B. 促进 K^+ 外流

    C. 相对延长 ERP

    D. 大剂量时传导明显加快

    E. 治疗剂量对心房肌和窦房结无明显影响

B1 型题

A. 利多卡因
B. 阿托品
C. 苯妥英钠
D. 维拉帕米
E. 普萘洛尔

1. 急性心肌梗死引起的室性心律失常的首选药是（　　）

2. 强心苷中毒致室性心律失常、癫痫强直-阵挛发作和局限性发作的首选药是（　　）

A. 奎尼丁
B. 普萘洛尔
C. 阿托品
D. 维拉帕米
E. 普罗帕酮

3. 适用于冠心病、高血压并发心律失常者的药物是（　　）

4. 适用于焦虑、甲状腺功能亢进等引起的窦性心动过速的药物是（　　）

A. 奎尼丁
B. 胺碘酮
C. 二氮嗪

D. 呋塞米

E. 利多卡因

5. 缩短APD和ERP，相对延长有效不应期的药物是（ ）

6. 适度阻滞Na^+通道，心房颤动宜选用的药物是（ ）

参考答案

A1型题

1. B 2. E 3. C 4. E 5. B 6. E 7. A 8. D 9. A 10. C
11. A 12. B 13. C 14. D 15. C
16. D

B1型题

1. A 2. C 3. D 4. B 5. E
6. A

第十七单元 抗慢性心功能不全药

A1 型 题

1. 关于强心苷的药理作用，正确的是（ ）
   A. 正性频率作用
   B. 正性肌力作用
   C. 激活心肌细胞膜的 Na^+, K^+-ATP 酶
   D. 延长心房不应期
   E. 正性传导作用

2. 关于强心苷的临床应用，错误的是（ ）
   A. 慢性心功能不全
   B. 心房颤动
   C. 心房扑动
   D. 阵发性室上性心动过速
   E. 急性心肌梗死

3. 应用强心苷后最早出现的心电图变化是（ ）
   A. Q-T 间期缩短
   B. T 波幅度变小、低平或倒置
   C. S-T 段降低呈鱼钩状
   D. P-P 间期延长
   E. P-R 间期延长

4. 强心苷中毒的特征反应是（ ）
   A. 胃肠道反应
   B. 视觉障碍（黄视、绿视及视物模糊）
   C. 室性早搏
   D. 室性心动过速
   E. 房室传导阻滞

5. 强心苷中毒最严重的反应是（ ）
   A. 胃肠道反应
   B. 视觉障碍
   C. 中枢反应
   D. 心脏反应
   E. 失眠幻觉

6. 强心苷中毒心脏反应中最多且早见的不良反应是（ ）
   A. 室上性心动过速
   B. 窦性心动过缓
   C. 室性早搏
   D. 室性心动过速
   E. 房室传导阻滞

7. 强心苷中毒心脏反应中最为严重的是（ ）
   A. 室性心动过速
   B. 室上性心动过速
   C. 窦性心动过缓
   D. 室上性心律失常
   E. 房室传导阻滞

8. 关于预防强心苷中毒的措施，错误的是（ ）
   A. 观察心电图
   B. 检查视觉
   C. 及时停药
   D. 补钙
   E. 联合应用排钾利尿药

9. 强心苷中毒的停药指征不包括（ ）
   A. 视物模糊
   B. 频发室性早搏
   C. 窦性心动过缓（低于60次/分）
   D. 视觉障碍
   E. 胃肠反应

10. 下列原因导致的慢性心功能不全，强心苷疗效较好的是（ ）
    A. 高血压、心脏瓣膜病、先天性心脏病
    B. 甲状腺功能亢进
    C. 缩窄性心包炎、严重二尖瓣狭窄
    D. 肺源性心脏病、活动性心肌炎
    E. 重度贫血

11. 治疗强心苷中毒引起的窦性心动过缓的药物是（ ）
    A. 阿托品
    B. 氯化钾
    C. 利多卡因
    D. 肾上腺素
    E. 苯妥因钠

12. 关于强心苷中毒后的抢救，错误的是（ ）
    A. 轻度中毒者停药即可
    B. 快速型心律失常轻者可口服氯化钾
    C. 室性早搏、心动过速，补钾＋苯妥英钠
    D. 房室传导阻滞，用普萘洛尔
    E. 危及生命的，静脉注射地高辛抗体Fab片段

13. 利尿药治疗慢性心功能不全的主要药理依据是（ ）
    A. 首选呋塞米，并与排钾利尿药合用
    B. 促进Na^+和水的排出，减轻心脏的负荷
    C. 增加血容量
    D. 增加血管平滑肌张力
    E. 促进$Na^+ - Ca^{2+}$交换

14. 血管扩张药治疗慢性心功能不全的主要药理依据是（ ）
    A. 增加心肌供氧，增加心脏前负荷
    B. 减少心肌耗氧，增加心脏后负荷
    C. 扩张小静脉或小动脉，减轻心脏的前、后负荷
    D. 反射性兴奋交感神经
    E. 降低心输出量

15. 能防止和逆转CHF病人的心室肥厚并能改善心肌的顺应性的药物是（ ）
    A. 地高辛
    B. 硝普钠
    C. 氢氯噻嗪
    D. 呋塞米
    E. 卡托普利

16. 关于ACEI制剂治疗慢性心功能不全的作用，错误的是（ ）
    A. 抑制心肌重构
    B. 改善心肌的顺应性
    C. 收缩冠脉，改善心肌缺血缺氧
    D. 逆转心室肥厚
    E. 改善心舒张功能

B1 型 题

A. 兴奋窦房结
B. 加强心肌收缩力
C. 抑制房室传导，延长房室结的ERP
D. 缩短心房的ERP
E. 减少心输出量

1. 强心苷治疗心衰的药理基础是（ ）
2. 强心苷治疗房颤的药理基础是（ ）

A. 减少衰竭心脏的心输出量，正常人心输出量增加
B. 增加衰竭心脏的心肌耗氧量，正常心脏的耗氧量减少
C. 减少衰竭心脏的心输出量，正常人心输出量增加不明显
D. 增加衰竭心脏的心输出量，正常人心输出量增加不明显
E. 减少衰竭心脏的心肌耗氧量，正常心脏的耗氧量增加

3. 强心苷对心输出量的影响是（ ）
4. 强心苷对心肌耗氧量的影响是（ ）

A. 补钾＋苯妥英钠
B. 静脉滴注普萘洛尔
C. 补钾＋戊巴比妥
D. 口服地西泮
E. 口服氯化钾

5. 治疗强心苷中毒引起的重症快速型心律失常的药物是（ ）
6. 治疗强心苷中毒引起的轻症快速型心律失常的药物是（ ）

参考答案

A1 型题

1. B   2. E   3. B   4. B   5. D
6. C   7. A   8. D   9. E   10. A
11. A   12. D   13. B   14. C   15. E
16. C

B1 型题

1. B   2. C   3. D   4. E   5. A
6. E

第十八单元 抗心绞痛药

A1 型题

1. 关于硝酸甘油作用的叙述，错误的是（　　）
    A. 降低心肌耗氧量
    B. 降低心脏前、后负荷
    C. 直接扩张冠脉，减少心肌供血
    D. 改善缺血区心肌供血
    E. 抑制血小板聚集、黏附

2. 关于硝酸甘油的抗心肌缺血作用，错误的是（　　）
    A. 扩张静脉
    B. 扩张动脉
    C. 扩张冠状动脉的输送血管
    D. 扩张冠状动脉的侧支血管
    E. 收缩心外膜输送血管

3. 硝酸酯类与β受体阻滞药联合应用于治疗心绞痛，不正确的是（　　）
    A. 降低血压，加快心率
    B. 消除反射性心率加快
    C. 降低室壁肌张力
    D. 作用机制不同产生协同作用
    E. 缩短射血时间

4. 不宜使用普萘洛尔的是（　　）
    A. 稳定型心绞痛
    B. 变异型心绞痛
    C. 不稳定型心绞痛
    D. 高血压伴心绞痛
    E. 心律失常伴心绞痛

5. 硝酸甘油抗心绞痛的作用机制是（　　）
    A. 心肌收缩力减弱
    B. 心率减慢，心脏舒张期相对延长
    C. 扩张小静脉，外周阻力不变
    D. 扩张小动脉、小静脉和较大的冠状动脉
    E. 扩张大动脉，回心血量减少，心室容积减少，心肌耗氧量降低

6. 关于钙拮抗剂抗心绞痛的描述，错误的是（　　）
    A. 阻断钙离子通道，阻钙离子内流
    B. 心肌收缩性增强，心率加快
    C. 扩张冠脉，改善缺血区供血、供氧
    D. 心肌收缩性减弱，心率减慢
    E. 减轻心脏后负荷，降低心肌耗氧

7. 关于β受体阻滞药抗心绞痛的作用，错误的是（　　）
    A. 开放侧支循环增加对缺血区的血液灌注
    B. 改善心肌代谢
    C. 增加缺血区血液供应
    D. 促进氧合血红蛋白解离
    E. 降低心肌耗氧量

8. 硝苯地平对下列哪类心绞痛最有效（　　）
    A. 卧位型心绞痛
    B. 稳定型心绞痛
    C. 急性冠状动脉功能不全
    D. 变异型心绞痛
    E. 梗死后心绞痛

9. 具有抗血栓形成的抗心绞痛药物是（　　）
    A. 普萘洛尔
    B. 维拉帕米
    C. 地尔硫䓬
    D. 硝苯地平
    E. 硝酸甘油

10. 适用于伴有心衰或支气管哮喘的抗心绞痛药物是（　　）
    A. 硝酸异山梨酯

B. 哌唑嗪
C. 哌克昔林
D. 普尼拉明
E. 普萘洛尔

B1 型题

A. 哌唑嗪
B. 哌克昔林
C. 硝酸甘油
D. 奎尼丁
E. 维拉帕米

1. β受体阻滞药可对抗哪个药物的心脏反应( )
2. 可用于心房扑动的药物是( )

A. 美托洛尔
B. 硝酸甘油
C. 阿替洛尔
D. 普萘洛尔
E. 硝苯地平

3. 治疗稳定型心绞痛的首选药是( )
4. 治疗变异型心绞痛最有效的药物是( )

参考答案

A1 型题

1. C 2. E 3. A 4. B 5. D
6. B 7. A 8. D 9. E 10. C

B1 型题

1. C 2. D 3. B 4. E

第十九单元 血液系统药

A1 型 题

1. 治疗恶性贫血，宜选用的药物是（ ）
   A. 维生素 B_{12}
   B. 维生素 B_6
   C. 硫酸亚铁
   D. 右旋糖酐铁
   E. 维生素 K

2. 叶酸用于治疗巨幼红细胞性贫血，疗效较好的是（ ）
   A. 恶性贫血所致的巨幼红细胞性贫血
   B. 营养性、妊娠期和婴儿期巨幼红细胞性贫血
   C. 甲氨蝶呤使二氢叶酸还原酶功能障碍所致的巨幼红细胞性贫血
   D. 维生素 B_{12} 缺乏所致的巨幼红细胞性贫血
   E. 肝脏因素所致的巨幼红细胞性贫血

3. 治疗急性血栓栓塞性疾病选用的药物是（ ）
   A. 肝素
   B. 右旋糖酐
   C. 叶酸
   D. 维生素 K_1
   E. 维生素 K_4

4. 关于华法林的描述，错误的是（ ）
   A. 口服有效
   B. 用于血栓性疾病
   C. 体内有效
   D. 属于香豆素类的抗凝血药
   E. 仅体外有效

5. 香豆素类药物的抗凝作用机制是（ ）
   A. 激活纤溶酶原
   B. 妨碍肝脏合成 Ⅱ、Ⅶ、Ⅸ、Ⅹ 凝血因子
   C. 激活血浆中的 AT Ⅲ
   D. 抑制凝血酶原转变成凝血酶
   E. 耗竭体内的凝血因子

6. 阿司匹林的抗血栓机制是（ ）
   A. 抑制磷脂酶 A_2，使 TXA_2 合成减少
   B. 抑制脂氧酶，使 TXA_2 合成减少
   C. 抑制 TXA_2 合成酶，使 TXA_2 合成减少
   D. 抑制环氧酶，使 TXA_2 合成减少
   E. 激活环氧酶，使 TXA_2 合成增多

7. 不属于抗血小板的药物是（ ）
   A. 潘生丁
   B. 氯吡格雷
   C. 右旋糖酐
   D. 阿司匹林
   E. 依前列醇

8. 关于肝素的叙述，错误的是（ ）
   A. 可增加纤溶酶的活性
   B. 可用于血栓栓塞性疾病
   C. 具有体内外抗凝作用
   D. 适用于快速抗凝治疗
   E. 用于 DIC 早期

9. 用于生长发育期需求增加和慢性失血而引起的贫血，宜选用的药物是（ ）
   A. 叶酸
   B. 维生素 B_{12}
   C. 亚叶酸钙
   D. 维生素 K
   E. 硫酸亚铁

10. 大剂量可用于抗凝血类灭鼠药中毒的解救的药物是（ ）
    A. 维生素 K_3
    B. 双香豆素
    C. 维生素 K_1
    D. 醋硝香豆素

E. 维生素 B_{12}

11. 肝素抗凝作用的主要机制是(　　)
    A. 直接灭活凝血因子
    B. 与血中 Ca^{2+} 结合
    C. 抑制肝脏合成凝血因子
    D. 激活纤溶酶原
    E. 提高血浆中的 ATⅢ 活性

12. 关于纤维蛋白溶解药的作用特点，错误的是(　　)
    A. 对新形成的血栓疗效好
    B. 代表药有链激酶、尿激酶
    C. 对纤溶酶原无作用
    D. 对陈旧性血栓溶解作用差
    E. 用于血栓栓塞性疾病，易引起出血

13. 治疗弥散性血管内凝血（DIC），早期应用的药物是(　　)
    A. 阿司匹林
    B. 维生素 K
    C. 组织型纤溶酶原激活剂
    D. 肝素
    E. 双嘧达莫

14. 双嘧达莫抗血小板聚集的机制是(　　)
    A. 抑制环氧酶，减少 PGI_2 生成
    B. 激活腺苷酸环化酶
    C. 激活血浆中的 ATⅢ
    D. 抑制环氧酶，促进 TXA_2 生成
    E. 抑制磷酸二酯酶，抑制腺苷摄取而激活腺苷酸环化酶

15. 与 ADP 受体结合的血小板聚集抑制剂是(　　)
    A. 双嘧达莫
    B. 氯吡格雷
    C. 依前列醇
    D. 尿激酶
    E. 叶酸

16. 关于维生素 K 的叙述，错误的是(　　)
    A. 止血作用与凝血因子 Ⅱ、Ⅶ、Ⅸ、Ⅹ 有关
    B. 对先天性或严重肝病所致的低凝血酶原血症无效

C. 维生素 K_1、K_2 为水溶性维生素
    D. 用于胆道蛔虫所致的胆绞痛
    E. 用于维生素 K 缺乏引起的出血

B1 型题

A. 枸橼酸铁铵
B. 肝素
C. 氨甲环酸
D. 硫酸鱼精蛋白
E. 华法林

1. 在体内外均具有抗凝作用的药物是(　　)
2. 仅在体内才具有抗凝作用的药物是(　　)

A. 直接激活纤维蛋白溶酶
B. 直接使纤维蛋白溶酶原转变为纤维蛋白溶酶
C. 直接抑制纤维蛋白溶酶原
D. 与纤溶酶原结合形成 SK-纤溶酶原复合物，促进纤溶酶原转变为纤溶酶
E. 改变血栓纤维蛋白构型，易于与纤溶酶原结合，激活纤溶酶原成为纤溶酶

3. 尿激酶促进纤维蛋白溶解的作用机制是(　　)
4. 链激酶促进纤维蛋白溶解的作用机制是(　　)

A. 维生素 K
B. 氨甲环酸
C. 氨甲苯酸
D. 硫酸鱼精蛋白
E. 华法林

5. 对抗香豆素类用药过量引起的自发性出血的药物是(　　)
6. 对抗肝素用药过量引起的自发性出血的药物是(　　)

参考答案

A1 型题

1. A 2. B 3. A 4. E 5. B
6. D 7. C 8. A 9. E 10. C
11. E 12. C 13. D 14. E 15. B
16. C

B1 型题

1. B 2. E 3. B 4. D 5. A
6. D

第二十单元 消化系统药

A1 型 题

1. 雷尼替丁抑制胃酸分泌的机制是(　　)
   A. 阻断 H_1 受体
   B. 阻断 H_2 受体
   C. 阻断 M_1 受体
   D. 促进 PGE_2 合成
   E. 抑制胃壁细胞质子泵活性

2. 下列有关奥美拉唑的描述中哪项是错误的(　　)
   A. 不可逆地使质子泵失活,抑酸作用强大而持久
   B. 减少胃蛋白酶分泌
   C. 用药4~6周可致血浆胃泌素降低
   D. 合用抗幽门螺杆菌药能较好地根除 Hp
   E. 其他药物无效的消化性溃疡也无效

3. 硫糖铝治疗消化性溃疡的主要机制是(　　)
   A. 中和胃酸
   B. 抑制胃酸分泌
   C. 抗幽门螺杆菌
   D. 保护胃肠黏膜
   E. 抑制胃壁细胞的质子泵

4. 下列有关氢氧化铝的描述中哪项是错误的(　　)
   A. 中等抗酸作用,起效较慢
   B. 能保护溃疡面,有收敛作用
   C. 能降低胃蛋白酶活性
   D. 可引起轻度腹泻
   E. 与三硅酸镁合用,增加疗效,减少不良反应

5. 多潘立酮止吐的作用机制是(　　)
   A. 通过血脑屏障,阻断纹状体 D 受体
   B. 脑内抗胆碱

   C. 激动胃肠平滑肌 $5-HT_4$ 受体
   D. 阻断中枢及迷走神经传入纤维的 $5-HT_3$ 受体
   E. 阻断胃肠 D_2 受体,促进其顺向运动

6. 抗消化性溃疡药的分类与代表药的正确搭配是(　　)
   A. 抗酸药——替硝唑
   B. 黏膜保护药——胶体果胶铋
   C. H_2 受体阻断药——奥美拉唑
   D. 质子泵抑制药——胃舒平
   E. 抗幽门螺杆菌药——西咪替丁

B1 型 题

   A. 抑制胃壁细胞的质子泵
   B. 阻断 H_2 受体
   C. 中和胃酸
   D. 抗幽门螺杆菌
   E. 保护胃黏膜

1. 米索前列醇治疗消化性溃疡病的机制是(　　)
2. 西咪替丁治疗消化性溃疡病的机制是(　　)

   A. 晕动病引起的呕吐
   B. 除晕动病外的各种呕吐
   C. 胃食管反流病
   D. 肿瘤化疗引起的呕吐
   E. 内耳眩晕症引起的呕吐

3. 昂丹司琼主要用于(　　)
4. 硫乙拉嗪主要用于(　　)

参考答案

A1 型题

1. B 2. C 3. D 4. D 5. E 6. B

B1 型题

1. E 2. B 3. D 4. B

第二十一单元 呼吸系统药

A1 型 题

1. 下列哪个药物是外周性镇咳药（　）
   A. 可待因
   B. 喷托维林
   C. 右美沙芬
   D. 苯佐那酯
   E. 氯哌斯汀

2. 茶碱类主要用于治疗（　）
   A. 支气管哮喘
   B. 支气管扩张
   C. 气管炎
   D. 肺不张
   E. 慢性阻塞性肺炎

3. 平喘药的分类与代表药的正确搭配是（　）
   A. 拟肾上腺素药——色甘酸钠
   B. 糖皮质激素药——曲安西龙
   C. 抗过敏平喘药——特布他林
   D. M胆碱受体阻断药——氨茶碱
   E. 茶碱类药物——麻黄碱

4. 仅用于预防过敏性哮喘发作的药物是（　）
   A. 沙丁胺醇
   B. 特布他林
   C. 氨茶碱
   D. 色甘酸钠
   E. 异丙肾上腺素

5. 沙丁胺醇平喘作用的主要机制是（　）
   A. 抑制腺苷酸环化酶，降低支气管平滑肌细胞内cAMP浓度
   B. 激活腺苷酸环化酶，增加支气管平滑肌细胞内cAMP浓度
   C. 直接松弛支气管平滑肌
   D. 激活鸟苷酸环化酶，增加支气管平滑肌细胞内cGMP浓度
   E. 抑制鸟苷酸环化酶，降低支气管平滑肌细胞内cGMP浓度

6. 对支气管哮喘和心源性哮喘均有效的药物是（　）
   A. 氨茶碱
   B. 哌替啶
   C. 吗啡
   D. 色甘酸钠
   E. 沙丁胺醇

7. 糖皮质激素治疗支气管哮喘的作用机制不包括（　）
   A. 抑制参与哮喘发病的炎性细胞因子和黏附分子生成
   B. 抗变态反应，减少过敏介质释放
   C. 降低气道血管通透性，加强儿茶酚胺对腺苷酸环化酶的激活作用
   D. 非特异的抗炎作用，能抑制气道高反应性
   E. 直接松弛支气管平滑肌

8. 不能控制哮喘发作症状的药物是（　）
   A. 色甘酸钠
   B. 地塞米松
   C. 氨茶碱
   D. 异丙肾上腺素
   E. 硝苯地平

B1 型 题

A. 选择性激动β_2受体
B. 阻断M胆碱受体
C. 抗炎、抗过敏
D. 稳定肥大细胞膜
E. 促进儿茶酚胺类物质释放

1. 色甘酸钠平喘作用的机制是（　　）
2. 沙丁胺醇平喘作用的机制是（　　）

  A. 氨茶碱
  B. 沙丁胺醇
  C. 哌仑西平
  D. 色甘酸钠
  E. 二丙酸倍氯米松
3. 抢救哮喘持续状态宜选用（　　）
4. 伴有心脏功能不全的哮喘急性发作患者，宜选用（　　）

参 考 答 案

A1 型题

1. D 2. A 3. B 4. D 5. B
6. A 7. E 8. A

B1 型题

1. D 2. A 3. E 4. A

第二十二单元 糖皮质激素

A1 型题

1. 下列关于糖皮质激素用法的描述,错误的是(　　)
   A. 大剂量突击疗法
   B. 一般剂量长期疗法
   C. 小剂量替代疗法
   D. 隔周疗法
   E. 隔日疗法

2. 下列关于糖皮质激素药理作用的叙述,错误的是(　　)
   A. 具有抗炎、抗休克作用
   B. 能增强免疫
   C. 能够提高食欲
   D. 能使中性白细胞增多
   E. 有抗毒素和中枢兴奋作用

3. 糖皮质激素用于严重细菌感染的主要目的是(　　)
   A. 加强抗生素的抗菌作用
   B. 提高机体的抗病能力
   C. 直接对抗内毒素
   D. 使中性粒细胞数增多,并促进其游走和吞噬功能
   E. 抗炎、提高机体对细菌内毒素耐受力,制止危重症状的发展

4. 糖皮质激素诱发和加重感染的主要原因是(　　)
   A. 激素用量不足
   B. 患者对激素不敏感
   C. 激素能促使病原微生物增殖
   D. 激素降低了机体对病原微生物的抵抗力
   E. 细菌对激素耐药

5. 糖皮质激素隔日清晨一次给药法(隔日疗法)可避免的不良反应是(　　)
   A. 反跳现象
   B. 诱发和加重感染
   C. 对胃酸和胃蛋白酶分泌的刺激作用
   D. 类肾上腺皮质功能亢进综合征
   E. 停药后肾上腺皮质功能不全

6. 下列关于糖皮质激素对血液与造血系统作用的错误叙述是(　　)
   A. 使血小板增多
   B. 使红细胞和血红蛋白增加
   C. 降低纤维蛋白原浓度
   D. 使中性粒细胞数增多
   E. 抑制中性粒细胞的游走和吞噬功能

7. 下列关于糖皮质激素的临床应用,错误的是(　　)
   A. 鹅口疮
   B. 中毒性菌痢
   C. 过敏性休克
   D. 重症伤寒
   E. 暴发型流行性脑膜炎

8. 小剂量糖皮质激素替代疗法的临床应用是(　　)
   A. 肾上腺皮质癌
   B. 肾病综合征
   C. 肾上腺嗜铬细胞瘤
   D. 垂体肿瘤
   E. 垂体前叶功能减退

9. 下列关于糖皮质激素所引起的不良反应,错误的是(　　)
   A. 高血压
   B. 高血钾
   C. 高血糖
   D. 低血钙
   E. 低血磷

10. 下列关于糖皮质激素对消化系统的影响,

错误的是( )

A. 诱发胰腺炎
B. 诱发脂肪肝
C. 抑制胃黏液分泌
D. 促进胃蛋白酶分泌
E. 抑制食欲，减弱消化

11. 糖皮质激素的非特异性抗炎作用机制与哪项无关( )

A. 抑制前列腺素、白三烯和某些细胞因子、黏附分子的产生
B. 抑制炎症细胞和吞噬细胞功能
C. 稳定溶酶体膜和降低毛细血管通透性
D. 抑制病原微生物增殖
E. 抑制炎症后期肉芽组织的增生

B1 型题

A. 肾病综合征
B. 鹅口疮
C. 中毒性菌痢
D. 阿狄森病
E. 肾上腺皮质次全切术后

1. 糖皮质激素大剂量突击治疗的临床适应证是( )
2. 糖皮质激素隔日清晨一次适量给药的临床适应证是( )

A. 甲泼尼龙
B. 地塞米松
C. 氢化可的松
D. 泼尼松龙
E. 去氧皮质酮

3. 抗炎作用强，几乎无钠潴留作用的药物是( )
4. 主要影响水盐代谢，水钠潴留作用强的药物是( )

A. 医源性肾上腺皮质功能亢进症（库欣综合征）
B. 诱发或加重感染
C. 骨质疏松
D. 肾上腺皮质萎缩和功能不全
E. 诱发或加重消化性溃疡

5. 糖皮质激素长期应用突然停药或减量过快时，容易引起的不良反应是( )
6. 糖皮质激素能抑制钙磷吸收，促其排泄，所引起的不良反应是( )

A. 感染性休克
B. 器官移植
C. 库欣综合征
D. 风湿性及类风湿性关节炎
E. 糖尿病

7. 静脉滴注大剂量的氢化考的松，疗程不超过3天，主要用于( )
8. 糖皮激素类的禁忌证是( )

参考答案

A1 型题

1. D　2. B　3. E　4. D　5. E
6. C　7. A　8. E　9. B　10. E
11. D

B1 型题

1. C　2. A　3. B　4. E　5. D
6. C　7. A　8. E

第二十三单元 抗甲状腺药

A1 型题

1. 硫脲类药物的临床应用，不包括（ ）
   A. 甲亢轻症
   B. 甲亢手术前准备
   C. 甲状腺危象的治疗
   D. 甲亢不宜手术者
   E. 单纯性甲状腺肿

2. 下列关于甲状腺激素的正确叙述是（ ）
   A. 能调控生长发育
   B. 使机体对儿茶酚胺类的反应降低
   C. 血浆蛋白结合率低
   D. 可使呆小病患者痊愈
   E. 可使心率减慢

3. 甲亢术前准备的正确给药是（ ）
   A. 先给硫脲类药物，术前两周再给碘化物
   B. 先给碘化物，术前两周再给硫脲类
   C. 只给硫脲类药物
   D. 只给碘化物
   E. 硫脲类药物和碘化物都不给

4. 硫脲类抗甲状腺药严重的不良反应是（ ）
   A. 粒细胞减少
   B. 黏膜出血
   C. 再生障碍性贫血
   D. 血小板减少性紫癜
   E. 溶血性贫血

5. 甲亢术前准备用硫脲类抗甲状腺药的主要目的是（ ）
   A. 使甲状腺血管减少，减少手术出血
   B. 使甲状腺功能恢复或接近正常，防止术后发生甲状腺危象
   C. 使甲状腺体缩小变韧，有利于手术进行
   D. 防止手术过程中血压下降
   E. 使甲状腺功能恢复或接近正常，防止术后甲状腺功能低下

6. 下列关于硫脲类抗甲状腺药的叙述，错误的是（ ）
   A. 硫脲类是最常用的抗甲状腺药
   B. 主要代表药为甲硫氧嘧啶
   C. 可用于甲亢的外科治疗
   D. 可用于甲状腺手术前准备
   E. 可用于甲状腺危象时的辅助治疗

7. 硫脲类抗甲状腺药起效慢的主要原因是（ ）
   A. 口服后吸收不完全
   B. 肝内代谢转化快
   C. 肾脏排泄速度快
   D. 待已合成的甲状腺激素耗竭后才能生效
   E. 口服吸收缓慢

B1 型题

A. 卡比马唑（甲亢平）
B. 甲硫氧嘧啶
C. 丙硫咪唑
D. 甲巯咪唑（他巴唑）
E. 丙硫氧嘧啶

1. 还能抑制周围组织内 T_4 脱碘生成 T_3，起效较其他药物快的是（ ）

2. 不良反应较多的药物是（ ）

参考答案

A1 型题

1. E　2. A　3. A　4. A　5. B　6. C　7. D

B1 型题

1. E　2. B

第二十四单元　降血糖药

A1 型 题

1. 胰岛素的临床应用不包括(　　)
   A. 胰岛素依赖型糖尿病
   B. 糖尿病并发各种症状
   C. 非胰岛素依赖型糖尿病用口服降血糖药未控制者
   D. 合并重度感染、消耗性疾病等糖尿病
   E. 2 型糖尿病早期

2. 对尿崩症有效的降血糖药是(　　)
   A. 降糖灵
   B. 优降糖
   C. 氯磺丙脲
   D. 胰岛素
   E. 降糖片

3. 磺酰脲类降糖药的主要作用机制是(　　)
   A. 加速胰岛素合成
   B. 抑制胰岛素降解
   C. 提高胰岛 β 细胞功能
   D. 刺激胰岛 β 细胞释放胰岛素
   E. 促进胰岛素与受体结合

4. 下列关于双胍类药物描述错误的是(　　)
   A. 作用时间短
   B. 血浆蛋白结合率高
   C. 血浆蛋白结合率低
   D. 用于轻症糖尿病
   E. 尤适用于肥胖性、饮食控制无效的糖尿病

5. 可造成乳酸血症的降血糖药是(　　)
   A. 格列吡嗪
   B. 氯磺丙脲
   C. 格列本脲
   D. 甲苯磺丁脲
   E. 二甲双胍

6. 下列关于胰岛素治疗糖尿病的叙述，错误的是(　　)
   A. 妊娠期糖尿病
   B. 幼年重型糖尿病
   C. 轻型糖尿病
   D. 合并严重感染的糖尿病
   E. 酮症

7. 可促进抗利尿激素分泌的降血糖药是(　　)
   A. 格列齐特
   B. 格列吡嗪
   C. 甲苯磺丁脲
   D. 二甲双胍
   E. 氯磺丙脲

8. 下列关于胰岛素的药理作用描述错误的是(　　)
   A. 促进糖原分解
   B. 促进氨基酸的转运和蛋白质合成
   C. 促进脂肪合成并抑制其分解
   D. 抑制蛋白质分解
   E. 促进葡萄糖的氧化和酵解

9. 磺酰脲类降血糖药的主要不良反应是(　　)
   A. 肾损伤
   B. 乳酸血症
   C. 黏膜出血
   D. 粒细胞减少及肝损伤
   E. 肾上腺皮质功能减退

10. 降血糖药物分类与代表药的错误配对是(　　)
    A. 胰岛素制剂 – 低精蛋白锌胰岛素
    B. 磺酰脲类 – 格列本脲
    C. 双胍类 – 二甲双胍

D. α-葡萄糖苷酶抑制药 – 甲巯咪唑

E. 胰岛素增敏药 – 罗格列酮

B1 型题

A. 二甲双胍

B. 氯磺丙脲

C. 阿卡波糖

D. 格列吡嗪

E. 甲苯磺丁脲

1. 促进抗利尿激素（ADH）分泌的药物是（ ）
2. 易引起乳酸血症的药物是（ ）

A. 增加血糖去路，减少血糖来源

B. 直接作用于胰岛 β 细胞，刺激内源性胰岛素释放

C. 抑制 α-葡萄糖苷酶，延缓淀粉水解，降低餐后血糖峰值

D. 增加肌肉和脂肪组织对胰岛素的敏感性

E. 增加糖的无氧酵解、增加去路、减少来源和降低胰高血糖素水平

3. 格列喹酮（糖适平）降血糖的作用机制是（ ）

4. 罗格列酮降血糖的作用机制是（ ）

A. 1 型糖尿病

B. 心、肝、肾等疾病的辅助治疗

C. 2 型糖尿病

D. 胰岛素抵抗

E. 低血糖

5. 二甲双胍的临床适应证是（ ）

6. 降血糖药最常见的不良反应是（ ）

参 考 答 案

A1 型题

1. E   2. C   3. D   4. B   5. E
6. C   7. E   8. A   9. D   10. D

B1 型题

1. B   2. A   3. B   4. D   5. C
6. E

第二十五单元 合成抗菌药

A1 型 题

1. 能竞争性拮抗磺胺类药物抗菌作用的化学物质是（　　）
   A. 乙酰水杨酸
   B. 对氨基水杨酸
   C. 对氨基苯甲酸
   D. 叶酸
   E. 对氨基苯环酸

2. 磺胺类药物作用机制是（　　）
   A. 抑制二氢叶酸还原酶
   B. 抑制二氢叶酸合成酶
   C. 抑制一碳单位转移酶
   D. 抑制四氢叶酸还原酶
   E. 抑制叶酸还原酶

3. 磺胺类药物主要不良反应不包括（　　）
   A. 泌尿系统损害
   B. 过敏反应
   C. 血液系统反应
   D. 肝损害
   E. 二重感染

4. 氟喹诺酮类药物抗革兰阴性菌的作用机制是（　　）
   A. 抑制细菌二氢叶酸合成酶
   B. 抑制细菌蛋白合成
   C. 抑制细菌 DNA 回旋酶 A 亚基，阻碍 DNA 复制
   D. 抑制细菌的转肽酶而影响细菌黏肽合成
   E. 抑制细菌二氢叶酸还原酶

5. 首选治疗青霉素高度耐药的肺炎链球菌感染的药物是（　　）
   A. 吡哌酸
   B. 诺氟沙星
   C. 依诺沙星
   D. 培氟沙星
   E. 左氧氟沙星

6. 甲氧苄啶与磺胺甲基异噁唑合用的原因是（　　）
   A. 促进吸收
   B. 促进分布
   C. 减慢排泄
   D. 能互相提高血药浓度
   E. 发挥协同抗菌作用

7. 复方甲噁唑片的处方组成是（　　）
   A. SD + SMZ
   B. SD + SIZ
   C. SIZ + SMZ
   D. SMZ + TMP
   E. SD + TMP

8. SMZ 有作用的是（　　）
   A. 病毒
   B. 立克次体
   C. 沙眼衣原体
   D. 支原体
   E. 螺旋体

B1 型 题

A. 磺胺嘧啶
B. 甲硝唑
C. 甲氧苄啶
D. 诺氟沙星
E. 呋喃唑酮

1. 治疗各种厌氧菌感染的重要药物是（　　）
2. 可以代替大环内酯类用于支原体肺炎的药物是（　　）

参考答案

A1 型题

1. C 2. B 3. E 4. C 5. E 6. E 7. D 8. C

B1 型题

1. B 2. D

第二十六单元 抗生素

A1 型 题

1. 青霉素 G 最常见的不良反应是（　　）
   A. 二重感染
   B. 变态反应
   C. 胃肠道反应
   D. 肝、肾损害
   E. 耳毒性

2. 对青霉素 G 不敏感的细菌是（　　）
   A. 革兰阴性杆菌
   B. 革兰阴性球菌
   C. 革兰阳性杆菌
   D. 革兰阳性球菌
   E. 梅毒螺旋体

3. 青霉素 G 治疗何种疾病时可引起赫氏反应（　　）
   A. 大叶性肺炎
   B. 梅毒或钩端螺旋体病
   C. 草绿色链球菌心内膜炎
   D. 回归热
   E. 破伤风

4. 下列关于第三代头孢菌素类药物的特点，错误的是（　　）
   A. 对肾脏毒性更低
   B. 对 β-内酰胺酶有较高的稳定性
   C. 对革兰阴性菌的作用比第一、二代强
   D. 对铜绿假单胞菌有较强的作用
   E. 对革兰阳性菌的作用也比第一、二代强

5. 四环素的抗菌机制是（　　）
   A. 抑制敏感细菌细胞壁的生长
   B. 抑制敏感细菌 RNA 合成
   C. 抑制敏感细菌的蛋白质合成
   D. 抑制敏感细菌 S 期
   E. 抑制敏感细菌 G_1 期

6. 可用于耐药金黄色葡萄球菌感染的半合成青霉素是（　　）
   A. 苯唑西林
   B. 氨苄西林
   C. 羧苄西林
   D. 阿莫西林
   E. 青霉素 V

7. 对青霉素 G 产生的过敏性休克防治方法错误的是（　　）
   A. 饥饿时可以应用
   B. 详细询问过敏史
   C. 皮试
   D. 避免局部用药
   E. 注射液应新鲜配置

8. 大环内酯类抗生素不包括（　　）
   A. 克拉霉素
   B. 螺旋霉素
   C. 阿奇霉素
   D. 林可霉素
   E. 罗红霉素

9. 抗菌谱广，对革兰阳性菌的抑制作用强于革兰阴性菌的药物是（　　）
   A. 红霉素
   B. 青霉素 G
   C. 林可霉素
   D. 四环素
   E. 庆大霉素

10. 肾功能不良患者禁用的药物是（　　）
    A. 青霉素 G
    B. 广谱青霉素
    C. 耐酶青霉素类
    D. 第一代头孢菌素
    E. 第三代头孢菌素

11. 抢救青霉素 G 过敏性休克首选的药物

是(　　)
- A. 肾上腺素
- B. 去甲肾上腺素
- C. 抗组胺药
- D. 头孢氨苄
- E. 多巴胺

12. 不属于氨基糖苷类不良反应的是(　　)
- A. 耳毒性
- B. 肾毒性
- C. 肠毒性
- D. 过敏反应
- E. 神经肌肉阻断作用

13. 治疗急慢性金黄色葡萄球菌骨髓炎的首选药物是(　　)
- A. 克林霉素
- B. 红霉素
- C. 四环素
- D. 青霉素 G
- E. 头孢菌素

14. 青霉素 G 对哪种菌感染无效(　　)
- A. 溶血性链球菌
- B. 白喉杆菌
- C. 脑膜炎球菌
- D. 结核分枝杆菌
- E. 淋球菌

15. 氯霉素对哪种菌感染无效(　　)
- A. 肺炎链球菌
- B. 真菌
- C. 伤寒杆菌
- D. 流感杆菌
- E. 百日咳杆菌

16. 氨基糖苷类属于(　　)
- A. 繁殖期抑菌剂
- B. 静止期抑菌剂
- C. M 期杀菌剂
- D. 静止期杀菌剂
- E. 繁殖期杀菌剂

17. 氯霉素有作用的是(　　)
- A. 结核分枝杆菌
- B. 真菌
- C. 衣原体
- D. 原虫
- E. 病毒

18. 阿奇霉素不具有的特点是(　　)
- A. 半衰期短
- B. 快速杀菌作用
- C. 口服吸收快
- D. 组织分布广
- E. 不良反应发生率较红霉素低

19. 氨基糖苷类最常见的不良反应是(　　)
- A. 心脏毒性
- B. 耳毒性
- C. 变态反应
- D. 头痛头晕
- E. 肝脏毒性

20. 治疗钩端螺旋体病首选的药物是(　　)
- A. 红霉素
- B. 氯霉素
- C. 四环素
- D. 链霉素
- E. 青霉素 G

21. 下列哪个不是头孢菌素类的不良反应(　　)
- A. 过敏反应
- B. 肾脏毒性
- C. 肝毒性
- D. 神经系统反应
- E. 血液系统反应

B1 型题

- A. 干扰细菌细胞壁黏肽合成
- B. 抑制细菌蛋白质合成
- C. 能破坏细菌胞浆膜的完整性
- D. 干扰细菌叶酸代谢
- E. 影响细菌 DNA 合成

1. 氯霉素的作用机制是(　　)
2. 链霉素的作用机制是(　　)

- A. 链霉素

B. 羧苄青霉素
C. 头孢菌素
D. 林可霉素
E. 红霉素

3. 可引起神经肌肉阻断作用的药物是( )
4. 可引起二重感染的药物是( )

   A. 链霉素
   B. 氯霉素
   C. 四环素
   D. 青霉素 G
   E. 克林霉素

5. 首选用于螺旋体感染的药物是( )
6. 可用于治疗结核病的抗生素是( )

   A. 链霉素
   B. 红霉素
   C. 青霉素 G
   D. 氯霉素
   E. 羧苄西林

7. 治疗烧伤继发铜绿假单胞菌感染的药物是( )
8. 用于治疗伤寒杆菌感染的药物是( )

   A. 红霉素
   B. 青霉素 G
   C. 庆大霉素
   D. 头孢唑啉
   E. 磺胺嘧啶

9. 治疗梅毒、回归热的首选药物是( )
10. 主要用于革兰阳性菌所致呼吸道和尿路感染的药物是( )

    A. 林克霉素
    B. 青霉素 G
    C. 庆大霉素
    D. 四环素
    E. 磺胺嘧啶

11. 可用于治疗厌氧菌感染的药物是( )
12. 可用于流行性脑脊髓膜炎的药物是( )

    A. 青霉素 G
    B. 链霉素
    C. 红霉素
    D. 氯霉素
    E. 土霉素

13. 可用于治疗梅毒的药物是( )
14. 可导致前庭神经功能和耳蜗听神经损害的药物是( )

    A. 对立克次体有效
    B. 主要对各种需氧的革兰阴性杆菌有效
    C. 对病毒有效
    D. 对各种厌氧菌有效
    E. 对真菌有效

15. 氯霉素的作用是( )
16. 链霉素的作用是( )

参 考 答 案

A1 型题

1. B	2. A	3. B	4. E	5. C
6. A	7. A	8. D	9. D	10. D
11. A	12. C	13. A	14. D	15. B
16. D	17. C	18. A	19. B	20. E
21. C				

B1 型题

1. B	2. C	3. A	4. C	5. D
6. A	7. E	8. D	9. B	10. D
11. A	12. B	13. A	14. B	15. A
16. B				

第二十七单元 抗真菌药与抗病毒药

A1 型题

1. 两性霉素 B 的作用机制是（ ）
   A. 破坏真菌细胞壁
   B. 增加真菌胞浆膜的通透性
   C. 抑制蛋白质合成
   D. 抑制核酸代谢
   E. 抑制叶酸代谢
2. 有抗病毒作用的药物是（ ）
   A. 特比萘酚
   B. 阿昔洛韦
   C. 氟喹诺酮类
   D. 氟胞嘧啶
   E. 咪康唑
3. 阿昔洛韦首选治疗（ ）
   A. 单纯疱疹病毒感染
   B. A 型流感病毒感染
   C. B 型流感病毒感染
   D. 麻疹病毒感染
   E. 甲型肝炎病毒感染
4. 对利巴韦林描述正确的是（ ）
   A. 窄谱的抗病毒药
   B. 广谱抗病毒药
   C. 对 DNA 病毒无效
   D. 对 RNA 病毒无效
   E. 对 A、B 型流感病毒无效

B1 型题

A. 阿昔洛韦
B. 氯霉素
C. 红霉素
D. 土霉素
E. 制霉菌素

1. 可用于治疗皮肤、口腔及阴道念珠菌感染的药物是（ ）
2. 可用于治疗角膜炎、带状疱疹病毒感染的药物是（ ）

参 考 答 案

A1 型题

1. B   2. B   3. A   4. B

B1 型题

1. E   2. A

第二十八单元　抗菌药物的耐药性

A1 型题

1. 细菌与抗菌药物反复接触后对药物的敏感性降低甚至消失，这种特性称为（　　）
 A. 耐受性
 B. 依赖性
 C. 耐药性
 D. 成瘾性
 E. 习惯性
2. 不是细菌耐药性机制的是（　　）
 A. 产生灭活酶
 B. 靶位的修饰和变化
 C. 降低外膜的通透性
 D. 加强主动流出系统
 E. 增加胞浆膜的通透性

参考答案

A1 型题

1. C　　2. E

第二十九单元 抗结核病药

A1 型题

1. 下列不是一线抗结核病的药物是（ ）
   A. 利福平
   B. 链霉素
   C. 异烟肼
   D. 乙胺丁醇
   E. 氨基水杨酸

2. 应用异烟肼时常并用维生素 B_6 的目的是（ ）
   A. 增强治疗
   B. 减轻肝损害
   C. 延缓抗药性
   D. 防治周围神经炎
   E. 减轻肾损害

3. 可引起视神经炎的药物是（ ）
   A. 利福平
   B. 链霉素
   C. 异烟肼
   D. 氯霉素
   E. 乙胺丁醇

4. 有关异烟肼抗结核作用的叙述错误是（ ）
   A. 对结核杆菌有高度选择性
   B. 结核杆菌易产生耐药性
   C. 穿透力强，易进入细胞内
   D. 有杀菌作用
   E. 能抑制结核杆菌蛋白质合成

B1 型题

A. 异烟肼
B. 链霉素
C. 阿米卡星
D. 利福平
E. 庆大霉素

1. 对结核杆菌和麻风杆菌作用强的药物是（ ）
2. 对结核杆菌有高度选择性的药物是（ ）

参考答案

A1 型题

1. E   2. D   3. E   4. E

B1 型题

1. D   2. A

第三十单元　抗恶性肿瘤药

A1 型 题

1. 大部分抗肿瘤药物最主要的不良反应为（　　）
   A. 心脏毒性
   B. 中枢毒性
   C. 耐药性
   D. 骨髓抑制
   E. 依耐性

2. 大剂量可引起出血性膀胱炎的药物是（　　）
   A. 巯基嘌呤
   B. 甲氨蝶呤
   C. 氟尿嘧啶
   D. 长春新碱
   E. 环磷酰胺

B1 型 题

A. 阿霉素
B. 氟尿嘧啶
C. 环磷酰胺
D. 顺铂
E. 阿糖胞苷

1. 有心脏毒性的是（　　）
2. 可引起肝损害的是（　　）

参 考 答 案

A1 型题

1. D　　2. E

B1 型题

1. A　　2. C

传染病学

第一单元 传染病学总论

A1 型题

1. 传染病的基本特征为（　　）
   A. 有传染性、免疫性和病原体
   B. 有传染性、流行性、地方性和季节性
   C. 有传染性、病原体、免疫性和流行性
   D. 有传染性、传播途径和传染源
   E. 有传染性、免疫性和流行性

2. 下列各项，可降低人群易感性的是（　　）
   A. 新生儿增加
   B. 非流行区人口迁入
   C. 免疫人口死亡等
   D. 新的传染病出现或传入
   E. 接种疫苗

3. 下列各项，不属传染源的是（　　）
   A. 患者
   B. 隐性感染者
   C. 既往感染者
   D. 病原携带者
   E. 受染动物

4. 潜伏期是指（　　）
   A. 自病原体侵入机体至典型症状出现
   B. 自病原体侵入机体至排出体外
   C. 自病原体侵入机体至临床症状开始出现
   D. 自接触传染源至患者开始出现症状
   E. 自接触传染源至典型症状出现

5. 复发是指（　　）
   A. 在感染某种病原体基础上再次感染同一病原体
   B. 传染病患者进入恢复期后，已稳定退热一段时间，潜伏于组织内的病原体再度繁殖，使发热等初发症状再度出现
   C. 传染病患者在恢复期，体温未稳定下降至正常，又再度升高
   D. 人体同时感染两种或两种以上的病原体
   E. 传染病痊愈以后再次发病

6. 再燃是指（　　）
   A. 在感染某种病原体基础上再次感染同一病原体
   B. 传染病患者进入恢复期后，已稳定退热一段时间，潜伏于组织内的病原体再度繁殖，使发热等初发症状再度出现
   C. 传染病患者在恢复期，体温未稳定下降至正常，又再度升高
   D. 人体同时感染两种或两种以上的病原体
   E. 传染病痊愈以后再次发病

7. 病原体侵入人体后引起疾病的主要因素是（　　）
   A. 机体的保护性免疫
   B. 机体的天然屏障作用
   C. 病原体的毒力与数量
   D. 病原体的侵入途径与特异性定位
   E. 病原体的致病力与机体的免疫机能

8. 传染病与感染性疾病的主要区别是（　　）
   A. 有无病原体
   B. 有无感染后免疫
   C. 有无发热
   D. 有无传染性
   E. 有无皮疹

9. 病原体侵入人体后，局限在机体的某些部位，但机体免疫功能不足以将病原体清除，一旦机体免疫功能低下可发病。此种表现属于（　　）
   A. 病原携带状态
   B. 潜伏性感染

C. 隐性感染
D. 显性感染
E. 机会性感染

10. 病原体侵入人体后，仅引起机体发生特异性的免疫应答，而不引起或只引起轻微的组织损伤，临床上不显出任何症状、体征与生化改变，可通过免疫学检查发现。此种表现属于（　　）
    A. 病原体被清除或排出体外
    B. 隐性感染
    C. 显性感染
    D. 病原携带状态
    E. 潜伏性感染

11. 在感染过程中，最常见的表现形式是（　　）
    A. 病原体被消灭或排出体外
    B. 隐性感染
    C. 显性感染
    D. 病原携带状态
    E. 潜伏性感染

12. 隐性感染的发现主要是通过（　　）
    A. 找到病原体
    B. 发现体征
    C. 特异性免疫检查
    D. 病理检查
    E. 生化检查

13. 传染病流行过程的基本条件是（　　）
    A. 散发、流行、暴发
    B. 病原体、人体、外环境
    C. 自然因素、社会因素
    D. 传染源、传播途径、易感人群
    E. 患者、病原携带者、受感染的动物

14. 熟悉传染病潜伏期的目的是（　　）
    A. 确定诊断
    B. 确定检疫期
    C. 预测流行趋势
    D. 追踪传染来源
    E. 指导治疗

15. 确定传染病检疫期的依据是（　　）
    A. 隔离期
    B. 传染期
    C. 最长潜伏期
    D. 最短潜伏期
    E. 平均潜伏期

16. 根据演变过程，一般将急性传染病分为（　　）
    A. 前驱期、出疹期、恢复期
    B. 初期、极期、恢复期
    C. 潜伏期、前驱期、症状明显期、恢复期
    D. 体温上升期、极期、体温下降期
    E. 早期、中期、晚期

17. 下列传染病常见出疹时间，错误的是（　　）
    A. 水痘多在第1病日
    B. 猩红热多在第2病日
    C. 天花多在第3病日
    D. 麻疹多在第4病日
    E. 伤寒多在第5病日

18. 下列传染病，外周血白细胞正常或减少的是
    A. 流行性出血热
    B. 狂犬病
    C. 流行性脑脊髓膜炎
    D. 流行性乙型脑炎
    E. 伤寒

19. 一般来说，对于肠道传染病起主导作用的预防措施是（　　）
    A. 隔离患者
    B. 治疗带菌者
    C. 预防性服药
    D. 预防接种
    E. 切断传播途径

20. 对提高人群免疫力起关键作用的措施是（　　）
    A. 加强营养
    B. 锻炼身体
    C. 注射丙种球蛋白
    D. 预防接种
    E. 预防服药

21. 下列各项，不属传染源的是（　　）
    A. 患者

B. 病原携带者
C. 隐性感染者
D. 易感者
E. 受感染的动物

22. 下列制剂，不属主动免疫的是( )
    A. 菌苗
    B. 灭活死疫苗
    C. 减毒活疫苗
    D. 类毒素
    E. 抗毒素

23. 下列传染病，根据传染病防治法要求，不按甲类传染病管理的是( )
    A. AIDS
    B. SARS
    C. 肺炭疽
    D. 鼠疫
    E. 霍乱

24. 下列各项，与病原体致病作用无关的是
    A. 侵袭力
    B. 毒力
    C. 数量
    D. 大小
    E. 变异性

25. 大流行是指
    A. 某传染病流行范围广，甚至超过国界或洲界
    B. 某种传染病在某地区近几年发病率的一般水平
    C. 某种传染病在某地区的发病率高于一般水平
    D. 某种传染病病例的发病时间分布高度集中于一个短时间之内
    E. 某种传染病在某一地区的发病率明显增加

26. 下列感染中，没有传染性的是( )
    A. 隐性感染
    B. 显性感染的潜伏期
    C. 显性感染的症状明显期
    D. 病原携带状态
    E. 潜伏性感染

27. 传染病流行过程的三环节是( )
    A. 传染源、传播途径、易感人群
    B. 病原体、传播途径、易感人群
    C. 病原体、社会因素、环境因素
    D. 人体、病原体、外环境
    E. 人体、病原体、社会因素

28. 确定传染病隔离期的主要依据是( )
    A. 最短潜伏期
    B. 平均潜伏期
    C. 最长潜伏期
    D. 前驱期
    E. 传染期

29. 下列各项，可致人群对某种传染病易感性增高的是( )
    A. 该传染病流行过后
    B. 人群中一般抵抗力的提高
    C. 人群中自动免疫的推广
    D. 病原体的变异
    E. 抗生素的广泛应用

30. 下列保护易感人群的措施中，起关键作用的是
    A. 改善营养
    B. 锻炼身体
    C. 预防接种
    D. 西药预防
    E. 中药预防

B1 型题

A. 病原体被清除
B. 隐性感染
C. 潜伏性感染
D. 病原体携带状态
E. 显性感染

1. 感染过程的表现中最易识别的是( )
2. 感染过程的表现中最常见是( )

A. 初次感染某种病原体
B. 在感染某种病原体基础上再次感染同一病原体
C. 人体同时感染两种或两种以上的病

原体

D. 在感染某种病原体基础上又被其他病原体感染

E. 原发感染后出现的病原体感染

3. 上述各项,属重复感染的是(　　)

4. 上述各项,属继发感染的是(　　)

　　A. IgA
　　B. IgD
　　C. IgE
　　D. IgG
　　E. IgM

5. 在传染病恢复期出现,持续时间较长的抗体是(　　)

6. 感染过程中首先出现,常为近期感染标志的抗体是(　　)

　　A. 体液传播
　　B. 吸血节肢动物传播
　　C. 消化道传播
　　D. 呼吸道传播
　　E. 土壤传播

7. 乙脑通过(　　)

8. 乙型肝炎通过(　　)

　　A. 飞沫传播
　　B. 水、食物、苍蝇传播
　　C. 蚊虫传播
　　D. 体液传播
　　E. 土壤传播

9. 流感主要经(　　)

10. 流脑主要经(　　)

　　A. 病原体被消灭或排出体外
　　B. 病原携带状态
　　C. 隐性感染
　　D. 潜在性感染
　　E. 显性感染

11. 人体与病原体处于相持状态,不出现临床症状,不排出病原体(　　)

12. 感染病原体后不出现临床表现,但产生了特异性免疫(　　)

　　A. 高热持续,24小时内体温波动不超过1℃
　　B. 24小时内体温波动超过2℃,但最低未达正常水平
　　C. 24小时内体温波动于高热与正常体温之间
　　D. 高热骤起、持续数日后骤退,间歇无热数日,高热重复出现
　　E. 发热患者体温曲线无规律

13. 弛张热(　　)

14. 稽留热(　　)

　　A. 斑丘疹
　　B. 丘疹
　　C. 出血疹
　　D. 疱疹
　　E. 荨麻疹

15. 流行性出血热的皮疹属(　　)

16. 伤寒的皮疹属(　　)

参考答案

A1型题

1. C　2. E　3. C　4. C　5. B
6. C　7. E　8. D　9. B　10. B
11. B　12. C　13. D　14. B　15. C
16. C　17. E　18. E　19. E　20. D
21. D　22. E　23. A　24. A　25. A
26. E　27. A　28. E　29. D　30. C

B1型题

1. E　2. B　3. B　4. E　5. D
6. E　7. B　8. A　9. A　10. A
11. D　12. C　13. B　14. A　15. C
16. A

第二单元 病毒感染

细目一 病毒性肝炎

A1 型题

1. 感染 HBV 后最早出现的抗体是（ ）
    A. 抗-HAV
    B. 抗-HBs
    C. 抗-HBc
    D. 抗-HBe
    E. 抗-HDV

2. 感染 HBV 后最早出现的血清学标志是（ ）
    A. HBsAg
    B. 抗-HBs
    C. HBeAg
    D. 抗-HBe
    E. 抗-HBc

3. 下列各种病毒，属肝炎病毒的是（ ）
    A. HGV
    B. TTV
    C. HEV
    D. CMV
    E. EBV

4. 下列肝炎病毒，属 DNA 病毒的是（ ）
    A. HAV
    B. HBV
    C. HCV
    D. HDV
    E. HEV

5. 下列有关甲肝病毒的叙述，正确的是（ ）
    A. 为嗜肝 DNA 病毒
    B. 只有一个血清型
    C. 60℃30 分钟可被灭活
    D. 对紫外线照射不敏感
    E. 只有 1 个基因型

6. 下列各项，表示 HBV 复制活跃的指标是（ ）
    A. 抗-HBs
    B. HBsAg
    C. HBeAg
    D. 抗-HBe
    E. 抗-HBc

7. 下列 HBV 标志物，有保护作用的是（ ）
    A. HBsAg
    B. 抗-HBs
    C. HBeAg
    D. 抗-HBe
    E. 抗-HBc

8. 下列血清标志物，急性乙型肝炎窗口期可检出的是（ ）
    A. HBsAg
    B. 抗-HBs
    C. HBeAg
    D. 抗-HBc
    E. HBcAg

9. 下列各项，对确诊急性 HBV 感染最有意义的是（ ）
    A. 抗-HBc 阳性
    B. HBeAg 阳性
    C. 抗-HBe 阳转
    D. 抗-HBs 阳转

E. HBV DNA 阳性

10. 下列各项，不符合慢性 HBV 携带者诊断的是（　　）

　　A. 血清 HBsAg 阳性

　　B. 血 HBV DNA 阴性

　　C. 血清 HBeAg 阳性

　　D. 血清 ALT 在正常范围

　　E. 血清抗 – HBe 阳性

11. 下列各项，不符合非活动性 HBsAg 携带者诊断的是（　　）

　　A. 血清 HBsAg 阳性

　　B. 血清 HBV DNA 阴性

　　C. 血清 HBeAg 阳性

　　D. 血清 ALT 在正常范围

　　E. 血清抗 – HBe 阳性

12. 诊断甲型肝炎常用的实验室检查是（　　）

　　A. 抗 – HAV

　　B. 抗 – HAVIgM

　　C. 抗 – HAVIgG

　　D. HAV RNA

　　E. HAAg

13. 诊断戊型肝炎常用的实验室检查是（　　）

　　A. 抗 – HEV

　　B. 抗 – HEVIgM

　　C. 抗 – HEVIgG

　　D. HEV RNA

　　E. HEAg

14. 下列各项，可诊断为 HBV 现症感染的指标是（　　）

　　A. HBsAg

　　B. 抗 – HBs

　　C. 抗 – HBe

　　D. 抗 – HBc

　　E. 抗 – HBc IgG

15. 下列有关 B 型超声检查临床意义的叙述，不恰当的是（　　）

　　A. 对急性肝炎有诊断意义

　　B. 对肝炎肝硬化有诊断意义

　　C. 对肝癌有诊断意义

　　D. 对肝大块坏死有诊断意义

　　E. 对脂肪肝有诊断意义

16. 乙肝疫苗的主要成分是（　　）

　　A. HBsAg

　　B. 抗 – HBs

　　C. HBeAg

　　D. 抗 – HBe

　　E. 抗 – HBcIgG

17. 下列有关病毒性肝炎血清学的叙述，错误的是（　　）

　　A. 抗 – HEVIgM 阳性可诊断为 HEV 近期感染

　　B. HBsAg 和 HDAg 均呈阳性，可诊断为 HBV 及 HDV 联合感染

　　C. HCV – RNA 阳性可诊断为 HCV 现症感染

　　D. 单项抗 – HBc 阳性时，可诊断为 HBV 现症感染

　　E. 抗 – HAVIgM 阳性可诊断为 HAV 近期感染

18. 下列有关病毒性肝炎的叙述，错误的是（　　）

　　A. 妊娠后期合并戊肝病死率高

　　B. 急性丙肝易转为慢性肝炎

　　C. 甲型肝炎不转为慢性

　　D. 丙肝病毒感染易致重型肝炎

　　E. 慢性丙型肝炎可演变为肝硬化

19. 下列有关病毒性肝炎的叙述，正确的是（　　）

　　A. 甲型肝炎可呈慢性经过

　　B. 乙型肝炎一般无慢性经过

　　C. 丙型肝炎易演变为慢性

　　D. 丁型肝炎一般不演变为慢性

　　E. 戊型肝炎可呈慢性经过

20. 下列有关甲型肝炎的叙述，错误的是（　　）

　　A. 一般不转为慢性

　　B. 主要经粪 – 口途径传播

　　C. 可通过注射疫苗来预防

D. 临床上黄疸型肝炎较多见

E. 不会通过血液传播

21. 下列有关乙型肝炎的叙述,错误的是(　　)

A. 重叠感染 HDV 易演变为重型肝炎

B. 对慢性患者的治疗应以抗病毒为主

C. HBV 感染是肝细胞癌的重要病因

D. 婴幼儿感染 HBV 易演变为慢性乙肝病毒携带者

E. 家庭聚集现象不明显

22. 有关肝炎病毒血清学标志物的描述,错误的是(　　)

A. 慢性 HBV 感染抗-HBcIgM 也可阳性

B. 抗-HAVIgM 阳性可诊断为急性 HAV 感染

C. HBsAg 阳性表明患者有传染性

D. 抗-HCV 阳性为 HCV 既往感染

E. 抗-HBs 是保护性抗体

23. 诊断病毒性肝炎最可靠的依据是(　　)

A. 发病季节

B. 起病方式

C. 症状及体征

D. 接触史

E. 病原学及肝功能检查结果

24. 下列各项,对急性重型肝炎诊断无提示意义的是(　　)

A. 丙氨酸氨基转氨酶 > 1000U/L

B. 肝性脑病

C. 深度黄疸

D. 肝脏迅速缩小

E. 腹水、肠胀气

25. 下列各项,对诊断病毒性肝炎最有意义的是(　　)

A. 病程的长短

B. 病情的轻重

C. 血清转氨酶检查

D. 病原学检查

E. 肝穿刺活检

26. 下列有关丙型肝炎的叙述,正确的是(　　)

A. 丙型肝炎只通过输血传播

B. 抗-HCV 属保护性抗体

C. 丙型肝炎黄疸型发生率较高

D. 丙型肝炎不易演变为慢性

E. 急性丙型肝炎的治疗可使用干扰素

27. 重型肝炎的特征性表现是(　　)

A. 血清转氨酶明显升高

B. 肝脾肿大

C. 精神神经症状

D. 肝区疼痛明显

E. 黄疸明显

28. 下列有关重型肝炎的叙述,正确的是(　　)

A. 重型肝炎的病死率较低

B. 急性重型肝炎的病程一般不超过 14 天

C. 急性重型肝炎和亚急性重型肝炎的主要区别是后者肝性脑病出现较早

D. 慢性重型肝炎是指重型肝炎的病程超过 24 周

E. 在我国以 HBV 感染所致者最多见

29. 丙型肝炎的主要传播途径是(　　)

A. 输血

B. 性交

C. 粪-口

D. 日常生活接触

E. 母婴传播

30. 下列各项,不属丙型肝炎传播途径的是(　　)

A. 静脉注射

B. 粪-口

C. 输血

D. 母婴传播

E. 性接触

31. 急性病毒性肝炎黄疸最早出现的部位是(　　)

A. 手(脚)掌皮肤

B. 四肢皮肤

C. 口腔黏膜

D. 面部皮肤

E. 巩膜

32. 对确定急性 HBV 感染最有意义的是（　　）
   A. 抗-HBcIgM 阳性，抗-HBcIgG 阴性
   B. HBsAg 阳性，抗-HBe 阳性
   C. HBsAg 阳性，HBeAg 阳性
   D. 抗-HBs 阳性，抗-HBcIgG 阴性
   E. 抗-HBs 阳性，抗-HBcIgG 阳性

33. 有明显出血倾向的肝炎是（　　）
   A. 急性黄疸型肝炎
   B. 急性无黄疸型肝炎
   C. 淤胆型肝炎
   D. 重型肝炎
   E. 慢性肝炎

34. 重型病毒性肝炎患者，出血倾向最主要的原因是（　　）
   A. 维生素 K 吸收障碍
   B. 凝血因子合成障碍
   C. 凝血因子消耗增加
   D. 血小板减少
   E. 毛细血管脆性增加

35. 我国慢性肝炎主要为（　　）
   A. 甲型肝炎
   B. 乙型肝炎
   C. 丙型肝炎
   D. 丁型肝炎
   E. 戊型肝炎

36. 下列各项，诊断重型病毒性肝炎最有意义的是（　　）
   A. 血清胆红素明显升高
   B. 酶胆分离
   C. 凝血酶原活动度明显降低
   D. A/G 比值倒置
   E. 血清转肽酶活性明显升高

37. 诊断早期肝硬化的依据是（　　）
   A. 临床症状
   B. 生化改变
   C. 蛋白电泳
   D. 免疫学检查
   E. 肝穿刺活组织学检查

38. 急性病毒性肝炎早期患者的饮食是（　　）
   A. 多食糖
   B. 高蛋白
   C. 高脂肪
   D. 清淡易消化
   E. 尽量多食

39. 有关甲型肝炎的治疗，最重要的是（　　）
   A. 休息
   B. 保肝
   C. 降酶
   D. 抗病毒
   E. 调节免疫

40. 下列急性肝炎治疗措施，最主要的是（　　）
   A. 一般治疗及对症治疗
   B. 抗病毒治疗
   C. 调节免疫治疗
   D. 保肝治疗
   E. 抗肝纤维化治疗

41. 下列慢性乙型肝炎治疗措施，最主要的是（　　）
   A. 一般治疗
   B. 对症治疗
   C. 抗病毒治疗
   D. 保肝治疗
   E. 抗肝纤维化治疗

42. 有明显出血倾向的病毒性肝炎是（　　）
   A. 急性黄疸型
   B. 慢性肝炎重度
   C. 重型
   D. 淤胆型
   E. 慢性肝炎中度

43. 下列有关抗 HBV 药物核苷类似物的叙述，正确的是（　　）
   A. 间接抑制 HBV 复制
   B. 毒副作用明显
   C. 患者依从性差
   D. 抗病毒作用较强

　　　　E. 不能用于肝功能失代偿者
44. 下列有关干扰素治疗慢性乙型肝炎的叙述，正确的是(　　)
　　　　A. 可发生耐药变异
　　　　B. 毒副作用不明显
　　　　C. HBeAg血清学转换率较高
　　　　D. 抗病毒作用较强
　　　　E. 可用于肝功能失代偿者
45. 预防HBsAg阳性母亲所生新生儿感染HBV，最有效的措施是(　　)
　　　　A. 注射丙种球蛋白
　　　　B. 注射乙肝免疫球蛋白
　　　　C. 注射乙肝疫苗
　　　　D. 注射乙肝免疫球蛋白加乙肝疫苗
　　　　E. 注射乙肝疫苗加丙种球蛋白

B1型题

　　　　A. 呼吸道传染病
　　　　B. 肠道传染病
　　　　C. 人畜共患病
　　　　D. 虫媒传染病
　　　　E. 血液传播疾病
1. 乙型肝炎属(　　)
2. 甲型肝炎属(　　)

　　　　A. 杯状病毒
　　　　B. 嗜肝DNA病毒
　　　　C. 缺陷病毒
　　　　D. 黄病毒
　　　　E. 微小RNA病毒
3. 乙肝病毒属(　　)
4. 丙肝病毒属(　　)

　　　　A. 体液
　　　　B. 吸血节肢动物
　　　　C. 消化道
　　　　D. 呼吸道
　　　　E. 土壤
5. 戊型肝炎的主要传播途径是(　　)
6. 乙型肝炎的主要传播途径是(　　)

　　　　A. 呼吸道传染病
　　　　B. 肠道传染病
　　　　C. 人畜共患病
　　　　D. 虫媒传染病
　　　　E. 性传播疾病
7. 丙型肝炎属(　　)
8. 甲型肝炎属(　　)

　　　　A. 肠道病毒
　　　　B. 嗜肝DNA病毒
　　　　C. 缺陷病毒
　　　　D. 黄病毒
　　　　E. 微小RNA病毒
9. 甲肝病毒属(　　)
10. 丁肝病毒属(　　)

　　　　A. 肝炎病毒属
　　　　B. 嗜肝DNA病毒
　　　　C. 代尔塔病毒属
　　　　D. 黄病毒
　　　　E. 微小RNA病毒
11. 丁肝病毒(　　)
12. 戊肝病毒(　　)

　　　　A. 超过2周
　　　　B. 超过1个月
　　　　C. 超过2个月
　　　　D. 超过半年
　　　　E. 超过1年
13. 慢性肝炎的病程(　　)
14. 慢性菌痢的病程(　　)

　　　　A. HBcAg
　　　　B. 抗-HBs
　　　　C. 抗-HBcIgG
　　　　D. 抗-HBcIgM
　　　　E. 抗-HBe
15. 感染HBV后，最早出现的抗体

是( )

16. 不游离存在于血液中的是( )

　　A. HBsAg
　　B. 抗－HBs
　　C. HBeAg
　　D. 抗－HBe
　　E. 抗－HBc

17. 能预防 HBV 感染的是( )
18. 表示病毒复制活跃的是( )

　　A. HBsAg
　　B. 抗－HBs
　　C. 抗－HBcIgG
　　D. 抗－HBcIgM
　　E. 抗－HBe

19. 乙肝疫苗的主要成分是( )
20. 病毒复制活跃的标志是( )

参 考 答 案

A1 型题

1. C	2. A	3. C	4. B	5. B
6. C	7. B	8. D	9. D	10. B
11. C	12. B	13. B	14. A	15. A
16. A	17. D	18. D	19. C	20. E
21. E	22. D	23. E	24. A	25. E
26. E	27. C	28. E	29. A	30. B
31. E	32. A	33. D	34. B	35. E
36. C	37. E	38. D	39. A	40. A
41. C	42. C	43. C	44. C	45. D

B1 型题

1. E	2. B	3. B	4. D	5. C
6. A	7. E	8. B	9. E	10. C
11. C	12. A	13. D	14. C	15. D
16. A	17. B	18. C	19. A	20. D

细目二　流行性感冒

A1 型题

1. 下列有关流感的叙述，正确的是( )
　　A. 潜伏期长
　　B. 起病较缓
　　C. 传播迅速
　　D. 青壮年高发
　　E. 夏秋季多见

2. 下列有关流感流行病学的叙述，错误的是( )
　　A. 潜伏期即有传染性
　　B. 可经日常生活接触传播
　　C. 各型之间无交叉免疫
　　D. 感染后对同型病毒免疫力持久
　　E. 人类普遍易感

3. 流感传染性最强的时期是( )
　　A. 潜伏期
　　B. 发病 3 日内
　　C. 发病 1 周内
　　D. 发病 10 日内
　　E. 全病程

4. 流感的传染源主要是( )
　　A. 犬
　　B. 猪
　　C. 禽类
　　D. 患者
　　E. 旅行者

5. 流感的流行季节是( )
　　A. 春季

B. 夏季

C. 秋季

D. 冬季

E. 不定

6. 下列各项，不属流感病毒性肺炎病理特征性改变的是(　　)

A. 肺充血

B. 肺水肿

C. 肺透明膜形成

D. 支气管黏膜坏死

E. 呼吸道黏膜充血

7. 流感的潜伏期一般是(　　)

A. 24 小时

B. 1～3 日

C. 3～5 日

D. 5～10 日

E. 2 周

8. 下列有关流感的叙述，错误的是(　　)

A. 起病多急骤

B. 头痛多不明显

C. 体温可高达 39℃或以上

D. 呼吸道症状较轻

E. 少数有消化道症状

9. 流感患者发病后 12 小时出现高热、烦躁、呼吸困难、咳血痰和明显发绀，应考虑的临床类型是(　　)

A. 单纯型

B. 肺炎型

C. 中毒型

D. 脑炎型

E. 胃肠型

10. 抗流感病毒药奥司他韦作用机制是(　　)

A. 抑制 RNA 聚合酶

B. 阻滞离子通道 M2

C. 抑制血凝素

D. 抑制神经氨酸酶

E. 激活神经氨酸酶

11. 下列流感实验室检查结果，不符合单纯型流感的是(　　)

A. 白细胞总数减少

B. 中性粒细胞数减少

C. 淋巴细胞数相对增加

D. 血小板减少

E. 单核细胞数正常

12. 下列病毒，属正黏病毒科的是(　　)

A. 甲肝病毒

B. 冠状病毒

C. 流感病毒

D. 人类免疫缺陷病毒

E. 流行性出血热病毒

13. 流感病毒容易发生变异的原因是(　　)

A. 有两层包膜

B. 表面分布有血凝素

C. 表面分布有神经氨酸酶

D. 核酸分节段

E. 核心中含 RNA 多聚酶

14. 肺炎型流感最常见的人群是(　　)

A. 2 岁以下儿童

B. 学龄前儿童

C. 青少年

D. 老年

E. 孕妇

15. 流感病毒分型的依据是(　　)

A. 核蛋白

B. 血凝素

C. 神经氨酸酶

D. 基质蛋白 M1

E. 核酸

16. 下列有关流感的治疗，错误的是(　　)

A. 加强支持治疗

B. 发病初期即应抗病毒治疗

C. 奥司他韦成人每日剂量为 150mg

D. 甲、乙型流感均可用神经氨酸酶抑制剂

E. 使用抗菌药物预防继发感染

17. 下列流感病毒亚型，不属人流感病毒的是(　　)

A. H1

B. H2

C. N1

D. N2

E. N3

18. 下列关于流感与普通感冒相鉴别的叙述，错误的是(　　)

A. 流感起病更急

B. 普通感冒多为散发

C. 普通感冒不发热或低热

D. 流感全身症状明显

E. 流感咳嗽、咽痛等症状突出

B1 型题

A. 接种疫苗

B. 对密切接触者进行检疫

C. 管好食品

D. 隔离患者

E. 开窗通风

1. 霍乱的重要预防措施是(　　)
2. 流感的主要预防措施是(　　)

A. 干扰素

B. 利巴韦林

C. 奥司他韦

D. 拉米夫定

E. 沙奎那韦

3. 流行性出血热抗病毒治疗首选的药物是(　　)
4. 流感抗病毒治疗首选的药物是(　　)

A. 血培养

B. 血常规

C. 病毒分离

D. 影像学检查

E. 粪便培养

5. 上述检查，可确诊流感的是(　　)
6. 上述检查，可确诊流脑的是(　　)

A. 变异幅度小，出现频率低

B. 变异幅度小，出现频率高

C. 变异幅度大，出现频率低

D. 变异幅度大，出现频率高

E. 发生于乙型

7. 抗原漂移指的是(　　)
8. 抗原转换指的是(　　)

A. 24 小时内

B. 1~3 日

C. 3~4 日

D. 7 日

E. 10 日

9. 流感的潜伏期通常是(　　)
10. 流感发热持续时间通常是(　　)

A. 老年人

B. 婴幼儿

C. 发热患者

D. 免疫力低下者

E. 合并慢性基础病患者

11. 不属流感高危人群的是(　　)
12. 不属流感疫苗接种对象的是(　　)

参 考 答 案

A1 型题

1. C　2. D　3. B　4. D　5. D
6. E　7. B　8. B　9. B　10. D
11. D　12. C　13. D　14. A　15. A
16. E　17. E　18. E

B1 型题

1. D　2. A　3. B　4. C　5. C
6. A　7. B　8. C　9. B　10. C
11. C　12. C

细目三 人感染高致病性禽流感

A1 型题

1. 引起人禽流感的主要病毒亚型是（　）
   A. H1N1
   B. H3N2
   C. H5N1
   D. H7N5
   E. H9N2

2. 下列关于禽流感病毒的叙述，错误的是（　）
   A. 属正黏病毒科
   B. 加热可灭活
   C. 人对其不易感
   D. 包括甲型流感病毒的全部亚型
   E. 在自然环境中存活时间短暂

3. 人禽流感的主要传播途径是（　）
   A. 血液
   B. 虫媒
   C. 消化道
   D. 呼吸道
   E. 母婴

4. 下列有关人禽流感的叙述，错误的是（　）
   A. 由禽流感病毒引起
   B. 属人、禽、畜共患传染病
   C. 病禽及带毒健康禽为传染源
   D. 一年四季均可发生
   E. 人群普遍易感

5. 下列各项，属人禽流感疑似病例的是（　）
   A. 1周内有流行病学接触史，出现流感样症状
   B. 有流行病学史和临床表现，呼吸道分泌物标本中分离出特定病毒
   C. 出现高热、咳嗽等流感样症状
   D. 有临床表现，急性期和恢复期双份血清抗禽流感病毒抗体滴度4倍以上升高
   E. 有流行病学史和临床表现，呼吸道分泌物标本甲型流感病毒和H5型单克隆抗体抗原检测阳性

6. 确诊人禽流感的依据是（　）
   A. 血常规
   B. 肝功能
   C. 病毒分离
   D. 骨髓穿刺
   E. 胸部X线检查

7. 鉴别人禽流感与SARS的主要依据是（　）
   A. 流行病学史
   B. 临床表现
   C. 血常规检查
   D. 病原学检查
   E. X线胸片检查

8. 预防人禽流感病情恶化有较高价值的是（　）
   A. 阿司匹林
   B. 利巴韦林
   C. 奥司他韦
   D. 金刚烷胺
   E. 干扰素

9. 下列有关人禽流感的叙述，错误的是（　）
   A. 由禽流感病毒引起
   B. 也可感染其他哺乳动物
   C. 12岁以下儿童多见
   D. 主要表现有高热、咳嗽、呼吸困难
   E. 预后极差

10. 根据致病性，禽流感病毒分为（　）
    A. 甲、乙、丙三类
    B. 高致病性和低致病性两类

C. 有致病性和无致病性两类

D. 高致病性、低致病性和非致病性三类

E. 高致病性、中致病性和低致病性三类

11. 下列各项，不属人禽流感传播方式的是（　　）

A. 接触病禽

B. 接触健康带毒禽

C. 接触被污染的羽毛

D. 接触被污染的水

E. 接触人禽流感患者

12. 下列关于人禽流感病理改变的叙述，错误的是（　　）

A. 支气管病变最明显

B. 肺泡内有透明膜形成

C. 少数患者有广泛肝小叶中心坏死

D. 少数患者有急性肾小管坏死

E. 少数患者有淋巴细胞功能衰竭

13. 下列关于人禽流感临床表现的叙述，正确的是（　　）

A. 潜伏期一般为1周

B. 起病缓慢

C. 早期表现类似流感

D. 患者均有消化道症状

E. 大多无肺实变体征

14. 下列关于人禽流感实验室检查的叙述，错误的是（　　）

A. 外周血白细胞减少

B. 外周血淋巴细胞减少

C. 外周血血小板减少

D. 骨髓穿刺检查示细胞增生低下

E. 可出现 BUN 升高

15. 下列各项，不属人禽流感并发症的是（　　）

A. 肺炎

B. 脑炎

C. 休克

D. 胸腔积液

E. ARDS

16. 下列标本，不用于人禽流感病毒分离的是（　　）

A. 鼻咽分泌物

B. 口腔含漱液

C. 气管吸出物

D. 血液

E. 呼吸道上皮细胞

17. 可确诊人禽流感的检查是（　　）

A. 血常规

B. 血生化

C. 血清学

D. 骨髓穿刺

E. 胸部影像学

18. 对人禽流感医学观察病例进行医学观察的时间是（　　）

A. 3 日

B. 7 日

C. 10 日

D. 2 周

E. 1 个月

B1 型题

A. 肾

B. 肺

C. 脑

D. 肝

E. 心

1. 人禽流感病理改变最明显的脏器是（　　）

2. 流行性出血热病理改变最明显的脏器是（　　）

A. 高热、咳嗽、呼吸困难

B. 高热、腹痛、脓血便

C. 高热、抽搐、意识障碍

D. 高热、头痛、皮下出血

E. 高热、表情淡漠、相对缓脉

3. 流脑的表现是（　　）

4. 人禽流感的表现是（　　）

A. H1N1

B. H3N3

C. H5N1

D. H7N7

E. H9N2

5. 致病力最强的人禽流感病毒亚型是( )

6. 曾引起流感大流行的流感病毒亚型是( )

　　A. 人
　　B. 禽
　　C. 猪
　　D. 蚊
　　E. 鼠

7. 人禽流感的主要传染源是( )

8. 流行性出血热的主要传染源是( )

　　A. 有发热、咳嗽等典型流感样症状
　　B. 1周内有接触史，出现流感样症状
　　C. 有流行病学史和临床表现，呼吸道分泌物标本甲型流感病毒和H5单克隆抗体抗原检测阳性
　　D. 被诊断为疑似病例，且与其有共同暴露史的人被诊断为确诊病例者
　　E. 被诊断为疑似病例，出现ARDS者

9. 属人禽流感医学观察病例的是( )

10. 属人禽流感临床诊断病例的是( )

　　A. 法昔洛韦
　　B. 扎那米韦
　　C. 利巴韦林
　　D. 恩替卡韦
　　E. 奈韦拉平

11. 用于丙型肝炎联合干扰素抗病毒治疗的药物是( )

12. 用于人禽流感抗病毒治疗的药物是( )

参 考 答 案

A1 型题

1. C	2. E	3. D	4. E	5. E
6. C	7. D	8. C	9. C	10. D
11. E	12. A	13. C	14. D	15. B
16. D	17. C	18. B		

B1 型题

1. B	2. A	3. D	4. A	5. C
6. A	7. B	8. E	9. B	10. D
11. C	12. B			

细目四　传染性非典型肺炎

A1 型题

1. 下列有关 SARS-CoV 的叙述，错误的是( )

　　A. 为有包膜的 RNA 病毒
　　B. 有刺突、包膜、膜和核衣壳四种结构蛋白
　　C. 紫外线照射60分钟可杀死
　　D. 患者的粪便含有病毒
　　E. 动物中只有果子狸可能被感染

2. 下列有关 SARS 肺的病理特点，错误的是( )

　　A. 肺泡腔中肺细胞脱屑性改变
　　B. 病程第1周常可见到肺泡内渗出物的机化
　　C. 肺水肿
　　D. 肺透明膜形成

E. 肺泡上皮内可见病毒包涵体

3. SARS 的首发症状是（　　）

A. 发热

B. 咳嗽

C. 腹泻

D. 胸闷

E. 咽痛

4. 下列有关 SARS 进展期的叙述，错误的是（　　）

A. 多发生在病程的 8~14 天

B. 胸闷、气促、呼吸困难等进行性加重

C. 发热及感染中毒症状持续存在

D. 肺部阴影发展迅速

E. 多数患者出现 ARDS

5. 下列有关 SARS 病原学检查的叙述，错误的是（　　）

A. 血清 SARS-CoV 抗体由阴性转变为阳性提示为近期感染

B. 急性期到恢复期血清 SARS-CoV 抗体滴度升高 4 倍及以上，提示为近期感染

C. SARS-CoV PCR 测定结果阴性可除外 SARS

D. SARS-CoV PCR 测定结果阳性可确诊 SARS

E. SARS-CoV 分离培养阳性结果可确诊 SARS

6. 下列有关 SARS 患者血液学检查的叙述，错误的是（　　）

A. 白细胞总数正常或偏低

B. 常有淋巴细胞计数减少

C. CD4、CD8 细胞计数均降低

D. 血小板可减少

E. 常可见到异型淋巴细胞

7. 下列有关 SARS 流行病学的叙述，正确的是（　　）

A. 患者的粪便一般没有传染性

B. 间接接触不易传播

C. 呼吸道症状显著的患者传染性强

D. 隐性感染者也是重要的传染源

E. 近距离呼吸道飞沫传播是最重要的传播途径

8. 对于疑似 SARS 者正确的处理方法是（　　）

A. 按正常诊疗程序就医

B. 安排家庭医学隔离观察，由 CDC 随访

C. 收入双人或多人观察室隔离观察

D. 收入单人观察室隔离观察

E. 安排家庭医学隔离观察，并随诊

9. 下列有关 SARS 临床表现的叙述，错误的是（　　）

A. 常以发热为首发和主要症状

B. 严重者出现呼吸窘迫

C. 肺部体征不明显

D. 常伴有呼吸道卡他症状

E. 部分患者有腹泻

10. 下列有关使用糖皮质激素治疗 SARS 的叙述，错误的是（　　）

A. 目的在于抑制异常的免疫病理反应，减轻肺的渗出及损伤

B. 中毒症状重，持续发热，经对症治疗 3 天以上，体温仍超过 38℃

C. X 线胸片示大片阴影并在 48 小时之内病灶面积增大 >50% 且在正位胸片上病灶面积占双肺总面积的 1/4 以上

D. 达到急性肺损伤的诊断标准

E. 出现 ARDS

11. 根据传染病防治法，SARS 的管理应是（　　）

A. 按甲类管理

B. 按乙类管理

C. 按丙类管理

D. 各级医疗机构自行决定

E. 各省级卫生管理机构自行决定

12. SARS 血象检查淋巴细胞计数结果是（　　）

A. $>1.5\times10^9/L$

B. $>1.2\times10^9/L$

C. $<1.1\times10^9/L$

D. $<1.0\times10^9/L$

E. <0.9×10⁹/L

13. 对 SARS 密切接触者的检疫期一般为( )

    A. 3 天
    B. 5 天
    C. 7 天
    D. 14 天
    E. 21 天

14. 下列有关 SARS 流行病学的叙述，错误的是( )

    A. 主要发生于人口密度较大的都市
    B. 农村地区病例少
    C. 有明显的居民楼聚集现象
    D. 儿童发病率高
    E. 可通过交通工具远距离传播

15. 下列有关 SARS 早期临床表现的叙述，错误的是( )

    A. 急性起病
    B. 伴全身中毒症状
    C. 上呼吸道卡他症状明显
    D. 肺部体征不明显
    E. 少数可出现 ARDS

16. 下列各项，不属重症 SARS 表现的是( )

    A. 静息状态下呼吸频率≥30 次/分
    B. 氧合指数低于 300mmHg
    C. 发生休克
    D. 发生 MODS
    E. 胸部 X 片显示为单叶病变

B1 型题

A. 空气
B. 水、食物
C. 蚊虫
D. 土壤
E. 母婴

1. SARS 的传播途径是( )
2. 流脑的传播途径是( )

A. 呼吸道传播
B. 消化道传播
C. 呼吸道和消化道传播
D. 皮肤黏膜接触传播
E. 蚊虫媒介传播

3. SARS( )
4. 戊肝( )

A. 直接接触传播
B. 虫媒传播
C. 食物传播
D. 飞沫传播
E. 疫水传播

5. SARS 主要经( )
6. 狂犬病主要经( )

参 考 答 案

A1 型题

1. E   2. B   3. A   4. E   5. C
6. E   7. C   8. D   9. D   10. B
11. A   12. E   13. D   14. D   15. C
16. E

B1 型题

1. A   2. A   3. C   4. B   5. D
6. A

细目五 艾滋病

A1 型题

1. 下列哪项不能传播 AIDS（　　）
   A. 性接触
   B. 输血
   C. 母婴传播
   D. 器官移植
   E. 蚊虫叮咬

2. HIV 主要感染的细胞是（　　）
   A. CD_4^+ 淋巴细胞
   B. B 淋巴细胞
   C. 单核细胞
   D. 神经胶质细胞
   E. 直肠黏膜上皮细胞

3. HIV 主要侵犯机体的部位是（　　）
   A. 神经系统
   B. 内分泌系统
   C. 呼吸系统
   D. 循环系统
   E. 免疫系统

4. HIV 主要侵犯的靶细胞是（　　）
   A. CD3 细胞
   B. CD4 细胞
   C. CD8 细胞
   D. CD27 细胞
   E. CD38 细胞

5. AIDS 并发机会性感染和恶性肿瘤的机制主要是（　　）
   A. 细胞免疫受损
   B. 体液免疫受损
   C. 非特异性免疫受损
   D. 特异性免疫受损
   E. 脾脏受损

6. AIDS 发生卡波西肉瘤主要是由于（　　）
   A. 肺孢子菌感染
   B. 人疱疹病毒 8 感染
   C. 隐孢子虫感染
   D. 巨细胞病毒感染
   E. 弓形体感染

7. 下列各项，不属 AIDS 典型表现的是（　　）
   A. 真菌感染
   B. 卡波西肉瘤
   C. 弓形虫感染
   D. 肥胖
   E. 肺孢子菌感染

8. AIDS 治疗的关键措施是（　　）
   A. 防治机会性感染
   B. 调节免疫
   C. 支持疗法
   D. 抗病毒治疗
   E. 心理关怀

9. 下列消毒措施，HIV 不敏感的是（　　）
   A. 高压蒸汽消毒法
   B. 75% 乙醇
   C. 0.2% 次氯酸钠
   D. 焚烧
   E. 紫外线照射

10. 下列有关 AIDS 发病机制的叙述，错误的是（　　）
    A. 对 CD_4^+ 淋巴细胞的直接破坏
    B. 被感染的 CD_4^+ 淋巴细胞表面表达 gp120，可与其他 CD_4^+ 细胞相互融合，细胞被破坏
    C. 骨髓干细胞感染 HIV，使免疫细胞生成减少
    D. HIV 感染 B 细胞，能使其大量破坏，抗体生成减少
    E. 感染 HIV 后诱发机体的免疫反应，使受感染细胞受到攻击而被破坏

11. 下列关于 HIV 急性感染期的叙述，错误

的是( )

A. 通常为 HIV 复制开始阶段
B. 可以出现发热、全身不适、淋巴结肿大等表现
C. 临床表现较为典型，易识别
D. 血中可以检测出 p24
E. CD_4^+T 细胞降低明显

12. 下列关于 AIDS 无症状感染期的叙述，正确的是( )

A. 持续时间较长，可达数年或更长
B. 血中一般检测不出 HIV
C. 抗-HIV 阴性
D. 无传染性
E. 常出现口腔毛状白斑

13. 下列有关 AIDS 艾滋病期的描述，错误的是( )

A. 常有浅表淋巴结肿大
B. 可有持续性发热
C. 可出现脾肿大
D. 一般不出现精神神经症状
E. 盗汗常见

14. 下列有关 AIDS 艾滋病期的叙述，错误的是( )

A. 出现各种致命性机会感染
B. 肺孢子菌肺炎多见
C. 播散性分枝杆菌感染少见
D. 出现各种恶性肿瘤，如卡波济肉瘤等
E. 预后极差

15. 下列各项，无助于 AIDS 诊断的是( )

A. 体重下降 10% 以上
B. 慢性咳嗽或腹泻 1 月以上
C. 口腔毛状白斑
D. 腹股沟淋巴结明显肿大
E. 反复出现带状疱疹

16. 下列有关 HIV 的叙述，错误的是( )

A. 为 RNA 病毒
B. 有包膜
C. 有两个抗原型（HIV-Ⅰ和HIV-Ⅱ）
D. 加热 56℃ 30 分钟仍有传染性
E. 为人类免疫缺陷病毒

17. 下述各项，不属艾滋病传播途径的是( )

A. 性接触
B. 注射及输血和血制品
C. 母婴传播
D. 器官移植
E. 消化道

18. 下列有关 AIDS 临床分期的叙述，正确的是( )

A. 潜伏期、前驱期、艾滋病期、恢复期
B. 急性感染期、慢性感染期、机会性感染期
C. 急性感染期、无症状感染期、艾滋病期
D. 窗口期、艾滋病前期、艾滋病期
E. 急性感染期、慢性感染期

19. 下列有关 HIV 感染的叙述，正确的是( )

A. HIV 只感染 CD_4^+T 淋巴细胞
B. 少部分感染者可以康复
C. 血清抗-HIV 阴性可除外 HIV 感染
D. 血清抗-HIV 阳性仍有传染性
E. 免疫球蛋白常减少

20. AIDS 患者肺部继发感染的常见病原体是( )

A. 肺炎球菌
B. 葡萄球菌
C. 链球菌
D. 军团菌
E. 肺孢子菌

21. AIDS 患者常见的恶性肿瘤( )

A. 卡波济肉瘤
B. 淋巴瘤
C. 直肠癌
D. 结肠癌
E. 鼻咽癌

22. 下列有关 AIDS 患者抗病毒治疗指征的叙述，正确的是( )

A. $CD4^+$ 细胞数 $<0.35\times10^9/L$

B. CD4⁺细胞数 <0.50×10⁹/L
C. HIV-RNA 水平 >1000 拷贝/mL
D. HIV-RNA 水平 >3000 拷贝/mL
E. CD_4^+ 细胞数下降速率 > 每年 0.05×10^9/L

23. 下列有关 AIDS 抗病毒治疗的叙述，错误的是（　　）

   A. 核苷类似物可阻止病毒 DNA 链的合成
   B. 非核苷类似物可直接抑制病毒反转录酶的活性
   C. 蛋白酶抑制剂可直接破坏病毒蛋白酶的结构
   D. 长期使用蛋白酶抑制剂易发生肝功能损伤
   E. 印地那韦可引起肾结石

24. AIDS 急性感染期最常见的表现是（　　）

   A. 发热
   B. 头痛
   C. 腹泻
   D. 皮疹
   E. 淋巴结肿大

B1 型 题

   A. 特异性抗原基因
   B. 反式激活基因
   C. 多聚酶基因
   D. 病毒颗粒感染因子
   E. 包膜蛋白基因

1. 属 HIV 调节基因的是（　　）
2. 属 HIV 辅助基因的是（　　）

   A. CD4⁺T 细胞
   B. 单核-吞噬细胞
   C. 神经胶质细胞
   D. 骨髓干细胞
   E. 中性粒细胞

3. HIV 主要感染的细胞是（　　）
4. 可携带 HIV 通过血-脑屏障的细胞是（　　）

   A. 性传播
   B. 母婴传播
   C. 器官移植
   D. 输血
   E. 蚊虫叮咬

5. AIDS 的主要传播途径是（　　）
6. 一般认为不能传播 AIDS 的是（　　）

   A. 隐孢子虫感染
   B. 隐球菌感染
   C. 肺孢子菌感染
   D. 口腔毛状白斑
   E. 巨细胞病毒感染

7. AIDS 消化系统常见的并发症是（　　）
8. AIDS 呼吸系统常见的并发症是（　　）

   A. 蛋白质芯片
   B. 病毒载量测定
   C. 抗原检测
   D. 抗体检测
   E. CD_4^+ T 淋巴细胞计数

9. 临床上常用的诊断 HIV 感染的检查是（　　）
10. 有助于 AIDS 艾滋病期诊断的检查是（　　）

    A. 抗病毒治疗
    B. 免疫治疗
    C. 对症治疗
    D. 支持治疗
    E. 预防性治疗

11. 治疗 AIDS 的关键措施是（　　）
12. AIDS 患者 CD_4^+ T 淋巴细胞计数 <0.2×10⁹/L 给予复方磺胺甲噁唑治疗属（　　）

    A. 复方磺胺甲噁唑
    B. 氟康唑
    C. 博来霉素

D. 阿昔洛韦

E. 乙胺嘧啶

13. AIDS 并发卡波西肉瘤常用的治疗药物是( )

14. AIDS 并发肺孢子菌肺炎常用的治疗药物是( )

参考答案

A1 型题

1. E   2. A   3. E   4. B   5. A

6. B   7. D   8. D   9. E   10. D
11. C   12. A   13. D   14. C   15. D
16. D   17. E   18. C   19. D   20. E
21. A   22. A   23. C   24. A

B1 型题

1. B   2. D   3. A   4. B   5. A
6. E   7. A   8. C   9. D   10. E
11. A   12. E   13. C   14. A

细目六　流行性出血热

A1 型题

1. 下列关于流行性出血热的叙述，错误的是( )

    A. 由汉坦病毒引起

    B. 具季节性和周期性

    C. 鼠类是主要传染源

    D. 皮疹多为出血性

    E. 均有典型的五期经过

2. 流行性出血热病理损害最明显的器官是( )

    A. 心脏

    B. 肝脏

    C. 脑实质

    D. 肾脏

    E. 肺

3. 流行性出血热早期低血压的主要原因是( )

    A. 高热失水

    B. 小动脉痉挛

    C. 呕吐致血容量下降

    D. 严重腔道出血

    E. 小血管通透性增加，大量血浆外渗

4. 流行性出血热的三大主症是( )

    A. 发热、出血、腓肠肌疼痛

    B. 发热、出血、皮疹

    C. 发热、出血、肾损害

    D. 发热、出血、昏迷

    E. 发热、出血、低血压

5. 流行性出血热引起急性肾功能不全的最主要原因是( )

    A. 肾小球滤过率下降和缺血性肾小管变性、坏死

    B. 肾小球微血栓形成和缺血性坏死

    C. 肾小管中管型形成

    D. 肾间质水肿压迫肾小管

    E. 肾素、血管紧张素的激活

6. 确诊流行性出血热的依据是( )

    A. 鼠类接触史

    B. 全身感染中毒症状

    C. "三痛"和"三红"征

    D. 特异性 IgM 抗体滴度升高

    E. 异型淋巴细胞增多

7. 流行性出血热的"三痛"是( )

    A. 头痛、眼眶痛和腹痛

B. 头痛、关节痛和腰痛
C. 头痛、腓肠肌痛和腰痛
D. 头痛、眼眶痛和腰痛
E. 头痛、腹痛和腰痛

8. 下列有关流行性出血热多尿期的叙述，错误的是(　　)
   A. 一般出现在病程的第9～14日
   B. 血中BUN和Cr开始下降
   C. 多尿早期尿毒症症状加重
   D. 每日尿量可多达15000mL
   E. 可发生休克

9. 下列各项，不属流行性出血热临床特点的是(　　)
   A. 腰痛
   B. 蛋白尿
   C. 眼眶痛
   D. 出血性皮疹
   E. 热退症状缓解

10. 下列有关流行性出血热的叙述，正确的是(　　)
    A. 患者为主要传染源
    B. 热退后症状减轻
    C. 血小板常减少
    D. 外周血白细胞常减少
    E. 临床上都有五期经过

11. 流行性出血热的病原体属于(　　)
    A. 病毒
    B. 细菌
    C. 支原体
    D. 螺旋体
    E. 立克次体

12. 流行性出血热病毒属于(　　)
    A. 逆转录病毒
    B. 副黏病毒
    C. 肠道病毒
    D. 布尼亚病毒
    E. 小RNA病毒

13. 我国城市流行性出血热的主要传染源是(　　)
    A. 黑线姬鼠
    B. 褐家鼠
    C. 鹿鼠
    D. 野兔
    E. 患者

14. 传播流行性出血热可能性较小的途径是(　　)
    A. 鼠排泄物污染的气溶胶
    B. 破损伤口接触鼠排泄物
    C. 患病孕妇经胎盘传播给胎儿
    D. 患者打喷嚏的空气飞沫
    E. 被鼠类身上的革螨叮咬

15. 野鼠型流行性出血热的流行特征是(　　)
    A. 四季均有发病，无明显高峰
    B. 春季是发病高峰
    C. 发病高峰呈双峰状
    D. 发病高峰仅见于秋冬季
    E. 流行高峰在夏季

16. 流行性出血热的发病机制主要是(　　)
    A. 病毒本身不致病
    B. 病毒直接作用
    C. 免疫损伤作用
    D. 病毒直接作用及免疫损伤作用
    E. 病毒产生毒素引发机体损伤

17. 流行性出血热常见的休克属(　　)
    A. 心源性休克
    B. 继发性休克
    C. 低血容量性休克
    D. 感染性休克
    E. 过敏性休克

18. 流行性出血热原发性休克的原因主要是(　　)
    A. 消化道大出血
    B. 左心衰
    C. 尿崩症且补液不足
    D. DIC
    E. 血管通透性增高，血浆外渗

19. 流行性出血热的基本病理改变是(　　)
    A. 全身小血管和毛细血管内皮细胞变性坏死

B. 肾髓质充血水肿
C. 实质脏器的凝固性坏死
D. 心肌细胞变性坏死
E. 播散性血管内凝血

20. 流行性出血热早期出血的主要机制是(　　)
    A. 尿毒症
    B. DIC
    C. 凝血因子缺乏
    D. 毛细血管损伤、血小板减少
    E. 纤溶系统功能亢进

21. 流行性出血热急性肾衰竭的主要机制是(　　)
    A. 肾血流灌注不足
    B. 肾小管管腔被蛋白、管型所阻塞
    C. 肾小球微血栓形成和缺血坏死
    D. 肾间质水肿出血压迫肾小管
    E. 肾素分泌增加导致血管紧张素激活

22. 下列有关流行性出血热少尿期的叙述,错误的是(　　)
    A. 可直接由发热期进入少尿期
    B. 可与低血压休克期重叠
    C. 可与发热期重叠
    D. 主要是由低血压引起的
    E. 重者可出现高血容量综合征

23. 在流行性出血热临床各期中,血肌酐浓度最高的是(　　)
    A. 低血压休克期
    B. 少尿期
    C. 多尿早期
    D. 多尿后期
    E. 发热期

24. 流行性出血热患者进入多尿期的标志是(　　)
    A. 24 小时尿量 >500mL
    B. 24 小时尿量 >1500mL
    C. 24 小时尿量由 500mL 增至 2000mL
    D. 24 小时尿量 >3000mL
    E. 24 小时尿量 >4000mL

25. 下列关于流行性出血热实验室检查的叙述,错误的是(　　)
    A. 血白细胞计数常减少
    B. 血小板常减少
    C. 外周血异型淋巴细胞增多
    D. 尿蛋白常明显增多
    E. 尿中出现膜状物有助于诊断

26. 流行性出血热治疗的关键是(　　)
    A. "三早一少"
    B. 早期抗病毒治疗
    C. 及时肾透析
    D. 积极防治 DIC
    E. 积极防治继发感染

27. 下列流行性出血热的预防措施中,一般认为效果较差的是(　　)
    A. 灭鼠防鼠
    B. 早期隔离患者
    C. 防止食物被鼠类污染
    D. 注意灭螨
    E. 疫区内高危人群接种疫苗

28. 流行性出血热五期临床经过的正确顺序是(　　)
    A. 发热期、低血压期、少尿期、多尿期、恢复期
    B. 发热期、少尿期、多尿期、低血压期、恢复期
    C. 发热期、低血压期、多尿期、少尿期、恢复期
    D. 发热期、多尿期、低血压期、少尿期、恢复期
    E. 发热期、少尿期、低血压期、多尿期、恢复期

29. 下列各项,不是流行性出血热出血原因的是(　　)
    A. 血小板减少、形态异常和功能障碍
    B. 尿毒症
    C. 血管壁损伤
    D. 凝血因子产生障碍
    E. DIC 和继发性纤维蛋白溶解

30. 下列有关流行性出血热发热期治疗的叙述,错误的是(　　)

A. 发病3日内可给予利巴韦林
B. 及时给予解热镇痛剂
C. 给予低分子右旋糖酐
D. 纠正电解质紊乱
E. 中毒症状重者可给予糖皮质激素

31. 下列关于流行性出血热少尿期治疗原则的叙述,错误的是( )
A. 每日补液量为前日的出量加500mL
B. 无消化道出血时可进行导泻疗法
C. 腹膜或血液透析
D. 促进利尿
E. 饮食宜高糖、高维生素、高蛋白

B1型题

A. 高热、头痛、皮肤黏膜瘀斑、脑膜刺激征
B. 高热、惊厥、循环衰竭、呼吸衰竭
C. 头痛、腰痛、眼眶痛
D. 眼红、腿痛、淋巴结肿大
E. 高热、相对缓脉、脾大

1. 流脑表现为( )
2. 流行性出血热早期表现为( )

A. 汉城病毒
B. 汉滩病毒
C. 普马拉病毒
D. 辛诺柏病毒
E. 希望山病毒

3. 汉坦病毒Ⅰ型为( )
4. 汉坦病毒Ⅱ型为( )

A. 发热期
B. 低血压休克期
C. 少尿期
D. 多尿期
E. 恢复期

5. 流行性出血热出现"三红"征的病期是( )
6. 流行性出血热易发生高血容量综合征的病期是( )

A. 出现大量异型淋巴细胞
B. 嗜酸细胞计数降低或消失
C. 血小板增加
D. 淋巴细胞数增加
E. 白细胞计数减少

7. 流行性出血热血常规检查特征性改变是( )
8. 伤寒血常规检查特征性改变是( )

A. 少于400mL
B. 少于1000mL
C. 超过1500mL
D. 超过2000mL
E. 超过3000mL

9. 流行性出血热少尿期尿量为( )
10. 流行性出血热多尿早期尿量为( )

A. 特异性抗体IgM检测
B. 特异性抗体IgG检测
C. 血清特异性抗原检测
D. 白细胞内特异性抗原检测
E. RT-PCR检测病毒RNA

11. 流行性出血热临床常用的早期诊断依据是( )
12. 流行性出血热无早期诊断价值的检查是( )

参考答案

A1型题

1. E   2. D   3. E   4. C   5. A
6. D   7. D   8. B   9. E   10. C
11. A 12. D 13. B 14. D 15. C
16. D 17. C 18. E 19. A 20. D
21. D 22. B 23. C 24. C 25. A
26. A 27. B 28. A 29. D 30. B
31. E

B1 型题

1. A   2. C   3. B   4. A   5. A

6. C   7. A   8. B   9. A   10. D
11. A   12. B

细目七 狂犬病

A1 型题

1. 下列有关狂犬病毒的叙述，正确的是(   )
   A. 属弹状病毒科
   B. DNA 病毒
   C. 野毒株毒力弱
   D. 固定株毒力强
   E. 60℃10 分钟可灭活

2. 下列各项，不是狂犬病传染源的是(   )
   A. 病犬
   B. 蝙蝠
   C. 臭鼬
   D. 浣熊
   E. 患者

3. 下列动物，不会传播狂犬病的是(   )
   A. 犬
   B. 猫
   C. 狼
   D. 蝙蝠
   E. 蛇

4. 被狂犬病病兽咬伤后容易发病的因素是(   )
   A. 手指被咬伤
   B. 创口浅
   C. 及时清理创口
   D. 素体康健
   E. 注射过狂犬疫苗

5. 有关狂犬病发病机制的叙述，正确的是(   )
   A. 病毒进入机体后经血液进入中枢神经系统
   B. 病毒在单核吞噬细胞系统繁殖
   C. 主要侵犯脊髓神经元
   D. 心脏神经节受损可发生猝死
   E. 呼吸困难主要由脊髓运动神经受损引起

6. 有关狂犬病病理改变的叙述，正确的是(   )
   A. 主要为急性神经炎改变
   B. 脑膜也多有改变
   C. 咬伤部位脊髓节段损伤较轻
   D. 病变的神经细胞浆中可见内基小体
   E. 小脑受损常不明显

7. 狂犬病的潜伏期一般是(   )
   A. 1~3 日
   B. 1 个月
   C. 1~3 个月
   D. 3 个月
   E. 10 年以上

8. 狂犬病毒刺激周围神经元引起的症状是(   )
   A. 头痛
   B. 乏力
   C. 咽喉紧缩感
   D. 对风敏感
   E. 伤口周围虫爬感

9. 狂犬病的特殊症状是(   )
   A. 发热
   B. 恐水
   C. 失音
   D. 怕风

E. 伤口发痒

10. 狂犬病患者的死因主要是(　　)
    A. 呼吸或循环衰竭
    B. 吸入性肺炎
    C. 严重脱水
    D. 并发感染
    E. 休克

11. 狂犬病的病程一般是(　　)
    A. 24 小时
    B. 1~3 日
    C. 不超过 6 日
    D. 1 周
    E. 2 周

12. 狂犬病麻痹型的典型表现是(　　)
    A. 兴奋期较长
    B. 恐水明显
    C. 肢体瘫痪
    D. 腱反射亢进
    E. 头痛明显

13. 下列外周血常规检查结果，符合狂犬病的是(　　)
    A. 白细胞总数增加，中性粒细胞增多
    B. 白细胞总数减少或正常，中性粒细胞降低
    C. 白细胞总数正常
    D. 白细胞总数减少或正常，淋巴细胞降低
    E. 白细胞总数增加，单核细胞增多

14. 下列脑脊液检查结果，符合狂犬病的是(　　)
    A. 压力明显升高
    B. 蛋白明显增加
    C. 细胞数多高于 $200 \times 10^6/L$
    D. 以淋巴细胞为主
    E. 糖和氯化物降低

15. 下列有关狂犬病病原学检查，错误的是(　　)
    A. 唾液分离病毒
    B. 脑脊液分离病毒
    C. 脑脊液涂片找内基小体
    D. RT-PCR 测病毒 RNA
    E. 角膜印片查病毒抗原

16. 传染病中最凶险的是(　　)
    A. SARS
    B. 鼠疫
    C. 狂犬病
    D. AIDS
    E. 霍乱

17. 狂犬病的主要治疗措施是(　　)
    A. 吸氧
    B. 镇静
    C. 抗病毒
    D. 预防感染
    E. 对症综合治疗

18. 下列有关狂犬病的预防措施，正确的是(　　)
    A. 病犬加热处理后可食用
    B. 疑似病犬应隔离 3 日
    C. 被咬伤后预防接种 3 次即可
    D. 被咬伤后伤口周围可注射免疫血清
    E. 被咬伤后伤口应及时冲洗消毒并缝合

B1 型题

A. 拉沙病毒
B. 汉坦病毒
C. 嗜肝 DNA 病毒
D. 反转录病毒
E. 黄病毒

1. 狂犬病毒属(　　)
2. 流行性乙型脑炎病毒属(　　)

A. 病犬
B. 家猪
C. 鼠
D. 患者
E. 病禽

3. 狂犬病的传染源主要是(　　)
4. 流行性出血热的传染源主要是(　　)

A. 呼吸道传播
B. 性传播
C. 消化道传播
D. 接触传播
E. 虫媒传播

5. 狂犬病的传播途径主要是( )
6. AIDS 的传播途径主要是( )

A. 肠黏膜上皮细胞
B. 肠黏膜上皮细胞外
C. 呼吸道黏膜上皮细胞
D. 神经组织
E. 肺组织

7. 狂犬病毒主要侵犯( )
8. 流感病毒主要侵犯( )

A. 干酪样坏死
B. 脂肪变
C. 内基小体
D. 伤寒结节
E. 网状软化灶

9. 狂犬病的特征性病变( )
10. 伤寒的特征性病变( )

A. 皮肤黏膜瘀点瘀斑
B. 左下腹压痛
C. 恐水
D. 相对缓脉
E. 畏寒

11. 狂犬病的特征性表现( )
12. 流脑的特征性表现( )

参 考 答 案

A1 型题

1. A   2. E   3. E   4. A   5. D
6. D   7. C   8. E   9. B   10. A
11. C 12. C 13. A 14. D 15. C
16. C 17. E 18. D

B1 型题

1. A   2. E   3. A   4. C   5. D
6. B   7. D   8. C   9. C   10. D
11. C 12. A

细目八　流行性乙型脑炎

A1 型题

1. 有关流脑和乙脑鉴别最有意义的是( )
   A. 外周血白细胞明显升高
   B. 脑膜刺激征明显
   C. 高热、头痛、呕吐、昏迷
   D. 皮肤瘀点瘀斑
   E. 发病季节

2. 下列有关乙脑抽搐的处理，错误的是( )
   A. 高热以物理降温为主
   B. 中枢性呼吸衰竭者可用呼吸兴奋剂
   C. 脑实质病变引起者首选巴比妥钠镇静剂
   D. 脑水肿以甘露醇脱水治疗为主
   E. 呼吸道分泌物堵塞者以吸痰、给氧为主

3. 下列有关乙脑临床表现的描述，不典型的是( )
   A. 病理征常阳性
   B. 发热越高，病情越重
   C. 神志不清可于病程第 2 天出现

D. 呼吸衰竭以中枢性为主

E. 病程2周后出现肢体瘫痪

4. 乙脑的主要死因是(　　)

　A. 高热抽搐

　B. 意识障碍

　C. 循环衰竭

　D. 呼吸衰竭

　E. 脑水肿

5. 下列有关乙脑的叙述,正确的是(　　)

　A. 家庭聚集性明显

　B. 我国北方地区多见于3~5月份

　C. 抽搐者均伴有意识障碍

　D. 抗原检测是临床最常用的诊断方法

　E. 患者是主要的传染源

6. 下列有关乙脑脑脊液检查结果的叙述,错误的是(　　)

　A. 压力常增高

　B. 外观清

　C. 白细胞计数（50~500）$\times 10^6$/L

　D. 蛋白明显增加

　E. 糖正常

7. 下列有关中枢性呼吸衰竭的叙述,错误的是(　　)

　A. 呼吸浅表

　B. 双吸气

　C. 叹息样呼吸

　D. 潮式呼吸

　E. 呼吸节律整齐

8. 下列有关乙脑临床分型的叙述,正确的是(　　)

　A. 不典型、典型、重型

　B. 轻型、普通型、重型、极重型

　C. 轻型、中型、重型

　D. 不典型型、典型、暴发型

　E. 轻型、普通型、危重型

9. 下列有关中毒型菌痢脑型与乙脑鉴别的叙述,最有意义的是(　　)

　A. 起病急骤

　B. 呼吸衰竭

　C. 早期出现休克

D. 高热、昏迷、抽搐

E. 粪便常规检查有无白细胞

10. 乙脑病程中最早出现的抗体是(　　)

　A. 中和抗体

　B. 血凝抑制抗体

　C. 补体结合抗体

　D. 特异性IgM抗体

　E. "H"抗体

11. 下列有关乙脑周围性呼吸衰竭原因的叙述,错误的是(　　)

　A. 呼吸道痰阻

　B. 缺氧

　C. 膈肌麻痹

　D. 肋间麻痹

　E. 肺部感染

12. 下列有关乙脑极期表现的叙述,错误的是(　　)

　A. 高热、惊厥

　B. 病理征阳性

　C. 脑膜刺激征阳性

　D. 瘫痪多不对称,肢体松弛

　E. 颅高压表现及呼吸衰竭

13. 下列各种因素,与乙脑病毒侵入人体致病无关的是(　　)

　A. 机体的免疫力

　B. 病毒的毒力

　C. 脑寄生虫感染

　D. 侵入病毒的数量

　E. 蚊虫叮咬部位

14. 乙脑患者出现瞳孔不等大、下颌呼吸等,应首先采取的救治措施是(　　)

　A. 糖皮质激素

　B. 20%甘露醇快速静脉滴注

　C. 吸痰

　D. 吸氧

　E. 镇痉

15. 乙脑预防的关键措施是(　　)

　A. 管理患者

　B. 防蚊和灭蚊

　C. 管理猪等家畜

D. 注射丙种球蛋白
E. 防蚊、灭蚊和预防注射

16. 下列有关乙脑流行病学叙述，错误的是（ ）
    A. 我国新疆地区无本病流行
    B. 呈高度散发
    C. 流行高峰与当地蚊虫密度相一致
    D. 温带和热带地区流行高峰在7~9月
    E. 发病以10岁以下儿童为主

17. 早期诊断乙脑常用的实验室检查是（ ）
    A. 特异性抗原
    B. 中和抗体
    C. 补体结合抗体
    D. 血凝抑制抗体
    E. 特异性抗体IgM

18. 下列各项，不属乙脑中枢性呼吸衰竭原因的是（ ）
    A. 缺氧
    B. 脑水肿
    C. 脑实质炎症
    D. 低血钠性脑病
    E. 脊髓病变致膈肌麻痹

19. 下列乙脑病变部位，损伤最轻的是（ ）
    A. 大脑皮质
    B. 脊髓
    C. 中脑
    D. 间脑
    E. 脑实质

20. 下列有关乙脑病理改变的叙述，错误的是（ ）
    A. 病变范围广泛
    B. 胶质细胞增生
    C. 脑实质中性粒细胞浸润
    D. 神经细胞肿胀、变性及坏死
    E. 脑实质及脑膜血管充血扩张

21. 下列乙脑后遗症，常可持续终生的是（ ）
    A. 失语
    B. 强直性瘫痪
    C. 癫痫
    D. 扭转痉挛
    E. 精神失常

22. 下列有关乙脑极期瘫痪患者的叙述，错误的是（ ）
    A. 常呈截瘫
    B. 病理征阳性
    C. 肌张力增高
    D. 必有意识障碍
    E. 深反射先亢进后消失

23. 下列有关乙脑呼吸衰竭的治疗，错误的是（ ）
    A. 山梗菜碱
    B. 阿拉明
    C. 20%甘露醇
    D. 二甲弗林
    E. 尼可刹米

24. 乙脑死亡的主要原因是（ ）
    A. 高热
    B. 惊厥
    C. 中枢性呼吸衰竭
    D. 周围性呼吸衰竭
    E. 休克

25. 下列有关流行性乙型脑炎临床表现的叙述，错误的是（ ）
    A. 高热及惊厥
    B. 呼吸衰竭常以周围性为主
    C. 意识障碍及颅高压表现
    D. 强直性瘫痪
    E. 脑膜刺激征及病理征阳性

26. 下列有关应用糖皮质激素治疗乙脑的叙述，错误的是（ ）
    A. 疗效肯定
    B. 有退热作用
    C. 可减轻脑水肿
    D. 有抑制免疫作用
    E. 重症患者可短期使用

27. 下列有关乙脑流行病学的叙述，错误的是（ ）

A. 属自然疫源性疾病
B. 猪是主要的传染源
C. 人作为传染源的意义也很大
D. 蚊虫既是传播媒介又是储存宿主
E. 母亲对乙脑的免疫力可传递给婴儿

28. 下列有关乙脑病毒的叙述，正确的是( )
A. 属肠道病毒
B. 为DNA病毒
C. M蛋白是主要的抗原成分
D. 在蚊蝇虫体内可繁殖
E. 100℃2分钟可灭活

29. 乙脑患者，高热41℃，反复抽搐、深度昏迷，双侧瞳孔不等大，双吸气。其临床分型属于( )
A. 轻型
B. 普通型
C. 中型
D. 重型
E. 极重型

30. 乙脑患者病毒分离阳性率最高的标本是( )
A. 血液
B. 脑脊液
C. 尿液
D. 骨髓
E. 脑组织

B1 型题

A. 高热、昏迷、惊厥
B. 高热、头痛、黄疸
C. 高热、头痛、腓肠肌压痛
D. 高热、抽搐、昏迷、休克
E. 高热、头痛、皮肤出血点

1. 乙型脑炎常出现( )
2. 中毒型菌痢常出现( )

A. 抗菌治疗
B. 抗病毒治疗
C. 抗毒素治疗
D. 补液治疗
E. 对症治疗

3. 乙脑首选的治疗是( )
4. 霍乱首选的治疗是( )

A. 病毒分离
B. 脑脊液检查
C. 血常规检查
D. 粪便常规检查
E. 特异性抗体IgM检查

5. 乙脑确诊常用( )
6. 流行性出血热确诊常用( )

A. 黄病毒科
B. 棒状病毒科
C. 布尼亚病毒科
D. 逆转录病毒科
E. 副黏液病毒科

7. 流行性出血热病毒属( )
8. 流行性乙型脑炎病毒属( )

A. 虫媒传播
B. 接触传播
C. 母婴传播
D. 消化道传播
E. 呼吸道传播

9. 乙型脑炎主要经( )
10. 戊型肝炎主要经( )

A. 12~2月
B. 3~4月
C. 5~7月
D. 7~9月
E. 10~12月

11. 乙脑流行高峰是( )
12. 流脑流行高峰是( )

参 考 答 案

A1 型题

1. D 2. C 3. E 4. D 5. C
6. D 7. E 8. B 9. E 10. D
11. B 12. D 13. E 14. B 15. E
16. D 17. E 18. E 19. B 20. C
21. C 22. A 23. B 24. C 25. B
26. A 27. C 28. E 29. E 30. E

B1 型题

1. A 2. D 3. E 4. D 5. E
6. E 7. C 8. A 9. A 10. D
11. D 12. B

第三单元 细菌感染

细目一 流行性脑脊髓膜炎

A1型题

1. 下列关于流脑的叙述,错误的是(　　)
   A. 病原菌由鼻咽部侵入
   B. 病原菌为革兰染色阴性
   C. 属于化脓性脑膜炎的一种
   D. 病原菌侵入体内仅个别发展为流脑
   E. 皮肤瘀点主要是由于休克或DIC所致

2. 下列有关脑膜炎球菌的叙述,正确的是(　　)
   A. 能产生毒力较强的外毒素
   B. 目前我国流行株以B群为主
   C. 革兰染色阴性,体外抵抗力很强
   D. 其特异性抗原主要存在于细胞膜上
   E. 属奈瑟菌属,在机体内该菌多见于中性粒细胞内

3. 脑膜炎球菌致病的主要因素是(　　)
   A. 外毒素
   B. 内毒素
   C. 荚膜
   D. 菌毛
   E. 自溶酶

4. 流脑的主要传播途径是(　　)
   A. 日常生活接触
   B. 蚊虫叮咬
   C. 呼吸道
   D. 粪-口
   E. 体液

5. 流脑败血症期特征性的表现是(　　)
   A. 高热
   B. 休克
   C. 病理征阳性
   D. 皮肤黏膜瘀斑
   E. 脑膜刺激征

6. 流脑常呈周期性流行,其原因是(　　)
   A. 病菌毒力改变
   B. 菌群变迁
   C. 人群带菌率上升
   D. 人群易感性上升及新易感者增加
   E. 预防接种的普及

7. 流脑暴发型败血症型的发病机制是(　　)
   A. 高热,失水性休克
   B. 急性肾上腺皮质功能衰竭所致
   C. 外毒素引起的多脏器功能衰竭
   D. 内毒素所致的严重微循环障碍,DIC
   E. 血管内皮损伤血浆外渗所致低血容量休克

8. 普通型流脑的临床表现是(　　)
   A. 低热、头痛、瘀点
   B. 高热、循环衰竭、大片瘀斑
   C. 高热、瘀斑、昏迷、呼吸衰竭
   D. 高热、头痛、瘀斑、脑膜刺激征
   E. 间歇性发热、反复皮肤瘀点、血培养可阳性

9. 普通型流脑的临床诊断依据是(　　)
   A. 夏季、突起高热、惊厥、循环衰竭、白细胞增加
   B. 夏季、高热、惊厥、呼吸衰竭、颈项强直、白细胞增高
   C. 冬春季、高热、头痛、无瘀斑、脑膜

刺激征阴性、白细胞增加

D. 长程高热、剧烈头痛、无瘀斑、脑膜刺激征阳性、血白细胞不增加

E. 冬春季发病、高热、剧烈头痛、有瘀斑、脑膜刺激征阳性、血白细胞增加

10. 下列有关流脑与其他化脓性脑膜炎鉴别的叙述，最有意义的是（　　）

A. 发病季节

B. 皮肤黏膜瘀斑瘀点

C. 发病年龄

D. 有无脑膜刺激征

E. 血白细胞升高

11. 典型流脑临床表现为（　　）

A. 剧烈头痛、频繁呕吐、抽搐、颈项强直、脑膜刺激征阳性

B. 剧烈头痛、恶心、嗜睡、肌肉僵硬、血压升高

C. 剧烈头痛、发热、腰背部疼痛、四肢麻木

D. 头痛、发热、口渴、烦躁不安、四肢发软

E. 头痛、发热、全身无力、昏迷

12. 流脑暴发型脑膜脑炎型对症治疗的关键是（　　）

A. 镇静，止惊

B. 降温，吸氧

C. 及时脱水治疗

D. 补充有效血容量

E. 使用肾上腺皮质激素

13. 暴发型流脑休克型迅速出现大片瘀斑，血小板减少，顽固性休克时，除抗休克外，其重要对症治疗是（　　）

A. 止血

B. 纠正酸中毒

C. 使用抗菌药物

D. 及早应用肝素抗凝治疗

E. 20%甘露醇脱水，预防脑疝

14. 流脑普通型病原治疗首选（　　）

A. 氯霉素

B. 青霉素

C. 磺胺药

D. 头孢菌素

E. 氨苄青霉素

15. 与流脑患者密切接触后的重要预防措施是（　　）

A. 隔离治疗

B. 注射青霉素

C. 口服磺胺药

D. 口服氯霉素

E. 菌苗预防注射

16. 流脑最重要的传染源是（　　）

A. 家畜

B. 带菌者

C. 现症病人

D. 恢复期病人

E. 病程极期病人

17. 普通型占流脑全部病例的比例是（　　）

A. 10%

B. 30%

C. 50%

D. 70%

E. 90%

18. 流脑的特征性临床表现是（　　）

A. 带状疱疹

B. 皮肤瘙痒

C. 皮肤荨麻疹

D. 皮肤斑丘疹

E. 皮肤瘀点或瘀斑

19. 流行性脑脊髓膜炎血象改变是（　　）

A. 白细胞总数下降，血小板增加

B. 白细胞总数升高，分类淋巴细胞为主

C. 白细胞总数升高，分类中性粒细胞为主

D. 白细胞总数下降，分类以淋巴细胞为主

E. 白细胞总数正常，分类中性粒细胞减少

20. 典型流脑脑脊液改变是（　　）

A. 白细胞减少，蛋白正常，糖含量正常

B. 白细胞增多，蛋白升高，糖含量明显

C. 白细胞增多，蛋白升高，糖含量轻度降低
D. 白细胞减少，蛋白升高，糖含量正常
E. 白细胞增多，蛋白降低，糖含量正常

21. 流脑的细菌学检查主要包括(　　)
    A. 尿样沉渣、痰培养和血培养
    B. 血培养、咽拭子、尿沉渣检查
    C. 脑脊液培养、咽拭子、大便培养
    D. 血培养、咽拭子培养、大便培养
    E. 脑脊液涂片、皮肤瘀点涂片和血培养

22. 流行性脑脊髓膜炎的临床诊断依据是(　　)
    A. 高热畏寒、头痛、呕吐、全身乏力、肌肉酸痛
    B. 脑脊液氯化物含量、白细胞计数、尿沉渣镜检
    C. 发热、剧烈头痛、频繁呕吐、抽搐、意识障碍
    D. 临床特征、实验室检查、流行病学史、鉴别诊断
    E. 剧烈头痛、频繁呕吐、烦躁不安、抽搐、颈项强直

23. 流行性脑脊髓膜炎的流行病学史是指(　　)
    A. 与恢复期患者共用餐具，夏季流行
    B. 发病前7天内与潜伏期或传染期患者密切接触
    C. 与头痛发热患者密切接触
    D. 20天前曾经与流脑患者密切接触
    E. 与昏迷抽搐患者密切接触

24. 下列有关流脑人群易感性的叙述，错误的是(　　)
    A. 由于从母体获得抗体，6个月内的婴儿很少发病
    B. 在流行年发病年龄可向高年龄组移动
    C. 非同种菌群间交叉免疫力持久
    D. 6个月至2岁的婴幼儿发病率最高
    E. 因可在多次流行中隐性感染获得免疫力，故成人发病较少

25. 下列实验室结果，支持流脑诊断的是(　　)
    A. 血液培养发现革兰阴性双球菌
    B. 血液培养发现革兰阳性双球菌
    C. 血液培养发现革兰阴性杆菌
    D. 鼻咽分泌物发现革兰阳性细菌
    E. 血液培养发现革兰阳性球菌

26. 下列有关脑膜炎奈瑟菌的叙述，正确的是(　　)
    A. 革兰阴性杆菌，在体外存活力强
    B. 革兰阴性双球菌，在体外存活力低
    C. 革兰阴性球菌，在体外存活力强
    D. 革兰阳性双球菌，在体外存活力低
    E. 革兰阳性双球菌，在体外存活力强

27. 流脑的流行季节是(　　)
    A. 全年散发，冬春季高发
    B. 全年散发，夏秋季高发
    C. 只有夏秋季节发生
    D. 只有冬春季节发生
    E. 全年散发，无高峰

28. 下列有关流脑传染源的叙述，正确的是(　　)
    A. 人是唯一传染源
    B. 人和感染的猪
    C. 哺乳动物
    D. 蚊子
    E. 鼠

29. 流脑的潜伏期一般是(　　)
    A. 2~3日
    B. 5~7日
    C. 10日左右
    D. 2周
    E. 2~3周

30. 下列关于脑膜炎球菌的叙述，错误的是(　　)
    A. 又称为脑膜炎奈瑟菌
    B. 为革兰阳性双球菌
    C. 体外能形成自溶酶
    D. 为专性需氧菌
    E. 可在带菌者鼻咽部及患者的血液、脑

脊液和皮肤瘀点中发现

31. 关于流行性脑脊髓膜炎的叙述，错误的是（　　）
   A. 病原菌自鼻咽部入侵
   B. 感染者仅个别发展为败血症或脑脊髓膜炎
   C. 外毒素是重要的致病因素
   D. 病理损害为化脓性脑脊髓膜炎
   E. 暴发型败血症型，即华佛氏综合征

32. 治疗流脑普通型首选的抗菌药物是（　　）
   A. 青霉素
   B. 磺胺药
   C. 红霉素
   D. 氨苄西林
   E. 庆大霉素

33. 目前我国流脑流行的主要菌群是（　　）
   A. A 群
   B. B 群
   C. C 群
   D. D 群
   E. W135 群

34. 下列各项，不属普通型流脑典型表现的是（　　）
   A. 头痛
   B. 呕吐
   C. 抽搐
   D. 出血点
   E. 病理征阳性

35. 流脑典型脑脊液外观是（　　）
   A. 透明
   B. 毛玻璃样
   C. 绿色脓样
   D. 混浊
   E. 血水样

36. 对诊断流脑最有意义的检查是（　　）
   A. 血常规检查
   B. 头颅 X 光片
   C. 头颅 CT
   D. 腰穿送脑脊液检查
   E. 脑膜刺激征

37. 下列有关流脑暴发型败血症休克型的叙述，错误的是（　　）
   A. 口唇发绀、低血压
   B. 精神萎靡、意识障碍
   C. 突发高热、头痛、呕吐
   D. 皮肤瘀斑迅速扩大并融合成片
   E. 脑膜刺激征明显、脑脊液呈化脓性改变

B1 型 题

   A. 高热、出血、肾损害
   B. 高热、惊厥、休克、呼吸衰竭
   C. 心悸、气促、相对缓脉
   D. 高热、瘀斑、休克、呼吸衰竭
   E. 高热、皮疹、脾大

1. 暴发型流脑的临床特点是（　　）
2. 流行性出血热的临床特点是（　　）

   A. 1、2 月
   B. 3、4 月
   C. 5、6 月
   D. 8、9 月
   E. 10～12 月

3. 菌痢多见于（　　）
4. 流脑好发于（　　）

   A. 血培养及肥达反应
   B. 特异性抗体 IgM 检测
   C. 白细胞计数分类及尿常规
   D. 脑脊液检查及白细胞计数
   E. 白细胞计数及血涂片找病原体

5. 诊断乙脑常做的检查是（　　）
6. 诊断流脑常做的检查是（　　）

   A. 高热、剧烈头痛、皮肤瘀斑、脑膜刺激征
   B. 高热、休克、惊厥、呼吸衰竭
   C. 高热、低血压休克、出血、肾损害

D. 高热、目红、腿痛、淋巴结肿大
E. 高热、相对缓脉

7. 流行性脑脊髓膜炎表现为( )
8. 流行性出血热表现为( )

   A. 压力明显升高，外观混浊，细胞数明显增多，蛋白明显增加，糖明显降低，氯化物降低
   B. 压力升高，外观微混，细胞数增多，蛋白轻度增加，糖正常，氯化物正常
   C. 压力明显升高，外观毛玻璃样，细胞数增多，蛋白明显增加，放置后可见膜状物，糖降低，氯化物明显降低
   D. 压力正常，外观透明，细胞数正常，蛋白正常，糖正常，氯化物正常
   E. 压力明显升高，外观透明，细胞数增多，蛋白增加，糖降低，氯化物降低

9. 流脑普通型脑脊液改变是( )
10. 流脑败血症期脑脊液改变是( )

    A. 脑脊液涂片镜检
    B. 血液涂片镜检
    C. 胸水涂片镜检
    D. 痰涂片镜检
    E. 大便涂片镜检

11. 流脑实验室检查首选( )
12. 阿米巴痢疾实验室检查首选( )

    A. 呼吸道传播
    B. 消化道传播
    C. 虫媒传播
    D. 性传播
    E. 母婴传播

13. 流行性脑脊髓膜炎的主要传播途径是( )
14. 流行性乙型脑炎的主要传播途径是( )

    A. 伤寒
    B. 乙脑
    C. 流感
    D. 流脑
    E. 霍乱

15. 首选青霉素治疗的是( )
16. 首选氧氟沙星治疗的是( )

    A. 血培养
    B. 粪便培养
    C. 尿培养
    D. 临床表现
    E. 肥达反应

17. 流脑确诊的依据是( )
18. 伤寒确诊的依据是( )

参考答案

A1 型题

1. E	2. E	3. B	4. C	5. D
6. D	7. D	8. D	9. E	10. B
11. A	12. C	13. D	14. B	15. C
16. B	17. E	18. E	19. C	20. B
21. E	22. E	23. B	24. C	25. A
26. B	27. A	28. A	29. A	30. B
31. C	32. A	33. A	34. E	35. D
36. D	37. E

B1 型题

1. D	2. A	3. D	4. B	5. B
6. D	7. A	8. C	9. A	10. D
11. A	12. E	13. A	14. C	15. D
16. A	17. A	18. A

细目二 伤 寒

A1 型题

1. 下列各项，不属伤寒典型表现的是（ ）
   A. 发热
   B. 皮疹
   C. 腹泻
   D. 脾肿大
   E. 表情淡漠

2. 长期发热的患者，诊断伤寒最可靠的依据是（ ）
   A. 玫瑰疹
   B. 相对缓脉
   C. 肥达反应阳性
   D. 血嗜酸粒细胞消失
   E. 血培养阳性

3. 伤寒慢性带菌者常见的带菌部位是（ ）
   A. 血液
   B. 肝脏
   C. 肾脏
   D. 胆囊
   E. 胰腺

4. 伤寒肠穿孔多发生于（ ）
   A. 病程的第1周，在小肠
   B. 病程的第2周，在十二指肠
   C. 病程的第3周，在回肠
   D. 病程的第4周，在结肠
   E. 恢复期，部位不定

5. 伤寒第一次菌血症相当于临床上的分期是（ ）
   A. 潜伏期
   B. 初期
   C. 极期
   D. 缓解期
   E. 恢复期

6. 治疗伤寒慢性带菌者首选的药物是（ ）
   A. 氯霉素
   B. 磺胺嘧啶
   C. 四环素
   D. 氨苄西林
   E. 红霉素

7. 伤寒患者解除隔离的标志是（ ）
   A. 体温下降至正常
   B. 血嗜酸粒细胞恢复正常
   C. 临床症状消失后粪便培养连续2次阴性
   D. 临床症状消失后2周
   E. 自发病之日起已隔离满2周

8. 诊断伤寒血常规检查最有意义的是（ ）
   A. 血白细胞计数
   B. 红细胞计数
   C. 嗜酸粒细胞计数
   D. 嗜碱粒细胞计数
   E. 血小板计数

9. 伤寒出现肝脾肿大的主要原因是（ ）
   A. 单核-巨噬细胞系统增生性反应
   B. 合并肝硬化
   C. Ⅱ型变态反应
   D. Ⅲ型变态反应
   E. 中毒性肝炎

10. 下列关于伤寒杆菌的病原学叙述，正确的是（ ）
    A. 属沙门菌属的A群
    B. 革兰染色阴性，有荚膜
    C. 有菌体（O）抗原、鞭毛（H）抗原
    D. Vi抗原抗原性强，Vi抗体滴度高，持续时间长
    E. 目前在我国耐氯霉素的伤寒菌株不多

11. 引起伤寒不断传播或流行的主要传染源是（　　）

A. 潜伏期患者

B. 普通型患者

C. 顿挫型患者

D. 慢性带菌者

E. 恢复期患者

12. 伤寒的典型临床表现是（　　）

A. 持续性高热，肝脾肿大，外周血白细胞不高，肥达反应阳性

B. 长期低热，肝脾肿大，周围血象不高，肥达反应阳性

C. 长期弛张热，肝脾不大，外周血白细胞、中性粒细胞升高，肥达反应阳性

D. 长期间歇高热，肝脾肿大，全血细胞减少，消化道出血，肥达反应阳性

E. 长期间歇寒战、高热，肝脾肿大，外周血白细胞正常，贫血，肥达反应阳性

13. 曾用过抗菌药物疑为伤寒的患者，最有诊断价值的实验室检查是（　　）

A. 粪培养

B. 血培养

C. 骨髓培养

D. 肥达反应

E. 血嗜酸性粒细胞计数

14. 伤寒患者皮疹开始出现的时间是（　　）

A. 热退以后

B. 病程的第1天

C. 病程的第3天

D. 病程的第6天

E. 病程的第2周

15. 伤寒发病第1周，实验室检查阳性率最高的是（　　）

A. 大便培养

B. 尿培养

C. 血培养

D. 肥达反应

E. 补体结合试验

B1 型 题

A. 氟喹诺酮类

B. 复方磺胺甲噁唑

C. 头孢菌素类

D. 氯霉素

E. 阿莫西林

1. 伤寒病原治疗首选的抗菌药物是（　　）

2. 菌痢治疗首选的抗菌药物是（　　）

A. 血培养

B. 尿培养

C. 骨髓培养

D. 粪便培养

E. 玫瑰疹刮取物培养

3. 伤寒病程中阳性率最高且操作简便的实验室检查是（　　）

4. 伤寒病程中阳性率最高的实验室检查是（　　）

A. 骨髓炎

B. 伤寒

C. 伤寒带菌者

D. 慢性菌痢

E. 伤寒临床诊断病例

5. 表现为持续发热，脾大，粒细胞减少，骨髓培养伤寒杆菌阳性，其诊断是（　　）

6. 慢性胆囊炎患者大便培养伤寒杆菌阳性，其诊断是（　　）

A. 轻型

B. 普通型

C. 迁延型

D. 逍遥型

E. 顿挫型

7. 伤寒患者，起病急，症状典型，于1周左右迅速痊愈，其临床分型是（　　）

8. 伤寒患者，症状轻，可照常工作，因肠穿孔就医而被发现，其临床分型是（　　）

A. 轻型
B. 普通型
C. 迁延型
D. 逍遥型
E. 顿挫型

9. 伤寒患者，持续性高热，皮疹，相对缓脉，中毒血症状明显，其临床分型是(　　)

10. 伤寒患者，体温38℃左右，症状较轻，2周左右痊愈，其临床分型是(　　)

A. 氯霉素
B. 复方磺胺甲基异噁唑
C. 青霉素
D. 头孢曲松
E. 环丙沙星

11. 伤寒病原治疗首选(　　)
12. 小儿伤寒治疗首选(　　)

参 考 答 案

A1 型题

1. C　2. E　3. D　4. C　5. A
6. D　7. C　8. C　9. A　10. C
11. D　12. A　13. C　14. D　15. C

B1 型题

1. A　2. A　3. A　4. A　5. B
6. C　7. E　8. D　9. B　10. A
11. E　12. D

细目三　细菌性痢疾

A1 型题

1. 下列针对可疑菌痢患者的检查项目，错误的是(　　)
   A. 血常规检查
   B. 大便常规检查
   C. 大便细菌培养
   D. 乙状结肠镜检查
   E. 大便涂片找痢疾杆菌

2. 在我国最常见的痢疾杆菌菌群是(　　)
   A. 志贺痢疾杆菌
   B. 鲍氏痢疾杆菌
   C. 福氏痢疾杆菌
   D. 宋内痢疾杆菌
   E. 舒氏痢疾杆菌

3. 下列检查，对鉴别慢性菌痢与直肠癌最简便而有意义是(　　)
   A. 直肠镜
   B. 大便潜血
   C. X线钡灌肠
   D. 直肠肛门指诊
   E. 大便常规

4. 诊断急性菌痢必做的检查是(　　)
   A. 血常规
   B. 粪便常规
   C. 直肠镜
   D. 血培养
   E. 悬滴检查

5. 慢性菌痢的病程是(　　)
   A. 超过1年
   B. 超过6个月
   C. 超过2个月
   D. 超过2周
   E. 病程不定，反复发作

6. 下列急性菌痢患者的表现不典型的是(　　)
   A. 里急后重

B. 发热

C. 呕吐

D. 腹痛

E. 黏液便

7. 中毒型菌痢的基本病理生理改变是（ ）

A. 严重腹泻导致脱水

B. 代谢性酸中毒

C. 电解质严重紊乱

D. 微循环障碍

E. 脑水肿、颅内高压

8. 中毒型菌痢好发年龄是（ ）

A. 青壮年

B. 10~14 岁

C. 2~7 岁

D. 2 岁以下

E. 老年

9. 细菌性痢疾的病原体属于（ ）

A. 志贺菌属

B. 沙门菌属

C. 弧菌属

D. 弯曲菌属

E. 螺旋菌属

10. 细菌性痢疾散发流行的主要传播途径是（ ）

A. 集体食堂食物被污染

B. 供水系统被污染

C. 手或蔬菜、瓜果等被污染

D. 接触患者的分泌物

E. 接触患者的血液

11. 痢疾杆菌的主要致病机制是（ ）

A. 侵入的细菌数量

B. 外毒素

C. 神经毒素

D. 侵袭力和内毒素

E. 肠毒素

12. 细菌性痢疾的主要病变部位是（ ）

A. 回肠末端

B. 乙状结肠与直肠

C. 升结肠

D. 降结肠

E. 小肠

13. 目前菌痢的病原治疗首选（ ）

A. 氯霉素

B. 四环素

C. 磺胺药

D. 呋喃唑酮

E. 氟喹诺酮类

14. 细菌性痢疾的主要预防措施是（ ）

A. 隔离及治疗现症患者

B. 流行季节预防服药

C. 及时发现、治疗带菌者

D. 口服痢疾活菌苗

E. 切断传播途径

15. 菌痢的确诊依据是（ ）

A. 粪培养阳性

B. 粪检有巨噬细胞

C. 粪便免疫学检查抗原阳性

D. 粪便镜检有大量脓细胞

E. 典型菌痢临床症状

16. 下列哪项不是中毒型菌痢的临床特征（ ）

A. 急性高热，反复惊厥，昏迷

B. 腹痛、腹泻明显

C. 迅速发生休克，呼吸衰竭

D. 大便常规检查发现大量白细胞

E. 脑脊液检查正常

17. 菌痢急性期的基本病变是（ ）

A. 全身小血管内皮细胞肿胀，血浆渗出

B. 肠黏膜弥漫性纤维蛋白渗出性炎症

C. 肠黏膜水肿、增厚、溃疡形成

D. 肠壁形成口小底大的烧瓶样溃疡

E. 嗜酸性肉芽肿的形成

18. 鉴别细菌性痢疾和阿米巴痢疾最可靠的依据是（ ）

A. 潜伏期的长短

B. 毒血症状的轻重

C. 大便常规检查红白细胞的多少

D. 大便检出病原体

E. 抗生素治疗是否有效

19. 对于中毒型菌痢脑型和乙脑的鉴别最有意义的是( )

　　A. 起病急骤
　　B. 大便检查有无白细胞
　　C. 高热、昏迷、抽搐
　　D. 早期休克
　　E. 呼吸衰竭

B1 型题

　　A. 痢疾志贺菌
　　B. 福氏志贺菌
　　C. 宋内志贺菌
　　D. 鲍氏志贺菌
　　E. 舒氏痢疾杆菌

1. 抵抗力最强的痢疾杆菌是( )
2. 感染后易转为慢性的痢疾杆菌是( )

　　A. 痢疾志贺菌
　　B. 福氏志贺菌
　　C. 宋内志贺菌
　　D. 鲍氏志贺菌
　　E. 舒氏志贺菌

3. 感染后病情最重的痢疾杆菌是( )
4. 感染后病情较轻的痢疾杆菌是( )

　　A. 志贺菌属
　　B. 奈瑟菌属
　　C. 沙门菌属
　　D. 埃希菌属
　　E. 弧菌属

5. 脑膜炎球菌属( )
6. 痢疾杆菌属( )

　　A. 黏液便
　　B. 水样便
　　C. 蛋花样便
　　D. 豆渣样便
　　E. 果浆样大便

7. 霍乱多见( )
8. 菌痢多见( )

　　A. 中毒型菌痢
　　B. 急性菌痢轻型
　　C. 慢性菌痢隐匿型
　　D. 急性菌痢普通型
　　E. 慢性菌痢急性发作型

9. 急起发热，腹痛，腹泻，脓血便，可能的诊断是( )
10. 突起高热，面色青灰，出冷汗及脉细数，尿少，可能的诊断是( )

　　A. 洗肉水样腹泻，伴发热，腹痛，无里急后重
　　B. 腹泻，黏液脓血样便，伴发热，腹痛，里急后重
　　C. 腹泻，大便呈果酱状，伴低热，腹痛，无里急后重
　　D. 剧烈腹泻，米泔样大便，无发热，无腹痛及里急后重
　　E. 发热，脐周痛，腹泻，大便呈水样，有少量黏液

11. 霍乱表现为( )
12. 细菌性痢疾表现为( )

　　A. 心源性休克
　　B. 失水性休克
　　C. 失血性休克
　　D. 内失血浆性休克
　　E. 感染中毒性休克

13. 中毒型菌痢的休克属于( )
14. 流行性出血热的休克属于( )

　　A. 伤寒
　　B. 中毒型菌痢
　　C. 流行性出血热
　　D. 流行性乙型脑炎
　　E. 急性病毒性肝炎

15. 血白细胞增多，血小板明显减少，多见于( )

16. 血白细胞增多,异型淋巴细胞比例常高于10%,多见于( )

参考答案

A1 型题

1. E 2. C 3. D 4. B 5. C
6. C 7. D 8. C 9. A 10. C
11. D 12. B 13. E 14. E 15. A
16. B 17. B 18. D 19. B

B1 型题

1. C 2. B 3. A 4. C 5. B
6. A 7. B 8. A 9. D 10. A
11. D 12. B 13. E 14. D 15. C
16. C

细目四 霍 乱

A1 型题

1. 引起霍乱泻吐的原因是( )
    A. 内毒素
    B. 外毒素
    C. 菌群失调
    D. 细菌的侵袭力
    E. 细菌的直接作用

2. 霍乱典型症状是( )
    A. 发热
    B. 呕吐
    C. 腹泻
    D. 腹痛
    E. 肌肉痉挛

3. 下列各项,对判断霍乱患者脱水程度最有意义的是( )
    A. 皮肤黏膜弹性
    B. 血压
    C. 血细胞比容
    D. 血钠
    E. 血浆比重

4. 霍乱大流行最重要的传播形式是( )
    A. 食物污染
    B. 苍蝇传播
    C. 接触患者
    D. 水源污染
    E. 接触带菌者

5. 治疗霍乱首选抗菌药物为( )
    A. 青霉素
    B. 黄连素
    C. 环丙沙星
    D. 复方磺胺甲噁唑
    E. 庆大霉素

6. 重型霍乱患者治疗的关键是( )
    A. 大量口服补液
    B. 有效抗菌治疗
    C. 短期应用糖皮质激素
    D. 禁食
    E. 快速静脉补液

7. 霍乱最常见的临床类型是( )
    A. 轻型
    B. 中型
    C. 重型
    D. 暴发型
    E. 无症状型

8. 霍乱的典型临床表现是( )
    A. 只泻不吐
    B. 先泻后吐
    C. 先吐后泻
    D. 腹泻伴腹痛
    E. 吐泻同时发生

9. 下列有关霍乱弧菌的叙述，正确的是（　　）
   A. 需氧，耐酸不耐碱
   B. 产生的内毒素是重要的致病因子
   C. 革兰染色阳性，有芽孢、荚膜和鞭毛
   D. 革兰染色阴性，有鞭毛，运动极为活跃
   E. 古典生物型比埃尔托生物型的抵抗力强

10. 下列有关霍乱弧菌的叙述，正确的是（　　）
    A. 古典生物型属于 O_1 群
    B. 埃尔托生物型属于非 O_1 群
    C. 目前流行的以古典生物型为主
    D. 古典生物型和埃尔托生物型均属于不凝集弧菌
    E. 新发现的 O_{139} 霍乱弧菌属于 O_1 群的一个新血清型

11. 霍乱最主要的病理生理改变是（　　）
    A. 微循环障碍
    B. 脑功能障碍
    C. 急性肾功能衰竭
    D. 急性心功能不全
    E. 大量水分及电解质丧失

12. 下列霍乱的治疗措施，最重要的是（　　）
    A. 补液
    B. 镇静
    C. 止痛
    D. 降温
    E. 止泻

13. 下列霍乱患者静脉补液的原则，不恰当的是（　　）
    A. 早期，快速，足量
    B. 先盐后糖
    C. 先快后慢
    D. 积极补钾
    E. 及时补碱

14. 下列各项，属霍乱致病菌的是（　　）
    A. 不凝集弧菌
    B. O_2 群霍乱弧菌
    C. 不典型 O_1 群霍乱弧菌
    D. O_{200} 群霍乱弧菌
    E. O_{139} 群霍乱弧菌

15. 霍乱弧菌分群的依据是（　　）
    A. 鞭毛 H 抗原
    B. 菌体 O 抗原
    C. 荚膜抗原
    D. 内毒素
    E. 肠毒素

16. 下列各项临床表现，O_{139} 霍乱不常出现的是（　　）
    A. 发热
    B. 腹痛
    C. 呕吐
    D. 里急后重
    E. 腹泻

17. 下列各项，不属霍乱脱水期临床表现的是（　　）
    A. 烦躁不安
    B. 表情淡漠
    C. 血压下降
    D. 反应性发热
    E. 深大呼吸

18. 霍乱最常见的死因是（　　）
    A. 脱水
    B. 低钾血症
    C. 急性肺水肿
    D. 急性肾衰竭
    E. 代谢性酸中毒

B1 型题

A. 扩容为主
B. 补液为主
C. 对症为主
D. 抗菌为主
E. 抗病毒为主

1. 霍乱的主要治疗是（　　）
2. 乙脑的主要治疗是（　　）

A. 血培养
B. 肥达反应
C. 粪便培养
D. 粪便镜检
E. 胆汁培养

3. 可确诊霍乱的实验室检查是（ ）
4. 确诊伤寒常用的实验室检查是（ ）

A. 病原体侵入血流，形成菌血症
B. 病原体侵入肠黏膜下层引起黏膜下脓肿
C. 由于病原体的过度繁殖，引起菌群失调
D. 病原体侵入肠黏膜上皮细胞和固有层引起病变
E. 病原体在肠道内产生的毒素与肠黏膜上皮细胞的受体结合致病

5. 霍乱的发病机制是（ ）
6. 菌痢的发病机制是（ ）

A. 抗菌治疗
B. 抗病毒治疗
C. 对症治疗
D. 补液治疗
E. 抗休克治疗

7. 霍乱治疗主要是（ ）
8. SARS 治疗主要是（ ）

A. 家畜
B. 患者
C. 蚊虫
D. 毛蚶
E. 鼠类

9. 霍乱的传染源主要是（ ）
10. 流行性出血热的传染源主要是（ ）

A. 水样便
B. 脓血便
C. 蛋花样便
D. 果酱样便
E. 柏油样便

11. 菌痢患者的粪便为（ ）
12. 霍乱患者的粪便为（ ）

A. ＜3000mL/d
B. 3000～4000mL/d
C. 4000～8000mL/d
D. 8000～12000mL/d
E. ＞15000mL/d

13. 霍乱中型患者补液量为（ ）
14. 霍乱重型患者补液量为（ ）

A. 抗菌治疗
B. 补液治疗
C. 强心治疗
D. 糖皮质激素的使用
E. 血管活性药物的使用

15. 霍乱治疗的关键是（ ）
16. 可减少霍乱腹泻量及缩短排菌时间的治疗是（ ）

A. 肠毒素
B. 内毒素
C. 类毒素
D. 细胞毒素
E. 神经毒素

17. 霍乱的主要致病因子是（ ）
18. 流脑的主要致病因子是（ ）

A. 急性肾衰竭
B. 感染中毒性休克
C. 肠出血
D. 肠穿孔
E. ARDS

19. 上述各项，属霍乱严重并发症的是（ ）
20. 上述各项，属伤寒严重并发症的是（ ）

参 考 答 案

A1 型题

1. B 2. C 3. E 4. D 5. C
6. E 7. A 8. B 9. D 10. A
11. E 12. A 13. D 14. E 15. B
16. D 17. D 18. D

B1 型题

1. B 2. C 3. C 4. A 5. E
6. D 7. D 8. C 9. B 10. E
11. B 12. A 13. C 14. D 15. B
16. A 17. A 18. B 19. A 20. D

第四单元 消毒与隔离

A1 型题

1. 下列有关医院感染的叙述，错误的是（   ）
   A. 是指在医院内获得的感染
   B. 出院之后的感染有可能是医院感染
   C. 与上次住院有关的感染是医院感染
   D. 入院时处于潜伏期的感染不是医院感染
   E. 新生儿经胎盘获得的感染属医院感染

2. 下列各项，不属医院感染的是（   ）
   A. 无明显潜伏期的感染，在入院48小时后发生的感染
   B. 本次感染直接与上次住院有关
   C. 有明确潜伏期的感染，自入院时算起没有超过其平均潜伏期的感染
   D. 新生儿经产道时获得的感染
   E. 肿瘤患者住院化疗期间出现带状疱疹

3. 下列有关医院感染的叙述，错误的是（   ）
   A. 洗手是预防医院感染的重要措施
   B. 滥用抗菌药物是医院感染的重要原因
   C. 有部分医院感染的发生与消毒隔离缺陷有关
   D. 所有医院感染是可以预防的
   E. 新生儿经产道获得的感染属医院感染

4. 下列有关消毒的叙述，错误的是（   ）
   A. 是切断传播途径，防止传染发生的重要措施
   B. 可保护医护人员免受感染
   C. 可防止患者再被其他病原体感染
   D. 即使有了强有力的消毒措施，医护人员也必须采取防护措施
   E. 对不同的传染病消毒效果相似

5. 下列有关消毒的叙述，正确的是（   ）
   A. 消毒是针对有确定传染源存在的场所进行的
   B. 对传染病死亡患者的尸体按规定的处理也属消毒
   C. 对传染病住院患者污染过的物品可待其出院后集中消毒
   D. 对有病原体携带者（没有发病）存在的场所可以不消毒
   E. 饭前便后的洗手不属消毒的范畴

6. 下列有关消毒方法的叙述，错误的是（   ）
   A. 微波消毒属灭菌法
   B. 异丙醇属中效消毒法
   C. 通风换气属低效消毒法
   D. 灭菌法可杀灭一切微生物
   E. 病原体及消毒方法相同，在不同的物品上消毒效果相同

7. 下列有关隔离的叙述，错误的是（   ）
   A. 是控制传染病流行的重要措施
   B. 便于管理传染源
   C. 可防止病原体向外扩散给他人
   D. 根据传染病的平均传染期来确定隔离期限
   E. 某些传染病患者解除隔离后尚应进行追踪观察

8. 下列有关标准预防的叙述，错误的是（   ）
   A. 要防止血源性及非血源性疾病的传播
   B. 强调双向防护
   C. 所有的患者均被视为具有潜在感染者
   D. 要根据疾病的主要传播途径，采取相应的隔离措施
   E. 脱去手套后可以不洗手

9. 下列消毒目的错误的是（   ）

A. 防止并发症
B. 防止交叉感染
C. 防止传染病传播
D. 保护医护人员免受感染
E. 避免患者重复感染

10. 下列各项，不属预防性消毒的是（　　）
A. 日常卫生消毒
B. 饮用水消毒
C. 传染病室的卫生清洁
D. 垃圾无害化处理
E. 饭前便后的洗手

11. 下列各项，属终末消毒的是（　　）
A. 卫生敷料的消毒
B. 病室的通风
C. 菌痢患者的便后洗手
D. 对SARS患者居家的消毒
E. 霍乱患者粪便消毒

12. 下列各项，属随时消毒的是（　　）
A. 患者转科前的沐浴
B. 传染病死亡患者的尸体处理
C. 传染病室日常紫外线照射
D. SARS患者全院后对其原办公室的消毒
E. 传染病患者转院后病室的消毒

13. 下列各项，不属标准预防技术的是（　　）
A. 洗手
B. 戴手套
C. 穿隔离衣
D. 戴防护眼罩
E. 病房的空气处理系统

14. 下列操作，不符合标准预防原则的是（　　）
A. 医生接触冠心病患者的体液时戴手套
B. 脱手套后立即洗手
C. 护士的手有伤口，护理患者戴双层手套
D. 用过的一次性针头套上针头套后放入锐器盒内
E. 诊疗中可能发生患者体液飞溅到医生面部时，医生应戴口罩

B1 型 题

A. 对传染病住院患者床头柜的按时消毒
B. 传染病患者出院前的沐浴
C. 医院手术室的消毒
D. 剧院的通风
E. 餐馆餐具的消毒

1. 以上各项属终末消毒的是（　　）
2. 以上各项属随时消毒的是（　　）

A. 对传染病住院患者餐具的按时消毒
B. 传染病患者出院前的更衣
C. 医院手术室的消毒
D. 对传染病患者粪便的及时消毒
E. 对传染病患者床单的定时清洁消毒

3. 以上各项，属预防性消毒的是（　　）
4. 以上各项，属终末消毒的是（　　）

A. 过氧乙酸
B. 臭氧
C. 乙醇
D. 洗必泰
E. 新洁尔灭

5. 上述各项，属灭菌剂的是（　　）
6. 上述各项，属中效消毒剂的是（　　）

A. 电离辐射
B. 紫外线
C. 超声波
D. 洗手
E. 碘类消毒

7. 上述各项，属灭菌法的是（　　）
8. 上述各项，属高效消毒法的是（　　）

参考答案

A1 型题

1. E 2. C 3. D 4. E 5. B

6. E 7. D 8. E 9. E 10. C
11. D 12. C 13. E 14. D

B1 型题

1. B 2. A 3. C 4. B 5. A
6. C 7. A 8. B

医学伦理学

第一单元 概 述

A1 型 题

1. 在医学伦理学的研究内容中不包括以下哪项内容（ ）
   A. 伦理学产生、发展及其规律
   B. 医学伦理学的基本原则、规范
   C. 医学伦理学的基本理论
   D. 医学道德的教育、评价和修养
   E. 医学道德中特殊问题

2. 属于医德意识现象的是（ ）
   A. 医德教育
   B. 医德修养
   C. 医德信念
   D. 医德评价
   E. 医德行为

3. 属于医德活动现象的是（ ）
   A. 医德情感
   B. 医德意志
   C. 医德理论
   D. 医德修养
   E. 医德原则

4. 医学道德意识现象和活动现象之间的关系是（ ）
   A. 可以互相代替
   B. 可以互相补充
   C. 互不相干
   D. 可以割裂
   E. 相互依存、相互渗透、不可分割

5. 医学道德是一种职业道德，它不是（ ）
   A. 只存在于从事医生职业活动的人们中间
   B. 在内容上具有稳定性、连续性
   C. 在形式上比较具体、生动
   D. 医务人员容易理解、接受
   E. 人道主义精神的集中体现

6. 符合医学伦理学研究的是（ ）
   A. 研究人与人之间关系的科学
   B. 研究人与社会之间关系的科学
   C. 研究医学活动中的道德关系和道德现象的科学
   D. 研究道德的形成、本质及其发展规律的科学
   E. 道德科学或道德哲学

7. 下列关于医学模式的叙述，不正确的是（ ）
   A. 是对医学本质的概括
   B. 是在特定历史时期内，人们关于健康和疾病的基本观点
   C. 是人们在观察和处理人类健康和疾病问题时的思维方式和行为方式
   D. 是对医学实践的反映和概括
   E. 是人类对医学的需求而形成的目标

8. 下列属于现代医学目的的是（ ）
   A. 重治疗轻预防
   B. 提高生命质量
   C. 过度追求技术发展
   D. 克服疾病
   E. 避免死亡

9. 医学道德的作用不包括的是（ ）
   A. 对医院人际关系的调节作用
   B. 对经济效益的保障作用
   C. 对医疗质量的保证作用
   D. 对医学科学的促进作用
   E. 对社会文明的推动作用

10. 道德是在人们社会生活实践中形成的，是由（ ）来决定的
    A. 经济基础
    B. 文化发展

C. 意识形态

D. 社会进步

E. 科技发展

11. 道德的评价标准是（　　）

A. 美与丑

B. 虚与实

C. 公与私

D. 善与恶

E. 人与物

12. 属于医学伦理学研究主题的是（　　）

A. 医疗行为

B. 医学道德

C. 科研方法

D. 法律规范

E. 行为方式

B1 型题

A. 医德观念、医德情感、医德意志、医德信念、医德理论

B. 评价和调整医务人员行为的准则

C. 医德教育

D. 医德评价

E. 医德修养

1. 属于医学道德意识现象的是（　　）
2. 属于医学道德规范现象的是（　　）

A. 神灵主义医学模式

B. 自然哲学医学模式

C. 机械论医学模式

D. 生物医学模式

E. 生物-心理-社会医学模式

3. 疾病是机器某部分零件失灵，用机械观解释一切人体现象属于（　　）
4. 认为人的心理与生理、精神与躯体、机体内外环境是一个完整的统一体属于（　　）

参 考 答 案

A1 型题

1. A　　2. C　　3. D　　4. E　　5. A
6. C　　7. E　　8. B　　9. B　　10. A
11. D　　12. B

B1 型题

1. A　　2. B　　3. C　　4. E

第二单元 医学伦理学的历史发展

A1 型题

1. 伦理学作为学科出现的标志是（   ）
   A. 《黄帝内经》
   B. 宋国宾《医业伦理学》
   C. 孙思邈《备急千金要方》
   D. 《希波克拉底誓言》
   E. 帕茨瓦尔《医学伦理学》

2. 为西方医学道德奠基的代表文献是（   ）
   A. 《日内瓦宣言》
   B. 《希波克拉底誓言》
   C. 《迈蒙尼提斯祷文》
   D. 《医德十二箴》
   E. 《医德守则》

3. 中国古代医德思想中不包括（   ）
   A. 仁爱救人，赤诚济世的行医宗旨
   B. 不图名利，清廉正直的道德品质
   C. 探索研究，大胆创新的敬业精神
   D. 普同一等，一心赴救的服务态度
   E. 注重自律，忠于医业的献身精神

4. 《希波克拉底誓言》中提出的核心思想是（   ）
   A. 为病家谋利益
   B. 平等对待患者
   C. 保守医密
   D. 不为妇人施堕胎术
   E. 不伤害患者

5. 孙思邈主张医家必须具备"精"，指的是（   ）
   A. 不断学习，提高医疗技术
   B. 不断学习，对患者要一心赴救
   C. 不断学习，对患者要普同一等
   D. 不断学习，有高尚的医德
   E. 不断学习，仁爱救人

6. 古代医家把医学称作是（   ）
   A. 医术
   B. 仁术
   C. 人术
   D. 技术
   E. 艺术

7. 古阿拉伯时期的重要医德文献是（   ）
   A. 赫尔辛基宣言
   B. 迈蒙尼提斯祷文
   C. 希波克拉底誓言
   D. 妙文集
   E. 胡弗兰德十二箴言

8. 医学伦理学发展到生命伦理学阶段，其理论基础的核心是（   ）
   A. 生命神圣论
   B. 美德论
   C. 义务论
   D. 价值论
   E. 人道论

9. 生命伦理学的含义是（   ）
   A. 根据疗效标准和原则，对生命科学内的人类行为进行系统研究的科学
   B. 根据医学价值和原则，对医学科学内的有关生命问题进行系统研究的科学
   C. 根据社会价值和原则，对生命领域内的人类行为进行系统研究的科学
   D. 根据道德价值和原则，对生命科学和卫生保健领域内的人类行为进行系统研究的科学
   E. 根据道德价值和原则，对医学科学内的有关生命问题进行系统研究的科学

10. 下列著作中，属于张仲景所著的是（   ）
    A. 《伤寒杂病论》

B. 《外科正宗》
C. 《备急千金要方》
D. 《医家十戒》
E. 以上都不是

11. 被称为"西医之父"的医学家是(　　)
A. 迈蒙尼提斯
B. 白求恩
C. 阿维森纳
D. 希波克拉底
E. 胡弗兰德

B1 型题

A. 《省心录·论医》
B. 《外科正宗·医家五戒十要》
C. 《医业伦理学》
D. 《医家十要》
E. 《万病回春》

1. 上述著作中被美国的《生命伦理学百科全书》第一版的附录（第四卷）收录，被认为是世界上较早的医德法典的是(　　)
2. 上述著作中于1932年6月出版，成为我国第一部较系统的医学伦理学专著的是(　　)

A. "作为医生，不可能一方面赚钱，一方面从事伟大的艺术——医学"
B. "医生要有一切必要的知识，要洁身自持，要使患者信赖"
C. "启我爱医术，复爱世间人"
D. "愿绝名利心，一切为患者，无分爱与憎，不问富与贫，凡诸疾病者，一视如同仁"
E. "人命至重，有贵千金，一方济之，德逾于此"

3. 以上名言为盖仑所述的是(　　)
4. 以上名言为孙思邈所述的是(　　)

参考答案

A1 型题

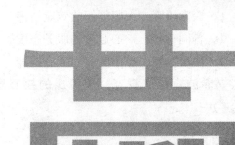

1. E　2. B　3. C　4. A　5. A
6. B　7. B　8. D　9. D　10. A
11. D

B1 型题

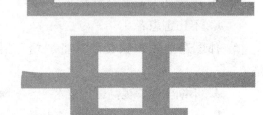

1. B　2. C　3. A　4. E

第三单元 医学伦理学的理论基础

A1 型题

1. 判断生命价值的依据是(　　)
   A. 内在价值
   B. 外在价值
   C. 生命质量
   D. 健康程度
   E. 内在价值与外在价值的统一
2. 生命神圣论的积极意义不包括(　　)
   A. 对人的生命的尊重
   B. 推行医学人道主义，反对非人道的医疗行为
   C. 反对不平等的医疗制度
   D. 合理公正分配卫生资源
   E. 实行一视同仁的医德规范
3. 生命质量的衡量标准不包括(　　)
   A. 个体生命健康程度
   B. 个体生命德才素质
   C. 个体生命优化条件
   D. 个体生命治愈希望
   E. 个体生命预期寿命
4. 医院以医学人道主义精神服务于人类社会，主要表现为(　　)
   A. 经济效益
   B. 社会效益
   C. 功利并重
   D. 功利主义
   E. 优化效益
5. 医学人道主义的核心内容不包括(　　)
   A. 尊重患者的生命
   B. 尊重患者的义务
   C. 尊重患者的生命价值
   D. 尊重患者的人格
   E. 尊重患者的权利
6. 医德品质是以下几方面的和谐统一，其中不包括(　　)
   A. 高尚的思想
   B. 医德认识
   C. 医德行为
   D. 情感
   E. 医德意志
7. 医学人道主义在历史发展时期中不包括(　　)
   A. 古代朴素的医学人道主义时期
   B. 现代平等的人道主义时期
   C. 实行革命的人道主义时期
   D. 近代医学人道主义时期
   E. 现代医学人道主义时期
8. 不属于医德品质内容的是(　　)
   A. 仁爱
   B. 严谨
   C. 诚挚
   D. 公正
   E. 幸福
9. 生命价值论指的是(　　)
   A. 生命神圣与人道论的统一
   B. 生命神圣与生命质量的统一
   C. 美德论与义务论的统一
   D. 生命质量与生命价值论的统一
   E. 义务论与公益论的统一
10. 功利论是指(　　)
    A. 关于责任、应当的理论
    B. 以人们行为的效果作为道德价值基础
    C. 考虑个别主体利益需求
    D. 主张医护人员遵守既定的原则规范
    E. 以人们的动机为道德价值基础
11. 不属于道义论在医学伦理中的局限性的是(　　)
    A. 忽视了动机

B. 忽视了医学行为自身价值和后果

C. 忽视了医学道德责任

D. 忽视了对患者尽义务与对他人和社会尽义务

E. 难以回答在现代医疗条件下产生的复杂问题

12. 医学道义论要求医生( )

    A. 从医学自身规律和治疗疾病的内在要求出发,尽到一切医者应尽的职责

    B. 尽到法律法规所要求的职责

    C. 从良心出发尽职尽责

    D. 从规则出发尽职尽责

    E. 重视行为的后果

B1 型题

A. 尊重患者的生命

B. 尊重患者的人格

C. 尊重患者平等的医疗与健康权利

D. 注重对社会利益及人类健康利益的维护

E. 患者的法律地位

1. 医学人道主义的核心内容中不包括( )

2. 医学人道主义的根本思想是( )

    A. 仁爱
    B. 严谨
    C. 诚实
    D. 公正
    E. 奉献

3. 以人道主义精神关心爱护患者的医学道德品质是( )

4. 对待患者一视同仁,在医疗资源分配等问题上公平公正的医学道德品质是( )

参 考 答 案

A1 型题

1. E   2. D   3. C   4. B   5. B
6. C   7. B   8. E   9. B   10. B
11. A 12. A

B1 型题

1. E   2. A   3. A   4. D

第四单元 医学道德的规范体系

A1 型 题

1. 我国卫生部于1988年制定的医务人员医德规范7条内容中,不直接涉及医患关系的是( )
   A. 第2条
   B. 第3条
   C. 第4条
   D. 第5条
   E. 第6条

2. 医生义务和权利中不包括( )
   A. 保证治疗效果
   B. 保证患者平等的医疗权
   C. 保证患者医疗权的实现
   D. 促进和维护患者身心健康
   E. 履行自己的义务

3. 下列义务中患者应该知情同意后才能合理履行的是( )
   A. 如实提供病情信息
   B. 尊重医务人员的劳动
   C. 避免将疾病传播给他人
   D. 遵守住院规章制度
   E. 支持医学生实习和见习

4. 作为医学伦理学基本范畴的良心指的是( )
   A. 医学关系中的主体在道义上应享有的权利和利益
   B. 医学关系中的主体在道义上应履行的职责和使命
   C. 医学关系中的主体在道义上对周围人、事及自身的内心体验和感受
   D. 医学关系中的主体对自己应尽义务的自我认知和评价
   E. 医学关系中的主体在表现出行为前的周密思考和行为中的谨慎负责

5. 违背了不伤害原则的做法是( )
   A. 有证据证明,生物学死亡即将来临而患者痛苦时,允许患者死亡
   B. 强迫患者进行实验室检查
   C. 不对患者做与诊断无关的检查
   D. 糖尿病患者足部有严重溃疡,有发生败血症的危险,予以截肢
   E. 妊娠危及孕妇生命时,应中止妊娠

6. 在医疗行为中良心的重要作用不包括( )
   A. 医疗行为之前的选择作用
   B. 医疗行为之中的监督作用
   C. 医疗行为之中的判断作用
   D. 医疗行为之后的评价作用
   E. 医疗行为之后的激励作用

7. 下列不属于医学伦理学的医学道德范畴的是( )
   A. 医德幸福
   B. 医德荣誉
   C. 医德审慎
   D. 医德功利
   E. 医德情感

8. 医学伦理学的尊重原则主要包括以下几方面,除了( )
   A. 尊重患者及其家属的自主权或决定
   B. 尊重患者的一切主观意愿
   C. 治疗要获得患者的知情同意
   D. 保守患者的秘密
   E. 保守患者的隐私

9. 医学伦理学的行善原则不包括( )
   A. 努力使患者受益
   B. 关心患者的客观利益和主观利益
   C. 选择受益最大,伤害最小的行动方案
   D. 努力预防或减少难以避免的伤害

E. 把患者的利益看得高于一切

10. 权利和义务在医疗活动中，对医患都不可或缺，因为( )
    A. 没有权利就无从谈义务，反之亦然
    B. 这是法律规定的
    C. 医患双方的权利与义务是相辅相成、互为条件的
    D. 权利与义务可以互相转化
    E. 这是义务论的要求

11. 医患双方都具有独立人格，要求医生做到( )
    A. 钻研医术
    B. 廉洁奉公
    C. "患者是上帝"
    D. 平等对待患者
    E. 团结协作

B1型题

A. 无伤原则
B. 行善原则
C. 公正原则
D. 尊重原则
E. 平等原则

1. 医学道德的基本原则不包括的是( )
2. 在诊治、护理过程中，不使患者受到身心损害的是( )

A. 体现了患者对医务人员的无比信任
B. 体现了医务人员对患者人格和权利的尊重
C. 有利于保护医务人员个人的权利
D. 有利于医护工作的开展和医护质量的提高
E. 可以避免因泄密而给患者带来危害和发生医患纠纷

3. 医学道德保密作用最核心的是( )
4. 医学道德保密作用中提法不正确的是( )

参考答案

A1型题

1. E 2. A 3. E 4. D 5. B
6. C 7. D 8. B 9. B 10. C
11. D

B1型题

1. E 2. A 3. B 4. C

第五单元 医患关系道德

A1 型题

1. 医患之间要做到真诚相处，最主要的是（　　）
   A. 关系和谐
   B. 尽职尽责
   C. 平等相待
   D. 互相尊重
   E. 互相信任

2. 下列医患关系中，属于技术关系的是（　　）
   A. 医务人员对患者良好的服务态度
   B. 医务人员对患者高度的责任心
   C. 医务人员对患者的同情和尊重
   D. 医务人员以精湛医术为患者服务
   E. 患者对医务人员的尊重

3. 医患关系出现"人机化"趋势的最主要原因是（　　）
   A. 医生对物理、化学等检测诊断手段的依赖性
   B. 医院分科越来越细，医生日益专科化
   C. 医患双方相互交流的机会减少
   D. 医生降低了对患者的重视
   E. 医患交流中出现了屏障

4. 下列各项中不属医患之间非技术关系的是（　　）
   A. 道德关系
   B. 心理关系
   C. 价值关系
   D. 经济关系
   E. 法律关系

5. 医患沟通的意义中不包括（　　）
   A. 是医学目的的需要
   B. 是提高医生技术水平的需要
   C. 是临床治疗的需要
   D. 是医学人文精神的需要
   E. 是医学诊断的需要

6. 患者的知情同意权主要体现在（　　）
   A. 了解医生的技术水平
   B. 了解自己健康的状况
   C. 了解医生的主要诊治手段
   D. 了解医院的各项规章制度
   E. 了解自己承担的社会责任

7. 患者的权利中不包括（　　）
   A. 经济免责权
   B. 平等医疗权
   C. 疾病认知权
   D. 法律诉讼权
   E. 知情同意权

8. 不属于医生义务的内容是（　　）
   A. 承担诊治的义务
   B. 解释说明的义务
   C. 保密的义务
   D. 对社会的义务
   E. 医学管理的义务

9. 医生实施的特殊干涉权的适用范围不包括（　　）
   A. 当精神病患者、意志丧失和自杀未遂等患者拒绝治疗时
   B. 患者要求了解自己的病情，但了解后不利于诊断治疗时
   C. 患者要求了解自己疾病的真情，但有可能产生不良影响时
   D. 进行人体实验过程中，为实验保守秘密时
   E. 患者虽然对进行的实验性治疗知情同意但如出现高危情况时

10. 下列选项中不属于患者道德义务的是（　　）

A. 保持和恢复健康
B. 接受医学生的临床实习
C. 协助护士护理其他患者
D. 遵守医院的规章制度
E. 配合医护治疗护理

11. 对于所谓"久病成医者",最适合采用何种模式( )
   A. 主动-被动型
   B. 指导-合作型
   C. 共同参与型
   D. 教士模式
   E. 工程模式

12. 尊重患者的自主权,就应该( )
   A. 满足患者提出的一切要求
   B. 让精神患者自主选择医疗方案
   C. 允许任何患者拒绝治疗
   D. 为患者选择医疗方案提供必要的信息
   E. 拒绝患者的选择

B1 型题

A. 良好的医患沟通保证了医学信息的可靠性和治疗手段的科学性
B. 疾病诊断的前提是对患者疾病起因、发展过程的了解
C. 医疗活动的有效性和高质量,必须有医患双方的共同参与
D. 医患沟通体现了医疗活动中浓浓的人文情愫
E. 患者对医疗内容和方式的理解与医务人员不一致,容易导致医疗纠纷

1. 上述内容体现医患沟通中医学目的需要的是( )
2. 上述内容体现医患沟通中临床治疗需要的是( )

A. 医患双方不是双向作用,而是医生对患者单向发生作用
B. 医患双方在医疗活动中都是主动的,医生有权威性,充当指导者
C. 医生和患者具有近似同等的权利
D. 长期慢性病患者已具有一定医学知识水平
E. 急性病患者或虽病情较重但他们头脑是清醒的

3. 指导-合作型的特点是( )
4. 主动-被动型的特点是( )

参 考 答 案

A1 型题

1. E   2. D   3. A   4. B   5. B
6. C   7. A   8. E   9. D   10. C
11. C   12. D

B1 型题

1. A   2. C   3. B   4. A

第六单元 临床诊疗工作中的道德

A1 型题

1. 下述内容不属于临床诊疗道德原则的是（ ）
   A. 知情同意原则
   B. 身心统一原则
   C. 最优化原则
   D. 保密原则
   E. 生命价值原则

2. 中医四诊的道德要求是（ ）
   A. 安神定志
   B. 认真负责
   C. 保守医密
   D. 知情同意
   E. 尊重患者

3. 为患者进行体格检查时医生首先应做到的是（ ）
   A. 态度热情诚恳
   B. 客观求实公正
   C. 保守患者秘密
   D. 尊重患者人格
   E. 态度认真负责

4. 在使用辅助检查时应遵循下述要求，但不包括（ ）
   A. 严格掌握适应证
   B. 广泛依赖辅助检查
   C. 简单的检查先于复杂的检查
   D. 应从实际需要决定做什么检查
   E. 结合临床症状应用辅助检查

5. 下列符合药物治疗的道德要求的是（ ）
   A. 对症下药、合理配伍
   B. 联合用药、尽量周全
   C. 知情同意、免担风险
   D. 灵活用药、观察疗效
   E. 少用药物、减少费用

6. 在手术前的道德要求中不正确的是（ ）
   A. 医生必须先判断手术对患者的治疗是最优选择
   B. 必须做到知情同意
   C. 必须认真做好术前各项准备工作
   D. 在抢救的情况下，患者不能签字又没有家属在场的情况下医生可以暂时不做手术
   E. 医生在术前应尽量把可能发生的术后并发症如实列在知情同意书上

7. 心理治疗道德要求中不正确的做法是（ ）
   A. 运用心理学知识和技巧开导患者
   B. 要有同情心和帮助患者的诚意
   C. 患者有自伤或伤害他人行为时，不必通知家属
   D. 要以稳定的心理状态影响和帮助患者
   E. 要为患者保守隐私和秘密

8. 下列不属于康复治疗的道德要求的是（ ）
   A. 理解患者
   B. 同情患者
   C. 关怀与帮助
   D. 保守秘密和隐私
   E. 联合与协作

9. 在问诊过程中，做法错误的是（ ）
   A. 使患者理解无误
   B. 不打断患者的思路
   C. 对患者的不良情绪立即批评
   D. 不强迫患者回答有关隐私问题
   E. 认真倾听，适当反馈

10. 当有必要选择辅助检查时，医生恰当的

做法是(　　)

　　A. 全面进行辅助检查，以避免遗漏相关信息
　　B. 选择必要的辅助检查，以帮助确诊
　　C. 为了帮助患者节约费用，尽量避免使用辅助检查手段
　　D. 征求患者的意见，由患者决定
　　E. 配合相关研究，选择对研究有利的检查方法

11. 在传染科工作，以下做法是适当的(　　)

　　A. 为了增强患者的信心，医生检查治疗时，尽可能少地采取隔离措施
　　B. 为了避免被传染，医生尽可能少地接触患者
　　C. 将日常护理交给患者家属承担
　　D. 严格按照操作规程进行检查和治疗
　　E. 家属询问才解释有关的预防知识，否则不主动提起

12. 在使用药物进行治疗的过程中，医生恰当的做法是(　　)

　　A. 使用能为医院和医生带来较高回报的药物
　　B. 药物使用与选择是医生的权利，不用征求患者的意见
　　C. 为了尽快取得效果，加大药物剂量
　　D. 按需用药，考虑性价比
　　E. 联合使用多种药物，力求最佳效果

B1 型题

　　A. 合理配伍、细致观察
　　B. 节约费用、公正分配
　　C. 对症下药、剂量安全
　　D. 关心体贴、细致入微
　　E. 知情同意、保守医密

1. 明确疾病的诊断和药物的性能，选择治本或标本兼治的药物符合(　　)

2. 根据病情的轻重缓急，进行全面考虑，合理使用药物符合(　　)

参考答案

A1 型题

1. B　2. A　3. D　4. B　5. A
6. D　7. C　8. D　9. C　10. B
11. D　12. D

B1 型题

1. C　2. A

第七单元 医学科研工作的道德

A1 型题

1. 医学科研中的人体实验必须坚持（　　）
   A. 使受试者的疾病得到治疗
   B. 使受试者获得经济利益
   C. 必须使受试者知情同意
   D. 要保证受试者的绝对安全
   E. 要保证受试者无任何不适

2. 人体实验的医学目的原则中不包括（　　）
   A. 为了提高医疗水平，改进诊治和预防措施
   B. 为了对疾病发病机理的了解
   C. 为了更好地增进人类健康
   D. 为了获取更大的经济利益
   E. 为更好地维护人类的健康

3. 人体实验中应放在首位的是（　　）
   A. 社会利益
   B. 科学利益
   C. 受试者利益
   D. 实验者利益
   E. 经济利益

4. 下列临床科研成果应用的道德要求中不包括（　　）
   A. 不谋私利，以人民利益为重
   B. 立志献身医学科研工作
   C. 科研成果应用为社会负责
   D. 科研成果应用增加经济效益
   E. 科研成果应用对全人类负责

5. 人体实验中知情同意原则中不包括（　　）
   A. 如实向受试者讲明实验的目标、方法
   B. 如实向患者说明实验潜在的危险
   C. 受试者可以随时退出实验
   D. 如实向受试者讲明预期的好处
   E. 患者退出实验后会影响到合理的治疗

6. 人体实验的类型包括（　　）
   A. 天然实验、自愿实验、强迫实验、欺骗实验
   B. 天然实验、强迫实验、动物实验、志愿实验
   C. 药物实验、志愿实验、自然实验、强迫实验
   D. 自然实验、自我实验、强迫实验、临床实验
   E. 随机实验、天然实验、自我实验、强迫实验

7. 人体实验必须坚持的原则中不包括（　　）
   A. 知情同意原则
   B. 经济利益原则
   C. 科学对照原则
   D. 医学目的原则
   E. 维护患者利益原则

8. 人体实验中科学对照原则的重要性不包括（　　）
   A. 正确判定实验结果的客观性
   B. 减少对受试者肉体的冲击
   C. 排除实验者主观偏见
   D. 符合医学科学研究的程序
   E. 减少对受试者心理和人格的冲击

9. 人体实验应该得到受试者完全知情同意，并在没有任何压力和自愿的状态下进行，这一原则最早出自（　　）
   A. 1949 年医学伦理学日内瓦协议
   B. 1964 年世界医学会《赫尔辛基宣言》
   C. 1946 年《纽伦堡法典》
   D. 1968 年世界医学会《悉尼宣言》
   E. 1975 年世界医学会《东京宣言》

10. 人体实验的实施过程(　　)
    A. 不是必须由受过严格训练的人员指导监督
    B. 受试者在实验过程中不能取消承诺
    C. 必须在医院进行
    D. 是受试者必须绝对服从实验者的过程
    E. 要遵守减轻对受试者肉体及精神上伤害的原则,必要时可中断实验

11. 人体实验的知情同意原则主要内容不包括(　　)
    A. 告诉受试者实验目的
    B. 告诉受试者属于实验组还是对照组
    C. 告诉受试者实验方法
    D. 告诉受试者预期效益
    E. 告诉受试者可能出现的不适和潜在危险

12. 人体实验中切实保护受试者利益的体现,下列哪一项除外(　　)
    A. 人体实验前必须经过动物实验
    B. 人体实验前必须制定严密科学的计划
    C. 人体实验前必须有严格的审批监督程序
    D. 人体实验前必须详细了解患者身心情况
    E. 人体实验结束后必须作出科学报告

B1 型题

A. 天然实验
B. 自愿实验
C. 志愿实验
D. 临床实验
E. 强迫实验

1. 由于战争、自然灾害可形成大面积的研究样本群称为(　　)
2. 应用政治军事压力从事违背伦理原则的实验称为(　　)

参考答案

A1 型题

1. C　　2. D　　3. C　　4. D　　5. E
6. A　　7. B　　8. D　　9. C　　10. E
11. B　　12. E

B1 型题

1. A　　2. E

第八单元 医学道德的评价、教育和修养

A1 型题

1. 医学道德评价的标准是（　　）
   A. 疗效标准、社会标准、科学标准
   B. 科学标准、实践标准、疗效标准
   C. 疗效标准、医学标准、科学标准
   D. 疗效标准、行为标准、科学标准
   E. 经济标准、社会标准、科学标准

2. 医学道德评价中自身评价是医务人员（　　）
   A. 对自己的心理感受所进行的反思
   B. 对自己的职业行为所作的评价
   C. 对周围同事的错误行为进行的批评
   D. 对行业内的不正之风所进行的评价
   E. 对所发生的医疗差错事故进行的分析

3. 医学道德评价的方式是依靠（　　）
   A. 社会舆论、内心信念、传统习俗
   B. 社会舆论、内心信念、媒体介入
   C. 内心信念、传统习俗、自我认识
   D. 社会舆论、媒体介入、传统习俗
   E. 自我认识、媒体介入、传统习俗

4. 关于医学道德教育意义的叙述，不包括（　　）
   A. 培养全面合格的医学人才
   B. 树立正确的人生观价值观
   C. 形成良好的医德医风
   D. 形成稳定的人格倾向
   E. 形成良好的医德行为和习惯

5. 医学道德教育的过程不包括（　　）
   A. 提高医德认识
   B. 培养医德情感
   C. 坚定医德信念
   D. 形成医德行为和习惯
   E. 要学会"慎独"

6. 医学道德修养的根本途径是（　　）
   A. 医疗实践
   B. 理论学习
   C. 自我反省
   D. 慎独
   E. 自律

7. 医学道德自我表现评价的方式是（　　）
   A. 社会舆论
   B. 内心信念
   C. 医德传统
   D. 实行奖励
   E. 省悟

8. 在医学道德品质诸要素中，居于主导和核心地位的是（　　）
   A. 医德认识
   B. 医德情感
   C. 医德信念
   D. 医德意志
   E. 医德活动

9. 在医学道德评价中，我们应坚持（　　）
   A. 目的决定论
   B. 手段决定论
   C. 目的决定手段论
   D. 目的手段辩证统一论
   E. 目的手段对立论

10. 评价医学道德行为善恶的根本标准是（　　）
    A. 患者的意见
    B. 患者家属的意见
    C. 新闻媒体的认定
    D. 有利于患者、有利于医学发展、有利于生存环境的改善
    E. 社会主义医德规范体系

B1 型题

A. 经济标准
B. 疗效标准
C. 社会标准
D. 行为标准
E. 科学标准

1. 评价医务人员医疗行为善恶标准的出发点和根本标准是( )
2. 评价医疗行为是否有利于人类生存和改善，是否有利于人类健康符合( )

A. 医德教育
B. 医德修养
C. 医德实践
D. 医德情操
E. 医德评价

3. 培养全面合格的医学人才的重要手段是( )
4. 对医疗单位的医务人员行为进行善恶评价的方式是( )

参考答案

A1 型题

1. A 2. B 3. A 4. D 5. E
6. A 7. B 8. C 9. D 10. D

B1 型题

1. B 2. C 3. A 4. E

第九单元 生命伦理学

A1 型题

1. 1968年美国哈佛大学医学院死亡意义审查特别委员会首次提出"脑死亡"诊断标准是（　　）
   A. 心脏停止跳动
   B. 功能丧失
   C. 心电波消失
   D. 无感知和无反应
   E. 全脑功能的不可逆丧失

2. 在西班牙召开的2000年世界生命伦理学大会上由国际生命伦理学会科学委员会通过的宣言是
   A. 《苏联医生宣言》
   B. 《吉汉宣言》
   C. 《夏威夷宣言》
   D. 《东京宣言》
   E. 《迈蒙尼提斯祷文》

3. 医生在器官移植问题上的道德责任，错误的是（　　）
   A. 对活体的捐献，要保证供者的利他动机
   B. 杜绝任何商业目的的器官移植活动
   C. 对尸体捐献需要有亲属签订的知情同意书
   D. 对器官分配应遵循医学与社会标准
   E. 医生在被抢救的患者病故后，可立即摘取器官

4. 基因工程的伦理原则中不正确的是（　　）
   A. 集中用于疾病的治疗，而不是用于"优生"
   B. 知情同意或知情选择
   C. 保护基因隐私和反对基因歧视
   D. 利用基因进行胚胎克隆
   E. 努力促进人人平等、民族和睦和国际和平

5. 《赫尔辛基宣言》最初制定时间是（　　）
   A. 1959年
   B. 1962年
   C. 1964年
   D. 1988年
   E. 2001年

6. 安乐死的本意是（　　）
   A. 他人干预死亡
   B. 无痛苦死亡
   C. 自然死亡
   D. 自己结束生命
   E. 脑死亡

7. 关于人类胚胎干细胞研究的伦理原则不正确的是（　　）
   A. 尊重原则
   B. 知情同意原则
   C. 安全和有效原则
   D. 防止商品化原则
   E. 保密原则

8. 国家卫生部关于人类辅助生殖技术的伦理原则制定的时间是（　　）
   A. 1902年
   B. 1994年
   C. 2000年
   D. 2003年
   E. 2007年

9. 以下哪项会引起基因工程的遗传信息隐私权的伦理问题（　　）
   A. 是否应该把研究结果告诉提供样本的人群
   B. 携带"不良"遗传基因的人可能受到

歧视
C. 有关疾病的遗传检测信息是否可以泄露给保险公司或用人单位
D. 如何保障提供样本的人的利益
E. 样本提供者应该是自愿地参与基因工程研究

10. 下列不符合人类辅助生殖技术道德原则的是（   ）
    A. 夫妻双方自愿和知情同意的原则
    B. 维护社会公益的原则
    C. 互盲和保密的原则
    D. 确保后代健康的原则
    E. 商品化的原则

11. 脑死亡的哈佛标准，下列选项除外的是（   ）
    A. 对外部的刺激和内部的需要无接受性、无反应性
    B. 自主呼吸停止
    C. 诱导反射消失
    D. 脑电波平直
    E. 心跳停止

B1 型 题

A. 《贝尔蒙报告》
B. 《东京宣言》
C. 《吉汉宣言》
D. 《悉尼宣言》
E. 《赫尔辛基宣言》

1. 涉及人类受试者医学研究的伦理准则是（   ）
2. 关于保护人类受试者的伦理原则与准则是（   ）

   A. 提供已确定的有效治疗作为对照
   B. 区分医疗与研究之间的界限
   C. 研究人员、机构与商业实体有权利获得公平回报
   D. 科技必须考虑公共利益
   E. 应该保护个人、家庭与社群，防止歧视和侮辱

3. 属于《国际性研究中的伦理与政策问题：发展中国家的临床试验》（2001年）的内容的是（   ）
4. 属于《贝尔蒙报告（保护人类受试者的伦理原则与准则)》（1979年）的内容的是（   ）

参 考 答 案

A1 型题

1. E   2. B   3. E   4. D   5. C
6. B   7. E   8. D   9. C   10. E
11. E

B1 型题

1. E   2. A   3. A   4. B

卫生法规

第一单元 卫生法概述

A1 型题

1. 我国进行卫生立法活动的基础和依据是（　　）
   A. 《中华人民共和国刑法》
   B. 《中华人民共和国宪法》
   C. 《中华人民共和国食品安全法》
   D. 《中华人民共和国执业医师法》
   E. 《中华人民共和国传染病防治法》

2. 卫生法的概念是指（　　）
   A. 国家立法机关颁布的卫生法律
   B. 国家行政机关颁布的卫生法规
   C. 国务院卫生行政部门颁布的规章
   D. 卫生行政部门颁布的技术规范
   E. 全部上述保障人体健康的法律规范的总和

3. 我国制定颁布基本法律的立法机关是（　　）
   A. 中华人民共和国国务院
   B. 中华人民共和国国务院法制局
   C. 全国人民代表大会
   D. 全国人民代表大会常委会
   E. 全国人民代表大会法制委员会

4. 下列卫生法规范性文件中属于卫生法律的是（　　）
   A. 《中华人民共和国执业医师法》
   B. 《中华人民共和国药品管理法实施办法》
   C. 《医疗机构管理条例》
   D. 《医疗事故处理条例》
   E. 《麻醉药品管理办法》

5. 我国卫生法律体系的内容是指（　　）
   A. 地方卫生法规、规章
   B. 卫生行政法规
   C. 卫生法律
   D. 《宪法》和基本法律
   E. 上述全部法律部门有机组成

6. 在整个卫生法律体系中享有最高法律效力的规范性文件是（　　）
   A. 《中华人民共和国宪法》
   B. 《中华人民共和国食品安全法》
   C. 《中华人民共和国民法通则》
   D. 《中华人民共和国刑法》
   E. 《中华人民共和国执业医师法》

7. 卫生行政法规是指（　　）
   A. 国务院卫生行政部门依法制定的行政法规文件
   B. 国务院依据法律制定颁布卫生工作规范性文件
   C. 国务院各部委制定的解决卫生问题的行政法规文件
   D. 国家中医药管理局依法制定的行政法规文件
   E. 省级卫生部门颁布的卫生行政规范性文件

8. 下列规范性文件中由国务院颁布的是（　　）
   A. 《中华人民共和国药品管理法》
   B. 《医疗机构管理条例实施办法》
   C. 《医疗事故处理条例》
   D. 《中华人民共和国执业医师法》
   E. 《中华人民共和国传染病防治法》

9. 下列哪部法律属于卫生法范畴（　　）
   A. 《中华人民共和国商标法》
   B. 《中华人民共和国专利法》
   C. 《中华人民共和国著作权法》
   D. 《中华人民共和国药品管理法》
   E. 《中华人民共和国合同法》

10. 卫生法所调整的法律关系是(　　)
    A. 卫生技术人员在医疗中发生的关系
    B. 所有医药卫生人员在技术服务中的关系
    C. 医疗机构的服务关系
    D. 在卫生活动过程中所发生的社会关系
    E. 国家行政机关管理活动中的关系

11. 卫生法中基本特征显示,随着社会的发展,在世界各国卫生立法中的共识是关注(　　)
    A. 卫生标准
    B. 技术规范
    C. 社会公众利益
    D. 卫生人员行为
    E. 加强卫生管理

12. 法律渊源是指法的各种具体表现形式,也叫(　　)
    A. 法律形式
    B. 法律责任
    C. 立法权
    D. 法律规范
    E. 法定标准

13. 人们在从事卫生活动过程中必须遵守的各种准则是(　　)
    A. 卫生行政文件
    B. 卫生法的基本原则
    C. 卫生行政规章
    D. 卫生技术操作规范
    E. 卫生监督标准

14. 卫生法基本原则中的卫生保护原则,其主要内容之一是(　　)
    A. 人人有获得卫生保护的权利
    B. 维护医务人员的合法权益
    C. 维护患者的合法权益
    D. 维护社会公共卫生秩序
    E. 提高群众自我保健意识

15. 医学对人类发展延续和进步发挥着重大作用,卫生法的作用之一在于通过卫生法的制定和实施,能够(　　)
    A. 保证卫生法的贯彻落实
    B. 使广大人民群众提高健康意识
    C. 保障公共卫生利益
    D. 保证卫生监督工作进行
    E. 实现经济的发展

16. 医学对人类发展发挥着重大作用,而卫生立法的前提条件是(　　)
    A. 医学的存在和发展
    B. 医学教育的发展
    C. 科学技术的发展
    D. 法律制度的建立
    E. 加强法制建设

17. 我国国家的根本大法是(　　)
    A. 《中华人民共和国宪法》
    B. 《中华人民共和国民法通则》
    C. 《中华人民共和国合同法》
    D. 《中华人民共和国婚姻法》
    E. 《中华人民共和国刑法》

18. 我国由全国人民代表大会通过和颁布的规范性文件称为(　　)
    A. 法律
    B. 基本法律
    C. 行政法规
    D. 规章
    E. 地方法规

19. 由国务院发布的关于卫生行政管理方面的规范性文件称为(　　)
    A. 卫生法律
    B. 卫生行政法规
    C. 卫生规章
    D. 基本法律
    E. 行政法

20. 国务院卫生行政部门依法制定的规范性文件称为(　　)
    A. 卫生法律
    B. 卫生法
    C. 卫生行政法规
    D. 卫生规章
    E. 行政法规

21. 由省、自治区、直辖市人民代表大会及其常委会制定的医疗卫生方面的规范性文件称作(　　)

A. 卫生行政法规
B. 卫生规章
C. 地方卫生法规
D. 卫生法
E. 行政法

22. 下述内容中属于卫生法律的是( )
A. 《医疗事故处理条例》
B. 《医疗机构管理条例》
C. 《中华人民共和国中医药条例》
D. 《中华人民共和国执业医师法》
E. 《药品管理法实施条例》

23. 下述规范性文件中属于卫生行政法规的是( )
A. 《中华人民共和国执业医师法》
B. 《中华人民共和国传染病防治法》
C. 《中华人民共和国食品安全法》
D. 《中华人民共和国药品管理法》
E. 《中华人民共和国中医药条例》

24. 下述规范性文件中属于全国人民代表大会制定和颁布的基本法律是( )
A. 《中华人民共和国刑法》
B. 《中华人民共和国执业医师法》
C. 《中华人民共和国药品管理法》
D. 《中华人民共和国食品安全法》
E. 《中华人民共和国传染病防治法》

B1 型 题

A. 卫生法律
B. 卫生行政法规
C. 地方卫生法规
D. 基本法律
E. 卫生规章

1. 全国人民代表大会制定颁布的是( )
2. 全国人民代表大会常委会制定颁布的是( )

A. 地方卫生法规
B. 基本法律
C. 卫生法律
D. 卫生规章
E. 卫生行政法规

3. 省级人民代表大会制定颁布的是( )
4. 国务院卫生行政部门颁布的是( )

A. 法律的渊源
B. 法律的规范
C. 卫生法
D. 卫生法律
E. 卫生法规

5. 法的各种具体表现形式是指( )
6. 法律形式也叫做( )

A. 卫生法律
B. 卫生法规
C. 卫生法
D. 法律的渊源
E. 法律的规范

7. 由国家制定或认同,并以强制力保证实施的保障人体健康的法律规范的总和是指( )
8. 由全国人大常委会制定颁布的规范性文件称作( )

A. 保护人民身体健康
B. 维护医务人员合法权益
C. 维护医疗机构权益
D. 维护医患双方权益
E. 维护社会卫生秩序

9. 卫生法立法目的在于( )
10. 卫生法的作用之一是( )

A. 卫生法基本原则
B. 卫生法的作用
C. 卫生法律体系
D. 国家卫生监督
E. 卫生法规文件

11. "保障公共卫生利益"属于( )
12. "保护社会健康"属于( )

A. 国家卫生监督

B. 卫生法规文件

C. 卫生法律体系

D. 卫生法的作用

E. 卫生法基本原则

13. "规范卫生行政行为"属于（   ）

14. "预防为主"属于（   ）

A. 卫生法基本原则

B. 法的规范作用

C. 卫生法的立法目的

D. 法的社会作用

E. 卫生工作社会化

15. 法作为一种特殊社会规范，自身所具有的、对人们的行为发生影响的性能称为（   ）

16. 法为达到一定的社会目的或政治目的而对一定的社会关系产生的影响称为（   ）

A. 法的社会作用

B. 法的规范作用

C. 卫生法的立法目的

D. 卫生法基本原则

E. 卫生工作社会化

17. 人们在从事卫生活动过程中必须遵守的各种准则称为（   ）

18. 保护人民身体健康，维护社会公共卫生秩序是（   ）

参 考 答 案

A1 型题

1. B	2. E	3. C	4. A	5. E
6. A	7. B	8. C	9. D	10. D
11. C	12. A	13. B	14. A	15. C
16. A	17. A	18. B	19. B	20. D
21. C	22. D	23. E	24. A	

B1 型题

1. D	2. A	3. A	4. D	5. A
6. A	7. C	8. A	9. A	10. E
11. B	12. A	13. D	14. E	15. B
16. D	17. D	18. C		

第二单元 卫生法律责任

A1 型题

1. 违反法律规定，依法追究刑事责任是依据（ ）
   A. 《中华人民共和国宪法》
   B. 《中华人民共和国卫生法》
   C. 《中华人民共和国药品法》
   D. 《中华人民共和国刑法》
   E. 《中华人民共和国食品安全法》

2. "危害公共卫生罪"是依据哪部法律定罪（ ）
   A. 《中华人民共和国宪法》
   B. 《中华人民共和国刑法》
   C. 《中华人民共和国传染病防治法》
   D. 《中华人民共和国食品安全法》
   E. 《中华人民共和国执业医师法》

3. 对违反卫生法律法规施行行政处罚的机关是（ ）
   A. 各级行政监察机关
   B. 各级党的纪律检查部门
   C. 各级人民法院
   D. 各级人民检察院
   E. 各级卫生行政主管部门

4. 卫生法所涉及的民事责任主要形式是（ ）
   A. 行政处罚
   B. 刑事处罚
   C. 损害责任
   D. 赔偿损失
   E. 侵害自由权

5. 下列哪项属于行政处罚（ ）
   A. 赔礼道歉
   B. 降级
   C. 撤职
   D. 罚款
   E. 赔偿损失

6. 法律责任是指（ ）
   A. 国家机关对违法者所给予的惩罚措施
   B. 违法主体所应承担的法律后果
   C. 违反行政法规的行为
   D. 违反民事法规的行为
   E. 违反刑事法规的行为

7. 卫生法中民事责任的主要特征是（ ）
   A. 既包括财产处罚，也包括人身处罚
   B. 只能由特定的国家机关依照法律赋予的权力和程序而实施
   C. 只能由人民法院依法适用
   D. 可以剥夺其政治权利、人身自由甚至生命
   E. 是补偿当事人的损失

8. 卫生法中的行政责任主要是指（ ）
   A. 单位和个人在国家行政管理工作中应尽的义务
   B. 单位和个人违反《民法》规定应承担的责任
   C. 单位和个人违反《刑法》规定应承担的责任
   D. 单位和个人违反行政管理法规规定义务应承担的责任
   E. 单位和个人违反《行政诉讼法》应承担的法律责任

9. 对违法者追究行政责任的机关是（ ）
   A. 一般单位领导机关
   B. 人民法院审判机关
   C. 刑事审判机关
   D. 民事审判机关
   E. 国家行政机关或企事业单位行政领导机关

10. 《刑法》规定的犯罪行为是指（ ）

A. 危害社会行为
B. 思想活动行为
C. 犯罪的客体
D. 犯罪的对象
E. 犯罪的社会关系

11. 依照法律规定剥夺犯罪人某种权益的强制方法是( )
A. 行政处分
B. 行政处罚
C. 民事处罚
D. 刑罚
E. 吊销执业证

12. 违法主体因其违法行为所应承担的法律后果称为( )
A. 法律制裁
B. 法律责任
C. 违法行为
D. 制裁措施
E. 依法制裁

13. 国家保障法律实施的重要手段和强制措施是( )
A. 追究责任
B. 依法制裁
C. 法律制裁
D. 违法行为
E. 惩罚

14. 由国家特定的专门机关对违法者依其应负的法律责任所给予的惩罚措施是( )
A. 违法主体
B. 责任行为
C. 民事行为
D. 法律后果
E. 法律制裁

15. 我国《民法》主要调整平等主体之间所发生的( )
A. 财产关系
B. 社会关系
C. 因果关系
D. 公民关系
E. 经济关系

16. 违反卫生法中有关行政管理方面的法律规定应承担的法律责任称为( )
A. 刑罚
B. 民事责任
C. 刑事责任
D. 行政责任
E. 道德责任

17. 行政责任的追究机关的行政行为( )
A. 具有强制性
B. 具有讨论性
C. 具有义务性
D. 可以协商解决
E. 可以剥夺人身自由

18. 当事人对追究的行政责任不服,可以依法向上一级行政机关提出( )
A. 不执行行政处理
B. 申请行政复议
C. 对行政处理拖延
D. 要求协商处理
E. 申请民事诉讼

19. 只能由司法机关代表国家依照法定程序予以追究的是( )
A. 民事责任
B. 行政责任
C. 刑事责任
D. 行政行为
E. 纪律处分

20. 统治阶级以国家的名义对行为人进行严厉惩罚的一种手段是( )
A. 进行批评教育
B. 采取行政制裁措施
C. 给予民事制裁
D. 依照《刑法》给予刑罚
E. 给予行政处分

21. 行为人实施违反刑事法律的行为必须承担的法律责任称为( )
A. 危害行为
B. 行政行为
C. 民事责任
D. 行政责任

E. 刑事责任

B1 型题

A. 财产关系
B. 财产赔偿
C. 民事责任
D. 行政责任
E. 刑事责任

1. 可以由当事人协商解决的是( )
2. 由国家行政管理机关依法追究的是( )

A. 民事责任
B. 刑事责任
C. 行政责任
D. 财产赔偿
E. 财产关系

3. 由国家授权的企事业单位领导机关追究的是( )
4. 恢复被违法行为侵害的财产权利是实现( )

A. 行政责任
B. 行政处分
C. 行政行为
D. 行政复议
E. 行政处罚

5. 依据行政管理法规而产生的是( )
6. 国家主管机关对违反行政管理法规的公民或法人采取强制性措施是( )

A. 行政处分
B. 行政处罚
C. 行政责任
D. 行政行为
E. 行政复议

7. 公民、法人对处理不服,可以向上一级行政机关提出的是( )
8. 国家机关企事业单位对内部人员的制裁性处理是( )

A. 犯罪主体
B. 犯罪客体
C. 刑事责任
D. 刑事处罚
E. 犯罪行为、违法行为

9. 危害社会,触犯刑律是( )
10. 实施犯罪行为,依法应负刑事责任者是( )

A. 犯罪客体
B. 犯罪客观
C. 犯罪主体
D. 犯罪主观
E. 犯罪对象

11. 受《刑法》保护而为犯罪行为所侵害的社会关系是( )
12. 犯罪行为和由这种行为所引起的危害社会结果是( )

A. 行政行为
B. 行政处分
C. 行政处罚
D. 行政复议
E. 行政责任

13. 行政管理机关对违法公民、法人的制裁性处理是( )
14. 公民、法人对处理不服,可以向上一级行政机关提出的是( )

A. 犯罪主体
B. 犯罪客体
C. 犯罪主观
D. 犯罪客观
E. 犯罪行为

15. 违反《刑法》、危害社会的是( )
16. 犯罪自然人具有刑事责任能力的是( )

A. 犯罪对象
B. 犯罪行为
C. 犯罪客体
D. 犯罪主体
E. 犯罪主观

17. 实施犯罪行为，依法应负刑事责任的自然人是（　）
18. 犯罪行为侵害的具体事物或具体的人是（　）

A. 没收财产
B. 撤职
C. 赔偿损失
D. 恢复名誉
E. 责令停产停业

19. 属于行政处分的是（　）
20. 属于行政处罚的是（　）

A. 赔偿损失
B. 没收非法财物
C. 开除
D. 吊销许可证
E. 罚金

21. 以上选项属于刑事责任的是（　）
22. 以上选项属于民事责任的是（　）

A. 支付违约金
B. 开除
C. 管制
D. 没收财产
E. 罚金

23. 承担民事责任方式的是（　）
24. 承担行政责任方式的是（　）

参 考 答 案

A1 型题

1. D   2. B   3. E   4. D   5. D
6. B   7. E   8. D   9. E   10. A
11. D   12. B   13. C   14. E   15. A
16. D   17. A   18. B   19. C   20. D
21. E

B1 型题

1. C   2. C   3. C   4. E   5. A
6. C   7. E   8. A   9. E   10. A
11. A   12. B   13. C   14. D   15. E
16. A   17. D   18. A   19. B   20. E
21. E   22. A   23. A   24. B

第三单元 《中华人民共和国执业医师法》

A1 型题

1. 医疗机构执业医师违反卫生行政管理的法律、法规应承担的行政责任中不属于"行政处罚"的是（　　）
   A. 警告
   B. 罚款
   C. 降职
   D. 吊销执业医师证书
   E. 没收违法所得

2. 国家实行医师资格考试制度，目的是检验评价申请医师资格者是否具备（　　）
   A. 医学专业学历
   B. 从事医学实践必需的基本专业知识与能力
   C. 取得医学专业技术职务的条件
   D. 从事医学专业教学、科研的资格
   E. 开办医疗机构的条件

3. 医师甲经执业医师注册，在某医疗机构执业。一年后，该医师受聘到另一预防机构执业，对其改变执业地点和类别的行为（　　）
   A. 预防机构允许即可
   B. 无须经过准予注册的卫生行政部门办理变更注册手续
   C. 应到准予注册的卫生行政部门办理变更注册手续
   D. 任何组织和个人无权干涉
   E. 只要其医术高明，就不受限制

4. 《中华人民共和国执业医师法》所称医师包括（　　）
   A. 主治医师和主任医师
   B. 主治医师和住院医师
   C. 医师和助理医师
   D. 副主任医师和主任医师
   E. 执业医师和执业助理医师

5. 依法取得执业医师或执业助理医师资格的医生（　　）
   A. 具备合法行医条件，可以从事医疗活动
   B. 可以从事相应的医疗、预防、保健业务
   C. 经注册取得执业证书，可从事相应的医疗、预防、保健业务
   D. 取得资格证书后，具备合法行医条件
   E. 考试合格后，可以从事相应的医疗、预防、保健业务

6. 《中华人民共和国执业医师法》调整的对象是依法取得医师资格并经注册（　　）
   A. 在医疗、预防机构中执业的专业医务人员
   B. 在医疗、保健机构中执业的专业医务人员
   C. 在医疗、卫生机构中执业的专业医务人员
   D. 在医疗、预防、保健机构中执业的专业医务人员
   E. 在医学院校中教授医学专业的人员

7. 依照《中华人民共和国执业医师法》取得医师资格，经注册取得医师执业证书的人即可（　　）
   A. 履行医师教学、科研资格
   B. 开展诊疗执业活动
   C. 参加执业医师考试
   D. 成为执业医师
   E. 享有医师行业准入资格

8. 依照《中华人民共和国执业医师法》，卫生行政部门对医师活动的监督管理制度是（　　）
   A. 医师资格考试制度
   B. 医师资格申请制度

C. 医师资格评审制度
D. 医师执业注册制度
E. 毕业后转正制度

9. 以不正当手段取得医师执业证书，由发给证书的卫生行政部门给予的行政处罚是指（　　）
A. 批评教育
B. 停业整顿
C. 吊销执业证书
D. 降级、降职
E. 警告、记过

10. 未经批准擅自开办医疗机构行医应承担的行政责任主要是（　　）
A. 经济补偿
B. 赔礼道歉
C. 赔偿责任
D. 行政处分
E. 行政处罚

11. 非医师行医的，由县级以上卫生行政部门予以取缔外，还应（　　）
A. 停产停业整顿
B. 吊销执业证书
C. 给予行政处分
D. 没收违法所得并罚款
E. 追究刑事责任

12. 《中华人民共和国执业医师法》明确规定：医师应当具备良好的（　　）
A. 科研能力和技术水平
B. 职业道德和医疗执业水平
C. 医疗教学水平和医疗执业水平
D. 合法的行医条件
E. 业务能力和水平

13. 计划生育技术服务机构中的医师资格取得及管理执行（　　）
A. 《中华人民共和国人口与计划生育法》
B. 《中华人民共和国妇幼保健法》
C. 《中华人民共和国执业医师法》
D. 《计划生育技术服务管理条例》
E. 《中华人民共和国婚姻法》

14. 全社会应当尊重医师，医师依法履行职责时应受（　　）
A. 全社会监督
B. 法律保护
C. 医疗机构的保护
D. 卫生行政部门保护
E. 群众支持

15. 取得医师资格即具有了法定的医师行业（　　）
A. 从事医疗活动资格
B. 科研、教学、医疗水平
C. 业务能力
D. 行医资格
E. 准入资格

16. 取得医师资格的可以向所在地县级以上人民政府卫生行政部门（　　）
A. 登记备案
B. 申请登记
C. 申请行医
D. 申请注册
E. 申请备案

17. 依法取得医师资格，但不从事医师职业而从事教学、科研的人员（　　）
A. 可以行医
B. 可以开业
C. 不必进行注册
D. 可在预防机构中执业
E. 可在保健预防机构中执业

18. 按规定依法取得医师资格，但未经注册取得执业证书者（　　）
A. 不得从事医师执业活动
B. 可以从事医师执业活动
C. 可以从事预防医疗业务
D. 可以从事保健医疗业务
E. 可以在医疗机构从事医疗业务

19. 受卫生行政部门委托的机构或组织应当按照医师执业标准对医师进行定期考核，考核的内容是医师的（　　）
A. 技术水平、工作成绩
B. 工作成绩和继续教育
C. 职业道德水准
D. 业务水平、工作成绩和职业道德状况

E. 服务态度和业务技术水平

B1型题

A. 防病治病，救死扶伤
B. 加强医师队伍建设，保护人民健康
C. 检验评价专业知识与能力
D. 受社会尊重，受法律保护
E. 加强医师管理注册

1. 《中华人民共和国执业医师法》立法宗旨是( )
2. 《中华人民共和国执业医师法》规定医师的神圣职责是( )

A. 医师的义务
B. 医师的权利
C. 医师的职责
D. 医师的社会地位
E. 医师的执业条件

3. 医师履行职责应受全社会尊重，受法律保护体现的是( )
4. 医师发扬人道主义精神，救死扶伤，防病治病是( )

A. 医师的社会地位
B. 医师的执业条件
C. 医师的职责
D. 医师的权利
E. 医师的义务

5. 医师在执业活动中遵守法律规定和技术操作规范是( )
6. 医师在执业活动中，人格尊严、人身安全不受侵犯是( )

A. 经资格认定取得执业证书，取得开展诊疗活动资格
B. 经注册取得执业证书才具备合法行医条件
C. 经医学本科学历教育，具备申请医师资格考试的基本条件
D. 申请经批准发给执业证书，具备医师行业准入资格
E. 经相应职称评审发给执业证书，取得相应的专业职称系列资格

7. 执业医师资格考试合格后，必须( )
8. 执业医师资格考试合格后，即可依法( )

A. 经相应职称评审发给执业证书，取得相应的专业职称系列资格
B. 经医学本科学历教育，具备申请医师资格考试的基本条件
C. 经资格认定取得执业证书，取得开展诊疗活动资格
D. 经注册取得执业证书才具备合法行医条件
E. 申请经批准发给执业证书，具备医师行业准入资格

9. 《执业医师法》实施前取得医学专业技术职称者( )
10. 执业医师资格考试制度规定的条件之一是( )

A. 执业注册
B. 执业证书
C. 执业准入
D. 执业资格
E. 执业医师

11. 取得医师资格的公民从事医师职业活动必须经注册后才能取得合法行医的( )
12. 专业技术人员独立开业所需的国家认可的学识、技能资质证明是( )

A. 执业准入
B. 执业证书
C. 执业注册
D. 执业医师
E. 执业资格

13. 经国家医师资格考试后准备从事医师诊疗活动还应经( )

14. 依法取得医师执业证书的医务人员是( )

　　A. 依照《治安管理处罚条例》处罚
　　B. 依法给予行政处分
　　C. 对负责人给予行政处分
　　D. 给予行政处罚
　　E. 给予民事制裁

15. 对阻碍医师依法执业的违法行为( )

16. 医疗机构对注销注册医师资格情形不报造成严重后果的应( )

　　A. 参加国家医学资格考试
　　B. 参加国家医师资格考试合格
　　C. 注册后卫生部门认定资格
　　D. 报请卫生行政部门认定资格
　　E. 按规定办理审批手续取得资格

17. 1998年6月26日后医学院校毕业生应当( )

18. 1998年6月26日前取得医学专业技术职称（职务）者应( )

　　A. 吊销执业证书
　　B. 予以取缔
　　C. 给予警告
　　D. 追究刑事责任
　　E. 承担赔偿责任

19. 医师在职业活动中违反《中华人民共和国执业医师法》规定，违法行为严重的应( )

20. 医师在职业活动中违反《中华人民共和国执业医师法》规定，违法构成犯罪的应( )

参考答案

A1 型题

1. C　　2. B　　3. C　　4. E　　5. C
6. D　　7. B　　8. D　　9. C　　10. E
11. D　　12. B　　13. C　　14. B　　15. E
16. D　　17. C　　18. A　　19. D

B1 型题

1. B　　2. A　　3. D　　4. C　　5. E
6. D　　7. B　　8. D　　9. C　　10. B
11. B　　12. D　　13. C　　14. C　　15. A
16. C　　17. B　　18. D　　19. A　　20. D

第四单元 《中华人民共和国药品管理法》

A1型题

1. 《中华人民共和国药品管理法》规定：执业医师收受药品生产经营企业给予财物或其他利益的违法行为情节严重的，由卫生行政部门给予的行政处罚是（   ）
   A. 警告、降职
   B. 处分、没收违法所得
   C. 吊销执业医师证书
   D. 吊销执业许可证
   E. 记过、没收违法所得

2. 下列情形的药品中按假药论处的是（   ）
   A. 不注明或者更改生产批号
   B. 超过有效期的
   C. 未标明有效期或者更改有效期的
   D. 直接接触药品的包装材料和容器未经批准的
   E. 所标明的适应证或者功能主治超出规定范围的

3. 《中华人民共和国药品管理法》明确规定（   ）
   A. 祖国传统医学与现代医学相结合
   B. 中医药是中华民族的传统文化
   C. 传统医药与现代医药互相补充
   D. 国家发展医药卫生事业
   E. 国家发展现代药和传统药

4. 《中华人民共和国药品管理法》规定的药品是指用于（   ）
   A. 防病、治病的特殊商品
   B. 预防、治疗人的疾病的物质
   C. 预防、诊断人的疾病的物质
   D. 预防、治疗、诊断人的疾病的物质
   E. 预防、治疗、诊断人及动物疾病的物质

5. 依据《中华人民共和国药品管理法》规定，合法的药品生产企业必须持有（   ）
   A. 《药品生产许可证》《营业执照》
   B. 《药品生产许可证》《药品经营许可证》
   C. 《药品生产许可证》《制剂许可证》
   D. 《药品经营许可证》《制剂许可证》
   E. 《制剂许可证》《营业执照》

6. 依据《中华人民共和国药品管理法》规定，合法的药品经营企业必须持有（   ）
   A. 《药品经营合格证》《营业执照》
   B. 《药品制剂许可证》《营业执照》
   C. 《药品经营许可证》《制剂许可证》
   D. 《药品经营许可证》《营业执照》
   E. 《药品经营许可证》《药品生产许可证》

7. 依据《处方管理办法》，为门（急）诊癌症疼痛患者开具的麻醉药品注射剂每张处方不得超过（   ）
   A. 二日常用量
   B. 三日常用量
   C. 四日常用量
   D. 五日常用量
   E. 七日常用量

8. 《医疗用毒性药品管理办法》规定，毒性药品每次处方剂量不得超过（   ）
   A. 五日极量
   B. 四日极量
   C. 三日极量
   D. 二日极量
   E. 一日极量

9. 《中华人民共和国药品管理法》立法的核心目的是（   ）
   A. 保证药品质量

B. 加强药品监督

C. 药品价格管理

D. 药品广告管理

E. 维护人民身体健康

10. 药品作为特殊商品，其特殊性之一是具有两重性，而两重性主要体现在( )

　　A. 药品质量

　　B. 用药后果

　　C. 诊断、治疗

　　D. 功能主治

　　E. 针对性

11. 药品是特殊商品，限时性的特性主要体现在人们( )

　　A. 生产药品需要保证质量时

　　B. 经营药品追求经济效益时

　　C. 加强药品质量监督时

　　D. 治疗疾病需要用药时

　　E. 需要保健时

12. 药品质量直接关系到人们用药的安全有效，所以进入流通渠道的药品( )

　　A. 应是优质产品

　　B. 只能是合格品

　　C. 可以是等外品

　　D. 分为等级产品

　　E. 是二级产品

13. 中医临床诊断治疗的"辨证用药""对症下药"反映了药品作为特殊性商品的哪项特殊性( )

　　A. 专属性

　　B. 两重性

　　C. 均一性

　　D. 严格性

　　E. 限时性

14. 药品必须符合法定的要求，在质量控制方面我国法定的标准是( )

　　A. 发达国家药品标准

　　B. 国际先进药品标准

　　C. 国家药品标准

　　D. （省级）地方药品标准

　　E. 国家推荐标准

15. 药品所标明的适应证或者功能主治超出规定范围属于( )

　　A. 可使用药品

　　B. 不能使用药品

　　C. 不合格药品

　　D. 假药

　　E. 劣药

16. 超过有效期的药品( )

　　A. 按假药论处

　　B. 按劣药论处

　　C. 可使用药品

　　D. 不能使用药品

　　E. 不合格药品

17. 医疗机构配制的制剂( )

　　A. 可以在市场销售

　　B. 不得在市场销售

　　C. 可以自行配制

　　D. 标明功能主治可以在市场销售

　　E. 经批准在市场销售

18. 医疗机构配制制剂必须取得省级药品监督管理部门批准发给的( )

　　A. 《药品生产许可证》

　　B. 《药品经营许可证》

　　C. 《医疗机构制剂许可证》

　　D. 《营业执照》

　　E. 《医疗机构执业许可证》

19. 《中华人民共和国药品管理法》规定，医疗机构购进药品必须建立并执行( )

　　A. 药品购进计划

　　B. 招标采购计划

　　C. 不得在市场销售的规定

　　D. 进货检查验收制度

　　E. 药品广告管理规定

20. 《中华人民共和国药品管理法实施条例》规定，医疗机构购进药品必须有( )

　　A. 签订的购进合同

　　B. 编制采购计划和记录

　　C. 价格清单记录

　　D. 经过检验的记录

　　E. 真实、完整的药品购进记录

21. 医疗机构药剂人员调配药剂时,应当凭( )
    A. 国家药品标准
    B. 执业医师的诊断证明
    C. 执业助理医师医嘱
    D. 执业医师或者执业助理医师处方
    E. 执业药师的处方

22. 按照《处方管理办法》文件,处方是医师为患者开具的一种( )
    A. 医疗诊断证明
    B. 患者用药凭证的医疗文书
    C. 用药的标准规范
    D. 用药的技术规范
    E. 资质证明文件

23. 保护患者的隐私权是医师在执业活动中必须( )
    A. 重视的权利
    B. 履行的法定义务
    C. 告之患者的义务
    D. 关注的社会责任
    E. 审方配药的内容

24. 医师的处方权取得是( )
    A. 大学毕业后即取得
    B. 医师资格考试合格后取得
    C. 实习1年后即取得
    D. 到医疗单位工作即取得
    E. 按照注册医师的执业地点取得

25. 执业医师的合法处方权( )
    A. 大学毕业后即取得
    B. 实习一年后即取得
    C. 医师资格考试合格后取得
    D. 在经注册的执业地点取得
    E. 到任何聘用单位就有处方权

26. 《处方管理办法》实施的日期是( )
    A. 2005年5月1日
    B. 2006年5月1日
    C. 2006年7月1日
    D. 2007年5月1日
    E. 2007年7月1日

27. 每张处方常用量一般( )
    A. 不得超过七日
    B. 不得超过五日
    C. 不得超过三日
    D. 应为二日
    E. 应为三日

28. 处方药品名称书写应以( )
    A. 英文名称为准
    B. 《中国药典》名称为准
    C. 商品名称为准
    D. 缩写名称为准
    E. 简写名称为准

29. 在药品价格管理中,医疗机构必须执行并不得擅自提高价格的药品是( )
    A. 企业定价
    B. 企业指导价
    C. 市场调节价
    D. 政府指导价
    E. 政府定价、政府指导价

30. 医疗机构应为用药者提供( )
    A. 进口药品
    B. 知名品牌药品
    C. 价格合理药品
    D. 国产药品
    E. 价格贵的药品

31. 《中华人民共和国药品管理法》明确规定,处方药不得在( )
    A. 医疗期刊上发布广告
    B. 药学期刊上发布广告
    C. 健康报上发布广告
    D. 医药报上发布广告
    E. 大众传播媒介上发布广告

32. 《中华人民共和国药品管理法》中明确禁止医师等人员以任何名义收受药品生产企业、经营企业或者代理人给予的( )
    A. 药物研究试验内容
    B. 药品临床试验申请
    C. 委托研发项目
    D. 合作开发课题
    E. 财物或者其他利益

33. 依照《中华人民共和国药品管理法》规

定，执业医师收受药品生产经营企业或者代理人给予的财物或者其他利益的，应由本单位或卫生行政部门给予（　　）

A. 行政处分
B. 行政处分，没收违法所得
C. 行政处罚
D. 罚款
E. 吊销执业证书

B1 型 题

A. 药品生产过程的时间性
B. 药品使用的专属性
C. 需要用药的限时性
D. 用药后果的两重性
E. 质量控制的严格性

1. 药品作为特殊商品其不可替代作用及针对性强是指其特殊性的（　　）
2. 药品既能防病治病，又能危及人身安全是指其特殊性的（　　）

A. 药品使用的专属性
B. 需要用药的限时性
C. 用药后果的两重性
D. 质量控制的严格性
E. 药品生产过程的时间性

3. 加强药品质量的监督管理体现的是药品特殊性的（　　）
4. 人们在需要用药时，时间就是生命，它体现了药品特殊性中的（　　）

A. 《药品经营许可证》
B. 《药品生产许可证》
C. 《医疗机构制剂许可证》
D. 药品注册商标
E. 药品批准文号

5. 企业生产中药饮片应具有（　　）
6. 生产中成药应有国务院药品监督管理部门发给的（　　）

A. 药品注册商标
B. 药品批准文号
C. 《药品生产许可证》
D. 《药品经营许可证》
E. 《医疗机构制剂许可证》

7. 医疗机构配制制剂应取得的合法证件是（　　）
8. 医疗机构从批发企业购进药品应验明是否具有（　　）

A. 新药
B. 处方药
C. 非处方药
D. 劣药
E. 假药

9. 必须凭医师处方销售、调剂和使用的药品是（　　）
10. 由消费者自行判断、购买和使用的药品是（　　）

A. 戒毒药品
B. 麻醉药品
C. 精神药品
D. 放射性药品
E. 医疗用毒性药品

11. 毒性剧烈、治疗剂量与中毒剂量相近，使用不当会致人中毒或死亡的药品是（　　）
12. 连续使用后易产生生理依赖性、能成瘾癖的药品是（　　）

A. 二日极量
B. 四日极量
C. 二日常用量
D. 三日常用量
E. 七日常用量

13. 毒性药品每次每张处方不超过（　　）
14. 第一类精神药品除注射剂、控缓释制剂外，其他剂型每次每张处方不得超过（　　）

A. 二日极量
B. 一次常用量

C. 三日常用量

D. 四日极量

E. 七日常用量

15. 麻醉药品片剂、酊剂、糖浆剂每张处方不得超过( )

16. 为门（急）诊患者开具的麻醉药品注射剂每张处方为( )

A. 责令停产、停业

B. 吊销执照

C. 追究刑事责任

D. 承担民事责任

E. 给予行政处分

17. 违反特殊管理的药品管理办法规定，医疗机构医生为自己开具麻醉药品应当由单位( )

18. 违反特殊管理的药品管理办法规定，情节严重，造成犯罪的应当( )

A. 处方药品名称

B. 君、臣、佐、使

C. 前记、正文、后记

D. 中成药书写规则

E. 药品剂量与数量

19. 中药饮片处方的书写顺序一般是( )

20. 处方应以国家批准的名称书写的是( )

A. 仿制药品

B. 残次药品

C. 特殊管理的药品

D. 假药

E. 劣药

21. 麻醉药品是国家实行( )

22. 精神药品是国家明文规定实行( )

A. 劣药

B. 假药

C. 残次药品

D. 仿制药品

E. 特殊管理的药品

23. 医疗机构未取得《医疗机构制剂许可证》，配制的制剂品是( )

24. 精神药品是国家实行( )

A. 药品零售价

B. 药品市场调节价

C. 药品国家价

D. 药品政府定价、政府指导价

E. 企业零售价

25. 由药品生产、经营企业按国家规定制定的价格称为( )

26. 医疗机构必须执行的价格是( )

A. 前记、正文、后记

B. 处方药品名称

C. 药品剂量与数量

D. 中药饮片处方

E. 中成药书写规则

27. 处方一律用阿拉伯数字书写的是( )

28. 按"君、臣、佐、使"顺序书写的是( )

参 考 答 案

A1 型题

1. C	2. E	3. E	4. D	5. A
6. D	7. B	8. D	9. E	10. B
11. D	12. B	13. A	14. C	15. D
16. B	17. B	18. C	19. D	20. E
21. D	22. B	23. B	24. E	25. D
26. D	27. A	28. B	29. B	30. C
31. E	32. E	33. B		

B1 型题

1. B	2. D	3. D	4. B	5. B
6. E	7. E	8. D	9. B	10. C
11. E	12. B	13. A	14. D	15. C
16. B	17. E	18. C	19. D	20. A
21. C	22. C	23. B	24. C	25. B
26. D	27. C	28. D		

第五单元 《中华人民共和国传染病防治法》

A1型题

1. 疫情报告是传染病管理的重要组成部分，也是有关机构及人员的法定职责和义务，法定疫情责任报告人是指执行职务的（　　）
   A. 患病病人
   B. 社会公众
   C. 社会团体及其人员
   D. 社会福利机构及其人员
   E. 医疗卫生人员

2. 下列的乙类传染病中依法采取甲类传染病的预防控制措施的是（　　）
   A. 病毒性肝炎
   B. 伤寒和副伤寒
   C. 淋病、梅毒
   D. 淋病、艾滋病
   E. 肺炭疽、传染性非典型性肺炎

3. 《中华人民共和国传染病防治法》列入管理的传染病分甲、乙、丙三类共计（　　）
   A. 37种
   B. 36种
   C. 35种
   D. 34种
   E. 33种

4. 违反《传染病防治法》规定，造成甲类传染病传播或有传播危险的，依据《刑法》规定应（　　）
   A. 处二年以上有期徒刑或拘役
   B. 处三年以下有期徒刑或拘役
   C. 处二年以上七年以下有期徒刑
   D. 处五年以上七年以下有期徒刑
   E. 处七年以上有期徒刑

5. 第十届全国人大常委会第十一次会议通过修订的《中华人民共和国传染病防治法》正式施行日期是（　　）
   A. 2004年8月28日
   B. 2004年12月1日
   C. 2005年1月1日
   D. 2005年10月1日
   E. 1989年2月28日

6. 《中华人民共和国传染病防治法》的立法目的是为了预防、控制和消除传染病的发生与流行（　　）
   A. 保证社会发展
   B. 保障人体健康
   C. 保证正常的社会秩序
   D. 保障人体健康和公共卫生
   E. 保障公共卫生秩序

7. 《中华人民共和国传染病防治法》中"医源性感染"的含义是指（　　）
   A. 在从事医学实验中，因病原体传播引起的感染
   B. 在从事实验室工作中，因接触病原体所致的感染
   C. 在从事医学服务中，因病原体传播引起的感染
   D. 感染病原体、无临床症状、能排出病原体
   E. 人与脊椎动物接触病原体而感染

8. 医院工作人员在医院内获得的感染属于（　　）
   A. 医院感染
   B. 医源性感染
   C. 病媒生物感染
   D. 病原体感染
   E. 潜伏体感染

9. 按照《中华人民共和国传染病防治法》，属于乙类传染病分类，但依法采取甲类传染病预防、控制措施的是（　　）

A. 肺结核
B. 肺炭疽
C. 艾滋病
D. 病毒性肝炎
E. 流行性出血热

10. 按照《中华人民共和国传染病防治法》，属于乙类传染病分类，但依法采取甲类传染病预防、控制措施的是( )
A. 肺结核
B. 艾滋病
C. 猩红热
D. 淋病
E. 感染高致病性禽流感

11. 国家实行预防接种证制度的对象是( )
A. 儿童
B. 在校学生
C. 未成年人
D. 成年人
E. 全体社会公民

12. 国家对儿童实行预防接种证制度。具体办法的制定是由( )
A. 国务院制定
B. 国务院卫生行政部门制定
C. 省级卫生行政部门制定
D. 县级卫生行政部门制定
E. 各级疾病预防控制机构制定

13. 医疗机构在传染病预防控制中的职责是( )
A. 实施传染病预防控制计划
B. 预测传染病的发生、流行趋势
C. 开展传染病实验室检测
D. 严格执行国务院卫生行政部门规定的管理制度、操作规范
E. 实施免疫规划

14. 《中华人民共和国传染病防治法》明确规定的传染病防治方针是( )
A. 防治结合
B. 预防为主
C. 依靠科学
D. 分类管理
E. 控制为主

15. 发现传染病病情应及时按照规定内容、程序、方式和时限报告，报告疫情应遵循的原则是( )
A. 系统控制原则
B. 系统通报原则
C. 属地管理原则
D. 隶属关系原则
E. 直接向上级领导报告

16. 发现甲类传染病病人、传染性非典型性肺炎的病人或疑似病人，在城镇中的责任报告单位法定报告时限为( )
A. 2小时之内进行报告
B. 2小时后即可报告
C. 3小时后即可报告
D. 4小时后即可报告
E. 6小时后即可报告

17. 发现甲类传染病病人、传染性非典型性肺炎的病人或疑似病人，在农村的责任报告单位法定报告时限为( )
A. 6小时之内进行报告
B. 7小时后即可报告
C. 8小时后即可报告
D. 10小时后即可报告
E. 12小时后即可报告

18. 《中华人民共和国传染病防治法》规定，国家建立传染病疫情( )
A. 预防接种制度
B. 全民预防措施
C. 信息公布制度
D. 菌种运输管理制度
E. 鉴定制度

19. 医疗机构发现甲类传染病时，对疑似病人应依法及时采取的措施是( )
A. 采取预防措施
B. 进行医学观察
C. 予以隔离治疗
D. 在指定场所进行医学观察
E. 确诊前在指定场所进行单独隔离治疗

20. 医疗机构发现甲类传染病时,对病源携带者、疑似病人的密切接触者,应依法及时采取的措施是( )
   A. 在指定场所进行医学观察
   B. 进行医学观察
   C. 采取预防措施
   D. 予以隔离治疗
   E. 确诊前在指定场所进行单独隔离治疗

21. 县级以上人民政府报经上一级人民政府决定,可以采取紧急控制措施的情况是( )
   A. 发现传染病病人时
   B. 发现流行病时
   C. 发现疑似病人时
   D. 传染病暴发、流行时
   E. 对传染病病人隔离时

22. 对已经发生甲类传染病病例的场所,所在地的县级以上地方人民政府可以( )
   A. 采取强制隔离措施
   B. 实施隔离措施
   C. 采取必要的预防措施
   D. 予以隔离治疗
   E. 在指定场所进行医学观察

23. 由县级以上人民政府报经上一级政府决定可以在传染病流行时采取的紧急措施是( )
   A. 隔离治疗
   B. 强制隔离
   C. 指定场所进行医学观察
   D. 停工、停业、停课
   E. 实施交通检疫

24. 对传染病实施医疗救治活动,医疗机构应当实行传染病( )
   A. 检疫制度
   B. 预警制度
   C. 监测制度
   D. 情况通报制度
   E. 预检、分诊制度

25. 单位和个人违反《中华人民共和国传染病防治法》,导致传染病传播、流行,给他人人身造成损害的,应依法( )
   A. 恢复原状
   B. 进行治疗
   C. 承担社会责任
   D. 承担民事责任
   E. 承担道德责任

26. 医疗机构及其人员违反《中华人民共和国传染病防治法》规定的情形,由其所在单位对直接责任人员( )
   A. 追究民事责任
   B. 追究刑事责任
   C. 吊销执业证书
   D. 给予行政处分
   E. 给予行政处罚

B1 型题

   A. 传染病通报
   B. 传染病监测
   C. 传染病责任报告人
   D. 传染病义务报告人
   E. 传染病疫情公布

1. 任何单位和个人发现传染病病人或疑似病人向疾病预防控制机构报告属于( )

2. 疾病预防控制机构及其执行职务的人员发现传染病病人或疑似病人向有关部门的报告属于( )

   A. 疫点
   B. 疫区
   C. 疫情通报
   D. 疫情报告
   E. 疫情措施

3. 医疗机构及其执行职务的人员发现传染病疫情应按规定和时限进行( )

4. 县级以上人民政府有关部门发现传染病疫情时应当及时向同级人民政府卫生行政部门进行( )

   A. 疫情通报
   B. 疫情报告
   C. 疫情措施

D. 疫点

E. 疫区

5. 病原体从传染源向周围播散的范围较小或者单个疫源地是(　　)

6. 传染病在人群中爆发、流行，其病原体向周围播散时所能波及的地区是(　　)

A. 病原携带者

B. 自然疫源地

C. 病媒生物

D. 菌种、毒种

E. 人畜共患传染源

7. 能够将病原体从人或者其他动物传播给人的生物，如蚊、蝇、蚤类等是(　　)

8. 可能引起本法规定的传染病发生的细菌、病毒是(　　)

A. 病媒生物

B. 菌种、毒种

C. 病原携带者

D. 自然疫源地

E. 人畜共患传染源

9. 某些可引起人类传染病的病原体在自然界的野生动物中长期存在和循环的地区是(　　)

10. 感染病原体，无临床症状，但能排出病原体的人是(　　)

A. 鼠疫、霍乱

B. 流行性乙型脑炎、风疹

C. 流行性感冒、麻风病

D. 传染性非典型性肺炎、肺炭疽

E. 传染性非典型性肺炎、流行性感冒

11. 丙类传染病是(　　)

12. 甲类传染病是(　　)

参 考 答 案

A1 型题

1. E　2. E　3. A　4. B　5. B
6. D　7. C　8. A　9. B　10. E
11. A　12. A　13. D　14. B　15. C
16. A　17. A　18. C　19. E　20. A
21. D　22. B　23. D　24. E　25. D
26. D

B1 型题

1. D　2. C　3. D　4. C　5. D
6. E　7. C　8. D　9. D　10. C
11. C　12. A

第六单元 《突发公共卫生事件应急条例》

A1 型题

1. 突发公共卫生事件严重危害（ ）
   A. 公众权益
   B. 社会公众利益
   C. 经济秩序
   D. 社会秩序
   E. 社会公众健康

2. 突发公共卫生事件是指突然发生，造成或者可能造成社会公众健康严重损害的重大（ ）
   A. 传染病疫情事件
   B. 社会治安事件
   C. 公众安全事件
   D. 领导责任事件
   E. 医疗机构事故

3. 突发公共卫生事件是指突然发生，造成或者可能造成社会公众健康严重损害的重大（ ）
   A. 医疗机构事故
   B. 社会治安事件
   C. 消防安全事件
   D. 领导责任事件
   E. 群体不明原因疾病的事件

4. 突发公共卫生事件是指突然发生，造成或者可能造成社会公众健康严重损害的重大（ ）
   A. 公众安全事件
   B. 矿山安全事件
   C. 食物中毒事件
   D. 医疗机构事故
   E. 领导责任事件

5. 突发公共卫生事件是指突然发生，造成或者可能造成社会公众健康严重损害的重大（ ）
   A. 食物中毒和职业中毒事件
   B. 社会治安事件
   C. 公众安全事件
   D. 消防安全事件
   E. 领导责任事件

6. 县级以上人民政府卫生行政部门，具体负责组织突发公共卫生事件的（ ）
   A. 社会治安维护工作
   B. 正常的社会经济运行
   C. 调查、控制和医疗救治工作
   D. 应急处理指挥部
   E. 统一领导工作

7. 各级人民政府及其有关部门应当建立严格的突发事件（ ）
   A. 应急处理指挥部
   B. 调查控制领导小组
   C. 医疗救治指挥部
   D. 防范和应急处理责任制
   E. 信息通报制度

8. 国务院卫生行政主管部门按照分类指导、快速反应的要求，制定（ ）
   A. 突发事件医疗救助方案
   B. 突发事件应急处理培训
   C. 突发事件日常监测
   D. 全国突发事件应急预案
   E. 本行政区域的突发事件应急预案

9. 国家建立统一的突发事件（ ）
   A. 预防控制体系
   B. 医疗救助方案
   C. 日常监测
   D. 应急演练
   E. 技能培训

10. 县级以上人民政府卫生行政主管部门应当指定机构负责开展突发事件的（ ）
    A. 医疗救助方案
    B. 预防控制体系
    C. 应急演练
    D. 技能培训
    E. 日常监测

11. 卫生行政部门应当定期组织医疗卫生机

构进行突发事件的(　　)

　　A. 日常监测
　　B. 应急演练
　　C. 技能培训
　　D. 预防控制体系
　　E. 医疗救助方案

12. 医疗卫生机构和有关单位发现有突发卫生事件情形的，向所在地卫生行政主管部门报告的时限要求是在发现(　　)

　　A. 6 小时后
　　B. 4 小时后
　　C. 3 小时后
　　D. 2 小时后
　　E. 2 小时内

13. 突发事件发生后，医疗机构在医疗救治中为防止交叉感染和污染应当(　　)

　　A. 采取应急技术指导
　　B. 采取卫生预防措施
　　C. 保证医疗器械供应
　　D. 及时供应药品
　　E. 及时治疗病患者

14. 突发公共卫生事件应急工作的方针是(　　)

　　A. 统一领导、分级负责
　　B. 反应及时、措施果断
　　C. 预防为主、常备不懈
　　D. 依靠科学
　　E. 加强合作

15. 下列不属于突发公共卫生事件应急工作原则内容的是(　　)

　　A. 统一领导、分级负责
　　B. 反应及时、措施果断
　　C. 预防为主、常备不懈
　　D. 依靠科学
　　E. 加强合作

B1 型 题

　　A. 预防为主
　　B. 预防为主、常备不懈
　　C. 统一领导、分级负责

　　D. 统一领导、统一指挥
　　E. 调查、控制和医疗救治

1. 县级以上地方人民政府卫生行政主管部门具体负责突发事件的(　　)

2. 全国突发事件应急指挥部负责对全国突发事件应急处理的(　　)

　　A. 调查、控制和医疗救治
　　B. 预防为主
　　C. 预防为主、常备不懈
　　D. 统一领导、统一指挥
　　E. 统一领导、分级负责

3. 传染病防治的方针是(　　)

4. 突发事件应急工作应当遵循的方针是(　　)

　　A. 制定全国突发事件应急预案
　　B. 制定行政区域应急预案
　　C. 预防控制体系
　　D. 监测与预警系统
　　E. 开展突发事件日常监测

5. 县级以上人民政府建立和完善突发事件(　　)

6. 县级以上人民政府卫生行政主管部门指定机构负责(　　)

　　A. 预防控制体系
　　B. 监测与预警系统
　　C. 制定行政区域应急预案
　　D. 全国突发事件应急预案
　　E. 开展突发事件日常监测

7. 国家建立统一的突发事件(　　)

8. 国务院卫生行政主管部门按照分类指导、快速反应的要求，制定并报请国务院批准的是(　　)

　　A. 信息报告系统
　　B. 监测与预警系统
　　C. 预防控制体系
　　D. 制定全国突发事件应急预案
　　E. 制定行政区域应急预案

9. 省级人民政府根据全国应急预案，结合本地实际情况，应（　　）

10. 国务院卫生行政部门建立重大、紧急疫情的（　　）

参 考 答 案

A1 型题

1. E　2. A　3. E　4. C　5. A
6. C　7. D　8. D　9. A　10. E
11. B　12. E　13. B　14. C　15. C

B1 型题

1. E　2. D　3. B　4. C　5. D
6. E　7. A　8. D　9. E　10. A

第七单元 《医疗事故处理条例》

A1 型 题

1. 下列各项，对医疗事故含义解读不正确的是（　　）
   A. 医疗事故是在医疗活动中发生的
   B. 医疗事故是违反医疗卫生管理法律、行政法规、部门规章和诊疗护理规范、常规的过失行为造成的
   C. 给患者造成人身损害的就是医疗事故
   D. 医疗事故的责任主体是医疗机构及其医务人员
   E. 医疗事故给患者造成了人身损害

2. 因抢救急危患者，未能及时书写病历的，有关医务人员应当据实补记，其时限是在抢救结束后（　　）
   A. 10 小时内
   B. 9 小时内
   C. 8 小时内
   D. 7 小时内
   E. 6 小时内

3. 根据国务院 2002 年 9 月 1 日起施行的《医疗事故处理条例》的规定，不属于医疗事故的情况是（　　）
   A. 药房等非临床科室过失导致的患者损害
   B. 医务人员缺乏经验，在诊疗中违反规章造成患者一般性功能障碍
   C. 医务人员因技术过失造成的医疗技术事故
   D. 医疗过程中病员及其家属不配合诊疗导致不良后果
   E. 医护人员在护理中违反诊疗护理规范造成患者人身损害后果

4. 调整医疗活动中医患双方权利和义务，保障医患双方合法权益得以实现的具体卫生行政法规是（　　）
   A. 《中华人民共和国药品管理法》
   B. 《中华人民共和国传染病防治法》
   C. 《中华人民共和国食品安全法》
   D. 《麻醉药品管理办法》
   E. 《医疗事故处理条例》

5. 《医疗事故处理条例》所指医疗责任事故是指医务人员（　　）
   A. 无过错输血感染造成不良后果的
   B. 在诊疗中因患方原因延误诊疗导致不良后果的
   C. 患者体质特殊而发生医疗意外的
   D. 违反规章制度、诊疗护理常规失职行为所致的
   E. 行为人有过失，但因患者病情严重等偶合因素所致的

6. 《医疗事故处理条例》将医疗事故分为四级，它们是根据（　　）
   A. 患者病情严重程度
   B. 患者患病的病种情况
   C. 医疗事故的定性
   D. 医疗事故的责任
   E. 对患者人身造成的损害程度

7. 对医疗事故所作首次鉴定结论不服的，当事人申请再次鉴定的时限应是（　　）
   A. 收到首次鉴定结论之日起 30 日后
   B. 收到首次鉴定结论之日起 20 日后
   C. 收到首次鉴定结论之日起 15 日后
   D. 收到首次鉴定结论之日起 15 日内
   E. 收到首次鉴定结论之日起 10 日内

8. 医疗事故的责任主体是依法取得（　　）
   A. 医学教育资格的机构
   B. 执业许可证的医疗机构
   C. 考试合格的考生
   D. 大学毕业证书的医学院校毕业生
   E. 医学临床研究资格的机构

9. 医疗事故的责任主体是依法取得执业许可证的医疗机构及其依法取得（　　）
    A. 医学临床研究资格的机构
    B. 医学教育资格的机构
    C. 考试合格的考生
    D. 大学毕业证书的医学院校毕业生
    E. 执业证书的卫生技术人员

10. 导致发生医疗事故的直接原因是行为主体（　　）
    A. 技术上缺乏经验
    B. 违反医疗卫生管理法律、法规
    C. 在现有科技条件下无法预料
    D. 临床诊疗中患者病情异常
    E. 无法预料或防范

11. 卫生行政部门收到医疗事故争议处理申请，进行审查后，作出是否受理的决定，该期限要求是自收到医疗事故争议处理申请之日起（　　）
    A. 10日内
    B. 12日内
    C. 14日内
    D. 15日内
    E. 16日内

12. 依照《医疗事故处理条例》，应患者要求复印或者复制病历等资料时（　　）
    A. 由医疗机构整理复印后交给患者
    B. 由患者拿走自行复印
    C. 医疗机构提供复印或复制，患者应在场
    D. 经卫生行政部门批准，可以复印或复制
    E. 经医疗事故鉴定委员会批准

13. 发生医疗事故争议情况，封存和启封病历等资料时应（　　）
    A. 有卫生行政部门有关人员在场
    B. 有医患双方在场
    C. 经请卫生行政部门批准后
    D. 有医疗事故鉴定委员会专家在场
    E. 有关三方公证人在场

14. 发生重大医疗过失行为，医疗机构应当在规定的时限向当地卫生行政部门报告，重大医疗过失行为是指下列哪种情形（　　）
    A. 造成患者死亡或者可能为二级以上医疗事故
    B. 造成患者轻度残疾
    C. 造成患者组织损伤导致一般功能障碍
    D. 造成患者中度伤残
    E. 造成患者明显人身损害的其他后果

15. 发生重大医疗过失行为，医疗机构应当在规定的时限向当地卫生行政部门报告，重大医疗过失行为是指下列哪种情形（　　）
    A. 造成患者轻度残疾
    B. 造成患者一般功能障碍
    C. 造成患者组织损伤导致一般功能障碍
    D. 造成患者明显人身损害的其他后果
    E. 导致3人以上人身损害后果

16. 对发生医疗事故的有关医务人员，卫生行政部门可以责令暂停其执业活动的期限是（　　）
    A. 3个月以上6个月以下
    B. 5个月以上1年以下
    C. 6个月以上1年以下
    D. 8个月以上2年以下
    E. 10个月以上2年以下

17. 患者有权复印或者复制的材料是（　　）
    A. 死亡病例讨论记录
    B. 门诊病历
    C. 疑难病例讨论记录
    D. 上级医师查房记录
    E. 会诊意见

B1 型题

A. 造成患者轻度残疾、器官组织损伤导致一般功能障碍
B. 抢救危重患者生命而采取紧急医疗措施造成不良后果
C. 造成患者死亡、重度残疾
D. 造成患者明显人身损害的其他后果
E. 造成患者中度残疾、器官组织损伤导致严重功能障碍

1. 根据对患者人身造成的损害程度，医疗事

故分为四级,一级医疗事故是指(　　)

2. 根据对患者人身造成的损害程度,医疗事故分为四级,二级医疗事故是指(　　)

　A. 抢救重危患者生命而采取紧急医疗措施造成不良后果
　B. 造成患者轻度残疾、器官组织损伤导致一般功能障碍
　C. 造成患者中度残疾、器官组织损伤导致严重功能障碍
　D. 造成患者明显人身损害的其他后果
　E. 造成患者死亡、重度残疾

3. 根据对患者人身造成的损害程度,医疗事故分为四级,三级医疗事故是指(　　)

4. 根据对患者人身造成的损害程度,医疗事故分为四级,四级医疗事故是指(　　)

　A. 首次医疗事故技术鉴定工作
　B. 再次医疗事故技术鉴定工作
　C. 申请再次鉴定
　D. 医疗事故赔偿
　E. 处理医疗事故工作

5. 当事人对医疗事故技术鉴定结论有异议时可以(　　)

6. 省级地方医学会负责组织(　　)

　A. 医疗事故赔偿
　B. 申请再次鉴定
　C. 处理医疗事故工作
　D. 首次医疗事故技术鉴定工作
　E. 再次医疗事故技术鉴定工作

7. 可以双方当事人协商解决(　　)

8. 卫生行政部门负责(　　)

　A. 处理医疗事故工作
　B. 首次医疗事故技术鉴定工作
　C. 再次医疗事故技术鉴定工作
　D. 申请再次鉴定
　E. 医疗事故赔偿

9. 省级地方医学会负责组织(　　)

10. 县(市)、区级地方医学会负责组织(　　)

　A. 酌情给予处理
　B. 免于行政处分
　C. 给予行政处分
　D. 吊销其执业证书
　E. 其善后处理由本人负责

11. 对造成医疗事故的直接责任人员由单位(　　)

12. 医务人员造成医疗事故情节严重的,由卫生行政部门(　　)

　A. 免于行政处分
　B. 给予行政处分
　C. 酌情给予处理
　D. 吊销其执业证书
　E. 其善后处理由本人负责

13. 医疗机构违反规定,涂改、伪造、隐匿、销毁病历资料的,对直接责任人员应(　　)

14. 医疗机构违反规定,涂改、伪造、隐匿、销毁病历资料、情节严重的,对直接责任人员应(　　)

参 考 答 案

A1 型题

1. C   2. E   3. D   4. E   5. D
6. E   7. D   8. B   9. E   10. B
11. A   12. C   13. B   14. A   15. E
16. C   17. B

B1 型题

1. C   2. E   3. B   4. D   5. C
6. B   7. A   8. C   9. C   10. B
11. C   12. D   13. B   14. D

第八单元 《中华人民共和国中医药条例》

A1 型题

1. 《中华人民共和国中医药条例》是我国政府制定颁布的第一部专门的中医药（ ）
   A. 法律
   B. 行政法规
   C. 部门规章
   D. 行政规章
   E. 卫生行政规章

2. 《中华人民共和国中医药条例》明确对中医药发展的政策是国家（ ）
   A. 保护、支持、发展中医药事业
   B. 保护、扶持、发展中医药事业
   C. 保护、发展中医药事业
   D. 扶持、发展中医药事业
   E. 积极保护中医药事业

3. 《中华人民共和国中医药条例》施行的日期是（ ）
   A. 2003年9月1日
   B. 2003年4月7日
   C. 2003年10月1日
   D. 2003年12月1日
   E. 2004年1月1日

4. 制定《中华人民共和国中医药条例》的核心目的是（ ）
   A. 保护人体健康
   B. 保护传统医药学
   C. 发展传统医药学
   D. 继承、创新中医药
   E. 保持中医药特色

5. 为全面发展中医药事业，国家鼓励中西医（ ）
   A. 相互支持、相互帮助、共同发展
   B. 相互学习、相互补充、共同提高
   C. 相互交流、相互学习、共同提高
   D. 同步发展、相互交流
   E. 相互学习、保持中医优势

6. 为了使中医药事业与经济、社会协调发展，县级以上各级人民政府应当将中医药事业纳入（ ）
   A. 区域社会发展规划
   B. 国民经济和社会发展规划
   C. 卫生区域发展规划
   D. 城市社区发展规划
   E. 城乡社区发展规划

7. 负责全国中医药管理工作的部门是（ ）
   A. 国务院发展与改革行政管理部门
   B. 国务院科技行政管理部门
   C. 国务院中医药管理部门
   D. 国务院事务管理局
   E. 国务院办公厅

8. 《中华人民共和国中医药条例》明确规定，对在继承和发扬中医药事业中做出显著贡献和在边远地区从事中医药工作成绩突出的单位和个人，给予奖励的机关是（ ）
   A. 县级以上各级人民政府
   B. 各级医疗机构
   C. 各级中医药管理部门
   D. 各级科技管理部门
   E. 各级人事管理部门

9. 开办中医医疗机构应当符合国务院卫生行政部门制定的（ ）
   A. 中医医疗机构床位设置标准
   B. 当地区域卫生规划
   C. 中医医疗机构设置标准和当地区域卫生规划
   D. 当地社会发展规划
   E. 定点医疗机构标准

10. 中医医疗机构从事中医医疗活动，应按规定办理审批手续，取得（ ）
   A. 医疗机构执业许可证
   B. 医疗机构营业执照
   C. 医疗机构制剂许可证
   D. 医疗机构规划证
   E. 医疗机构开业证明

11. 《中华人民共和国中医药条例》规定，依法设立的社区卫生服务中心（站）和乡镇卫生院等城乡基层卫生服务机构，应当能够（ ）
   A. 开展各项中医药业务活动
   B. 提供中医医疗服务
   C. 提供康复服务活动
   D. 进行现代设备诊断服务
   E. 提供保健咨询业务

12. 发布中医医疗广告，医疗机构应当按规定向所在地的（ ）部门申请并报送有关材料进行审批。
   A. 省级人民政府广告监督管理
   B. 省级人民政府卫生行政
   C. 省级人民政府中医药管理
   D. 省级药品监督管理
   E. 县级中医药管理

13. 发布中医医疗广告应按规定经依法审批后发给（ ）
   A. 医疗机构执业许可证
   B. 药品生产批准文号
   C. 中医医疗广告批准文号
   D. 经营许可证
   E. 制剂许可证

14. 国家鼓励开展中医药专家技术经验和技术专长继承工作，培养高层次的（ ）
   A. 中医临床人才和中药技术人才
   B. 中医药学科发展带头人
   C. 高级专业技术职务人才
   D. 中医药科研人才
   E. 中医药理论人才

15. 省、自治区、直辖市人民政府负责中医药管理的部门应当按照国家有关规定，制定中医药人员培训计划，以完善本地区中医药人员（ ）
   A. 高等专业教育制度
   B. 学历教育制度
   C. 继续教育制度
   D. 业务培养提高
   E. 高水平业务骨干技术能力

16. 县级以上地方人民政府负责中医药管理的部门应当按照中医药人员培训规划要求，对城乡基层卫生服务人员进行（ ）
   A. 现代医药卫生知识和基本技能的培训
   B. 中医药基本知识和基本技能的培训
   C. 现代医药科技发展前沿技术培训
   D. 中医药理论的培训
   E. 中医药现代化知识培训

17. 《中华人民共和国中医药条例》规定：医疗机构应当按照培训计划为中医药人员接受（ ）
   A. 高等教育创造条件
   B. 继续教育创造条件
   C. 医药前沿技能培训创造条件
   D. 外出学习提供便利
   E. 脱产学习提供帮助

18. 县级以上地方人民政府应当充分利用中医药资源，重视（ ）
   A. 中医药人员的素质教育
   B. 中医药科学研究和技术开发
   C. 中医药对外交流
   D. 药物研究开发
   E. 高新技术研究开发

19. 捐献对中医药科学技术发展有重大意义的中医诊疗方法和中医药文献秘方、验方者，给予奖励应参照（ ）
   A. 《国家科学技术奖励条例》
   B. 《促进科技成果转化法》
   C. 科学技术保密活动
   D. 《中华人民共和国专利法》
   E. 《中华人民共和国著作权法》

20. 国家支持中医药对外交流与合作，（ ）
   A. 发展中医药国际关系

B. 鼓励到境外举办中医医疗机构
C. 推进中医药的国际传播
D. 鼓励对外成果转让
E. 鼓励各种办学活动

21. 属于国家科学技术秘密的中医药科技成果，确需转让、对外交流的，应当符合有关( )
    A. 保守国家秘密的法律、行政法规和部门规章的规定
    B. 国务院科技行政管理部门规章的规定
    C. 国家中医药管理部门规章的规定
    D. 《中华人民共和国专利法》规定
    E. 《知识产权保护协定》

22. 国家鼓励境内外组织和个人通过( )
    A. 开办中医药教育机构发展中医药事业
    B. 开办中医医疗机构发展中医药事业
    C. 捐资、投资等方式扶持中医药事业发展
    D. 以国家为主投资开办中医医疗机构
    E. 以民间投资为改革方向开办中医医疗机构

23. 县级以上各级人民政府应当采取措施加强对中医药文献的( )
    A. 保管、整理和研究工作
    B. 收集、整理、研究和保护工作
    C. 鉴定、保管和利用工作
    D. 收集、鉴定、利用
    E. 学习、培训

24. 民族医药的管理应( )
    A. 依照《中华人民共和国药品管理法》执行
    B. 参照《中华人民共和国中医药条例》执行
    C. 按照民族自治管理地方法规执行
    D. 按照《医疗机构管理条例》执行
    E. 按照《中华人民共和国执业医师法》执行

25. 获得城镇职工基本医疗保险定点资格的中医医疗机构，应当按规定向参保人员( )
    A. 宣传医学保健知识
    B. 提供基本医疗服务
    C. 提供商业医疗保险服务
    D. 提供特色医疗服务
    E. 提供专科医疗服务

26. 中药的研制生产、经营、使用和监督管理依照( )
    A. 《中华人民共和国中医药条例》
    B. 《中华人民共和国药品管理法》
    C. 《中药品种保护条例》
    D. 《麻醉药品管理办法》
    E. 《医疗用毒性药品管理办法》

B1 型 题

A. 中药技术人才
B. 中医从业人员
C. 中医医疗机构
D. 中医药教育机构
E. 中医药科研机构

1. 应当符合国家规定的设置标准，并建立符合国家规定标准的临床教学基地的是( )
2. 国家鼓励开展中医药专家学术经验继承工作，培养高层次的中医临床人才和( )

A. 与中医药有关的评审或者鉴定活动
B. 中医药专业技术职务任职资格评审
C. 获得定点资格的中医医疗机构
D. 非营利性中医医疗机构
E. 中医药人员培训规划

3. 成立专门的中医药评审组织或者由中医药专家参加评审的是( )
4. 应当体现中医药特色，遵循中医药自身的发展规律的是( )

A. 非营利性中医医疗机构
B. 中医药人员培训规划
C. 中医药专业技术职务任职资格评审
D. 与中医药有关的评审或者鉴定活动
E. 获得定点资格的中医医疗机构

5. 依照国家有关规定享受财政补贴、税收减

免等优惠政策的是( )

6. 应当按照规定向参保人员提供基本医疗服务的是( )

参 考 答 案

A1 型题

1. B　2. B　3. C　4. A　5. B
6. B　7. C　8. A　9. C　10. A
11. B　12. C　13. C　14. A　15. C
16. B　17. B　18. B　19. A　20. C
21. A　22. C　23. B　24. B　25. B
26. B

B1 型题

1. D　2. A　3. B　4. A　5. A
6. E

第九单元 医疗机构从业人员行为规范

1. 医师是指依法取得执业医师资格或执业助理医师资格，经注册在医疗机构从事（　　）工作的人员。
   A. 医学物理工程
   B. 护理
   C. 医疗器械检验
   D. 医疗
   E. 药学

2. 管理人员是指在医疗机构及其内设各部门、科室从事（　　）工作的人员。
   A. 医学物理工程
   B. 医疗器械检验
   C. 医疗器械维护
   D. 临床、科研、教学
   E. 组织协调

3. 护士是指经执业注册取得护士执业证书，依法在医疗机构从事（　　）工作的人员。
   A. 医疗
   B. 临床教学
   C. 护理
   D. 医疗器械检验
   E. 协调

4. 医疗机构从业人员应坚持的宗旨是（　　）
   A. 救死扶伤，防病治病
   B. 救死扶伤，预防为主
   C. 尊重患者，关爱生命
   D. 优质服务，医患和谐
   E. 遵纪守法，依法执业

5. 以下各项，属于管理人员行为规范的是（　　）
   A. 认真执行医疗文书制度
   B. 竭诚协助医生诊治
   C. 加强医疗质量管理
   D. 不违规签署医学证明文件
   E. 加强药品不良反应监测

6. 以下各项，属于医师行为规范的是（　　）
   A. 加强医疗质量管理
   B. 严格落实医疗机构各项内控制度
   C. 合理采集、使用、保护、处置标本
   D. 严格遵循临床诊疗规范和技术操作规范
   E. 加强药品不良反应监测

7. 以下各项，属于护士行为规范的是（　　）
   A. 严格执行医嘱
   B. 使用适宜诊疗技术和药物
   C. 不过度医疗
   D. 严格遵循临床诊疗规范和技术操作规范
   E. 不违规签署医学证明文件

8. 以下各项，属于医技人员行为规范的是（　　）
   A. 竭诚协助医生诊治，密切观察患者病情
   B. 不违规进行试验性医疗
   C. 严格遵循临床诊疗规范和技术操作规范
   D. 使用适宜诊疗技术和药物
   E. 合理采集、使用、保护、处置标本

9. 以下各项，属于药学技术人员行为规范的是（　　）
   A. 使用适宜诊疗技术和药物
   B. 认真履行处方审核调配职责
   C. 严格执行医嘱
   D. 规范书写，妥善保存病历材料
   E. 不违规签署医学证明文件

10. 以下对医疗机构从业人员行为规范表述不正确的是（　　）

A. 遵纪守法,依法执业
B. 优质服务,医患和谐
C. 以医疗为中心,全心全意为人民健康服务
D. 尊重患者的知情同意权和隐私权
E. 不索取和非法收受患者财物

参 考 答 案

1. D   2. E   3. C   4. A   5. C
6. D   7. A   8. E   9. B   10. C